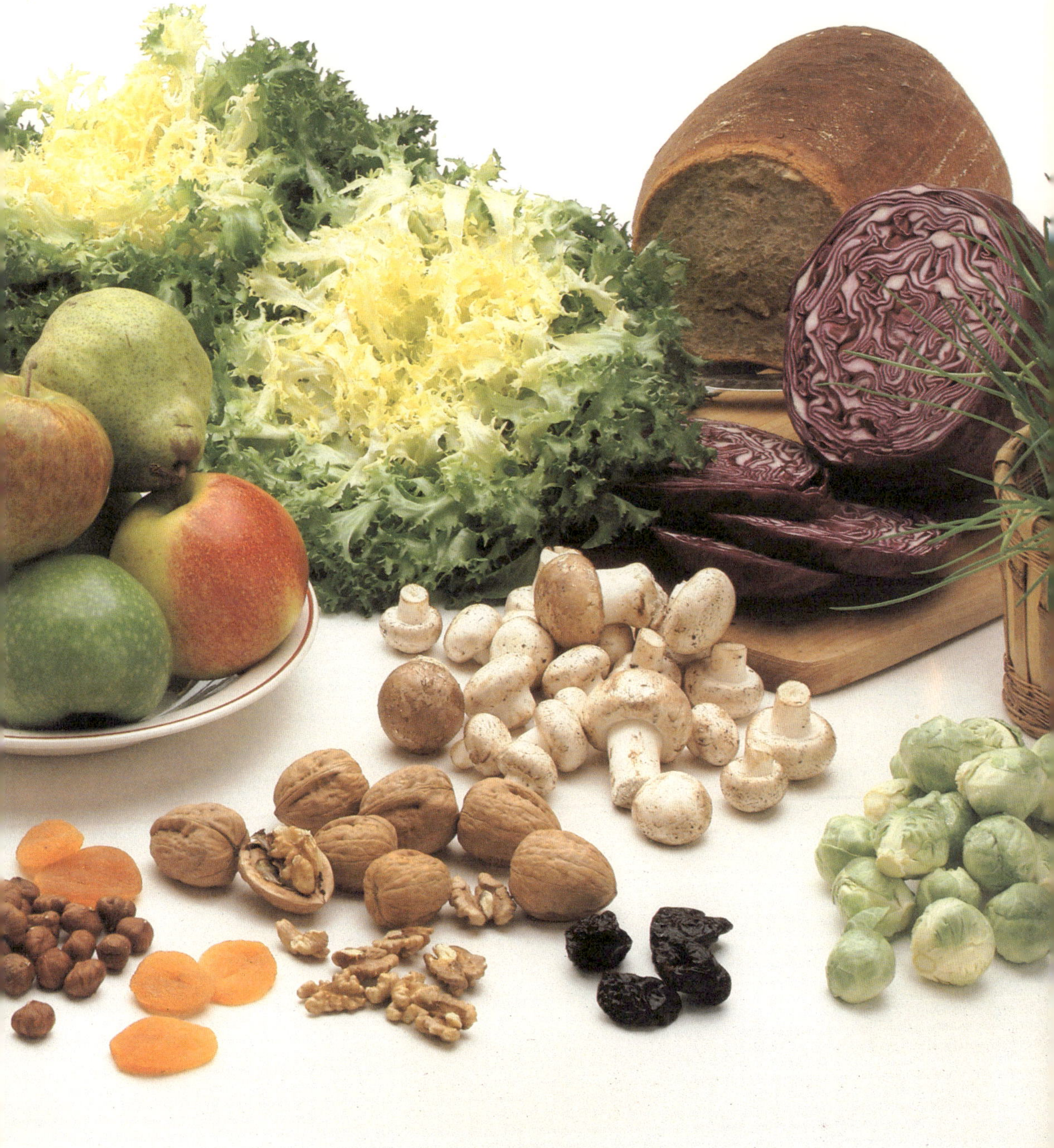

Nutze die Heilkraft unserer Nahrung

I

Die großen 5 der Heilkraft

Dr. med. Ernst Schneider

Nutze die Heilkraft unserer Nahrung

Herausgegeben im Auftrag des
Deutschen Vereins für Gesundheitspflege e.V.

I

Saatkorn-Verlag · Hamburg

Redaktion: Horst Zschunke
Layout: Hellmut Baensch
Einbandgestaltung: Hellmut Baensch

Die Bilder auf dem Titel sind von Silvestris, Kastl (o.), Kontar, Offenbach (u. l.) und H. Baensch, Hamburg.

Das Vorsatzbild stellte freundlicherweise die Techniker-Krankenkasse, Hamburg, zur Verfügung.

4. Auflage (60.–84. Tsd.)

Gesamtherstellung: Grindeldruck GmbH, Hamburg 13
 – Printed in Germany 1988 – Verlagsarchiv-Nr. 755 588
ISBN 3-8150-1336-4

ISBN 3-8150-9150-0 (Gesamtserie)
ISBN 3-8150-9152-7 (Band 1, Teile I und II)

Meiner besten Mitarbeiterin,
meiner Frau

Dr. Ralph Bircher

Zum Wesen der Gesundheit gehört vor allem, daß die im Organismus angelegten Fähigkeiten nicht zum Ausgleich von Ordnungsstörungen, Ausfällen und Veränderungen verwendet werden müssen, also nicht im Innern fixiert, sondern nach außen verfügbar, für die Selbstentfaltung in allseitiger Begegnung mit der gesamten Umwelt frei sind; denn Gesundheit besteht in der Fähigkeit zu gegenseitiger Synthese zwischen Organismus und Umwelt. Gesundheit ist – halten wir das fest – ein Vorgang, ein Geschehen, kein Zustand. Sie entsteht, wenn der Organismus seine Anpassungsfunktionen in der Gesamtsituation übt. Krankheit dagegen entsteht, wenn er sie für die Kompensationen verwenden muß.

Jeder geringe Faktor, jede Umweltänderung, die auf den Organismus trifft, jedes neue bißchen „Nahrung", das verdaut wird, jede neue Ordnung oder Anordnung vermehrt und entwickelt die Eigenartigkeit des Organismus und führt zu neuer, gewandterer, vielseitigerer Wahrnehmungskraft für weitere Beiträge aus der Umwelt und damit auch zu vermehrter Eigenartigkeit seiner Beiträge an die Umwelt.

Bei angemessener Nahrung führt gesunde Vollfunktion so zu einem immerzu anwachsenden Reichtum an ausgeprägter Eigenart sowohl im Organismus als auch in seiner Umgebung. So sieht die gegenseitige Synthese aus, die das Leben in seinem Heilsein kennzeichnet.

Angemessen und damit gesundheitsfördernd wie auch heilkräftig ist unsere Ernährung nur, wenn sie insbesondere in den Hauptnährstoffen maßvoll bleibt. Das gilt vor allem für das Eiweiß.

Eiweiße gehören zu den hochaktiven und höchst differenzierten Stoffen überhaupt und können dem Körper größte Dienste leisten, wo sie am Platze sind, allerdings auch den größten Schaden zufügen, wo sie unangemessen verwendet werden. Um so wichtiger ist es, das Eiweißoptimum möglichst genau zu bestimmen.

Inhalt

Vorwort

Die Medizin ist an einem Wendepunkt angelangt. Neue Erkenntnisse brechen sich Bahn: Gesundheit ist nicht käuflich und Krankheit nicht mehr bezahlbar. Die seit Jahren stetig ansteigende Anspruchshaltung kennt noch immer keine Grenzen. Warum sehen wir uns eigentlich diesem Dilemma gegenüber?

Sollte es an der heutigen Lebensform unserer hochindustrialisierten Gesellschaft liegen, an ihrem Übermaß an Nahrungsmittelkonsum, an der Eiweiß- und Fettüberernährung, an dem Ungleichgewicht im Mineral-, Vitamin- und Spurenstoffhaushalt, an gereinigten, sterilisierten, mit Zusatzstoffen präparierten und mit Umweltgiften beladenen Kohlenhydraten? Das vorliegende Buch gibt Antwort auf diese Fragen. Diese Antworten sind um so notwendiger, da nach den Ernährungsberichten der Bundesregierung die Zahl jener, die an ernährungsabhängigen Krankheiten sterben, immer mehr zunimmt und bereits etwa ein Drittel aller Todesfälle ausmacht. Experten beziffern die Kosten, die aus ernährungsabhängigen Krankheiten erwachsen, mittlerweile auf 40 Milliarden DM pro Jahr.

Die alte Erkenntnis, daß unsere Nahrungsmittel zugleich Heilmittel und unsere Heilmittel häufig Nahrungsmittel sind, muß neu entdeckt werden. Leistungsfähigkeit und Wohlbefinden sind ohne eine gesunde und heilkräftige Nahrung gar nicht denkbar.

Das wird sehr leicht einsichtig, wenn man weiß, daß alles, was sich mit und in unserem Körper abspielt, ganz wesentlich davon abhängt, was wir dem Organismus an Lebensmitteln, also Mitteln zum Leben, zuführen, die Prozesse in Gang setzen, welche für den Aufbau, die Erhaltung und die Funktionsfähigkeit der Gewebe und Organe sorgen.

Wenn man diesen Abläufen nachgeht, gelangt man in die Wunderwelt der Biochemie, die uns aus dem Staunen nicht mehr herauskommen läßt. Unser Buch zeigt den Weg in diese unbegreiflich vielfältige und faszinierende Welt.

Ebenso erstaunlich ist aber eine Entdekkungsreise in die Welt unserer Nahrungsmittel selbst, wobei man erkennt, daß diese nicht nur gesundheitliche, sondern häufig auch bisher noch völlig unbeachtet gebliebene heilende Kräfte bergen. Diese Erkenntnis führt zu der Überzeugung, daß wir die Aufgabe haben, in die großartige Welt der Nähr- und Heilkräfte unserer Nahrungsmittel nicht unnötig einzugreifen oder sie gar mit Schadstoffen aller Art – aus welchen Gründen auch immer – zu belasten. Erzeugung, Verarbeitung und küchentechnische Zubereitung müssen vielmehr so erfolgen, daß die Naturprodukte sorgsam behandelt, geschont und erhalten werden, um sie dann einer sinnvollen Nutzung zuzuführen.

Zahlreiche Forschungen und epidemiologische Untersuchungen haben sich mit der Frage der Gesundheitsvorsorge befaßt. Sie haben immer wieder ergeben, daß eine gesunde und vollwertige Ernährung eine notwendige Voraussetzung ist, um gesund, leistungsfähig und lebensbejahend zu bleiben. Ebenso wichtig sind die neueren Erkenntnisse über die Fehlernährung als Krankheitsursache.

Auf dem Gebiet der Diätetik, heute eher als Heilkost bezeichnet, haben sich Erkenntnisse ergeben, die manche alten Vorstellungen und Theorien revisionsbedürftig erscheinen lassen, so zum Beispiel in der Diabetiker-Kost, bei der Bekämpfung des Übergewichtes, auf dem Gebiet des Fettstoffwechsels und was die Ernährung während der Schwangerschaft sowie für Säuglinge und Kleinkinder betrifft. Dazu gibt in erster Linie der Band 2 dieses Buches viele Hinweise und Anregungen.

Der Frage, ob unsere Nahrung angesichts der großen Umweltbelastungen überhaupt noch gesund sein kann, wird große Aufmerksamkeit geschenkt. In einem eigenen Kapitel werden die Veränderungen unserer Lebensmittel durch Umwelteinflüsse oder die Bearbeitung bei der Produktion und im Haushalt untersucht. Auch die heute zunehmenden Unverträglichkeiten, als Nahrungsintoleranzen bezeichnet, und die Allergisierung durch Nahrungsmittel bleiben nicht unerwähnt.

Ein schon lange nicht mehr selbstverständliches Schlüsselwort, das eine ganz bestimmte Lebenshaltung auch in Gesundheitsfragen anzeigt, ist die Eigenverantwortung. Sie erweist sich heute mehr denn je als bitter notwendig. Ohne sie kann es keine Gesundheit geben. Verantwortung bedeutet aber auch, dem Schöpfer und seiner Schöpfung verpflichtet zu sein, ihm letztlich Rechenschaft zu geben über unser Tun und Lassen.

Die moderne Medizin hat wieder erkannt, daß sie nicht allein mit Physik und Chemie den Menschen zu heilen vermag. Sie muß auch das Unwägbare, den seelisch-geistigen Bereich mit einschließen, um die ganze Wirklichkeit des Menschen zu erfassen.

So mag dieses Buch, dem früher schon zahlreiche Auflagen vorausgingen, auch in seiner völlig neuen Gestaltung informieren und Interesse wecken an den lebensnotwendigen Ernährungs- und Lebensfragen. Sicher wird es auch häufig eine echte Hilfe zur Selbsthilfe sein. Es möchte aber auch viele Freunde gewinnen, die durch ein hohes Maß an Eigenverantwortung an der Lösung der großen Gesundheitsfragen unserer Zeit aktiv mitwirken und so dem Leben eine neue Qualität geben.

Basel, im Herbst 1985

Ernst Schneider

Die Analysezahlen in den Tabellen über die Hauptwirkstoffe sowie in den Vergleichstabellen wurden überwiegend der „Großen GU Nährwert-Tabelle“ von Cremer, Aign, Elmadfa, Muskat und Fritzsche entnommen.

Ferner wurden folgende Quellen verwendet:

S. W. Souci/H. Bosch, Lebensmittel-Tabellen für die Nährwertberechnung
Documenta Geigy, Wissenschaftliche Tabellen
E. Wieloch, Gesund durch Obst

Unterschiedliche Angaben lassen sich auf eine unterschiedliche Qualität der untersuchten Objekte zurückführen. Die Daten können differieren je nach Boden, Art, Reifegrad und Sammelzeit der jeweiligen Nahrungsmittel.

Einer internationalen Vereinbarung entsprechend wurde vor einigen Jahren die Kalorie als Einheit für die Energie abgeschafft und durch das Joule (sprich: dschul) ersetzt. Amtlich wird nur noch in Joule gerechnet. Dieses Maß, von dem englischen Physiker und Bierbrauer James Prescott Joule (1818–1889) als Äquivalent zwischen mechanischer Energie und Wärme festgesetzt, ist genauer als die bewährte Kalorie. 1 Kalorie entspricht 4,184 Joule. Zu allen Kalorienangaben sind deshalb zusätzlich die Werte in Joule angegeben. Wenn Sie selbst rechnen wollen, müssen Sie die Kalorienzahl jeweils mit 4,18 (abgerundet) multiplizieren und erhalten dann den Wert in Joule.

Die physiologischen Brennwerte betragen für

1 g Eiweiß	= 4,1 Kalorien (kcal) = 17 Joule (kJ)
1 g Fett	= 9,3 Kalorien (kcal) = 39 Joule (kJ)
1 g Kohlenhydrate	= 4,1 Kalorien (kcal) = 17 Joule (kJ)

Nach der Verordnung über diätetische Lebensmittel (Diätverordnung) müssen zur Berechnung des physiologischen Brennwertes für

1 g verwertbares Eiweiß	= 4 Kalorien (kcal) = 17 Joule (kJ)
1 g verwertbares Fett	= 9 Kalorien (kcal) = 38 Joule (kJ)
1 g verwertbare Kohlenhydrate	= 4 Kalorien (kcal) = 17 Joule (kJ)
1 g Äthylalkohol	= 7 Kalorien (kcal) = 30 Joule (kJ)
1 g organische Säure	= 3 Kalorien (kcal) = 13 Joule (kJ)

zugrunde gelegt werden.

Die lebenspendende Kraft natürlicher Nahrung

„Doch soll der Mensch nicht bloß zu seinem Schöpfer flehen
um Gesundheit und langes Leben, sondern er soll auch seinen Geist
gebrauchen, um die Schätze zu finden und zu heben,
welche der allgütige Vater in die Natur hineingelegt hat als Heilmittel
für die vielfachen Übel dieses Lebens.“ Sebastian Kneipp

Unsere Gesundheitsschäden und ihr natürlicher Ausgleich

IN DIESEM KAPITEL:

- Sind Kultur und Zivilisation Gesundheitsfaktoren?
- Erkennt die Zivilisationsschäden!
- Die beherrschenden Kennzeichen unserer Nahrung
  1. Verdrängung der Getreidebreikost durch Brot und Kartoffeln
  2. Verdrängung der Roh- und Frischkost durch die Kochkost
  3. Verdrängung der Hartkost durch die Weichkost
  4. Verdrängung der natürlichen Lebensmittel durch künstliche Nahrungsmittel
  5. Übermaß an tierischem Eiweiß
  6. Übermaß an tierischen Fetten
  7. Übermaß an Kochsalz
  8. Übermaß an Auslandsgewürzen und Chemikalien zur Schönung und Konservierung
  9. Mangel an Vitaminen und pflanzlichen Hormonen
  10. Mangel an Mineralien und Spurenstoffen
  11. Mangel an Ballaststoffen
  12. Mangel an grünem Pflanzenfarbstoff (Chlorophyll)

  Regeln einer gesundheitsgemäßen Ernährung
- Übersicht der wichtigsten Vitamine

Es entspricht einer alten ärztlichen Erfahrung und der ständig wachsenden wissenschaftlichen Erkenntnis, daß der größte Teil aller Erkrankungen nur die Folge einer falschen Ernährungsweise ist oder durch unnatürliche Ernährungsgewohnheiten so lange unterhalten und gefördert wird, bis chronische Krankheiten und Leiden aller Art entstanden sind, die unsere Lebenskraft und Lebensfreude erheblich mindern oder gar vernichten. Diese Überzeugung erfaßt immer weitere Kreise unserer Bevölkerung, ist aber noch längst nicht Allgemeingut geworden und auch im einzelnen bei weitem nicht so lebendig, daß die notwendigen praktischen Folgerungen für das tägliche Leben daraus gezogen werden. Meistens ruft die körperliche und seelische Erschütterung durch eine ernsthafte Krankheit die Kraft hervor, unser Denken umzuwandeln und uns selbst zu veranlassen, den Weg zur Gesundung zu suchen und zu begreifen, daß jeder nur so gesund ist, wie er lebt.

Dabei muß hier ausgesprochen werden, daß Gesundheit und Krankheit kein rein stoffliches Problem bleiben dürfen, denn wir *haben* nicht eine Krankheit oder Gesundheit, sondern *sind* als lebendige Seelenwesen krank oder gesund. Krankheit ist daher immer zugleich ein körperliches *und* seelisches Problem, erfaßt also die ganze Person. Buddha hat recht, wenn er sagt, daß alles Leid auf Erden, das den Menschen trifft, die Frucht seiner Fehler, seiner Begierden und Unterlassungen sei. Unsere Fehler, Begierden und Unterlassungen sind aber keineswegs durch das heute zivilisierte, technisierte und verstädterte Leben geringer geworden. Daher muß mit der körperlichen Gesundung auch eine solche unserer seelisch-geistigen Substanz, eine Wiederherstellung der Ordnung innerhalb unseres Bewußtseinsraumes erfolgen, zumal der Inhalt unserer Gedankenwelt für die körperliche Struktur und deren Funktionen und damit für Krankheit und Gesundheit, für Leben und Tod von oftmals entscheidender Bedeutung sind.

Unfriede, Streit, Angst, Sorge, Unehrlichkeit, Furcht, Kitsch, Schund, Perversitäten und Süchte sind für Körper und Seele genauso schädigend wie unnatürliche oder verdorbene Nahrungsmittel. Beschäftigt sich dagegen unser Geist mit guten, harmonisch zueinander gehörenden Werten, so verspüren wir etwas von der reinigenden, heilenden und prägenden Kraft alles Wahren, Echten und Maßvollen auf unser Seelenleben und damit auch auf unser körperliches Befinden. Gesundheit umfaßt nicht nur das Körperliche, sondern auch unser innerstes Wesen, also Herz und Sinn jedes einzelnen von uns.

Eine Reihe von Abhandlungen über unsere Nahrungsmittel lassen uns auf die innigen Wechselbeziehungen zwischen Nahrungsmittel und Organismus einen besonderen Blick werfen. Sie sollen uns lehren, unsere Heilmittel in der Nahrung zu suchen und unsere Nahrung als Heilmittel der Natur wertzuschätzen. Die medizinische Forschung arbeitet heute mit großem Fleiß, um die Wirkung der Nahrungsmittel auf den Körper zu erkennen und ihre Wirkstoffe, wozu vornehmlich die Vitamine, die hormonartigen Verbindungen, die Fermente und die anorganischen Salze gehören, zu isolieren. Diese ungemein schwierigen Fragen werden in ihren entscheidenden Phasen von nur ganz wenigen Forschern großen Formats, von denen selten eine Zeitung berichtet, weitergetrieben; und obwohl sie erst spät aufgegriffen wurden, haben wir doch schon eine ganze Reihe vielversprechender Ergebnisse vorliegen. Eine Fülle kleiner und kleinster Arbeiten trug ihre Mosaiksteinchen zum heutigen Gesamtbilde bei. So, in lebendiger Verbindung mit Forschung und Erfahrung, habe ich versucht, dem Leser darzustellen, zu welchen schwerwiegenden Erkenntnissen man kam, wie diese heute in ihren praktischen Folgerungen zahlreichen Kranken zum Segen gereichen und wie wir als Gesunde lernen können, ernsten Krankheiten frühzeitig vorzubeugen.

Dieses Buch ist von der Überzeugung getragen, daß wir nur dann zur vollen Gesundheit und höchsten Entfaltung unserer geistigen Kräfte gelangen, wenn wir den Naturgesetzen, die Gottesgesetze sind, unsere ganze Aufmerksamkeit schenken und unser Leben in Ehrfurcht und Liebe diesen Gesetzen unterordnen. Sind nicht letztlich jede Pflanze, jede Frucht, jedes Tier und auch der Mensch lebendiggewordene Gnade des Weltenschöpfers?

Und liegt nicht in dem tief eingewurzelten Wunsch jedes Menschen nach Frieden und Glücklichsein vielfach unbewußt das Streben nach Harmonie und Heimkehr zu dem Unendlichen? Die Natur lenkt den Menschengeist über sich selbst hinaus und preist so seinen Schöpfer.

Angesichts der rapiden Zunahme ernährungsabhängiger Krankheiten möchte dieses Buch seinen Beitrag leisten zur Überwindung der bereits weitverbreiteten Zivilisationsschäden, die sich wegen ihres schleichenden Charakters vom einzelnen lange unbemerkt, so verheerend auswirken, daß sie den Bestand unseres Volkes mehr bedrohen als alle akuten Infektionskrankheiten zusammengenommen.

Der ganze Ernst der Situation spiegelt sich in den Worten Prof. *Kollaths* wider: „Wer bei den heutigen fehlerhaften Ernährungsgewohnheiten bleibt, hat die Aussicht, daß seine Familie mit Sicherheit in den nächsten zwei bis drei Generationen aussterben wird."

Sind Kultur und Zivilisation Gesundheitsfaktoren?

Immer wieder werden Kultur und Zivilisation als Ursachen vieler Krankheiten angesehen, so daß es schließlich zur Prägung der Worte „Kulturseuchen" und „Zivilisationskrankheiten" kam. Heute umreißen diese Ausdrücke sowohl im fachlichen als auch im volkstümlichen Schrifttum über Gesundheitsfragen eine ganze Reihe von Stoffwechsel- und Ernährungskrankheiten, wie Zahnfäule *(Karies)*, Zahnfleischschwund *(Parodontose)*, Magengeschwür, Zuckerkrankheit, Fettsucht, Leber-, Gallen-, Nieren-, Herz- und Gefäßleiden, aber auch Rheuma, Krebs und Tuberkulose. Bei einem oberflächlichen Beobachter kann so der Eindruck entstehen, daß „Kultur" und „Zivilisation" etwas nicht Wünschenswertes, wenn nicht gar Verderbliches seien.

Seit einigen Jahren mehren sich in Übertreibung der Tatsachen die Stimmen, die der Kultur und Zivilisation mehr Nachteile als Vorteile für die Menschen zuschreiben, wobei sie der Kultur und Zivilisation vielfach eine zu große Naturferne vorwerfen und sie in Gegensatz zur Natur stellen. Um uns mit dieser zweifellos wichtigen Frage auseinandersetzen zu können, müssen wir zunächst auf die Frage, was uns Kultur und Zivilisation überhaupt bedeuten, eine Antwort finden.

Der Begriff Kultur heißt: Formung, Bildung, Entwicklung, Verfeinerung, Gestaltung und Pflege eines physischen oder geistigen Gegenstandes zu etwas, was er von selbst nicht werden kann. Kultur ist die Entwicklung der in der Natur angelegten Möglichkeiten durch eine sinnvolle, den Naturgesetzen folgende Einwirkung des Menschen. Man könnte auch sagen: Kultur ist die schöpferische Betätigung des Menschen in der Natur. Nur aus dieser Auffassung heraus sind die Wortprägungen Bodenkultur, Garten- und Obstkultur, Wasserkultur entstanden und verständlich.

Ein Apfelbaum, so wie er heute in unserem Garten steht, ist nicht von selbst geworden, ist nicht nur Natur, er hat vielmehr seit Jahrhunderten eine züchterische Einwirkung des Menschen hinter sich, die aus dem ungenießbaren Wild- oder Holzapfel die heute so beliebte, köstlich duftende und wohlschmeckende Frucht geschaffen hat. Diese Weiterentwicklung der in dem Wildapfel steckenden natürlichen Möglichkeiten ist ein echtes schöpferisches Werk, eine kulturelle Leistung. Sie steht deshalb nicht im Gegensatz zur Natur, sie bedeutet vielmehr ihre Entfaltung. Hier, im Rahmen der naturgegebenen Möglichkeiten, können wir auch von wahrem „Fortschritt" sprechen, der so oft zum Schlachtruf erhoben wird.

Ebenso ist es mit der Schaffung geistiger Werte. Ja, es ist eine Naturbestimmung Gottes, daß der Mensch Werte schafft, die ihn über den Alltag und seine Bedürfnisse hinausheben, für die er sich aufopfert, die über den Tag hinaus zu dauern und zu wirken bestimmt sind, die das Leben erst lebenswert machen. Gott läßt auf diese Weise den Menschen an seiner Schöpfung teilhaben.

Kultur hat etwas mit der Pflege der den Menschen anvertrauten Güter zu tun. Durch seine schöpferischen Eingriffe entstanden Kulturlandschaften wie hier die Gartenanlage des Schlosses Ludwigsburg.

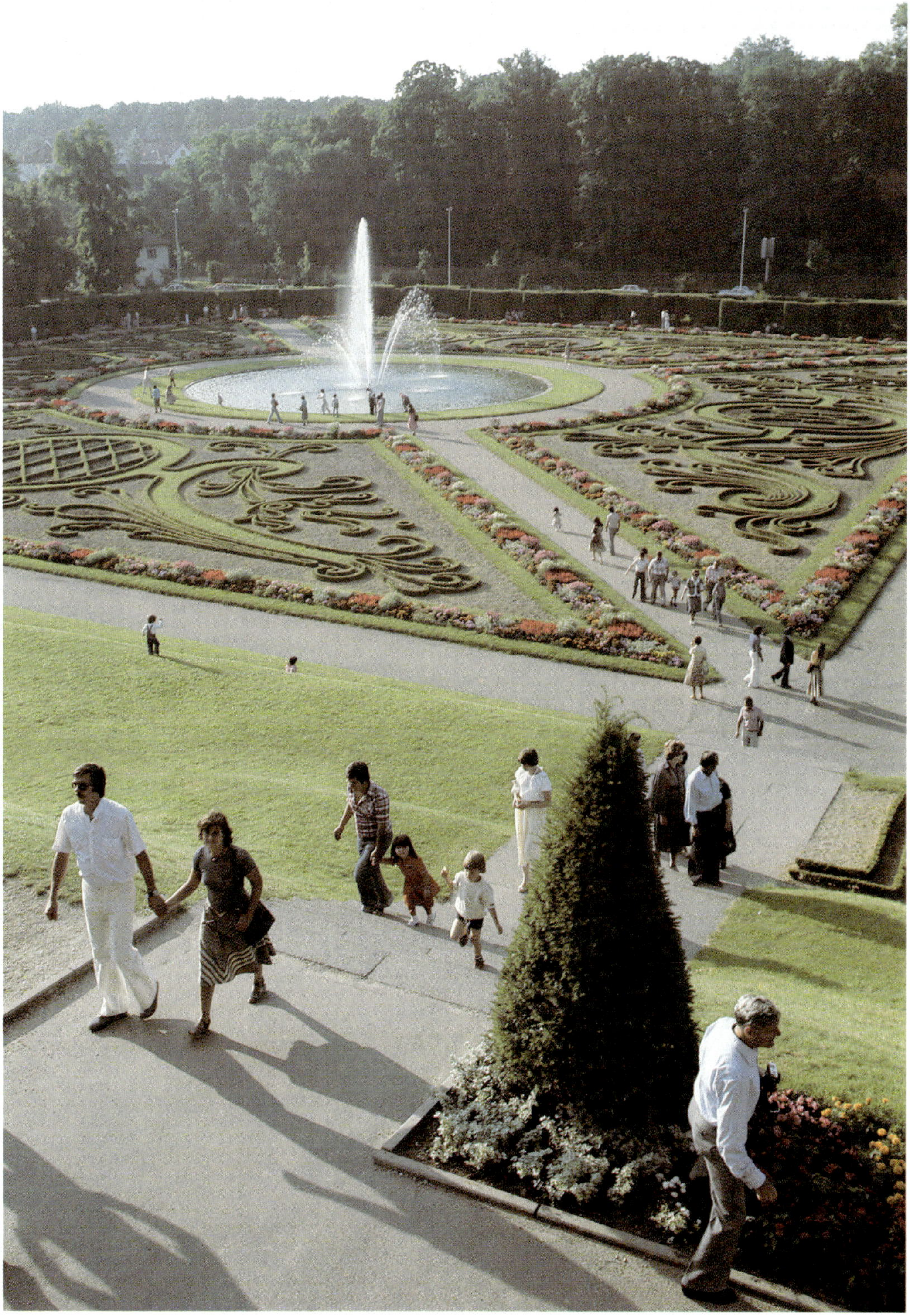

Alle echte Kultur setzt eine bestimmte Glaubenshaltung voraus. Dem Stofflichen wie dem Geistigen gegenüber drückt sich diese Haltung aus in dem Überzeugtsein von den in ihnen liegenden Möglichkeiten und Potenzen, die bei liebevoller Einfühlung und Bearbeitung erkannt, entfaltet und entwickelt werden können. Im seelischen Bereich ist es das Überzeugtsein von sittlichen Normen und Werten, die es zu erreichen, zu verwirklichen, also auszuleben gilt. Persönlich „Kultur haben" heißt die Herrschaft über sich selbst gewinnen, über seine schlechten Neigungen und Leidenschaften. Sie ist die Gestaltung eines festen, sittlichen Charakters, ein Sehnen über das Leben hinaus, eine Vermittlung zwischen dem Sinnlichen und Übersinnlichen, der Durchgang zur Ewigkeit. Kultur ist also Herzenssache. Wie könnte eine solche Haltung zu „Kulturkrankheiten" führen?

Ist uns aber Kultur noch eine Herzenssache? Der spanische Kulturphilosoph *Ortega y Gasset* stellte fest, daß der europäische Mensch an keine sittlichen Normen mehr glaubt. Im Mittelpunkt seiner Lebensführung stehe vielmehr gerade der Anspruch, ohne moralische Bindungen zu leben. Seine Haltung zum Leben lasse sich eher dahin zusammenfassen, daß er jedes Recht und keine Pflicht zu haben glaube. – Es ist dann aber die Unkultur des europäischen Menschen, die seine „Kulturkrankheiten" hervorbringt. Unkultur macht krank. Sie steht im Gegensatz zur Natur und trübt die Schöpfung Gottes.

Gewiß, auch wenn heute viele Menschen verlernt haben, das Gute, Wahrhaftige und Kultivierte zu suchen, so will das noch nicht heißen, daß sie auch verlernt hätten, es zu schätzen und anzuerkennen, wenn es sich in reiner, selbstloser Form im Menschen zeigt. Echte Kultur und echten Fortschritt müssen wir im Rahmen der natürlichen Möglichkeiten als gottgegebene Aufgabe bejahen, da durch sie nicht das Geschöpf, sondern der Schöpfer erkannt und verherrlicht wird.

Zivilisation dagegen ist nur ein Teil der Kultur, und zwar ihre technische Seite. Sie ist ein wesentlicher Bestandteil der Kultur, der notwendig ist, um ihre Gedanken, ihre Theorien durchführen zu können. Zivilisation ist ein Produkt des Verstandes, ein Werkzeug, dessen man sich bedient, ein Mittel zum Zweck, allerdings ein differenziertes, das die Gefahr in sich trägt, nicht vom Menschen beherrscht zu werden, sondern den Menschen zu beherrschen. Unwillkürlich denkt man an das bürgerliche Leben, wenn man dieses Wort hört, ganz abgesehen davon, daß es von dem lateinischen Wort *civis* (Bürger) hergeleitet ist. Alle Einrichtungen, die zur Lebensgestaltung einer Gemeinschaft von Menschen notwendig werden, wie Gesetzgebung, Verwaltung, soziale Einrichtungen, die Technisierung, die Umgestaltung der natürlichen Arbeits-, Lebens- und Ernährungsbedingungen, die Industrialisierung und die damit verbundene Verstädterung, sind Werke der Zivilisation.

Fragen wir nun nach der Rückwirkung der Zivilisation auf die Gesundheit des Menschen, so dürfen wir allerdings nicht verkennen, daß sie neben zahlreichen positiven Ergebnissen und einer Erweiterung des Lebensraumes eine ganze Reihe von schwerwiegenden Schädigungen mit sich brachte, denen wir ebenso vernunftgemäß begegnen müssen, wie die Zivilisation vernunftgemäß geschaffen wurde. Hier beginnt nun unsere Aufgabe. Es gilt zunächst zu erkennen, zu welchen Gesundheitsschädigungen unser zivilisiertes Dasein im einzelnen führte. Sodann müssen wir uns die Frage vorlegen, wie sie auszugleichen oder von vornherein zu verhüten sind.

Erkennt die Zivilisationsschäden!

Wir wollen nicht in den Chor jener Kulturkritiker einstimmen, die der Meinung sind, daß wir bereits heute in einer zivilisatorischen Wüste leben. Wichtig ist jedoch, daß wir uns der zivilisationsbedingten Schäden bewußt werden, um dann auch Möglichkeiten der Abhilfe und Besserung finden zu können. Deshalb wollen wir versuchen, diese Schäden unter wenigen Gesichtspunkten aufzugliedern!

Die Änderung der Lebens-, Arbeits- und Wohnweise

Wir finden, daß die Änderung der Lebens-, Arbeits- und Wohnweise zu einer mangelhaften Anpassungsfähigkeit des Körpers an die Umgebung, an unsere Außenwelt, geführt hat. So leidet vor allem die städtische Bevölkerung unter *ungenügender Sonnenbestrahlung*. Über jeder großen Stadt, insbesondere über jeder Industriestadt, liegt ein Dunstschleier aus Staub, Ruß und Rauch, der die ultravioletten Strahlen der Sonne verschluckt, so daß eine zu geringe Ultraviolettbestrahlung und damit eine zu geringe Vitaminbildung in der Haut des Menschen die Folge ist. Wir nehmen mit der Nahrung zum Beispiel die Vorstufe des Vitamins D, das Ergosterin, auf, das in der Haut abgelagert wird und nun der Einwirkung der ultravioletten Strahlen bedarf, um sich in das fertige, Rachitis verhütende Vitamin D umzuwandeln. Fische, deren Leber besonders reich an Vitamin D ist, was wir für pharmazeutische Zwecke durch Herstellung des bei Rachitis heilsamen

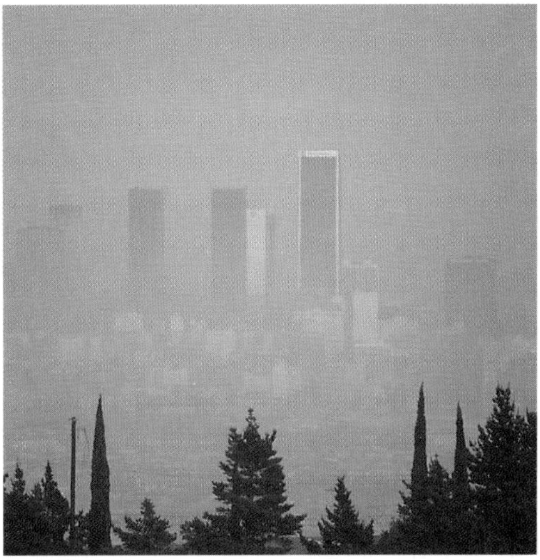

Stadtbewohner leiden häufig unter einer ungenügenden Frischluftversorgung. Vor allem Smog-Situationen über Großstädten können für Herz-Kreislauf- und Bronchitis-Kranke zur Katastrophe führen.

Lebertrans ausnützen, werden zwar auch nicht genügend von den kurzwelligen Ultraviolettstrahlen getroffen, vermögen aber diese Lichtreaktion durch körpereigene Strahlung zu ersetzen.

Ferner leidet der Stadtbewohner an einer *ungenügenden Frischluftversorgung* durch zu enges Zusammenwohnen, durch die Arbeit in schlecht durchlüfteten Räumen und durch die nicht zu unterschätzenden, vermehrten Autoabgase. Daß eine schlechte Sauerstoffversorgung den Gewebs- und insbesondere den Nervenstoffwechsel schädigt, braucht nicht näher ausgeführt zu werden, da jeder die Wirkungen am

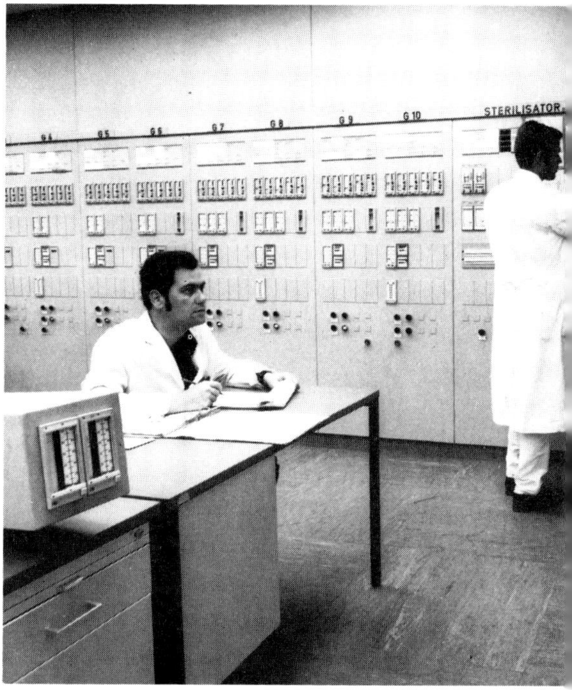

Unsere Arbeitswelt unterliegt tiefgreifenden Veränderungen durch die immer mehr zunehmende Computerisierung. Nicht nur im Büro oder in der ärztlichen Praxis, wo der Bildschirm längst Bleistift und Papier ersetzt (rechts ein Auswertungssystem für Diagnostik und Therapie), auch die Produktion von Arzneimitteln geschieht heute von einer Steuerzentrale aus.

eigenen Körper kennt, wenn er vor Trägheit und Benommenheit das Fenster aufreißt, um Frischluft zu atmen. Die Schädlichkeit der Auspuffgase der Kraftfahrzeuge, die aus unverbrannten Kohlenwasserstoffen, Kohlenmonoxid und Kohlendioxid bestehen, kann kaum noch ernsthaft bestritten werden. Deshalb hatte der Gesetzgeber den Mineralölfirmen zur Auflage gemacht, den Bleianteil des Benzins ab 1. 1. 1976 auf 0,15 mg pro Liter herabzusetzen. In der Folgezeit sank der Bleigehalt der Luft über den Großstädten um fast 65 Prozent. Da diese Maßnahme aber noch nicht ausreichte, um die Schadstoffsituation entscheidend zu verbessern, beschloß die Bundesregierung, die Ausrüstung der Autos mit Katalysatoren (Abgasentgiftern) zu fördern. Außerdem gibt es seit dem 1. 1. 1988 kein verbleites Normalbenzin mehr, und es ist nur noch ein Frage der Zeit, bis aller Kraftstoff bleifrei sein wird.

Durch die vielen „Sitzberufe", durch die mechanisierte und rationalisierte Arbeitsweise, wozu besonders die Fließbandarbeit gehört, kommt es zwangsläufig zu *ungenügender oder völlig einseitiger Bewegung.* Das bringt nicht nur eine Schwächung der nicht genügend gebrauchten und geübten Muskulatur mit sich, sondern wiederum Stoffwechsel- und Kreislaufstörungen, da nur im arbeitenden Muskel gefäßaktive, kreislaufregulierende und den Herzmuskel durchblutende Stoffe entstehen, die wir durch herz- und kreislaufwirksame Medikamente nur unzureichend ersetzen können. Da fast alle Berufsarbeit irgendwie einseitig und gleichförmig verläuft, wirkt sie sich auf den Körper schädigend und verbildend aus und bedarf daher eines Ausgleichs durch Sport und Spiel.

Auch die *ungenügende Entspannung,* die sowohl durch berufliche Überlastung und zu lange Arbeitszeit als auch durch Arbeitslosigkeit, Vergnügungssucht und mangelnde Nachtruhe entsteht oder unterhalten wird, ist heute ganz eindeutig als Schädigungsfaktor ersten Ranges erkannt, der nicht nur das Riesenheer der übernervösen „Kultur"-Menschen schafft, sondern auch die vielen Kreislaufgeschädigten aller Schattierungen und Schweregrade auf sein Schuldkonto verbuchen kann. Die Feststellung zweier amerikanischer psychiatrischer Autoritäten, *Bond* und *Menninger,* redet eine eindeutige Sprache, wenn sie uns das folgende erschütternde Bild der seelisch-sozialen Gesundheit enthüllt (zitiert nach Dr. *Ralph Bircher*): Nur etwa 0,7 Prozent der Bevölkerung könnten als wirklich gesund an Geist und Seele gelten, der Rest

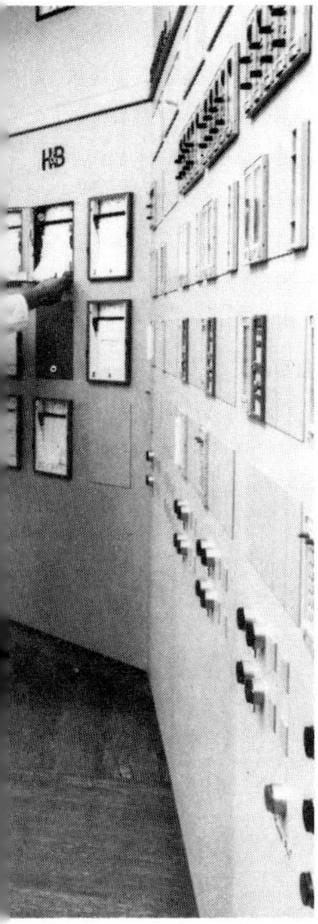

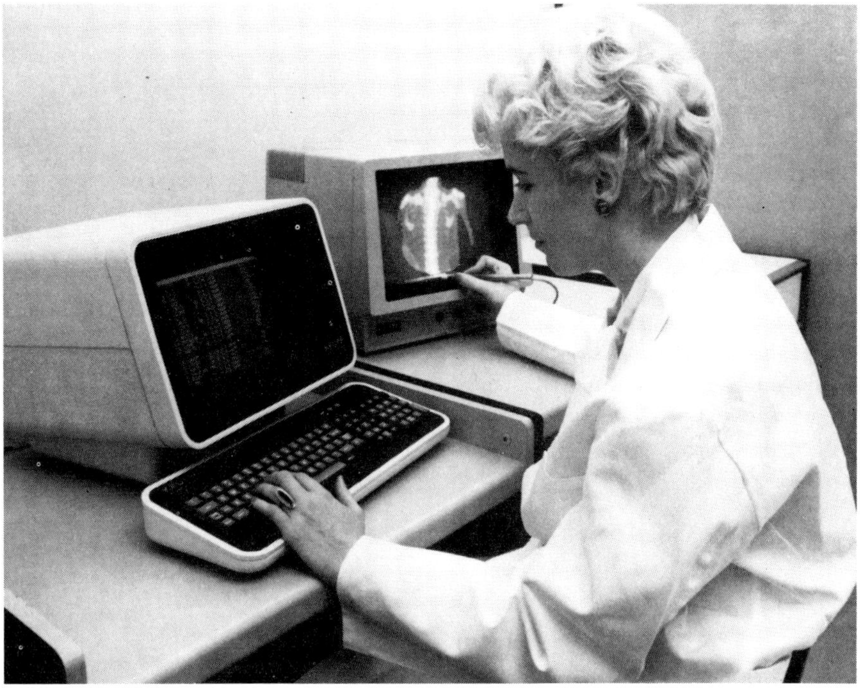

wandle mit irgendeiner Schlagseite durchs Leben, unnötigerweise beladen mit nervöser Bedrängnis und anderen nachteiligen Komplexen. Niemand, so erklärte *Menninger*, verfüge heute über eine genügende Reserve an seelischer Gesundheit, um irgendeiner wirklich ernsten Belastung standzuhalten.

Schließlich kann auch die Unordnung in der Begegnung mit dem anderen Geschlecht als Gesundheitsschädigung auftreten. Die Aufklärung, wie sie z. B. *Kinsey* und *Masters* und andere mit ihren „Enthüllungen" über das sexuelle Verhalten von Mann und Frau in aller Offenheit betrieben haben und betreiben, führt zwar zu einem Aufklärungsperfektionismus, aber durch die Popularisierung der Sexualität und vor allem des „Leistungsprinzips" auch in diesem Bereich entstehen nur neue Krankheiten. Zahlreiche Neurosen haben ihre Ursache in der Angst, dem sexuellen Leistungsanspruch nicht gewachsen zu sein.

Vermehrte Zufuhr von Genuß- und Rauschgiften

Sie führt zu den allmählich allgemein bekannten Schädigungen an Gehirn, Nerven, Kreislauf und Hormondrüsen, zur Verkürzung der Lebenszeit, zur Krebsbildung und zu Veränderungen der seelischen Struktur. Die daraus entstehende Tragödie für die Volksgesundheit und Volkswirtschaft sowie das damit eng verbundene Problem der Sucht bedürften einer eigenen eingehenden Darstellung, wie sie im Rahmen dieses Buches nicht möglich ist.

Die seelisch-geistigen Veränderungen und Erschütterungen

Hiermit in engem Zusammenhang stehen auch die seelisch-geistigen Veränderungen und Erschütterungen, denen die

Eßgewohnheiten wandeln sich nur langsam. Mancher, der hinter dem Steuer eines Gabelstaplers sitzt, ißt immer noch, als müßte er die Kisten selbst schleppen. Abgesehen davon, daß wir uns im Durchschnitt zu viele Kalorien zuführen, wir essen auch vieles in zu konzentrierter Form. Gesundheitlich ratsam wäre eine kalorienärmere Kost mit einem hohen Anteil an Ballaststoffen – wie beispielsweise Vollkornbrot oder Gemüse.

Menschheit immer wieder, in den letzten Jahrhunderten in gesteigertem Maße, unterworfen war. Die Wurzel der Störungen in der seelisch-geistigen Orientierung und Ordnung im Verlauf der letzten Jahrhunderte ist wohl bis in die vielgerühmte Renaissance zurückzuverfolgen, bis in eine Zeit also, die der auf Gott gerichteten Ordnung des Mittelalters folgte. Nachdem heute die rationalistische und materialistische Weltdeutung offenbar Schiffbruch erlitten haben, sucht der Mensch, soweit er nicht „nur Natur" darstellt, wieder das ihm innewohnende „Gesetz", sucht er nach einer „Richtschnur", ist er unterwegs nach einer neuen Ordnung und einem neuen Ziel. Bewußt oder unbewußt strebt er im letzten Grunde nach dem für alle Menschen gültigen Menschenbild.

Wir erkennen heute mehr und mehr, daß wir in der eben hinter uns liegenden Zeitspanne das für uns gültige Menschenbild verloren haben.

Gewiß, wir dürfen nicht übersehen, daß in ihr der rein mechanische Materialismus bereits überwunden wurde durch einen Biologismus, der anstelle des Ur-Stoffes wieder die Ur-Lebendigkeit als Grundtatsache anerkannte, statt Materie wieder „Seele" als Gefühl, Trieb und Drang sah. Aber dieser Gewinn war mit einer erschreckenden Verkennung des Geistigen im Menschen verbunden. Man riß eine Kluft zwischen Rassen und Völkern auf, erzog Kampfgemeinschaften und verleugnete das einzig Verbindende und Verpflichtende zwischen den Menschen: den Geist. Damit blieb der Mensch dem Tierischen verhaftet. Allein der Geist aber ist es, durch den der Mensch zur „Person" wird, durch die etwas Höheres, Göttliches hindurchtönt (personare = hindurchtönen). „Allein durch den Geist gibt es anstelle vielfältiger unvereinbarer Ansichten von einzelnen die gemeinsam-allgemeingültige Wahrheit; gibt es anstelle der zahlreichen Wünschbarkeiten vieler den unbedingten Wert; und anstelle der Nützlichkeit für Lebewesen und für ihre Zusammenschlüsse die schlechthinnige Norm." *(Max Müller)* Das gleiche finden wir in dem alten Bibelwort ausgedrückt: „Der Geist ist's, der lebendig macht."

Der Geist im Menschen sprengt alle Grenzen, alle Bindungen an das Materielle und sinnlich Wahrnehmbare, er allein weist vom Endlichen ins Unendliche, vom Relativen ins Absolute, vom Zeitlichen ins Ewige und steht damit vor – Gott.

Dieses Offensein und die dramatische Erhebung des Menschen aus dem Sinnlichen ins Übersinnliche, aus dem Irdischen ins Überirdische ist der Augenblick, in dem der menschliche Geist zum Glauben gelangt und die Hand Gottes ihn ergreift. Dieser Durchgang vom Geist zum Glauben ist das Tor zur Freiheit und zur erstrebten Ordnung.

Ob wir den Weg über die Natur, den Weg zum Herzen der Mitmenschen oder den Weg direkt zu Gott einschlagen, immer sind wir letztlich alle auf dem Wege zu dem einzigen gültigen Menschenbild, zu dem Sohne Gottes, der allein von sich sagen kann: Ich bin der Weg, die Wahrheit und das Leben.

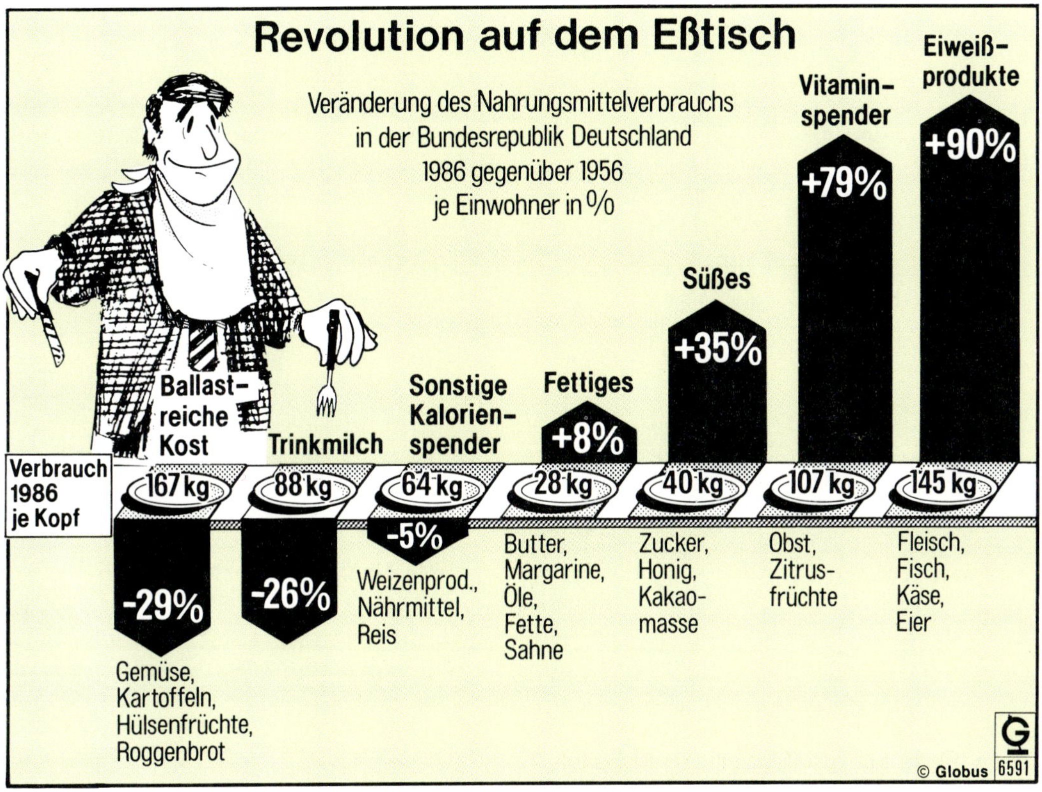

Die Veränderungen der Ernährungsweise

Am einschneidendsten und für unsere Darstellung am wichtigsten sind die Veränderungen der Ernährungsweise, wie sie ebenfalls bereits seit Jahrhunderten vor sich gehen. Sie stehen in engem Zusammenhang mit Zivilisation und Technik.

Früher ernährten sich die Völker der Erde recht verschieden. Bei den einen bildete der Reis, bei anderen die Hirse, wieder bei anderen der Mais und bei uns das Brotgetreide die Grundlage der Nahrung. Der Fleischbedarf wurde bei diesen durch Fischfang, bei jenen durch die Jagd, bei den meisten jedoch durch die Zucht von Haustieren gedeckt. In den tropischen Ländern verzehrte man weitgehend pflanzliche, in den arktischen fast nur tierische Fette. Der Genuß von Gemüse und Früchten hing jeweils von den einzelnen Wohngebieten und von der Jahreszeit ab. So verschieden die Kostformen der Völker aber auch sein mochten, sie bewährten sich alle, da der *natürliche Zustand der Nahrungsmittel* größtenteils erhalten blieb und der Anteil der tierischen Lebensmittel meist gering war.

Die erste Änderung trat für unseren Kulturkreis ein, als man nach der Entdeckung Amerikas die Bekanntschaft mit neuen Nahrungspflanzen machte und zum Beispiel die Kartoffel die bisherige Getreidebrei- und Brotnahrung weitgehend verdrängte.

Prof. *Kollath* wies darauf hin, daß diese Veränderung bereits erhebliche Folgen für

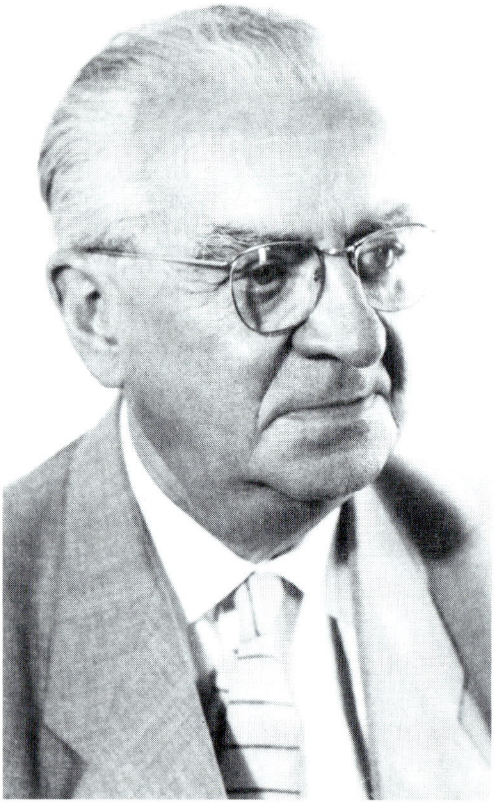

die Gesundheit, nämlich einen zunehmenden Gebißverfall, mit sich brachte.

Die bald einsetzende technische Entwicklung mit der sprunghaften Ausdehnung der Industrie und der Großstädte brachte zweifellos manche Fortschritte und Erleichterungen der Lebensführung, auf die wir nicht verzichten möchten, aber auch weitere einschneidende Veränderungen der ganzen Lebenshaltung und vor allem der Ernährungsweise.

Prof. Dr. med. Werner Kollath (1892–1970), einer unserer bedeutendsten Ernährungswissenschaftler, dem wir wegweisende Arbeiten über die Ordnung und den Vollwert unserer Nahrung zu verdanken haben. Doch Kollath war nicht nur Theoretiker, sondern gab auch praktische Anweisungen, wie eine gesundheitsgemäße Ernährungsweise auszusehen habe. Seine Erkenntnisse sind von großer Aktualität und haben weltweite Geltung gewonnen. Einer seiner Kernsätze fordert, die Nahrung so natürlich wie möglich zu belassen.

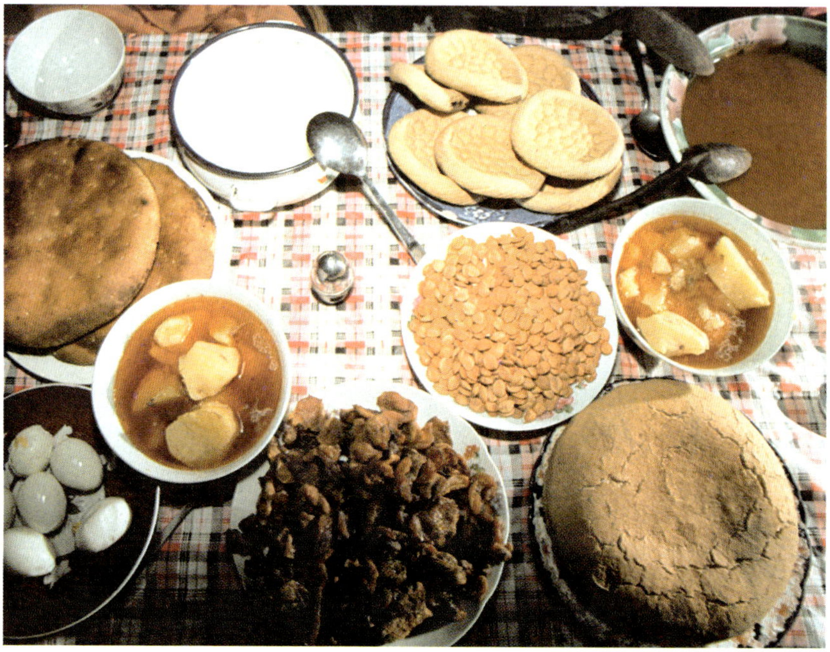

Die Mittagstafel der langlebigen Hunzas ist ein Musterbeispiel für eine alternative Ernährungsweise. Oben: Milchspeisen, Buchweizengrütze, Aprikosenbrei. Mitte: Gerstenbrot, Nüsse. Unten: Eier, getrocknete Aprikosen, Weizenbrot.

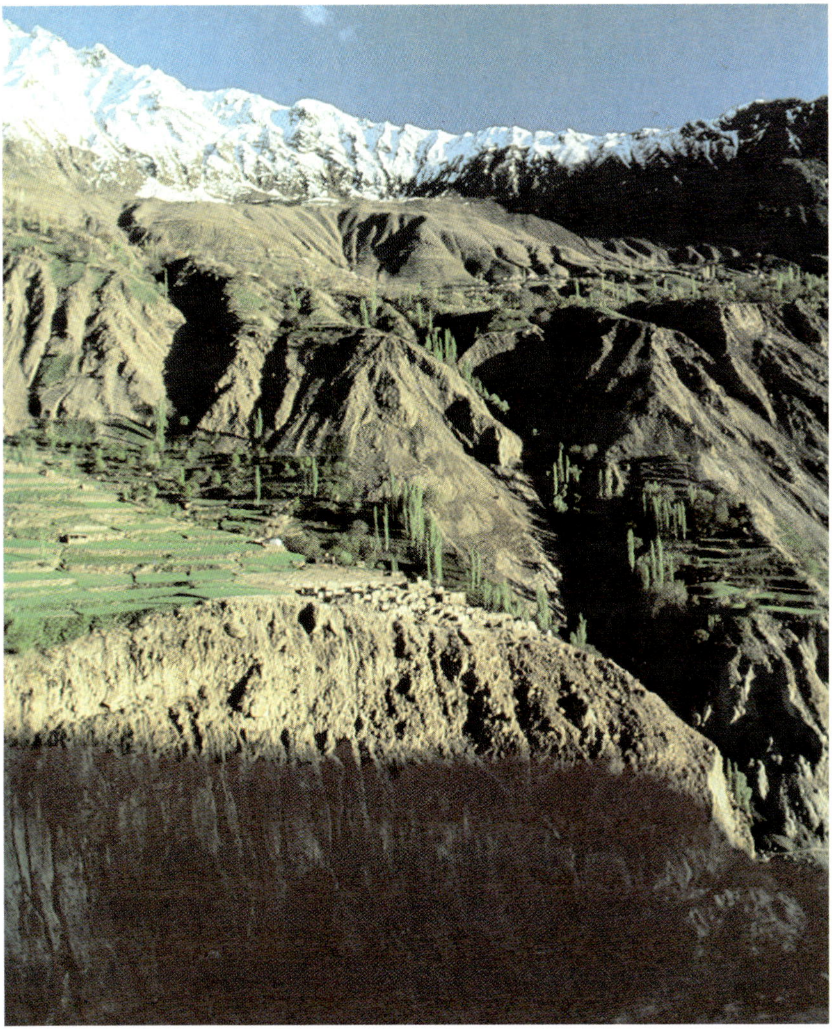

So sieht es im Fürstentum Hunza im Himalaja aus. Auf hohen Steilhängen bauen seine Bewohner vor allem Gerste, Buchweizen und Aprikosen an. Die grünen Terrassen erstrecken sich bis an den Fuß der Gletscher.

Der Geist der analysierenden, naturwissenschaftlichen Betrachtungsweise führte bald zu einer Überbewertung der gereinigten, „veredelten" Lebensmittel und einer Überschätzung der tierischen Eiweiße und Fette. So kam es besonders in der Zeit vor dem ersten Weltkrieg, aber auch unmittelbar danach, wieder zu einer Ernährungsweise, die vorwiegend aus hellem oder weißem Brot, Fleisch, tierischem Fett, gekochten und geschälten Kartoffeln, wenig rohem Gemüse und frischem Obst, unter reichlicher Verwendung von Kochsalz und ausländischen Gewürzen, bestand. Wer es sich leisten konnte, verzehrte zwischendurch noch reichlich Kuchen und sonstige konzentrierte Süßigkeiten und versklavte sich selbst durch Gebrauch zahlreicher Genußmittel und Rauschgifte. Warum diese Lebens- und Ernährungsweise naturwidrig ist und die Hauptursache bei vielen folgenschweren Volkskrankheiten bildet, zeigt die Betrachtung ihrer Wirkungen auf den menschlichen Organismus.

Die beherrschenden Kennzeichen unserer Nahrung

Um in die vielfältigen Nahrungswirkungen Einblick zu gewinnen, müssen wir versuchen, die beherrschenden Kennzeichen unserer Nahrung herauszufinden. Dies sind vor allem:

- **Verdrängung der Getreidebreikost durch Brot und Kartoffeln**
- **Verdrängung der Roh- und Frischkost durch die Kochkost**
- **Verdrängung der Hartkost durch die Weichkost**
- **Verdrängung der natürlichen Lebensmittel durch künstliche Nahrungsmittel**
- **Übermaß an tierischem Eiweiß**
- **Übermaß an tierischen Fetten**
- **Übermaß an Kochsalz**
- **Übermaß an Auslandsgewürzen und Chemikalien zur Schönung und Konservierung**
- **Mangel an Vitaminen und pflanzlichen Hormonen**
- **Mangel an Mineralien und Spurenstoffen**
- **Mangel an Ballaststoffen**
- **Mangel an grünem Pflanzenfarbstoff (Chlorophyll)**
  Regeln einer gesundheitsgemäßen Ernährung

Wie sich solche Nahrung auswirkt, wird in den folgenden Kapiteln besprochen.

Verdrängung der Getreidebreikost durch Brot und Kartoffeln

Namhafte Ernährungsexperten sehen diese Veränderung der Ernährungsweise als mitverantwortlich an für die Zunahme des Gebißverfalls *(Euler, Kollath)*, der Darmträgheit bis zur Verstopfung und einer ganzen Reihe von Stoffwechselstörungen.

Es wäre deshalb außerordentlich wertvoll, statt Kuchen aus Weißmehl wieder herrlich duftendes Vollkornbrot selbst zu backen und einfache Vollkorngetreidebreie zuzubereiten, denen man einige Trockenpflaumen, getrocknete Aprikosen, Rosinen oder Korinthen zusetzt. Das Trockenobst wird am besten vorher eingeweicht. Mit diesen Gerichten führen wir uns eine Fülle von lebenswichtigen Wirkstoffen zu. Zahlreiche Rezepte für diese schlichten, aber wirkstoffreichen und gesunden Gerichte sowie die verschiedensten Brotbackrezepte finden sich in Band 2 dieses Buches.

Selbst der einfachste Getreidebrei muß gut eingespeichelt werden, weil die Verdauung der Getreidestärke bereits im Mund beginnt. Um die Mundverdauung anzuregen, ist es gut, etwas Hartes mit dem Brei zusammen zu essen, z. B. Knäckebrot, Zwieback oder einige Vollkorn-Zmörli.

Verdrängung der Roh- und Frischkost durch die Kochkost

Die Bedeutung dieser Verdrängung war lange umstritten und führte häufig zu hitzigen Auseinandersetzungen und sehr extremen und einseitigen Ernährungsrichtungen. Insbesondere haben die Kochkostversuche von *McCarrison* und *O. Stiner* erheblichen Eindruck hinterlassen und zahlreiche Nachprüfungen veranlaßt.

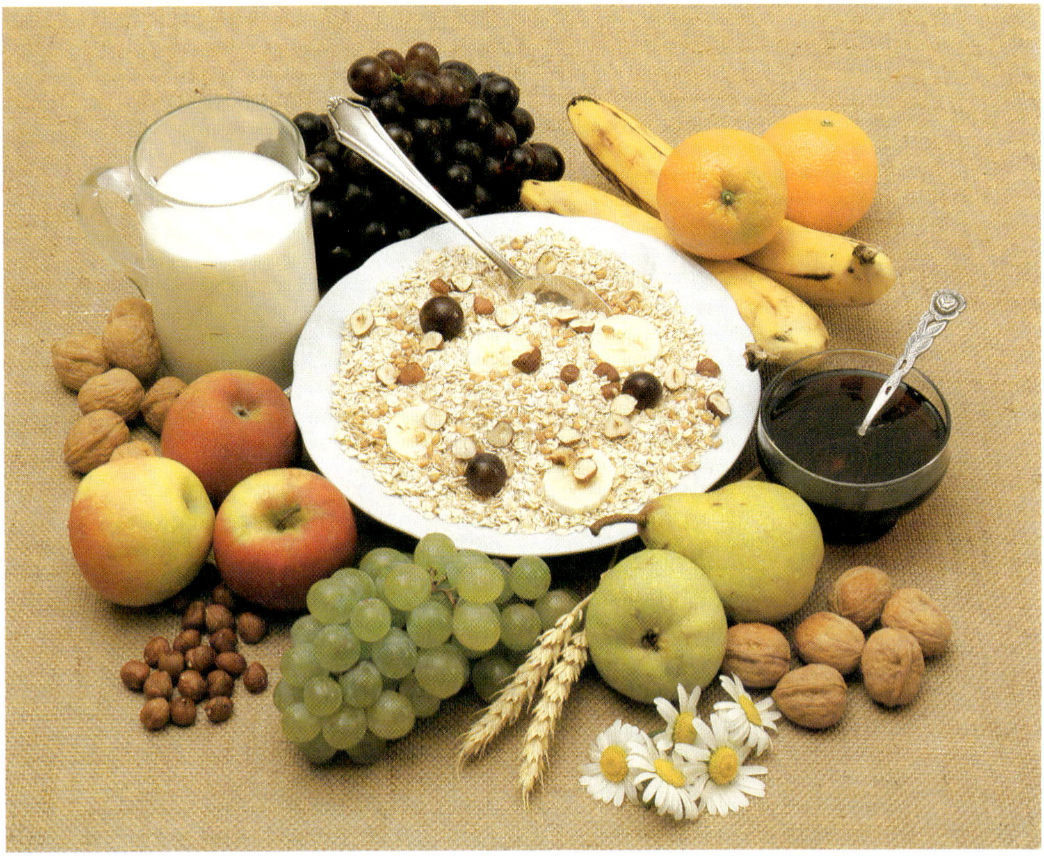

Getreidebreikost und Müslis der verschiedensten Art sollten wieder mehr unseren Frühstückstisch bestimmen.

McCarrison ernährte Affen mit ihrer gewöhnlichen Kost, jedoch im Dampfkochtopf zubereitet. Die Folge war eine Schrumpfung der Einsonderungs- oder Hormondrüsen, das Auftreten von Magen- und Darmgeschwüren, eine Entzündung des Dickdarms und schließlich Siechtum und Tod.

O. Stiner (Eidgenössisches Gesundheitsamt) ernährte Meerschweinchen mit ihrer gewohnten bekömmlichen Nahrung, die er aber im Dampfkochtopf kochte. Die Tiere erkrankten an Zahnfäule, Speicheldrüsenentartung, Kropf, Blutarmut, Skorbut und einige an Lungenkrebs. Gab er ihnen zu dieser Kochkost noch je 10 ccm pasteurisierte Milch pro Tag hinzu, so erkrankten sie auch an deformierender Gelenkentzündung.

Diese und viele andere Versuche schienen eine absolut gesundheitsschädigende Wirkung der Kochkost zu beweisen. Es fehlte daher auch nicht an der sofortigen Reaktion, die forderte: „Nur noch Rohkost" oder „Der Tod sitzt im Kochtopf" und „Brecht die Diktatur des Kochtopfes!"

Wie stellen wir uns heute dazu? Wir wollen nicht verkennen, daß die Verwendung des Kochtopfes in der Küche nicht nur Schaden, sondern auch Vorteile mit sich brachte. Durch den Kochvorgang wurde erst einmal eine ganze Reihe von Naturprodukten für die menschliche Ernährung verwendbar, wodurch eine ungeheure Verbreiterung der Ernährungsbasis eintrat. Das Kochen erleichtert dem Darm das Aufschließen des Nahrungsmittels und nimmt ihm so einen Teil der Arbeit ab oder ermöglicht erst die Verdauung der Nahrung. Dem Kochtopf kann ohne Zweifel eine gewisse „kulturelle" Bedeutung beigemessen werden, da er zur Erweiterung des menschlichen Lebensraumes und damit zur Entwicklung von Kulturen entscheidend beigetragen hat.

Die Übertreibung seiner Anwendung, also die oben genannte Verdrängung der Rohkost durch die Kochkost, hat aber auch ebenso zweifellos zu einer Reihe von Nachteilen geführt. Die Hitzeanwendung vernichtet nämlich nicht nur die hitzeempfindlichen *Vitamine,* sondern, wie vor allem Prof. *Kollath* erforschte, auch die *nahrungseigenen Fermente und die Aromastoffe.* Das aber sind Nahrungsbestandteile, die wir zur Gesunderhaltung nicht entbehren können.

Die Fermente der lebend aufgenommenen Pflanzenkost bleiben im Darm praktisch erhalten und erfüllen besondere Aufgaben im Verdauungsvorgang. So binden zum Beispiel die sogenannten Oxydationsfermente den Sauerstoff der Luft, der beim Essen ständig mitverschluckt wird und nun nicht als freier Sauerstoff im Darminnern auftreten kann. Die Darmbakterien vermögen dadurch lediglich einen Stoffwechsel ohne Mitwirkung des Sauerstoffs durchzuführen, wobei sie nur etwa 1/25 der Kalorien für ihren Eigenstoffwechsel verbrauchen wie unter Einwirkung des Sauerstoffs.

Nach eingehenden Untersuchungen kam Prof. *Kollath* zu der Feststellung, daß bei vorherrschender Fleischkochkost unter dem Einfluß des noch im Enddarm reichlich vorhandenen Sauerstoffs die Gallenfarbstoffe zu der bekannten braunen Farbe des Kotes oxydiert werden, während bei fehlendem Sauerstoff im Darm infolge pflanzlicher Frischkost der Stuhl eine hellgelbe Farbe annimmt. Er ließ dabei noch offen, welche Auswirkung dies auf den Menschen hat, da sie noch nicht untersucht sei, nahm jedoch als gesichert an, daß „eine sauerstofffreie Atmosphäre im Darminnern eine wesentliche Verringerung der Nahrungsaufnahme erlaubt, ohne daß der Mensch unterernährt wird". So wird eine Kost, reich an vegetarischer frischer Nahrung, zu einer schonenden und entlastenden Kost – mindestens dem Darm gegenüber.

Andererseits muß natürlich dann bei Fleischkochkost und einem entsprechend sauerstoff*haltigen* Darminnern, bei dem die Darmbakterien etwa 25mal mehr Energie für sich selbst verbrauchen, der Widersinn auftreten, daß der Mensch zunächst seine Darmbakterien überfüttert, bevor er sich selbst ernährt.

Abgesehen aber von dieser unerhörten Verschwendung tritt die mögliche Schädigung erst zutage, wenn man überlegt, daß es gar nicht gleichgültig ist, ob die Darmbakterien einen Stoffwechsel mit (Aerobiose) oder ohne Sauerstoff (Anaerobiose) durchführen.

Die entstehenden Nahrungsspaltprodukte wie die Bakterienstoffwechselprodukte sind bei sauerstofffreiem und sauerstoffhaltigem Darminnern außerordentlich verschieden und außerdem davon abhängig, ob es sich um normale Darmbakterien (Normalcoli) oder abnorme und entartete Darmbakterien (Paracoli u. a.) handelt.

Nun steht aber aus zahllosen Untersuchungen, insbesondere von Prof. *Baumgärtel* und Prof. *Nissle,* seit langer Zeit fest, daß die Menschen bei der üblichen Kost eine *abnorme Darmbakterienbesiedlung* aufweisen, was den Schluß zuläßt, daß ihre Ernährung fehlerhaft sein muß. Die Einführung lebender normaler Darmbakterien ist daher eine in der ärztlichen Praxis schon lange Zeit geübte Behandlungsweise, weil man dabei Heilungen von Rheuma, Ekzemen und Blutarmut sowie Besserung bei Krebs beobachtet hat.

Da ein fehlerhaft ablaufender Darmstoffwechsel den Darm zu einer einzigartigen Giftquelle macht (die Medizin spricht heute schon oft vom Darm als Quelle einer Herdinfektion), wird allein hieraus klar, wieviel von einer gesunderhaltenden Nahrung abhängig ist. Wir wissen heute sogar, daß eine gesunde Nahrung oder eine bestimmte Diät unwirksam bleiben, solange die Funktion der Darmbakterien nicht normal abläuft.

Es ist in diesem Zusammenhang äußerst aufschlußreich, zu erfahren, daß die normalen Darmbakterien das Vitamin K bilden, das für den raschen Ablauf des Blutgerinnungsvorgangs unentbehrlich ist, und daß die entarteten Darmbakterien zu dieser Synthese nicht in der Lage sind. Fehlt Vitamin K in der Nahrung, das gerade mit frischen Gemüsen, wie Spinat, Weißkohl, Blumenkohl und Tomaten, aufgenommen wird, so vermögen normale Colibakterien diesen Mangel eine Zeitlang auszugleichen, während bei entarteten Darmbakterien ein Mangel an Vitamin K in der Leber und damit ein Verzögern der Blutgerinnung oder gar Ungerinnbarkeit des Blutes auftritt. Darüber hinaus ist bereits durch Untersuchungen von *Kollath* und *Stahl* bekannt, daß das Vitamin K das Wachstum bestimmter Mikroorganismen im Blutstrom hemmt. Diese Einblicke in die Zusammenhänge zwischen Nahrung, Verdauung und Blutfunktionen sind natürlich sehr unvollständig, sie deuten aber an, welch große Bedeutung der Frage „Frischkost oder Kochkost?" zukommt.

Neuere Beobachtungen bestätigen diese Ergebnisse. In einer Arbeit von Dr. *Seitz* über die Beziehungen des Lezithins und des Vitamins B_{12} zum Blut und seinen Elementen finden wir die Mitteilung, daß das Vitamin B_{12} auch als Stoffwechselprodukt von Darmbakterien auftritt, also von diesen erzeugt wird. Nach der Aufsaugung durch die Darmwand wird es in der Leber gespeichert und übt nun die Funktion eines Blutzellenreifungsstoffes aus. Nur in Anwesenheit dieses Wirkstoffes können z. B. die wichtigsten Eiweißaufbauvorgänge, nämlich die Umwandlung minderwertiger Eiweißkörper in hochwertige, die für den Aufbau des Zellkerns erforderlich sind, vor sich gehen. Dazu gehören aber auch die schon seit hundert Jahren bekannten Lezithine, komplizierte Glyzerinphosphorsäureverbindungen, die normalerweise mit der Nahrung aufgenommen werden, aber durch Kochen eine schwere Einbuße ihrer biologischen Wirksamkeit erleiden. Außer der Funktion des Vitamins B_{12} bei der Synthese der Zellkerneiweißkörper wirkt es gegen eine übermäßige Histaminbildung. Histamin ist eine im Stoffwechsel vermehrt auftretende Substanz, die Überempfindlichkeitsreaktionen nach Art des Heuschnupfens, Asthma bronchiale, Ekzems und anderer Erscheinungen auslöst. Endlich ist uns heute bekannt, daß das im Vitamin B_{12} zu vier Prozent enthaltene Kobalt eine antituberkulöse Wirkung entfaltet, eine Feststellung, deren Bedeutung wir noch nicht genügend einzuschätzen wissen.

Von einer gesunden Nahrung hängt die Lebensfähigkeit der Darmbakterien ab. Diese vermögen wie kleine Speicher einen auftretenden Mangel durch Eigenproduktion wichtiger stoffwechselchemischer Substanzen eine Zeitlang zu überbrücken. Schließlich aber erkranken sie selbst an Mangelerscheinungen, entarten und sondern nun giftige und zerstörend wirkende Stoffwechselprodukte ab, die nach der Aufsaugung durch den Darm in den Blutkreislauf und die Leber gelangen und den ganzen Abwehrmechanismus des Körpers in Bewegung setzen. Dieser bewältigt die Entgiftung und Vernichtung dieser Stoffe so lange, bis er überempfindlich wird oder bei

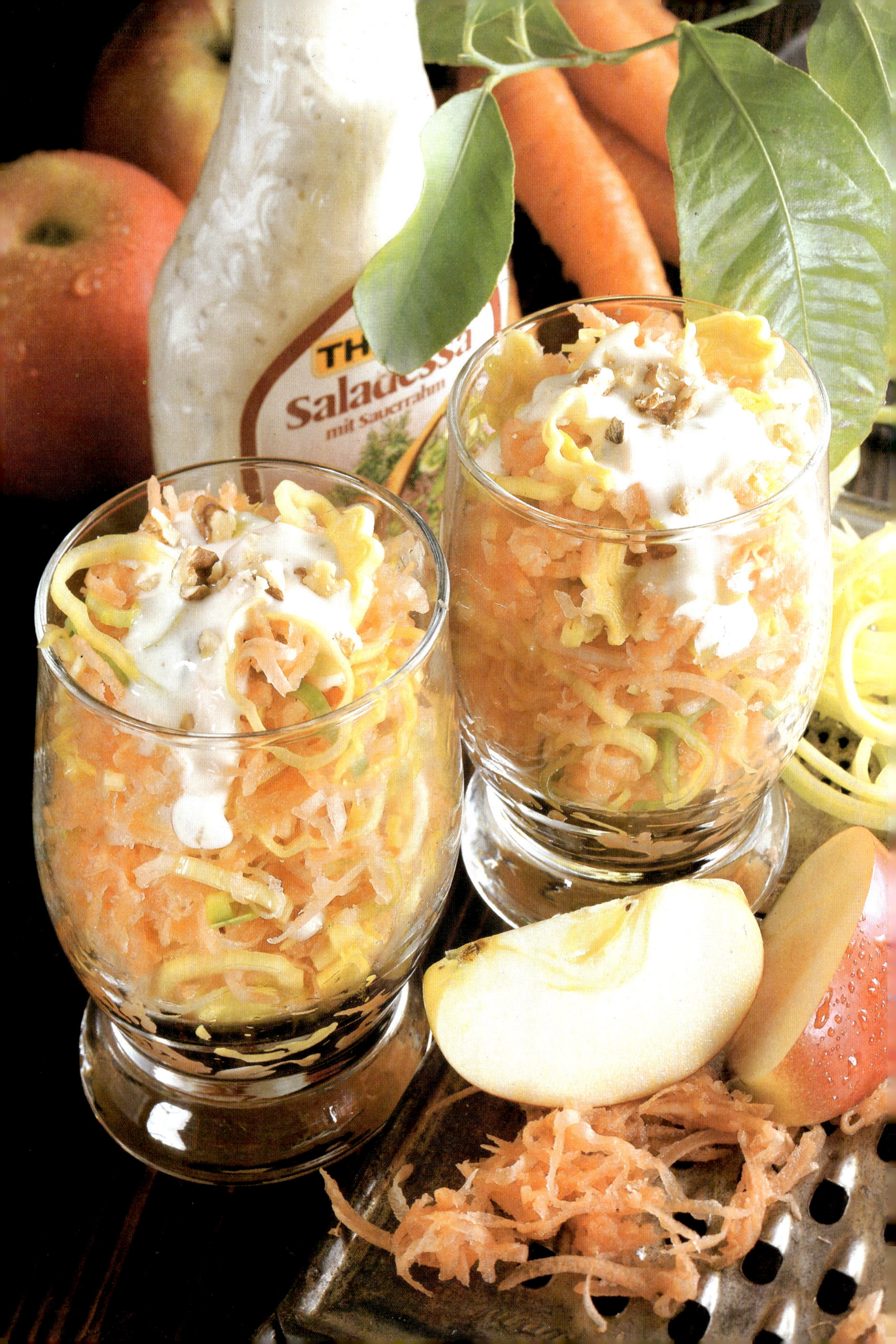
Saladessa
mit Sauerrahm

Rohkost genießt man am besten vor der Mahlzeit. Es genügt nach neueren Erkenntnissen aber auch, Rohkost und Kochkost aus dem gleichen Material (z. B. Möhren roh und gekocht) gleichzeitig zu sich zu nehmen. Es ist küchentechnisch am einfachsten, wenn man der Kochkost etwa zehn Prozent Rohkost hinzufügt, um die Leukozytose zu vermeiden.

andauerndem Reiz erlahmt, erkrankt und schließlich entartet, wenn ihm nicht rechtzeitig Hilfe durch normale und das Gleichgewicht wiederherstellende Wirkstoffe mit gesunder Nahrung oder durch Medikamente zuteil wird.

Wen das nicht zutiefst beeindruckt und wer nach Bewußtwerden dieses Dramas hier nicht sieht, in welche Gefahr er sich und die Seinen bringt, wenn er jahre- und möglicherweise jahrzehntelang falschen Ernährungsgewohnheiten huldigt, steuert unrettbar dem Unheilbaren zu. Bei ausschließlicher Kochkost und geschädigten Darmbakterien tritt nicht nur eine ungenügende Versorgung mit den hitzeempfindlichen Fermenten, den Vitaminen C und B, dem Vitamin K, dessen Rückwirkungen auf den Blutgerinnungsvorgang bekannt sind, auf, sondern auch ein Mangel an Vitamin B_{12}, wodurch wiederum die roten Blutzellen nicht zur Reife gelangen, was sich über kurz oder lang als *perniziöse Anämie* oder in ähnlichen Formen der Blutarmut äußert.

Wenn wir – wie ich immer wieder betonen möchte – aus dem wunderbaren, sich uns aber ungeheuer kompliziert darstellenden Stoffwechselgeschehen nur Bruchstücke und Ausschnitte erkennen können, so weisen sie uns doch immer wieder energisch darauf hin, daß wir nicht ungestraft Eingriffe in das natürliche Gefüge der Lebensmittel vornehmen können und daß wir neben der Kochkost stets der Frischkost bedürfen.

Darüber hinaus ist es nicht nur wesentlich, *daß* wir Frischkost zu uns nehmen, sondern auch *wann*, das heißt hier, in welcher zeitlichen Reihenfolge wir Frischkost neben der Kochkost verspeisen.

Wenn man eins der üblichen Mittagsgerichte, bestehend aus einem Teller Suppe oder Fleischbrühe, Fleisch, gekochten Kartoffeln und Gemüse, oder auch ein Frühstück, bestehend aus einer Tasse Kaffee oder Schokolade, Brot mit Butter und Marmelade, zu sich nimmt, so erhöht sich die Zahl der weißen Blutkörperchen im strömenden Blut innerhalb von zehn Minuten von normalerweise 6000 bis 8000 pro Kubikmillimeter auf 10 000, in 30 Minuten auf 30 000, um nach 90 Minuten wieder auf den Normalwert abzusinken. Diese Erscheinung ist seit bald hundert Jahren *(Virchow)* bekannt und wird als Verdauungsleukozytose bezeichnet. (Leukozytose heißt Vermehrung der weißen Blutkörperchen.) Eine solche Vermehrung der weißen Blutkörperchen tritt weiterhin bei allen entzündlichen Reizen, insbesondere bei fast allen Infektionskrankheiten, auf und wird dann als Abwehrreaktion des Körpers angesehen. Es spricht nichts dagegen, die sogenannte Verdauungsleukozytose ebenfalls als Abwehrmaßnahme des Körpers gegen etwas Fremdes, also als eine flüchtige entzündliche Reaktion anzusehen *(Roessle)*.

Dazu paßt vorzüglich eine Feststellung von *Kuschakoff*, wonach eine Mahlzeit aus rohen, ungekochten, pflanzlichen Nahrungsmitteln *nicht* zu einer Vermehrung der weißen Blutkörperchen führt, die früher als normal angesehene Entzündungsreaktion also ausbleibt. Diese Entzündungsreaktion bleibt auch aus, wenn *nach* der pflanzlichen Rohkost die Kochkost verabreicht wird, tritt jedoch sofort auf, wenn die Rohkost erst *nach* der Kochkost genossen wird. *Kuschakoff* stellte auch fest, daß mindestens zehn Prozent der Nahrung *roh* und vor der Kochkost gegessen werden muß, wenn die Entzündungsreaktion ausbleiben soll.

Neuere Untersuchungen zu dieser Frage haben weitere Erkenntnisse gebracht:

1. Rohkost bewirkt nach wie vor keine Verdauungsleukozytose im Blut.

2. Mit niedrigen Temperaturen *getrocknete* Lebensmittel verursachen *keine* Leukozytose (z. B. Trockenfrüchte, getrocknete Kräuter, Gemüse und Gewürze).

3. Im Wasser gegarte Lebensmittel bewirken eine Leukozytose, wobei Garen unter erhöhtem Druck diese noch verstärkt.

4. Untersuchungen, bei welcher Temperatur rohe Lebensmittel eine Leukozytose hervorrufen, zeigten, daß jedes Lebensmittel seine eigene kritische Temperatur hat. Die kritischen Temperaturen variieren zwischen 87 und 97 Grad Celsius.

Es ist somit geklärt, daß viele Lebensmittel eine ziemlich hohe Temperatur vertragen, bevor sie so verändert sind, daß sie eine Leukozytose hervorrufen. Man kann also getrost erhitzen, muß aber unter der kritischen Temperatur bleiben.

Da aber die Hausfrau bei der Küchenarbeit nicht immer die kritische Temperatur messen und verfolgen kann, wendet sie am besten einen einfachen, praktischen Trick an: Man setzt der Kochkost etwas Rohes aus dem gleichen Nahrungsmittel zu und vermeidet damit die Leukozytose.

Dr. *Bircher-Benner* empfahl schon früher: Immer etwas Rohes desselben Lebensmittels in das Gekochte mischen.

Als Fazit können wir festhalten: Es ist nicht nötig, die Rohkost unbedingt vor der Kochkost zu genießen. Man ißt sie am besten mit der Kochkost zusammen, aber keinesfalls danach.

Verdrängung der Hartkost durch die Weichkost

Die Vorstellung, jede Nahrung möglichst weitgehend vorbereitet dem Körper anbieten zu müssen, damit er wenig Arbeit mit ihr habe und sie besser auszunützen vermöge, führte zur Verdrängung der Hartkost und dadurch zur Vernachlässigung des Kauens. Aber gerade diese rein mechanische Tätigkeit des Zahn-Kiefer-Systems ist nicht nur notwendig zur Erhaltung dieser Organe, sondern auch zur rechten Einleitung des ganzen Verdauungsvorganges. Das tüchtige Durchkauen harter Speisen (hartes Vollkornbrot, Früchte, Nüsse u. a.) bildet zunächst eine ideale Zahnfleischmassage, die die Voraussetzung zur Erhaltung der Widerstandskraft und Elastizität des Zahnfleischgewebes schafft und damit den Zahnfleischschwund (Parodontose) verhindert. Doch auch die Zähne selbst werden erst zu einem brauchbaren und gesunden Gebiß, wenn der natürliche Ent-

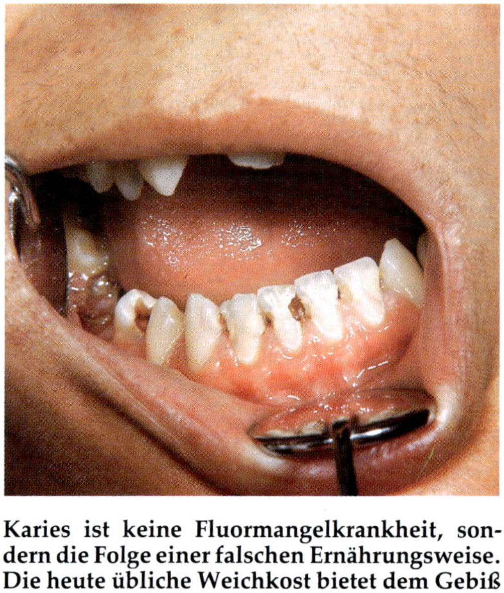

Karies ist keine Fluormangelkrankheit, sondern die Folge einer falschen Ernährungsweise. Die heute übliche Weichkost bietet dem Gebiß keinen natürlichen Entwicklungsreiz mehr, wenn Kauen und Beißen aufhören.

wicklungsreiz vorhanden ist. Dieser aber besteht im Kauen und Beißen. Und geben wir den Zähnen des Erwachsenen keine ihnen gemäße Arbeit, also nichts Festes zum Kauen und Beißen, so setzt der vorzeitige Verfall, die Zahnfäule (Karies), ein.

Zähne wollen kauen, am besten frische, natürliche und lebendige Kost, also Möhren, Rüben, Radieschen, Obst, Nüsse und schließlich trockenes und hartes Brot im wahrsten Sinne des Wortes. Klebrige Nahrung und Süßigkeiten begünstigen die Zahnfäule.

Leider ist ein gesundes, gut geformtes Gebiß bei Kindern und Erwachsenen nur noch ein seltener Anblick. Daher müssen wir die dringende Forderung erheben: Mehr kauen! Kauen reinigt die Zähne und korrigiert ihre Stellung, durchblutet den Zahn von der Wurzel her und erhält ihn damit, wenn die Nahrung selbst keine Mängel aufweist, die sich schließlich am Zahnsystem auswirken. Bedenken wir doch: 97 Prozent der Gebisse aller Deutschen sind von Zahnfäule und Zahnfleischschwund befallen, und nur etwa ein Prozent unserer Kinder weisen ein fehlerfreies Gebiß auf. Gebißverfall und Ernährung stehen in ursächlichem Zusammenhang. Das Beispiel von Mönchweiler (Schwarzwald), wo ein ganzes Dorf seine Ernährungsweise radikal umstellte und einen erstaunlichen Rückgang der Karies bei Kindern erlebte, ist der beste Beweis dafür. Es liegt bei uns selbst, eine Änderung und Besserung herbeizuführen und nicht auf die Erfindung von Wundermedizinen zu warten.

Verdrängung der natürlichen Lebensmittel durch künstliche Nahrungsmittel

Der Wert der Nahrung ist nicht allein an ihrem Brennwert (Kaloriengehalt) zu messen. Wir wissen, daß nicht die kalorisch höchstwertige Nahrung die gesündeste darstellt, sondern diejenige, bei der der natürliche Zustand der Nahrungsmittel weitgehend erhalten und der Anteil der tierischen Nahrungsmittel gering bleibt. So wie das natürliche Nahrungsmittel, z. B. ein Apfel, eine Nuß, das Getreidekorn, ein von Natur aus harmonisch aufgebautes und ausgeglichenes Aggregat von Nahrungs-, Wirk- und Lebensstoffen darstellt, so muß auch die gesamte menschliche Nahrung in einem harmonischen Verhältnis alles für den Organismus Notwendige enthalten. Werden alle notwendigen Stoffe in ausreichender Menge und in einem naturgegebenen Verhältnis zugeführt, so tritt Sättigung und völlige Befriedigung des Nahrungsbedürfnisses ein. Eine mangelhafte und in irgendeiner Richtung einseitige Ernährung läßt nur schwerlich das Sättigungsgefühl entstehen, weil der Körper nach dem Liebigschen Minimumgesetz, das nach *E. Abderhalden* und *Thomas* auch für die Ernährung gilt, sich in der Aufnahme der Nahrung nach den Stoffen richtet, die nur unzureichend vorhanden sind.

Ist also ein Stoff, z. B. ein Vitamin oder ein Mineral, in der ihm dargebotenen Nahrung in ungenügender Menge vorhanden, so nimmt der Körper von dieser an Eiweißkörpern und Fetten vielleicht reichlichen Nahrung so viel auf, daß auch der Mangelstoff in ausreichender Menge vorhanden ist. Mangelernährung führt daher immer zu einer Aufnahme größerer Nahrungs*mengen* und zu einem Überangebot an Massenstoffen, das je nach der Konstitution des einzelnen auf die Dauer zu den verschiedensten Stoffwechselstörungen und Organschädigungen führt.

Die lebenswichtige Bedeutung dieser Zusammenhänge wird heute noch nicht genügend gewürdigt. Nicht eine hochkalorische Nahrung ist das erstrebenswerte Ziel, sondern die mangelfreie, harmonische und ausgeglichene Nahrung, in der alle notwendigen Stoffe in einem möglichst natürlichen Verhältnis enthalten sind. Es ist leicht einzusehen, daß der Organismus bei natürlicher, möglichst unveränderter Nahrung eine wesentlich geringere Menge benötigt als bei einseitigen Nahrungsformen und daß der ausgeglichenen Nahrung eine in ihrer Bedeutung noch längst nicht genügend erkannte, gesunderhaltende Kraft zukommt.

Wenn wir in ein naturgegebenes Nahrungsmittel mit physikalischen oder chemischen Mitteln eingreifen – Prozesse, die früher häufig als „Veredelung" oder „Reinigung" bezeichnet wurden, uns heute aber als Denaturierung der Lebensmittel erscheinen –, so erzielt man wohl reine, meist hochkonzentrierte Energielieferanten, wie Weißmehl, Weißzucker, polierten Reis, raffinierte Öle und Fette, manche Konserven, reines weißes Kochsalz, aber es sind ihnen die biologisch wirksamen und gesunderhaltenden Eigenschaften weitestgehend genommen. Dabei soll nicht verkannt werden, daß auch diese modernen Industrieprodukte heute wegen ihrer vorzüglichen Haltbarkeit, Lager- und Transportfähigkeit allein schon aus Gründen der Vorratswirtschaft und Fernversorgung nicht entbehrt werden können. Sie sind und bleiben aber dennoch tote Nahrung, die unbedingt der Ergänzung durch lebendige Frischkost, also Früchte aller Art, Getreidefrischbrei, Nüsse, Salate u. a., bedarf.

Das gleiche Problem finden wir bei der Herstellung der Arzneimittel. Auch hier wird schon seit langem die Frage erörtert, ob das natürliche Substanzgemisch oder die künstlich isolierte Reinsubstanz den größeren Heilwert besitzt.

Während uns die analytische Forschung auf dem Gebiet der Technik zu ungeahnten Fortschritten, insbesondere in der Schaffung von neuen Roh- und Werkstoffen, geführt hat, sind wir in der Heilkunde und Ernährung mit isolierten und synthetischen Stoffen nicht immer ganz glücklich geworden. Mit den Methoden der einzelnen naturwissenschaftlichen Fachrichtungen versuchte man seit der Entdeckung des Morphiums durch den Apotheker *Sertürner* im Jahre 1816 immer die Drogen zu analysieren und die Wirkungen der einzelnen Faktoren, die wir möglichst rein darzustellen bestrebt waren, festzuhalten. Wir gelangten auf diese Weise zu den Wirkungsbildern der Reinsubstanzen, die den unbestrittenen Vorteil der genauen Dosierung, der längeren Haltbarkeit und einer größeren Gleichmäßigkeit der Wirkung besitzen. Oft genug war damit aber auch eine größere Unverträglichkeit, größere Giftigkeit und schlechtere Löslichkeit verbunden, so daß man vielfach erst nach einem geeigneten organischen Lösungsmittel suchen mußte. Die Freude über die gefundenen und isolierten Reinsubstanzen ließ jedenfalls die Frage nach der Wirkung der Gesamtpflanze meistens gar nicht aufkommen. Das Finden des Hauptwirkstoffs und seine Isolation waren das Ziel. Alle „Begleitstoffe" und „Ballaststoffe" wurden vorerst mißachtet.

Ein klassisches Beispiel für die differenzierteste analytische Forschung ist die Aufspaltung der Wirkstoffe der Blätter des roten Fingerhuts. Zunächst extrahierte man aus den Blättern zwei Glykoside, nämlich Purpurea-Glykosid A und Purpurea-Glykosid B, aus denen man durch Abspaltung von Zucker (Glykose) die Spaltglykoside Digitoxin, Gitoxin und Gitalin gewann, die stark herzwirksam sind. Wiederum durch Abspaltung von zuckerähnlichen Stoffen gelangte man zu den Stoffen Digitoxigenin, Gitaligenin, Gitoxigenin, die ebenfalls noch Herzwirkung entfalten. Nun glaubte und hoffte man, in den Endprodukten auch gleichzeitig die wirksamsten Stoffe für die Krankenbehandlung gefunden zu haben. Es zeigte sich jedoch, daß die Herzwirkung um so mehr abnahm, je weiter die Spaltung getrieben wurde. Ja, man kam schließlich zu der Einsicht, daß nicht einmal die zuerst isolierten Glykoside den besten Heileffekt ergeben, sondern daß der einfache Teeauf-

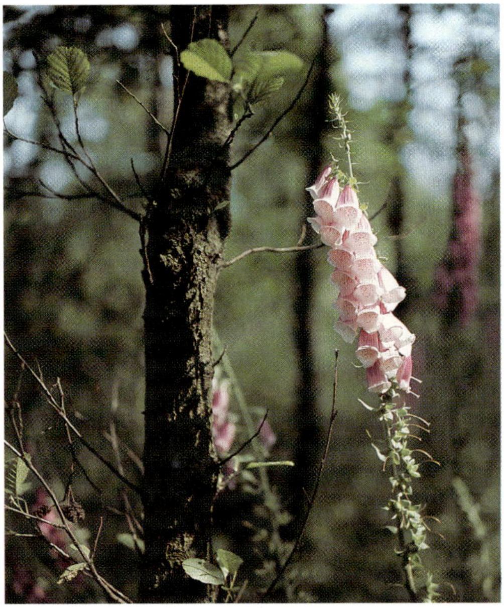

Ein klassisches Beispiel für die differenzierte analytische Forschung ist die Aufspaltung der Wirkstoffe in den Blättern des roten Fingerhuts. Durch immer weitere Aufspaltung glaubte man, die wirksamsten Stoffe für die Krankenbehandlung gefunden zu haben. Es zeigte sich jedoch, daß die Herzwirkung um so mehr abnahm, je weiter die Spaltung getrieben wurde. Nicht die Spaltprodukte, sondern der einfache Teeaufguß aus den Fingerhutblättern lieferte die brauchbarsten Ergebnisse.

guß aus den Fingerhutblättern die brauchbarsten Ergebnisse liefert.

Damit lag der Gedanke nahe, daß die anfangs mißachteten „Ballast-“ und „Begleitstoffe“ doch an der Wirkung beteiligt sein müßten, und man fand auch die wesentliche Rolle der begleitenden seifenähnlichen Stoffe (Saponine) und der Kalziumsalze an der Gesamtwirkung.

Wir sind durch solche Forschungen endlich zu der Erkenntnis gekommen, daß unsere großen Hoffnungen, durch die Darstellung von Reinsubstanzen die Natur zu übertreffen, in vielen Fällen nicht erfüllt werden können, sondern daß die Natur in unseren Heilpflanzen ebenso wie in Früchten, Salaten und Gemüsen Wirkstoffe und Nahrungskonzentrate schuf, in denen die einzelnen Faktoren in einem wunderbaren und unserem Organismus am meisten zuträglichen Verhältnis zueinander stehen. Wir müssen uns heute wieder zu der bereits von *Hufeland* (1762–1836) rein intuitiv erfaßten Wahrheit bekennen, daß jede Nähr- und Heilpflanze eine Individualität ist und als solche studiert und angewandt werden muß.

Auch die Wissenschaft kann nur immer wieder bestätigen, daß das *ganze* naturgegebene Produkt mehr ist als ein Teilprodukt daraus.

Übermaß an tierischem Eiweiß

Die sogenannte Eiweißfrage hat die Gemüter schon vielfach erhitzt. Aber gerade auf diesem Gebiet hat die neuere Forschung zu überraschenden und bedeutenden Erkenntnissen und Klärungen geführt. Dr. *E. Kofrànyi* vom Max-Planck-Institut für Ernährungsphysiologie in Dortmund hat hier Entscheidendes geleistet. Dr. rer. oec. *Ralph Bircher*, der Sohn des bekannten Arztes und Ernährungsforschers Dr. med. *M. Bircher-Benner*, faßte die Ergebnisse der modernen Eiweißforschung in mehreren Arbeiten zusammen. Diese dienten u. a. den folgenden Ausführungen als Grundlage:

Eiweiß ist ein für uns unentbehrlicher Lebensstoff, von dem wir nach neueren Erkenntnissen nur noch 0,4–0,7 g pro Kilogramm Körpergewicht täglich je nach Art und Mischung der eiweißhaltigen Nahrungsmittel benötigen. Dabei ist nicht die gerade noch ausreichende, sondern die möglichst günstige tägliche Menge zugrunde gelegt. Es muß betont werden, daß Unterernährung und auch Überfütterung mit Eiweiß zur Schädigung des Organismus führen können.

Die von *Liebig* (1803–1873) vertretene Lehre, daß das Eiweiß die einzige Quelle der Muskelarbeit sei und daß Fette und Kohlenhydrate nur zur Erhaltung der Körperwärme dienten, wurde bereits durch *Voit* (1831–1908) überwunden, obwohl dieser wiederum einen viel zu hohen Eiweißbedarf annahm (118 g). Wir können die benötigte Eiweiß*menge* sowohl durch tierische als auch durch pflanzliche Produkte decken, also zum Beispiel durch Fleisch, Fisch, Milch, Käse und Eier oder durch Salat, Gemüse, Erbsen, Bohnen, Soja, Nüsse, Leinsamen, Mohnsamen oder Sonnenblumenkerne. Die verschiedenen tierischen oder pflanzlichen Eiweißarten setzen sich aber, chemisch gesehen, aus zahlreichen genau bekannten Eiweißbausteinen, den sogenannten Aminosäuren, zusammen, von denen heute zehn als unentbehrlich („essentiell") für den menschlichen Organismus angesehen werden. Sie müssen nach dieser Lehre vollzählig mit der Nahrung zugeführt werden, wenn nicht ernsthafte „Betriebsstörungen" entstehen sollen. Nur wenn diese Bausteine vollständig vorhanden sind, ist es dem Körper möglich, das Nahrungseiweiß zu menschlichem, körpereigenem Eiweiß umzubauen.

Die tierischen und pflanzlichen Nahrungsmittel enthalten sehr wechselnde Mengen und stark verschiedene Arten von Eiweißbausteinen. Unter dem eben angedeuteten Blickwinkel gelten daher die Nahrungsmittel als hoch- und vollwertig, die die meisten der als unentbehrlich angesehenen Eiweißbausteine enthalten. Die höchste „biologische Wertigkeit" besitzen nach dieser Anschauung die Eiweißarten, in denen alle vermeintlich unentbehrlichen Eiweißbruchstücke vorhanden sind. Man nennt sie auch „vollständig" oder „vollwertig".

Nach dieser Wertung sind Fleisch-, Fisch-, Eier-, Milch-, Hefe-, Ölsamen-, Leinsamen- und Mohnsameneiweiß *vollständig*, Getreide-, Erbsen-, Bohnen- und Linseneiweiß ebenso wie das anderer Vegetabilien als biologisch *geringwertig* zu beurteilen, je nach ihrem Gehalt an verschiedenen Aminosäuren. Es gibt zahlreiche Tabellen über die Wertigkeit der Eiweißarten der verschiedensten Lebensmittel. Darin wird das aus den oben genannten tierischen Produkten (Fleisch, Fisch, Ei, Milch) stammende Eiweiß weit hochwertiger eingeschätzt als das aus den pflanzlichen Produkten stammende, wodurch auch das Schlagwort von der biologischen Überlegenheit des tierischen Eiweißes gegenüber dem pflanzlichen Eiweiß entstand. Es ergibt sich daraus notwendigerweise die Forderung, daß eine Normalperson von 70 kg täglich eine Menge von 70–90 g Eiweiß benötige, von der mindestens ein Drittel, also 23–30 g, aus tierischem Eiweiß bestehen müsse. Wenn man auf dieser Grundlage die Planung einer Volksernährung aufbaute, würde ein ungeheurer Verbrauch an Fleisch, Fisch, Eiern, Milch und Käse die Folge sein.

Die Volkswirtschaftler rechneten jedoch

Die biologische Wertigkeit von Nahrungsmitteln nach Kofrányi

	B. W.
1. Lactalbumin	104
2. Vollei	100
3. Kartoffeln	100
4. Rindfleisch	92
5. Thunfisch	92
6. Kuhmilch	88
7. Edamer Käse	85
8. Schweizer Käse	83
9. Soja	84
10. Grünalgen	81
11. Reis	81
12. Roggenmehl 82 % Ausmahlung	76
13. Casein	72
14. Bohnen	72
15. Mais	72
16. Weizenmehl 83 % Ausmahlung	56
17. Trockenhefe	48
18. Gelatine	0

aus, daß ein fruchtbares, dichtbesiedeltes Land, das keine anderen Länder ausbeutet, gar nicht in der Lage ist, so viel Fleisch, Eier, Milch und Käse zu produzieren, daß jeder Einwohner täglich die als notwendig erachtete Menge von 23–30 g tierischen Eiweißes erhalten kann. Damit ständen solche Länder theoretisch vor einer Ernährungskatastrophe. In Wirklichkeit ist das aber nicht der Fall, was wiederum nur gegen die eben angeführte Rangordnung der Eiweißarten spricht.

Gegen die unbedingte Notwendigkeit des Verzehrs tierischen Eiweißes sprechen aber auch zahlreiche Ernährungsversuche und Beobachtungen an Menschen, die Prof. Dr. *A. Brauchle,* ein bekannter Verfechter der Naturheilkunde, mitteilte. Vergleichende Dauerleistungsprüfungen zwischen einem maximal trainierten Gemischtköstler und einem ebensolchen Rohköstler ergaben, daß der Gemischtköstler im Wettkampf vollkommen gegen den Rohköstler, der einen Weitmarsch Berlin–Dresden gewann, abfiel. Diese Einzelbeobachtung wurde durch zahlreiche andere bestätigt.

Die oft umstrittenen und angegriffenen Beobachtungen und Versuche haben inzwischen auch ihre wissenschaftliche Erklärung gefunden. Prof. *Abelin* (Bern) erschütterte auf einem Internationalen Eiweißforscherkongreß sowohl die Auffassung, daß Aminosäuren unbedingt notwendige Bausteine des Eiweißes in unserem Organismus seien, als auch die Meinung, daß es unbedingt notwendige, durch sonst nichts zu ersetzende Aminosäuren gebe; denn Aminosäuren werden in unserem Körper selbst auf- und abgebaut und ineinander umgewandelt. Einfache Verbindungen gehen in Aminosäuren über, und bestimmte, als besonders lebenswichtig angesehene Aminosäuren, deren Anwesenheit im Nahrungseiweiß für unentbehrlich gehalten wurde, sind auch dann im Körper in fast normaler Menge anzutreffen, wenn sie in der Nahrung dauernd gefehlt haben. Er wies darauf hin, daß nicht die Art des zugefügten Eiweißes entscheidend ist, also auch nicht, ob bestimmte Aminosäuren anwesend sind oder nicht. Lediglich die Funktionstüchtigkeit der Körperzellen entscheide darüber, ob die Eiweißzufuhr voll- oder minderwertig sei. Diese Erkenntnisse stellen die ganze bisherige Eiweißlehre auf den Kopf. Es sei allerdings nicht verschwiegen, daß der Auffassung *Abelins* noch häufig widersprochen wird. Weitere Untersuchungen werden auch hier Klarheit schaffen.

Cuthbertson vom Rowett-Forschungsinstitut in Aberdeen jedenfalls erklärte, daß die Auffassung, Tiereiweiß sei dem Pflanzeneiweiß überlegen, heute allen Sinn verloren habe, da sie sich auf alte Versuche mit gereinigtem Eiweiß stütze. Natürliches, lebendiges Eiweiß gleicher (chemischer) Zusammensetzung, wie es in unseren Lebensmitteln vorkomme, habe nicht nur andere Eigenschaften, sondern verhalte sich auch anders.

Prof. *Schuphan,* der dem biologischen Wert des Grünblatteiweißes nachgegangen ist, fand, daß Grünblatt- und Kartoffeleiweiß bereits in bescheidener Menge das Getreideeiweiß ergänzen. Zusammen mit *Lintzel* arbeitete er einen neuen Begriff und Test für den biologischen Nutzwert des Eiweißes beim erwachsenen Menschen aus, der das überraschende Ergebnis zutage förderte, daß Fleischeiweiß zu den geringwertigen Eiweißarten gehört und mit den Hülsenfrüchten auf gleicher Stufe steht, Milch zwar hochwertig ist, besonders für den heranwachsenden Menschen, der größte biologische Nutzwert aber in Getreidekörnern, Kartoffeln und Grüngemüsen liegt.

Die am Max-Planck-Institut in Dortmund von Dr. *Kofrànyi* geleiteten Forschungen haben die älteren Auffassungen großenteils bestätigt und erkennen lassen, daß nicht das Fleischeiweiß die höchste biologische Wertigkeit besitzt, sondern jede

Die biologische Wertigkeit der günstigsten Mischung zweier Nahrungsmittel

Prozentuales Mengenverhältnis		B. W.
36 % Vollei	+ 64 % Kartoffel	136
70 % Lactalbumin	+ 30 % Kartoffel	134
75 % Milch	+ 25 % Weizenmehl	125
60 % Vollei	+ 40 % Soja	124
68 % Vollei	+ 32 % Weizen	123
76 % Vollei	+ 24 % Milch	119
51 % Milch	+ 49 % Kartoffel	114
88 % Vollei	+ 12 % Mais	114
78 % Rindfleisch	+ 22 % Kartoffel	114
35 % Vollei	+ 65 % Bohnen	109
52 % Bohnen	+ 48 % Mais	99
84 % Rindfleisch	+ 16 % Gelatine	98

Mischung aus zwei verschiedenartigen Eiweißquellen biologisch höherwertiger ist als ein Eiweißträger allein. Er fand heraus, daß die Kombination von 36 % Ei-Eiweiß und 64 % Kartoffel-Eiweiß die höchste biologische Wertigkeit besitzt; es folgen dann u. a. die Kombinationen Milch + Weizenmehl, Ei + Soja, Ei + Weizen, Ei + Milch, Milch + Kartoffel und Bohnen + Mais. Weitere Forschungsergebnisse mit Dreifachkombinationen werden sicher folgen.

Wir sehen aus diesen Forschungen und Erfahrungen, daß das Problem der gesunden Eiweißernährung auch wissenschaftlich einer Lösung entgegengeht, die große Ärzte und Lebensreformer schon seit Jahrzehnten vorausahnten.

Übermaß an tierischen Fetten

Früher wurden vorzugsweise kaltgeschlagene Pflanzenöle, vor allem Leinöl und Mohnöl, verwendet. Die Abwendung von den Pflanzenölen hat schwerwiegende Schädigungen zur Folge, weshalb einer gesunden Fettnahrung unsere erhöhte Aufmerksamkeit gelten muß. Erwachsene Personen benötigen täglich 50–80 g Fett. Diese Menge wird im allgemeinen durch Butter, Fleischfette, feste Pflanzenfette (Kokosfett, Palmkernfett) und Margarine gedeckt. Alle diese Fettarten sind „feste" Fette, chemisch gesehen stark gesättigt und deshalb im Stoffwechsel schwer umsetzbar. Sie bringen die Gefahr mit sich, in völlig unerwünschter Weise in unserem Unterhautgewebe abgelagert zu werden und die Grundlage für die Fettsucht zu bilden.

Alle Öle sind flüssig, chemisch gesehen mehr oder weniger ungesättigt und daher von den Verdauungssäften leichter angreif- und umsetzbar, falls sie nicht wesentliche chemische Eingriffe durchgemacht haben. In diesem Fall sind die handelsüblichen Speiseöle nicht mehr als natürliche, vollwertige Produkte anzusprechen. Sie weisen zwar eine helle Farbe auf und sind von neutralem Geschmack, was aber nur erreicht werden kann, wenn man sie „veredelt", das heißt mit Wasserdampf entduftet, mit Bleicherde bleicht, durch Lauge entsäuert und schließlich durch Wasserstoffanlagerung härtet. Die genannten „Veredelungsverfahren" führen, ernährungsphysiologisch gesehen, zu einer Entwertung oder Denaturierung. Aus einem Lebensmittel wird ein weniger wertvoller Wärmelieferant.

Wir haben hiermit wiederum einen Störungsfaktor in unserer Zivilisationskost erkannt, der auf die Dauer zu Mangelkrankheiten, insbesondere zu Haut-, Magen-, Darm-, Leber-, Gallenblasen- und Kreislaufkrankheiten, führen muß. Wissenschaftlich ist das Verständnis für die schädliche Wirkung der üblichen Fettversorgung heute durchaus gegeben. Die naturbelassenen Öle und Fette, wie sie durch Kaltpressung ohne jede Hitzeanwendung und ohne Verwendung von Extraktionsmitteln gewonnen werden, haben nicht nur ihren Brennwert (Kalorienwert), sie sind vielmehr gleichzeitig Träger zahlreicher fettlöslicher Wirkstoffe, wie Provitamin A,

Provitamin D, Vitamin E, Vitamin F, Phosphatide (Lezithin), ferner von Duft- und Farbstoffen sowie Spurenelementen. Ein Teil dieser Wirkstoffe, die für die Fettverdauung, die Fettaufsaugung im Darm und den Fettstoffwechsel vor allem in der Leber notwendig sind, geht durch die industrielle Bearbeitung verloren.

Abgesehen von dem Vitaminverlust (A, D, E) braucht als Beispiel hier nur darauf hingewiesen zu werden, daß das Lezithin ein unentbehrlicher Zellbestandteil ist, der ausgeprägte Beziehungen zu den ebenfalls in den „ungereinigten" Ölen vorkommenden ungesättigten Fettsäuren besitzt, der das biologische Gleichgewicht der Nervenzellen aufrechterhält, der Funktionen in den Blutbildungszentren erfüllt und auch beim Aufbau des Zellkerneiweißes eine Rolle spielt.

Durch die industrielle Gewinnung der Fette gehen oft wertvolle Stoffe verloren. Die Fette sind dann für eine vollwertige Ernährung und insbesondere für eine Diät nicht geeignet. Auch die Tatsache, daß manchen Margarinesorten Konservierungsmittel, Farbstoffe und andere Zusätze beigefügt werden, um sie aufzubessern und den Naturprodukten anzugleichen, vermindert ihren Wert. Es gibt jedoch inzwischen viele Sorten reiner Pflanzenmargarine von hoher Qualität, die der Butter ebenbürtig oder ihr sogar – vor allem wegen des fehlenden Cholesteringehaltes – überlegen sind.

Sämtliche festen und daher weitgehend mit gesättigten Fettsäuren ausgestatteten Fette tierischer und pflanzlicher Herkunft (z. B. Fleischfett und Butter) sollten wenigstens zur Hälfte durch flüssige Fette (Öle) und reine Pflanzenmargarine ersetzt werden. Unter den Ölen wählt man am besten die Öle mit einem hohen Anteil an ungesättigten Fettsäuren, da sich diese Öle im Körper schnell umsetzen und als „Zündstoffe" beim Fettstoffwechsel in der Leber wirksam sind.

Obwohl die eigentliche biologische Funktion der ungesättigten (essentiellen) Fettsäuren noch nicht völlig geklärt ist,

Ölsaaten und Pflanzenöle spielen heute eine immer größere Rolle in unserer Ernährung.

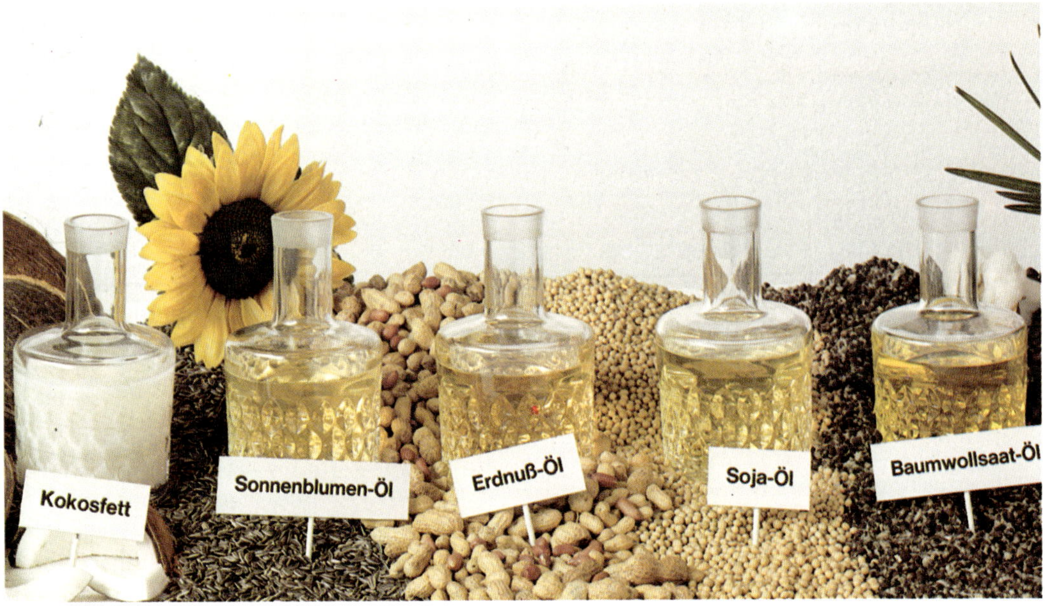

weiß man aus Tierversuchen und Beobachtungen am Menschen, daß diese Fettsäuren für eine normale Geschlechtsfunktion und für die Funktion der Leber-Ferment-Systeme erforderlich sind, daß bei Mangel an ungesättigten Fettsäuren Störungen im Zellstoffwechsel auftreten, die Zellmembranen anormal gebildet werden und sich Strukturdefekte in wichtigen Zellelementen ergeben. Die Linolsäure (eine der ungesättigten Fettsäuren) reagiert mit den schwefelhaltigen Aminosäuren (den Eiweißbausteinen), ein Vorgang, der für die Zellatmung von ausschlaggebender Bedeutung ist, die zum Beispiel bei jeder Krebserkrankung angeregt werden muß, da hierbei die Zellatmung schwer gestört ist. Ebenso wichtig wie in der Ernährung des Krebskranken sind die ungesättigten Fettsäuren auch für die Diät bei jeder Form der Cholesterinerhöhung im Blutserum (Hypercholesterinämie), da die ungesättigten Fettsäuren (insbesondere die Linolsäure) eine cholesterinsenkende Wirkung ausüben.

Fettsäuren-Zusammensetzung der derzeit gebräuchlichen Nahrungsfette
(in Prozent der Gesamtfettsäuren)

	gesättigte Fettsäuren	einfach ungesättigte Fettsäuren	mehrfach ungesättigte Fettsäuren
Kokosfett	92	6	2
Talg	54	43	3
Butter	60	37	3
Olivenöl	19	73	8
Palmöl	46	44	10
Margarine	60	25	15
Erdnußöl	19	50	31
Baumwollsaatöl	25	25	50
Maiskeimöl, Mazola	15	30	55
Sonnenblumenöl	10	30	60
Sojaöl	14	24	62
becel-Speiseöl	11	19	70
Safloröl (Distelöl)	10	15	75

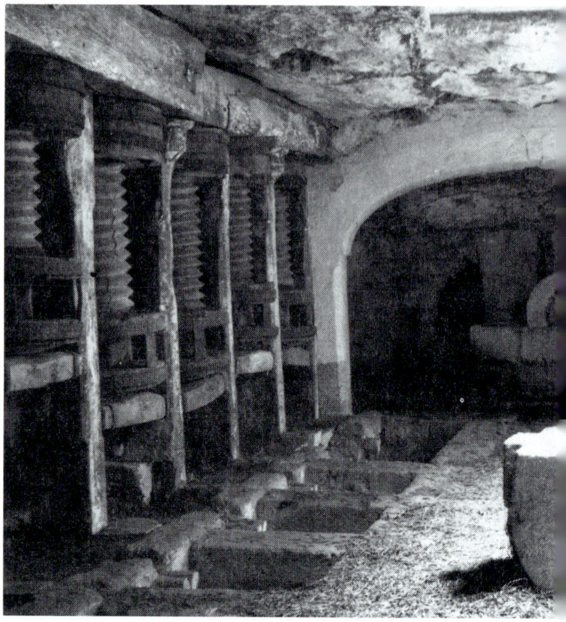

Die wichtigsten, vor allem in Reformhäusern käuflichen Öle mit ungesättigten Fettsäuren sind: Getreidekeimöle, Sonnenblumenöl, Leinöl, Mohnöl, Walnußöl, Maiskeimöl, Distelöl.

Weil das Olivenöl weniger hochungesättigte Fettsäuren enthält als die genannten Pflanzenöle, wird es meist nicht mehr an erster Stelle genannt, obwohl es die meisten Menschen kennen. Es muß aber gesagt werden, daß das Olivenöl neuerdings wieder wesentlich aufgewertet worden ist, und zwar durch Ärzte und Ernährungsforscher (*P. Paroli, Segoria de Arana, H. Balzli* und *R. Bircher*), die auf Grund neuerer Untersuchungen zu dem Ergebnis gekommen sind, daß das Olivenöl nicht nur wohlschmeckend und gut verträglich ist, sondern auch reichlich Phytosterine enthält, Stoffe also, die die Aufnahme von Nahrungscholesterin weitgehend verhindern.

Das Olivenöl besitzt infektionsverhütende Qualitäten, es wird besonders gut verwertet (besser als die meisten anderen pflanzlichen und viel besser als die tieri-

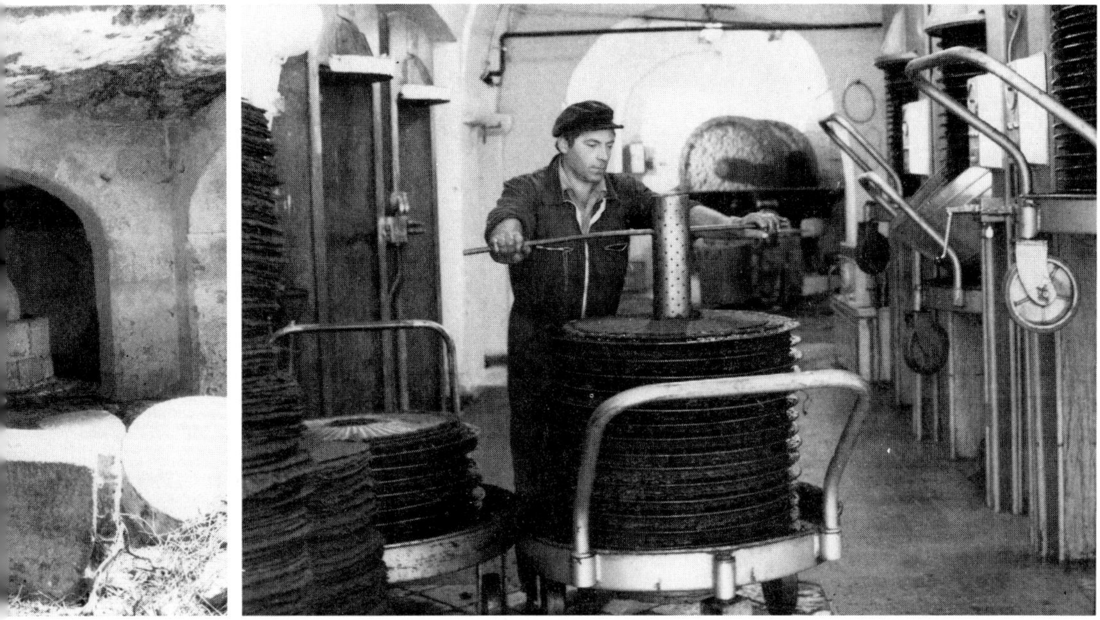

Eine alte Ölmühle, wie sie über Jahrhunderte zur Gewinnung von Olivenöl eingesetzt wurde. Im Hintergrund die steinernen Mühlräder, mit denen man die Früchte zerquetschte. Der so entstandene Brei kam auf runde Scheiben aus Pflanzenfasermaterial, die zu kleinen Türmen aufgestockt und schließlich unter die hölzernen Pressen (Bild rechts) geschoben wurden. Öl und Fruchtwasser sammelten sich in den Steinbecken. Das Öl wurde abgeschöpft und in Behälter zur natürlichen Abklärung gefüllt. Die Art der Herstellung hat sich bis heute kaum verändert. Nur die alten Holzpressen sind durch hydraulische ersetzt worden, und Zentrifugen trennen die Öl-Wasser-Emulsion.

schen Fette), und es ist ein unbestrittenes Heilmittel für Leber und Galle, das über den vermehrten Gallenfluß auch für eine wohltätige Darmentleerung sorgt. Es enthält nur wenig Vitamin A, aber besonders viel Vitamin E, das Thrombosen verhindert, die Leistung der Schilddrüse und die Sauerstoffversorgung des Körpergewebes verbessert, die Umwandlung von Karotin begünstigt und schließlich einen Schutzstoff darstellt für Frischzellenenzyme, ungesättigte Fettsäuren und die Vitamine A, C und K.

Olivenöl ist nach den heutigen Erkenntnissen sowohl für die gesunde Ernährung als auch für die Diät wesentlich zur Verhütung und Heilung der Herz- und Kreislaufleiden, speziell der Arteriosklerose, zur Behandlung von Leber-Gallen-Leiden, Darmträgheit und zahlreichen Stoffwechselstörungen. Vorbedingung für die heilende Wirkung ist allerdings ein Olivenöl guter Qualität und erster Pressung (Jungfernöl). Die Bezeichnung „reines Olivenöl" ist kein Qualitätsmerkmal.

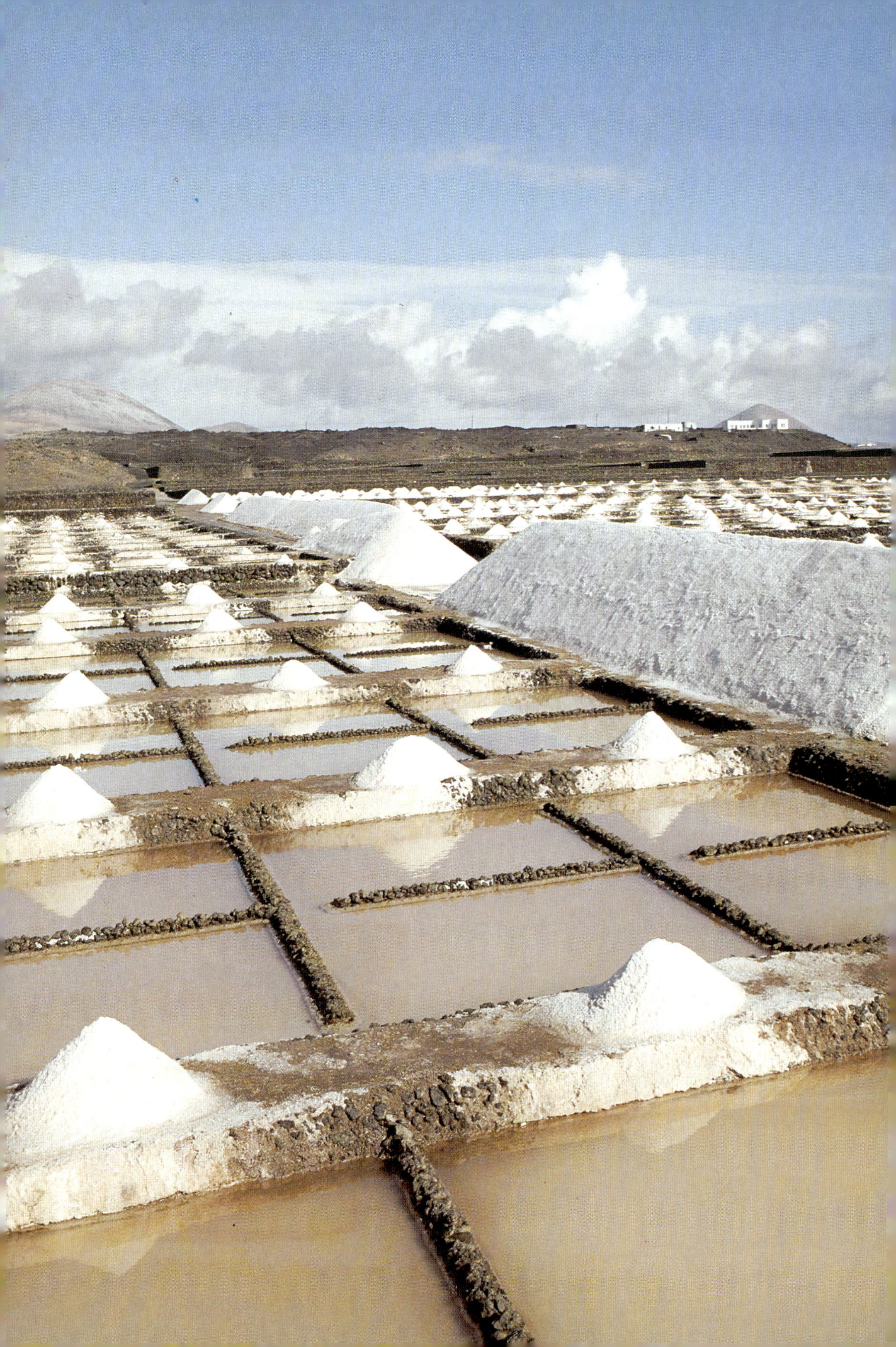

Salzgewinnung an den Küsten Spaniens und Portugals. Das geschieht heute noch so wie vor Jahrhunderten. Das Meersalz enthält nicht nur Natriumchlorid, sondern auch Kalium-, Kalzium- und Magnesiumchlorid, die sich im biologischen Gleichgewicht halten, sowie zahlreiche Spurenelemente, die erst nach und nach in ihrer wahren Bedeutung erkannt werden.

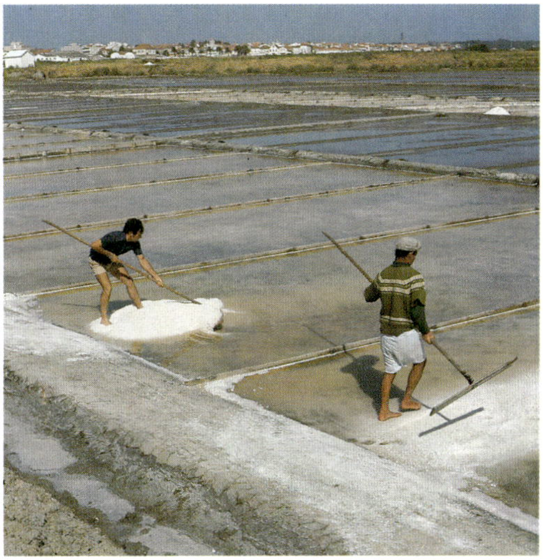

Übermaß an Kochsalz

Ein schwerwiegendes Problem in der Durchschnittsernährung unserer Bevölkerung ist der immer wieder festgestellte zu hohe Kochsalzverbrauch, der den Bedarf um das drei- bis fünffache übersteigt.

Ein zu hoher Kochsalzverbrauch ist aber für viele Menschen ein schleichender, stetig wirkender Krankheitsfaktor. Natürlich kann da die Frage auftauchen, ob denn Kochsalz giftig sei. Grundsätzlich ist es kein Gift, aber in der Dosis, in der es in der üblichen Kost gebraucht wird – nämlich zwischen 15 und 30 g täglich –, ist es überdosiert und damit giftig.

Prof. *Brauchle* sprach mit Recht von einer Kochsalzschwelgerei als dem zweiten großen Übel neben dem übermäßigen Fleischverzehr. Er wies immer mit Nachdruck darauf hin, daß schädliche Wirkungen schon bei einem täglichen Verbrauch von 5 g bemerkbar werden und daß der Kochsalzgehalt der Nahrung in engster Beziehung zur Migräne, zur Tuberkulose und zum Krebs steht, wie es auch schon Prof. *W. Zabel* und *Gerson* betonten. Es ist eine Erfahrungstatsache, daß viele Menschen Kochsalz im Gewebe zurückbehalten, daß dieses wiederum übermäßig viel Wasser im Gewebe bindet und wahrscheinlich durch den erschwerten Stoffaustausch der Entstehung zahlreicher Krankheiten den Boden bereitet.

Auch für das Kochsalz gilt das von den Reinsubstanzen Gesagte. Kochsalz ist reines Natriumchlorid, das von allen natürlich vorhandenen Beimengungen, früher „Verunreinigungen" genannt, befreit ist. Hier müssen wir auf das unveränderte Naturprodukt zurückgreifen, das heißt auf das natürliche Steinsalz oder auf Meerwasser, das alle die für uns notwendigen Mineralsalze in einem physiologischen Gleichgewicht enthält.

Meersalz enthält nicht nur Natriumchlorid, sondern auch Kalium-, Kalzium- und Magnesiumchlorid, die sich im biologischen Gleichgewicht halten, sowie die in ihrer wahren Bedeutung noch nicht genügend erkannten, aber bereits als lebensnotwendig angesehenen „Spurenelemente".

Wie hoch darf der Kochsalzverbrauch sein?

Es wird heute auch in der rein wissenschaftlichen Medizin erkannt, daß der Natriumbedarf des Erwachsenen mit 2–3 g Kochsalz täglich voll gedeckt ist.

Der amerikanische Food and Nutrition Board, ein Ausschuß für Ernährungs- und Diätfragen, fordert pro Kilogramm Wasser, das in Form von Lebensmitteln oder Flüssigkeit zugeführt wird, 1 g Kochsalz. Ein Erwachsener von 70 kg Gewicht hat im Durchschitt einen täglichen Wasserbedarf oder Wasserumsatz von 2–2½ l. Diese Wassermenge erfordert dann also 2–2½ g Salz. Die Deckung dieses Bedarfs ist heute ohne jede Zugabe möglich, weil alle pflanzliche und tierische Nahrung ausreichend Kochsalz enthält.

Leider entsprechen die meisten Menschen in den hochindustrialisierten Ländern, in denen ja kein Nahrungsmangel herrscht, dieser Forderung nicht, wie Untersuchungen über den durchschnittlichen Kochsalzverbrauch in verschiedenen Ländern ergeben haben (siehe Zeichnung).

Unsere westliche Ernährungsweise mit viel Fleisch, Eiern, Weißmehl, Alkohol, gekochten Kartoffeln und Gemüse hat den hohen täglichen Kochsalzverzehr mit sich gebracht. Man salzt kräftig, weil Fleisch und abgekochte Vegetabilien „flau" schmecken. Brot aus Weißmehl ist völlig fade und schmeckt nach „nichts". Der Appetit auf Kochsalz wurde im Laufe des Lebens erst richtig erworben.

Die Naturvölker haben so gut wie keinen zusätzlichen Kochsalzbedarf, zumindest überschreiten sie selten 5 g pro Tag. Bevölkerungsgruppen, denen Kochsalz unbegrenzt zur Verfügung steht, haben in der Regel eine tägliche Salzzufuhr von 10–30 g. Bei uns in Deutschland wurde eine Tagesmenge von 15 g im Durchschnitt ermittelt.

Beim Kochsalzverzehr ist auch anzurechnen, was in Industrieprodukten, in Konserven und Kartoffelzubereitungen an Salz „versteckt" ist und mit verzehrt wird. Auch fast alle Brotsorten enthalten 2–3 % Kochsalz. 100 bis 150 g Brot würden dann schon den gesamten Tagesbedarf decken.

Wenn der Kochsalzüberschuß harmlos wäre, wenn das überflüssige Salz einfach über die Nieren, den Darm und die Haut ausgeschieden würde, brauchten wir nicht darüber zu reden.

Kochsalz und Bluthochdruck

Wir wissen heute, daß Kochsalzüberschuß zu Bluthochdruck führt. Der Bluthochdruck wird als eine der häufigsten Erkrankungen bezeichnet. In den Industrienationen leiden etwa 15 % der Bevölkerung an Bluthochdruck, das sind in der Bundesrepublik rund neun Millionen Menschen. Darüber hinaus haben noch 20 % leicht erhöhte Blutdruckwerte.

Der krankhafte Bereich beginnt bei 160 mmHg systolischem und 95 mmHg diastolischem Druck.

Man unterscheidet beim Bluthochdruck eine primäre und eine sekundäre Hypertonie. Als primär wird sie bezeichnet, wenn man keine organische Ursache dafür finden kann. Als sekundär bezeichnet man sie, wenn man eine organische Krankheit, etwa eine Krankheit der Nieren, der Hormondrüsen oder der Gefäße, findet.

Etwa 80 % aller Hypertonien sind primär oder – wie man auch sagt – *essentiell.* Von den restlichen 20 % entfallen 15 % auf eine Nierenerkrankung.

Ein längere Zeit bestehender Bluthochdruck kann zu einer Reihe von Erkrankungen führen, und zwar

1. zu einer Schädigung des linken Herzens durch die dauernde Überlastung,
2. zu einer Förderung der Arteriosklerose und ihren Folgeerscheinungen,
3. zu Nieren- und anderen Organerkrankungen.

Die tiefste Ursache der Hypertonie ist immer noch unbekannt. Wir wissen aber, daß bei sehr vielen Menschen – bei vorhandener Disposition oder einer besonderen Empfindlichkeit – eine Reihe von Umweltfaktoren, insbesondere aber eine erhöhte

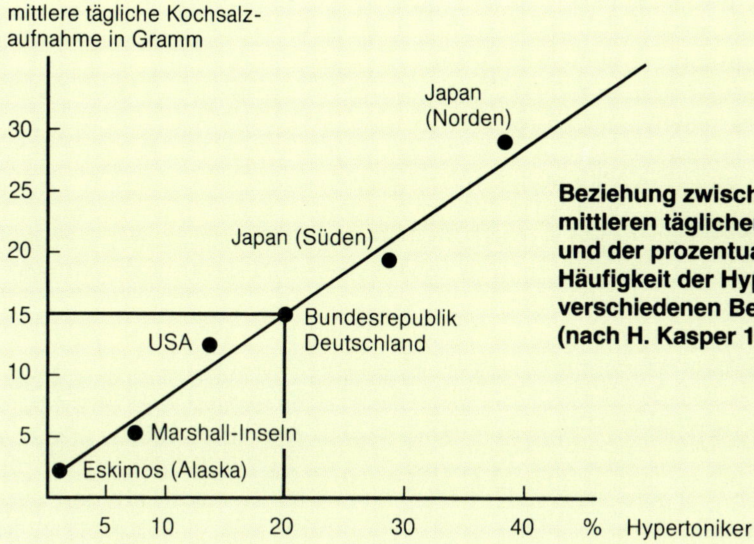

Beziehung zwischen der mittleren täglichen Kochsalzzufuhr und der prozentualen Häufigkeit der Hypertonie in verschiedenen Bevölkerungsgruppen (nach H. Kasper 1982)

Salzzufuhr, zur Blutdruckerhöhung führt. Die Wege, auf denen es durch den erhöhten Salzverzehr zu einer Blutdrucksteigerung kommt, sind kompliziert. Sie zu beschreiben können wir uns hier ersparen.

Ich möchte aber wenigstens darauf hinweisen, daß die Nieren beim Zustandekommen des Bluthochdrucks eine große Rolle spielen und daß außer dem Natrium aus dem Kochsalz auch das Kalium – genaugenommen das Natrium-Kalium-Verhältnis in der Nahrung – dabei wesentlich ist und daß schließlich ein Hormon aus der Nebennierenrinde, das Adosteron, die Steuerung der Nierenfunktion und die Verteilung des Natriums übernimmt.

Heute noch ist vielen Naturvölkern die Verwendung von Salz mehr oder weniger unbekannt. Dementsprechend leidet bei diesen Menschen praktisch niemand an Bluthochdruck. Das ist das Ergebnis epidemiologischer Studien.

In allen Industrieländern aber schwankt der Kochsalzkonsum zwischen 9 und 17, ja, bis 35 g pro Tag und Person. Die Nordjapaner mit ihren 35 g pro Tag haben aber auch weltweit die größte Sterblichkeit an Herzinfarkt und Schlaganfall.Durch die industrielle Verarbeitung der Nahrungsmittel wird der natürliche Natriumgehalt verdoppelt. Eine weitere Verdoppelung der Natriumkonzentration erfolgt – gewollt oder ungewollt – durch den Verbraucher in der Küche und am Eßtisch.

Gibt man z. B. einem Säugling 1–3 g Kochsalz, so reagiert er darauf mit einem Temperaturanstieg, dem „Kochsalzfieber". Aber auch Erwachsene erfahren durch monatelangen übermäßigen Kochsalzgenuß starke Beeinträchtigungen sämtlicher Organ- und Gewebsfunktionen, und es entstehen Zahnfleischentzündungen, Magen- und Darmkatarrh, Hämorrhoidalblutungen, Migräne und entzündliche Veränderungen anderer Körperschleimhäute. Die „Salzschäden" kommen anscheinend ganz allgemein durch eine Störung des Bindegewebes zustande, das als gefäßführende

Schicht den gesamten Stoffaustausch zu vermitteln hat. Da die lebenswichtige Bedeutung des Bindegewebes erst durch die neuere Krebsforschung hervorgehoben wird, läßt sich ermessen, wie eingreifend sich hier ein Kochsalzschaden auswirken kann.

Bei einer Reihe von ständigen schweren Krankheitszuständen, wie Herz-, Leber- und Nierenerkrankungen, ferner auch beim Schwangerschaftsödem, ist die heilende Wirkung des völligen Kochsalzentzuges bekannt und wird täglich angewandt.

Kräuter aus dem Garten

① Salbei	⑩ Basilikum
② Oregano	⑪ Rosmarin
③ Dill	⑫ Borretsch
④ Minze	⑬ Bohnenkraut
⑤ Majoran	⑭ Liebstöckel
⑥ Estragon	⑮ Ysop
⑦ Pimpinelle	⑯ Zitronenmelisse
⑧ Schnittlauch	⑰ Thymian
⑨ Petersilie	⑱ getrockneter Beifuß

Wohlgeschmack ohne Salz

Abgesehen vom natürlichen Salzgehalt in fast allen Nahrungsmitteln muß man auch daran denken, daß es in unseren täglichen Nahrungsmitteln viel „verstecktes" Salz gibt, z. B. in Fertigprodukten wie Bouillon-, Suppen- und Saucenwürfeln, Wurst, pikanten Brotaufstrichen, geräuchertem und gesalzenem Fisch und Fleisch, gesalzenen Nüssen, Salzgebäck und vor allem in Konserven.

Die meisten Hausfrauen glauben, ohne Salz nicht auskommen zu können. Natürlich schmecken viele Mahlzeiten fad, wenn man nicht gelernt hat, von einer langweiligen Salz- und Pfefferküche Abschied zu nehmen und subtil zu würzen mit dem großen Angebot an natürlichen Gewürzpulvern und Pflanzengewürzen.

Erst wenn man einige Zeit das Salz gemieden hat, regenerieren die Geschmacksnerven und Geschmacksknospen der Zunge, dann nimmt man erst einmal den Eigengeschmack der Zutaten und die feinen, köstlichen Nuancen der Gewürze wieder wahr.

Bei den immer noch üblichen Kochmethoden, z. B. dem Abkochen von Kartoffeln und Gemüse, wird das Kochgut ausgelaugt. Es gehen dabei die Mineralsalze und Vitamine verloren, ebenso das Eigenaroma. Dann korrigiert man den Geschmacksverlust durch das Hinzufügen von Salz. Mit neuzeitlichen Kochmethoden – Dampfkochen, Garen im eigenen Saft und Garen ohne Fett und Wasser – erübrigt sich jede Salzzugabe.

Wir wollen in der Kochsalzfrage keiner Einseitigkeit das Wort reden und auch nicht vergessen, daß Kochsalz bei zahlreichen Zuständen sogar ein Heilmittel sein kann, dann nämlich, wenn der Körper im Verlauf von Krankheiten einen großen Wasserverlust erleidet, womit meistens ein vermehrter Verlust an Natrium und Chlor, eine Verschiebung oder eine vermehrte Bindung im Gewebe stattfindet. Vor allem darf ein Zuckerkranker nicht salzarm ernährt werden, weil dadurch die Insulinwirkung leidet.

Das Kochsalz zeigt uns somit deutlich, wie ein Stoff entweder zum Gift oder zum Heilmittel werden kann. Es kommt immer darauf an, das rechte Maß, die richtige Dosierung zu finden.

Übermaß an Auslandsgewürzen und Chemikalien zur Schönung und Konservierung

Mit dem steigenden Austausch von Gütern aller Art zwischen den Ländern haben sich leider exotische Gewürze, deren An-

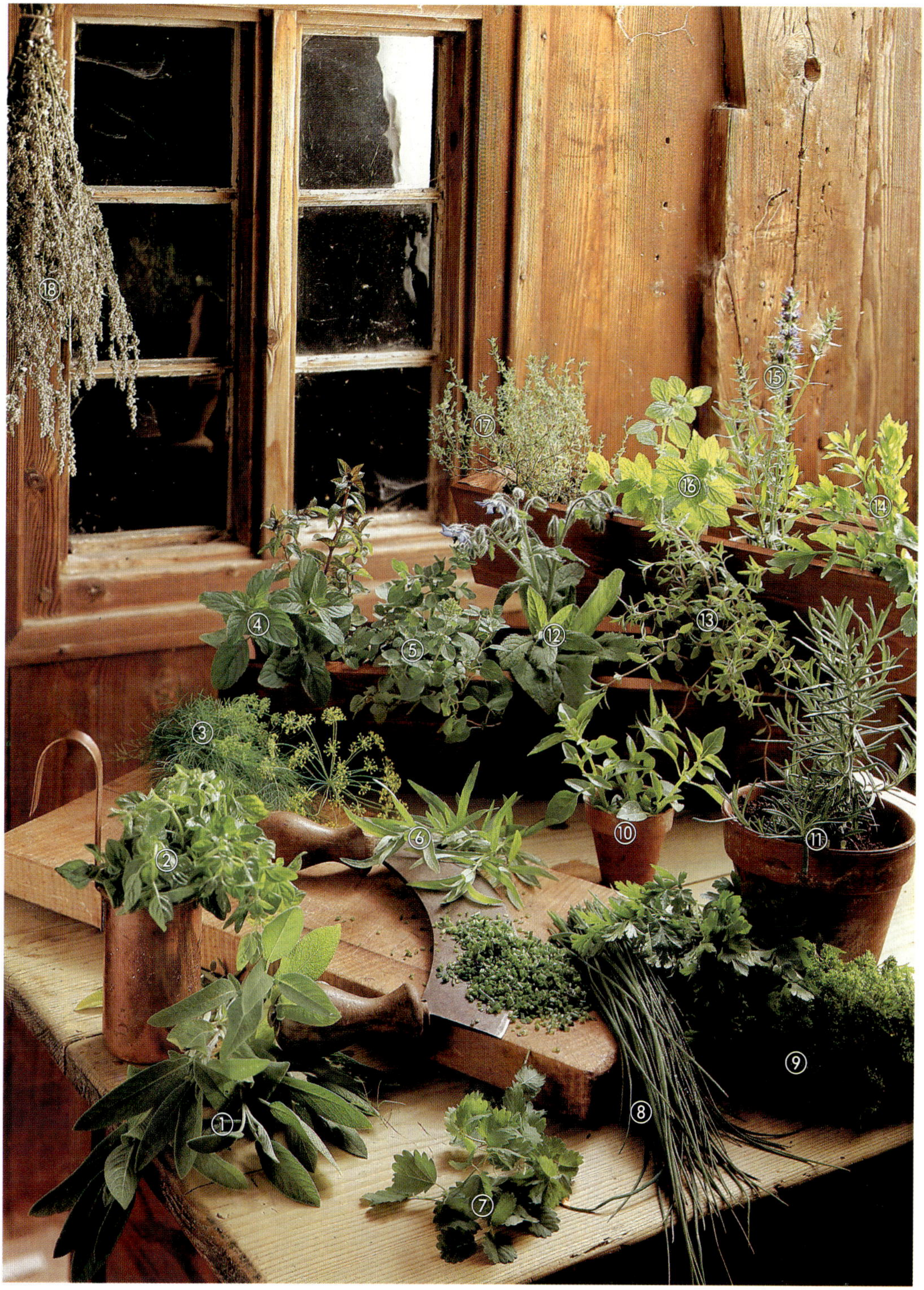
18
17
15
16
14
4
5
12
13
3
10
11
6
2
9
8
1
7

wendung nur in den Tropen voll berechtigt ist, eine hervorragende Stellung auch bei uns erobert und sehr zu Unrecht die viel milderen heimischen Würz- und Küchenkräuter fast verdrängt. Es wäre gegen eine sparsame Verwendung der exotischen Gewürze nichts einzuwenden, denn sie sind imstande, eine besondere geschmackliche Differenzierung hervorzurufen und Eßlust und Stimmung zu steigern.

Jedoch neigt leider die deutsche Küche – oft im Gegensatz zur französischen – dazu, die Anwendung der scharfen Gewürze zu übertreiben und den Eigengeschmack der Nahrungsmittel weitgehend auszulöschen. Ist es nicht völlig sinnlos, das Gemüse zunächst abzukochen, das Abkochwasser, das nun die meisten Geschmacksstoffe enthält, wegzugießen und dem größtenteils nur noch aus Zellulose bestehenden „Gemüse" wieder starke Gewürze hinzuzufügen, um ihm wieder einen meist sehr eindeutigen Geschmack zu verleihen?

Da das Kochen viele Geschmacksstoffe zerstört oder verändert, ist es nicht verwunderlich, daß gekochte Nahrung an sich geschmacklos ist und weder die Nase noch den Gaumen reizt, also auch keinen Appetit hervorrufen kann. Wir müssen daher gekochter Nahrung Geschmacksstoffe (Gewürze) *nach dem Kochen* zusetzen und sie nicht etwa mitkochen, wobei auch diese ihren Geschmack einbüßen, so daß die Teilnehmer an der Mahlzeit nach der ersten Probe schon zum Salzfäßchen oder Senftöpfchen greifen.

Ich bin weit davon entfernt, die exotischen Gewürze als Gift zu bezeichnen und ihren Gebrauch einfach zu verdammen, wenn sie lediglich in kleinsten Mengen angewandt werden. Für die heißen Zonen, in denen sie beheimatet sind, haben sie sogar ihre Berechtigung, da hier der Appetit meist sehr gering und die Verdauung ohne solche Reizstoffe träge ist. Hier sind sie als Anregung für Appetit und Verdauung wohl am Platze und schaden

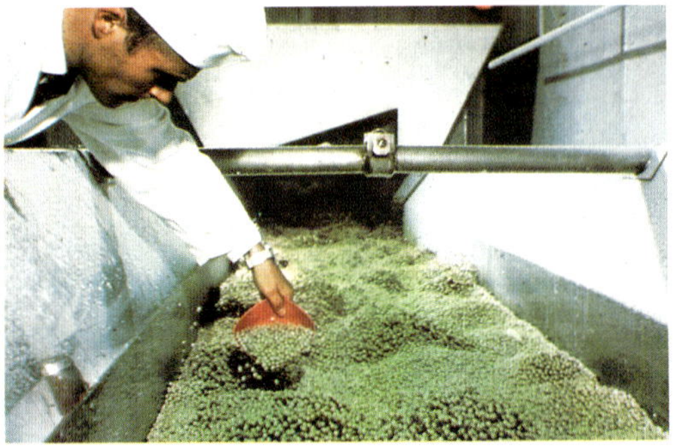

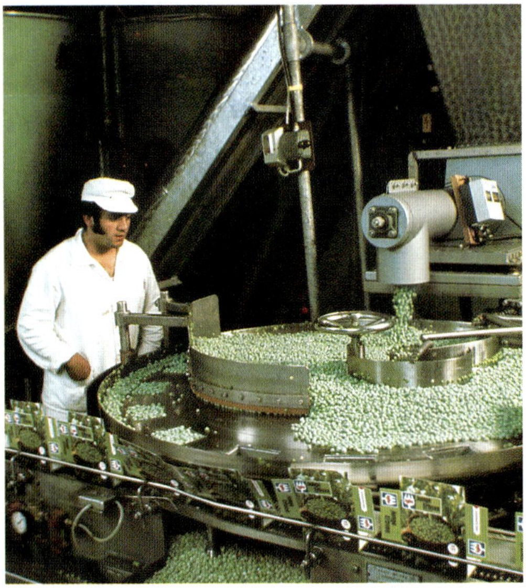

Tiefgefrieren im Fließbettunnel: Aus den Löchern im Boden des Kanals strömt Luft von −40° C von unten ein. ■ Bild unten: Abfüllung tiefgefrorener Erbsen.

auch deshalb nicht, weil unter der heißen Sonne allein schon die ausscheidende Tätigkeit der Haut gegenüber der gemäßigten Zone um ein Vielfaches gesteigert ist.

In unserem gemäßigten Klima ist es aber weit vorteilhafter, sich unserer zahlreichen heimischen Würzkräuter zu bedienen, da sie in vollendeter Form den Bedürfnissen des Organismus nach Geruchs- und Geschmacksstoffen angepaßt sind. Aber selbst bei unseren meist milden, „gemäßigt" wirkenden Würzen ist zu beachten, daß nur wieder kleine Mengen die Funktionen des Verdauungskanals *anregen*, größere Mengen dagegen eher hemmend und lähmend wirken. Fehlen sie jedoch ganz, so kann die Kost wegen ihres wenig anregenden Geschmacks sogar Schäden an den Verdauungsorganen anrichten.

Unsere Gewürze erregen also die Geruchs- und Geschmacksorgane, was zur Entstehung des Appetits unerläßlich ist, vermehren die Absonderung der Verdauungssäfte aus Magen, Darm, Bauchspeicheldrüse und Leber, fördern die Aufsaugung der Nahrungsstoffe aus dem Speisebrei, beschleunigen die wurmförmigen Verdauungsbewegungen des Darms sowie die Absonderung der Rückstände und beruhigen die Nerven. So verbindet die Natur den notwendigen Vorgang der Zufuhr von Energie mit dem Genuß, den die Aufnahme richtig zubereiteter Speisen gewährt.

So sehr die übertriebene Anwendung der exotischen Gewürze abzulehnen ist, so ist der Standpunkt vieler lebensreformerischer Fanatiker nicht weniger zu verwerfen, die radikal alle Gewürze als ungesunde „Reizstoffe" beseitigt sehen wollen und höchstens einige harmlose Küchenkräuter gelten lassen. Nein, die *ganze* Fülle unserer Würz- und Küchenkräuter hat uns die Natur geschenkt, damit wir uns weise ihrer Anregungs- und Heilstoffe bedienen können. Wir müssen wieder zu einer verständnisvollen Anwendung der Würz- und Küchenkräuter und damit zu einer Küchenkultur kommen, wie sie im Mittelalter bereits einmal erreicht war. Solange auf den Tischen unserer Gasthäuser noch das bekannte Trio aus Salz, Senf und Pfeffer steht, ist dies meines Erachtens das fatale Eingeständnis einer nicht beherrschten Würzkunst oder eine Konzession an den verbildeten Geschmack der Gäste.

Wir wollen unsere Gerichte durch das Würzen appetitanregend, bekömmlich und schmackhaft gestalten. Es darf daher niemals so viel Gewürz verwendet werden, daß der Eigengeschmack des Gerichtes, etwa der Suppe, des Gemüses oder des Salates, überdeckt wird, das Gewürz also „vorschmeckt". Der Eigengeschmack des Gerichtes muß auf jeden Fall erhalten bleiben; er soll lediglich verstärkt, gemildert oder ergänzt werden.

Die Hausfrau muß also den Geschmack der einzelnen Gewürzkräuter kennen, um sie sinngemäß anwenden zu können. Es genügt nicht, „irgendwelches" oder „ein paar Würzkräuter" in den Topf zu werfen, um eine Geschmacksharmonie zu erzielen.

In der Regel wird zu kräftig gewürzt, weil die Mehrzahl der Menschen seit Jahren an zu stark gezuckerte oder gesalzene Speisen gewöhnt ist. Bei Entziehung von Pfeffer, Salz und Senf wird daher das Gericht oft als fade und ohne Geschmack empfunden, bis man nach längerer Zeit plötzlich den Eigengeschmack der Nahrungsmittel feststellt, für den die Geschmacksnerven nun wieder empfänglich geworden sind. Jetzt erst wird man auch empfinden, welche mannigfache Abwechslung im Geschmack durch die Verwendung der Würzkräuter hervorgebracht werden kann, welche zahlreichen Möglichkeiten in der Hand der Hausfrau liegen, um in diesem oder jenem Falle einer persönlichen Geschmacksneigung ihrer Lieben zu entsprechen, was vor allem in Krankheitsfällen von besonderer Wichtigkeit ist.

Ein *so* zur Unterscheidung feiner Geschmacksqualitäten „erzogener Gaumen" wird kaum wieder stark gesalzene und gepfefferte Gerichte als schmackhaft bezeichnen. Denken wir an die verschiedenen vorbeugenden und heilenden Wirkungen der Würzkräuter, so wird uns erst recht klar, wie sehr das Wohl und Wehe der Familie auch beim Würzen in der Hand der Hausfrau liegt.

Die Verwendung von **Chemikalien zur Konservierung und Schönung** von Lebensmitteln entsprang dem Bestreben, eine möglichst lange Haltbarkeit, Lagerfestigkeit und Transportfähigkeit zu erzielen, um eine Vorratswirtschaft zu ermöglichen und die Fern- und Großstadtversorgung zu erleichtern. Diese Eigenschaften besitzen die Naturprodukte, die alle einer natürlichen Zersetzung unterliegen, nur in geringem Maße. Brauchbare Methoden der Konservierung sind auch heute noch Trocknen (Obst, Gemüse) und Säuern (Weißkohl, Rotkohl), die Aufbewahrung in konzentrierter Zuckerlösung, die Überschichtung mit Öl und das Räuchern. Die modernen Verfahren verwenden entweder Hitze, Kälte oder organische und anorganische, oft körperfremde Desinfektionsmittel, die nicht immer unbedenklich, bisweilen sogar gefährlich sind, wenn auch das neue Lebensmittelgesetz scharfe Schutzbestimmungen enthält.

Für die Handelskonservierung und die Vorratswirtschaft im großen dürfen nur noch nachweislich unschädliche Verfahren verwendet werden. Am besten ist die Anwendung von Hitze und Kälte, wobei dem Tiefkühlverfahren im Rahmen seiner Möglichkeiten unbedingt der Vorzug zu geben ist. Erfreulicherweise haben sich die Konservierungsverfahren so gebessert, daß die Hausfrau neben den notwendigen naturfrischen Produkten auch die nicht chemisch konservierten Nahrungsmittel ohne Bedenken verwenden kann.

Mangel an Vitaminen und pflanzlichen Hormonen

Die Vitaminlehre ist noch relativ jung und ihr Aufbau längst nicht zum Abschluß gekommen. Ihre Hauptaufgaben liegen noch immer in der Ermittlung des wirklichen Tagesbedarfs an den einzelnen Vitaminen. Diese Mengen dienen zur Auffüllung von Mangelzuständen, wie sie durch einseitige Kost, zehrende Krankheit, Überarbeitung und Schwangerschaft entstehen. In normalen Dosierungen bilden alle Vitamine mit Eiweißstoffen, Fermenten und anderen Bauelementen „Zündstoffe des Lebens", die vielfältig – anfachend und regulierend – in den Stoffwechsel eingreifen. Es wurde schon darauf hingewiesen, daß die sogenannten Verfeinerungs- und Veredelungsverfahren, der Kochprozeß und die Konservierungsmethoden unter anderem auch zu Vitaminverlusten oft ganz erheblicher Art führen. So kommt es, daß bei der heute üblichen Durchschnittskost die Vitaminversorgung, insbesondere mit Vitamin A, B_1 und C, unzureichend ist. Vor allem das Vitamin A hat entscheidende Funktionen im Stoffwechsel zu erfüllen. Sein Fehlen, besonders wenn es chronisch ist, verhindert unter anderem auch die notwendige Speicherung von Vitamin C in der Nebennierenrinde, wovon wieder die lebensnotwendige Produktion des Nebennierenrindenhormons abhängt, das für die Stabilisierung des Kreislaufs nicht entbehrt werden kann.

Es ist hier nicht erforderlich, auf die verschiedensten Vitaminmangelerscheinungen einzugehen, da sie an anderer Stelle besprochen sind. Lediglich zu dem bereits angeführten Mangel an Vitamin A sei gesagt, daß dieses Vitamin neben den eben angeführten Eigenschaften den Aufbau der Haut und der Schleimhäute fördert und ihre Widerstandsfähigkeit gegen Infektionserreger erhöht, daß es am Aufbau des Sehpurpurs beteiligt ist und bei der Anpassung des Auges an die Dämmerung eine Rolle spielt und daß es endlich auf Schilddrüse und Leber regulierend wirkt. Aus diesen Funktionen werden die krankhaften Erscheinungen verständlich, die bei Fehlen oder längerem Mangel des Vitamins A auftreten, nämlich

1. Augenerkrankungen, wie Nachtblindheit, Trockenheit des Auges, Verdikkung der Hornhaut und Neigung zur Geschwürbildung;
2. Erkrankungen der Haut, wie Trockenheit, Schuppenbildung, vermehrte Verhornung und Faltenbildung;

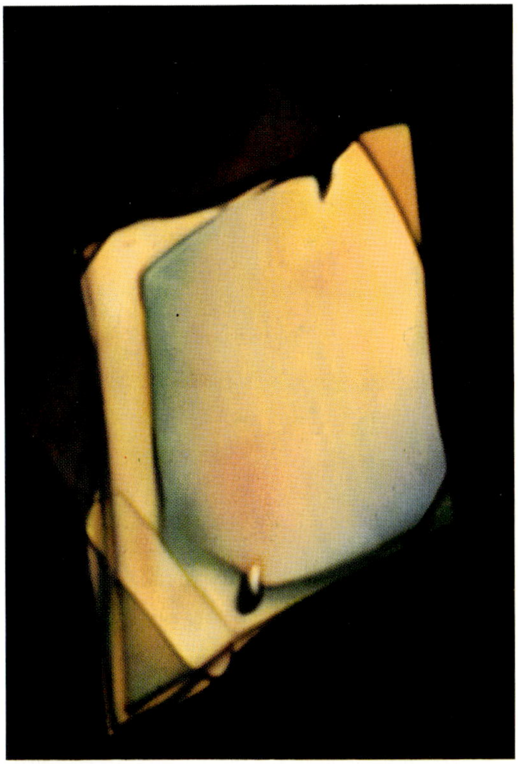

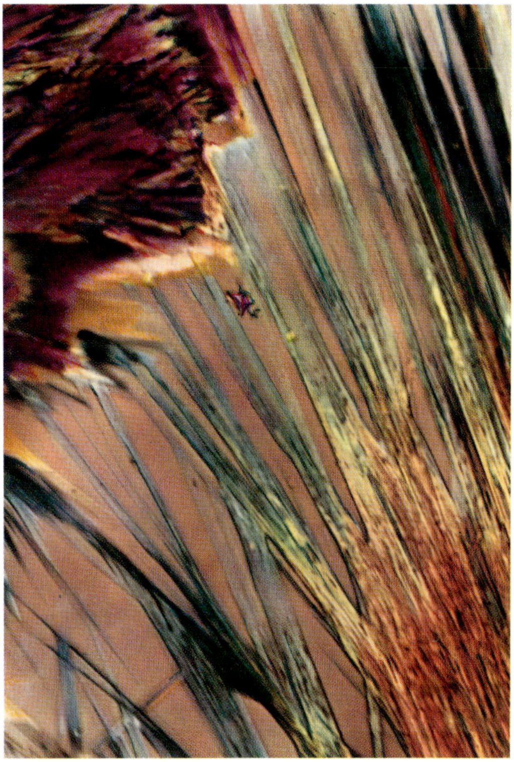

Vitamin A
Vitamin D_2

Vitaminkristalle in polisarisiertem Licht

Vitamin B_1
Vitamin B_2

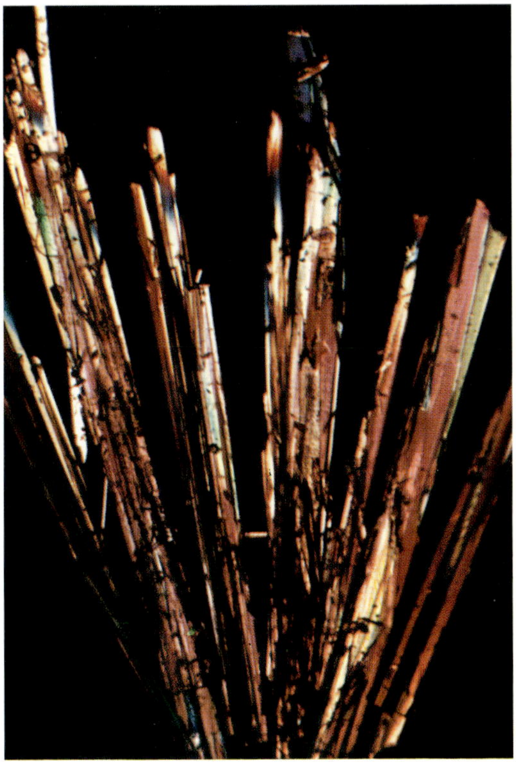

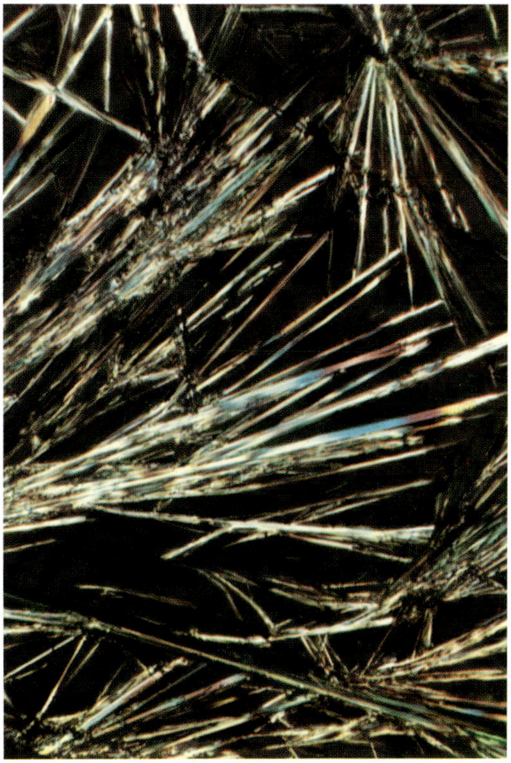

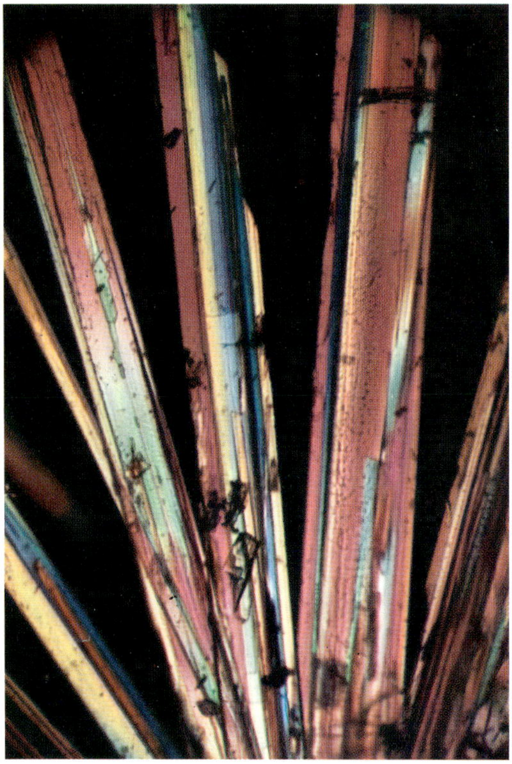

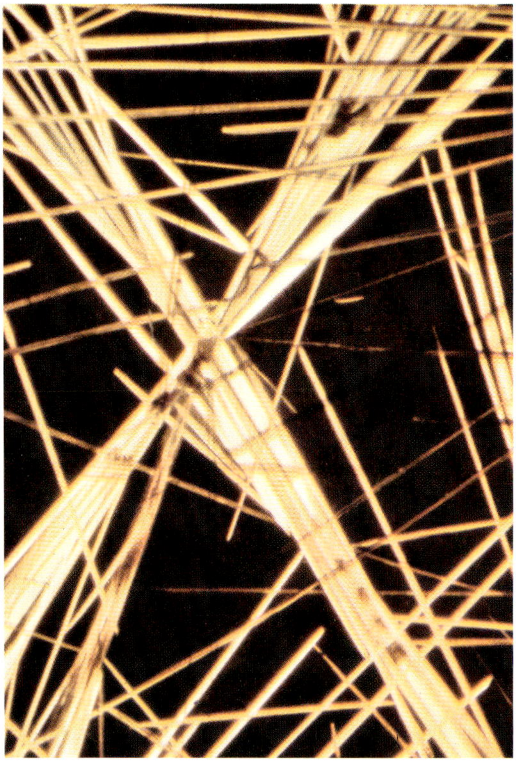

Vitamin D_3
Vitamin K_3

Vitaminkristalle in polisarisiertem Licht

Vitamin D_2
Vitamin H (Biotin)

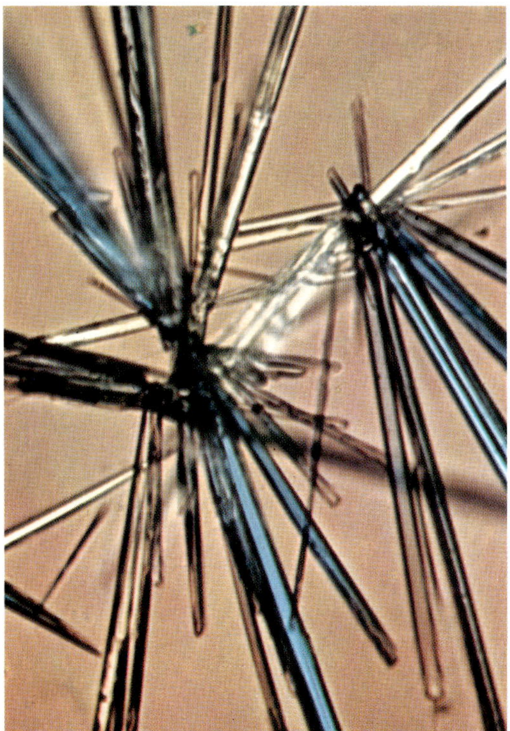

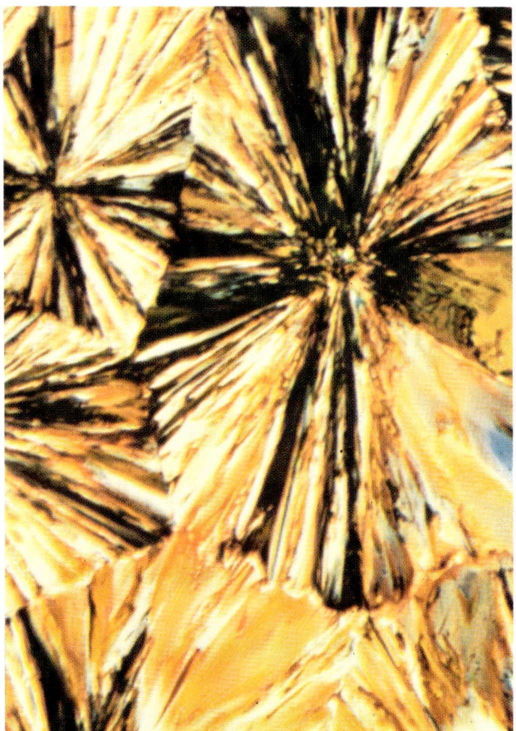

3. Erkrankungen, meist entzündlicher Art, der Schleimhäute, der Atem- und Verdauungs- sowie der harnabführenden Wege.

Dieses Beispiel, das lediglich die möglichen Folgen des Mangels nur eines einzelnen Vitamins zeigen will, mag stellvertretend für die vielen anderen stehen. Die angeführten typischen Krankheitserscheinungen, die sich bei Fehlen des Vitamins A einstellen können, treten in der täglichen Praxis nicht sehr häufig auf, da in der Nahrung immer noch eine gewisse Menge des Vitamins oder seiner Vorstufe enthalten ist und sich unser Körper auch einem Mangelzustand in weiten Grenzen und auf längere Zeit anzupassen vermag. Aber es bildet sich dabei ein praktisch viel wichtigerer Zustand verminderter Leistungsfähigkeit und einer Halbgesundheit heraus, der von Prof. *Kollath* im Tierversuch experimentell erforscht wurde und hier kurz dargestellt werden muß.

Zuvor soll jedoch noch die Frage gestreift werden, ob es auch eine übermäßige Vitaminzufuhr gibt und ob eine zu reiche Vitaminzufuhr zu Schädigungen führen kann. Zur ersten Frage ist zu sagen, daß es niemals zu einer überschüssigen Vitaminzufuhr kommt, solange wir uns der natürlichen Vitaminquellen bedienen, wie sie uns in den Lebensmitteln gegeben sind. Eine Übervitaminisierung kann jedoch künstlich durch Zufuhr von konzentrierten Vitaminpräparaten erreicht werden. Diese überreiche Zufuhr von Vitaminen wird verschiedentlich schon zur Heilbehandlung eingesetzt, wenn vorerst auch noch wenig Erfahrungen mit hochdosierten Vitaminen vorliegen. Anderseits weiß man heute, daß eine Übervitaminisierung nicht in jedem Fall vertragen wird und keinesfalls so harmlos ist, wie man bisher immer annahm. So traten z. B. bei einem Mann, der 335 g Eisbär- und Robbenleber, also 7,5 Millionen Internationale Einheiten (I. E.) Vitamin A verzehrt hatte, Kopfschmerzen, Erregbarkeit, Mattigkeit und eine unbezwingbare Schlafsucht auf. Der normale Tagesbedarf für Erwachsene beträgt bei Vitamin A jedoch nur 5000 bis 8000 I. E. (1,5–2,4 mg).*

Daß auch eine Überdosierung von Vitamin D zu Schäden führen kann, dafür lieferten amerikanische Ärzte vor einiger Zeit erste Beweise. Gaben sie nämlich tragenden Kaninchen hohe Vitamin-D-Dosen, so hatten die Jungen später Mißbildungen an den Gefäßen, Augen, Ohren und Zähnen. Außerdem führte die übermäßige Zufuhr während der Schwangerschaft zu Skelettschäden und zu Hemmungen des Größenwachstums. Ähnliche Erscheinungen wurden bei Säuglingen und Kleinkindern festgestellt. Gerade am Beispiel des Vitamins D läßt sich ablesen, wie die an sich günstige Wirkung bei einer Überdosierung ins Gegenteil verkehrt wird.

Zur Erzielung eines arzneilichen Effektes sind allerdings Dosen notwendig, die weit über den Tagesbedarf hinausgehen.

So kann man z. B. durch Zufuhr von 3000–5000 I.E. Vitamin A (0,9–1,5 mg) und 30–50 mg Vitamin C je Kilogramm Körpergewicht die Krebsentwicklung verlangsamen. Mit 100000–600000 I.E. Vitamin A (30–180 mg) werden die mannigfaltigsten entzündlichen und degenerativen Erkrankungen der Haut, der Schleimhaut und der Augen behandelt.

Vitamin B_1 beeinflußt in Tagesdosen von 100 mg und mehr schwere Nervenentzündungen, während Vitamin B_6 gegen Erbrechen (auch in der Schwangerschaft) und bei Strahlenschäden mit Erfolg angewendet wird. Die Verabreichung hoher Dosen von Vitamin C bis zu mehreren Gramm pro Tag (8–12 g) bewährt sich bei allen akuten Infektionen, fördert die Wundheilung so-

* Bisher wurde der Wert für Vitamin A in Internationalen Einheiten (I. E.) angegeben. Seit kurzem setzt sich jedoch die Mengenangabe in Milligramm (mg) oder Mikrogramm (µg oder mcg) durch. 1 I. E. entspricht 0,3 µg oder 0,0003 mg.

wie die Rückbildung des akuten Gelenkrheumatismus. Neuerdings erst wurde die Wirksamkeit des Vitamins E in einer Menge von 300–900 mg pro Tag bei Herz- und Gefäßkrankheiten einschließlich der Herzkranzgefäße, bei der Beugekontraktur der Finger und bei rheumatischen Entzündungen im Bindegewebe der Muskulatur festgestellt. Auch scheinen die Vitamine B_1 und C besonders im Alter, in größeren Mengen zugeführt, eine außerordentlich erfrischende Wirkung zu zeitigen.

Zu dem umstehend angeführten Begriff der „Halbgesunden" und des unterwertigen Lebens sei noch bemerkt: Zum gesunden Leben gehören nach unserer heutigen Kenntnis nicht nur die Baumaterial und Energie liefernden Stoffe Eiweiß, Kohlenhydrate (Stärke) und Fette, auch nicht allein Vitamine, Mineralien, nahrungseigene Fermente und Aromastoffe, sondern eine vielleicht auch bedeutsame, im wesentlichen auf die Forschungen von *Kollath* zurückgehende Gruppe von Wirkstoffen, die wir als Anreger zur Neubildung von Zellen bezeichnen können, Stoffe, die im Wachstumsalter die Zellvermehrung (Wachstum) und später die Zellerneuerung regulieren und damit Lebensfrische und Gesundheit beeinflussen.

So wie wir bei der Pflanze unter dem Namen „Auxine" Stoffe kennen, welche die Zellkernteilung anregen und damit die Zellvermehrung einleiten (das Vitamin B_1 gehört z. B. dazu), so vermuten wir bei Tier und Mensch nunmehr Stoffe, die eine ähnliche Funktion wie die Auxine besitzen (dazu gehört z. B. die Pantothensäure, ein Faktor der Vitamin-B-Gruppe) und deren Fehlen in der Nahrung und deren Auswirkungen auf den Gesundheitszustand der Tiere *Kollath* eingehend beschrieben hat. Hiermit ist ein Gebiet betreten, das uns wahrscheinlich tiefe und hoffentlich von der breitesten Masse der Bevölkerung beachtete Einsichten in die Ursachen der zahlreichen Degenerativerkrankungen, der vorzeitigen Alterserscheinungen und sonstigen Zivilisationsschäden bringen wird. *Kollath* hat zu zeigen versucht, daß das Fehlen von „Wuchsstoffen" nicht zu den bekannten Vitaminmangelzuständen führt, sondern sehr langsam, aber stetig zu einer Gruppe von *unheilbaren Zuständen chronischer Natur*, die – zunächst im Rattenversuch – große Ähnlichkeit mit den Alters- und Zivilisationskrankheiten des Menschen haben.

Kollath stellte bei seinen Ernährungsversuchen an Ratten fest, daß diese mit einer völlig denaturierten Nahrung am Leben blieben, aber nur eine Halbgesundheit, einen halbernährten Lebenszustand zeigten, den er Mesotrophie = Halbernährung nannte. Die Tiere bekamen nur gereinigte Nahrungsstoffe, außer Zink und Kaliumphosphat keinerlei Mineralien und keine Vitamine außer etwas Aneurin (= Vitamin B_1). Die Kost zeigte also qualitativ die Kennzeichen einer ausgesprochenen Mangelkost. Bei dieser Ernährung wuchsen die Tiere auf und erreichten auch ein normales Lebensalter, jedoch boten sie bald Zeichen von Degeneration, Zerfall der Mahlzähne, Verarmung der Knochen an Mineralien, bösartige Veränderungen der Darmflora und chronische Verstopfung. Wurden die bekannten Vitamine der Kost zugesetzt, so besserte sich der Gesundheitszustand nicht. Das hervorstechendste Merkmal dieses Zustandes war eine *ungenügende Regenerationskraft der Zellen*. Die genaue Untersuchung der gestorbenen Tiere ergab anatomische Veränderungen der verschiedensten Organe, die den Degenerativerkrankungen der Menschen ähnelten.

Und nun kommt das Interessanteste. Setzte man der Kost grüne Blätter, Getreidekeimlinge oder Hefe zu, so ließ sich der Zustand der Halbernährung verhüten. Bei nicht allzu langer Dauer dieses Zustandes konnte er gebessert werden, ja sogar die Wiederherstellung der Gesundheit war möglich.

Diese Tierexperimente zeigen so viele Parallelen zu dem Gesundheitszustand der zivilisierten Menschheit, daß wir in ihnen eine bedeutsame Untermauerung und Bestätigung der alten lebensreformerischen Ansichten sehen, wie sie am lebendigsten von *Max Bircher-Benner* und seinem Sohn *Ralph Bircher* vertreten werden: daß nämlich der heute mangelhafte Gesundheitszustand umfangreicher Teile der Bevölkerung unter anderem *vor allem* auf Fehler in unserer Ernährung zurückzuführen ist.

Den alten Vorkämpfern für eine Erneuerung der Volksgesundheit pflichte ich auch in der Ansicht bei, daß zum gesunden Leben Frischkost, grüne Blätter und das *ganze* Getreidekorn gehören. Wenn wir dabei mit alten Gewohnheiten brechen müssen, so dürfte uns das dennoch ungleich leichter fallen, als in der zweiten Hälfte des Lebens mit allerlei unheilbaren Leidenszuständen behaftet zu sein und vielleicht der Allgemeinheit als „Invalide" zur Last zu fallen oder uns als Schwächlinge unseren Aufgaben nicht gewachsen zu fühlen und ein freudloses Dasein im wahrsten Sinne des Wortes zu fristen.

Wir bilden uns nicht ein, mit der bisherigen Nahrungsmittelforschung der Natur ihre letzten Geheimnisse der Nahrungswirkungen entrissen zu haben. Um so notwendiger ist aber die Erforschung jener Faktoren, die zur Vollgesundheit führen. Sie ist heute ebenso wichtig wie die Erweiterung der schon ungeheuer differenzierten Methoden der Krankheitsdiagnostik und ihrer Anwendung. Verhüten ist nicht nur einfacher als Heilen, es ist auch billiger.

Die Rolle der Fermente in der Ernährung

Hier mag noch einmal kurz auf die *Fermente*, diese Zauberschlüssel im Reiche der Ernährung, hingewiesen werden, da die übliche Nahrung auch daran meist sehr arm ist, so daß wir schon von einer zivilisatorischen Fermentschwäche sprechen. Es ist längst mit Sicherheit erwiesen, daß die Fermente die „Heinzelmännchen" für die Umwandlung der Stoffe in allen tierischen und pflanzlichen Zellen sind. Sowohl die Abbau- wie auch die Aufbauprozesse im Stoffwechsel werden durch die Fermente „gesteuert". Die moderne Biochemie hat sogar ihre engen Beziehungen zu den Erbfaktoren aufdecken können. Fermentreaktionen stehen daher heute im Vordergrund vieler theoretischer und praktischer Stoffwechselforschungen.

Mit Hilfe der Fermente, die der gesunde Körper selbst in genügender Menge bildet, vermag er die zugeführten Nahrungsstoffe aufzuschließen und danach aufzunehmen. Wie aber zu jedem Schloß ein Schlüssel gehört, so sind auch zu den verschiedenartigen, zahlreichen Nahrungsstoffen verschiedene spezielle „Schlüssel" erforderlich. Die Fermentschlüssel erfüllen ihre Aufgabe daher nur, wenn sie den richtigen „Bart" besitzen. Diesen bilden die Vitamine. Wahrscheinlich spielen dabei auch Spurenstoffe eine Rolle. Erst das Ferment mit einem Vitamin-„Bart" stellt den fertigen Zauberschlüssel für bestimmte Nahrungsmittel dar. Wir kennen dementsprechend Fermente, die die Stärke verzuckern (Amylasen), Fermente, die Eiweißkörper abbauen (Proteasen), andere, die Fette oder fettähnliche Körper (Lipoide) aufspalten (Lipasen), und schließlich Fermente, die den Sauerstoff der Nahrungsmittel binden, der bei der normalen Darmarbeit störend wirkt (Oxydasen).

Es wird hier deutlich, daß der Stoffwechsel unvollkommen bleiben muß, wenn mit der Nahrung keine Vitamine zugeführt werden, deren Aufgabe es ja ist, die Fermente für ihre spezielle Aufgabe erst funktionstüchtig zu machen. Ist der Körper anderseits nicht in der Lage, die nötigen Fermente zu bilden, was nicht ohne wertvolle Eiweißkörper vor sich gehen kann, so bleiben auch die Vitamine wirkungslos. Nur nichtdenaturiertes Eiweiß hat Fermentwirkung.

Einer Fermentschwäche des Organismus kann der Gehalt der Nahrung an Eigenfermenten zu Hilfe kommen; denn natürliche, frische Nahrungsmittel sind von der Natur reichlich mit Eigenfermenten ausgestattet. Prof. *Kollath* hat wiederholt in besonderer Weise auf deren große Bedeutung hingewiesen. Die Fermente der lebend aufgenommenen Pflanzenkost vermögen der Salzsäure des Magensaftes zu trotzen und in entscheidender Weise die Verdauungsarbeit zu beeinflussen. Das Beispiel der sauerstoffübertragenden Fermente wurde in dem Abschnitt über die Verdrängung der Rohkost durch die Kochkost bereits erwähnt.

Wir kommen also auch bei der Betrachtung der Fermenteinwirkungen zu der Forderung, jede Mahlzeit mit Rohkost oder frischem Rohsaft zu beginnen.

Ich muß hier mit Nachdruck darauf hinweisen, daß durch Kochen, Braten, Backen und Rösten, durch alle Konservierungsmethoden sowie durch alle konservierenden chemischen Zusätze die stoffwechselaktiven nahrungseigenen Fermente zerstört werden. Die vorherrschende Koch- und Fleischkost muß daher zwangsläufig zu einem unvollkommenen Stoffwechsel und schließlich zu regelrechten Stoffwechsel- und Fermententgleisungen führen. Hieraus ergibt sich je nach Anlage und sonstiger Lebensweise die Grundlage für die Entstehung der verschiedensten Krankheitsbilder.

Wenn uns die Entdeckung der Vitamine in der ersten Hälfte dieses Jahrhunderts ungeahnte Einblicke in die Bezirke des Stoffwechsels vermittelt hat, so stehen wir durch die schrittweise Entschleierung des geheimnisvollen Wirkens der Fermente abermals staunend vor der Wunderwelt der Natur. Wer kann die Kraft dieser Wirkstoffe erfassen, wenn er erfährt, daß die chemischen Veränderungen, die zum Beispiel eine Kartoffel durch die Einwirkung der Fermente erleidet, ohne diese Fermente nur in einer Zeit von vier Monaten oder bei einer Magentemperatur von etwa 400° C möglich wären? Die Fermente übernehmen die Rolle biochemischer Heinzelmännchen. Sie meistern spielend die Umsetzung der Nahrungsstoffe, Vorgänge, die wir chemisch nur unter Anwendung hohen Druckes, hoher Temperaturen oder in einer langen Zeit erreichen können. Bedauerlicherweise benehmen wir uns diesen wundertätigen Heinzelmännchen gegenüber ebenso, wie wir es aus der Sage von den Heinzelmännchen zu Köln kennen. Wir vertreiben sie, indem wir unsere Lebensmittel in mancherlei Weise schonungslos denaturieren.

Unser Körper braucht alle natürlichen Bestandteile, die zur ständigen Neubildung von Fermenten aller Art erforderlich sind. Fehlt auch nur ein Ferment mit seiner ganz speziellen Aufgabe, so ist eine komplizierte Stoffwechselkette unterbrochen und damit unvollkommen. Woher aber gewinnt der Körper die Vollzahl der notwendigen Bausteine? Allein aus einer vollwertigen, naturbelassenen Nahrung, die aus einem vollgesunden Boden stammt. Wer daraus die Folgerung zieht, daß unsere Gesundheit bereits von einem gesunden Gartenbau abhängt, ist auf dem rechten Wege.

Es ist eine sehr betrübliche Tatsache, daß die meisten Menschen den nährenden und heilenden Kräften eines Gartens völlig entfremdet sind. Sie leiden daher an einer „zivilisatorischen Fermentschwäche", die es in ihren zahlreichen Anzeichen, wie Magendruck, Völlegefühl, Sodbrennen, üblem Mundgeruch, welker Haut, schlechter Hautfarbe, und in ihren zahlreichen Erscheinungsformen als Verdauungsstörungen, Magen-, Darm-, Leber-, Gallenblasen- und Bauchspeicheldrüsen-Erkrankungen zu erkennen gilt. Rohsäfte, Rohkostvorspeisen, Obst und Salate sind die rech-

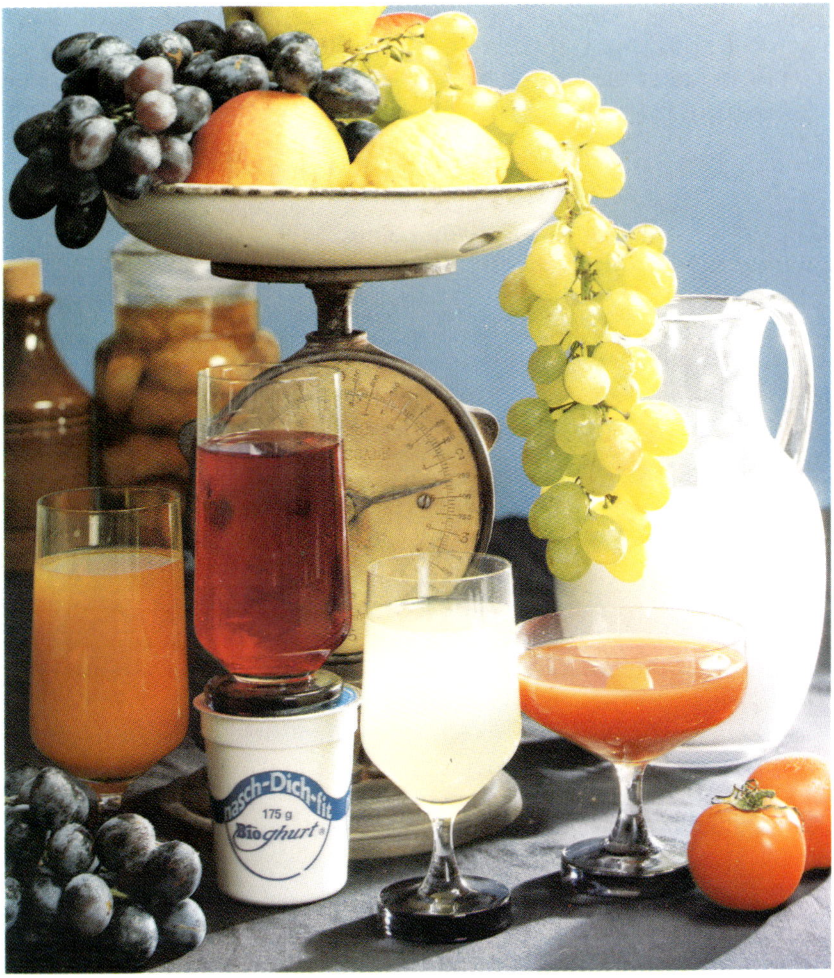

Rohsäfte, Rohkostvorspeisen, Obst und Salate sind die wichtigen vorbeugenden Heil- und Wiederherstellungsmittel bei den verschiedenen zivilisatorischen Störungen, wie sie auf Seite 60 beschrieben werden.

ten Vorbeugungs-, Heil- und Wiederherstellungsmittel.

Solange wir nur mehr oder weniger große Ausschnitte aus der Fülle der wunderbaren Wirkungen der Lebensmittel übersehen können – wahrscheinlich werden wir sie nie völlig erfassen –, tun wir gut daran, nicht nur Teile und herausgelöste Reinsubstanzen unserer Lebensmittel zu uns zu nehmen, sondern sie in ihrer möglichst unversehrten Gesamtheit und Natürlichkeit zu verzehren. Sie enthalten dann auch genügende Mengen von regenerativ wirkenden Stoffen.

Mangel an Mineralien und Spurenstoffen

Mineral- und Spurenstoffmangel sind meist mit Vitamin- und Fermentmangel verbunden. Sie haben die gleichen Ursachen wie diese, zum Teil charakteristische, zum Teil allgemeinere und sicher noch zahlreiche uns völlig unbekannte Auswirkungen. Diese Frage wurde schon im Zusammenhang mit der Kochkost und der Verwendung von Kochsalz gestreift. Es ist unmöglich, die Ergebnisse der zahllosen Untersuchungen über den Mineralstoffwechsel hier auch nur andeutungsweise darzustellen. Ich muß mich daher auf eine Reihe von Hinweisen beschränken, aus denen die Lebensnotwendigkeit der Mineralien ersichtlich ist.

Die Bedeutung der Mineralstoffe in der Ernährung

Außer den organischen Nährstoffen Eiweiß, Fett und Kohlenhydraten benötigt unser Körper auch anorganische Nahrungsbestandteile. Das sind die nicht brennbaren Mineralstoffe. Ihr Anteil im menschlichen Körper beträgt 5% des Körpergewichts (ohne Wasser).

Normalerweise scheidet der Mensch 15–25 g Mineralstoffe täglich aus. Dieser Mineralstoffverlust muß ständig ersetzt werden, was in erster Linie mit der Nahrung geschieht, wenn sie vollwertig ist.

Der Bedarf des Körpers an den einzelnen Mineralstoffen ist sehr unterschiedlich. Wir unterscheiden deshalb nach der Menge ihres Vorkommens im Körper und dem entsprechenden Bedarf zwei Gruppen, nämlich:

1. *Mengenelemente,* z. B. Natrium, Kalium, Kalzium, Magnesium, Chlorid, Phosphat und Silizium.
2. *Spurenelemente,* z. B. Eisen, Kupfer, Kobalt, Zink, Jod und Molybdän.

Die Mineralstoffe haben im Körper zahlreiche, wichtige Aufgaben zu erfüllen. Als *Baustoffe* geben sie dem Skelett die notwendige Festigkeit, damit es seine Stütz- und Haltefunktion erfüllen kann. Als *Reglerstoffe* beeinflussen sie die lebensnotwendigen physikalischen und chemischen Eigenschaften der Körperflüssigkeiten, z. B. den Innendruck der Zellen, Gewebsspannung u. a. m. Als *Bestandteile einer Vielzahl organischer Verbindungen,* z. B. Eisen für den Blutfarbstoff, Jod für das Schilddrüsenhormon und Magnesium zum Aufbau zahlreicher Enzyme, sind sie unentbehrlich.

Es ist unmöglich, die vielen Mineralstoffe mit ihren zahlreichen Aufgaben hier zu besprechen. Ich beschränke mich daher auf je ein Beispiel für die drei Hauptfunktionen:

- Kalzium als Baustoff
- Natrium als Reglerstoff in Verbindung mit Kalium
- Eisen als Bestandteil des Blutfarbstoffs

Dann erst können wir uns der interessanten und praktisch wichtigen Frage zuwenden: Was passiert, wenn Mangelzustände an Mineralien im Körper auftreten?

Kalzium als Baustoff: Im menschlichen Skelett, in den Knochen also, ist etwa 1 kg Kalzium eingelagert in Form des Salzes Kalziumphosphat. Aber auch für alle anderen Gewebe ist Kalzium ein unentbehrlicher Bestandteil. Der Kalziumstoffwechsel, die Aufnahme aus dem Darm und die Abgabe an das Blut, werden hormonal, und zwar von der Nebenschilddrüse, gesteuert, so daß – bei genügender Zufuhr mit der Nahrung – der Kalziumbestand immer ausgeglichen ist. Sinkt der Kalziumspiegel im Blut jedoch zu stark ab, kommt es zu Krämpfen (Tetanie).

Chronischer Kalziummangel führt zur Knochenerweichung, bei Kindern Rachitis, bei Erwachsenen Osteomalazie genannt. Steigt der Kalziumspiegel zu stark an, kommt es zu Ablagerungen in den Organen, z. B. zu Nierensteinen.

Die empfehlenswerte Kalziumzufuhr pro Tag beträgt:

für Säuglinge	0,5 g
für Jugendliche und Erwachsene	1,0 g
für Schwangere und Stillende	1,2 g

Der *Kalziumbedarf* wird mit der Nahrung gedeckt, wobei Vitamin D die Kalziumaufnahme fördert. Bei Vitamin-D-Mangel tritt Unterversorgung mit Kalzium ein. Wir haben hier also ein Zusammenspiel von Mineralien und Vitaminen.

Oxalsäure – wie sie reichlich im Spinat und im Rhabarber vorkommt – hemmt die Kalziumaufnahme. Wenn man einem Kind

Deckung des Kalzium-Tagesbedarfs von 1000 mg (= 1 g)

Menge in g	Nahrungsmittel	Gehalt an in mg	Bedarfsdeckung 10 20 30 40 50 60 70 80 90 100 %
1000	Milch	1200	
200	Grünkohl	460	
250	Buttermilch	275	
100	Haselnüsse	225	
175	Joghurt	200	
50	Camembert	190	
200	Weizenvollbrot	190	
200	Kohlrabi	82	

(oder Erwachsenen) gleichzeitig Spinat und Milch oder Rhabarberkompott und Milch verabreicht, bildet das Kalzium der Milch mit der Oxalsäure des Spinats oder Rhabarbers das schwerlösliche Kalziumoxalat, das die Darmwand nicht passieren kann. Das Kalzium fällt damit für die Bedarfsdeckung aus.

Natrium als Reglerstoff: Der Gesamtbestand an Natrium im Körper beträgt 70 g. Die Hälfte des Natriumbestandes befindet sich im Blut und in der Gewebsflüssigkeit, das heißt aber außerhalb der einzelnen Zellen! Ein Drittel des Bestandes ist in den Knochen gespeichert und kann bei Mangelzuständen an das Blut abgegeben werden. Außerdem befindet sich Natrium in den Magenzellwänden, die die Magensalzsäure bilden, und in den Nieren, die ja Natrium ausscheiden.

Natrium wird aus dem Speisebrei des Dünndarms aufgenommen. 8 g Natrium binden im menschlichen Organismus 1 l Wasser.

Ein möglichst gleichbleibender Natriumbestand ist die Voraussetzung dafür, daß weder Wasseransammlungen noch zu große Wasserverluste auftreten. Die Regelung erfolgt durch die Ausscheidung über Nieren und Haut. Ein zu starker *Anstieg des Natriums* im Körper führt zu Wasseransammlungen in den Geweben und zu Bluthochdruck. Ein zu starkes *Absinken des Natriums* dagegen führt zu starken Wasserverlusten, Schwäche, Absinken des Blutdrucks, Gewichtsverlust und Muskelkrämpfen.

Natriumverlust tritt ein durch Arbeiten in großer Hitze, heißes Klima, Schwitzen, anhaltendes Erbrechen und Durchfälle. Erbrechen und Durchfälle sind für Säuglinge und Kleinkinder besonders gefährlich.

Eine mangelhafte Natriumzufuhr durch die Nahrung ist selten, meist wird sogar zuviel und oft viel zuviel aufgenommen.

Unsere Nahrung enthält, auch wenn man salzreiche Nahrungsmittel meidet und kein Kochsalz zusetzt, immer noch 4–5 g Kochsalz, das entspricht etwa 2 g Natrium. Damit ist der Minimalbedarf gedeckt. In den meisten Haushaltungen wird aber kräftig gesalzen und damit über den wirklichen Bedarf weit hinausgegangen. Das gilt vor allem auch für die Gasthauskost.

Eisen als Bestandteil des Blutfarbstoffs: Normalerweise unterhält der Körper einen Gesamteisenbestand von 4–5 g. Er findet sich vorwiegend als Bestandteil des roten Blutfarbstoffs *in* den roten Blutkörperchen. Dieser Blutfarbstoff – Hämoglobin genannt – kann molekularen Sauerstoff binden, speichern und transportieren.

Eisen wird aus dem Nahrungsbrei durch die Darmwand ins Blut aufgenommen und dann zum Knochenmark, zur Leber und zur Milz transportiert. Es bleibt hier gespeichert, bis es zur Bildung von Blutfarbstoff gebraucht wird.

Eisenmangel führt zur Blutfarbstoff-Verarmung und damit zur Blutarmut, früher auch Bleichsucht genannt, wobei die Sauerstoffübertragung beeinträchtigt ist und der ganze Körper in Mitleidenschaft gezogen wird.

Die tägliche Eisenzufuhr sollte betragen bei

- Säuglingen 5–8 mg
- Jugendlichen und Erwachsenen 12–18 mg
- Schwangeren 25 mg
- Stillenden 20 mg
- älteren Menschen 15 mg

Die Deckung des Eisenbedarfs erfolgt durch unsere Nahrungsmittel. Besonders geeignet dafür sind:

- Leber und Eigelb (Diese tierischen Quellen werden zuerst genannt, weil ihr Eisengehalt besser ausgenutzt werden kann als der von pflanzlichen Lebensmitteln.)
- viele Obstsorten, besonders Aprikosen
- Gemüse und Salate
- Nüsse und Getreide

Was passiert aber, wenn durch eine Fehlernährung, wie sie heute häufig anzutreffen ist, *Mangelzustände an Mineralstoffen auftreten?* Einige Formen solcher Fehlernährungen an Mengenelementen oder Spurenstoffen sollen kurz besprochen werden.

Eisenmangel

Dr. *Martin Seibold* und seine Mitarbeiter untersuchten in der Großküchenverpflegung der Medizinischen Universitätskliniken München den Gehalt an Eisen. Sie fanden je nach Kostform Defizite von 20–45% des täglich erforderlichen Eisenbedarfs von 15 mg. Damit liegt eine echte Fehlernährung vor.

Auch unsere sogenannte „gutbürgerliche Kost" oder „Hausmannskost" weist zu wenig Eisen auf, wie ich selbst bei Routineuntersuchungen in der Praxis feststellen konnte, ist also schon allein deswegen unterwertig.

Jeder weiß, daß Eisen für die Bildung des roten Blutfarbstoffs notwendig ist. Eisen ist aber auch ein Baustein einiger Fermente, die an den lebensnotwendigen Atmungsvorgängen in den Zellen beteiligt sind (Atmungsferment, Oxydase, Katalase).

Der Körper enthält 5,5 g Eisen. Der Erwachsene benötigt im Durchschnitt täglich 15 mg.

Der Säugling braucht 5–8 mg Eisen. Er erhält aber bei künstlicher Ernährung mit verdünnter Kuhmilch nur den vierten Teil davon. Die Eisenreserve, die er bei der Geburt mitbekommt (200–400 mg), hilft, den Eisenbedarf während der stärksten Wachstumsperiode in den ersten vier bis sechs Lebensmonaten zu decken. Er wird aber nicht durch die übliche Flaschenmilchernährung ersetzt. Daher entwickelt sich bei vielen Säuglingen ein Zustand der Eisenverarmung, häufig sogar ein schwerer Eisenmangel und damit eine Blutarmut.

Bei Frühgeburten entsteht der Eisenmangel wesentlich schneller. Er wird durch das Fehlen einer ausreichenden Eisenreserve bei der Geburt und das besonders schnelle Wachstum hervorgerufen. Oft ist schon der Eisenhaushalt der Mutter während der Schwangerschaft nicht ausgeglichen, so daß dem Säugling eine ausreichende Eisenreserve gar nicht mitgegeben werden kann.

Bei der Verwendung von zusätzlichen Eisenpräparaten sollten Mittel mit zweiwertigem Eisen [Fe^{2+} oder Fe(II)] bevorzugt werden, weil sie im Organismus um ein Vielfaches besser verwertet werden als Mittel mit dreiwertigem Eisen [Fe^{3+} oder Fe (III)].

* * *

Wir wissen heute, daß fast jede Schwangere unter Eisenmangel zu leiden hat. Fehlt dann noch die Magensäure, so kann Eisen nicht genügend aus der Nahrung herausgelöst und aufgenommen werden. Eine reichliche Vitamin-C-Zufuhr würde die Eisenaufnahme unterstützen.

Fluormangel

Als weiteres Beispiel einer Fehlernährung möge der Fluorgehalt der Nahrung erwähnt werden. Wir wissen, daß Fluor in der täglichen Nahrung notwendig ist, u. a. zur Erhaltung und Härtung des Zahnschmelzes. Wenn es in ausreichender Menge zugeführt wird, kann der Kariesbefall eingedämmt werden.

Man versucht heute, diesen Mangel durch künstliche Zufuhr zum Trinkwasser, zum Kochsalz oder durch Pinselung der Zähne mit Fluoridlacken auszugleichen. Diese künstliche Zufuhr, vor allem zum Trinkwasser, ist höchst umstritten und stößt auf Bedenken bei vielen Wissenschaftlern. Sie wäre auch völlig überflüssig, wenn man Nahrungsmittel mit hohem natürlichen Fluorgehalt in der Ernährung berücksichtigte. Das sind in erster Linie *Seefische* (besonders Kabeljau und Lachs), *Walnüsse* und *Sojabohnen, Spinat* und *Bohnenkraut, Gerste* und *Graupen* sowie *Meerwasser* (Meersalz).

Fluor ist ein Element, das als Nahrungsfaktor der Menschen heute ernste Beachtung verdient. Fluorzusätze zum Trinkwasser und damit zum Kochwasser sind aber bedenklich, da Fluor von manchen Speisen (z. B. Gemüse) in erhöhtem Maße aufgenommen wird und auch im Gegenteil zum Chlor beim Kochprozeß nicht verdampft, sondern konzentriert wird. Eine Überdosierung von Fluor – die therapeutische Breite ist sehr gering – würde aber u. a. die Jodaufnahme durch die Schilddrüse verhindern und damit der Kropfbildung Vorschub leisten.

Kalkmangel

Zahlreiche Erwachsene leiden heute auch unter Kalkmangel. Entweder führen sie mit der Nahrung nicht genügend Kalzium zu, oder sie verwerten es schlecht. Eine mangelhafte Zufuhr entsteht sehr leicht dann, wenn Milch und Milchprodukte gemieden werden und damit die wichtigsten Kalziumquellen wegfallen. Die dann nur noch aus Gemüsen und Schwarzbrot zur Verfügung stehenden Kalziummengen gelangen oft gar nicht zur Resorption (Aufsaugung durch den Darm), nämlich dann nicht, wenn Phytinsäure, die in frischen Getreideprodukten vorhanden ist, mit Kalzium unlösliche Salze bildet. So ist es zum Beispiel unsinnig, frisch geschrotetes Getreide mit Milch zu versetzen und als „Müsli" zu verzehren. In abgelagertem Mehl und Brot entstehen Phytasen, die die Phytinsäure unschädlich machen.

Resorptionsmängel treten auch auf, wenn Oxalsäure, die aus Schokolade, Rhabarber oder Spinat stammen kann, das in der Nahrung enthaltene Kalzium ausfällt. Wenn jemand keine Milch mag, wird ihm oft empfohlen, sie in Form von Milchkakao zu sich zu nehmen. Wenn man die Milch als Kalziumquelle benötigt, sollte man sie jedoch nicht als Milchkakao genießen.

Auch Anazidität (das Fehlen freier Salzsäure im Magensaft) und Störungen der Gallensekretion beeinträchtigen die Kalziumresorption. Wir wissen ja, daß eine

Tabelle der wichtigsten Mineralstoffe (Mengenelemente)

Mengen-elemente	Vorkommen in Nahrungsmitteln	Tagesbedarf	Im Organismus vorhanden	Funktionen im Organismus
Natrium	Kochsalz	2–3 g	70 g	Regulation der Gewebsspannung, Erregbarkeit von Muskeln und Nerven, Balance des Wasserhaushalts in Blut und Gewebe
Kalium	Obst, Gemüse, Körnerfrüchte	3–4 g	170 g	Regulation der Spannung *in* den Körperzellen, Erregbarkeit von Muskeln und Nerven
Kalzium	Grüne Gemüse, Milch, Milchprodukte, Eigelb	800 mg–1,5 g	1000 g	Durchlässigkeit der Zellwände, Blutgerinnung, Herztätigkeit, Aufbau von Knochen und Zähnen, Erregbarkeit von Muskeln und Nerven
Magnesium	Grüne Gemüse, Mandeln, Nüsse	0,3–0,5 g	30 g	Erregbarkeit von Muskeln und Nerven, Enzymbestandteil
Eisen	Leber, Kartoffeln, Eier, Grünkohl, Spinat, Sesam, Sojabohnen, Brotgetreide	12–18 mg	5 g	Bestandteil des Blutfarbstoffs, Sauerstofftransport, Enzymbestandteil
Phosphor (Phosphat)	Milch, Milchprodukte, Hülsenfrüchte	0,7–0,8 g	700 g	Bestandteil von Energie übertragenden Enzymen, Aufbau von Knochen und Zähnen, Bestandteil der Zellkerne
Schwefel (Sulfat)	Eier, Fleisch	Noch nicht festgelegt	150 g	Beteiligt am Eiweißaufbau, Enzymbestandteil, beteiligt an Entgiftungsprozessen
Chlor (Chlorid)	Kochsalz	3–5 g	120 g	Regulation der Gewebsspannung, Regelung des Wasserhaushalts, Salzsäurebildung im Magen

Tabelle der wichtigsten Spurenelemente

Spuren-elemente	Vorkommen in Nahrungsmitteln	Tagesbedarf	Im Organismus vorhanden	Funktionen im Organismus
Kupfer	Leber, Eigelb, Fisch, Roggen	2–5 mg	72 mg	Beteiligt am Aufbau des Blutfarbstoffs, Sauerstoff-transport, Enzymbestandteil
Jod	Meerwasser, Milch, Weizen, Salat, Fisch	0,15 mg	11 mg	Bestandteil der Schild-drüsenhormone, Regelung des Grundumsatzes
Fluor	Erbsen, Hafer, Hirse, Weizen, Leber	0,5–1,0 mg je nach Alter	2–6 g in den Knochen	Verhütet Zahnfäule (Karies), hemmt die Enzyme von Karies verursachenden Bakterien, festigt Zahn-schmelz
Zink	Erbsen, Hafer, Weizen	10–20 mg	2300 mg	Insulinaufbau, Enzym-bestandteil
Mangan	Spinat, Hafer, Weizen, Leber	3–4 mg	12 mg	Enzymbestandteil, steigert Vitamin-B_1-Verwertung
Kobalt	Getreide, Hülsenfrüchte, Leber	0,005 mg	1,5 mg	Blutzellenbildung, Bestand-teil des Vitamins B_{12}
Chrom	Bierhefe, Weizenkeime, Honig, Kalbsleber	10 bis einige hundert µg, noch nicht festgelegt	1,7 mg	Verbessert Glukosetoleranz bei Diabetes, bessere Reaktion des Gewebes auf Insulin, Beziehung zur Arteriosklerose?
Molybdän	Hülsenfrüchte, Hafer, Weizen, Nüsse	0,2 mg	9,3 mg	Bestandteil von Enzymen
Selen	Trinkwasser, große Varia-tionen je nach Bodenbeschaf-fenheit	Noch nicht festgelegt	10–15 mg	Bestandteil von Enzymen, schützt rote Blutkörperchen und Zellmembranen vor Peroxyden, Stimulierung des Immunsystems

schlechte Fettverdauung zur Bildung von Kalkseifen führt.

Die Diagnose des Kalziummangels ist nicht leicht, zumal wir wissen, daß wir uns auf den Blutspiegel nicht verlassen können, weil wir den ionisierten Kalziumanteil nicht isoliert bestimmen können. Auch das Röntgenbild läßt uns meist im Stich, da es erst dann eine Aufhellung zeigt, wenn schon ein Drittel des Kalks aus den Knochen geschwunden ist.

Bei unklaren tetanischen Zuständen muß von der oft praktizierten Kalzium- und AT-10-Therapie dringend abgeraten werden, wenn der Kalziummangel nicht wirklich nachweisbar ist. Häufig liegt der Symptomatik der Tetanie gar kein Kalziummangel, sondern ein Magnesiummangel zugrunde, wobei eine intravenöse Magnesium-Injektion eine schlagartige Besserung des Krankheitsbildes bringt.

Wenn man eine Bestimmung des Kalziumgehaltes im Blutserum für notwendig hält, sollte man auch gleichzeitig eine Magnesiumbestimmung durchführen.

Ein Liter Kuhmilch enthält etwa 1,2 g, 100 g Quark etwa 1 g Kalzium. Das entspricht dem Tagesbedarf des Erwachsenen. Schwangere und stillende Frauen benötigen ca. 3 g täglich, eine Menge, die sich mit der üblichen Ernährung nicht erreichen läßt. Außer einer Quarkzufuhr müssen auch andere Kalziumträger die Diät in der Schwangerschaft bestimmen, nämlich Eigelb, Nüsse, Bohnen, Gemüse und Mineralwässer. Darüber hinaus ist die Verabreichung kalziumhaltiger Präparate vonnöten. Der Tagesbedarf sollte allerdings nicht überschritten werden, um die physiologische Erweichung der Beckenknochen am Ende der Schwangerschaft nicht zu hemmen und damit die Geburt nicht zu erschweren.

Als Indikation für eine kalziumreiche Diät gelten heute Schwangerschaft, Stillzeit, Allergien, Osteoporose (wenn durch Kalkmangel bedingt) und Krampfneigung.

Magnesiummangel

Ein weiteres Beispiel ist der recht häufige Magnesiummangel in der Durchschnittsernährung. Um sich über das Ausmaß des Mangels zu orientieren, untersuchten *Holtmeier* und *Riechert* (Freiburg) 650 nacheinander eingehende und nicht ausgewählte Blutseren neben anderen Elektrolyten auf Magnesium.

In 12,7% aller Fälle fand sich ein deutlicher Magnesiummangel. Unter diesen Fällen rangierten Herzkrankheiten mit 27,7% an erster, Leberkrankheiten mit 20,5% an zweiter Stelle. Danach folgten Diabetes mit 14,5%, Tumoren mit 14,5% und Nierenkrankheiten mit 10%.

In der medizinischen Literatur wird Magnesiummangel auch bei zahlreichen anderen Krankheiten beschrieben. Unter einer Reihe von Ursachen, die zu Magnesiummangel führen können, finden wir Resorptionsstörungen, Fermentdefekte, hormonelle Fehlregulationen und renale Verluste.

An der ersten Stelle der Ursachen jedoch steht die Ernährung, und zwar in mehrfacher Weise:

1. Durch Düngefehler tritt eine Verarmung der Böden und Pflanzen an Magnesium auf, was magnesiumarme Nahrungsmittel und damit eine magnesiumarme Ernährung zur Folge hat.

2. Durch die heute immer noch geforderte eiweißreiche Ernährung entsteht ein erhöhter Magnesiumbedarf und zugleich eine Hemmung der Darmresorption an Magnesium.

3. Eine kalziumreiche Ernährung hat eine Resorptionshemmung für Magnesium zur Folge.

4. Vitamin-B_6-Mangel hemmt ebenso die Magnesiumresorption.

5. Das gleiche geschieht durch Alkoholkonsum, der in unserem Lande ständig zunimmt.

Das Magnesium-Mangelsyndrom mit seinen verschiedenen Formen (zerebrale, viscerale, vaskulär-stenokardische und muskulär-tetanische Form) hier zu beschreiben würde allerdings zu weit führen.

Für unsere Diätfragen ist besonders der Zusammenhang des Magnesiums mit Herzinfarkt und Herzinsuffizienz wichtig. Da die bei diesen Krankheiten häufig verabreichten Diuretika (harntreibende Mittel) alle die Magnesiumausscheidung (wie meist auch die Kaliumausscheidung) vermehren und somit den meist schon vorhandenen Magnesiummangel vergrößern, bringt eine Langzeitbehandlung der Hypertoniker (Hochdruckkranken) mit einer der üblichen *Kombinationen von blutdrucksenkenden Mitteln mit Diuretika* eine ständig zunehmende Infarktgefährdung mit sich. Das ist eine Erklärung für die uns allen bekannte Tatsache, daß Hypertoniker besonders häufig einen Herzinfarkt erleiden.

Sinnvoll wäre eine intermittierende Verabreichung der Diuretika mit kochsalzarmer, aber magnesiumreicher Diät, die ohne große Schwierigkeiten durchzuführen ist, weil das Magnesium aus der organischen Bindung im Chlorophyll (Blattgrün) durch die Magensalzsäure, die Verdauungsfermente und die Tätigkeit der Darmflora herausgelöst und resorbierbar gemacht wird. Häufig fehlen jedoch diese Voraussetzungen, so daß daraus Resorptionsstörungen und damit das Magnesium-Mangelsyndrom entstehen.

Ergänzend hierzu einige experimentelle Ergebnisse:

- Sinkt der Magnesiumgehalt des Blutplasmas von dem Normalwert von 1,9–2,3 mg% auf 1 mg%, so steigen Cholesterin und Reststickstoff an.
- Nach *Rigo* ließ sich die Zunahme des Kollagens der Aorta, welche experimentell durch Kalzium und Vitamin D im Tierversuch an Ratten erzeugt wurde, durch Magnesiumchlorid verhindern.
- An 50 Ratten konnte experimentell nachgewiesen werden, daß unter Kalziumgaben bei Magnesiumdefizit Myocardnekrosen auftreten.
- Bei Patienten mit akutem Myocardinfarkt und nach abgeheiltem Infarkt fand sich durchweg ein erniedrigter Magnesiumserumspiegel.
- Bereits 1932 konnte gezeigt werden, daß unter magnesiumarmer Diät bei Ratten Tachykardie (Herzjagen) auftritt.

Magnesiumgehalt wichtiger Nahrungsmittel

In 100 g Nahrungsmittel	Magnesiumgehalt in mg
Weizenkeime	336
Mandeln	252
Sojamehl	235
Paranüsse	225
Erdnüsse	181
Pistazien	158
Haselnüsse	150
Heppinger (1 Flasche)	150
Haferflocken	145
Walnüsse	134
Weiße Bohnen	132
Dill	120
Hagebutten	120
Reis (unpoliert)	119
Magermilchpulver	111
Grahambrot	92
Linsen	77
Roggenmehl	73
Eierteigwaren	67
Mangold	65
Spinat	62
Schokolade	58
Emmentaler	55
Datteln	50
Kohlrabi	43
Rosinen	42
Limburger	39
Banane	31
Grünkohl	31
Avocado	30
Himbeeren	30
Grüne Bohnen	25
Mischbrot	20–50
Tee	1–13

Düngefehler führen oft zu einer Verarmung der Böden und Pflanzen an Magnesium, was eine magnesiumarme Ernährungsweise zur Folge hat. Durch die intensive Nutzung des Bodens kommt es auch zu einer Verarmung an Spurenelementen, so daß manche Pflanzen schon nicht mehr als biologisch vollwertig angesehen werden können. Unser Bild zeigt, wie ein Rapsfeld gedüngt wird.

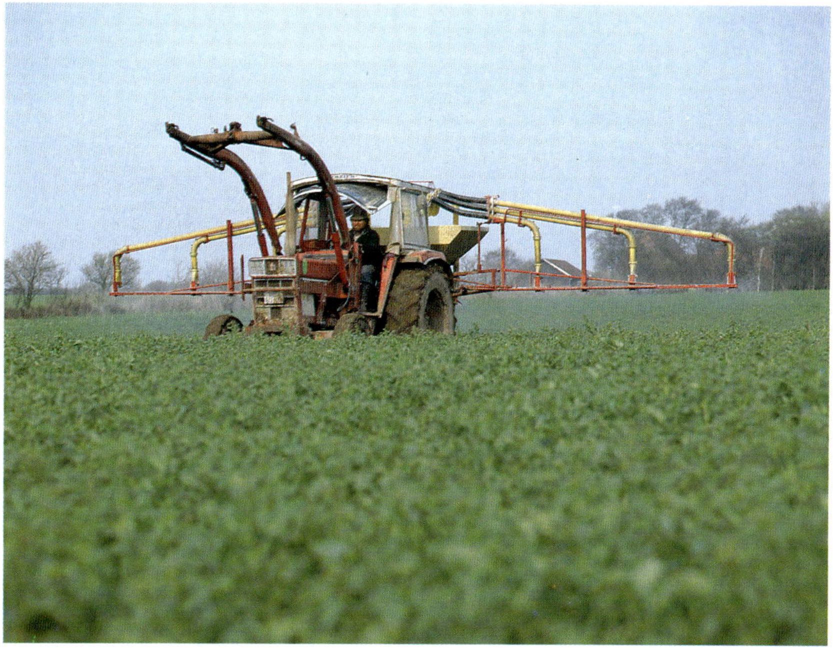

- Klassisch sind inzwischen die Arbeiten von Prof. *Selye,* der das Auftreten von Infarktnekrosen unter Gaben von Magnesiumchlorid verhindern konnte und auf die infarktprophylaktischen Eigenschaften des Magnesiums hinwies.
- Weniger bekannt sind wahrscheinlich die Rattenversuche von *Battifora* und seinen Mitarbeitern in Chikago. Die Tiere bekamen eine magnesiumarme Kost und entwickelten prompt Leukozytosen mittleren Grades. Bei Übergang auf eine Kost mit normalem Magnesiumgehalt bildeten sich die Leukozytosen bei den meisten Tieren zurück. Bei etwa 10% der Ratten blieb jedoch eine schwere Leukozytose ohne Remissionen bestehen. Das Überraschende ist nun, daß diese Tiere bald pathologische Veränderungen zeigten, wie sie für eine *chronische myeloische Leukämie* charakteristisch sind. Diese Leukämie ließ sich durch die Injektion vitaler Zellen auf neugeborene Ratten übertragen.

Das Magnesiumproblem ist damit nur angeschnitten. Ich wollte zeigen, daß dem Magnesium-Ion in der normalen Ernährung, in der Diät und in der medikamentösen Therapie bei einer Anzahl von Krankheitsbildern höchstwahrscheinlich eine weit größere Bedeutung zukommt, als ihm bisher zugemessen wird, zumal es bei allen fermentativ gesteuerten Stoffwechselvorgängen eine große Rolle spielt. In der eigenen Praxis konnte ich jedenfalls sehr positive Erfahrungen bei allen Herz- und Lebererkrankungen damit sammeln.

Zusammenfassung

Die Forschungen der letzten Jahre haben ergeben, daß für die Erhaltung von Leben und Gesundheit eine Reihe von Stoffen nötig ist, die in unvorstellbar kleinen Mengen überall in der Natur vorkommen und Spurenstoffe genannt werden. Ein bekannter Biochemiker sagte dazu: „Ohne Spurenstoffe kein Leben."

In der Tat – Wachstum, Stoffwechsel und Verdauung können nur dann ordnungsgemäß ablaufen, wenn sie durch Hormone, Fermente und Vitamine gesteuert werden. In allen diesen Wirkstoffen sind aber Spurenelemente (z. B. Kupfer, Kobalt, Molybdän, Zink, Mangan und andere) als wichtige Bausteine enthalten. Bisher wurden 33 dieser Spurenelemente entdeckt. Das Fehlen eines einzigen dieser Elemente führt früher oder später zu schweren Störungen.

Warum kann es überhaupt zum Fehlen oder Mangel an Spurenelementen kommen? Wir wissen heute, daß durch die intensive Ausnutzung des Bodens allmählich eine Verarmung an Spurenelementen eingetreten ist, so daß manche pflanzlichen Nahrungsmittel nicht mehr als biologisch vollwertig angesehen werden können. Hier ist das gesunde Leben ganz konkret bedroht. Wege zur Abhilfe müssen auf diesem Gebiet erst noch gefunden werden.

Mangel an Ballaststoffen

Obwohl wir heute auf unsere hochentwickelte, technisch perfekte Medizin sehr stolz sind, müssen wir feststellen, daß wir die eigentlichen Ursachen vieler Krankheiten, insbesondere der sogenannten Zivilisationskrankheiten, immer noch nicht kennen.

Unter Zivilisationskrankheiten verstehen wir heute

- Herz-Kreislauf-Erkrankungen,
- bösartige Tumorerkrankungen,
- Zahnfäule,
- Zuckerkrankheit,
- Gallensteine,
- Gicht und Rheumatismus,
- Venenerkrankungen (Thrombosen, Embolien, Hämorrhoiden),
- Blinddarmentzündung und Fettsucht.

In dieser Situation kann man aus einem Vergleich zwischen den in Europa und Nordamerika einerseits und den in Afrika andererseits auftretenden Erkrankungen außerordentlich viel lernen.

Diesen Vergleich hat der englische Landarzt, Naturforscher und Wissenschaftler Prof. *Denis Burkitt* durchgeführt. Er kam dabei zu dem Ergebnis, daß die eben genannten Erkrankungen bei den afrikanischen Farbigen nahezu unbekannt sind. Die Folgerung aus *Burkitts* Feststellungen war, daß viele dieser Krankheiten mit der typisch *westlichen Lebensweise* zusammenhängen müssen. Wenn bei Afrikanern derartige typisch westliche Gesundheitsstörungen auftraten, dann – so fand *Burkitt* – sprachen sie Englisch und ernährten sich in europäisch geführten Küchen.

Krampfadern stellte *Burkitt* nur bei wenigen in europäischen Krankenhäusern tätigen afrikanischen Schwestern fest. Wenn Männer unter arteriosklerotischen Beschwerden und Zahnausfall litten, handelte es sich mit Sicherheit um die Köche europäischer Familien.

Es muß hier also, zumal andere Faktoren nicht in Frage kamen, ein enger Zusammenhang zwischen Ernährungsgewohnheiten und Zivilisationsschäden bestehen.

Auf der Suche nach Unterschieden in den Ernährungsgewohnheiten stellte *Burkitt* schließlich – abgesehen von der uns allen bekannten starken Steigerung des Fett- und Eiweißverbrauchs auf das Eineinhalb- bzw. Vierfache – als entscheidenden Faktor bei uns (in Europa) den *Rückgang der unverdaulichen Rohfasern* (Ballaststoffe) in der Nahrung fest.

Hauptgrund dafür war und ist die Getreideverarbeitung in unseren Großmühlen, das heißt die Weißmehlerzeugung, wobei der Rohfasergehalt fast völlig beseitigt wird. Es bleibt dann in unserer Nahrung nur noch der Rohfasergehalt aus Obst und Gemüse übrig, der aber nicht ausreicht.

Was passiert nun durch eine zu geringe Rohfaseraufnahme mit unserer Nahrung? Als erstes tritt eine Verlangsamung der

Tabelle wichtiger Nahrungsmittel mit hohem Faserstoffgehalt

(Die Angaben erfolgen in Gramm pro 100 g eßbarer Substanz)

I. Früchte

Aprikosen, getr.	24
Backpflaumen	13,4
Brombeeren	7,3
Feigen, getr.	18,7
Holunderbeeren	6,8
Johannisbeeren, schwarz	8,7

II. Gemüse und Hülsenfrüchte

Bohnen, getr.	25
Bohnensamen, weiße	4
Dicke Bohnen, getr.	5,9
Erbsen, getr.	16,7
Kartoffeln, frisch	4,1
Kichererbsen, getr.	5
Linsen, getr.	3,9–11,7
Meerrettich	2,8–8,3
Sojabohnen, getr.	4,4
Spinat	6,3
Zwiebeln, frisch	1,3
Zwiebeln, getr.	4,4

III. Nüsse

Cashewnüsse	1,4
Erdnüsse, geröstet	8,1
Haselnüsse, trocken	3,5
Kastanien, getr.	6,8
Kokosnüsse, getr.	3,9
Mandeln	2,6–14,3
Paranüsse	3,1
Pekannüsse	2,3
Pinienkerne	1,1
Pistazienkerne, trocken	3,8
Sonnenblumenkerne	3,8
Sesamsamen	5
Walnüsse	2,1

IV. Getreide und Getreideprodukte

Weizenvollmehl	2,1
Gerste	0,8–7
Buchweizenvollmehl	2,6
Hirse, geschält	3,2
Leinsamen	20
Mais, Popcorn	2,2
Soja, Mehl vollfett	2,4
Soja, Mehl halbfett	2,5
Vollkornbrote	8,5
Vollkornreis	5
Weizenkeime	2,5
Weizenkleie	44

V. Pilze

Steinpilze, frisch	2,5
Steinpilze, getr.	8,1
Champignons	0,9
Pfifferlinge	1

Diese Tabelle kann noch wesentliche Änderungen erfahren, da sich bei den verschiedenen Autoren sehr unterschiedliche Werte finden!

Passage des Darminhaltes auf. Es dauert nun wesentlich länger, bis die Nahrungsreste den Körper verlassen.

In vergleichenden Untersuchungen bei Afrikanern und Europäern kam man zu folgenden Ergebnissen: Die Ausstoßung der Nahrungsreste benötigte vom Zeitpunkt der Nahrungsaufnahme an

bei Afrikanern	35 Stunden
bei Festland-Europäern	49 Stunden
bei Engländern	77 Stunden

Zweitens sinkt bei fehlender Rohfaseraufnahme das Volumen und das Gewicht des Stuhls (der Nahrungsreste), weil die Wasserbindung durch die fast unverdaulichen Rohfasern fehlt. Größere Stuhlmengen, die durch den hohen, gebundenen Wassergehalt auch weich sind, können durch die normalen Darmbewegungen gut passieren und halten normale physiologische Verhältnisse im Darm aufrecht.

Drittens kommt es bei den Europäern wegen der fehlenden Ballaststoffe zu Druckerscheinungen im gesamten Unterleib, und zwar aus drei Gründen:

- Wegen des Wasserverlustes entsteht ein zu trockener Stuhl
- Wegen des Gewichtsverlustes besteht zu wenig Darmanreiz
- Wegen vermehrter Bildung von Fäulnis- und Gärungsgasen durch die zu lange Verweildauer kommt es zur Verkrampfung und Überblähung der Darmschlingen.

Die Folgen können nur Darmspasmen, Darmlähmung oder Obstipation sein.

Einige der eingangs erwähnten Krankheiten sollen noch kurz besprochen werden.

Chronische Darmträgheit (Obstipation): Wenn eine Darmträgheit auftritt, kann man fast mit Sicherheit annehmen, daß eine

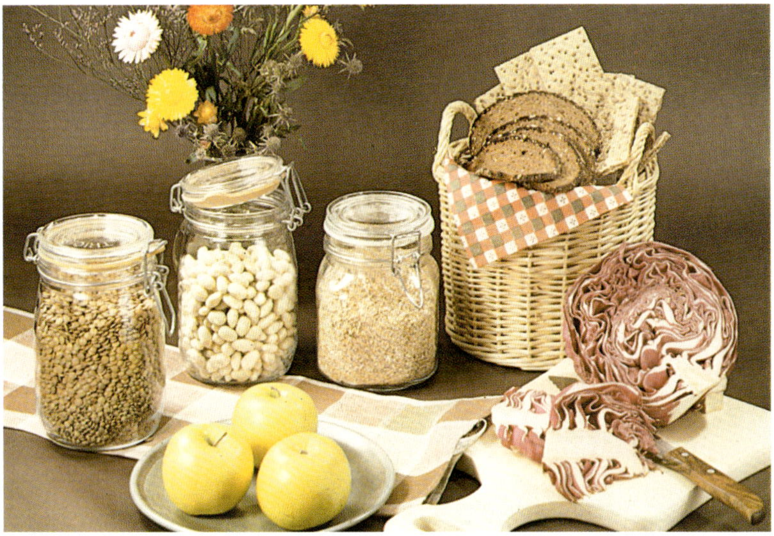

Die wichtigste Funktion der Ballaststoffe ist zweifellos, unseren Darm zu füllen und dadurch die Darmbewegung zu beeinflussen. Zu unseren ballaststoffreichen Nahrungsmitteln zählen Weizenkleie, Vollkorn- und Knäckebrot, Kohl, ungeschälte Hülsenfrüchte und Äpfel.

mangelhafte Zufuhr von Pflanzenfaserstoffen die Ursache ist.

In Deutschland wurde eine durchschnittliche Faserstoffaufnahme von 6 g pro Tag errechnet. In den anderen europäischen Ländern liegen die Verhältnisse ganz ähnlich. Um aber eine Passagedauer von etwa 24 Stunden (einmal Stuhlgang täglich) zu erreichen, benötigt man ein Stuhlgewicht von ungefähr 250 g. Das läßt sich aber erst mit 25–50 g Kleie pro Tag erreichen.

Bei einer schon länger bestehenden schweren Verstopfung ist zur Behandlung 1 g Faserstoffe (z. B. Kleie) pro Kilogramm Körpergewicht für die Dauer von 14 Tagen erforderlich. Dann kann man meist auf etwa 15 g Faserstoffe pro Tag zurückgehen. Meist wird damit eine eindrucksvolle Besserung und die schließliche Heilung erreicht.

Reizkolon: Eine chronische Störung der unbewußt ablaufenden Dickdarmbewegungen mit wechselnden Bauchbeschwerden, vor allem krampfartigen Zuständen, das ist das Krankheitsbild des Reizkolons. Dabei wechselt oft Durchfall mit Verstopfung. Das Reizkolon gehört zu den psychosomatischen Krankheiten, d. h., daß hierbei seelische Ursachen eine wesentliche Rolle spielen.

Hastige und unregelmäßige Einnahme der Mahlzeiten, ungenügender Schlaf und allgemeine Überanstrengung liegen oft vor. Meist besteht auch Mißbrauch von Abführmitteln wegen der Verstopfung. Entweder zeigen sich bei der Entleerung kleine, harte Kotballen, oder es tritt dazwischen zuweilen wäßriger Durchfall auf, was aber manchmal auch auf die Abführmittel zurückzuführen ist.

Zahlreiche Untersuchungen haben erwiesen, daß durch eine faserreiche Kost die Krankheit gut in den Griff zu bekommen ist. Die Dosierung der Faserstoffe, am einfachsten in Form der Weizenkleie, ist individuell verschieden von 30–60 g pro Tag. In 2–3 Monaten ist Beschwerdefreiheit zu erzielen. Zusätzliche psychotherapeutische Maßnahmen sind aber oft erforderlich.

Ausbuchtungen der Darmwand (Divertikulose): Zu Beginn unseres Jahrhunderts wurde diese Krankheit noch selten festgestellt. Die Ärzte sahen sie sogar als Kuriosi-

Pflanzliche Faserstoffe werden erfolgreich eingesetzt zur Behandlung der Divertikulose (Ausstülpung des Darms). Faserstoffreiche Kost ist ein wichtiger Bestandteil unserer Ernährungsweise und trägt zur Verhinderung von Magen-, Darm- und Stoffwechselkrankheiten bei.

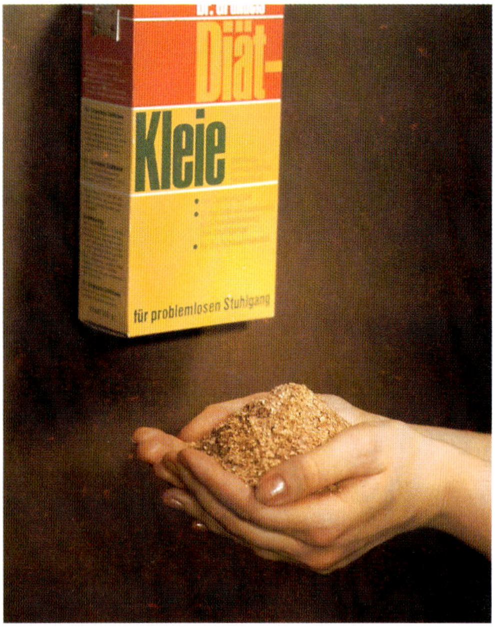

Weizenkleie – unersetzlich bei zahlreichen Darmstörungen.

tät an. Inzwischen leiden 40–50 % aller siebzigjährigen Bürger der westlichen Länder unter dieser Krankheit, die durch eine ungenügende Darmfüllung und eine Steigerung des Drucks bei Überblähung entsteht.

Es besteht heute unter den Medizinern volle Übereinstimmung über die Erfolge einer diätetischen Behandlung der Divertikulose mit pflanzlichen Faserstoffen, z. B. mit den Diätprodukten aus Weizenkleie. Die Dosis muß täglich mindestens 20–30 g betragen, damit einmal täglich weicher, lockerer Stuhl entsteht.

Krampfadern (Varicosis): Bei der Obstipation wird oft versucht, durch starkes Pressen die Stuhlentleerung zu erzielen. Durch das Pressen kommt es aber zu einer Drucksteigerung im Unterleib und damit zugleich zu einer starken Blutstauung und Erweiterung der Venen in den Beinen, so daß die Venenklappen unwirksam werden. Bei häufiger Wiederholung entstehen daraus – falls auch eine Veranlagung zur Bindegewebsschwäche besteht – Krampfadern.

Eine Kost mit 20–30 g Weizenkleie erzeugt einen so glatten und weichen Stuhl, daß das Pressen wegfallen kann. Damit ist eine wesentliche Ursache für die Krampfaderbildung beseitigt. Einmal vorhandene Krampfadern sind nicht mehr heilbar, es sei denn operativ.

Hämorrhoiden: Der erhöhte Druck im Unterleib, der durch Pressen beim Stuhlgang infolge Darmträgheit entsteht, bildet auch bei der Hämorrhoiden-Entstehung eine wesentliche Mitursache. Jede Drucksteigerung im Unterbauch setzt sich auf die zahlreichen Venengeflechte der Beckenorgane bis zum Darmausgang fort. Der Drucksteigerung folgt die Venenerweiterung, dieser schließlich die Krampfaderbildung. Im Bereich des Darmausgangs heißen die Krampfadern Hämorrhoiden.

Das Hämorrhoidalleiden ist äußerst häufig und oft kompliziert durch Entzündungen, Blutungen und die Bildung von Thrombosen.

Wenn man weiß, daß durch eine faserreiche Kost mit 20–30 g Weizenkleie täglich die Druckerhöhung mit ihren zahlreichen

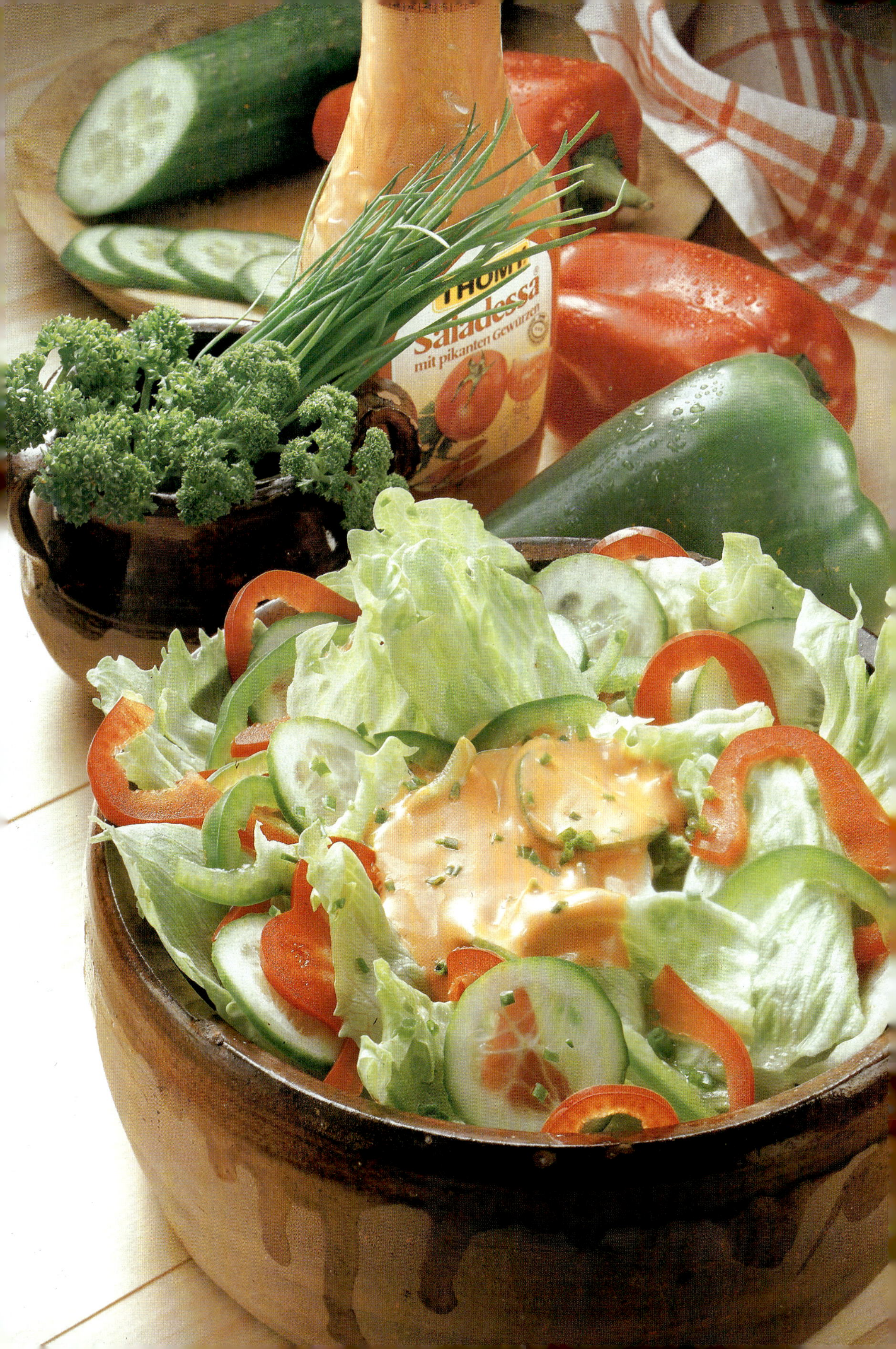
Saladessa
mit pikanten Gewürzen

Folgen gar nicht erst in Gang kommt und damit der Bildung von Hämorrhoiden entgegengewirkt wird, ist man ein Narr, wenn man nicht entsprechend handelt.

Gallensteine (Cholelithiasis): Wenn die Gallenflüssigkeit mit Salzen und Cholesterin übersättigt ist, entstehen Gallensteine. Die Gallenübersättigung mit Cholesterin ist sehr häufig. Ursache ist oft eine zu große Zufuhr mit der Nahrung (Eier, Tierfette) und eine ungebremste Aufnahme des Cholesterins im Darm, so daß eine Übersättigung auftreten muß.

Das wird sofort verständlich, wenn man erfährt, daß sich Gallensteine im Tierexperiment sehr leicht durch eine faserfreie Kost erzeugen lassen. Bei faserfreier Kost kann nämlich im Darm das Cholesterin nicht mehr ausreichend gebunden werden und wird dadurch zu schnell an das Blut abgegeben. Durch eine langsame Einströmung in die Blutbahn wird aber die Galle nicht übersättigt, so daß sie dann auch nicht zur Steinbildung neigt.

Es ist vielfältig erwiesen, daß eine Zufuhr von 15–25 g Weizenkleie als Faserstoff eine Gallensteinbildung verhindert, wenn nicht ständig übergroße Mengen an Cholesterin mit der Nahrung zugeführt werden.

Zuckerkrankheit (Diabetes mellitus): Die Faserstoffe bieten uns noch eine weitere Überraschung. Sie besteht darin, daß sie das Blutzuckertagesprofil sehr günstig beeinflussen, das heißt absenken. Die Zugabe von Faserstoffen zur täglichen Nahrung hemmt und verlangsamt den Zuckerabbau. Der Einstrom von Zucker (Glukose) in die Blutbahn wird stark behindert, so daß das Blutzuckertagesprofil wesentlich flacher, also normaler verläuft. Das Interessanteste dabei ist aber, daß bei der faserreichen Kost der Kohlenhydratgehalt normal gehalten werden kann, während man bisher immer an einer kohlenhydratarmen Kost festhielt.

Eine Menge von 20 g Faserstoffen pro Tag läßt die Blutzuckertageskurve eines Diabetikers bereits deutlich günstiger verlaufen. Die Chance sollte sich kein Diabetiker entgehen lassen.

Diese Bemerkungen über die Faserstoffe zeigen, daß diese sehr wichtige Bestandteile unserer Nahrung sind und zur Verhütung einer Reihe von Magen-, Darm- und Stoffwechselkrankheiten ganz wesentlich beitragen können.

Mangel an grünem Pflanzenfarbstoff (Chlorophyll)

Dieser Farbstoff hat vor längerer Zeit unsere Aufmerksamkeit erweckt und ist heute in zahlreichen Präparaten als Medikament in der Apotheke erhältlich. Die größte und beste Apotheke ist aber in diesem Falle wieder die Natur und in ihr das natürliche, frische Nahrungsmittel, also grüne Salate und Gemüse.

Was ist eigentlich Chlorophyll? Man sieht heute plötzlich in der großen Übereinstimmung des roten Blutfarbstoffes und des grünen Blattfarbstoffes ein biologisches Wunder. Während der rote Blutfarbstoff Träger und Überträger des für uns lebensnotwendigen Sauerstoffs ist, vollbringt der grüne Pflanzenfarbstoff im Pflanzenorganismus das große chemische Wunder, aus Gas (Kohlendioxid) und Wasser unter Mitwirkung der Sonne eine feste Körpersubstanz (Zucker und Stärke) aufzubauen und damit die Grundlage für die menschliche Ernährung zu schaffen. Wir bezeichnen diese beiden Farbstoffe als Lebensgrundstoffe, und es lag nahe, zu untersuchen, welche unmittelbaren Wirkungen das Chlorophyll auf den menschlichen Organismus ausübt. Diese Untersuchungen zeitigten überraschende Ergebnisse. Der grüne Pflanzenfarbstoff steigert die Blutfarbstoffbildung und die Zahl der roten Blutkörperchen, er regt die Herzarbeit, die Darmfunktion und den Stoffwechsel an, er beseitigt Gefäßkrämpfe und setzt erhöhten Blutdruck herab, er steigert die Nerven-

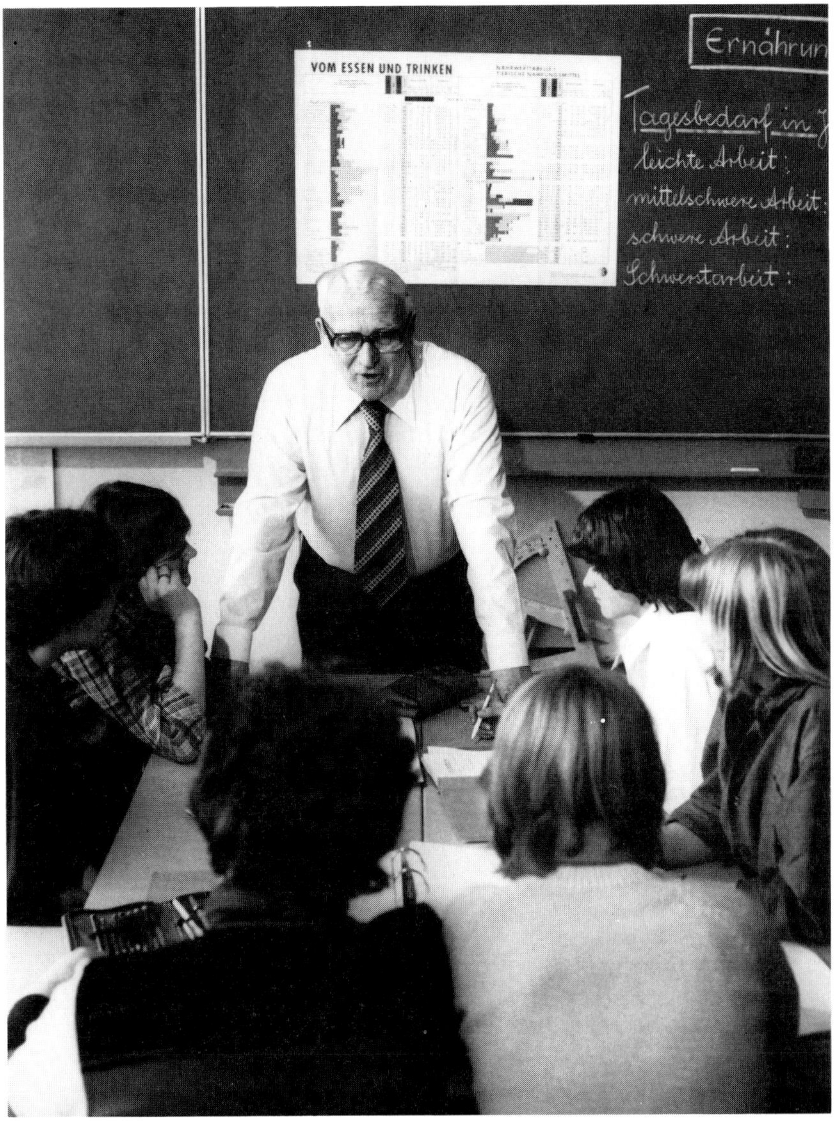

Wenn man bedenkt, daß jeder Dritte an ernährungsabhängigen Krankheiten stirbt, so müßte die Ernährungsaufklärung längst einen festen Platz im Stundenplan unserer Kinder und Jugendlichen einnehmen.

und Muskelleistungen, vermehrt die Wasserausscheidung, regelt die Gebärmutterfunktionen, bewirkt frischen Körpergeruch und frischen Atem und fördert allgemein das Wachstum des menschlichen Gewebes. Das heißt aber, daß dieser grüne Wunderstoff ein allgemeines Belebungsmittel für alle Zellen ist und nebenher ein natürliches Kosmetikum darstellt.

Gibt es eine glänzendere Rechtfertigung für die immer wieder zu betonende Notwendigkeit der Anwendung von frischen, grünen Salaten und Gemüsen, die diesen Farbstoff in großer Menge enthalten?

Im lebendigen grünen Blatt liegt eine hervorragend nährende und heilende Kraft. Wir schaden uns selbst, wenn wir das mißachten.

Regeln einer gesundheitsgemäßen Ernährungsweise

Wer den bisherigen Ausführungen aufmerksam gefolgt ist, wird die Einsicht gewonnen haben, daß der größte Teil der Krankheiten als Folge einer fehlerhaften Ernährung auftritt, also auf eigener Unkenntnis und eigenem Verschulden beruht. Das muß uns aufrütteln! Insbesondere unseren Hausfrauen sollte klarwerden, daß sie in erster Linie mit ihrer Arbeit in der Küche über das Wohl und Wehe ihrer Familien entscheiden. Die Frau legt hier entweder den Grund zu einer frohen und gesunden Entwicklung ihrer Kinder und zur Erhaltung der Leistungsfähigkeit ihres Mannes oder aber zur Halbgesundheit, Mangelentwicklung und Leistungsschwäche oder gar zur Krankheit und Invalidität aller ihr Anbefohlenen.

Sie muß sich daher mit allen Grundsätzen einer gesunden Vollkost, einer gesundheitsgemäßen Ernährung und den Eigenschaften der zu verwendenden Nahrungsmittel, welche „Lebensmittel", also Mittel zum gesunden Leben, sein sollen, völlig vertraut machen. Sie muß wissen, welche Zubereitungsformen den Lebensmitteln angemessen sind, d. h. wie sie die Nähr-, Schutz- und Gesundheitswerte erhält oder gar steigert. Sie muß die Küchentechnik beherrschen. Sie muß wissen, wo der Nutzen einer angewandten Küchentechnik, z. B. der Hitzeanwendung, aufhört und die Schädlichkeit beginnt. Schließlich muß sie die Formen der gefälligen und schmackhaften Darreichung ihrer Speisen kennen und den Mahlzeiten eine heitere Atmosphäre geben können, in der die Hast des Tages von allen abfällt.

Eine Hausfrau, die ihre Familie gesund erhalten will, muß also eine ausgesprochene Sach- und Fachkenntnis besitzen. Um sich diese Kenntnis anzueignen, braucht sie Liebe zur Sache, kundige Anleitung, viel Zeit und körperliche und geistige Leistungsfähigkeit. Bei der heutigen Entwicklung der „berufstätigen Frau", die *auch noch* ihren Haushalt zu bewältigen hat, sind diese Voraussetzungen rein kräfte- und zeitmäßig in keiner Weise gegeben. Küche und Haushalt benötigen eine volle Kraft, wenn die zu stellenden Forderungen erfüllt werden sollen. Die Arbeit der Hausfrau ist eine ausgesprochene Berufung und Facharbeit, die *nebenher* auf die Dauer *nicht* getan werden kann.

Diese Seite unseres Daseins sollte bei der sozialen Entwicklung und bei allen berufspolitischen Fragen von den Verantwortlichen sorgfältig bedacht werden, da alle damit zusammenhängenden Probleme nicht unwesentlich unsere Zukunft bestimmen.

Um nun der Hausfrau ihre verantwortungsvolle und in ihrer Auswirkung so tiefgreifende Arbeit zu erleichtern, mag sie die Regeln, wie sie aus der Übersicht zu ersehen sind und die sich aus den bisher besprochenen Fragen ergeben, sorgfältig beachten.

Wer sich nach diesen notwendigen Auseinandersetzungen über die Mängel unserer heutigen Ernährungsweise die Mühe macht, mir auf den Wegen in die wunderbare und vielfach geheimnisvolle Welt unserer einzelnen Lebensmittel zu folgen, wird reichen Gewinn für sich selbst und die ihm Anvertrauten davontragen. Es tut sich ihm hierbei die unerschöpfliche Werkstatt der Natur und des in ihr wirkenden Geistes auf.

Bevor wir uns den einzelnen Lebensmitteln zuwenden, muß noch ein klärendes Wort zu folgenden kritischen Fragen gesprochen werden: Sind die Pflanzen, Bäume und Tiere, die uns unsere Lebensmittel liefern und zugleich Heilwirkungen entfalten sollen, selber noch gesund? Wachsen unsere Pflanzen auf gesundem, fruchtbarem Boden? Entwickeln sich unsere Tiere unter gesunden Lebensbedingungen? Gewinnen wir unsere Lebens- und Nahrungs-

Regeln für eine gesundheitsgemäße Ernährung

- Jede Mahlzeit sollte mit Frischkost beginnen, wie sie die Jahreszeit gerade bietet. Unsere Gesamternährung verlangt wenigstens zehn Prozent davon.
- Eine Nahrung, in der Vollkornschrot, Milch und Milchprodukte, Nüsse, Obst, Gemüse, Salate, geriebene Knollen und Wurzeln, Pellkartoffeln, Südfrüchte, Vollkornbrot und kaltgeschlagene Planzenöle bevorzugt werden und Fleisch, Fisch und Eier nur gelegentliche Zukost sind, erhält gesund und erhöht die Leistungsfähigkeit.
- Eine Nahrung, die vorwiegend aus Kochkost, Fleisch, harten Tier- und Pflanzenfetten, geschälten Kartoffeln, Konserven, Nudeln, Grieß, Weißmehl, weißem Reis, Weißbrot, Weißzucker, reinem Kochsalz, Tee, Kaffee und wenig Milch besteht, ist eine unterwertige Kost, die auf die Dauer zu chronischen krankhaften Veränderungen führt. Diese aber bilden die Grundlage aller Zellentartungen (Krebs) und den Nährboden für das Wachstum und die Vermehrung gesundheitsschädigender Bakterien.
- Den einzigen persönlichen Maßstab, ob die Ernährung richtig ist, bilden Wohlbefinden und Leistungsfähigkeit, nicht Kalorientabellen oder Ernährungssysteme.
- Einfachheit und Mäßigkeit im Essen sind Regeln, die noch durch keine Theorie und keine Ernährungslehre umgestoßen werden konnten.
- Zum Essen braucht man Zeit, und diese Zeit soll zum Kauen genutzt werden. Daher muß die Nahrung etwas zum Kauen enthalten. Vollkornbrot, Nüsse und Früchte müssen gründlich gekaut werden.
- Nur natürliche und frische Nahrungsmittel sind wirkliche Lebensmittel.
- Die Menge des Kochsalzverbrauchs steht im umgekehrten Verhältnis zur Güte der Kost. Bei vollwertiger Kost ist jeder Kochsalzzusatz schädlich. Natürliche Lebensmittel enthalten ausreichende Mengen an Natrium und Chlor, den Bestandteilen des Kochsalzes.
- Die Nase will auch mitessen: Duft, Aroma und Wohlgeschmack der Speisen beeinflussen Qualität und Bekömmlichkeit.

mittel im Sinne der hier vertretenen biologischen Ernährungweise? Sind Gartenbau und Landwirtschaft „natürlich“ geblieben, oder beginnen nicht bereits hier die Fehler unserer Lebens- und Ernährungsweise? Treiben wir Raubbau an unseren Böden? Können sie den stark erhöhten Anforderungen entsprechen? Können wir trotz gesteigerter Menge die Qualität erhalten oder gar verbessern? Wie reagieren Boden, Pflanze, Tier und Mensch auf die Mineraldüngung, auf die Schädlingsbekämpfung, auf die Fruchtwechselwirtschaft, also auf jene Maßnahmen, auf welche die Landwirtschaft der ganzen Welt glaubt nicht mehr verzichten zu können?

Patentlösungen für diese heute sehr berechtigten Fragen gibt es nicht, wenn wir dabei ohne jede Einseitigkeit sowohl die biologischen Zusammenhänge berücksichtigen und die wirtschaftlichen Forderungen anerkennen als auch die wissenschaftlichen Untersuchungen und Forschungen beachten wollen. Hier herrschen bislang noch unvereinbar scheinende gegensätzliche Anschauungen und Forderungen.

Klar ist nur, daß es einer verständnisvollen Zusammenarbeit von Ärzten, Ernährungsbiologen, Landwirten, Tierzüchtern und Chemikern bedarf, wenn es hier zu einer wirklich allseits befriedigenden Lösung kommen soll. Wahr bleibt jedenfalls die alte Erkenntnis, daß Pflanzen, Tiere und Menschen nur auf einem gesunden Boden gedeihen und gesund bleiben können. Es ist unsere vornehmste und im wahrsten Sinne des Wortes schöpferische Aufgabe, die uns im Rahmen der Naturgesetze gegebenen Möglichkeiten der Bodenbearbeitung und der Pflanzen- und Tierzüchtung zu nutzen, da wir nur dann wirkliche Teilhaber an dem großen Schöpfungswerk der Natur sind und aus der Naturlandschaft eine echte Kulturlandschaft entwickeln können.

Sollten wir aber ehrfurchtslos und in rein gewinnsüchtiger Absicht schädliche Eingriffe in die biologischen Zusammenhänge vornehmen, so wird sich die Natur gegen uns wenden und mit Unfruchtbarkeit des Bodens und Krankheit von Pflanze, Tier und Mensch antworten. Diese Erde zu bebauen heißt zugleich, sie zu bewahren.

Bei allen Kulturmaßnahmen am Boden müssen wir stets im Auge behalten, daß sie nicht nur der Erzeugung der erforderlichen Menge, sondern auch deren Qualitätsverbesserung und der Steigerung ihres biologischen Wertes dienen müssen. Solange sich die Pflanzenzucht, die gärtnerische und landwirtschaftliche Nahrungsmittelerzeugung und die Viehzucht im Rahmen der großen biologischen Gesetzmäßigkeiten bewegen, wird aus gesundem Land auch gesundes Leben hervorgehen. Beherzigen wir dazu ein Wort von Sir *Albert Howard:* „Alle Lebewesen haben ein angeborenes Recht auf Gesundheit. Dieses Gesetz gilt für den Boden, die Pflanze, das Tier und den Menschen. Die Gesundheit dieser vier Formen des Lebendigen ist zu einer Kette verbunden.“

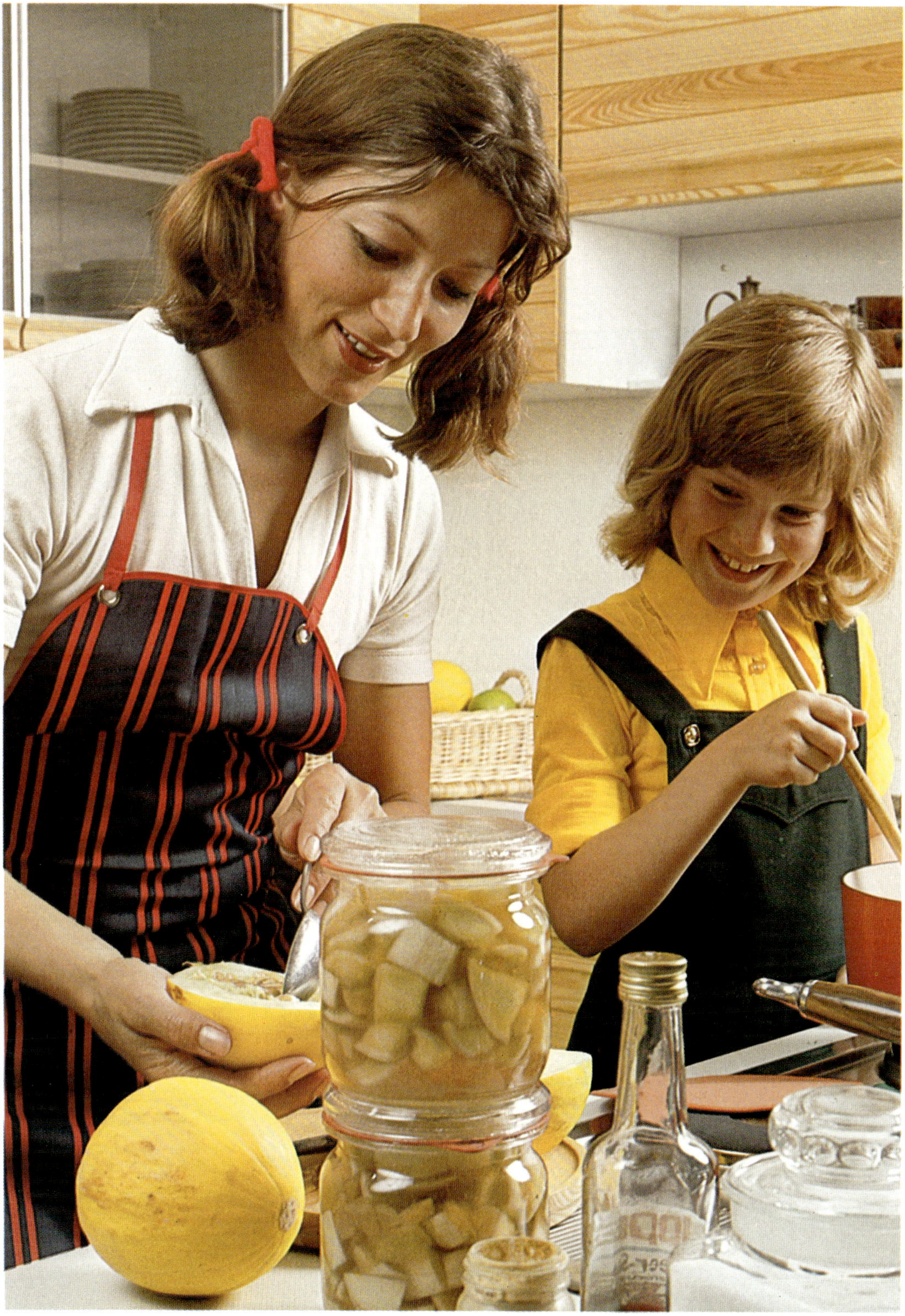

Unsere Hausfrauen entscheiden in erster Linie mit ihrer Arbeit in der Küche über das Wohl und Wehe ihrer Familien (Seite 78).

Übersicht der für den Menschen wichtigen Vitamine

	Chemische und Funktionsbezeichnung	Wirkungsweise	Natürliche Quellen
Vitamin A bzw. Vorstufe Karotin	Axerophthol Epithelschutzvitamin, Antiinfektiöses Vitamin Bisher war es üblich, Vitamin A in Internationalen Einheiten anzugeben. Neuerdings setzt sich die Angabe in Mikrogramm (μg oder mcg) immer mehr durch. Wir haben diese Umrechnung schon weitgehend vorgenommen. Vitamin A kommt in freier Form (als Retinol) vor allem im tierischen Gewebe vor. Seine Vorstufen (Provitamine A) sind in Pflanzen enthalten und können in der Darmwand in Vitamin A umgewandelt werden. Das wichtigste Provitamin A ist das β-Carotin. Dabei gilt folgender Umrechnungsfaktor: 6 mg β-Carotin = 1 mg Retinol = 1 mg Retinol-äquivalent.	Für die normale Beschaffenheit und Funktion der Haut, Schleimhaut und anderer Deckzellen unentbehrlich, hemmt die Schilddrüsenfunktion, schützt die Leber. Wahrscheinlich auch spezieller Einfluß auf das Körperwachstum. Es wirkt also auf Haut, Schleimhäute, Schilddrüse und Leber. In hohen Dosen zeigt Vitamin A (nicht die Vorstufen!) schwere Nebenwirkungen. Diese können von Kopfschmerzen und Hautveränderungen bis zu Lebervergrößerungen und Skelettveränderungen reichen.	In Pflanzen als Vorstufe (Karotin) enthalten. Die hauptsächlichsten pflanzlichen Vitamin-A-Quellen sind: Aprikosen, Bohnen, grüne Erbsen, Gerste, Kohl, Mohrrüben, Orangen, Pfirsiche, Salat, Spinat. Die tierischen Quellen sind: Lebertran, Butter, Eigelb, Vollmilch, Rahm, Käse. Vitamin A ist sehr sauerstoff- und lichtempfindlich. Zerkleinertes Gemüse nicht offen stehenlassen! Nur zugedeckt kochen!
Vitamin D_2 bzw. D_3	Calciferol (Vitamin D_3 ist das natürlich vorkommende, der alten Bezeichnung entsprechende „Vitamin D"). Vitamin D_3 ist ein Bestrahlungsprodukt des 7,8-Dehydrocholesterins. Vitamin D_2 = Ergocalciferol ist ein Bestrahlungsprodukt des Ergosterins. Antirachitisches Vitamin, „Sonnenvitamin"	Es reguliert den Phosphor- und Kalkstoffwechsel, verbessert insbesondere den Kalkstoffwechsel und ermöglicht die Bildung des zur normalen Verknöcherung benötigten Kalk-Phosphor-Komplexes. Es fördert das Wachstum. Darüber hinaus kommen dem Vitamin D wahrscheinlich noch weitere, bisher unbekannte Wirkungen zu. Bekannt ist bereits eine Beziehung zur Nebenschilddrüse, die vor allem den Kalkstoffwechsel reguliert.	Im Leberöl von Meeresfischen (Lebertran von Dorsch, Thunfisch, Heilbutt), Milch, Ei, Butter, Pilze, Hefe. Das Vitamin D ist empfindlich gegen Sauerstoff und Säuren. Wird durch Kochen und Konservieren kaum geschädigt.

In Fett lösliche Vitamine

Täglicher Bedarf des Menschen	**Bei Mangel des Vitamins treten folgende Erscheinungen auf**	**Das Vitamin bessert und heilt folgende Erkrankungen**
Erwachsene: etwa 0,9 mg in der Schwangerschaft etwa 1,2 mg in der Stillzeit etwa 2 mg Kinder unter 1 Jahr etwa 0,6 mg 1–3 Jahre etwa 0,6 mg 4–9 Jahre etwa 0,8 mg 10–12 Jahre etwa 0,9 mg Mädchen 13–20 Jahre etwa 0,9 mg Junge Männer 16–20 Jahre etwa 0,9 mg Ein Schulkind kann seinen Vitamin-A-Bedarf größtenteils durch einen halben Liter Milch decken. Die therapeutische Tagesdosis bei Erwachsenen kann bis zu 180 mg gesteigert werden.	Trockenheit und Verhornung der Zellen, verschlechterte Wundheilung. Veränderungen und verminderte Abwehrfähigkeit der Schleimhäute gegen Infektionen, verminderte Salzsäureabsonderung des Magens, Durchfallneigung, Neigung zu Steinbildungen, Deckzellenverhornung am Auge, Nachtblindheit.	Krankhafte Verhornung der Haut, wie Schwielen, Hühneraugen, Hauthorn, Warzen; Trockenheit der Haut; Darier'sche Krankheit; Akne vulgaris; Brüchigwerden der Nägel und der Haare; Ichthyosis (Fischschuppenkrankheit); Verbrennungen, Röntgengeschwüre, Unterschenkelgeschwüre; Stinknase, Rachenschleimhaut- und Bronchialschleimhautentzündung, Kehlkopfentzündung; Mundschleimhautentzündung, Magenschleimhautentzündung mit mangelhafter oder fehlender Magensäurebildung, Magen- und Zwölffingerdarmgeschwüre, Nachtblindheit, Hornhauterweichung, Hornhauteintrocknung; Basedowsche Krankheit, Überfunktion der Schilddrüse, Leberzellschäden; Aufzucht von Frühgeburten; Verhütung von Steinbildung in den Harnwegen; Eintrocknung und Schrumpfung der äußeren weiblichen Geschlechtsorgane, nicht infektiöse Erkrankung der Scheidenschleimhaut.
Erwachsene und Kinder 0,0025 mg während der Schwangerschaft und Stillzeit 0,01 mg Säuglinge 0,01 mg	Die Vitamin-D-Bestände des Organismus müssen laufend ergänzt werden, sonst tritt eine rasche Verarmung an Vitamin D ein. Beim Säugling und Kleinkind führt D-Mangel zu Rachitis, zu verzögertem Zahndurchbruch. Die Zähne selbst bleiben unterentwickelt, weisen Stellungsfehler und Schmelzdefekte auf. Beim älteren Kind und Erwachsenen treten augenfällige Rachitissymptome auf, wie Verformungen und Verbildungen des Brustkorbs, des Beckens, der Gliedmaßen, rachitischer Rosenkranz und Knochenbrüche.	Vorbeugung und Behandlung der Rachitis, Krampfneigung der Kinder, Förderung der Zahnentwicklung, Knochenerweichung, Knochenentkalkung, chronischen Gelenkrheumatismus, chronische Ekzeme, Knochen-, Gelenk-, Haut- und Schleimhauttuberkulose (Lupus vulgaris), Frostbeulen.

	Chemische und Funktionsbezeichnung	Wirkungsweise	Natürliche Quellen
Vitamin E	Tokopherol Fruchtbarkeitsvitamin, Antisterilitätsvitamin	Vitamin E wirkt regulierend auf die Hirnanhangsdrüse (Hypophyse) und gewinnt dadurch Einfluß auf den Kohlenhydratstoffwechsel, auf den Wasserstoffwechsel und auf die Geschlechtsorgane. Es wirkt ferner auf den Muskelstoffwechsel, auf die Haargefäße (Kapillaren), indem es die Sprossung neuer Haargefäße anregt und krankhaft erhöhte Durchlässigkeit bessert. Wichtig ist wohl auch die regenerierende Wirkung auf das Bindegewebe.	Getreidekeime und Getreidekeimöl, Gemüse und Salate, Eidotter, Milch, Butter. Vitamin-E-haltige Nahrungsmittel nicht offen lagern. Licht- und Luftzutritt verursachen Dunkelfärbung.
Vitamin K	Phyllochinon Blutungshemmendes, gerinnungsförderndes Vitamin	Vitamin K veranlaßt die Leber, das zur normalen Blutgerinnung notwendige Ferment Prothrombin zu bilden.	Gemüse (besonders Spinat, Blumenkohl- und Weißkohlblätter), Kartoffeln, Pflanzenöle, Früchte (besonders Tomaten, Erdbeeren, Hagebutten), Leberfett. Vitamin K ist lichtempfindlich und unbeständig gegen Sauerstoff. Durch Kochen wird es nicht beeinträchtigt.

Täglicher Bedarf des Menschen	**Bei Mangel des Vitamins treten folgende Erscheinungen auf**	**Das Vitamin bessert und heilt folgende Erkrankungen**
Säuglinge 6 mg Erwachsene 12 mg Schwangere und Stillende brauchen 30–50 mg Kinder im Wachstumsalter 6–12 mg	Bei verschiedenen Tiergattungen führt Vitamin-E-Mangel zu einer Verkümmerung der Keimdrüsen (Geschlechtsorgane), die zum Teil nicht mehr behebbar ist. Bei anderen Tiergattungen kommt es bei Vitamin-E-Mangel zu einer Verkümmerung und Entartung der gesamten Muskulatur der Bewegungsorgane, der inneren Organe und des Herzmuskels. Vielfach wurde bei E-Mangel auch eine Schädigung der verschiedenen Anteile des Bindegewebes beobachtet, was sich besonders am Blutgefäßsystem äußert. Das Fehlen von Vitamin E erzeugt beim Tier Leberverfettung und Blutungen. Beim Menschen sind die verschiedensten Mangelsymptome sehr schwer nachzuweisen.	1. Störungen der Fortpflanzungsorgane, wie: Neigung zu Früh- und Fehlgeburt, schwache oder fehlende Menstruation, Wechseljahrsbeschwerden, Schwangerschaftsbeschwerden, mangelhafte Milchbildung; 2. Aufzucht von Frühgeburten und bei Entwicklungs- und Wachstumsstörungen im Säuglingsalter; 3. Erkrankungen des Nerven- und Muskelsystems, besonders bei Muskelschwächen nach Infektionen; 4. Bindegewebserkrankungen insbesondere rheumatischer Art, wie Hexenschuß, Schiefhals, Muskel- und Nervenrheumatismus; 5. Herz- und Gefäßerkrankungen verschiedenster Art; 6. Unterstützung der Behandlung bei Zahnlockerungen (Parodontose); 7. Stinknase (Ozaena); 8. Unterschenkelgeschwüre (offenes Bein).
Der Bedarf an Vitamin K ist nicht genau bekannt. Für Neugeborene wird der Bedarf mit 1 µg (Mikrogramm) pro Tag angegeben. Für Säuglinge und Kleinkinder wird er auf 10 µg pro Kilogramm Körpergewicht geschätzt. Bei Erwachsenen geht man von einem Tagesbedarf von 1,5 mg (Männer) bzw. 1,3 mg (Frauen) aus.	Blutungsneigung, wobei berücksichtigt werden muß, daß das Vitamin K entweder mit der Nahrung in nicht genügender Menge zugeführt wird oder die Eigenproduktion durch krankhafte Darmbakterienbesiedlung gehemmt ist oder die Aufnahme aus dem Darm durch eine geschädigte Darmschleimhaut gestört ist oder Leber-Galle-Funktionsstörungen vorliegen. Blutungen im Unterhautzellgewebe, in der Muskulatur, im Darm und in anderen Organen können auf Vitamin-K-Mangel hinweisen.	Blutungsneigung bei nachweisbarem Mangel an dem Gerinnungsferment Prothrombin. Der Zustand tritt vor allem bei Erkrankungen auf, die zu einem Verschluß der Gallenwege führen (Steine, Geschwülste, chronische Entzündungen) und zu Leberzellschädigungen. Vitamin K hat sich auch bewährt bei Netzhautblutungen, hohem Blutdruck, Neigung zu Nasenblutungen und zur Vorbeugung bei Zahnextraktionen und Hals-Nasen-Operationen. Vitamin K wirkt auch der Zahnfäule (Karies) entgegen.

Übersicht der für den Menschen wichtigen Vitamine

	Chemische und Funktionsbezeichnung	Wirkungsweise	Natürliche Quellen
Vitamin B_1	Aneurin, Thiamin Antineuritisches Vitamin, Antiberiberivitamin	Gebunden an einen spezifischen Eiweißkörper, erfüllt das Vitamin B_1 eine wichtige Aufgabe im Kohlenhydratstoffwechsel (als Ferment Carboxylase). Es greift in den Abbau und in die Weiterverarbeitung der Kohlenhydrate ein. Bei seinem Fehlen bleibt z. B. die Brenztraubensäure als Schlackensubstanz im Stoffwechsel zurück und verursacht schwere Krankheitserscheinungen besonders am Nervensystem. Vitamin B_1 ist überhaupt eine ausgesprochene Aktionssubstanz des Nervensystems. Der Bedarf ist erhöht bei starker Muskelarbeit, starker Schweißabsonderung und überwiegender Kohlenhydratnahrung. In der gleichen Weise wie im Kohlenhydratstoffwechsel ist Vitamin B_1 auch am Fett- und Eiweißstoffwechsel beteiligt.	Randschichten und Keimanlagen der Getreidearten, Reis, Hefe, Gemüse, Früchte, Kartoffeln, Leber, Niere, Kuh- und Frauenmilch. Vitamin B_1 ist empfindlich gegen Luft und Licht, aber verhältnismäßig hitzebeständig (bis 105° C).
Vitamin B_2	Lactoflavin, Riboflavin Wachstumsvitamin, Schutzstoff	Im Entwicklungsalter fördert Vitamin B_2 Wachstum und Gewichtszunahme. Als ein Fermentbestandteil aktiviert es wie das Vitamin B_1 die Zellatmung. Mit anderen Fermentsystemen ist es auch am Abbau und den Verbrennungsvorgängen im Zucker- und Eiweißstoffwechsel beteiligt. Der starke Gehalt der Netzhaut an Vitamin B_2 läßt seine Beteiligung am Sehvorgang erkennen.	Hefe, Getreidekeime, Gemüse, Früchte, Käse, Hühnerei, Milch, Fisch, Fleisch, Rogen, Eingeweide. Vitamin B_2 ist sehr lichtempfindlich (besonders ultraviolette Strahlen). Gemüse nicht einweichen und in knapp bemessener Wassermenge nur kurz kochen oder dünsten.

In Wasser lösliche Vitamine

Täglicher Bedarf des Menschen	**Bei Mangel des Vitamins treten folgende Erscheinungen auf**	**Das Vitamin bessert und heilt folgende Erkrankungen**
Männer 1,6 mg Frauen 1,4 mg in der Schwangerschaft und Stillzeit bis 1,8 mg Kinder unter 1 Jahr etwa 0,4 mg zwischen 1 und 12 Jahren 0,7–1,4 mg Mädchen 13–20 Jahre 1,2–1,4 mg Junge Männer 16–20 Jahre 1,5–1,7 mg	Als schwerste Störung kennen wir die Beriberi, eine Krankheit, bei der besonders das Nerven- und Muskelgewebe und der Wasserhaushalt betroffen sind und schwere Schäden am Herzen und den Blutgefäßen auftreten. Als Anzeichen eines Vitamin-B_1-Mangels beim Menschen sind uns bis heute folgende bekannt: 1. *Nervenstörungen:* Kopfschmerzen, Müdigkeit, Kribbeln in den Händen und Füßen, Schlaflosigkeit, Schwitzen, Untertemperatur; 2. *Magen-Darm-Störungen:* Appetitlosigkeit, Brechreiz, Erbrechen, Salzsäuremangel des Magensaftes, Schwäche der Magen- und Darmfunktionen, Verstopfung; 3. *Muskelstörungen:* Allgemeinschwäche, Muskelschwund, Lähmungserscheinungen, Wadenkrämpfe; 4. *Kreislaufstörungen:* Atemnot, Herzklopfen, Herzerweiterung, Herzschwäche.	Beriberi, die klassische Vitamin-B_1-Mangelkrankheit, ist im ganzen westlichen Lebensbereich sehr selten. Praktisch um so wichtiger sind die schleichend und schwer erkennbar auftretenden Vorstadien, die meist hinter Allgemeinschwäche, Appetitlosigkeit, Energielosigkeit, Müdigkeit und allgemeiner Unlust verborgen sind. Zu folgenden Erkrankungsformen wird heute Vitamin B_1 allein oder zusammen mit anderen Faktoren des Vitamin-B-Komplexes und anderen Heilmitteln herangezogen: Nervenentzündungen aller Art, Nervenlähmungen, Muskellähmungen, Folgezustände nach Diphtherie, Kinderlähmung, Gürtelrose, Schwangerschaftsbeschwerden, zur Verkürzung der Geburtsdauer und Dämpfung der Geburtsschmerzen; bei Depressionen und herabgesetzter geistiger Spannkraft. Bei Kindern fördert die fortgesetzte Verabreichung von täglich 2 mg Aneurin die geistige Entwicklung.
Männer 2,0 mg Frauen 1,8 mg in der Schwangerschaft 2,3 mg in der Stillzeit 2,5 mg Kinder bis zu 12 Jahren 0,9–2,0 mg	Einstellung des Wachstums und der Gewichtszunahme, Schädigungen an Haut und Schleimhäuten sowie an den Sehorganen. Besondere Bedeutung kommt dem Vitamin B_2 in der Schwangerschaft und Stillzeit zu.	Gewichtsabfall beim Säugling, zahlreiche Störungen der Magen-Darm-Funktionen, Sehstörungen, Haut- und Schleimhautstörungen. Meist wird das Vitamin B_2 in Verbindung mit den anderen Faktoren des Vitamin-B-Komplexes verabreicht.

	Chemische und Funktionsbezeichnung	Wirkungsweise	Natürliche Quellen
Niacin	Nikotinsäureamid, Nikotinamid Pellagraschutzstoff, PP-Faktor	Wie Vitamin B_1 und B_2 bildet die Nikotinsäure einen Bestandteil wichtiger Fermente, und zwar der Wasserstoffüberträger beim Ab- und Aufbau der Kohlenhydrate, der Alkohole und Fettsäuren. Die Nikotinsäure bzw. das Nikotinsäureamid ist ferner an der Blutbildung beteiligt und für die normale Funktion der Verdauungsorgane, des Nervensystems und der Haut unentbehrlich. Für viele Kleinlebewesen, besonders Bakterien, ist dieses Vitamin ein unentbehrlicher Wachstumsstoff.	Hefe, Getreide, Früchte, Gemüse, Milch, tierische Organe. Nikotinsäureamid ist hitzebeständig und unempfindlich gegen Licht und Luftsauerstoff. Vorsicht vor Natron.
Pantothensäure	Filtratfaktor	Die Pantothensäure hat Funktionen im Eiweiß- und Fettstoffwechsel, ist notwendig zur Entgiftung von Fremdsubstanzen (z. B. Arzneimitteln) und ist ganz allgemein für Aufbau und Funktion der Gewebe unentbehrlich und lebenswichtig. So ist sie notwendig für die Erhaltung der Abwehrkraft der Haut und Schleimhäute und für den normalen Ablauf der Stoffwechselvorgänge in der Haut und ihren drüsigen Anhangsgebilden. Wachstum und Farbgebung der Haare werden gefördert.	Hefe, Sojamehl, Reiskleie, Kartoffeln, Getreide, Gemüse, Früchte, Leber, Niere, Muskelfleisch. Pantothensäure ist licht- und luftbeständig.

Täglicher Bedarf des Menschen	Bei Mangel des Vitamins treten folgende Erscheinungen auf	Das Vitamin bessert und heilt folgende Erkrankungen
Männer 12–18 mg Frauen 10–15 mg in der Schwangerschaft und Stillzeit etwa 15 mg Kinder unter 1 Jahr etwa 4–6 mg von 1–12 Jahren etwa 8–16 mg Mädchen im Reifealter etwa 12–13 mg Jungen im Reifealter etwa 13–20 mg	Schwere Stoffwechselstörungen, die sich auf das Nervensystem, den Magen-Darm-Kanal und die Haut erstrecken. Das ausgeprägte Krankheitsbild trägt den Namen Pellagra. Beim Menschen kann es zu folgenden Mangelsymptomen kommen: 1. *am Nervensystem:* Unruhe, Nervosität, Müdigkeit, Vergeßlichkeit, Verstimmungen, Ängstlichkeit und Neigung zu Erregungszuständen; 2. *an den Verdauungsorganen:* Entzündungserscheinungen an den Mund- und Rachenschleimhäuten, Appetitverlust, Erbrechen, Durchfall, Leberfunktionsstörungen; 3. *an der Haut:* Entzündungszustände an Händen und Füßen, Hals, Nacken und im Gesicht.	Pellagra und pellagraähnliche Zustände, Haut- und Schleimhauterkrankungen, die auf Nahrungsmängeln, Vergiftung oder medikamentöser Grundlage beruhen und auch in der Mundhöhle oder am Magen-Darm-Kanal lokalisiert sein können. Auch nervöse und seelische Verstimmungszustände sprechen häufig auf Nikotinsäurezufuhr gut an.
Erwachsene 8 mg Säuglinge 4 mg Kinder von 1–12 Jahren 5–6 mg Jugendliche 8 mg Schwangere und Stillende 10 mg	Stoffwechselstörungen, Funktionsstörungen der Nebennierenrinde, Haarentfärbung und Haarausfall, Hauterkrankungen (bei Mitbeteiligung noch anderer Faktoren).	Mundschleimhauterkrankungen, entzündliche und allergische Erkrankungen der Atemwege, Funktionsstörungen des Magen-Darm-Kanals und der Leber. Hauterkrankungen, entzündlicher und allergischer Natur (Ekzeme, Juckreiz, Sonnenbrand). Erkrankungen der haarbildenden Organe wie fleckförmiger oder totaler Haarausfall, Trockenheit, Brüchigkeit und Entfärbung der Haare, Schuppenbildung. Brand-, Extraktions-, Schürf- und infizierte Wunden, Geschwüre und Fissuren.

	Chemische und Funktionsbezeichnung	Wirkungsweise	Natürliche Quellen
Vitamin B_6	Pyridoxinhydrochlorid, Adermin	Das Vitamin B_6 ist ein notwendiger Faktor im Eiweiß- und damit im gesamten Zellstoffwechsel. Es ist besonders als Regulator des Gewebsstoffwechsels der Leber, des Nervensystems und der Haut anzusehen. Für zahlreiche Kleintiere, Bakterien und Hefen wirkt es als Wachstumsvitamin, bei der Ratte als ein Faktor, der Hautentzündungen verhütet.	Hefe, Getreide, grüne Gemüse, Milch, Eigelb, Muskelfleisch. Vitamin B_6 ist sehr lichtempfindlich. Nahrungsvorräte deshalb im Kühlschrank oder in einer dunklen Kellerecke lagern.
Vitamin B_{12}	Antiperniziosaprinzip. Bemerkenswert ist der Kobaltgehalt.	Vitamin B_{12} ist zur normalen Blutbildung sowie zur normalen Funktion des zentralen Nervensystems neben anderen Faktoren (z. B. Folsäure) unbedingt erforderlich. Vitamin B_{12} ermöglicht dem Körper die volle Ausnützung der Eiweißkörper und wird zur Zeit als der stärkstwirksame biologische Stoff angesehen.	Es fehlt völlig in Obst, Gemüsen, Salaten, Kleie, Getreidemehlen und Pflanzensamen. Pflanzenwurzeln enthalten etwas Vitamin B_{12}, da sie es aus den Bodenbakterien aufnehmen. Vitamin-B_{12}-Quellen sind: Hühnerherz, Leberpastete, Schaffleisch, Rinderniere, Rinderherz, Hering, Thunfisch, Rotbarsch, Bückling. Das Stehenlassen der Vitamin-B_{12}-haltigen Nahrungsmittel im hellen Tageslicht unbedingt vermeiden. Mikroorganismen (Colibakterien) sind die einzigen Lebewesen, die Vitamin B_{12} erzeugen.
Folsäure	Vitamin M, Vitamin Bc, Folinsäure	Zusammen mit anderen Faktoren (z. B. Vitamin B_{12}) unterstützt Folsäure die Bildung und Ausreifung der roten Blutkörperchen. Sie scheint auch für die normale Funktion der Schleimhäute des Magen-Darm-Kanals notwendig zu sein.	Milch, Käse, Leber, Niere, Muskelfleisch, dunkles Blattgemüse, Blumenkohl, Spinat. Zahlreiche Kleinlebewesen können Folsäure selbst bilden. Folsäure wird durch Sonnenlicht und ultraviolette Strahlen zerstört. Nahrungsmittel nicht zerkleinert an der Luft stehen lassen. Zudecken und nur kurz kochen.

Täglicher Bedarf des Menschen	**Bei Mangel des Vitamins treten folgende Erscheinungen auf**	**Das Vitamin bessert und heilt folgende Erkrankungen**
Frauen 1,6 mg Männer 1,8 mg Säuglinge 0,3–0,5 mg Kinder 0,7–1,6 mg Jugendliche 2,1 mg Schwangere 3,6 mg Stillende 2,0 mg	Während beim Tier charakteristische Ausfallerscheinungen bekannt sind (Hauterscheinungen bei der Ratte, Gehirn- und Nervenerscheinungen, ferner Blutarmut bei Hund und Affe), sind beim Menschen spezifische Ausfallerscheinungen bis heute nicht bekannt. Die klinische Beobachtung ergab Heilergebnisse bei verschiedenen Nervenerkrankungen und bei Schwangerschaftserbrechen. Auch ist Vitamin B_6 ein Zusatzfaktor bei der Heilung der Pellagra.	Die nervösen Begleitsymptome der Pellagra und Beriberi, wie Abgeschlagenheit, Müdigkeit, Nervosität, Reizbarkeit, Magenkrämpfe, Muskelschwäche und -starre (meist in Verbindung mit den anderen Faktoren der B-Gruppe). Schwere organische Nervenerkrankungen, Schwangerschaftserbrechen, Röntgenstrahlenschäden.
Erwachsene 0,005 mg Säuglinge 0,0005–0,001 mg Kinder und Jugendliche 0,0025–0,005 mg Schwangere und Stillende 0,0075 mg	Blutbildungs- und Nervenstörungen, insbesondere Verminderung des Blutfarbstoffs, der Zahl der roten und weißen Blutkörperchen und der Blutplättchen.	Perniziöse Anämie (bösartige Blutarmut) und andere ähnliche Bluterkrankungen (z. B. nach Magenoperation), Schwächezustände nach Operationen, Infektionskrankheiten, Magen-Darm-Erkrankungen. Das Vitamin verbessert die Verwertung der Folsäure zur Bildung von Folsäure-Coenzymen. Strenge Vegetarier, die alle Lebensmittel tierischen Ursprungs ablehnen, nehmen außerordentlich geringe Mengen von Vitamin B_{12} auf, und häufig findet man auch Symptome des Vitamin-B_{12}-Mangels, besonders nervöser Art.
Erwachsene 0,4 mg Säuglinge 0,1 mg Kinder und Jugendliche 0,2–0,4 mg Schwangere 0,8 mg Stillende 1 mg	Wachstumshemmung, Verminderung des roten Blutfarbstoffs, der Zahl der roten Blutkörperchen und der zur Gerinnung notwendigen Blutplättchen (siehe Vitamin B_{12}).	Wie bei Vitamin B_{12}.

	Chemische und Funktionsbezeichnung	Wirkungsweise	Natürliche Quellen
Orotsäure	Vitamin B_{13}, Uracil-4-Carbonsäure	Orotsäure hat einen wachstumssteigernden Effekt. Sie fördert den Eiweißaufbau und unterstützt das Vitamin B_{12} in seiner Wirkung auf den Nukleinsäurestoffwechsel.	Hauptsächlich Schaf- und Ziegenmilch, Hefe und Leber.
Vitamin B_{15}	Pangaminsäure, Pangamsäure, Pangametin	Vitamin B_{15} soll die Zelloxydationsvorgänge fördern und am oxydativen Aufbau der Glukose beteiligt sein.	Aprikosenkerne, pflanzliche Samen, Reiskleie.
Vitamin H	Biotin, Bios II, Bios IIb, Coenzym R Antiseborrhoisches Vitamin, Hautschutz-Vitamin, Hautfaktor	Vitamin H oder Biotin hat in Form von biotinhaltigen Fermenten umfangreiche Funktionen im Eiweiß-, Fett- und Kohlenhydratstoffwechsel zu erfüllen, die im einzelnen noch nicht zu übersehen sind. 1 mg Biotin auf 400 000 l Wasser verteilt kann noch als Wuchsstoff für Hefen wirken!	In freier Form in Blattgemüsen, Früchten, Reiskleie, Milch. An Eiweiß gebunden in Pflanzensamen, Hefe, tierischen Organen (Leber, Niere, Nebenniere, Muskulatur, Gehirn), Eigelb. Biotin ist hitzebeständig (bis 200° C), aber lichtempfindlich (ultraviolette Strahlen).
Vitamin P	Rutin, Vitamin-P-Faktor Permeabilitätsvitamin	Rutin setzt die Durchlässigkeit der Kapillaren herab und erhöht ihre Widerstandsfähigkeit, es unterstützt die Vitamin-C-Wirkung und greift in die Zellatmungsvorgänge ein.	Blätter, Buchweizen, Früchte (besonders Citrusfrüchte), schwarze Johannisbeeren, Paprika, Hagebutten.

Täglicher Bedarf des Menschen	**Bei Mangel des Vitamins treten folgende Erscheinungen auf**	**Das Vitamin bessert und heilt folgende Erkrankungen**
Bisher werden 50–200 mg täglich empfohlen. Der Tagesbedarf ist noch nicht genau ermittelt.	Bei Mangel oder völligem Fehlen treten Wachstumsstörungen, Störungen der Darmbakterienflora und des Eiweißstoffwechsels auf.	Leberzellschädigungen, Dysbakterie, Wachstums- und Regenerationsstörungen. Orotsäure wird auch zur Hemmung und Entgiftung krebserzeugender Substanzen eingesetzt.
Schätzungsweise weniger als 2 mg. Zur Behandlung werden 15 mg (3 × 5 mg) täglich vorgeschlagen.	Zelloxydationsstörungen, aber im einzelnen noch nicht genügend bekannt.	Herz-Kreislauf-Störungen, Stoffwechsel- bzw. Atmungsstörungen des Herzmuskels, rheumatische Erkrankungen.
Etwa 0,1–0,3 mg.	Trockene, schilfrige Haut, Versiegen der Talgproduktion, Verkümmerung der Zungenpapillen, Ansteigen des Cholesterins im Blut, Entwicklung einer zunächst feinschuppigen, später fleckigschuppigen Hautentzündung (Dermatitis), wobei die befallenen Partien allmählich fahlgrau werden. Gleichzeitig bestehen folgende Allgemeinerscheinungen: Appetitlosigkeit, Müdigkeit, Depression, Übelkeit, Muskelschmerz, Empfindungsstörungen der Hautnerven, Hämoglobinabfall.	Leinersche Krankheit (Erythrodermia desquamativa), Talgdrüsenerkrankung der Haut, Finnenausschlag (Akne vulgaris), Ernährungsstörungen der Haut und der Schleimhäute (Dystrophie), Nagelwachstumsstörungen, manchmal auch Ergrauen der Haare.
Noch nicht festgelegt. Auf etwa 50 mg geschätzt (für Erwachsene).	Gefäßdurchlässigkeit, Ödembereitschaft, Abnahme der Kapillarresistenz, Neigung zu Gewebsblutungen.	Gefäßbrüchigkeit, Blutungsneigung: hämorrhagische Diathesen, Glaskörperblutungen, Nasenbluten, Netzhautblutungen, Zahnfleischblutungen.

	Chemische und Funktionsbezeichnung	Wirkungsweise	Natürliche Quellen
Vitamin C	Ascorbinsäure Antiskorbutisches Vitamin	Das Vitamin C ist ein für den gesamten Zellstoffwechsel notwendiger Wasserstoffüberträger. Es ist von Bedeutung für die Energieverwertung und für die Nebennierenrindenfunktion. Es aktiviert ferner zahlreiche Fermente und stärkt die natürliche Abwehrkraft gegen Infektionen, inaktiviert Gifte oder setzt ihre Giftwirkung herab. Es verbessert die Aufnahmefähigkeit für Eisen und regt die Knochenmarksfunktionen an. Außerdem ist es notwendig für zahlreiche Funktionen des Bindegewebes. Es ist von ähnlich universeller Bedeutung wie das Vitamin B_1 und hat wie dieses grundlegende Aufgaben im Zellstoffwechsel zu erfüllen.	Vitamin C kommt in allen lebenden Geweben vor. Einen hohen Gehalt weisen auf: Frische Früchte, Gemüse und Salate, besonders Apfelsine, Zitrone, Hagebutte, Sanddornbeere, Paprika, schwarze Johannisbeere, Nebenniere und andere Hormondrüsen, Leber, Auge, Milch. Luftsauerstoff, Hitze, Licht sowie einige Fermente zerstören die Ascorbinsäure. Nahrungsmittel im Kühlschrank aufbewahren. Bei ungeeigneter Lagerung und Zubereitung von Gemüse geht der Vitamin-C-Gehalt stark zurück.

Täglicher Bedarf des Menschen	Bei Mangel des Vitamins treten folgende Erscheinungen auf	Das Vitamin bessert und heilt folgende Erkrankungen
Männer 75 mg Frauen 75 mg in der Schwangerschaft 100 mg in der Stillzeit 100 mg Kinder und Jugendliche 75 mg	Da der menschliche Organismus das Vitamin C nicht selbst aufzubauen vermag, ist er gegen eine mangelhafte Zufuhr mit der Nahrung sehr empfindlich. Es treten sehr bald Störungen im Allgemeinbefinden, Appetitlosigkeit, Schwäche, Schweregefühl in den Beinen, Anfälligkeit gegen Infektionen und Blutarmut auf. Auch das Wachstum wird beeinträchtigt. Damit haben sich auch schon die Vorzeichen des Skorbuts ausgebildet. Der Skorbut ist die typische Vitamin-C-Mangelkrankheit. Ihr entspricht die Möller-Barlowsche Krankheit beim Säugling. Beide Krankheitsbilder sind gekennzeichnet durch überall auftretende kleinere bis größere Blutungen. Besonders auffällig ist das weiche, aufgequollene Zahnfleisch. Häufig lockern sich die Zähne und fallen aus. Die Vorstadien sind praktisch wichtiger als die ausgebildeten Krankheiten. Blutungsneigung des Zahnfleisches deutet meist schon einen Vitamin-C-Mangel an. Mangelhafte Zufuhr von Vitamin C durch Denaturierung der Nahrung, starker Mehrverbrauch durch Anstrengung, Infektion, Schwangerschaft, Stillzeit, Wachstum oder Alter sind Gründe für die Entstehung zahlreicher Vitamin-C-Mangelzustände. Wir kennen sie als Frühjahrsmüdigkeit, Appetitlosigkeit, schnelle Erschöpfbarkeit (körperlich und geistig), Blutungsbereitschaft, Anfälligkeit gegen Infektionen, Verdauungsbeschwerden, Kreislaufstörungen, Kopfschmerzen, Blutarmut, Wachstumsverzögerung u. a. m.	Da Vitamin C ein fast *universeller Aktivator der Zellfunktionen* ist, läßt sich sein außerordentlich großer Anwendungsbereich verstehen. Wir benötigen es bei Skorbut und allen Vorstadien dieser Erkrankung, wie Allgemeinschwäche, Blutungsneigung, Zahnfleischerkrankungen und Schädigungen des Zahnhalteapparates. Es wird ferner angewandt zur Steigerung der Abwehrkraft bei Infektionen und Vergiftungen. Es wirkt günstig auf rheumatische Erkrankungen und tuberkulöse Infektionen, bei Störungen der Blutneubildung in den Blutbildungszentren des Knochenmarks. Es ist notwendig bei Magen-Darm-Störungen und zur Beschleunigung der Wundheilung, ferner als Zusatz zu Diätkostformen, die oft vitaminarm sind. Der *Kinderarzt* verordnet Vitamin C bei Entwicklungs- und Verdauungsstörungen, mangelhafter Knochenbildung und Störungen der Zahnbildung. Keuchhusten wird durch große Vitamin-C-Mengen gemildert und in seinem Verlauf abgekürzt. Bei den *chirurgischen Erkrankungen* unterstützt Vitamin C die Knochen- und die Wundheilung. Während der ganzen *Schwangerschaft* und *Stillzeit* auf reichliche Vitamin-C-Zufuhr achten und künstliche Säuglingsnahrung mit natürlichen Vitamin-C-Trägern anreichern (Fruchtsäfte)! In der *Zahnheilkunde* ist Vitamin C ein unentbehrlicher Helfer bei allen Schleimhautentzündungen, Zahnfleischerkrankungen, Zahnlockerungen und Schädigungen des Zahnhalteapparates. Wunden nach Zahnextraktionen heilen unter dem Schutz von Vitamin C rasch und komplikationslos ab.

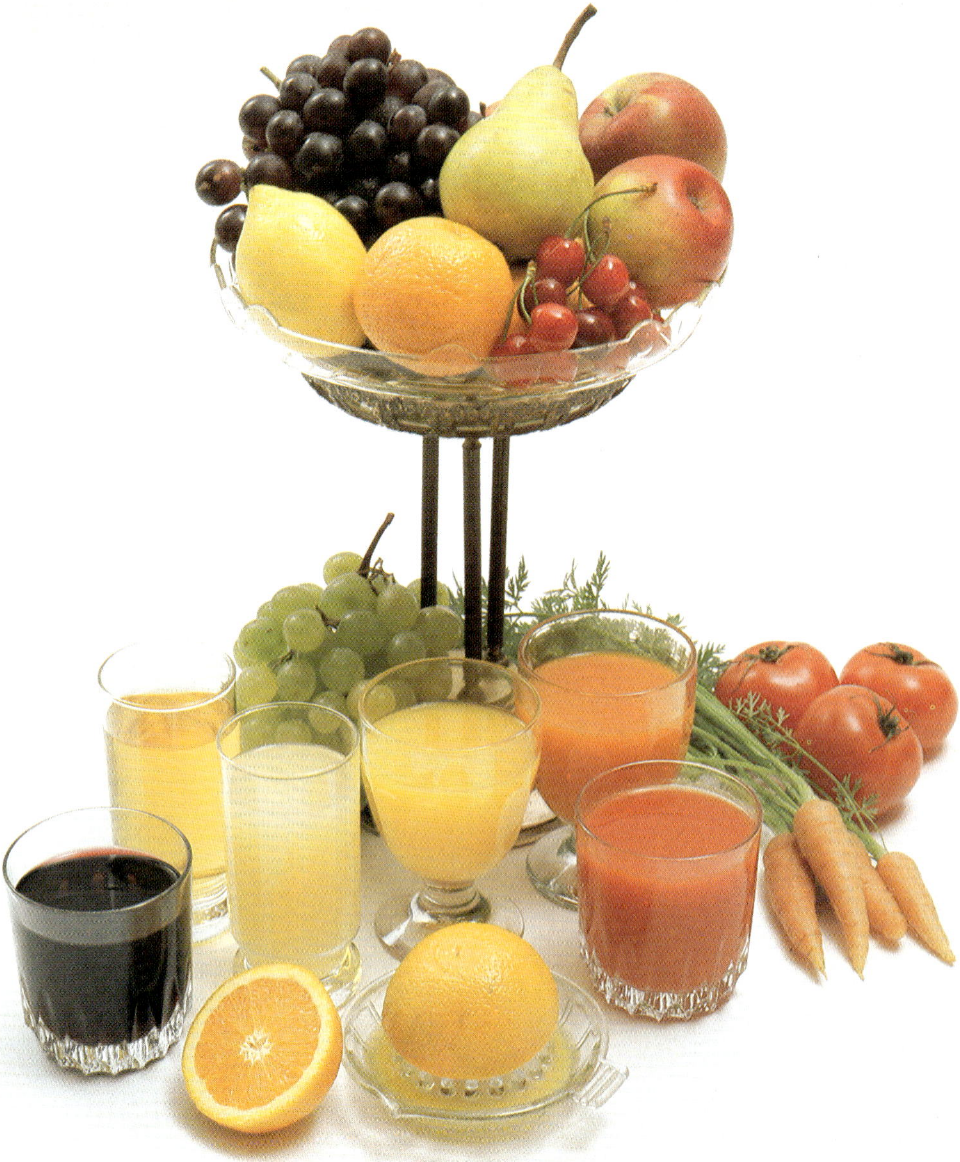

Früchte und Fruchtsäfte sind unsere Gesundheitswächter

„Meine Erfahrung als Arzt hat mich gelehrt, daß die Ernährungsschädigungen der unsichtbarste, aber gefährlichste unter allen Feinden der Menschheit sind. Deshalb verlangt mein ärztliches Gewissen von mir, daß ich diesen Feind bis zu meinem letzten Atemzug bekämpfe.“ Max Bircher-Benner

Obst und Südfrüchte

Obst und Südfrüchte stellen das Köstlichste dar, was uns die Natur für unsere Ernährung, insbesondere für eine pflanzliche Ernährung und Heilbehandlung durch unsere Nahrungsmittel, zu bieten hat.

Allein der Gedanke an Erdbeeren und Kirschen, Himbeeren und Pfirsiche, Äpfel, Birnen, Trauben, Mangos und Ananas löst schon Vorfreude aus auf den Saft des Fruchtfleisches mit den verschiedensten geschmacklichen Nuancen. Saftig und wohlschmeckend sind die Früchte, und das ist etwas Verlockendes.

Doch die vielen Obstarten und Südfrüchte schenken uns noch ganz andere Werte. Außer dem Saft liefern sie uns Vitamine,

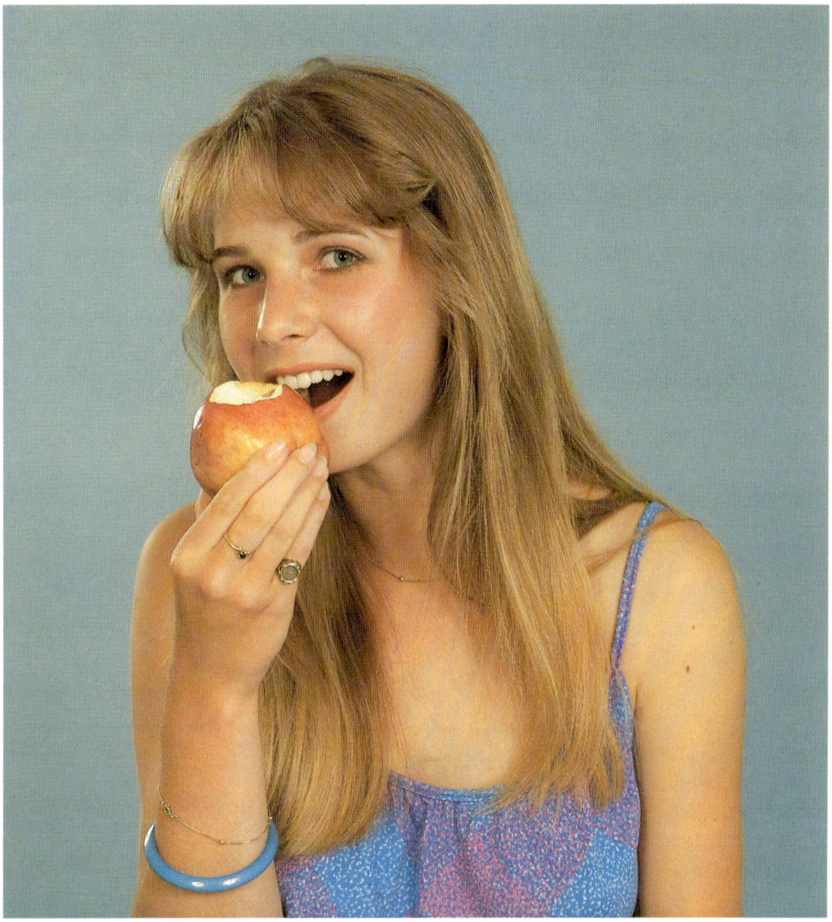

Der wesentliche Gehalt des Obstes liegt in seinen Pektinen und Fruchtsäuren, die einen wohltuenden Einfluß auf die Verdauungsorgane ausüben. Dem Apfel gebührt in seiner diätetischen Verwendbarkeit der erste Platz. Er ist wahrhaft Nahrungs- und Heilmittel zugleich.

Mineralien und Spurenstoffe. Vergessen dürfen wir auch nicht die erst in jüngster Zeit besonders geschätzten Pektine (Quellstoffe) und Ballaststoffe (Faserstoffe, Zellulose), die wir heute nicht mehr als Ballast, sondern als gesundheitlich besonders wertvoll ansehen, weil sie die Darmfunktion in Schwung halten und krankheitsvorbeugend wirken. In vielen Fällen üben sie auch ausgesprochene Heilwirkungen aus. Ich erinnere nur an Zitronenkuren, Kirschen- und Bananenkuren. Die nächsten Abschnitte erzählen viel über die verschiedensten Heilkräfte der Obst- und Südfruchtarten.

Obst wird nicht nur als ganze, frische Frucht genossen, man gewinnt auch sehr gern Saft daraus. Frisch gepreßter Saft ist sozusagen „flüssige Nahrung“, je frischer, um so besser. Schon bald nach dem Pressen beginnt er sich zu verändern. Der Luftsauerstoff und Kleinlebewesen (Bakterien und Hefen) verschiedenster Art, die auch den Saft sehr „lieben“, bringen ihn zum Gären. Durch den Luftsauerstoff in Verbindung mit den sich von Natur aus in den Säften befindenden Enzymen werden die Vitamine und Fruchtsäuren zerstört. Vollwertigen Genuß bringt uns im wahrsten Sinne des Wortes nur der frisch gepreßte Saft. Diese Tatsache sollte man sich im Haushalt zunutze machen.

Die Acerola-Kirsche schützt vor Infektionen

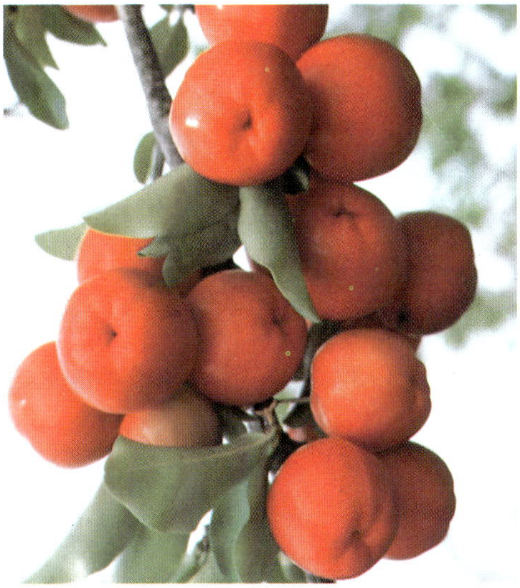

Hauptwirkstoffe in 100 g Frischsubstanz

Eiweiß	0,4 g
Fett	0,3 g
Kohlenhydrate	7,8 g
Natrium	5 mg
Kalium	83 mg
Kalzium	12 mg
Phosphor	14 mg
Eisen	0,2 mg
Vitamin A	18 µg
Vitamin B_1	0,03 mg
Vitamin B_2	0,06 mg
Vitamin B_6	9 µg
Niacin	0,4 mg
Vitamin C	1550 mg
Kalorien	35
Joule	146

Die Acerola-Kirsche *(Malpighia punicifolia)*, ein aus Mittelamerika stammender, 2–3 m hoch wachsender Strauch oder buschiger Baum entwickelt dunkelgrüne, glattrandige, ovale Blätter von 4–10 cm Länge und hellrosa Blüten, die zu 3–8 in einer Dolde zusammenstehen.

Die Früchte – es gibt runde bis ovale Zuchtformen – sind gelb bis scharlachrot und sehen wie Kirschen aus. Sie werden 2–3 cm groß, haben eine dünne Schale und weiches, saftiges, sehr sauer bis süß-sauer schmeckendes Fleisch mit angenehmem Aroma. Roh und unverdünnt kann man das Fleisch (die Pulpe) oder den Saft kaum genießen. Der Saft wird daher mit anderen, meist süßeren Fruchtsäften vermischt. Exportieren läßt sich die Frucht nicht, weil sie so weich und saftig ist, daß sie sofort nach der Ernte verarbeitet werden muß.

Man stellt *Säfte* her, die pasteurisiert oder tiefgefroren in den Handel kommen. Neuerdings wird auch *Acerola-Pulver* angeboten, das im Sprühtrocknungsverfahren gewonnen wird. Das schonendste Verfahren, das *Gefriertrocknungssystem,* hat sich noch nicht genügend durchgesetzt.

Beliebt ist die Verwendung von Saft, Pulpe, Konzentrat und Pulver

- vermischt mit anderen Fruchtsäften zur Vitaminanreicherung,
- als Säurezusatz zur Verstärkung des Eigenaromas anderer Früchte,
- zur Speiseeis-, Marmeladen- und Gelee-Herstellung.

Das besondere Interesse, das heute an der Acerola-Kirsche besteht, liegt an dem unwahrscheinlich hohen Vitamin-C-Gehalt. Es wurden Werte von 1400–4500 mg pro 100 g Frischsaft gemessen. Das bedeutet einen 30–90mal höheren Vitamin-C-Gehalt als in Apfelsinen und Zitronen, die schon zu den Vitamin-C-reichsten Früchten zählen. Es ist keine Frucht der Erde bekannt, die einen so hohen Vitamin-C-Gehalt aufweist wie die Acerola-Kirsche. Darauf beruht ihre einzigartige Verwendbarkeit in der Ernährung und für die Medizin.

Es ist auch interessant zu wissen, daß die *unreife* Frucht einen noch wesentlich höheren Vitamin-C-Gehalt entwickelt, nämlich bis zu 6000 mg pro 100 g Frischsubstanz. Wahrscheinlich wird man noch Sorten heranzüchten, die einen hohen Vitamin-C-Wert und zugleich auch Wohlgeschmack in sich vereinigen. Noch ist die Frucht recht teuer, und es gibt auch nicht genügend wirtschaftlich zu betreibende Plantagen. Durch die notwendige Verarbeitung der Kirsche vermindert sich ihr Vitamin-C-Gehalt auf 70–80% des natürlichen Ausgangswertes.

Durch die Vakuumtrocknung läßt sich ein Pulver herstellen, das bis zu 27% Vitamin C enthält. Dieses Pulver wird mit Früchteextrakten gemischt und zu Tabletten gepreßt. Dadurch sind auch die natürlichen Begleitstoffe des Vitamins C angereichert (z. B. Fruchtsäuren, Mineralien, Bioflavonoide, Rutin und Hesperidin), die seine Stabilität und die Wirkung verstärken.

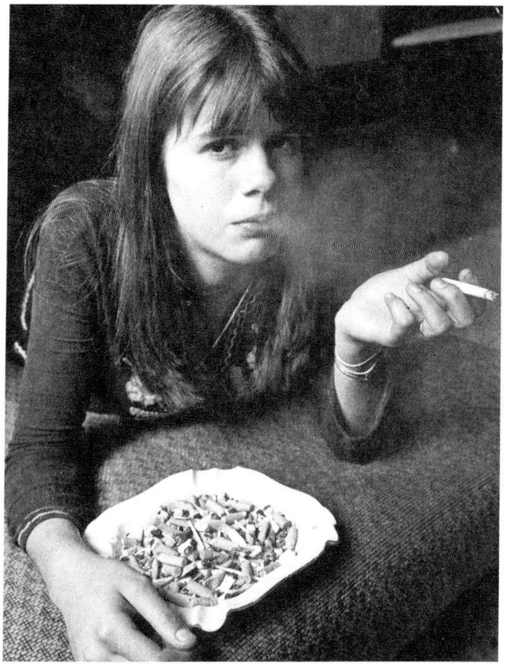

Solch einen hohen Vitamin-C-Anteil und die genannten Begleitstoffe enthaltende Präparate erhöhen nicht nur das allgemeine Wohlbefinden, sondern auch die Widerstandskraft gegen Erkältungen und Infektionen (Verbesserung der Immunitätslage). Sie führen zu schnellerer Wund- und Knochenheilung, steigern das körperliche und seelische Leistungsvermögen und die Herz-Kreislauffunktionen. Alles das wirkt sich besonders bei körperlichen Belastungen, bei Stress, bei der Arbeit und beim Sport – vor allem beim Hochleistungssport – günstig aus. Auch ist die Erholungszeit dadurch wesentlich verkürzt.

Da man heute weiß, daß höhere Dosen von Vitamin C die *Interferonbildung* im Körper erhöhen, sind die vielen Wirkungen schon wesentlich besser verständlich.

Interferone sind Eiweißkörper, die von virusinfizierten Zellen gebildet und abgegeben werden. Sie hemmen die Vermehrung von Viren und können so andere Zellen vor einer Virusinfektion schützen. Sie hemmen aber auch das Wachstum von Tumorzellen und stimulieren das immunologische Abwehrsystem des Körpers. Eine vermehrte körpereigene Interferonbildung schützt daher vor Virusinfekten und Tumorerkrankungen (nach „Der Gesundheits-Brockhaus", 1984).

Es ist auch bekannt, daß starke Raucher einen Verlust der Vitamin-C-Konzentration im Blutserum und in den weißen Blutkörperchen von etwa 50% aufweisen. Man kann ihnen daher nur raten, das Rauchen sofort und radikal einzustellen, was durch die Einnahme von Acerola-Präparaten (am besten frischem Preßsaft) sehr erleichtert wird, weil dadurch die Entzugserscheinungen weitgehend ausbleiben.

Acerolakirsch-Preßsaft hilft bei der Raucherentwöhnung die Entzugserscheinungen zu verhindern.

Ananas ersetzt den Magensaft

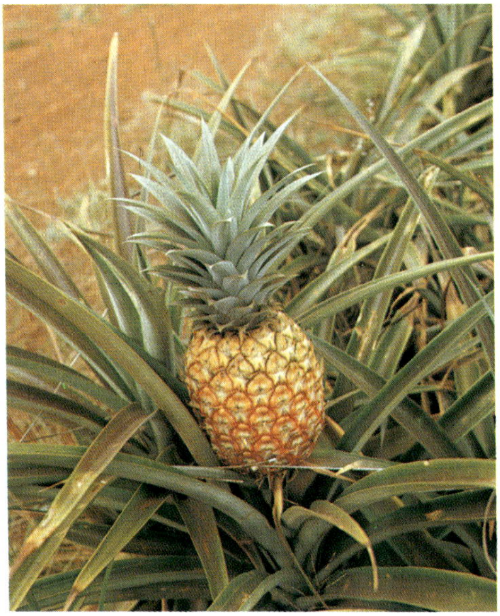

Hauptwirkstoffe in 100 g Frischsubstanz

Eiweiß	0,4 g
Fett	0,2 g
Kohlenhydrate	13,5 g
Natrium	2 mg
Kalium	172 mg
Kalzium	16 mg
Magnesium	17 mg
Phosphor	9 mg
Eisen	0,4 mg
Vitamin A	10 µg
Vitamin B_1	0,08 mg
Vitamin B_2	0,03 mg
Niacin	0,2 mg
Vitamin C	20 mg
Kalorien	57
Joule	238

Diese durch ihr herrliches Aroma ausgezeichnete, eigenartig gebaute Pflanze ist im tropischen Amerika heimisch, wird aber auch in anderen Ländern mit tropischem oder subtropischem Klima (Hawaii, Spanien, Süd- und Nordafrika, Iran, Türkei) angebaut. Obwohl die Ananas *(Ananas sativa)* vergleichsweise teuer ist, wird sie bei uns in erheblicher Menge eingeführt. Sie ist auch als nährende und heilende Frucht sehr zu begrüßen, besitzt sie doch eine medizinisch zu verwertende Eigenschaft, die sie vor allen anderen Früchten auszeichnet. Mit Ananas-Erdbeeren hat sie nichts zu tun.

Wir ersehen aus der Betrachtung der Hauptinhaltsstoffe, daß ein sehr niedriger Nährstoffgehalt und damit ein niedriger Kalorienwert vorhanden ist. Unter den bekannten Mineralien ragt keines besonders hervor, auch ist der sich aus den sauren und basischen Bestandteilen ergebende Basenüberschuß (+ 5,4%) nur gering. Selbst der bisher bekannte Vitamingehalt ist nicht nennenswert. Mit all diesen Angaben vermögen wir die wirkliche ernährungsphysiologische Bedeutung und den Heilwert der Frucht jedoch nicht zu erfassen, zumal sie danach als eine zwar gut mundende, aber sonst keine besonderen Werte bergende Frucht erscheint.

Wirkungsweise und Verwendung

Wenn wir dann aber von Prof. Dr. *Heupke* erfahren, daß die Ananas sich von allen anderen Früchten dadurch unterscheidet, daß sie in reichlicher Menge in ihrem Saft einen Eiweißstoff (Ferment) enthält, der die ganz spezielle Fähigkeit hat, Nahrungseiweiß aufzuspalten, also die Eiweißverdauung einzuleiten, so gewinnt sie damit für uns höchstes Interesse. Wir können nämlich die eiweißverdauende Fähigkeit des Ananassaftes, die sonst besonders dem Magensaft eigen ist, vorzüglich dazu be-

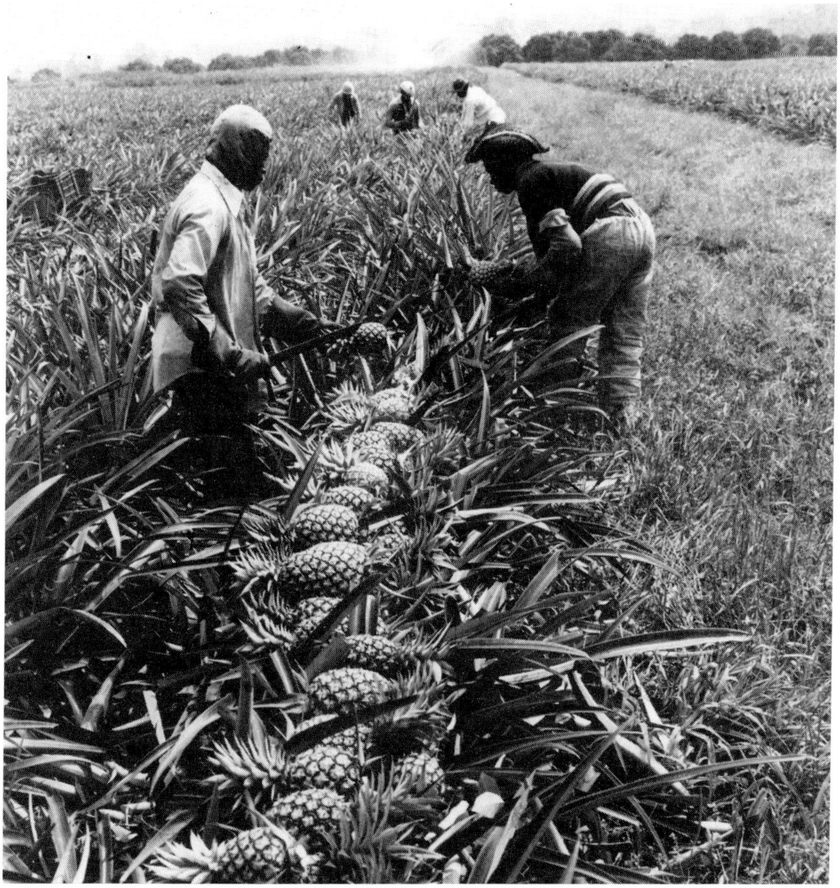

Eine „Ananas-Strecke" wird wie eh und je mit einer scharfen Machete geschlagen. Vorsichtiger Umgang mit den Früchten ist höchstes Gebot, da diese sehr druckempfindlich sind.

nutzen, magenschwachen und magenkranken Personen, bei denen gar kein, zuwenig oder ein zu säurearmer Magensaft vorhanden ist, die Eiweißverwertung zu ermöglichen oder zu erleichtern, indem wir den Magensaft durch Ananassaft ersetzen. Es muß aber betont werden, daß nur frischer Ananassaft diese Fähigkeit besitzt, während die üblichen Ananaskonserven dafür unbrauchbar sind. Jede Hitzeanwendung zerstört die eiweißaufspaltende Kraft des Ananassaftes, da sie an die empfindlichen Fermente oder Enzyme, wie man chemisch die Wirkstoffe nennt, gebunden ist.

Überhaupt kann hier zusätzlich gesagt werden, daß schon zu heiße Speisen und Getränke die der Verdauung dienenden Fermente, die wir im Speichel, im Magen- und Darmsaft finden, lähmen und damit in ihrer Wirksamkeit herabsetzen, wie es auch durch zahlreiche moderne chemische Arzneimittel geschieht. Die Berücksichtigung der Fermenthemmung bei arzneilichen Behandlungen ist wahrscheinlich wichtiger, als wir bisher ahnen. Prof. Dr. *v. Noorden* verabreichte Kranken mit Magensaftmangel (Achylikern) täglich 200 ccm Ananassaft und hatte damit guten Erfolg.

Bei *Tumorerkrankungen,* bei *Magenschwächen* und *Magenkrankheiten,* die mit einem Mangel an Magensaft oder Magensäure –

Ananas leicht zu servieren

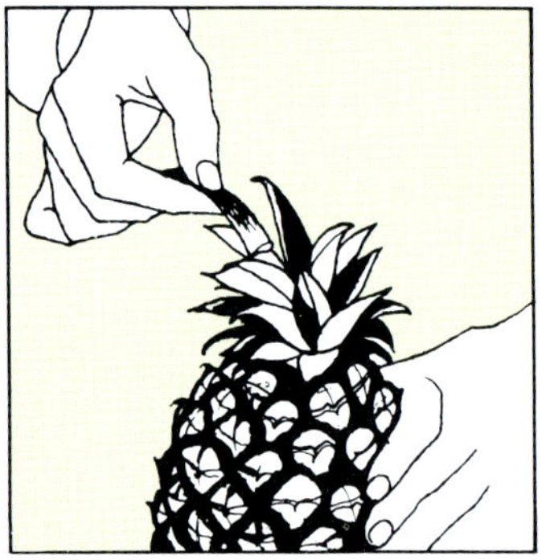

1. Der Reifetest: Ein Blatt muß sich leicht herauszupfen lassen und das Fruchtfleisch auf Fingerdruck nachgeben.

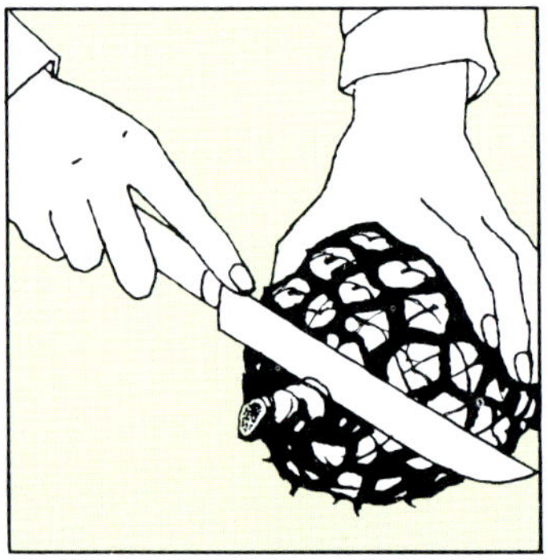

2. Auch noch teilweise grüne Früchte sind nach bestandenem Reifetest eßbereit. Den Stielansatz abschneiden …

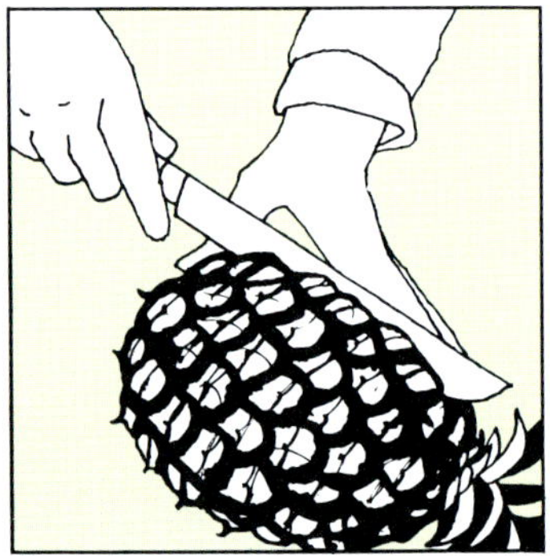

3. … die ganze Frucht mitsamt der Blattkrone in Längsrichtung halbieren …

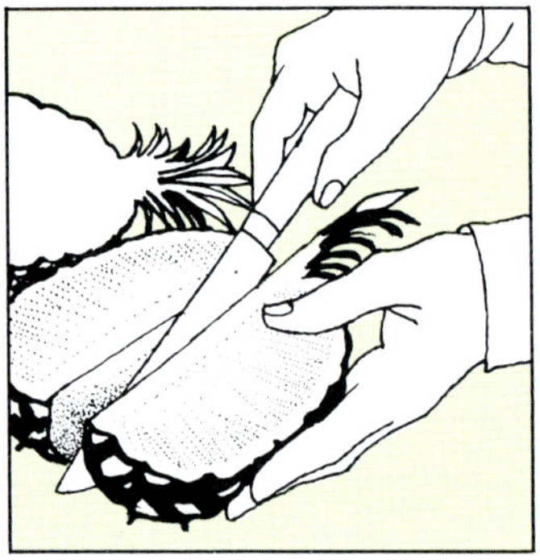

4. … und dann vierteln bzw. in so viele Längsteile schneiden, wie man will.

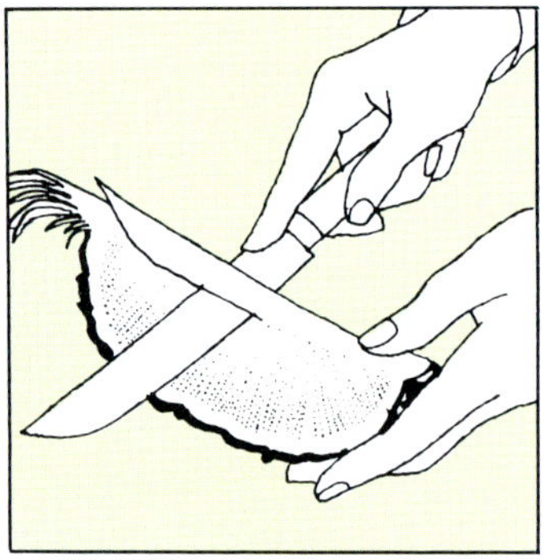

5. Den meist helleren und etwas härteren Mittel-Strunk entfernen.

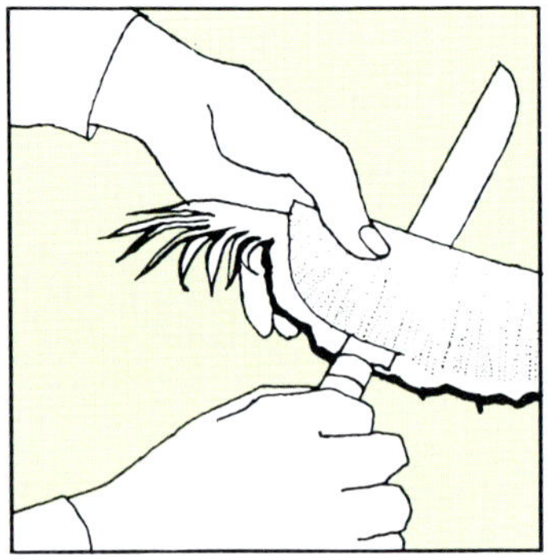

6. Dann das Fruchtfleisch im ganzen von der Schale lösen, jedoch darauf liegen lassen.

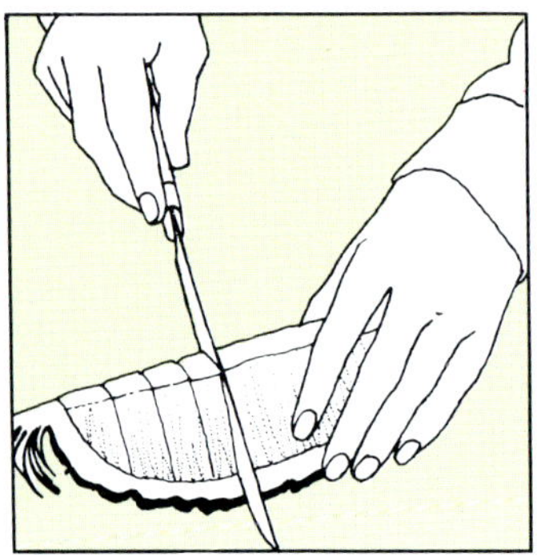

7. Das Fruchtfleisch auf der Schale quer in ca. 1 cm dicke Stücke schneiden …

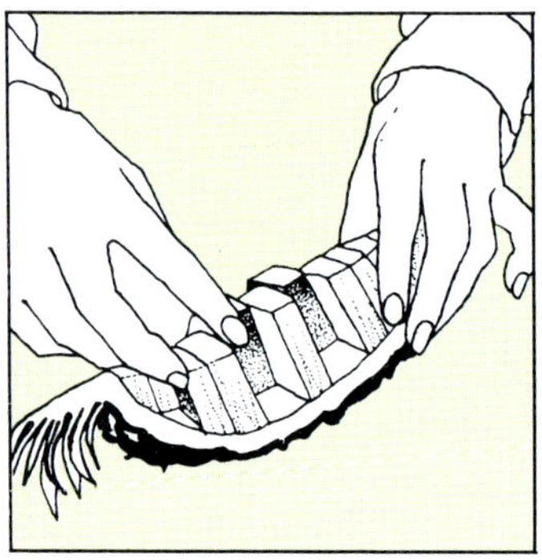

8. … und diese gegeneinander verschieben.

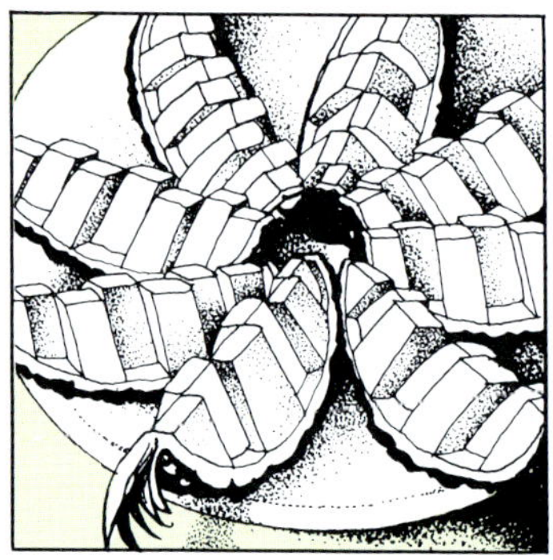

9. Zum Servieren die Ananas-Schiffchen sternförmig auf einem großen Teller anordnen.

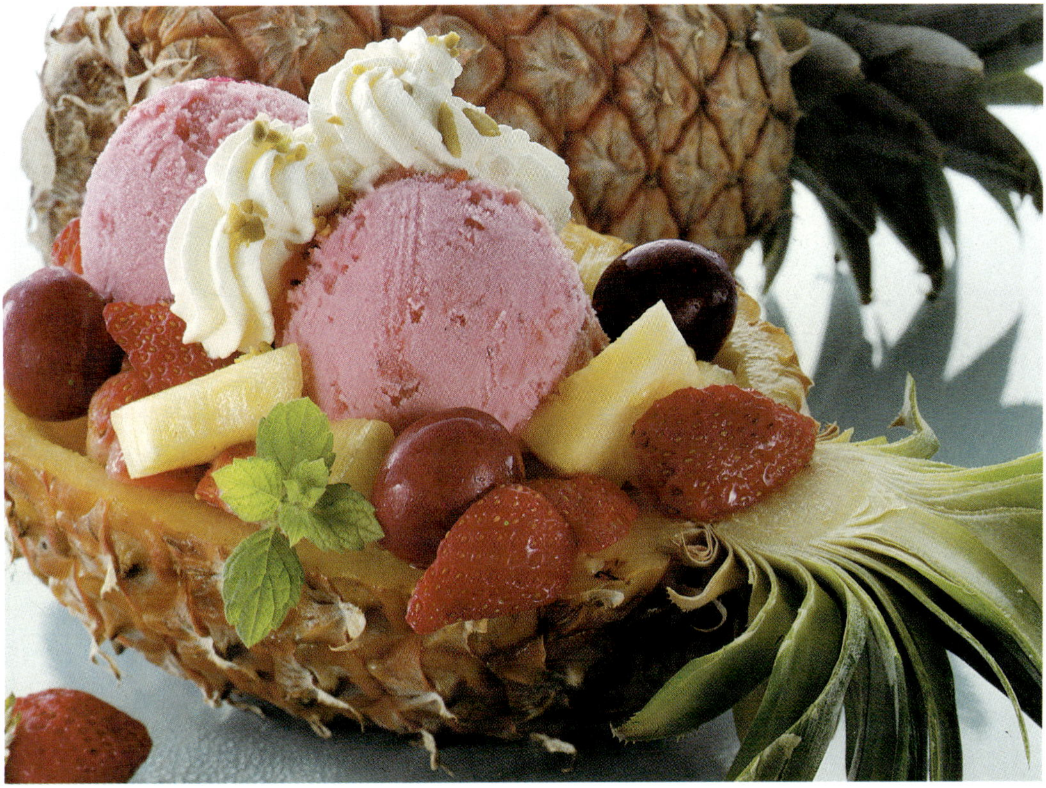

praktisch also bei jeder Appetitlosigkeit – verbunden sind, bedienen wir uns des *frischen Ananassaftes.* Er ist Labsal und Heilmittel zugleich und vermag vollwertig den Magensaft zu ersetzen und durch bessere Verdauung bei gleichzeitiger Schonung der Magenschleimhaut die Kräftigung des Kranken und damit seine Genesung zu fördern oder sogar erst herbeizuführen.

Vor jeder Mahlzeit eine Scheibe Ananas gegessen, das verbessert die Verdauungskraft des Magens ganz erheblich.

Eigentümlicherweise scheint die Ananas in der *Säuglingsernährung* wenig Verwendung zu finden, und zwar weder bei uns noch in Amerika. Lediglich der Chefarzt der Städtischen Kinderklinik Lübeck, Prof. Dr. med. *Jochims,* berichtete, daß er gelegentlich amerikanische Trockenmilch mit Ananaszusatz sowie Säuglingszwiebackmehl mit Ananasstückchen verordnete, ohne Störungen zu erleben. Auch findet er es merkwürdig, daß die Ananas nicht in dem bekannten amerikanischen Lehrbuch der Kinderheilkunde von *Mitchell-Nelson* erwähnt wird. Er empfiehlt jedoch, die Zufütterung zunächst beim älteren Säugling und nach guten Erfahrungen auch beim jüngeren Säugling getrost zu versuchen.

Ich bin der Auffassung, daß sich der frische, verdünnte Ananassaft wegen seiner eiweißverdauenden Kraft als ein wertvolles Hilfsmittel in der Säuglingsernährung, besonders für den ernährungsgestörten Säugling, erweisen würde. Der Saft dieser köstlichen Frucht mag daher unseren Kinderärzten zur besonderen Beachtung empfohlen werden.

Der Apfel ist der König der Früchte

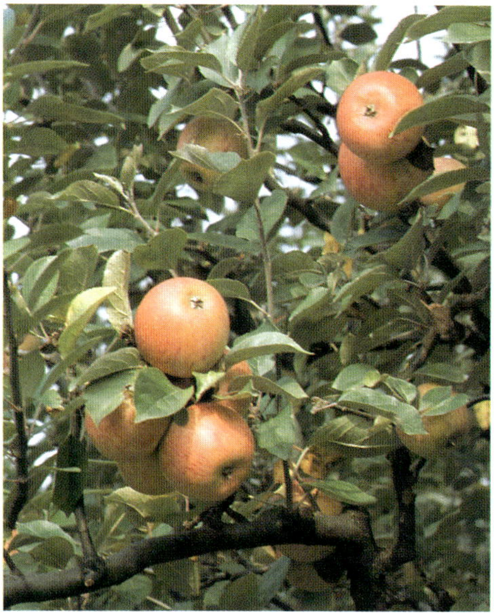

Hauptwirkstoffe in 100 g Frischsubstanz

Eiweiß	0,3 g
Fett	0,4 g
Kohlenhydrate	13,1 g
Natrium	2 mg
Kalium	127 mg
Kalzium	7 mg
Magnesium	6 mg
Phosphor	11 mg
Eisen	0,4 mg
Vitamin A	8 µg
Vitamin B_1	0,03 mg
Vitamin B_2	0,03 mg
Niacin	0,2 mg
Vitamin C	7 mg
Kalorien	57
Joule	238

Der Apfelbaum *(Pirus malus)* war schon bei den ältesten Kulturvölkern bekannt und geschätzt. Bei den Israeliten, Griechen und Römern stoßen wir ebenso auf die Apfelkultur wie bei unseren ältesten germanischen Vorfahren. Mindestens drei Sorten von Wildäpfeln waren bei uns heimisch. In zahllosen Kreuzungen mit südeuropäischen, asiatischen und überseeischen Sorten ergaben sich im Laufe der Jahrhunderte die heute bekannten Varianten, die mehr als 600 betragen.

Botanisch gehört der Apfelbaum zu der für uns so wertvollen Familie der Rosenblütler (Rosazeen). Da im April und Mai die rötlichweißen Blüten schon vor der Laubentwicklung erscheinen, locken die blühenden Apfelbäume nicht nur frühzeitig die Bienen und Hummeln an, sondern bieten auch ein prächtiges Bild, so daß jährlich Tausenden von Menschen die Baumblüte ein besonderes Erlebnis wird.

Obwohl uns die chemische Analyse nur ein schwaches Bild der Wirkungskraft des Apfels auf den lebendigen Organismus gibt, so mag sie doch angeführt sein, um einen Vergleich mit anderen Fruchtarten zu ermöglichen.

Außer Natrium, Kalium, Kalzium, Magnesium, Phosphor, Schwefel und Chlor wurden Kieselsäure und Aluminium nachgewiesen. An Vitaminen wurden gefunden: Vitamin A, B_1, B_2, C, Nikotinsäure, B_6 und E. Dazu kommen die ätherischen Verbindungen der Fruchtsäuren, die den angenehmen Duft der Frucht bedingen, und das Pektin, der Steifungsstoff, der große Mengen Wasser binden kann. Der Apfel hat erst in neuester Zeit als ein nicht zu unterschätzendes Heilmittel seine volle Würdigung gefunden.

Wirkungsweise

Der badische Landarzt Dr. *Heisler* wurde im Jahre 1919 zu einem Marineoffizier geru-

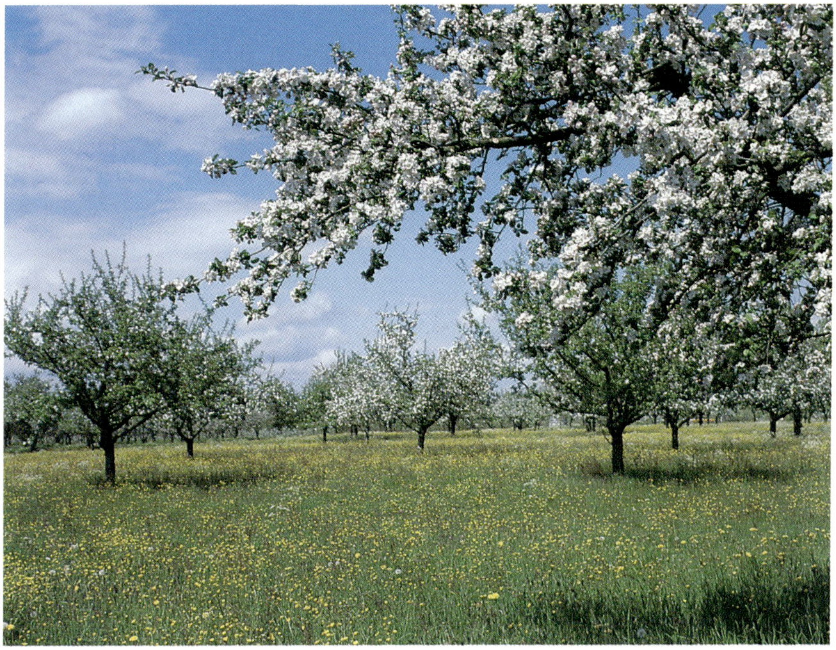

Die Apfelblüte im Frühjahr gehört mit zu den eindrucksvollsten Naturerlebnissen.

fen, der seit vier Wochen an einem schweren Magen-Darm-Katarrh erkrankt und mit allen möglichen Heilmitteln vergeblich behandelt worden war. Beim Anblick des bis zum Skelett abgemagerten Menschen fiel ihm die Geschichte einer Patientin ein, die lediglich durch den Genuß roher, geschabter Äpfel von einer langen, schweren Darmerkrankung schnelle Genesung gefunden hatte. Er wandte bei dem anscheinend unkurierbaren Leiden des Offiziers dieses außergewöhnliche Mittel als letzten Versuch an, und das Unglaubliche wurde Wirklichkeit. Nach zwei Tagen ausschließlichen Apfelessens genas der Kranke sehr rasch.

Krutoff heilte in einer Ruhrabteilung eines Feldlazaretts mit drei Pfund rohen Äpfeln, die gut gekaut werden mußten, schwere Ruhrfälle. Schon am Tage nach Beginn der Apfeldiät erfolgte der erste Stuhl vollständig normal und ohne blutige Beimengungen. In wenigen Tagen waren die Patienten genesen.

Durchführung der Apfeldiät

Dieses aufsehenerregende Verfahren ist inzwischen in vielen Kliniken erprobt worden, und heute gehört die *Apfeldiät* zum Heilschatz jedes Arztes. Durchgeführt wird das Verfahren im allgemeinen so, daß man bei Magen-Darm-Katarrh, Ruhr oder Paratyphus alle zwei Stunden oder auch achtmal täglich reife, ungeschälte Äpfel auf einer Glasreibe zerkleinert und dem Kranken gibt. Man kann dabei zwei bis drei Pfund täglich zu sich nehmen. Jedes Medikament und jede andere Nahrung sind dabei streng zu meiden. Die kolloidalen, wasserbindenden Aufquellungen vollbringen in harmonischem Zusammenwirken mit ätherischen Stoffen, Fruchtsäuren, Gerbsäuren und Mineralstoffen ein Heilungswunder. Die Apfeldiät wirkt wie ein gut saugfähiger Schwamm. Sie quillt auf, wobei sie Wasser und giftige Darmprodukte aufsaugt und durch schnelle Darmpassage entfernt. Der gleichzeitige Gerbstoff-

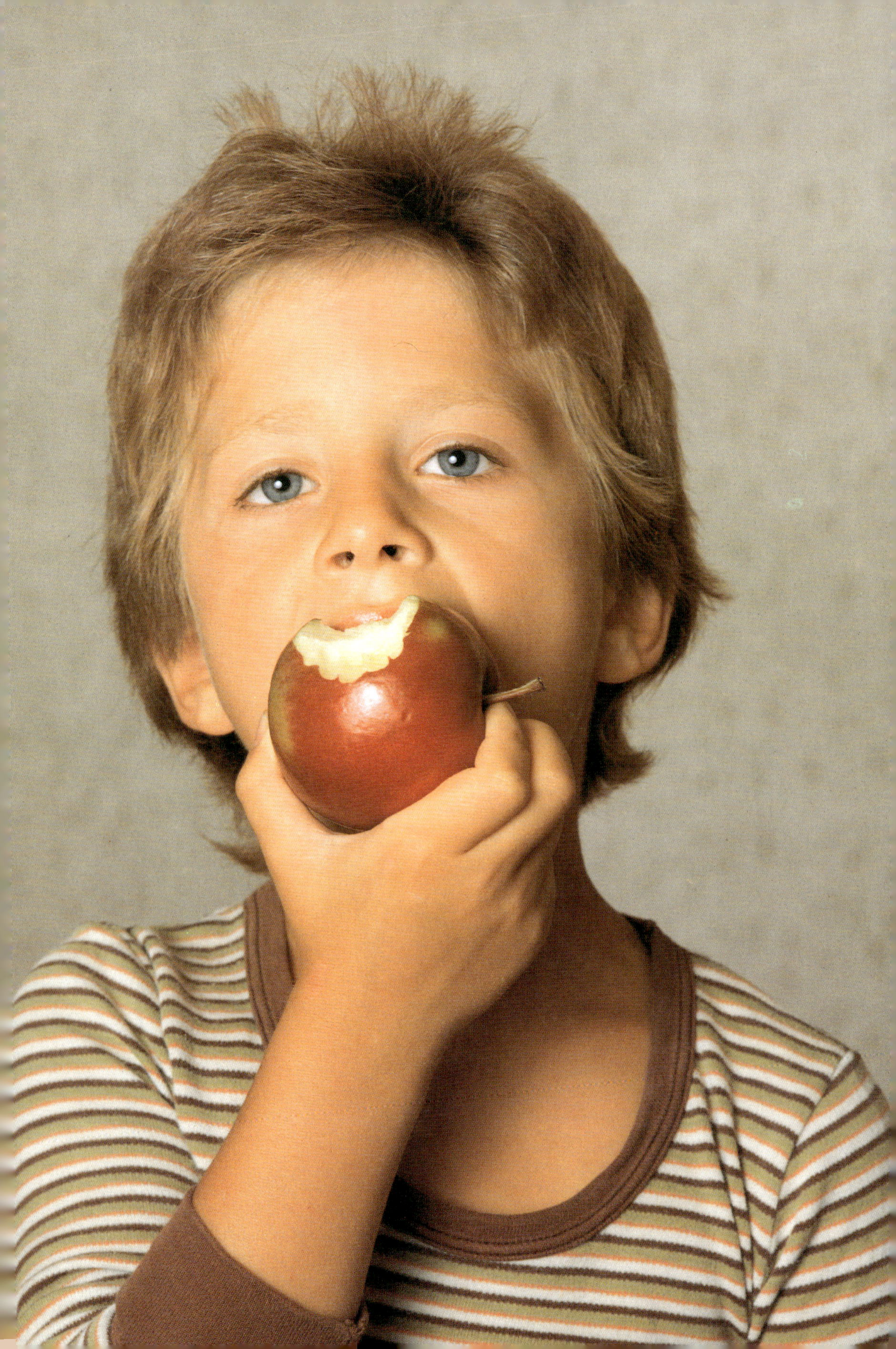

Der Apfel gehört zu unseren wertvollsten Früchten. Nicht nur jeder Erwachsene sollte täglich wenigstens einen Apfel verzehren, auch für Kinder ist zum Beispiel der Pausenapfel während der Schulzeit eine wohlschmeckende und gesunde Alternative zu Bonbons und Limonaden. Außerdem kräftigt der Genuß von Äpfeln Zahnfleisch und Gebiß.

gehalt des Apfels wirkt zusammenziehend und entzündungswidrig.

Der Heidelberger Kinderarzt Prof. *Moro* sah sich durch die Erfolge Heislers veranlaßt, systematische Nachprüfungen an durchfall- und ruhrkranken Kindern vorzunehmen. Er verabreichte an zwei Tagen in Portionen von 200 bis 300 g fünfmal täglich geschälte, von Kernen und Kerngehäusen befreite und auf der Glasreibe feingeriebene Äpfel. Das völlig unschädliche Verfahren wirkte überraschend schnell bei Durchfällen verschiedener Art und befriedigte vollkommen das Nahrungs- und Flüssigkeitsbedürfnis. Unter vorläufiger Beibehaltung kleinerer Apfelmengen geht man nach den Kurtagen langsam wieder zur gewohnten Kost über. Wenn frische Äpfel nicht mehr zur Verfügung stehen, läßt sich die Kur auch mit einem Fertigpräparat in Form von *Apfelpulver* aus Reformhäusern und Apotheken durchführen.

Weitere Verwendungsmöglichkeiten des Apfels

Die Entdeckung des Pektins in der Schale des Apfels, das, in die Blutbahn eingespritzt, die Eigenschaft hat, die Gerinnung des Blutes zu fördern, ließ diesen Stoff bald zu einem erstaunlich gut wirkenden Mittel bei der *Bluterkrankheit* werden. Während sonst bei Bluterkranken eine kleine Verletzung eine unaufhörliche Blutung nach sich ziehen kann, gelingt es mit Pektinpräparaten, das Blut innerhalb weniger Minuten zum Gerinnen zu bringen.

Pektin hat auch als Versteifungsstoff in der Marmeladen- und Konservenindustrie große Bedeutung gewonnen, da ohne Pektin (Opekta, Aplona) Marmeladen und Gelees unter erheblichen Wirkstoffverlusten stundenlang gekocht werden müßten. Aber nicht nur in diesem Industriezweig, auch in der Konditorei, Süßwarenindustrie und Milchwirtschaft spielt Pektin eine besondere Rolle.

Die medizinische Verwendung des Apfels beschränkt sich jedoch längst nicht mehr nur auf die Behandlung der Durchfallserkrankungen und der Bluterkrankheit.

Der Wiener Kliniker *Jagić* erzielte mit zwei bis drei Obsttagen bei *Nierenentzündungen, Wassersucht, Herz- und Gefäßkrankheiten* sehr schöne Erfolge. Er ließ dabei drei Pfund Äpfel als Kompott zubereiten und gesüßt verabreichen. Diese Kost schont Nieren, Herz und Leber.

Prof. *Ancel Keys* (Minneapolis), einer der bedeutendsten Kenner der Blutgefäßleiden, gab auf einer Versammlung amerikanischer Herzspezialisten in St. Louis den Rat, zur Vorbeugung gegen Verkalkung und Herzinfarkt täglich zwei saftige Äpfel zu verzehren, weil zwei Äpfel etwa so viel Pektin enthalten (etwa 15 g), wie nötig ist, um den Cholesterinspiegel des Blutes zu senken.

Diese Beobachtung konnte, wie Prof. *Hermann Liebermeister* (Neunkirchen) kürzlich in der Zeitschrift „Medical Tribune" mitteilte, durch neuere Untersuchungen bestätigt werden. Es wird allerdings empfohlen, jeden Tag sogar drei bis vier Äpfel zu verzehren. Eine Senkung des Cholesterinspiegels um etwa 20% war dadurch möglich.

Die Armut des Apfels an Kochsalz und Eiweiß kann vor allem auch vorteilhaft zur Unterstützung einer Entfettungskur ausgenützt werden.

Eine typische Entfettungskur besteht aus Schwarzbrot und „Abführkompott". Erwähnenswert ist noch die vorteilhafte Verwendung des Apfels bei Blutarmen und Kopfarbeitern wegen des Arsen-, Eisen- und Phosphorgehaltes. Auch das Kind, das regelmäßig seinen Apfel mit zur Schule nimmt, wird vor Ansteckungen weitgehend geschützt sein.

Der *Apfelsaft* ist nicht nur, wie aller Süßmost, ein erfrischendes Getränk, das Kopfarbeitern und Kranken an Stelle von Bohnenkaffee und alkoholhaltigen Getränken gereicht werden sollte, sondern darüber hinaus ein ausgesprochen entspannend und beruhigend wirkendes Heilmittel, weshalb sich der Nervenarzt *Georg Reid* (Schwerin) veranlaßt sah, Süßmost in Verbindung mit Rohkostkuren bei allen *entzündlichen Erkrankungen des Zentralnervensystems* anzuwenden.

Die weitverbreitete und in ihren Auswirkungen gefährliche *Stuhlverstopfung* läßt sich durch Apfelsüßmost, dreimal täglich ein halbes Glas vor dem Essen, erfahrungsgemäß erfolgreich behandeln, wahrscheinlich durch Beeinflussung der Bakterienbesiedlung des Darms.

Apfeltee als Tagesgetränk übt eine kräftigende, nervenberuhigende Wirkung aus und verdient bei Gicht, Rheumatismus, Leber- und Nierenerkrankungen, Blutdrucksteigerung, Herzstörungen und Hautausschlägen zur Unterstützung angewendet zu werden. Durch den nicht unbeträchtlichen Phosphorgehalt stellt der Apfeltee eine natürliche Nervennahrung, besonders für Kinder, dar.

Aprikose gegen Vitamin-A-Mangel

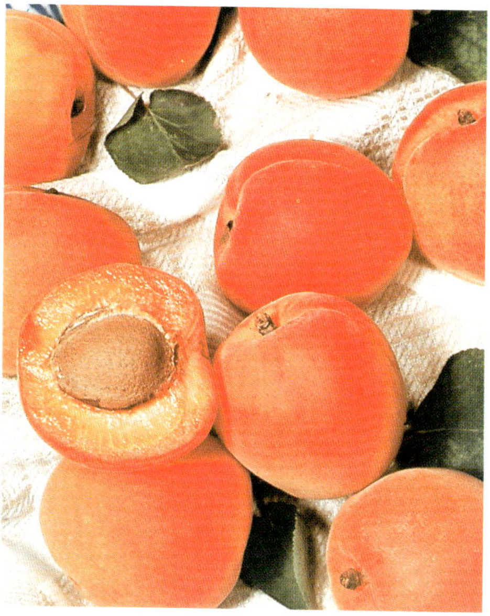

Hauptwirkstoffe in 100 g Handelsware

	frisch	getrocknet
Eiweiß	1 g	5 g
Fett	0,2 g	0,5 g
Kohlenhydrate	12,3 g	66,9 g
Natrium	2 mg	19 mg
Kalium	280 mg	1175 mg
Kalzium	17 mg	75 mg
Phosphor	22 mg	111 mg
Eisen	0,6 mg	5 mg
Vitamin A	298 µg	770 µg
Vitamin B_1	0,04 mg	0,01 mg
Vitamin B_2	0,05 mg	0,13 mg
Niacin	0,7 mg	3,3 mg
Vitamin C	10 mg	12 mg
Kalorien	55	292
Joule	230	1222

Der dem Pfirsichbaum ähnliche Aprikosenbaum *(Prunus armeniaca)* wächst in der Mongolei und in Turkestan wild, findet sich aber auch in Nordchina, in der südlichen Mandschurei sowie im Mittelmeergebiet. Er gehört zur Familie der Rosazeen. Größere Anbaugebiete gibt es heute in der Gegend von Mainz, in Ungarn, in Italien und in Nordamerika.

Die weißen, einzeln oder zu zweien stehenden Blüten entfalten sich im März und April *vor* den Blättern als erste von allen Obstbaumblüten. Die Frucht ist rundlich, das Fleisch gelblich, saftig, in der Überreife oft mehlig. Der Aprikosenbaum verlangt sehr warmes und feuchtes Klima; am besten gedeiht er auf tiefgründigem, durchlässigem Boden. Der Gartenfreund pflanzt ihn im Hausgarten am zweckmäßigsten als Spalierbaum.

Die Aprikose ist arm an Energielieferanten. Über ihre Hauptwirkstoffe gibt die Tabelle Auskunft.

Im getrockneten Zustand ist der Energiegehalt, wie wir aus dem Vergleich in der Tabelle ersehen, jedoch durchaus beachtlich. Unter den Mineralien fällt der relativ hohe Eisen- und Kaliumgehalt auf. Aprikosen gehören daher in die Diät der Blutarmen aller Formen.

Interessant ist vor allem der *ausgesprochen hohe Vitamin-A-Gehalt.* Die gekochten Früchte enthalten dagegen weniger als 250 μg, gezuckert und in Dosen liegt der Vitamin-A-Gehalt noch niedriger.

Wirkungsweise und Verwendung

Der auffällig hohe Vitamin-A-Gehalt macht die Aprikose zu einem ausgezeichneten Diätmittel bei allen Vitamin-A- und sonstigen Mangelzuständen, also bei Funktionsstörungen der Haut und Schleimhäute, bei Hautschädigungen und -infektionen, bei Nachtblindheit, in der Schwangerschaft und Stillperiode, in der Rekonvaleszenz nach schweren Krankheiten – insbesondere Infektionen –, bei schlechter Heilungstendenz, Schwächlichkeit, Appetitmangel und Wachstumsstörungen, bei Schilddrüsenerkrankungen, Leberzellschäden und Leberfunktionsstörungen und schließlich bei Menstruationsstörungen und Schwächen der weiblichen Geschlechtsorgane.

Aprikosen verwendet man als diätetisches Heilmittel bei allen Vitamin-A-Mangelkrankheiten, bei allen Formen der Blutarmut, bei Allgemeinschwäche in allen Altersstufen und in der Erholungsphase nach schweren Krankheiten.

Die beste Verwendungsform sind die eingeweichten Trockenfrüchte mit dem Saft, kalt oder warm (nicht gekocht), zu Beginn der Mahlzeit.

Wahrscheinlich darf man auch nicht vergessen, daß die Aprikosenkulturen in den Haupterzeugungsländern mehrfach mit Herbiziden gespritzt werden. Nach Prof. Dr. *Maier-Bode* wurden sechs bis sechzehn Wochen nach der letzten Spritzung in Früchten aus den USA und aus Italien Sinazinrückstände von etwa 0,04 ppm (parts per million = der millionste Teil) gefunden, d. h. daß die Toleranzgrenze, die bei 0,01 ppm liegt, überschritten worden war.

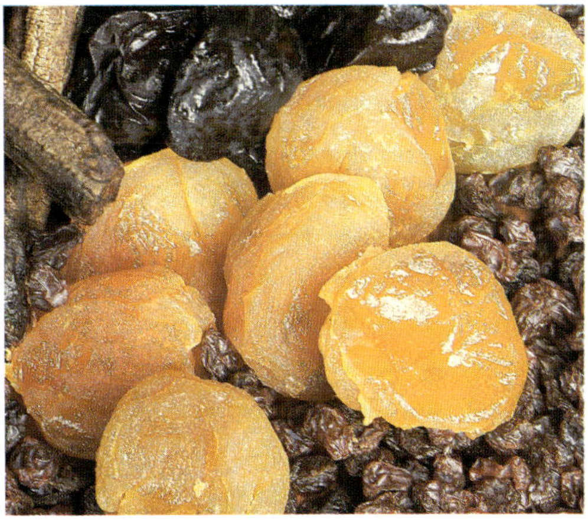

Avocados bereichern die salzarme Diät

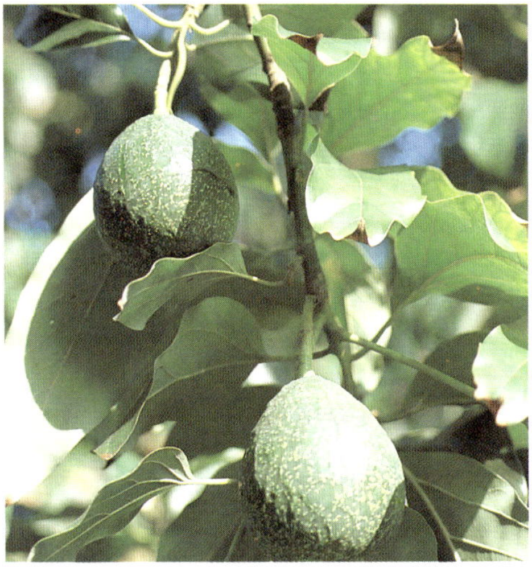

Hauptwirkstoffe in 100 g Frischsubstanz

Eiweiß	1,9 g
Fett	23,5 g
Kohlenhydrate	3,4 g
Natrium	3 mg
Kalium	503 mg
Kalzium	10 mg
Magnesium	20–90 mg
Phosphor	38 mg
Eisen	0,6 mg
Vitamin A	12 µg
Vitamin B_1	0,08 mg
Vitamin B_2	0,15 mg
Vitamin B_6	0,19–0,26 mg
Vitamin C	13 mg
Vitamin E	3 mg
Kalorien	233
Joule	975

Die Avocados *(Persea gratissima)*, auch Avocado-Birnen oder Alligator-Birnen genannt, sind die Früchte eines Lorbeergewächses. Der spanische Eroberer *Cortez* bekam sie von den Azteken geschenkt. Die großen, birnenförmigen, dunkelgrünen Früchte (Gewicht 250–350 g) haben inmitten ihres zarthellgrünen Fruchtfleisches einen großen harten Kern. Das Fruchtfleisch selbst stellt eine fettreiche, butterähnliche Paste dar.

Es gibt etwa 400 Avocado-Sorten, nur wenige sind jedoch für den Anbau geeignet. Die Hauptanbaugebiete befinden sich in den USA (Kalifornien, Florida, Texas), in Afrika, Indien, Ozeanien und Israel. Wie in Frankreich und den USA, so wächst auch in Deutschland die Nachfrage ständig.

Die Avocados wachsen auf Bäumen, die eine Höhe von 20 m erreichen können. Die ersten Früchte tragen sie aber erst nach sieben Jahren. Sie benötigen während der Aufzucht und in den Erntejahren keine Behandlung mit Chemikalien zur Schädlingsvernichtung. Der Avocado-Anbau kann in einer biologisch einwandfreien Weise erfolgen. Israelische Wissenschaftler fanden heraus, daß eine aus Hongkong stammende Fliege, die Hungariella, erfolgreich die Schädlinge vernichtet.

Die Avocados sind ausgezeichnet als Lebens- und Diätmittel zu verwenden. Über die bisher bekannten Inhalts- und Wirkstoffe gibt die Tabelle Auskunft.

Avocados haben nun auch die europäische Küche erobert und zwar für die Zubereitung von

- schmackhaften Suppen, Saucen und Dips,
- süßen und herzhaften Salaten,
- zahlreichen Vorspeisen,
- zarten Cremes und Desserts,
- verschiedenen Brotbelägen und
- zart-cremiger Rohkost.

Vollreife Avocados sind also nicht nur außerordentlich vielseitig zu verwenden, sie sind auch in höchstem Maße gesund.

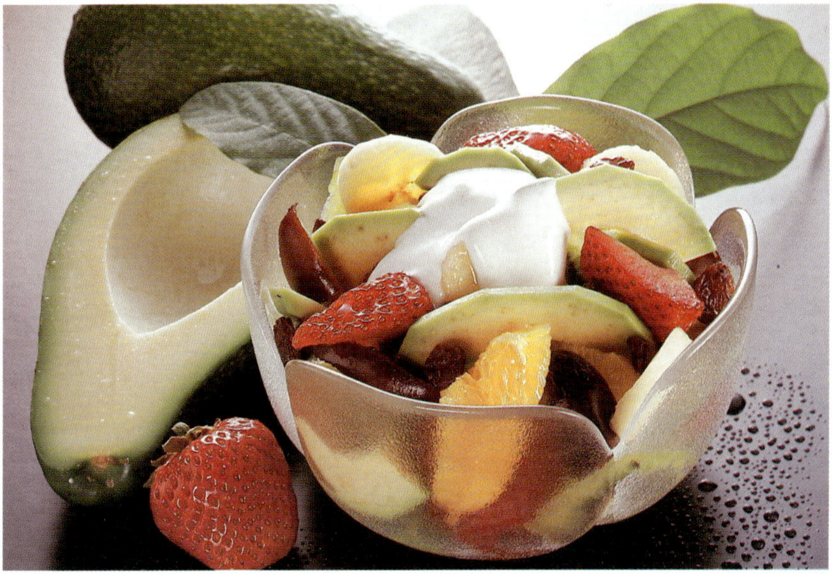

Fruchtsalat mit Avocados – ein vorzügliches Gericht vor allem auch für die kochsalzarme Diät.

Die geringen Kalorienwerte, die Natriumarmut (Kochsalzarmut) bei hohem Kaliumgehalt und der Reichtum an zahlreichen wichtigen Vitaminen, Mineralien und Spurenstoffen machen die Avocados zu einer beliebten Abwechslung für die

- kochsalzarme Diät bei hohem Blutdruck, bei Herz-, Nieren- und Hauterkrankungen.
- In Form des Avocadoöls sind sie ein wunderbares Hilfsmittel zur natürlichen Kosmetik.

Der Preis des Avocadoöls ist meist hoch. Man kann aber auch aus dem Fruchtfleisch selbst eine Creme anrühren, um damit „Avocadoschönheit" zu erwerben.

Tips für die Zubereitung in der Küche

Für jede Art der Zubereitung benötigt man eßreife, das heißt weiche Früchte. Beim Einkauf achtet man darauf, reife und weniger reife Früchte zu erhalten, die man bei Zimmertemperatur nachreifen läßt. Reif sind die Früchte, wenn das Fruchtfleisch auf Druck nachgibt. Reife Früchte lassen sich im Gemüsefach des Kühlschranks aufbewahren. Man bekommt Avocados das ganze Jahr über; die Hauptsaison ist aber von Oktober bis April.

Wenn zubereitete Avocados nicht sofort serviert werden können, beträufelt man sie mit Zitronensaft.

Um zunächst den Kern zu entfernen, schneidet man die Frucht in der Mitte der Länge nach auf. Das Fruchtfleisch läßt sich dann leicht aus der Schale löffeln.

Avocado-Rohkost: Man schneidet die Früchte in der Mitte einmal der Länge nach durch und würzt sie mit Zitrone, Würzkräutern und ein wenig Vollsalz. Dann löffelt man das zart-cremige Fruchtfleisch aus der Schale.

Avocado-Brotaufstrich: Das aus der Schale gelöffelte Fruchtfleisch mit der Gabel pürieren. Dann mischt man feingehackte Zwiebeln sowie ein wenig Knoblauch darunter und würzt mit Zitronensaft und Kräutersalz nach Geschmack. Man kann die Masse dann als Brotaufstrich verwenden oder in die unversehrten Schalen geben und auslöffeln.

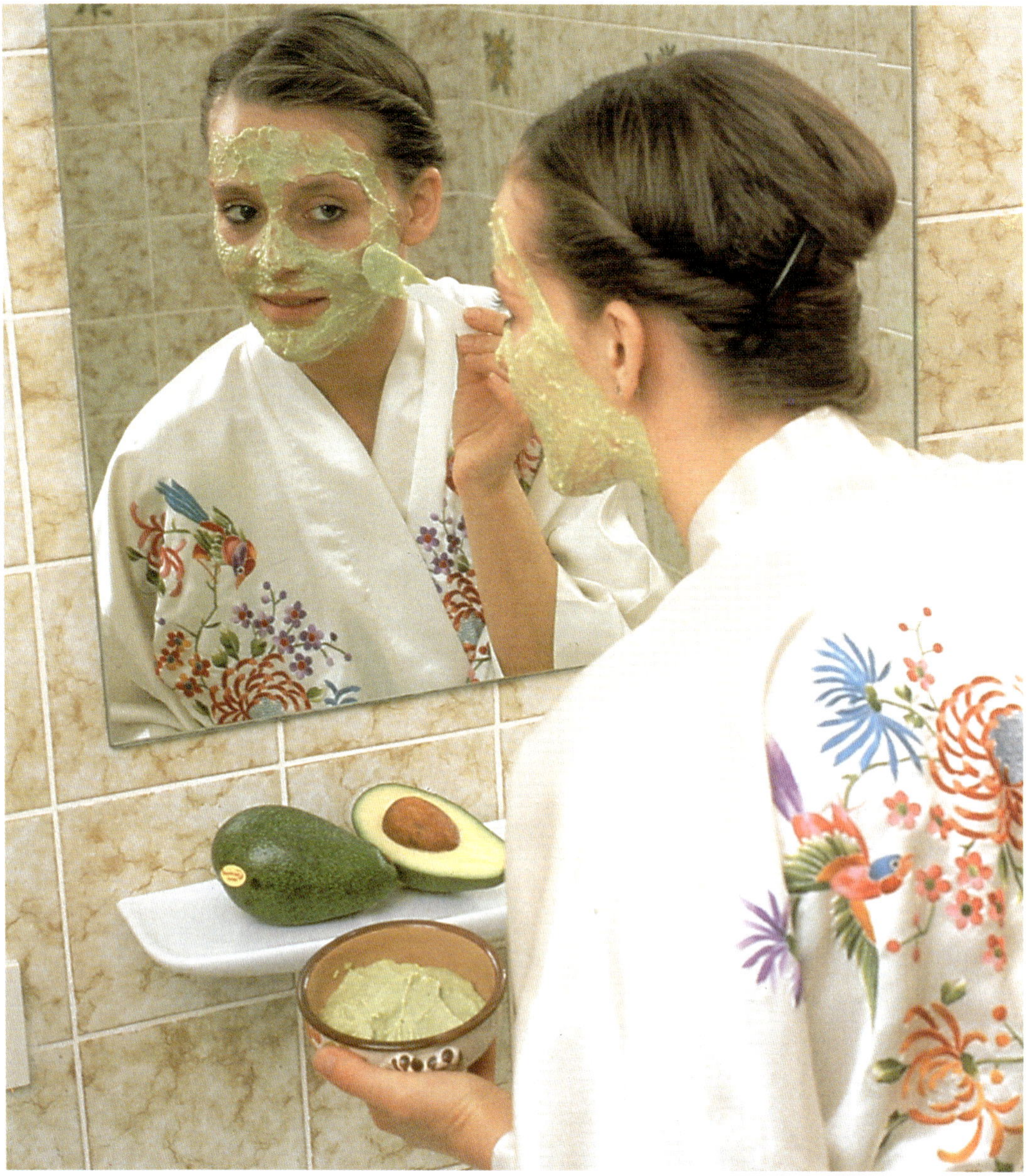

Auch für kosmetische Zwecke ist die Avocado sehr gut zu verwenden. Für die selbstgemachte Avocado-Gesichtspackung benötigen Sie ½ Frucht (100 g), ½ Eigelb oder 1 TL Sahnequark und den frischgepreßten Saft einer viertel Zitrone. – Die Avocado längs halbieren, den Stein entfernen und das Fruchtfleisch der einen Hälfte mit einer Gabel sehr fein zerdrücken, bis keine Klümpchen mehr zu sehen sind. Eigelb (oder Quark) und Zitronensaft darunterrühren. Gesicht und Hals gründlich reinigen und die Masse auftragen. Ca. 20 Minuten einwirken lassen. Die Packung mit einer lauwarmen Kompresse abnehmen und je nach Tageszeit die entsprechende Creme dünn auftragen.

Bananen heilen Schwerkranke

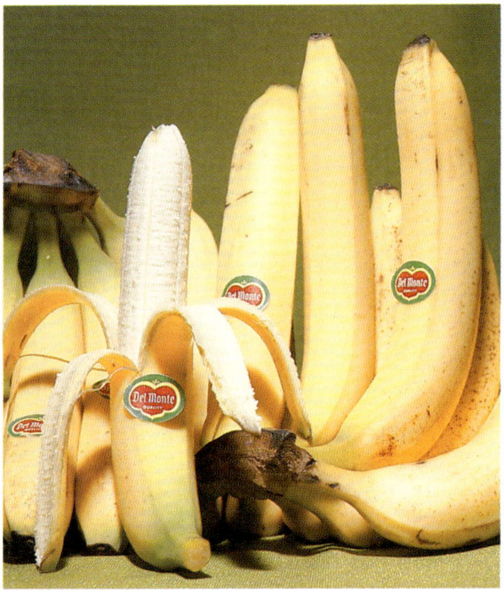

Hauptwirkstoffe in 100 g Frischsubstanz

Eiweiß	1,1 g
Fett	0,2 g
Kohlenhydrate	22,5 g
Natrium	1 mg
Kalium	382 mg
Kalzium	8 mg
Magnesium	36 mg
Phosphor	27 mg
Eisen	0,7 mg
Vitamin A	38 µg
Vitamin B_1	0,05 mg
Vitamin B_2	0,06 mg
Niacin	0,7 mg
Vitamin C	11 mg
Vitamin E	0,5 mg
Kalorien	96
Joule	402

Die bei uns in kurzer Zeit sehr beliebt gewordene Banane ist die Frucht des tropischen Pisanggewächses *(Musa paradisiaca),* und zwar der Kulturform *Musa sapientium.* Die Banane ist für Gesunde und Kranke eine Frucht mit einzigartigen Qualitäten. Gemessen an dem Gehalt ihrer Nährstoffe läßt sie sich mit den Topinamburen und den Kartoffeln vergleichen (siehe Tabelle Seite 116).

Während jedoch der Kohlenhydratgehalt der Kartoffel ausschließlich aus Stärke besteht, enthält die Topinambur ein Großteil Inulin, die Speicherform des Fruchtzuckers, und die Banane im Reifezustand nur noch Frucht- und Traubenzucker (Invertzucker) und keine Stärke mehr.

Wirkungsweise und Verwendung

Der Zuckerreichtum in Verbindung mit den für den Stoffwechsel notwendigen Vitaminen, dem sehr niedrigen Natrium- und dem beträchtlichen Kalium- sowie dem guten Magnesium- und Vitamin-A-Gehalt verleihen der Banane einen hohen Wert als Nähr- und Diätmittel. Sie eignet sich als Heilkost bei Magen-Darm-Krankheiten und Allgemeinschwäche, wirkt unterstützend bei Rheuma und Gicht und dient als ausschließliche Bananendiät auch zur Entwässerung bei Kreislaufschäden. Auch für Kleinkinder ist die Banane eine gut geeignete Kost, die wegen der Schmackhaftigkeit und des Aromas auch gern genommen wird. Im elektrischen Mixer püriert, ist Bananenbrei schon für den *älteren Säugling* eine köstliche Nahrung.

Ebenso wie geschabte rohe Äpfel lassen sich auch Bananen, die eine starke *durchfallwidrige* Wirkung besitzen, wenn man sie ausschließlich verabreicht, bei *Kleinkindern* zur Heilung von *akuten Verdauungsstörungen, Dickdarmentzündungen* und sogar von *Coeliakie,* einer chronischen Darm- und Ernährungsstörung, verwenden.

Ein apartes Gericht sind gebackene Bananen „Al Forno". Man nimmt Bananen, Honig, Mandelblättchen, Butter sowie einige Blättchen Salbei (oder Estragon, Basilikum, Zitronenmelisse) und läßt die Bananen – mit gerösteten Mandelblättchen und der Hälfte der Gewürzblätter überstreut – in einer feuerfesten, flachen Form ca. 10 Minuten bei mittlerer Hitze im Backofen backen. Das ausführliche Rezept finden Sie im zweiten Band dieses Buches.

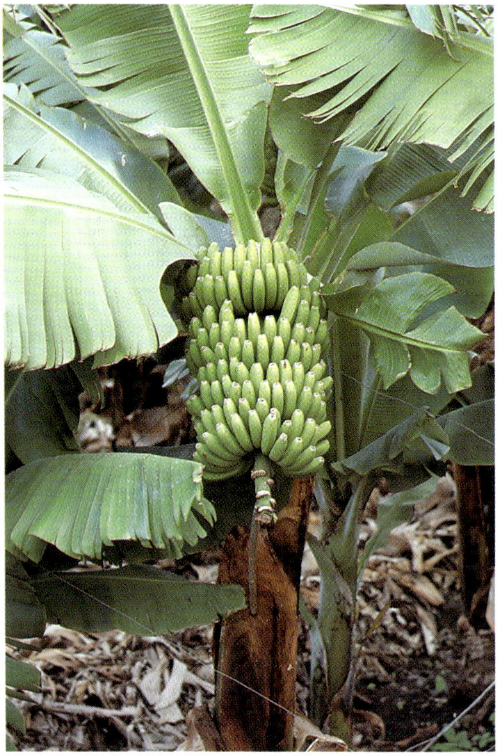

Bananenstaude kurz vor der Ernte. Die Bananen-„Finger" haben sich während des Reifeprozesses nach oben gerichtet.

Bei der immer noch nicht ganz aufgeklärten Tropenkrankheit *Sprue,* die gelegentlich auch bei uns vorkommt, ist die Banane sogar das beste und sicherste Heilmittel. Die Sprue endet infolge einer schweren Störung in der Verwertung der aufgenommenen Nahrungsmittel mit dem völligen Verfall des Körpers. Bananen allein enthalten alle jene Wirkstoffe, um diese heimtükkische Krankheit in kurzer Zeit zu bekämpfen. Spruekranke werden bei ausschließlicher Bananendiät wie durch einen Zauber gesund.

Das Krankheitsbild der Coeliakie der Kinder entspricht übrigens in seinem Erscheinungsbild vollkommen dem der Sprue der Erwachsenen. Die günstige Wirkung der rohen, reifen Bananen bei beiden Krankheiten beruht nach Prof. *Glanzmann* wahrscheinlich darauf, daß sie Stärke aufzuspalten vermag und den Rohrzucker durch die Wirkung eines Enzyms in Invertzucker oder Fruchtzucker umwandelt. Da die Bananen hauptsächlich Fruchtzucker enthalten, der selbst von einem kranken Darm vertragen und aufgenommen wird und keine Gärung erzeugt, können sie ohne Schaden in großen Mengen gegeben werden. Da die Bananen außer ihrem idealen Fruchtzuckergehalt auch wie alle Frucht- und Gemüsesäfte einen großen Basenüberschuß aufweisen, verhindern sie

100 g eßbarer Substanz enthalten im Durchschnitt	Banane	Topinambur	Kartoffeln mit Schale
Eiweiß	1,1	2,4	2
Kohlenhydrate	22,5	15,8	16
Fett	0,2	0,4	0,1
Wasser	73,8	79,1	66,5
Kalorien	96	77	72
Joule	402	322	305

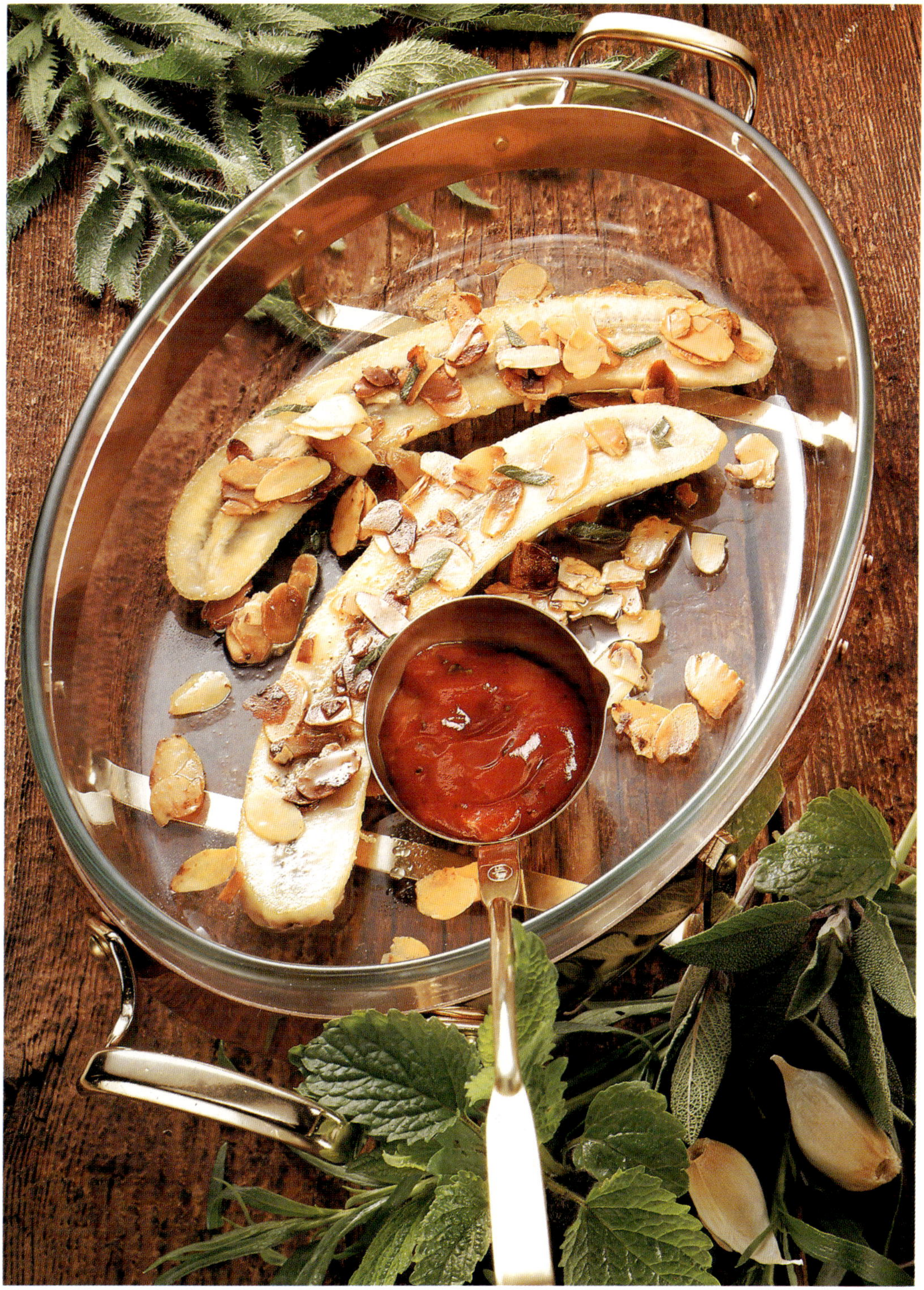

die Gärung im Darm, wie der alkalisch werdende Stuhl zeigt. Sie heilen jede Versäuerung der Gewebe (azidotische Stoffwechselstörungen), wie sie z. B. auch bei der „Bauchkrankheit" (Coeliakie) vorkommt.

Bananendiät ändert aber nicht nur die saure Stoffwechselverschiebung, sie läßt vielmehr gleichzeitig die notwendige Alkalireserve des Blutes wieder ansteigen, was auch zunächst wieder in einfachster Weise an der Änderung der Urinreaktion erkennbar wird. Jeder Kinderarzt leitet heute die Behandlung der Coeliakie mit einigen reinen Bananentagen ein, um je nach der Reaktion des Kindes dann erst langsam weitere Nahrungsmittel zuzugeben.

War es früher kaum möglich, einem schwerkranken Coeliakiekind das Leben zu retten, weil die meisten doch schließlich an einer infektiösen Komplikation starben, so zählt heute die Behandlung der Coeliakie zu den erfreulichsten Aufgaben der Kinderheilkunde, da es seit Einführung der Bananendiät fast immer gelingt, den schwergezeichneten Kindern Gesundheit und Lebensglück wiederzuschenken.

Aus den hier noch fingerartigen Bananen werden mächtige Büschel mit Dutzenden von Früchten.

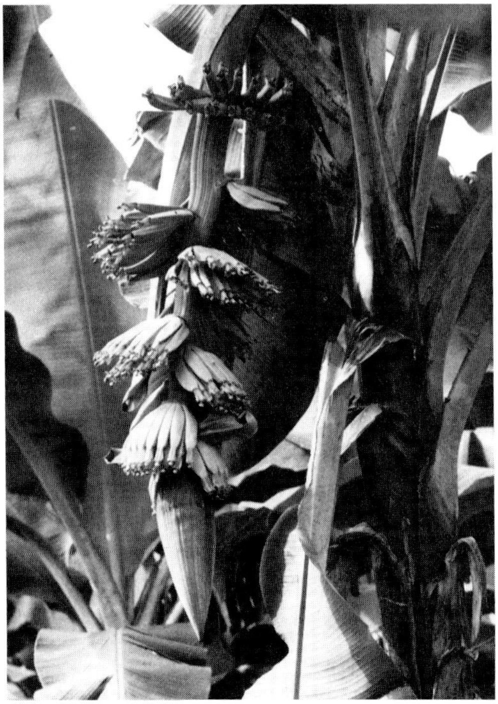

Kaum eine Frucht ist in ihrer diätetischen Verwendbarkeit so vielseitig wie die Banane. Sie eignet sich nicht nur für den Säugling, sondern für jedes Lebensalter und hat schon manchem Menschen durch ihre vorzügliche Heilkraft das Leben gerettet.

* * *

Die gute Verträglichkeit, die leichte Aufnahmefähigkeit des Fruchtzuckers, der Basenüberschuß und schließlich auch der ausreichende Vitamin-C-Gehalt der rohen, reifen Bananen machen sie in Verbindung mit Vollmilch, die Eiweiß, Fett, Kalzium und Milchzucker liefert, der ebenfalls nicht gärt, zu einer *vorzüglichen Aufbaukost* für Schwerkranke, Fiebernde, Unterernährte, werdende und stillende Mütter, Sportler, Schwerarbeiter und ältere Leute mit mangelhaftem Appetit und unzureichender Magensaftbildung.

Die Heilung von Sprue und Coeliakie mit Bananendiät und die vielseitige Verwendbarkeit der Banane in der Krankenkost ist eins der schönsten Beispiele der Heilkraft unserer Nahrungsmittel.

Bananen sind sehr reich an Peroxydasen – das sind Fermente, die oxydierend wirken –, was bei einer Stuhluntersuchung auf Blut ein positives Ergebnis vortäuschen kann. Daher dürfen vor Stuhluntersuchungen drei Tage keine Bananen gegessen werden.

Am besten wird die Banane immer roh verzehrt. Man kann sie zur Abwechslung aber auch gebraten, z. B. zu Sojaspeisen, auf den Tisch bringen. Bei Diabetikern muß man 60 g der rohen Frucht als 1 Broteinheit anrechnen.

Birnen für Fett- und Wassersüchtige

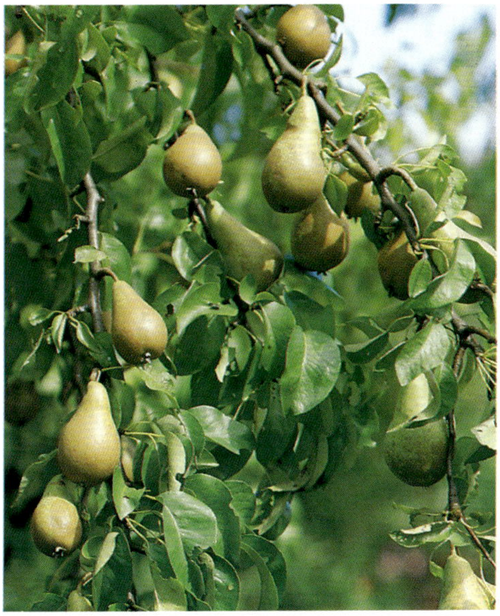

Hauptwirkstoffe in 100 g Frischsubstanz

Eiweiß	0,6 g
Fett	0,4 g
Kohlenhydrate	13,4 g
Natrium	2 mg
Kalium	128 mg
Kalzium	9 mg
Magnesium	8 mg
Phosphor	13 mg
Eisen	0,3 mg
Vitamin A	6 µg
Vitamin B_1	0,03 mg
Vitamin B_2	0,04 mg
Niacin	0,2 mg
Vitamin C	4 mg
Kalorien	60
Joule	251

Die heute in zahllosen, geschmacklich außerordentlich verschiedenen Sorten gezüchtete Birne *(Pyrus communis)* ist auch in ihrer kultivierten Form uralt. In Deutschland wurde sie erst durch die Römer bekannt. Ihre begrenzte Haltbarkeit und der hohe Preis der spätreifen Sorten lassen sie nicht zu der großen volkswirtschaftlichen Bedeutung gelangen, wie sie beispielsweise dem Apfel zukommt.

Dennoch findet die saftige, aromatische Frucht jährlich ihre Liebhaber und Abnehmer. In manchen Gegenden bildet die selbstgezogene Birne eine beliebte Ergänzung zu Mehlspeisen, wozu sie auch wegen ihres hohen Mineral- und Zellstoffgehaltes vorzüglich geeignet ist. Darüber hinaus ist das Birnbaumholz von guter Qualität und eignet sich u. a. zu Tischler- und Drechslerarbeiten.

Ernährungsphysiologisch gesehen, ist zu bemerken, daß der Brennstoffgehalt wie bei allen Obstsorten sehr niedrig ist. 100 g ergeben etwa 60 Kalorien. Der Fruchtsäuregehalt ist geringer als beim Apfel, der Zuckergehalt dagegen höher. Er beträgt je nach Reifezustand und Sorte 6–13 Prozent.

Viel wichtiger aber ist der Gehalt an wertvollen basischen *Mineralstoffen,* der dem des Apfels weitgehend gleicht. Neben Kalzium, Magnesium, Mangan, Eisen und Kupfer findet sich in der Birne ein hoher Kaliumgehalt (128 mg auf 100 g Frischsubstanz) bei einem geringen Gehalt an Natrium und Chlor und einem bemerkenswerten Gehalt an Phosphorsäure, Schwefelsäure und Kieselsäure. Die Birne eignet sich daher sehr gut zur kochsalzarmen Diät.

Der *Vitamingehalt* der frischen Obstfrüchte wird häufig stark überschätzt, so auch bei der Birne. Er ist in Wirklichkeit unbedeutend. Immerhin enthält die Birne Vitamin A, B_1, B_2, C, Nikotinsäureamid (Niacin) und B_6, wenn auch jeweils nur in geringen Mengen.

Wenn hiernach die ernährungsphysiologische Bedeutung der Birne auch hauptsächlich auf ihrem Mineralstoffgehalt zu beruhen scheint, sollte doch nicht vergessen werden, daß die Birne wie die meisten rohen Obstsorten noch zahlreiche Stoffe in allerdings stark wechselnden Mengen enthält, die sich der Analyse des Chemikers vorerst noch entziehen. Vielleicht sind es die viel weniger bekannten Aromastoffe, Spurenelemente, Fermente (Enzyme), Hormone und andere Zündstoffe oder noch völlig unbekannte Verbindungen, die den eigentlichen Wert der rohen Frucht gegenüber der Kochkost bestimmen.

Unterschätzt wird auch die entquellende und entzündungswidrige Wirkung der Gerbsäuren auf die Schleimhäute des Magen-Darm-Kanals. Ebenso beginnen wir erst jetzt die Bedeutung der verschiedensten Kohlenhydrate, wie sie zahlreich in den Zellwänden der Birne vorkommen, zu erkennen. Neuerdings wurde das Pektin genauer erfaßt und seine Darmgift aufsaugende Wirkung festgestellt *(Stepp).*

Wirkungsweise und Verwendung

Über die medizinische Bedeutung der Birne läßt sich auf Grund der bisherigen Erfahrungen und Analysen doch schon einiges sagen. Durch den hohen Kaliumüberschuß bei Fehlen von Kochsalz eignet sich die Birne sehr gut zur Ausschwemmung wassersüchtiger Anschwellungen bei *Kreislauf- und Nierenkranken.* Die gleichen Eigenschaften, in Verbindung mit dem Fehlen von Eiweiß und Fett, lassen die Birne auch bei sogenannten *Entfettungskuren* gute Wirkungen erzielen. Dabei werden rohe und gekochte Birnen an Stelle der üblichen Mahlzeiten verzehrt; bei milderen Kuren nimmt man sie eventuell in Verbindung mit Buttermilch, Joghurt, Sauermilch und Vollkornbrot.

Bei *Erkrankungen des Magen-Darm-Kanals* sagt alle ärztliche Erfahrung, daß rohe Birnen belasten, gekochte dagegen leicht verdaulich sind, keine Blähungen verursachen und bei Kreislaufstauungen im Leib und bei entzündlichen Krankheiten der Verdauungsorgane mit gutem Erfolg gegeben werden können *(Weitzel, Heupke).*

Wenn gerade in bezug auf die unterschiedliche Wirkung von rohen und gekochten Birnen die widersprüchlichsten Erfahrungen gemacht werden, so wird das einmal darauf zurückzuführen sein, daß der Wirkstoffgehalt der verschiedenen Sorten in weiten Grenzen schwankt, und zum zweiten, daß Klima, Züchtung, Düngung und Bodenchemie nicht nur den Gehalt an Wasser, Kohlenhydraten und Eiweiß, sondern auch an Mineralien und Spurenstoffen, Aroma- und Wuchsstoffen sowie Vitaminen und Fermenten (Enzymen) erheblich beeinflussen und so für den Nähr- und Heilwert der Frucht von wesentlicher Bedeutung sind *(Heun).*

Für den täglichen und praktischen Gebrauch der Birnen müssen wir, von aller Problematik abgesehen, wissen, daß sie einen bedeutenden entwässernden Einfluß auf den ganzen Organismus ausüben und ein vorzügliches Diätmittel zur Durchführung von Entfettungskuren und kochsalzloser Kost darstellen.

Für mineralstoffarme Weißmehlspeisen bilden Birnen eine notwendige Ergänzung. Im Einzelfall muß man ausprobieren, ob sie roh oder gekocht bekömmlicher sind, wobei von gesunden Personen dem Rohverzehr im allgemeinen der Vorzug gegeben werden sollte. Im übrigen können Birnen auch gedörrt werden.

Natürlich kann bei großer Magen- und Darmempfindlichkeit auch der rohe oder sogar der durch Dampfentsaftung erhaltene Birnensaft zur Erreichung der Kochsalzausschwemmung und damit der Entwässerung verwandt werden. Ferner eignet sich der Saft im Wechsel mit anderen Obst- und Gemüsesäften vorzüglich zur Durchführung einer Saftfastenkur.

Cherimoyas helfen, schlank zu werden

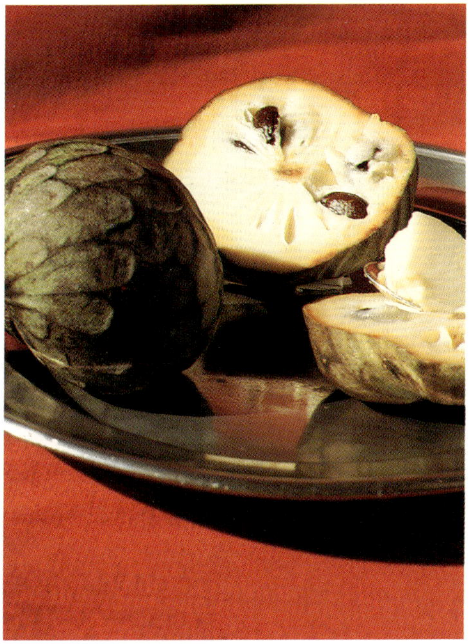

Hauptwirkstoffe in 100 g Frischsubstanz

Eiweiß	1 g
Fett	–
Kohlenhydrate	22 g
Kalzium	25 mg
Phosphor	15 mg
Eisen	0,5 mg
Vitamin B_1	0,1 mg
Vitamin B_2	0,08 mg
Niacin	0,8 mg
Vitamin C	13 mg
Kalorien	90
Joule	378

Zu den zahlreichen Annonengewächsen gehört auch die aus dem indianischen Peru stammende Tropenfrucht Cherimoya *(Annona cherimolia)*, auch Zucker- oder Zimtapfel genannt. Heute wird sie in den meisten tropischen und subtropischen Ländern kultiviert. Die Frucht soll zu den schmackhaftesten Tropenfrüchten gehören, ist rund bis oval, herz- oder birnenförmig. Reife Früchte weisen eine grau- bis dunkelgrüne Hautfarbe auf und schmekken wie Birnen oder Mangos, manchmal auch ananasähnlich. Wenn sich die Früchte leicht eindrücken lassen, ist das ein Zeichen der Reife. Feste, noch nicht einzudrückende Früchte muß man bei Zimmertemperatur reifen lassen; erst dann haben sie ihren besonders aromatischen Geschmack, von dem Kenner immer wieder schwärmen.

Das weiße bis cremefarbige, manchmal auch etwas bläuliche Fruchtfleisch besitzt eine rahmartige Konsistenz und wird als vitaminreich bezeichnet. Vitamin B_1 und B_2 werden besonders hervorgehoben. Unter den Mineralien ragt der hohe Kalziumgehalt (25–32 mg pro 100 g Frischsubstanz) hervor. Bemerkenswert ist aber auch der Phosphor- und der Eisengehalt, wie aus der Tabelle zu ersehen ist.

Die berührungsempfindlichen, eßreifen Früchte, die einen Durchmesser bis zu 15 cm haben können und einem überdimensionierten Tannenzapfen ähneln, halten sich noch einige Wochen. Man darf sie aber nicht Temperaturen unter 14° C aussetzen.

Die nebenstehende Tabelle gibt eine Übersicht über die bisher bekannten Nähr- und Wirkstoffe der Cherimoyas.

Die Cherimoyas lassen sich wegen ihres Wasserreichtums, ihrer Fett- und Eiweißarmut sowie wegen ihres relativen Vitamin- und Kalziumreichtums sehr gut für Diätkostformen, insbesondere für Rohkostzubereitungen, bei Herz-Kreislauf-Erkrankungen, Nieren- und Leberleiden und Übergewicht verwenden.

Tips und Rezepte für die Zubereitung in der Küche

Cherimoyasaft aus Indonesien ist schon häufig erhältlich. Vollreife Früchte (leichter Fingereindruck bleibt sichtbar) müssen bald verbraucht werden. Druckstellen werden oft schwarz.

Man verwendet die Cherimoyas zur Herstellung von **Rohkost.** Am besten werden die eßreifen Früchte roh verzehrt, indem man sie halbiert und auslöffelt (Kerne nicht genießbar).

Rohkostvorspeise: Das Fruchtfleisch auslöffeln und die Kerne entfernen. Dann überstreut man das Fruchtfleisch mit etwas Fruchtzucker, Vanille oder Zimt, gibt kleingehackten kandierten Ingwer oder Johannisbeer-Konfitüre darüber. Wer's herzhaft liebt, würzt mit etwas Curry.

Cherimoya-Salat: Man mischt unter einen üblichen Obstsalat (Erdbeeren, Himbeeren, Johannisbeeren, Bananen, Apfel, Birne, Ananas nach Wahl und Geschmack) kernfreie Cherimoya-Würfel. Nach der Verteilung in Portionsschälchen gibt man etwas Schlagsahne darüber. Eine hervorragende und ungewöhnliche Vor- oder Nachspeise.

Milchshake mit Cherimoya: Wenn man zu einem einfachen Milchshake aus ½ l Milch, 1 Eßlöffel Fruchtzucker oder Honig und etwas Zitronensaft (1 Teelöffel) das zerkleinerte Fruchtfleisch einer Cherimoya gibt, alles im Schüttelbecher oder elektrischen Mixer gut mischt, erhält man ein köstliches Mixgetränk.

Bei der Verwendung der Cherimoya zu Milchshakes sind Kombinationen mit Kokosnuß und Orangen besonders zu empfehlen.

Sehr geeignet sind Cherimoyas auch für süße Soßen, Cremes, Speiseeiszubereitungen, Sorbets und als Tortenbelag.

Datteln geben Appetit

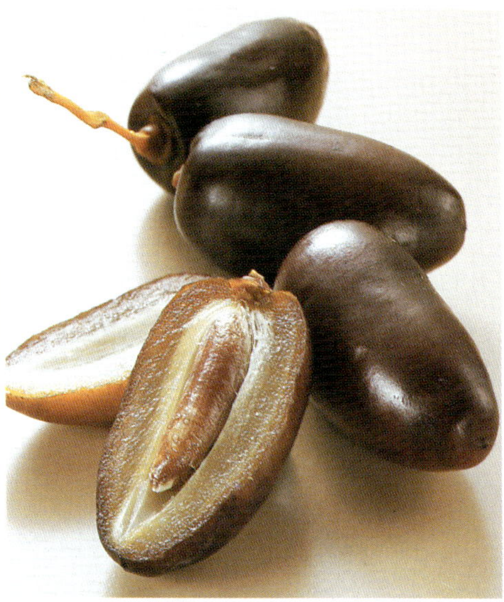

Hauptwirkstoffe in 100 g Handelsware

Eiweiß	2 g
Fett	0,5 g
Kohlenhydrate	71,9 g
Natrium	18 mg
Kalium	649 mg
Kalzium	61 mg
Magnesium	50 mg
Phosphor	60 mg
Eisen	2,5 mg
Schwefel	400 mg
Vitamin A	5 µg
Vitamin B_1	0,07 mg
Vitamin B_2	0,09 mg
Niacin	2 mg
Vitamin C	2 mg
Kalorien	300
Joule	1255

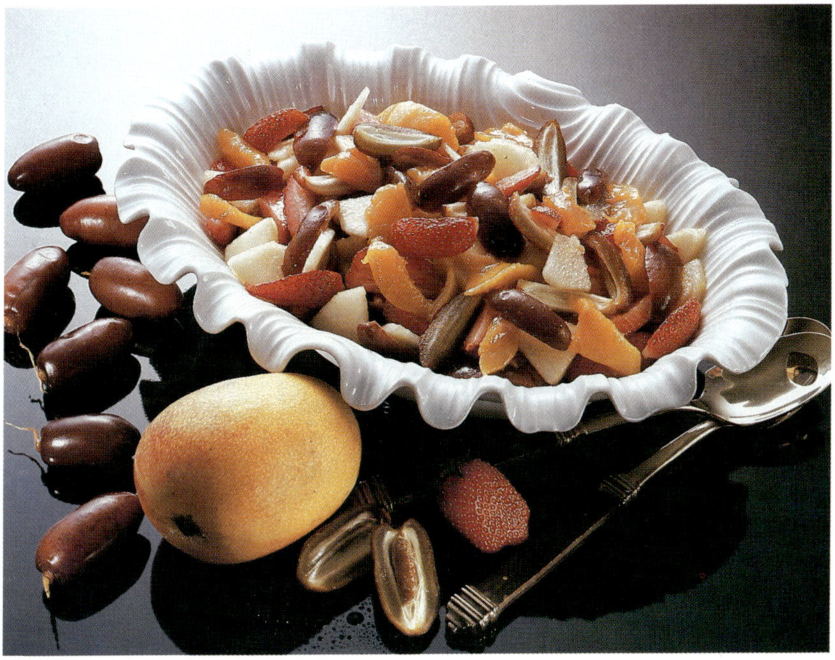

Datteln gereichen jedem Fruchtsalat zur Zierde. Außerdem haben sie einen hohen Gesundheitswert.

Die Dattelpalme *(Phoenix dactylifera)* gehört mit zu den ältesten Kulturpflanzen der Erde. Ursprünglich aus Mesopotamien stammend, trat die Dattelpalme – von den Babyloniern veredelt – vor 5000 Jahren ihren Weg in alle „Wüstenländer" des Vorderen Orients, Arabiens und Afrikas an. Den extremen Klimabedingungen dieser Regionen hat sich die Dattelpalme optimal angepaßt. Ihr „Kopf" liebt die brennende Sonne, ihre bis zu sechs Meter langen Wurzeln holen sich das Grundwasser aus dem von ihr bevorzugten Oasenboden, und ihr meist 20 Meter hoher, biegsamer Stamm trotzt jedem Wüstenwind und Sandsturm.

Die Palme erreicht ein Alter von 100 Jahren. Im achten bis zehnten Jahr beginnt sie, Früchte zu tragen. Mit dem 30. Jahr befindet sie sich im Vollbesitz ihrer Kraft und damit der höchsten Ertragsleistung, die bis nahezu an ihr Lebensende unvermindert anhält.

Der Name „Dattel" ist von dem griechischen Wort „daktylos" abgeleitet, das wiederum aus dem Arabischen entlehnt wurde. „Daktylos" bedeutet Finger. Man gab den Namen mit Rücksicht auf die fingerähnlichen Wedel der Palme. Später übertrug man ihn auch auf die Frucht. Eine der bekanntesten Dattelsorten wird daher von den Arabern auch „Finger des Lichtes" genannt.

Über die in der Dattel enthaltenen Hauptwirkstoffe unterrichtet die Tabelle.

Die Früchte enthalten neben dem leicht verdaulichen Invertzucker wichtige Vitamine und Mineralstoffe. Drei bis vier dieser kleinen, etwa fünf Zentimeter langen Früchte decken gut ein Drittel des menschlichen Tagesbedarfs an Eisen, darüber hinaus verfügen sie über Kalzium, Kalium, Phosphor und die Vitamine A, B_1, B_6 und C. Diese Nährwerte machen zwei bis drei Datteln so wertvoll wie vergleichsweise einen Löffel Lebertran.

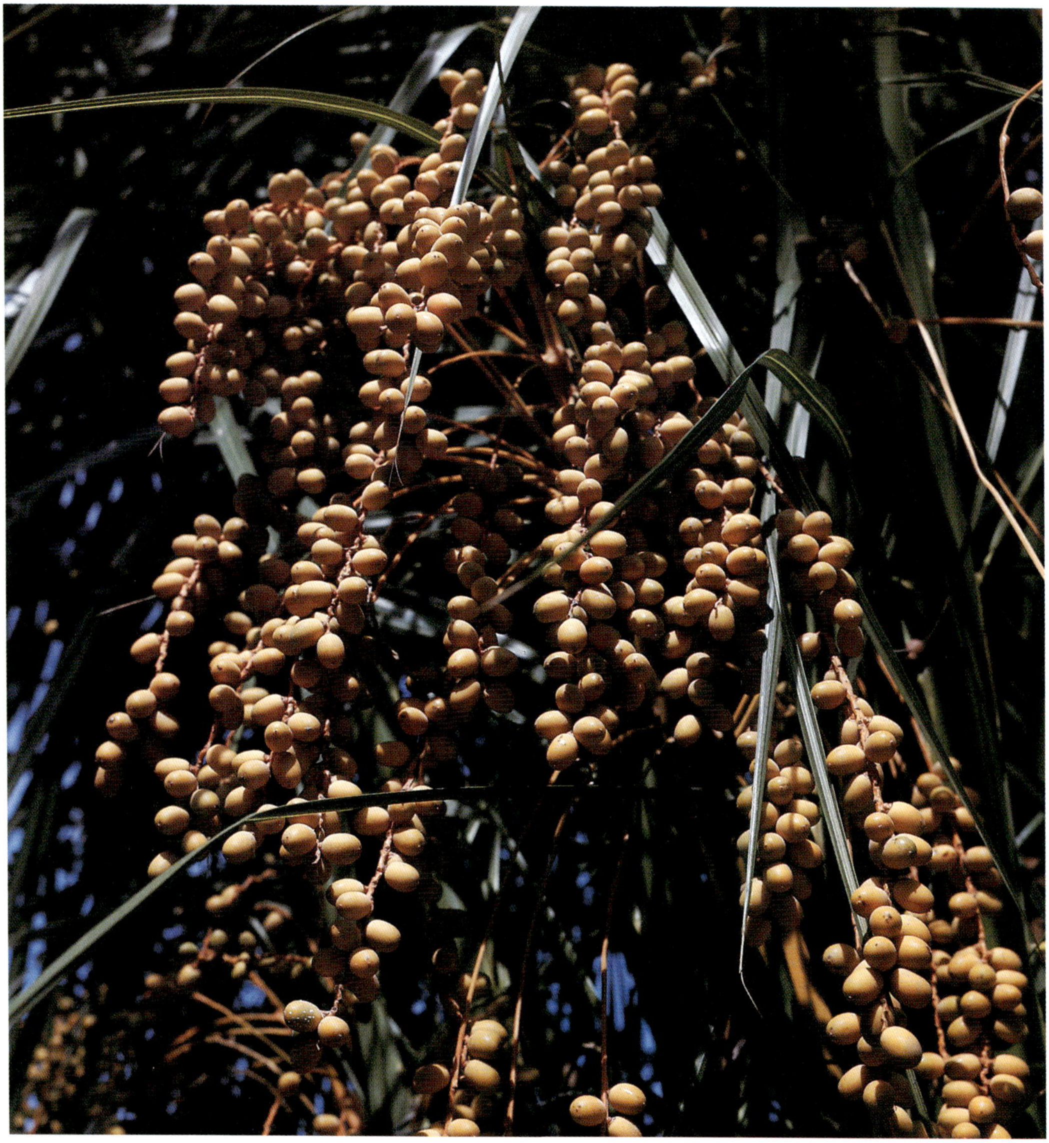

Der diätetische Wert liegt in dem hohen natürlichen Fruchtzuckergehalt sowie in dem Reichtum an Faserbestandteilen und Zellulose. Datteln lassen sich daher in der Diät bei appetitlosen Magen- und Darmkranken, bei Leberfunktionsstörungen und leichten Leberzellschäden, bei Blutarmut und Stuhlträgheit verwenden. Bei Zuckerkrankheit, Fettsucht und Magenleiden mit hohen Säurewerten sind Datteln ungeeignet.

Der Dattelbaum liefert den Arabern auch heute noch ihr wichtigstes Nahrungsmittel, das wir in seinem Nähr- und Heilwert bis jetzt nur ungenügend einschätzen können.

Feige heilt Stuhlträgheit und hilft bei Knochen- und Nervenschäden

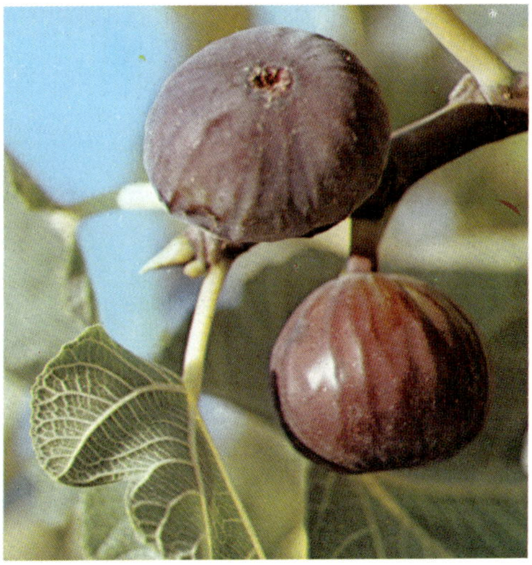

Hauptwirkstoffe in 100 g Handelsware

Eiweiß	3,9 g
Fett	1,3 g
Kohlenhydrate	62,5 g
Natrium	37 mg
Kalium	745 mg
Kalzium	160 mg
Magnesium	70 mg
Phosphor	93 mg
Eisen	3,2 mg
Vitamin A	8 µg
Vitamin B_1	0,11 mg
Vitamin B_2	0,1 mg
Niacin	1 mg
Kalorien	277
Joule	1159

Der Feigenbaum *(Ficus carica)* gehört zur Familie der Maulbeergewächse. Er wächst strauch- oder baumartig mit lokkerer, weit ausgreifender Krone. Die Feigen selbst sind eigentlich keine Früchte, sondern fleischig gewordene Blütenstände. Der Feigenbaum blüht von Mai bis September und setzt dreimal im Jahr Früchte an.

In den südeuropäischen Ländern und im Orient bilden die frischen und getrockneten Früchte ein wichtiges Nahrungsmittel. Sie stellen aber auch ein außerordentlich wertvolles Diätmittel dar, was uns hier besonders interessiert.

Der Energie- und Wirkstoffgehalt, der dem der Dattel sehr ähnlich ist, kann aus der Tabelle leicht abgelesen werden. Er entspricht im Kalorien-, Vitamin- und Mineralgehalt etwa dem der übrigen Trockenfrüchte. Hervorzuheben ist jedoch der Gehalt an Vitamin B_1 (Aneurin), an Kalzium und Phosphor.

Das Aneurin hat große Bedeutung für den Stoffwechsel, insbesondere auch für die Funktion der Nervengewebe. Die typische Aneurinmangelkrankheit, die Beriberi mit Nervenentzündungen, Herzmuskelschwäche und Kräfteverfall, kommt bei uns zwar nicht vor, aber Mangelzustände sind häufig. Sie finden sich in Form von Neuralgien oder Nervenentzündungen besonders bei Krankheiten, die einen erhöhten Verbrauch von Vitamin B_1 (Aneurin) bedingen, z. B. bei chronischem Alkoholismus, bei Zuckerkrankheit, Metallvergiftungen, Schilddrüsenleiden und Rückenmarkserkrankungen. Da die tägliche Nahrung großer Bevölkerungsgruppen, besonders wenn sie die vitaminarmen weißen Mehle bevorzugen, an Aneurin unterwertig ist, kann die Feige hier ausgleichend wirken. Mit 250 g Feigen läßt sich etwa ein Viertel des Tagesbedarfs decken.

Kalziummangel ist die häufigste Form der Mineralunterernährung, da Kalzium nur in wenigen Nahrungsmitteln in grö-

Nähr- und Wirkstoffübersicht der getrockneten Feigen, Datteln, Rosinen und Aprikosen

100 g eßbarer Substanz enthalten im Durchschnitt		Feige	Dattel	Rosine	Aprikose
Eiweiß	in Gramm	3,9	2	1,1	5
Fett	in Gramm	1,3	0,5	0,5	0,5
Kohlenhydrate	in Gramm	62,5	71,9	64,4	66,9
Kalorien		277	300	246	292
Joule		1159	1255	1049	1222
Natrium	in Milligramm	37	18	52	19
Kalium	in Milligramm	745	649	860	1175
Kalzium	in Milligramm	160	61	61	75
Magnesium	in Milligramm	70	50	42	50
Phosphor	in Milligramm	93	60	33	111
Eisen	in Milligramm	3,2	2,5	1,6	5
Kupfer	in Milligramm	0,35	0,4	0,2	0,4
Schwefel	in Milligramm	80	400	125	25
Vitamin A	in µg	8	5	30	770
Vitamin B_1	in Milligramm	0,11	0,07	0,1	0,01
Vitamin B_2	in Milligramm	0,1	0,09	0,08	0,13
Niacin	in Milligramm	1	2	0,5	3,3
Vitamin C	in Milligramm	1	2	1	12

ßeren Mengen vorkommt. Schwerere Kalziumverarmung führt bei Kindern zu Rachitis, bei Erwachsenen zur Osteoporose (Knochenschwund) und Osteomalazie (Knochenerweichung). Gleichzeitig ist der Körper bei diesen Krankheiten auch arm an Phosphorsäure. Da die Feigen neben einem hohen Kalzium- auch einen hohen Phosphorgehalt aufweisen, bilden sie für diese Krankheiten ein geeignetes Nähr- und Diätmittel. Der Tagesbedarf an Kalzium beträgt 1 g.

Der starke Gehalt an größtenteils unverdaulichen Zellstoffen und an Fruchtsäuren macht die Feige ferner zu einem der besten stuhlfördernden, den Gallenfluß anregenden und schleimlösenden Mittel. Bei Obstipation (Verstopfung) gibt man täglich morgens nüchtern oder als Abendmahlzeit 150–250 g Feigen, die man 12–24 Stunden eingeweicht hat. Die gleiche Menge ist auch bei Leberleiden und Gallensteinerkrankungen in der anfallsfreien Zeit erforderlich. Zur Lösung des Schleims bei Bronchitis gibt man zerkleinerte Feigen in einen wirksamen Bronchialtee, von dem man mehrmals täglich eine Tasse heiß trinkt.

Der Granatapfel reguliert Stoffwechselstörungen

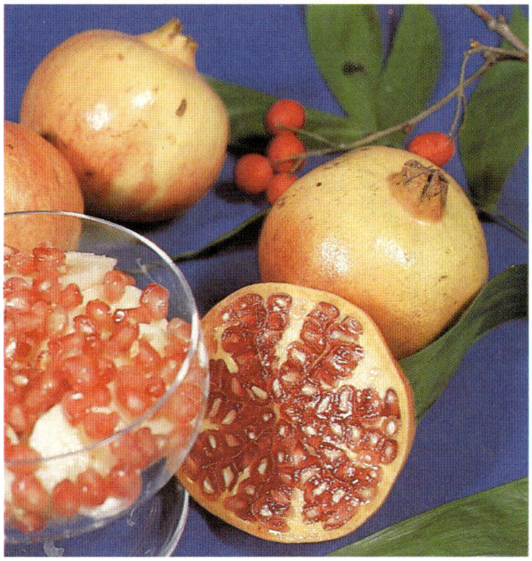

Hauptwirkstoffe in 100 g Frischsubstanz

Eiweiß	0,9 g
Fett	4,5 g
Kohlenhydrate	16 g
Natrium	70 mg
Kalium	200–250 mg
Kalzium	13 mg
Magnesium	3 mg
Eisen	0,7 mg
Mangan	1,3 mg
Vitamin A	+
Vitamin B_1	0,02 mg
Vitamin B_2	0,03 mg
Vitamin C	5–20 mg
Kalorien	110
Joule	460

Die Heimat des Granatapfels *(Punica granatum)* ist im Orient zu suchen. Der Granatapfelbaum gehört zur Familie der Myrtengewächse und wurde in Mitteleuropa selten, in Südeuropa und Nordafrika häufig angepflanzt. Er ist auch in Gärten und Anlagen wegen seiner feurigroten Blüten beliebt. Er findet sich auch im südlichen Asien, in China, Südafrika, Australien und Südamerika. Der Granatapfelbaum gilt als eines der ältesten Arznei- und Kulturgewächse. In den altägyptischen Texten findet sich unter dem Namen schedech-it eine Art Limonade erwähnt, die aus dem säuerlichen, durstlöschenden Fruchtfleisch des Granatapfels hergestellt wurde. In den fünf Büchern Mose wird berichtet, wie sich die Juden auf ihrer Wüstenwanderung unter Mose nach den Granatäpfeln und Weintrauben Ägyptens zurücksehnten. Der salomonische Tempel trug Granatäpfelmotive.

Der Granatapfelbaum wird als „rimmôn" im Alten Testament (5. Mose 8, 8) und im Hohenlied (Hoheslied 4, 3), das im Jahr 800 v. Chr. entstanden ist, erwähnt. Als „ahrmani" spielte der Granatapfelbaum im ägyptischen Götterdienst eine große Rolle. Bei den Juden galt der Granatapfel als Symbol der Eintracht.

Auch die diätetische und medizinische Bedeutung des Granatapfels ist alt. Hippokrates (460–377 v. Chr.) empfahl den Saft als Labtrunk für Kranke und Fiebernde.

Das Gewächs kann Strauch- oder auch Baumform annehmen mit später zerklüftetem, gedrehtem Stamm, der eine Höhe von 8 m erreichen kann. Die Zweige sind kahl, in der Jugend schmalflügelig, vier- bis sechskantig und zuweilen verdornt. Die mit den Kelchblättern abwechselnden Kronblätter sind von scharlachroter Farbe. Die etwa apfelgroße beerenartige Frucht ist von einer dicken, lederartigen Schale von zuerst rötlicher, später brauner Farbe umgeben und enthält zahlreiche Samen.

Während (wie bei allen frischen Früchten) der Nährstoffgehalt des Granatapfels und damit der Kalorienwert gering ist, fällt unter den Mineralien der Mangangehalt (1,3 mg) auf. Der Granatapfel rechnet daher diätetisch zunächst zu den manganreichen Nahrungsmitteln.

Mangan ist ein lebenswichtiges Element, das im menschlichen Organismus zum Aufbau verschiedener Fermente notwendig ist und von dem der Mensch täglich 2–3 mg benötigt.

Wirkungsweise und Verwendung

Bei allen Störungen des Fermentstoffwechsels – die zu Krankheitserscheinungen führen, die wir erst in den letzten Jahren zu erfassen und verstehen lernen – ist der Granatapfel neben anderen manganreichen Nahrungsmitteln (wie Hafer, Gerste, Roggen, Reis [ungeschält!], Hirse, Grünkern, Soja, Bohne, Erbse und Linse) diätetisch zu verwenden.

Der Vitamingehalt des Granatapfels erscheint nicht bedeutend, unterstützt aber im Verein mit anderen Nahrungsmitteln die Stoffwechselvorgänge, die für die körperliche und geistige Leistungsfähigkeit wesentlich sind.

Wie sehr diese Vorgänge von Vitaminwirkungen abhängig sind, mag als Beispiel das Vitamin B_2 (Lactoflavin, Riboflavin) zeigen, von dem wir täglich 1–2 mg benötigen, eine Menge, die im Zusammenspiel mehrerer Vitamin-B_2-haltiger Nahrungsmittel im allgemeinen auch aufgebracht wird.

Wenn beim erwachsenen Menschen die Zufuhr von Vitamin B_2 unter 0,6 mg täglich absinkt, treten klinisch sichtbare Mangelzeichen auf: Wachstumsstörungen im Entwicklungsalter, Augenstörungen (subjektiv: Photophobie, Brennen, schmerzhaft sandiges Gefühl unter den Lidern, rasche Ermüdung, herabgesetzte Sehschärfe, Tränenfluß, Lidkrämpfe; objektiv: Vascularisierung, Fleckenbildung und Trübung der Hornhaut), Hautveränderungen (fleckige Rötung und Schuppenbildung, Talgansammlung in den Nasolabialfalten, Verhärtung und Sprödewerden der Nägel, die glanzlos und brüchig werden) und Schleimhautveränderungen (Rissigwerden und Schrumpfen der Lippen, Rhagaden und Fissuren an den Mundwinkeln, Mundschleimhautentzündung, Stomatitis, Narbenbildung an den Mundwinkeln, Trokkenheit im Munde und Dysphagie [Plummer-Vinson-Syndrom]).

Bei all den genannten Störungen ist eine Vitamin-B_2-reiche Diät zu verwenden, bei der auch der Granatapfel eine bescheidene Rolle spielen kann. Weitere Vitamin-B_2-reiche Nahrungsmittel sind Aprikosen, Birnen, Pfirsiche, Pflaumen; Hafer, Gerste, Reis, Roggen, Weizen; Erdnüsse, Mandeln, Walnüsse; Brennessel, Bohnen, Blumenkohl, Erbsen, Endivien, Federkohl, Grünkohl, Kopfsalat, Kresse und Wirsing; Ei, besonders Eigelb, Hefe, Milch.

In Südeuropa bereitet man aus dem säuerlichen, weinartig schmeckenden, rotgefärbten *Fruchtsaft* einen durstlöschenden Sirup, der als „Grenadine" oder „Sherbet" bekannt ist. Durch Gärung gewinnt man ein weinartiges Getränk, den Granatapfelwein.

Die *Blüten* wurden früher zu Gurgelwässern, gegen Diarrhoe und Leukorrhoe verwendet. Die *Fruchtschalen* kann man als Adstringens verwenden. Für die Technik liefern die Schalen einen zitronengelben bis rotbraunen Farbstoff zur Einfärbung von orientalischen Teppichen sowie Gerbstoff (Gehalt bis 28%) zur Lederbearbeitung.

Die *Stamm- und Wurzelrinde* ist heute noch im deutschen, österreichischen und schweizerischen Arzneibuch aufgeführt (also offizinell) als starkes Bandwurmmittel für beide Bandwurmarten und für den Fischbandwurm. Sie ist auch noch als Adstringens und Emmenagogum in verschiedener Form (Pulver, Dekokt, Extraktum) in

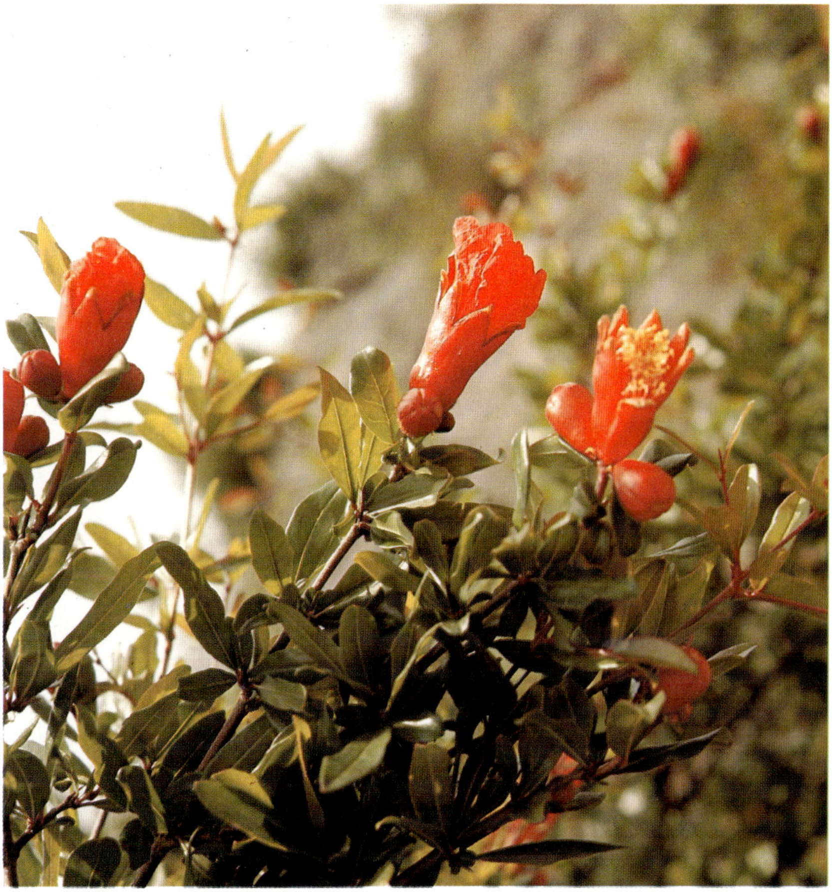

Die leuchtendrote Blüte des Granatapfels gehört zu den schönsten Blüten überhaupt. Wurzel, Rinde, Blüten und Frucht gelten als uralte Arzneimittel.

Gebrauch. Granatapfelextrakt wird in den sogenannten indischen Pillen gegen Ruhr verwendet.

Die Baumrinde besitzt als wirksame Bestandteile vier verschiedene Alkaloide (Piperidinabkömmlinge), nämlich 0,4–1,0% Pelletierine, die toxikologisch gesehen, Krampfgifte darstellen, die nach der Krampferregung später zu allgemeiner zentraler Lähmung führen. Sehstörungen, Schwindel und Erbrechen sind die ersten Anzeichen einer Vergiftung. Die Rinde enthält auch eine erhebliche Menge (ca. 20–28%) von glykosidischen Gerbstoffen, die leicht zur Obstipation führen, ferner Ellagsäure, Mannit, Harz, Stärke, Apfelsäure, Oxalate, einen gelben Farbstoff und 3–20% Mineralien.

Eine Abkochung der Wurzelrinde, der Baumrinde oder der Zweige ist gegen *Bandwürmer* wirksam. Eine alte Vorschrift zur Herstellung dieses Mittels lautet: 100 g Granatapfelbaumrinde werden mit 500 g Wasser bis auf 150 g eingekocht und alsdann 15 g Weingeist zugesetzt. Dieser Aufguß wird in drei Gaben eingenommen mit je halbstündigen Zwischenpausen; nach einer weiteren halben Stunde werden 50 g Rizinusöl (mit 50 g schwarzem Kaffee) getrunken. Da dieses Mittel nicht ungefährlich ist, darf es nur nach ärztlicher Anordnung angewendet werden.

Guaven als Saft und Rohkost ein Hochgenuß

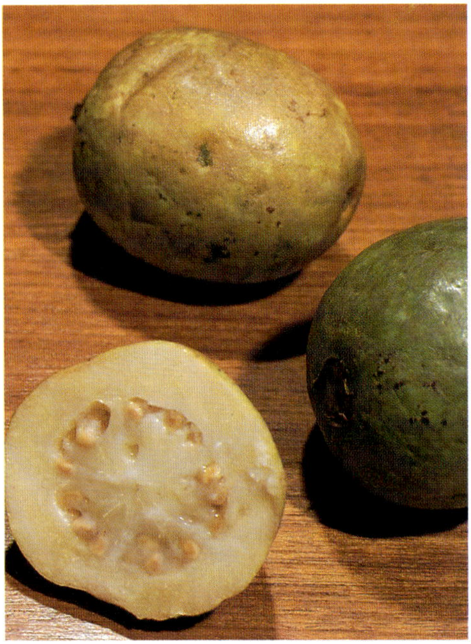

Hauptwirkstoffe in 100 g Frischsubstanz

Eiweiß	1 g
Fett	0,4 g
Kohlenhydrate	13 g
Kalzium	15–25 mg
Eisen	1 mg
Vitamin A	0,3 mg
Vitamin B_1	0,05 mg
Vitamin B_2	0,04 mg
Niacin	1 mg
Vitamin C	200 mg
Kalorien	58
Joule	242

Die Guave *(Psidium guajava)*, auch Guava oder Guayaba genannt, stammt aus den mittel- und südamerikanischen Tropengebieten, wird aber heute in allen tropischen und subtropischen Ländern angebaut.

Man findet die Guave als baumartigen Strauch, aber auch als Baum von 3–10 m Höhe. Sie verbreitet sich fast so gut wie Unkraut.

Auch die Frucht ist vielgestaltig. Man findet sie rundlich, ei- und birnenförmig, von 50–200 g Gewicht und weißlicher, gelblicher oder rosa Farbe. Das feste Fruchtfleisch kann süß, aber auch säuerlich schmecken. Der Geschmack ähnelt unserer Quitte oder auch unserer Erdbeere.

Der Wasserreichtum, die Kalorienarmut und der hohe Gehalt an Vitamin A und Vitamin C sind für die Frucht charakteristisch. Zahlreiche Mineral- und Spurenelementanalysen fehlen allerdings noch.

Den größten Wert für die Ernährung hat die Frucht, wenn man sie roh genießt, vielleicht mit Zitronensaft, etwas Fruchtzucker oder etwas Schlagsahne. Wichtig ist auch, Frischsaft daraus zu pressen, der als köstlich und aromatisch bezeichnet wird.

Der diätetische Wert ist in der Kalorienarmut bei reichlichem Vitamin-C-Gehalt gegeben. Die Frucht eignet sich daher zur Verwendung in der Reduktionskost zur Gewichtsabnahme. Man kann sie auch gut in der Diät bei Herz-, Kreislauf- und Nierenstörungen einsetzen.

Küchentechnische Schwierigkeiten bietet die Frucht nicht. Der ausgepreßte Saft bildet ohne jeden Zusatz ein erfrischendes Getränk. Es hat einen lieblichen süß-säuerlichen Geschmack.

Man kann auch Mus, Gelee, Brot, Käse und Paste daraus herstellen. Gesundheitlich wirklich wertvoll ist nur der frisch ausgepreßte Saft. Er kann – allein oder gemixt mit anderen Fruchtsäften getrunken – die Abwehrkraft gegen Allgemeininfekte (Erkältungsinfekte) steigern.

Kakis für Hochdruck-, Herz- und Nierenkranke

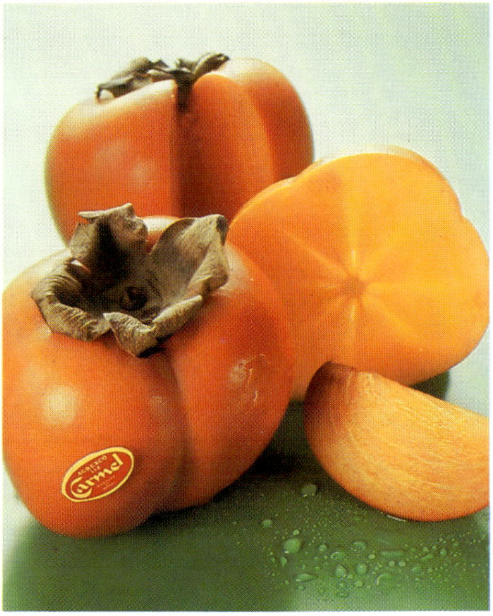

Hauptwirkstoffe in 100 g Frischsubstanz

Eiweiß	0,5 g
Fett	—
Kohlenhydrate	18 g
Kalium	130–170 mg
Kalzium	10 mg
Magnesium	8 mg
Eisen	0,4 mg
Vitamin A	0,6–1,2 mg
Vitamin B_1	0,02 mg
Vitamin B_2	0,02 mg
Niacin	0,3 mg
Vitamin C	9–15 mg
Kalorien	73
Joule	306

Die gelborangefarbenen bis roten Kakis *(Diospyros kaki)* sind die Früchte eines Ebenholzgewächses, das vor allem in Japan und China beheimatet ist, aber heute auch in allen subtropischen Gebieten angebaut wird. Da die Frucht in den verschiedenen Ländern sehr verschiedene Namen trägt (Kakiapfel, Kakipflaume, Dattelpflaume, Dattelfeige, chinesische Quitte), möchte ich darauf hinweisen, daß die botanisch richtige Bezeichnung die aus dem Griechischen kommende ist, nämlich Diospyros kaki, zu übersetzen mit „Göttliches Feuer".

Der 4–8 m hoch wachsende Kakibaum trägt hübsche, breitovale Blätter, blüht gelbweiß und entwickelt wie große Tomaten aussehende Früchte. Um richtig eßreif zu sein, müssen die Kakis ihren vorher vorhandenen Gerbstoff verloren haben. Das Fruchtfleisch besitzt eine geleeartige Konsistenz und enthält bis zu acht Kernen, wenn die Früchte nicht zu den kernlosen gehören. Die einzelne, süß schmeckende, sehr saftige Frucht kann ein Gewicht bis zu 400 Gramm erreichen.

Da die Früchte zum Versand nicht hochreif – wie sie am besten schmecken – geerntet werden können, muß man sie bei uns so lange bei Zimmertemperatur nachreifen lassen, bis sie sich butterweich anfühlen. So kann man sie dann direkt aus der Hand essen wie Äpfel.

Die in den Kakis enthaltenen oder bisher bekannten Nähr- und Wirkstoffe sind aus der Tabelle zu ersehen.

Aus den Tabellenwerten ist zu erkennen, daß die Kakis sich für eine gewichtsvermindernde Diät, wie sie für Hochdruck-, Herz- und Nierenkranke und vor allem bei Übergewicht notwendig ist, ausgezeichnet eignen. Natürlich verhelfen sie auch dazu, Rohkostzubereitungen, insbesondere Obstsalate, abwechslungsreich zu gestalten. Sie sind auch in der Lage, Vitamin-A-Mangelzustände, wie sie bei Haut- und Schleimhauterkrankungen vorkommen, auszugleichen.

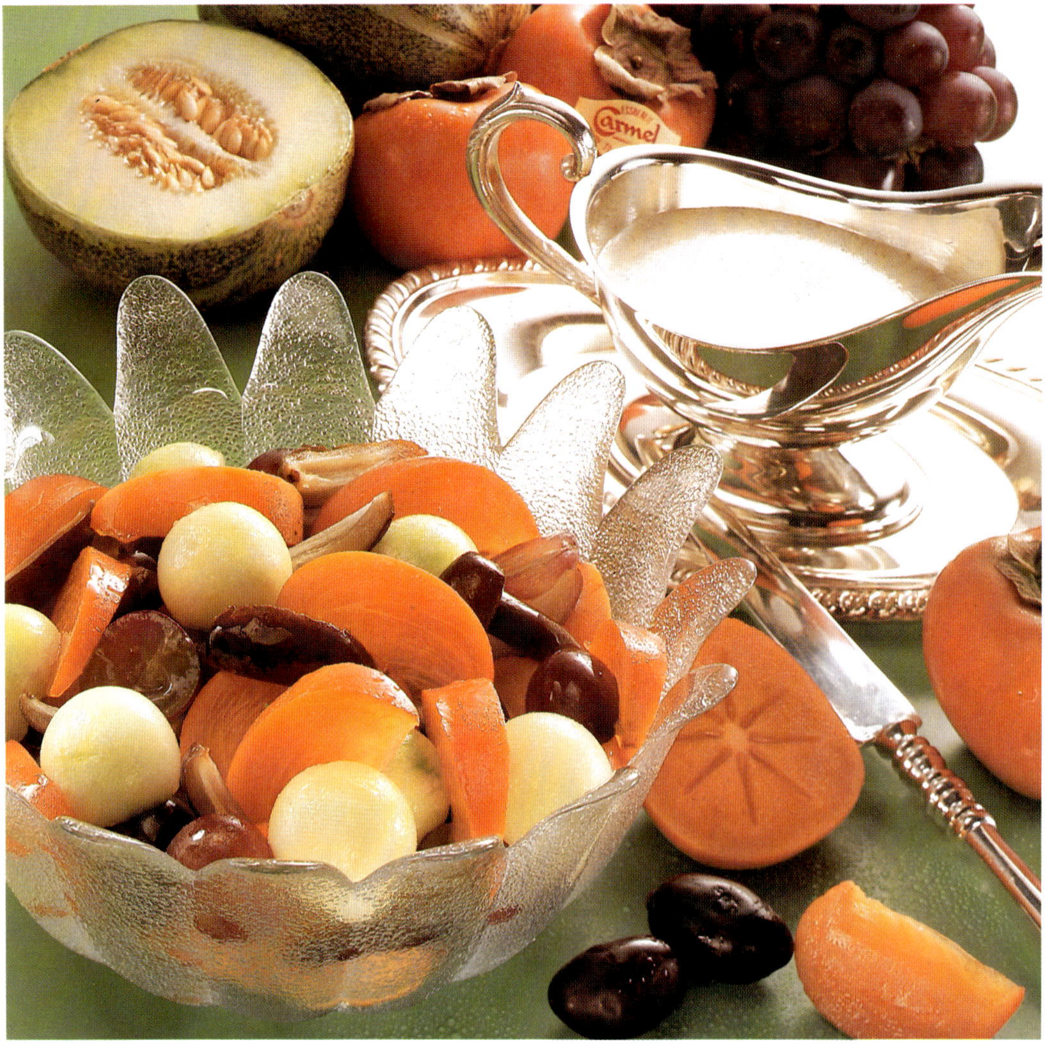

Bunte Sharon-Fruchtschale mit Vanillesauce (für 4 Personen)

½ l Milch · 1 Vanilleschote · 3 Eigelb · 3 EL Zucker · 1 EL Speisestärke · 3 halbfeste Sharonfrüchte · 1 kleine Ogenmelone (ca. 350 g) · 150 g frische Datteln · 150 g blaue Trauben

Milch in einen Topf füllen. Vanilleschote aufschlitzen, ausschaben, das Mark in die Milch geben. Eigelb, Zucker und Speisestärke hinzufügen und auf dem Herd bei mäßiger Hitze mit dem Schneebesen so lange schlagen, bis sich eine dickliche Sauce gebildet hat. Einmal aufwallen lassen, zur Seite ziehen, hin und wieder rühren.

Sharonfrüchte in dünne Schnitze zerteilen wie einen Apfel. Ogenmelone halbieren, mit einem Eßlöffel die Kerne herausholen, mit einem Kartoffelstecher runde Bällchen aus dem Fruchtfleisch bohren. Datteln längs halbieren und das Fruchtfleisch in längliche Schnitze schneiden. Trauben waschen, halbieren. Die Früchte untereinanderheben und zum Servieren mit der Vanillesauce übergießen.

Tips und Rezepte für die Zubereitung in der Küche

Reife Kakis halten sich nur noch wenige Tage im Kühlschrank. Dunkle, samenlose Kakis, eine Neuzüchtung aus Israel, werden unter der Bezeichnung Sharonfrüchte angeboten und beginnen jetzt den europäischen Markt zu erobern.

Kakis frisch als Rohkost zu verzehren ist sicher am besten. Man kann auch Mus, Soßen, Marmeladen und Cremes daraus herstellen und sie in jedem Obstsalat verwenden. Spezielle Rezepte sind erforderlich; einige wenige sollen zur Anregung dienen.

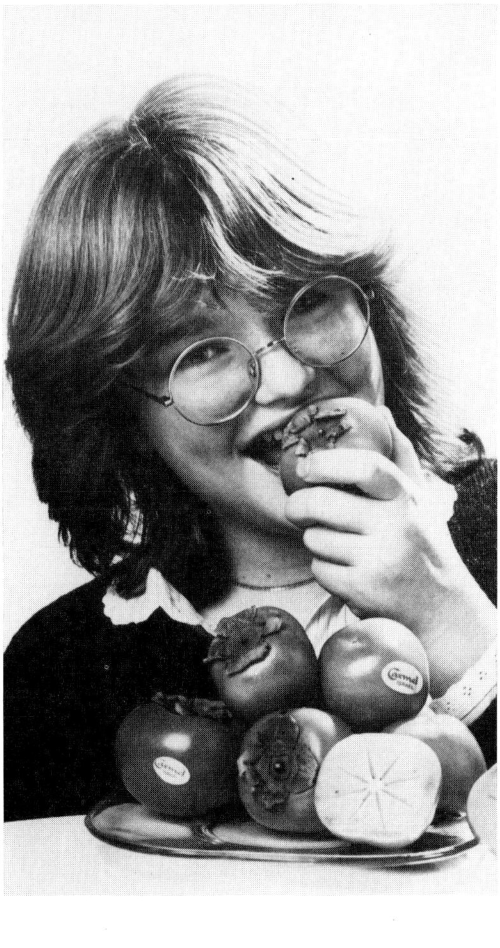

Rohkost: Am einfachsten ißt man Kakis roh, aus der Schale gelöffelt. Die dunklen Sorten sind knackig und fleischig und können auch schon vor der Vollreife gegessen werden.

Kaki-Mus: Man zerschneidet einige reife Kakis, kocht sie kurz mit ganz wenig Wasser und drückt sie durch ein Sieb. Dann würzt man mit einem Beerensaft (Johannisbeere, Himbeere) und gibt nach Geschmack Zitronensaft und – wenn erforderlich – noch etwas Fruchtzucker hinzu. Die erforderliche Mus- oder Cremekonsistenz erreicht man mit Agar-Agar oder Pektin (3–5 Blatt). Verzierung mit Schlagsahne und Mandelblättchen. Es geht aber auch ohne diese beliebte Verfeinerung.

Kaki-Salat mit Bananen: Kaki-Fruchtfleisch läßt sich jedem beliebigen Obstsalat beifügen. Es genügt aber auch, drei bis fünf Kakis zu Würfeln zu schneiden, dazu Bananenscheiben zu geben und mit Zitronensaft und gemahlenen Nüssen vorsichtig zu mischen. Darüber gibt man etwas abgepreßtes Kaki-Mus oder Aprikosen-Püree und überstreut mit gemahlenen Nüssen.

Kaki-Ananas-Salat: Wird ebenso zubereitet wie der Kaki-Bananen-Salat. Ananas paßt sehr gut zu Kaki. Man gibt Schlagsahne darüber und überstreut mit gemahlenen Nüssen.

Zum Reinbeißen ist die Sharon-Kaki, die heute meist Sharonfrucht genannt wird. Das Fruchtfleisch tropft nicht, sondern hat auch bei voller Reife knackigen Biß. Dazu ist die neue Züchtung der Sharonfrucht ohne Kerne.

Kaktusfeige belebt Darmfunktion

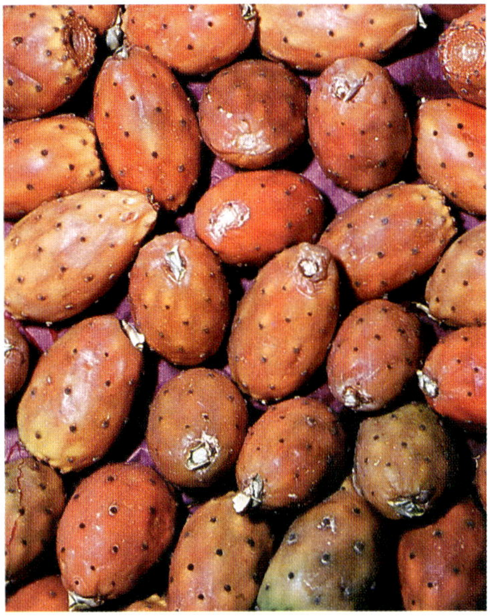

Hauptwirkstoffe in 100 g Frischsubstanz

Eiweiß	0,8 g
Fett	0,7 g
Kohlenhydrate	9–15 g
Kalium	90 mg
Kalzium	24 mg
Phosphor	28 mg
Eisen	0,3 mg
Vitamin A	0,04 mg
Vitamin B_1	0,01 mg
Vitamin B_2	0,03 mg
Niacin	0,4 mg
Vitamin C	25 mg
Kalorien	47–70
Joule	196–293

Unter den Kaktusfrüchten sind die „Opuntien" am schmackhaftesten und deshalb auch am wichtigsten. Die Spanier brachten sie in die Mittelmeerländer und in ihre Kolonien. Heute wachsen sie in vielen heißen Ländern der Erde. In manchen Gebieten (Australien, Südafrika, Indien und auf Hawaii) werden sie schon als „Unkraut" angesehen und als solches bekämpft. Darüber hinaus sind die Kakteen eine wichtige Heckenpflanze, die ein Anwesen in eine Festung verwandeln können.

Die Kaktusfeigen *(Opuntia ficus indica)* waren für die Völker des alten Amerika eine wichtige Ernährungsbasis. Bei den Indianern sind sie heute noch sehr beliebt.

In den meisten Ländern werden die Feigen heute nur noch roh, allein oder in Obstsalat mit anderen wenig dominierenden Früchten wie Bananen, Melonen, Papayas und Kiwis verzehrt. Mexiko hat seit alten Zeiten bei einem heute jährlichen Ertrag von 120 000 t noch eine entsprechend große Verarbeitungsindustrie und stellt Trockenfrüchte und Sirup her. In Ägypten werden etwa 30 000 t geerntet.

Die Kakteen selbst haben eine gewisse pharmazeutische Bedeutung. Man gewinnt Arzneimittel und Rauschmittel aus ihnen. Die Pflanzen liefern auch leichtes und sehr zähes Holz.

Wenn sich die Feigen gelb und rot verfärben, sind sie reif. Das Fruchtfleisch ist locker (es „schmilzt auf der Zunge"), hat einen angenehm süßen Geschmack und wirkt sehr erfrischend. Am besten schält man die Feige, schneidet dann an den Enden je eine Scheibe ab und halbiert sie nun der Länge nach. Dann kann das Fruchtfleisch mit Messer und Gabel gegessen oder auch einem Obstsalat oder grünen Salat beigefügt werden. Auf jeden Fall sollte die Frucht nur mit Früchten eines wenig dominierenden Geschmacks kombiniert werden. Am besten aber ißt man die Kaktusfeige roh ohne andere Zutaten.

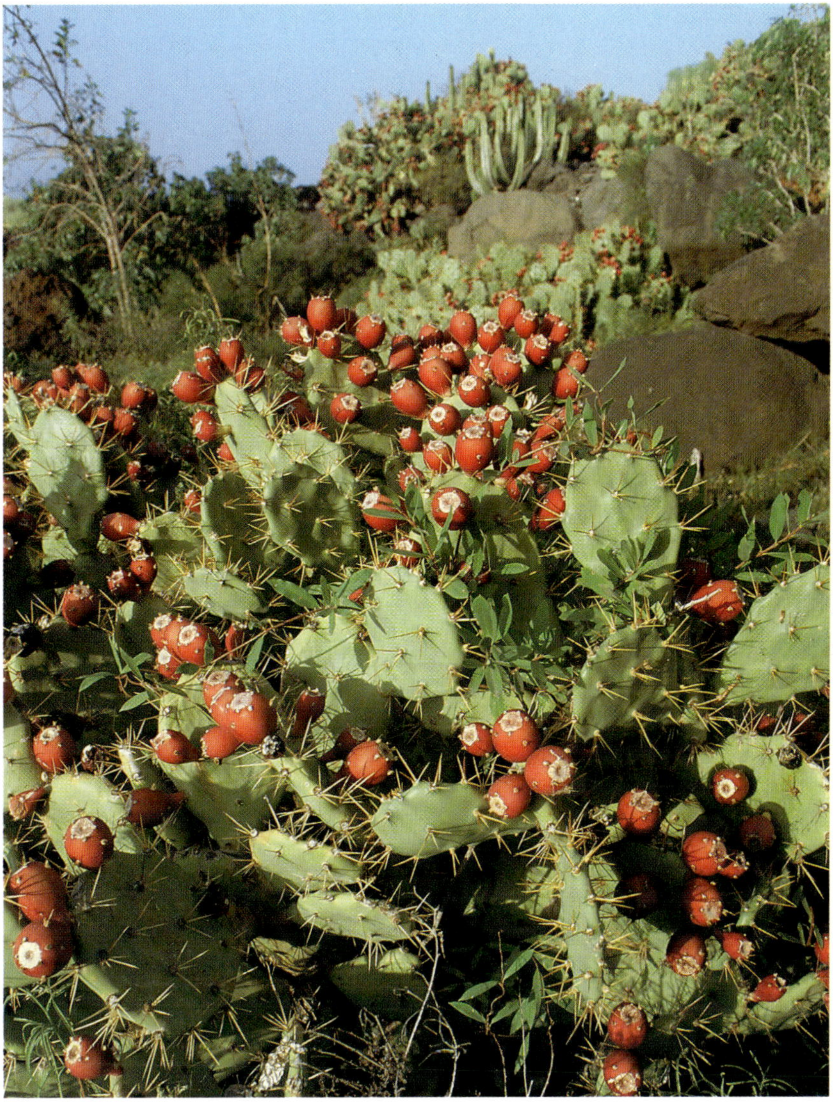

Der Feigenkaktus gehört zu den eßbaren Kakteenarten. Es gibt davon zahlreiche Sorten. Vorsicht vor den Stacheln!

Die im Fruchtfleisch der etwa hühnereigroßen Frucht gleichmäßig angeordneten schwarzen Samen werden mitverzehrt.

Der Gehalt an Nähr- und Wirkstoffen ragt nicht über den der vergleichbaren Früchte hinaus. Der Nährstoffgehalt ist – wie bei den meisten Früchten – gering. Lediglich der Gesamtzucker von 9–15 % ist bemerkenswert. Der Vitamin- und Mineralgehalt trägt zum Tagesbedarf im normalen Rahmen bei. An Säuren sind vorwiegend enthalten: 62 mg Zitronensäure, 23 mg Apfelsäure und 19 mg Chinasäure.

Die Kaktusfeigen stellen ein gutes, wenn auch heute nicht mehr lebenswichtiges Nahrungsmittel dar. Eine die *Darmfunktion anregende Wirkung* wird wohl meist als angenehm empfunden.

Wir machen eine Kirschenkur

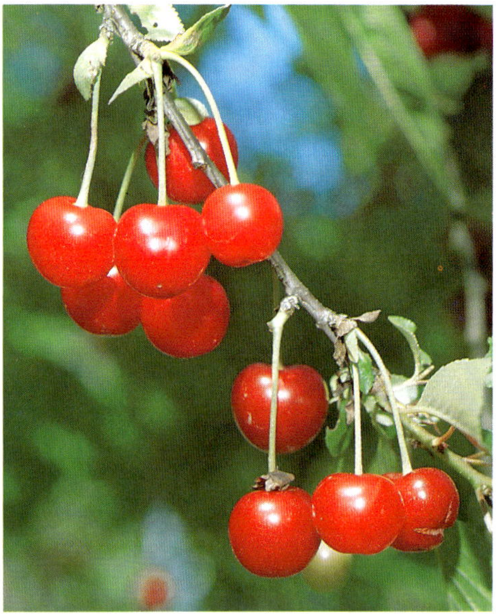

Hauptwirkstoffe in 100 g Frischsubstanz

Eiweiß	1,1 g
Fett	0,4 g
Kohlenhydrate	16,1 g
Natrium	2 mg
Kalium	210 mg
Kalzium	20 mg
Magnesium	15 mg
Phosphor	20 mg
Eisen	0,4 mg
Vitamin A	13 µg
Vitamin B_1	0,05 mg
Vitamin B_2	0,05 mg
Niacin	0,4 mg
Vitamin C	13 mg
Kalorien	72
Joule	301

Nicht nur Kinder und Vögel verzehren leidenschaftlich gern Kirschen, auch die Erwachsenen lieben dieses im frühen Sommer reifende Rosengewächs wegen seines erfrischenden Fruchtfleisches. Die *Süßkirsche (Prunus avium)* ist eine Zuchtform der wilden Vogelkirsche, die wir noch hier und da in unseren Wäldern und Gebüschen finden und die früher wohl in ganz Europa bis nach Norwegen heimisch und verbreitet war. Die *Sauerkirsche (Prunus cerasus)* stammt aus Kaukasien.

Wenn im Frühjahr schon ein einzeln stehender, blühender Kirschbaum einen entzückenden Anblick bietet, so löst Jahr für Jahr die Kirschbaumblüte im Rheintal bei Kamp-Bornhofen oder an der Bergstraße stille Begeisterung aus, besonders wenn in dem Meer von Weiß hier und dort die Inseln der rosaroten Pfirsichblüten auftauchen.

Doch sehen wir uns die Kirschen einmal nach den ihnen innewohnenden Kräften und nach ihren Verwendungsmöglichkeiten an. Sie wirken, wie die meisten Rosengewächse, besonders auf den *Magen-Darm-Kanal* samt seinen Anhangsorganen, der *Leber und Bauchspeicheldrüse.* Wie die Erdbeeren sind sie verhältnismäßig reich an Fruchtzucker (12 %), der ihnen einen guten Sättigungswert gibt. Die saure Kirsche hat den gleichen Fruchtzuckergehalt, doch darüber hinaus mehr Pflanzensäuren (0,9 %), die ihren Geschmack bedingen. Die Pflanzensäuren wirken reinigend und erfrischend auf den Stoffwechsel, sie wirken bakterienfeindlich, desinfizierend, sekretions- und verdauungsfördernd. Während der Erntezeit täglich 1 kg Kirschen genossen, beseitigt bald die Darm- oder Stuhlträgheit. Der hohe Gehalt an basischen Mineralien (0,7 %) macht die Kirsche zu einem diätetischen Mittel ersten Ranges. Sie vermag viele Ernährungssünden, wie sie durch den ausschließlichen Gebrauch von Weißmehl, Weißzucker, Fleisch und Genußmitteln entstehen, auszugleichen.

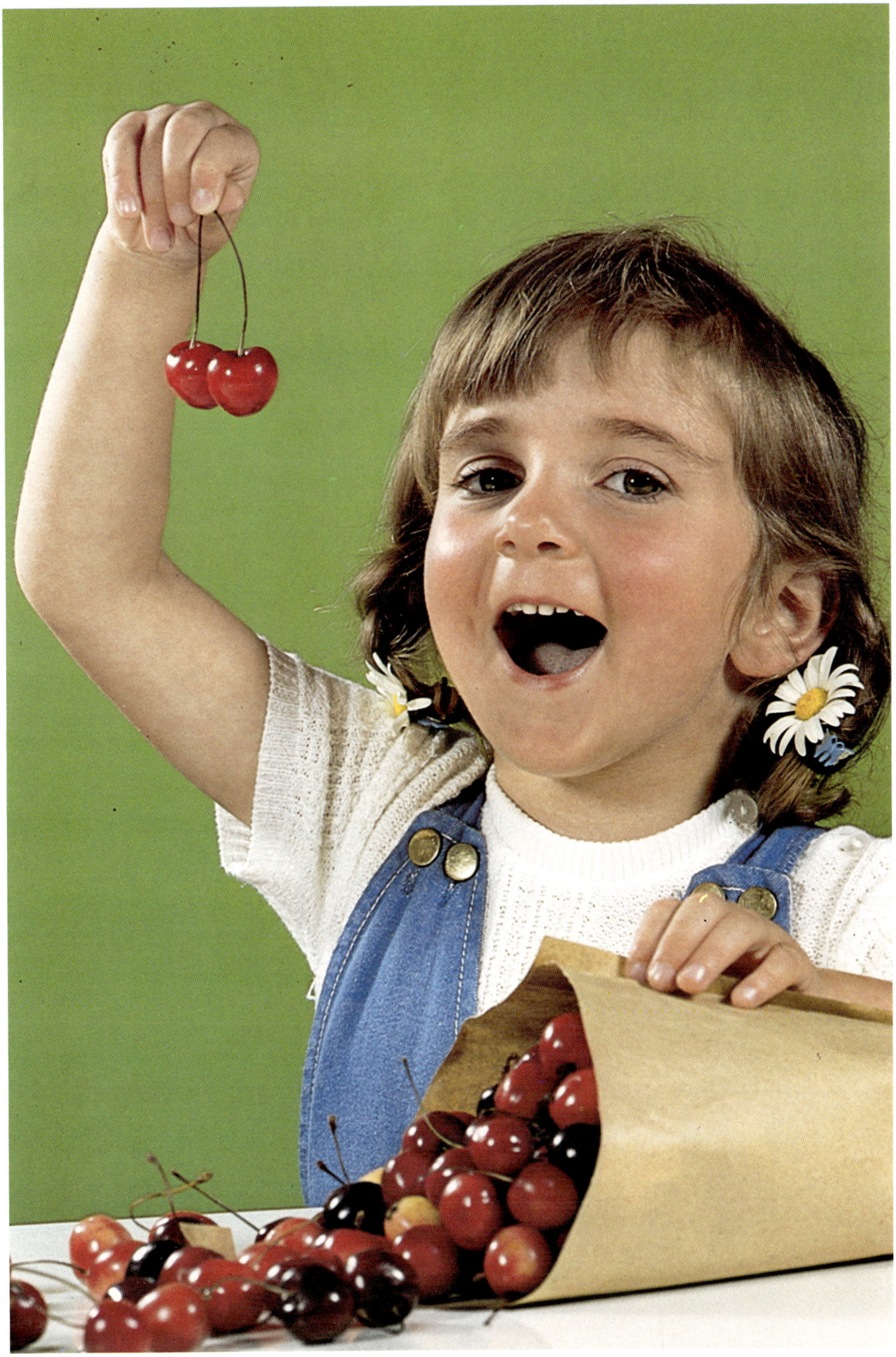

Fettsüchtige, die abnehmen wollen, sollten ganze *Kirschenkuren* durchführen, da diese sehr gut verträglich sind. Es tritt Sättigungsgefühl ein, und doch wird eine merkliche Gewichtsabnahme erzielt, da die eigentlichen Energieträger Fett und Eiweiß fehlen und der Kochsalzgehalt niedrig ist, nämlich 40–100 mg auf 100 g Frischobst. Der Vitamin-A-Gehalt ist relativ hoch, während der übrige Vitamingehalt (B_1, B_2, C, Niacin) dem Durchschnitt der anderen Frischfrüchte entspricht.

Der weltweit bekannte Diätetiker Dr. med. *M. Bircher-Benner* schrieb: „Was immer die Weisheit der Natur an ernährenden Prinzipien hineinzauberte [er meinte in die Früchte und in alle ungekochten Speisen], es ist noch voll darin enthalten. Die Substanzen, die wir mit diesen Speisen in unsere Verdauungsorgane einführen, sind selbst noch voll Leben, nicht abgetötet und zersprengt wie die Substanzen der gekochten Speisen. Sie nähren besser, sie kräftigen mehr, sie steigern die Gesundheit, beleben die Organe, reinigen das Blut, werfen Gifte und Bakterien aus dem Organismus. Sie sind echte zuverlässige Heilmittel."

Die alten Ärzte kannten die diätetischen Eigenschaften unserer Früchte besser als wir und wandten sie erfolgreich in ihren Kuren an. Warum sollten wir dieses einfache, uns von der Natur angebotene, wohlschmeckende Heilmittel vernachlässigen? Meines Erachtens hat die Kirschenkur im Frühsommer die gleiche Berechtigung wie die sehr viel bekannteren Traubenkuren im Herbst.

Kiwis sind wohlschmeckende Vitamin-C-Spender

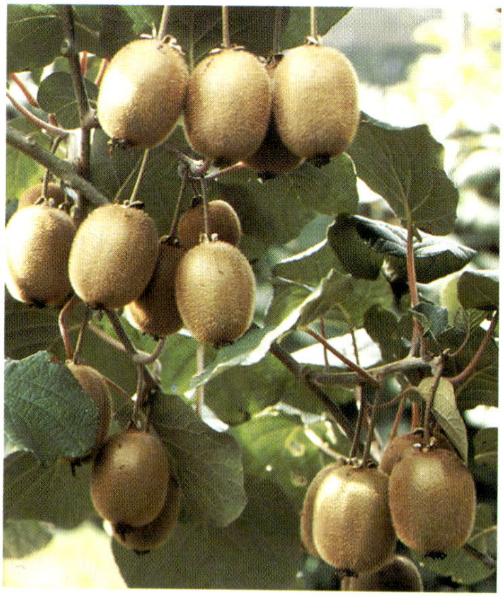

Hauptwirkstoffe in 100 g Frischsubstanz

Eiweiß	0,5 g
Fett	0,2 g
Kohlenhydrate	7 g
Natrium	4,1 mg
Kalium	260 mg
Kalzium	20 mg
Magnesium	20 mg
Phosphor	26 mg
Eisen	0,5 mg
Vitamin B_1	0,02 mg
Vitamin B_2	0,05 mg
Niacin	0,4 mg
Vitamin C	150 mg
Kalorien	40
Joule	165

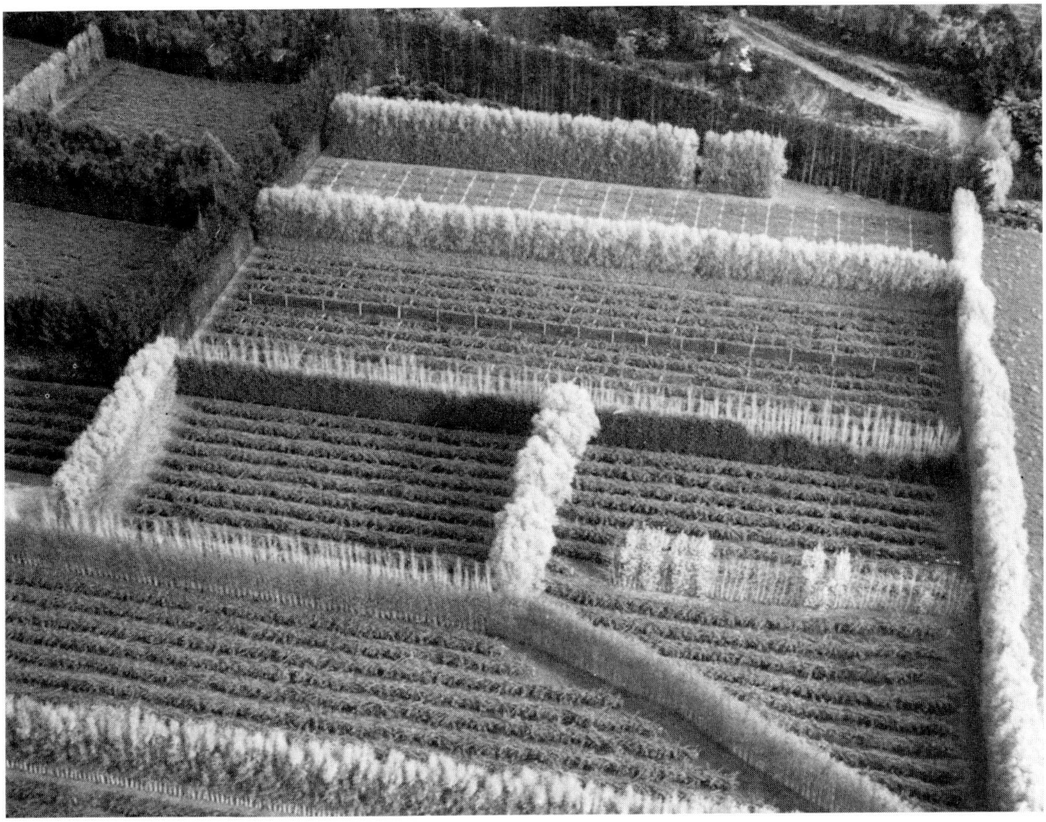

So sieht ein charakteristischer Kiwi-Rebgarten aus der Luft aus. Eine hohe Windschutzbepflanzung aus schmalen Bäumen und gepflegten Hecken verhindert, daß die heranwachsenden Kiwis durch starke Luftbewegungen aufeinander stoßen und dadurch die Schale verletzt wird. „In Ruhe gereifte" Kiwis behalten dagegen nicht nur ein makelloses Aussehen – sie sind voller Saft und Kraft mit einem extrem hohen Vitamin-C-Gehalt.

Die aus China stammenden Kiwis *(Actinidia chinensis)*, die ihren Namen den in Neuseeland heimischen Kiwivögeln verdanken, werden auch „chinesische Stachelbeeren" genannt. Sie gehören zu den Rebengewächsen; ihre Früchte wiegen oft um 100 g. Die heute besonders in Neuseeland angebaute Zuchtform heißt Hayward-Kiwi, eine Frucht hoher Speisequalität. Seit den siebziger Jahren wird diese Frucht in der Bundesrepublik, aber auch sonst in Europa immer mehr geschätzt und auch in wärmeren Regionen angebaut, in der Bundesrepublik zum Beispiel in Geisenheim (Rheingau).

Die Fruchthaut ist rauh, zuerst grün, später braun. Die Frucht selbst schmeckt ganz und gar nicht „exotisch", sondern erinnert die Zunge an Melonen, Weintrauben, Bananen und Stachelbeeren zugleich. Zum Verzehr schält man die Früchte und schneidet sie in Scheiben oder halbiert sie und löffelt sie aus. Das smaragd-grüne Fruchtfleisch umschließt eine hellere Mitte und einen Kranz kleiner, weicher, schwarzer Kernchen, die mitgegessen werden können. Es schmeckt säuerlich-süß und

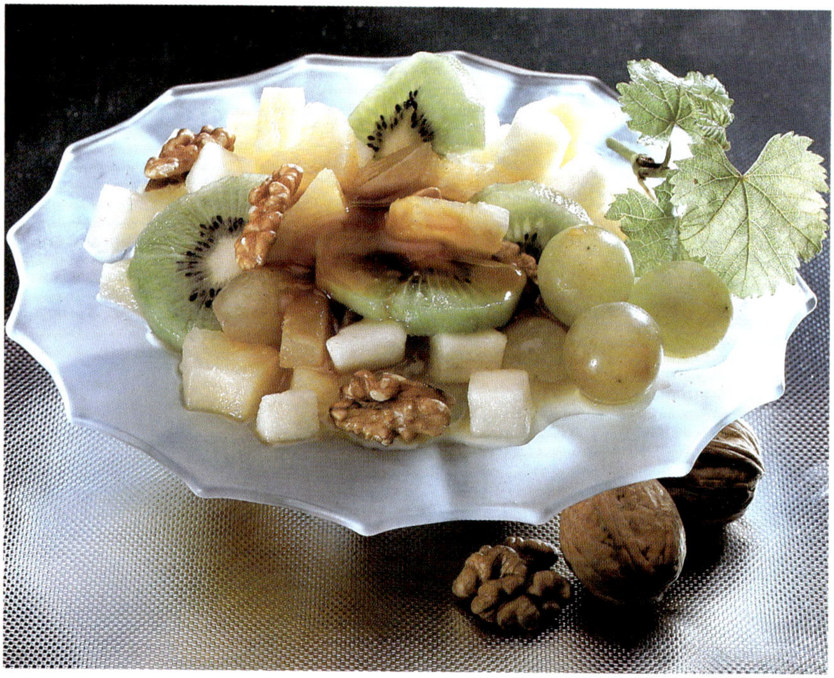

Exotischer Fruchtsalat mit Kiwis — erfrischend und anregend zu jeder Jahreszeit.

sehr saftig. Reif sind diese exotischen Früchte, wenn die Schale auf leichten Fingerdruck nachgibt. Bis auf die Haut ist die Frucht vollständig verwertbar.

Frische Kiwis enthalten ein Enzym, das wie Magensaft Eiweiß „verdaut". Jeder Obstsalat wird durch Kiwis aufgewertet. Sie sind dekorativ für Nachspeisen und Obsttorten, schmecken aber auch zu Käse und Salaten. Der hohe Gesundheitswert, die vielseitige Verwertbarkeit in der Küche und ihre diätetischen Eigenschaften haben sie bei uns schnell beliebt gemacht.

Aus der Tabelle sind die bisher bekannten Hauptwirkstoffe zu erkennen.

Die Kiwis sind wasserreich, nährstoffarm, reich an Vitamin C. Wegen der fehlenden Angaben für bestimmte Vitamine, Mineralien und Spurenstoffe ist eine endgültige Bewertung für diätetische Zwecke noch nicht möglich. Mit Sicherheit sind die Kiwis aber in einer Diät zur Gewichtsreduktion sehr nützlich.

Die Verwendung in der Küche ist recht vielseitig, nämlich

- als Rohkost (direkt aus der Schale löffeln)
- als Kompott, Marmelade und Gelee
- als Verzierung auf kalten Platten und Torten
- als Kiwikuchen
- in Obstsalat
- zur Zubereitung köstlicher Nachtische
- zu Fruchtcocktails
- zu Kaltschalen, kalten und warmen Suppen
- zu Soßen und Mayonnaisen

Tips und Rezepte für die Zubereitung in der Küche

Kiwis kann man mehrere Monate im Kühlschrank aufbewahren. Immer nur auf Druck weich erscheinende und damit eßreife Früchte verwenden.

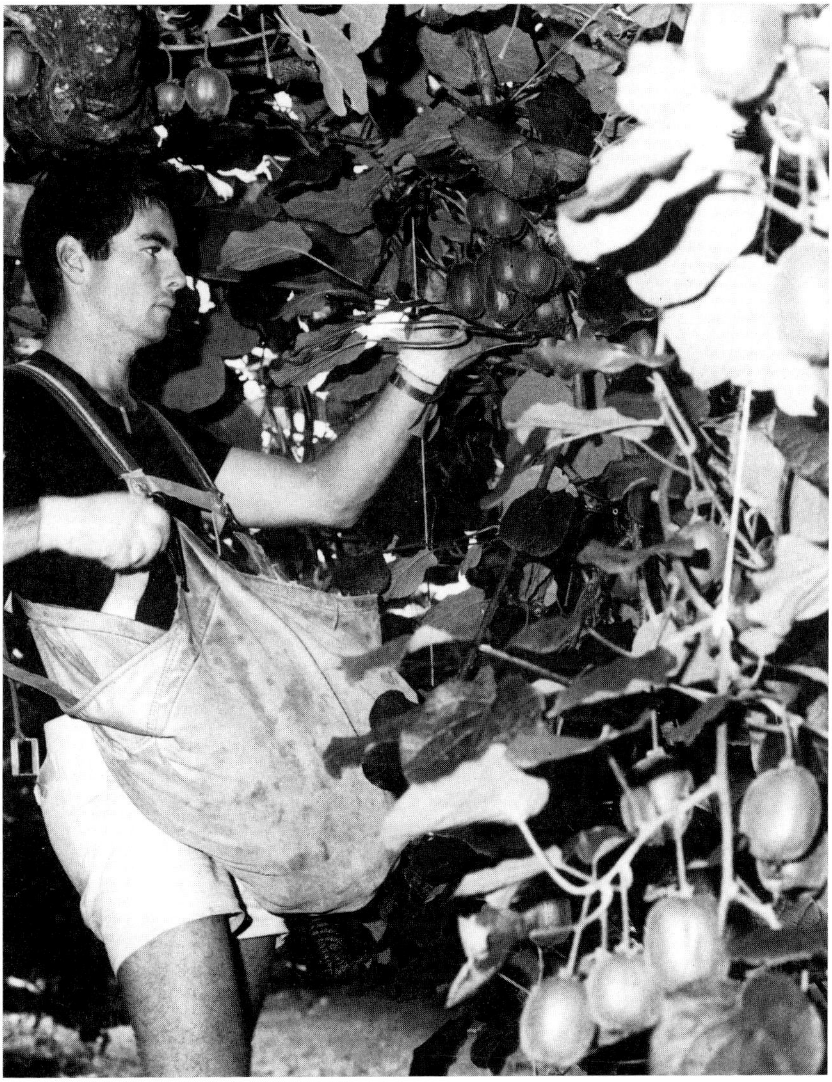

Behutsame Handarbeit ist bei der Kiwi-Ernte gefragt, denn nur so bleibt der charakteristische „Pelz" der außen braunen, innen smaragdgrünen Vitamin-Frucht unbeschädigt. Die Kiwi bleibt damit lange saftig-frisch und lagerfähig. Aus diesem Grund benutzen viele Pflücker Handschuhe zur Schonung dieser berühmten Frucht.

Kiwi-Kompott: 4–6 Kiwis dünn schälen, in Scheiben schneiden und mit wenig Wasser, 1–2 Eßlöffeln Zitronensaft und 2 gehäuften Eßlöffeln Fruchtzucker kurz dünsten. Kiwi-Kompott läßt sich wunderbar mit Vanilleeis kombinieren.

Kiwi-Kaltschale: Kiwi paßt sehr gut zum Apfel. Eine aus beiden Früchten hergestellte Kaltschale mundet köstlich. Man braucht zum Dicken nur 20 g Mondamin.

Kiwi-Marmelade: Auch hierbei ist es empfehlenswert, Kiwis und Äpfel je zur Hälfte zu verwenden. Eine überraschend gute Kombination und herrlich im Geschmack.

Kiwi-Rohkost: Die ungeschälte Frucht halbieren und das Fleisch (mit den Kernen) auslöffeln. Natürlich kann man die Frucht auch schälen und in Scheiben oder Stückchen schneiden.

Kumquat das Stargewürz für alle Rohkost

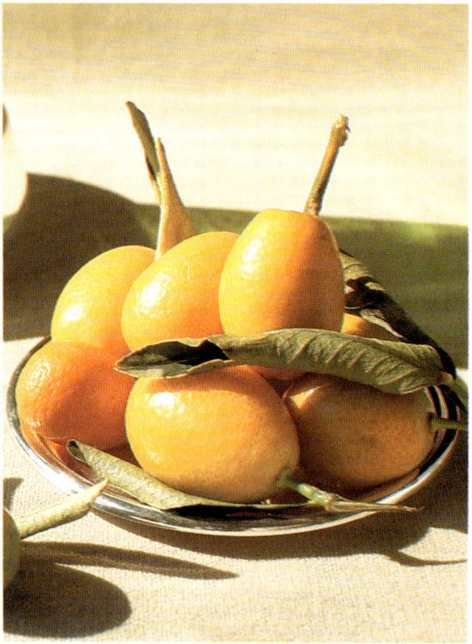

Hauptwirkstoffe in 100 g Frischsubstanz

Eiweiß	0,9 g
Fett	0,1 g
Kohlenhydrate	13 g
Kalium	240 mg
Phosphor	23 mg
Eisen	0,4 mg
Vitamin A	0,4 mg
Vitamin B_1	0,08 mg
Vitamin B_2	0,1 mg
Vitamin C	36 mg
Kalorien	66
Joule	276

Die aus China stammende Kumquat *(Fortunella Swingle)* gehört zu den Zitrusgewächsen und ist bei uns meistens nur als Zierbäumchen, aber auch als Konserve bekannt und wegen ihres Aromas – sie schmeckt wie Orangen, nur sehr viel kräftiger – geschätzt. Die indische Bezeichnung „Kumquat" bedeutet „kleine Goldorange". In den USA dienen die Zweige dieses schönen Bäumchens als Weihnachtsdekoration.

Die Kumquats, auch als Zwergzitronen oder Zwergorangen bezeichnet, haben eine leuchtend orangefarbene, sehr dünne, eßbare Schale und sind pflaumengroß. Eigentlich stellen sie bei uns noch eine Rarität dar. Man kann sie auf der etwas warmen Fensterbank in der Wohnung selbst heranziehen und mit Schalen und Kernen roh verzehren. Wenn sie zum Kauf angeboten werden, lassen sie sich zu feinen Obstsalaten und Cremes verwenden. Außerdem dienen sie halbiert zur Verzierung von Salaten und Torten. Die halben Früchte wirken sehr dekorativ.

Über die Wirk- und Inhaltsstoffe sowie über die diätetische oder medikamentöse Verwendung der Frucht läßt sich noch nicht viel sagen.

Man kann die würzigen Früchte mit der Schale roh essen; sie lassen sich auch zu Marmelade oder Gelee verarbeiten. Sehr zu empfehlen ist ihre Verwendung in Obstsalaten und zur Verzierung von grünen Salaten wie Chicorée- oder Eissalat, aber auch zu Möhren- oder Krautsalat läßt sich die Kumquat verwenden.

Soweit Informationen über die Nähr- und Wirkstoffe vorliegen, sind sie in der Tabelle der Hauptwirkstoffe zusammengefaßt.

Litschis für aromatische Obstsalate

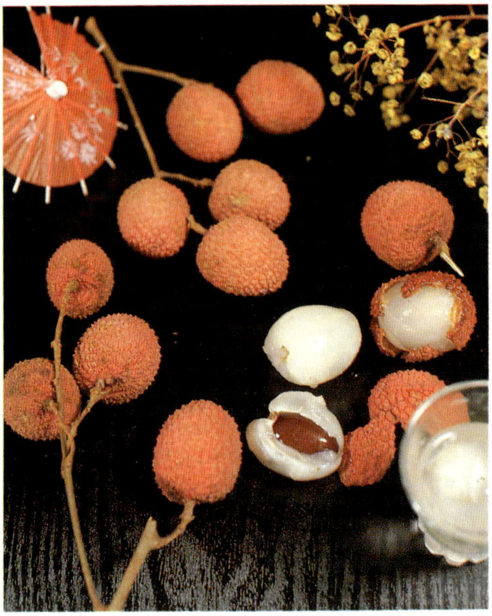

Hauptwirkstoffe in 100 g Frischsubstanz

Eiweiß	0,9 g
Fett	0,5 g
Kohlenhydrate	16 g
Kalium	120–200 mg
Kalzium	5 mg
Magnesium	10 mg
Phosphor	25 mg
Eisen	0,5 mg
Vitamin B_1	0,04 mg
Vitamin B_2	0,04 mg
Niacin	0,3–1,3 mg
Vitamin C	50 mg
Kalorien	71
Joule	297

Die Litschis *(Litchis chinensis)* werden auch chinesische oder japanische Haselnüsse genannt, haben Pflaumengröße und schmecken rosinenartig süß. Man ißt den geleeartigen, aber saftigen Samenmantel. Der Samen selbst ist nicht eßbar. Der Litschi-Baum wird heute in allen Ländern mit subtropischem Klima angebaut. In den Tropen bringt er keine Früchte. Er wird 10–12 m hoch.

Zu unreife Früchte reifen nicht mehr nach. Eine frühe Ernte steigert zwar die Haltbarkeit, schadet aber dem Aroma. Einfrieren vertragen sie gut. Am besten bewahrt man sie bei 0° C auf (2 bis 3 Wochen). Sie schmecken süß-sauer und verbreiten einen angenehmen Duft.

Ihr Gehalt an Nähr- und Wirkstoffen geht aus der Tabelle hervor.

Besonders hervorragende Eigenschaften sind aus den bisher vorliegenden Werten nicht zu erkennen. Die Litschis sind wie viele andere Tropenfrüchte wasserreich, nährstoff- und damit kalorienarm. Auch der Vitamin- und Mineralgehalt ist nicht besonders nennenswert. Dennoch kann man die Litschis in Rohkostzubereitungen, besonders in Obstsalaten, in der Reduktionskost, in der Herz-Kreislauf- und Nierendiät wegen ihres feinen Aromas verwenden.

In der Normalküche bereitet man aus Litschis Obstsalate, Kompott, Crèpes, Cremes oder Fruchtcocktails.

Die Litschi-Früchte werden bei uns aus den verschiedensten Ländern importiert. Sie sehen nicht nur verschieden aus, sondern haben auch oft verschiedene Namen. Wegen ihrer Süße und wegen ihres Aromas nennt man sie auch Liebesfrucht und vergleicht sie mit Kirsche, Erdbeere oder Pflaume.

Litschis können nach Belieben zu Süßspeisen oder Kompotten verwendet oder pikant angemacht werden. Sie passen sich sozusagen mit ihrem Aroma der Umgebung an.

Mangos heilen Haut und Schleimhaut

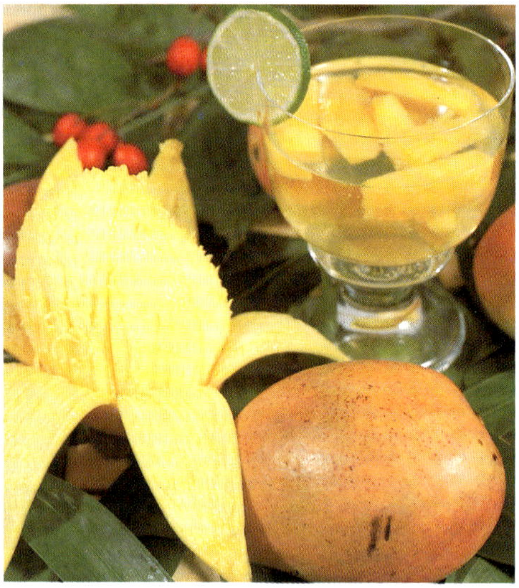

Hauptwirkstoffe in 100 g Frischsubstanz

Eiweiß	0,5 g
Fett	—
Kohlenhydrate	15 g
Natrium	7 mg
Kalium	190 mg
Kalzium	10 mg
Magnesium	18 mg
Phosphor	13 mg
Eisen	0,5 mg
Vitamin A	0,5–5 mg
Vitamin B_1	0,03 mg
Vitamin B_2	0,04 mg
Niacin	0,3 mg
Vitamin C	30 mg
Kalorien	59
Joule	253

Die Mango oder Mangofrucht *(Mangifera indica)* ist die grüngelb- bis braunfarbene oder gar rötliche Frucht des Mangobaumes aus der Familie der Anacardiengewächse (Nierenbaumgewächse), die im tropischen Asien heimisch sind.

Mangobäume werden wegen des Wohlgeschmacks der Früchte in allen tropischen Ländern angebaut. Sie werden bis 15 m hoch, tragen dicht stehende, immergrüne Blätter und gehören zu den wichtigsten Bäumen der tropischen Länder, zumal sie zweimal jährlich Früchte von 0,5–2 kg Gewicht hervorbringen. Zwei Drittel der Weltproduktion entfallen auf Indien. Im Welthandel spielt diese Frucht allerdings wegen ihrer Transport- und Lagerempfindlichkeit noch keine besondere Rolle, wenn man sie auch in unseren Breitengraden verstärkt anbietet.

Die Mangofrüchte können zwar reif und unreif gegessen werden, ausgesprochen wohlschmeckend und süß sind aber nur die reifen, grünlich-braunen Früchte.

Die an langen Stielen baumelnden, schweren Mangos müssen, wenn sie gelb schimmern, noch hart geerntet werden. Man läßt sie bei Zimmertemperatur vollends reifen, bis sie auf Fingerdruck Dellen bilden.

Der gesundheitliche Wert der Früchte ist wegen ihres hohen Vitamin-A-Gehaltes bedeutend. Der Gehalt an Nähr- und Wirkstoffen ist – soweit er mir bekannt wurde – aus der Tabelle zu ersehen. Es sind im wesentlichen ein hoher Wasser- und ein geringer Nährstoffgehalt, viel Vitamin A und Kalzium. Alle Faktoren sind für die Diät wichtig.

- Für Rohkostgerichte sind Mangos wegen ihres Wohlgeschmacks, ihres Fermentreichtums, ihres Vitamin- und Mineralgehaltes, aber vor allem auch wegen der Kalorienarmut sehr erwünscht.
- Für die Diät zur Gewichtsverminderung sind sie zweckmäßig wegen des fehlenden Fettes, der Kalorien- und Kochsalz-

armut bei sonst ausreichender Mineral-, insbesondere Kalziumzufuhr.

- Für zahlreiche Haut-, Schleimhaut- und Augenerkrankungen, die auf Vitamin-A-Mangel beruhen, sind Mangos geeignet. Zwei bis drei decken schon den Tagesbedarf eines Erwachsenen an Vitamin A.
- Für Herz- und Kreislauferkrankungen, bei denen Blutdrucksenkung und Entwässerung durch Kochsalzentzug, Gewichtsverminderung und Stoffwechselaktivierung notwendig sind.

Tips und Rezepte für die Zubereitung in der Küche

Die Mango läßt sich reif und auch unreif verwenden. Es gibt zahlreiche Sorten, von denen nur wenige wirklich schmackhaft sind, wenn sie Eßreife erreicht haben. Die dicke, grüne Schale ist auf jeden Fall ungenießbar. In manchen Ländern werden auch die Samenkerne der Frucht zu Soßen und Pasten oder Mixed pickles verarbeitet. Ferner eignet sich die Frucht zur Zubereitung von Rohkost, Milchmixgetränken, wohlschmeckenden Nachtischen (Cremes, Sorbets, Crèpes, Marmeladen und Würzsoße).

Rohkost: Das Fleisch eßreifer Früchte wird mit Zitronensaft begossen und ausgelöffelt. Das ist ein einfacher, aber beliebter Nachtisch. Man kann auch jede Frucht längs in 3 Scheiben schneiden, den Kern ausheben, Fruchtzucker und Kardamom oder Curry darüber streuen und mit Schlagsahne verzieren. Eine große Verführung!

Mango-Mus von grünen Früchten: Man schneidet einige geschälte grüne oder halbreife Mangos in Streifen und kocht sie in Wasser mit Honig und einem Schuß Apfelessig weich. Sollten die Früchte Fasern enthalten, dann muß man die weichgekochten Streifen noch pürieren oder durch ein Sieb treiben. Ein guter Brotaufstrich.

Mango-Kompott: Halbreife, jedenfalls noch feste Mangos in Spalten schneiden, in Honig- oder Fruchtzuckerwasser kochen und absieben. Das Kochwasser wird nach Zusatz von Zitronensaft durch weiteres Kochen dicker eingekocht und dann über die Mango-Spalten gegossen. Kalt stellen und auch kalt servieren.

Mango-Soße pikant (Chutney*): Dieses Rezept fand ich in verschiedenen Variationen an verschiedenen Stellen. Wir haben es ausprobiert; es ist zu empfehlen. Sie gibt zum Beispiel einem Reissalat (aber auch anderen Salaten) den richtigen Pfiff. Sie ist einfach herzustellen und läßt sich in einer weithalsigen Flasche gut aufbewahren. Man verwendet sie nur sehr sparsam.

Man zerkleinert 2–3 Mangos und gibt hinzu ½ l Apfelessig, 350 g Honig oder 350 g Gelierzucker, 200 g kernlose Rosinen, 1 Teelöffel Meersalz, 30 g Ingwer, 5–10 g Chilipulver, 1 Teelöffel Senfsamen, 1 zerdrückte Knoblauchzehe, 1 gehackte, in Öl hell ausgeschmorte Zwiebel. Alles zusammen gut verkochen. Die Soße muß süßsauer und sehr pikant schmecken.

Zum Bild auf Seite 146.

Die Angebotsbreite unserer Früchte erweitert sich ständig. Keine Frage, daß sie die Palette des uns zur Verfügung stehenden Obstes bereichern. Mit einer Ananas-Mango-Bowle kann man sich selbst und seine Gäste immer wieder angenehm überraschen.

* Chutney ist das nicht passierte Mark von Mangofrüchten (Mango-Chutney) oder von Tomaten (Tomaten-Chutney).

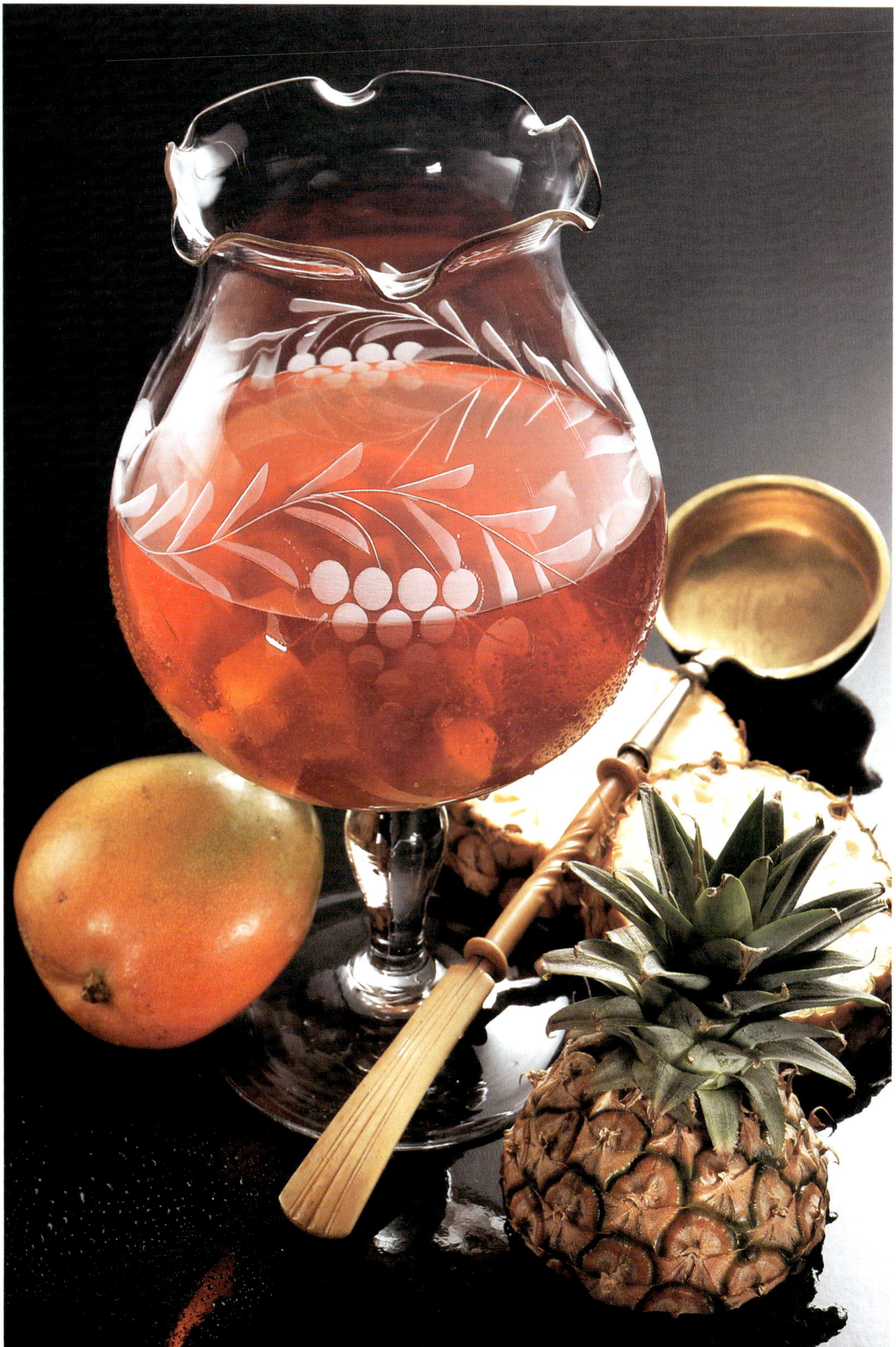

Mispel reguliert die Darmfunktion und verhindert Verkalkung

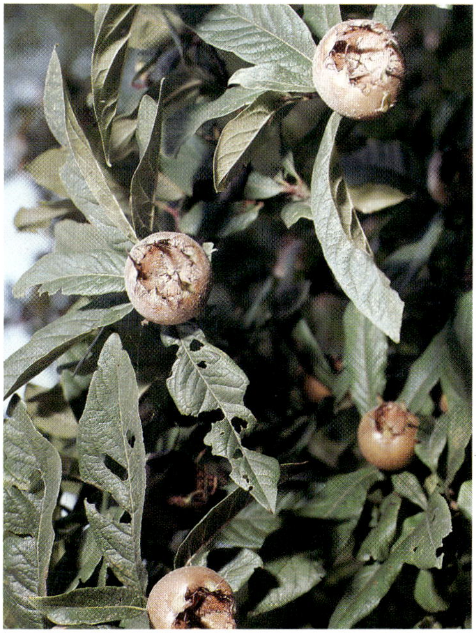

Hauptwirkstoffe in 100 g Frischsubstanz

Eiweiß	0,5 g
Fett	0,03 g
Kohlenhydrate	10,6 g
Natrium	6 mg
Kalium	250 mg
Kalzium	30 mg
Magnesium	11 mg
Phosphor	28 mg
Eisen	0,5 mg
Kalorien	42
Joule	178

Der in Deutschland und Frankreich heimische Mispelbaum *(Mespilus germanica)* wurde im Mittelalter so häufig angebaut, daß er heute noch oft verwildert anzutreffen ist. Karl der Große ordnete den Anbau im *„Capitulare de villis"* an. Heute ist die Mispel im wärmeren gemäßigten Europa und in Nordamerika kultiviert und verwildert verbreitet.

Die Mispel bildet einen bis 3 m, in der Kultur auch bis 6 m hoch werdenden, dornigen, in der Kultur aber meist unbedornten Baum mit anfänglich filzig behaarten Zweigen, lanzettlichen, fast völlig ganzrandigen, nur an der Spitze feingezähnten Blättern. Die einzelnen, rosenförmigen, an Kurztrieben endständigen, großen, weißen, duftlosen Blüten sind am Grunde mit einem blaßgrünen Hochblatt versehen.

Aus den Blüten gehen sehr herb schmekkende, apfel- oder birnenförmige Früchte von brauner Farbe hervor. Sie enthalten fünf Kerne und sind frisch praktisch ungenießbar. Erst wenn Frost darübergegangen ist oder sie einige Wochen im Stroh gelagert haben, werden sie teigig und bekommen einen obstartigen Geruch sowie einen süßsäuerlichen Geschmack. Wegen des hohen Pektingehaltes geliert der Saft ausgezeichnet.

Die Mispel wird als Obstbaum entweder unveredelt gezogen oder auf Birne, Apfel, Quitte oder Weißdorn gepfropft. Die Kultursorten sind großfrüchtig und werden nach ihrer Form als Apfel- oder Birnmispel bezeichnet. Die holländische Riesenmispel gilt als die ertragreichste Sorte.

Die diätetischen Eigenschaften der Mispel sind von alters her bekannt. Sie wirkt harntreibend und entfaltet bei Darmkatarrhen eine entzündungswidrige, hemmende, die Darmtätigkeit regulierende Wirkung. Die in der Volksmedizin genannte Wirkung bei Krämpfen, Krampfadern und Blutungen ist umstritten.

Diese Wirkungen sind aus den bisher noch ungenügend bekannten Inhaltsstoffen nur teilweise zu verstehen. Das Fruchtfleisch der Mispel enthält 0,5 % Eiweiß, 0,03 % Fett, 10,6 % Kohlenhydrate (davon 9,1 % Zucker), 75 % Wasser, 13,2 % Zellulose, 0,44 % Asche, ferner viel Pektin, Gerbstoff, Zitronen-, Apfel-, Weinsäure sowie etwas Borsäure. Die Kerne enthalten 2,5 % fettes Öl. Der Kaloriengehalt beträgt 42.

Der Gerbstoff- und Pektingehalt erklärt die durchfallwidrige, stuhlregulierende, adstringierende und tonisierende Wirkung auf die Darmschleimhäute. Man nutzt diese Wirkung aus bei Durchfällen jeder Art. Früher gab man die rohe Mispel sogar bei Ruhr und ruhrähnlichen Durchfällen.

Als Kompott zubereitet, hat die Mispel eine weit geringere Stopfwirkung. Wie bereits erwähnt, steht hierbei die darmregulierende Wirkung im Vordergrund.

Wichtig ist jedenfalls der Pektingehalt der Mispel. Nach Untersuchungen von Prof. *Ancel Keys* (Minneapolis), einem der bedeutendsten Kenner der Blutgefäßleiden, senkt Pektin den erhöhten Cholesterinspiegel im Blut, der die Blutgefäßverkalkung (Arteriosklerose) und die Entstehung des Herzinfarkts begünstigt. Es ist daher sehr zweckmäßig, Mispeln ebenso wie Äpfel (3–4 Mispeln oder 2 Äpfel enthalten die täglich notwendige Menge von etwa 15 g Pektin) in die Diät der Kreislauf- und Herzkranken einzufügen.

Prof. Dr. *Heupke* empfiehlt folgende Zubereitung für eine kurmäßige Verwendung: 1000 g Mispeln werden mit 800 g Zucker in 500 g Wasser 45 Minuten gekocht und dann in Flaschen gefüllt. Einige Wochen lang nimmt man morgens auf nüchternen Magen 20 ccm Saft.

Die Papaya bringt Magen, Darm und Kreislauf in Schwung

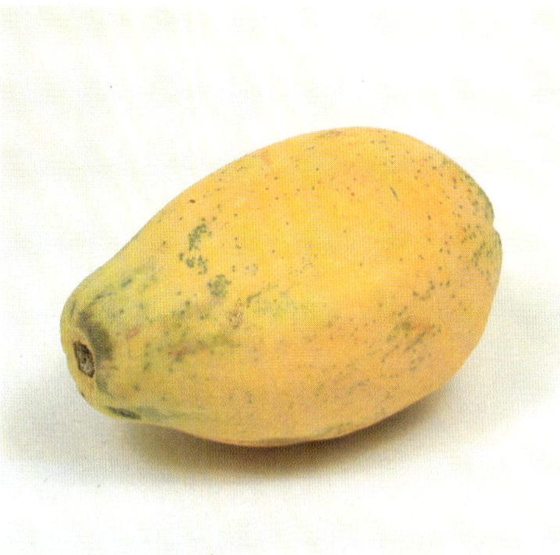

Hauptwirkstoffe in 100 g Frischsubstanz

Eiweiß	2,8 g
Fett	0,4 g
Kohlenhydrate	6,2 g
Natrium	28 mg
Kalium	350 mg
Kalzium	16 mg
Magnesium	39 mg
Phosphor	54 mg
Eisen	1,1 mg
Vitamin A	10 µg
Vitamin B_1	0,05 mg
Vitamin B_2	0,1 mg
Niacin	1,5 mg
Vitamin C	20 mg
Kalorien	34
Joule	147

Die Papayas *(Carica papaya)* gehören zu den seltsamsten Früchten. Sie wachsen auf Bäumen, zählen zu den Feigengewächsen und sehen aus wie Melonen.

Die große, ovale Frucht besitzt eine dünne, gelbgrüne Schale. Wenn sie sich leicht eindrücken läßt, ist sie reif. Man halbiert sie und sieht das orangefarbene bis rote Fruchtfleisch, das süßlich schmeckt. Die in der Fruchtmitte liegenden zahlreichen schwarzen Samenkörnchen sind ungenießbar. Nachdem man die Körner entfernt hat, kann man das schmackhafte Fleisch sehr leicht ohne jede Zugabe auslöffeln oder in Obstsalaten verwenden. Die Spanier haben viel zur Verbreitung dieser wertvollen Frucht beigetragen. In den Englisch sprechenden Ländern wird die Papaya gern zum Frühstück gegessen.

Die wichtigsten Nähr- und Inhaltsstoffe sind aus der Tabelle zu ersehen.

Die Frucht zeichnet sich aus durch großen Wasserreichtum, Eiweiß- und auch sonstige Nährstoffarmut, eine sehr niedrige Kalorienzahl, hohen Vitamin-A- und Vitamin-C-Gehalt und einen relativ niedrigen Natriumanteil.

Die Papayafrüchte sind wegen ihrer diätetischen Eigenschaften ideal geeignet für eine Schlankheitskur. Trotz des niedrigen Kaloriengehaltes tritt bei bester Bekömmlichkeit eine ausreichende Sättigung ein. Dabei ist auch wichtig, daß die Papayafrüchte stuhlfördernd wirken wie Leinsamen. Sie sind sogar für Babys geeignet.

Man kann Papayas auch als Konserven erhalten, weil die frische Frucht wegen ihrer leichten Verderblichkeit nicht leicht zu transportieren ist. Natürlich sind die reifen und frischen Früchte am besten.

Zur medizinischen Verwendung der Papaya

Es muß noch auf einen besonderen Wirkstoff der Papaya, nämlich auf das Ferment

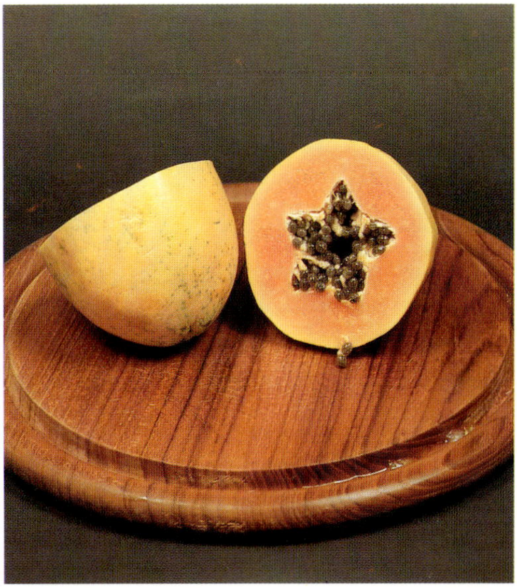

Papayas erfreuen sich bei uns immer größerer Beliebtheit, nicht zuletzt dank ihrer vielseitigen Verwendbarkeit.

(Enzym) Papain hingewiesen werden, das in zunehmendem Maße als Medikament besonders geschätzt wird.

Das Papain kommt in der ganzen Pflanze, besonders aber im Milchsaft (Latex) der unreifen Früchte vor. Aus dem eingetrockneten Milchsaft läßt sich Papain in kristallisierter Form gewinnen. In den reifen Früchten findet sich fast kein Papain mehr.

Das Ferment Papain besitzt ähnliche Wirkungen wie das Verdauungsferment Pepsin. In diese Gruppe von Fermenten gehört auch das Ficin aus der Feige sowie das Bromelin aus der Ananas. Papain hat von allen die stärkste Wirkung. Es wird heute in einer Reihe von Industriezweigen und in der Arzneimittelherstellung viel gebraucht. Es wirkt als Medizin

- verdauungsfördernd,
- entzündungswidrig und entquellend,
- heilend auf faulige Wunden,
- weichmachend auf Fleisch (da eiweißspaltende Wirkung) und
- bessernd auf arthritische Beschwerden.

In der Inneren Medizin wird es in Verbindung mit Wismut bei entzündlichen Darmerkrankungen gebraucht (Diarrhoe, Reizkolon, chronische Dickdarmentzündung u. a.) und in Verbindung mit Pflanzenstoffen als Papayasanit-Mixtur bei Verdauungs- und Magenstörungen.

Kombinationen von Papain mit anderen Enzymen (Fermenten) pflanzlichen und tierischen Ursprungs werden mit großem Erfolg heute zur Behandlung von Arterien- und Venenerkrankungen, Ödemen, Sportverletzungen und rheumatischen Beschwerden eingesetzt (z. B. Mulsal, Wobenzym, Wobe-Mugos). Mit Enzymen (Fermenten) eröffnen sich völlig neue Therapiemöglichkeiten.

Tips und Rezepte für die Zubereitung in der Küche

- Möglichst Papayas kaufen, die sich gerade gelb färben.
- Unreife Papayas läßt man zu Hause liegen, bis sie sich orangegelb gefärbt haben.
- Wenn die Früchte leicht einzudrücken sind, lassen sie sich am besten roh essen.

Rohkost: Zunächst schneidet man die geschälte Frucht in Streifen oder Würfel und gibt Honig, Fruchtzucker oder Himbeersaft dazu. Gekühlt mit oder ohne Schlagsahne servieren.

Papaya-Obstsalat: Die reife Papayafrucht zunächst schälen und in Würfel schneiden. Dann gibt man Ananaswürfel, Bananenscheiben und Himbeeren oder Johannisbeeren (aus der Tiefkühltruhe, aufgetaut) hinzu. Nun würzt man mit Zitrone, süßt bei Bedarf etwas nach und übergießt das Ganze mit etwas Ahornsirup (Reformhaus). Gekühlt servieren.

Die Passionsfrucht ist beliebt für Saft- und Rohkostkuren

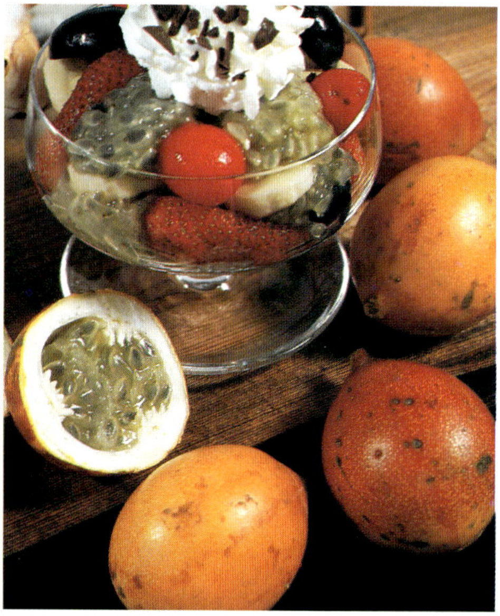

Hauptwirkstoffe in 100 g Frischsubstanz

Eiweiß	0,6 g
Fett	—
Kohlenhydrate	9 g
Kalium	160–240 mg
Kalzium	20 mg
Magnesium	20 mg
Eisen	0,5 mg
Vitamin A	0,6–1 mg
Vitamin B_1	0,08 mg
Vitamin B_2	0,03 mg
Niacin	0,2 mg
Vitamin C	50 mg
Kalorien	39
Joule	163

Die Passionsfrucht *(Passiflora edulis)*, bei uns auch Maracuja genannt, ist eine aus Brasilien kommende Tropenfrucht. Sie ist von Südamerika aus im 19. Jahrhundert in alle tropischen und subtropischen Länder verbreitet worden. Die zahlreichen Sorten von Passionsfrüchten haben die verschiedensten Farben wie gelblich, weinrotpurpurfarben, lila und bräunlich gepunktet und gehören zu den Lianen (Kletterpflanzen), von denen es 400 Gattungsarten gibt. Die rote Passionsfrucht wird vorwiegend in Kenia und Angola, die gelbe in Südamerika und im Fernen Osten angebaut. Sie können einen Durchmesser von 30 cm erreichen.

Die *Früchte* weisen eine glatte, kräftige Schale auf, die aber auf der Höhe der Reife etwas schrumplig wird. Nach dem Aufschneiden findet man im Inneren ein großes Kerngehäuse umgeben von einer aromatischen Geleemasse voller kleiner schwarzer Samen. Beides wird zusammen gegessen. Die Masse selbst ist orangegelb, fast flüssig und von angenehmem Duft. Sie schmeckt aromatisch süß-sauer. Im Höhenklima gibt es auch eine rote Abart (Purpurgranadilla) mit tiefroten Ranken, Blättern und Früchten.

Aus der Tabelle sind die bisher bekannten Nähr- und Wirkstoffe der Passionsfrucht zu ersehen.

Wie die meisten Tropenfrüchte ist auch die Passionsfrucht sehr wasserreich, nährstoff- und damit kalorienarm, aber reich an Vitamin A, Vitamin C und Kalzium.

Sie ist damit diätetisch sehr geeignet für Saft- und Rohkostkuren, für die Verwendung bei Herz-Kreislauf-, Nieren-, Leber- und Stoffwechselerkrankungen insbesondere bei Übergewicht und allen seinen Folgen.

In der Küche bereitet man daraus frischen Saft, Fruchtsaftmischgetränke, Milchshakes, Cremes und Obstsalat zusammen mit anderen Tropenfrüchten.

Der außerordentlich wohlschmeckende, wertvolle Fruchtsaft ist, ähnlich wie der Saft der Melone, allein schon wegen seines sehr niedrigen Natrium- und sehr hohen Kaliumgehaltes ein ausgezeichnetes Diätetikum, das man bei Saft- und Rohkosttagen viel mehr heranziehen sollte. Wenn der Saft nicht an Wirksamkeit verlieren soll, muß die Herstellung und Verwendung im Haushalt sehr sorgfältig geschehen. Der Vitamingehalt wird schnell durch den Sauerstoff der Luft, durch oxydierend wirkende Metalle und durch Hitze stark beeinträchtigt. Der Saft darf auch nicht längere Zeit an der Luft stehen, weil sich dann Hefebakterien und andere Kleinlebewesen aus der Luft im Saft ansiedeln und ihn verderben. Daher: Alle Säfte erst unmittelbar vor dem Trinken auspressen.

Tips und Rezepte für die Zubereitung in der Küche

Die verschiedenen Sorten von Passionsfrüchten können völlig gleichartig verwendet werden.

Frischsaft: Man preßt die Früchte wie Apfelsinen aus und gewinnt so einen eigenartigen, aber wohlschmeckenden Frischsaft. Am meisten empfiehlt es sich, die Früchte mit dem Messer zu halbieren und die geleeartige Fruchtmasse mitsamt den Kernen auszulöffeln.

Obstsalat: Unter einen Obstsalat, z. B. aus Orangen, Bananen, Ananas, mischt man das ausgelöffelte Fruchtmark einiger Passionsfrüchte. Nach dem Würzen mit Zitronensaft stellt man den Salat kalt. Man serviert ihn mit Schlagsahne und streut einige Mandelblätter darüber.

Milchshake: Man füllt in einen Mixbecher zu einem Viertel Passionsfruchtsaft, füllt mit Milch fast auf und süßt nach Geschmack mit Honig oder Fruchtzucker. Drei Minuten mixen (Mixbecher oder elektrischer Mixer), dann kühlen und kalt servieren.

Pfirsich hilft den Nierenkranken

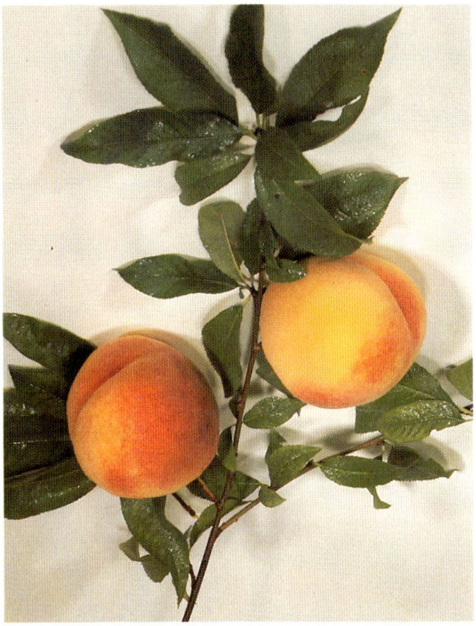

Hauptwirkstoffe in 100 g Frischsubstanz

Eiweiß	0,7 g
Fett	0,1 g
Kohlenhydrate	9,8 g
Natrium	1 mg
Kalium	204 mg
Kalzium	8 mg
Phosphor	21 mg
Eisen	0,5 mg
Vitamin A	73 µg
Vitamin B_1	0,02 mg
Vitamin B_2	0,05 mg
Niacin	0,9 mg
Vitamin C	8 mg
Kalorien	43
Joule	180

Der Pfirsichbaum *(Prunus persica)* aus der Familie der Rosengewächse stammt keineswegs, wie man aus dem lateinischen Namen ableiten könnte, aus Persien, sondern wahrscheinlich aus Nordchina. Bei uns ist er sehr frostgefährdet und muß in kalten Wintern geschützt werden. Südeuropa und Kalifornien sind die Hauptanbaugebiete der wegen ihres Wohlgeschmacks beliebten Früchte.

Der Energie- und Wirkstoffgehalt des Pfirsichs ähnelt dem der Aprikose.

Der Kaloriengehalt der frischen Frucht ist gering, der der getrockneten Frucht jedoch erheblich. Der Pfirsich erreicht nicht den besonders hohen Vitamin-A-Gehalt der Aprikose, sonst aber ähnlich hohe Vitaminwerte.

Abgesehen von der großen appetitanregenden Wirkung der frischen Frucht, die für alle Fieberkranken auszunutzen ist, läßt sich der rein diätetische Wert, am Energie-, Vitamin- und Mineralgehalt gemessen, ähnlich veranschlagen wie der der Aprikose. Leider sind wir bisher nur sehr unvollkommen über die fermentativen Kräfte dieser Frucht orientiert. Meine Beobachtung ergibt, daß sich bei Appetitlosigkeit Pfirsiche vorzüglich als Rohkostvorspeise eignen und die Verdauungsarbeit wirksam unterstützen und erleichtern.

Zur Durchführung von Obsttagen oder ganzen Obstkuren sind die Pfirsiche ebenso zu verwenden wie Aprikosen. Sie sind bei Herzkranken von Nutzen, helfen bei Gicht und Rheumatismus, weil dadurch die Ablagerungen im Zwischengewebe (Mesenchymblockade) vermindert werden, entlasten Leber- und Gallenwege, regen den trägen Darm an und entfalten, wie auch andere kaliumreiche Obstarten, eine gute Entwässerung bei Nierenerkrankungen (auch bei akuter Nierenentzündung) und Übergewicht. Bei Obsttagen oder Obstkuren, die sich über mehrere Tage hinziehen, verzehrt man lediglich 1–1,5 kg rohe Pfirsiche.

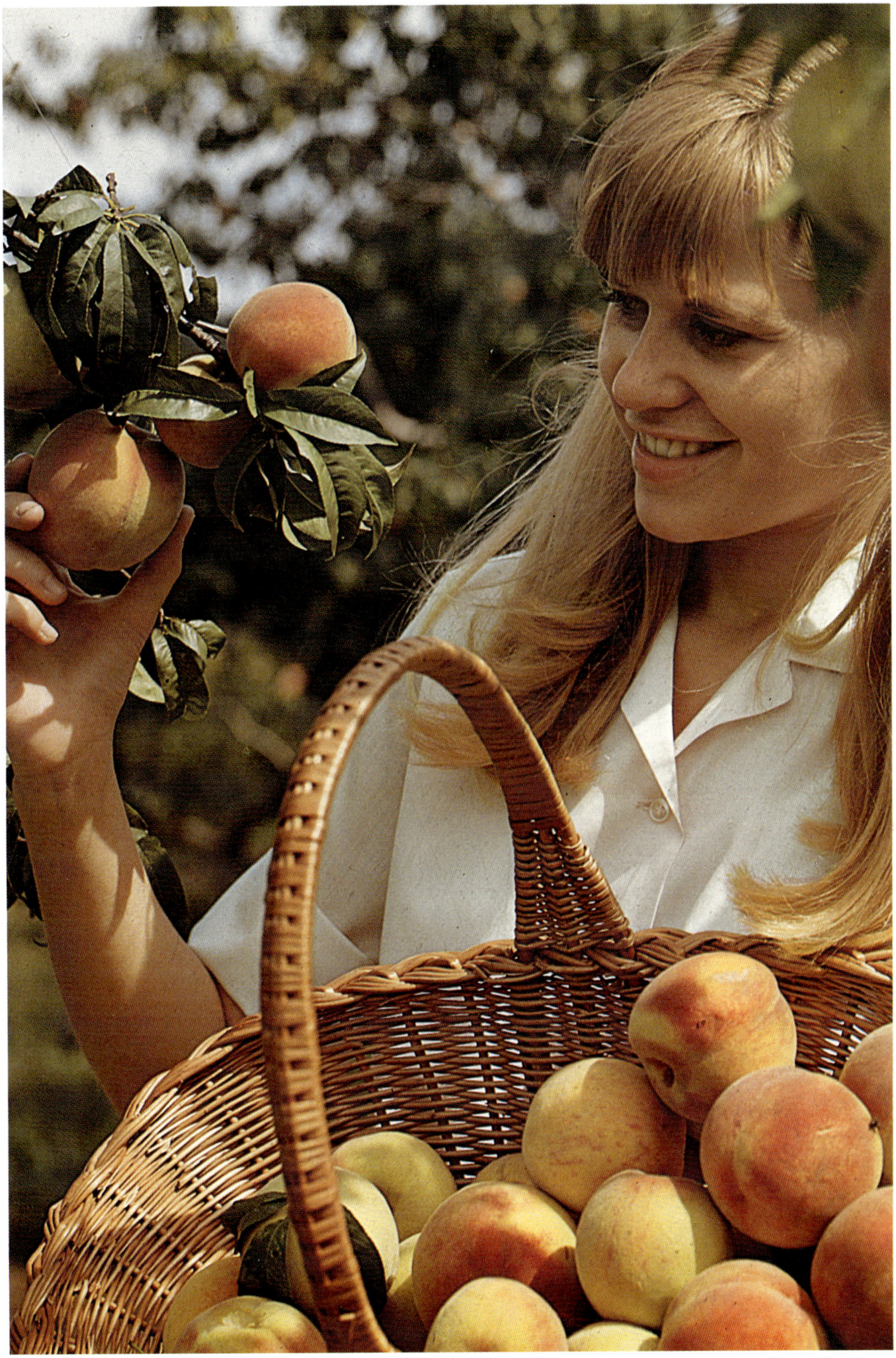

Pfirsichsaft und Pfirsichnektar, das ist Saft mit fein vermixtem Fruchtfleisch, wirken harntreibend, sind also zur Steigerung der Nierenfunktion geeignet. Dasselbe gilt auch für einen Tee aus jungen Pfirsichblättern, wobei man 50 g frische oder 20 g getrocknete Pfirsichblätter mit 1 l kochendem Wasser übergießt und 10 Minuten ziehen läßt. Man trinkt davon dreimal täglich 1 Tasse. Stärkerer Tee wirkt auch abführend.

Die im Haushalt viel verwendeten Trockenfrüchte, die meist aus Kalifornien oder der Türkei stammen, sind – eingeweicht – ebenfalls für Diät- und Obsttage und als Zugabe zu Vollgetreidegerichten zu gebrauchen.

Eine bekannte indische Gewürztunke besteht aus gelben, reifen Pfirsichen, Zwiebeln, Essig, Salz, Pfefferschoten, Currypulver, Cayennepfeffer mit Zucker und Nelken gekocht und in Flaschen abgefüllt.

Natürlich sind Pfirsiche am besten roh zu genießen. Auch in unserem gemäßigten Klima lohnt es sich, an einem sonnigen, geschützten Platz einen Baum im eigenen Garten anzupflanzen. Nicht mit giftigen Spritzmitteln behandelte Pfirsiche aus dem eigenen Garten kann man auch mit der Schale essen, weil diese besonders viel Vitamin A (Vorstufe Karotin) enthält. Bei Gallenblasenerkrankten, weniger bei Leberkranken, kann die Schale Beschwerden verursachen. Sie muß dann abgezogen werden. Nur besonders empfindliche Menschen, die wegen ihrer schwachen Verdauungsorgane auch anderes Frischobst nicht vertragen, müssen anfangs auch Pfirsiche kochen und als Kompott verzehren. Sie sollten sich trotzdem, zunächst mit kleinen Mengen, an die Frischkost gewöhnen.

Pflaumen und Zwetschen gegen Darmträgheit

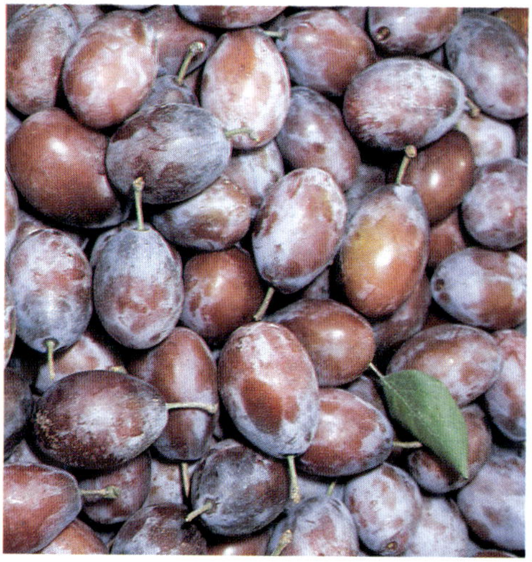

Hauptwirkstoffe in 100 g Frischsubstanz

Eiweiß	0,6 g
Fett	0,1 g
Kohlenhydrate	16 g
Natrium	2 mg
Kalium	260 mg
Kalzium	16 mg
Magnesium	10 mg
Phosphor	18 mg
Eisen	0,5 mg
Vitamin A	35 µg
Vitamin B_1	0,08 mg
Vitamin B_2	0,04 mg
Niacin	0,5 mg
Vitamin B_6	0,05 mg
Vitamin C	5 mg
Kalorien	67
Joule	280

Die Pflaume war anscheinend ursprünglich keine bei uns heimische Frucht. Sie kommt auch wild in unseren Breiten nicht vor. Die unteren Donauländer, Persien, Armenien und der Kaukasus gelten als ihre Heimat. Die syrischen Kulturen um Damaskus erlangten als Damaszener Pflaumen Berühmtheit. Heute erfreut sich die Pflaume bei uns allgemeiner Beliebtheit und wird als einheimische Frucht angesehen.

Die *echte* Pflaume *(Prunus domestica)* gehört zur Familie der Rosenblütler (Rosazeen). In den verschiedenen deutschen Landschaften wechselt der volkstümliche Name außerordentlich; so finden wir Zwetsche, Zwetschge, Quetsche, Plummen, Pfraum, Fludern, Frume, Spengling, Wätschge u. v. a. Es gibt auch viele durch Veredelung erzielte Spielarten, darunter die Mirabellen *(Prunus syriaca)*. Geschälte, entsteinte und dann getrocknete Pflaumen, die wir meist aus Südfrankreich beziehen, werden im Handel als Prünellen geführt. Blutzwetschen sind eine Spielart mit roten, Eierpflaumen eine solche mit gelben Früchten. Sehr selten ist bei uns die Kirschpflaume *(Prunus cerasifera)*. Die Kriechenpflaume *(Prunus insititia)* unterscheidet sich botanisch von der echten Pflaume. Insbesondere ist die Frucht kugelig und schwarzviolett und der Steinkern stumpf.

Wirkungsweise und Verwendung

Die Pflaumen, ganz gleich, ob deutscher, französischer, italienischer, serbischer oder bosnischer Herkunft, werden in großen Mengen frisch verzehrt, sind aber auch beliebt als Kuchenbelag, zum Einmachen, Einkochen und zur Herstellung von Zwetschenmus. Über diese Wertschätzung als Nahrungsmittel hinaus hat sie jedoch noch eine durchaus berechtigte diätetisch-medizinische Bedeutung.

Die Zusammensetzung der Mineralien ähnelt der der Birne bei geringerem Kochsalz- und fast gleichem Kali- und Phosphorgehalt. Das bedeutet, daß wir die Pflaumen in den Diätplan aller Erkrankungen aufnehmen können, bei denen die Kost kalorien- und kochsalzarm sein muß, also bei *Kreislauf-, Nieren-, Leber-, gichtischen und rheumatischen Leiden,* wobei sie roh und gekocht genossen werden können (vor allem zu Mehlspeisen).

Der Vitamingehalt ist nach den neuesten Analysen nicht erheblich. Zur Deckung des täglichen Vitaminbedarfs reicht er bei weitem nicht aus.

Bei allen Ärztegenerationen war jedoch schon bekannt, daß getrocknete Pflaumen ein *gutes, mildes und unschädliches Abführmittel* darstellen, das bei den verschiedensten Formen der Stuhlträgheit und Verstopfung gebraucht werden kann. Man weicht dazu über Nacht 5–10 Trockenpflaumen ein und genießt sie am Morgen nüchtern mit dem Einweichwasser.

Prof. *Heupke* empfiehlt, in hartnäckigen Fällen die Wirkung dadurch zu verstärken, daß man 15–20 gekochte Pflaumen durch ein Sieb treibt und dem Brei 15 g Bittersalz oder Glaubersalz zusetzt. Von diesem Mus nimmt man halbstündlich einen Teelöffel voll. Das Mus läßt sich auch aus zwei Teilen Pflaumen und einem Teil getrockneter Feigen herstellen.

Die starke Quellfähigkeit der in den Pflaumen enthaltenen pektinartigen Stoffe, die wir bei den Birnen schon erwähnten, erweicht den Stuhl, und der starke Gehalt an zelluloseartigen Bestandteilen reizt die Darmschleimhaut, so daß eine bessere Darmentleerung möglich ist.

Beachten wir, daß die Pflaume roh, gekocht und gedörrt ein gesundes Nahrungsmittel ist, für Stoffwechselkranke ein brauchbares Diätetikum darstellt und in Form der aufgeweichten Dörrpflaumen als vorzügliches, natürliches Abführmittel dient, das man auch Kindern gefahrlos reichen kann.

Quitten bei Katarrhen verwenden

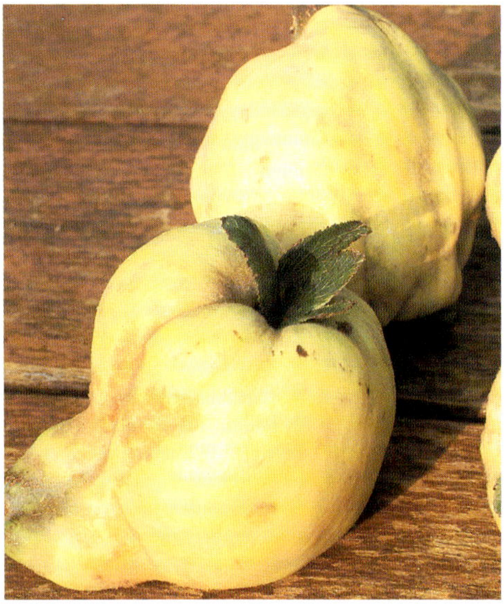

Hauptwirkstoffe in 100 g Frischsubstanz

Eiweiß	0,4 g
Fett	0,3 g
Kohlenhydrate	14,6 g
Natrium	3 mg
Kalium	199 mg
Kalzium	11 mg
Phosphor	19 mg
Eisen	0,7 mg
Vitamin A	10 µg
Vitamin B_1	0,03 mg
Vitamin B_2	0,03 mg
Niacin	0,2 mg
Vitamin C	14 mg
Kalorien	63
Joule	264

Die als Strauch oder Baum bis zur Höhe von vier Metern wachsende Quitte *(Cydonia vulgaris)* gehört zur Familie der Rosenblütler und treibt im Mai oder Juni große rötlich-weiße, einzelnstehende Blüten. Die apfel- oder birnenähnlichen Früchte besitzen eine filzige, goldgelb leuchtende Schale. Sie enthalten die im Wasser schleimig aufquellenden Samenkerne. Roh sind die Früchte *nicht* genießbar.

Jede Hausfrau, die einmal das köstlich schmeckende Mus, Gelee oder die Fruchtpaste aus Quitte gekostet hat, wird selbst gern diese Früchte einkochen. Quitten enthalten soviel Pektin, daß keinerlei Gelierhilfen benötigt werden. Auch für Suppen, Kompott und Kuchen eignen sie sich. Beim Kochen ist zu beachten, daß die Früchte um so schneller einkochen, je weniger Wasser sie aufnehmen. Man verwendet also zweckmäßig ein Dämpfsieb. Der Kochtopf wird nur zwei Finger hoch mit Wasser gefüllt, dann kommt das Sieb mit den Quitten darauf, die nun auf kleinem Feuer rasch weich dämpfen. Band 2 dieses Buches enthält einige Rezept-Beispiele.

Wirkungsweise und Verwendung

Die Quitte wirkt auf Grund ihres Gehalts an Pektinen (Gelierstoffen), Gerbstoffen und Pflanzenschleim hemmend auf Schleimhautkatarrhe und Durchfall. Außerdem senken Quitten den Cholesterinspiegel. Diese Senkung des Cholesterinspiegels erfolgt über den ungewöhnlich hohen Pektingehalt, wie er auch in Äpfeln, Zitrusfrüchten und Beeren zu finden ist. Pektin wirkt vier- bis fünfmal stärker auf das Cholesterin als Kleie (Zellulosefasern), die ebenfalls den Cholesterinspiegel senkt. Ob die Senkung des Cholesterinspiegels auch die Arteriosklerose hemmt, ist noch nicht sicher. Ein erhöhter Cholesterinspiegel jedenfalls gehört zu den Risikofaktoren des Herzinfarkts.

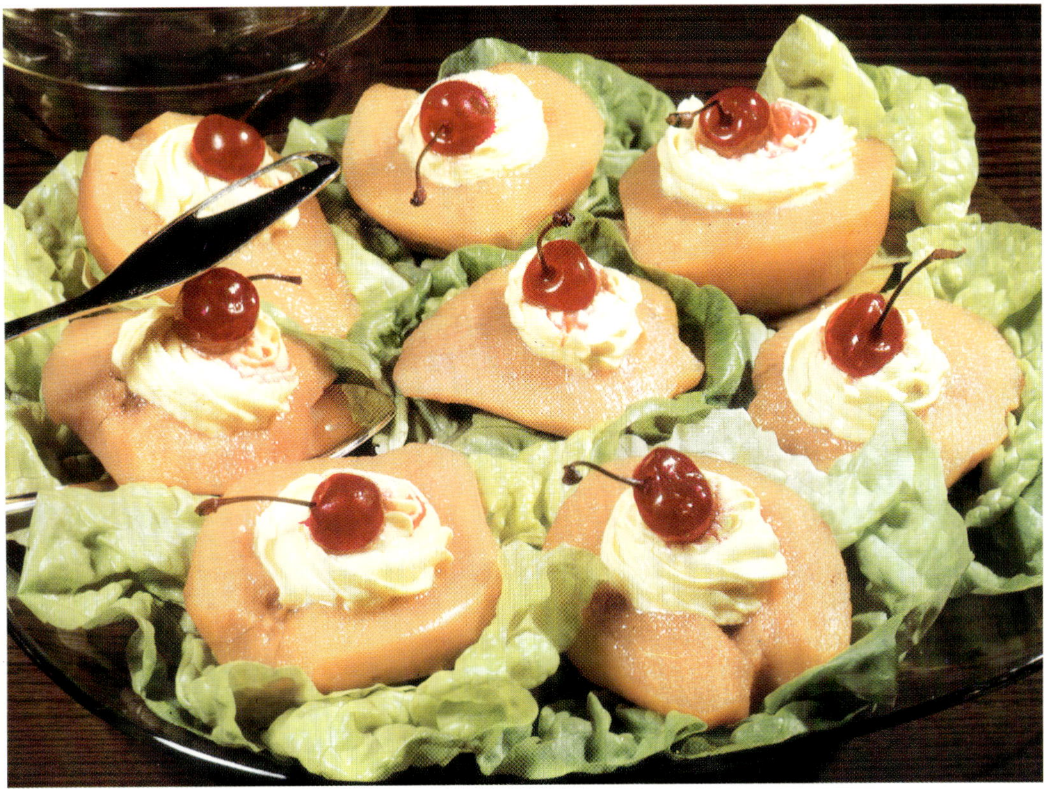

Quitten können, obwohl sie roh nicht genießbar sind, vielfach verwendet werden. Sie sind von hohem Gesundheitswert, in entsprechender Zubereitung aber auch eine wohlschmeckende Bereicherung unserer Mahlzeiten.

Die Quitte wendet man vorteilhaft an bei Rachen- und Bronchialkatarrh, Magen- und Darmkatarrh, Durchfall und erhöhtem Blutcholesterinspiegel.

Die *Quittenkerne (Semen Cydoniae)* liefern uns einen wertvollen, arzneilich verwendbaren Pflanzenschleim, der bei *Entzündungen des Rachens* und bei *Bronchitis* sowie als Träger sonst zu stark reizender, spezieller Arzneistoffe wertvolle Dienste leistet. Wenn man 5 g zerstoßene Quittenkerne mit 125 g Wasser kocht und dann Eibischsirup daruntermischt, erhält man ein Heilmittel, das man bei Rachen- und Bronchialkatarrh eßlöffelweise gibt.

Daß wir in der Quitte wiederum ein Nahrungs- und Heilmittel zugleich besitzen, wird die Hausfrau beachten und niemals die Quitten im Garten umkommen lassen. Sie bereitet daraus Saft, Gelee, Marmelade und Paste, um den winterlichen Küchenzettel zu bereichern oder um diese Zubereitungen bei Magen- oder Darmkatarrh und bei Erkrankungen der Luftwege zu haben.

Zitrusfrüchte sind köstliche Sonnenkraftspeicher

Es gibt ungefähr 15 verschiedene Zitrusarten und eine große Zahl von Kreuzungen (Hybriden), Abarten und Sorten in fast allen Mittelmeerländern. Bevor man die halbhohen, immergrünen Bäume richtig sieht und erkennt, riecht man schon den starken, süßen Duft ihrer Blüten. Eine mäßige, gleichbleibende Wärme ist für Wachstum und Reife der Früchte wichtig. Interessant ist aber, daß sie ihre goldgelbe Farbe erst bekommen, wenn die Nachttemperaturen auf fast 0° C absinken.

Glatte dünnschalige Früchte sind meist saftreicher als großporige und dickschalige.

Die Zitrusfrüchte sind wie alle anderen Früchte wichtige Quellen für Vitamine und Mineralstoffe. Diese Wirkstoffe sind es ja, die uns besonders im Winter, wenn das Angebot an Zitrusfrüchten am größten und schönsten ist, widerstandsfähig machen gegen die Unbilden des Winters. Sie sind es, die unsere Abwehrkräfte mobilisieren. Dazu gehört nicht nur das in Zitrusfrüchten reichlich vorkommende Vitamin C, sondern die ganze natürliche Kombination und Vielfalt der Wirkstoffe, die in den einzelnen Früchten interessante Variationen aufweisen.

Grapefruit

Wahrscheinlich ist die Grapefruit *(Citrus paradisi),* die fälschlicherweise oft als Pampelmuse bezeichnet wird, aus einer Kreuzung zwischen Pampelmuse und Orange entstanden. Sie wird in allen subtropischen Ländern in verschiedenen Sorten angebaut.

Es ist auf den ersten Blick nicht leicht, die Grapefruit von der Pampelmuse zu unterscheiden. Nach Prof. Dr. *Heinz Bücher* (Argentinien) ist sie keine botanische Spezies, sondern eine Sproßmutante von *Citrus grandis.* Die Grapefruit bevorzugt temperiertes Klima, während die eigentliche *Citrus grandis* im feuchtheißen Küstenklima gedeiht. Sie bildet zahlreiche glattschalige, dichtstehende Früchte von bittersüßem Geschmack aus. Der bittersüße Geschmack stammt wohl von einem „Naridin" genannten Glykosid, das eine kräftigende Wir-

Hauptwirkstoffe in 100 g Frischsaft

Eiweiß	0,6 g
Fett	0,2 g
Kohlenhydrate	9,8 g
Natrium	2 mg
Kalium	158 mg
Kalzium	18 mg
Magnesium	12 mg
Phosphor	16 mg
Eisen	0,4 mg
Vitamin A	3 µg
Vitamin B_1	0,05 mg
Vitamin B_2	0,03 mg
Niacin	0,2 mg
Vitamin C	41 mg
Kalorien	43
Joule	180

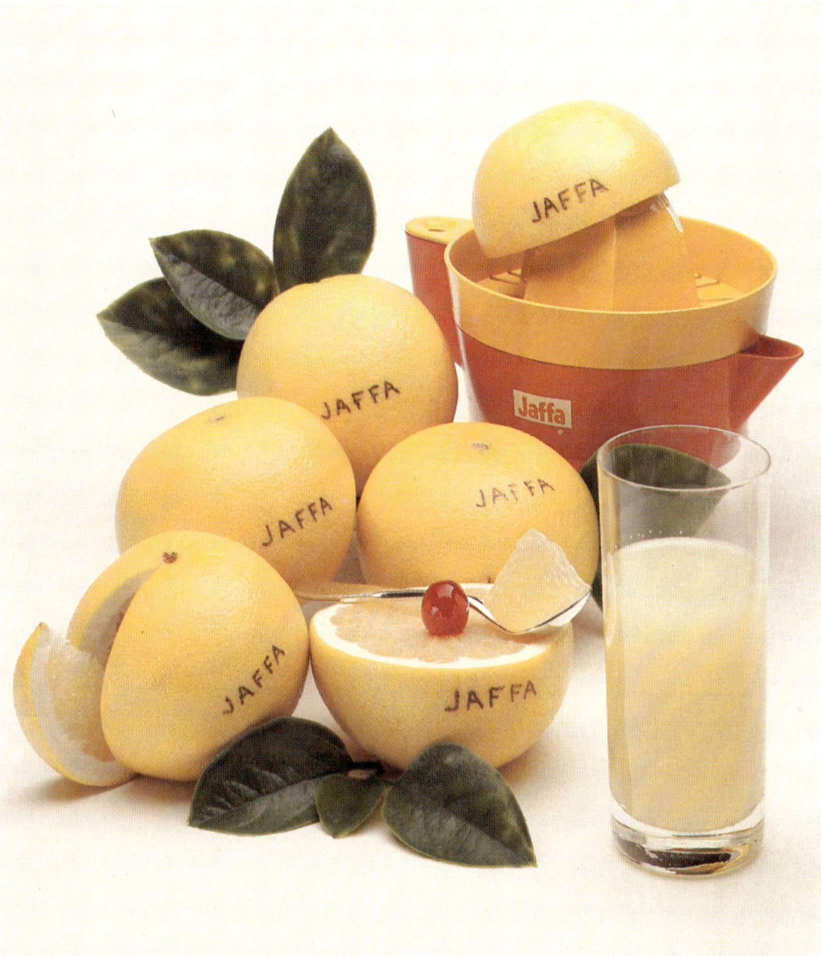

Grapefruits enthalten wichtige Vitamine und Mineralstoffe. Dazu schmecken sie außerordentlich erfrischend, und für viele ist ein Glas Grapefruitsaft vor dem Frühstück oder auch am Tage zwischendurch eine Gewohnheit, auf die sie nicht mehr verzichten möchten.

kung auf den menschlichen Organismus besitzt. Die gelbschalige Frucht ist wesentlich kleiner als die Pampelmuse. Ihr Fruchtfleisch schmeckt säuerlich-bitter. Die Grapefruits werden vorwiegend aus Israel und zu einem geringen Teil aus den USA importiert, insgesamt etwa 90000 t pro Jahr.

Die Grapefruit ist als Frischobst vor der Hauptmahlzeit, als Dessert oder als frischgepreßter Saft gereicht immer willkommen und gesundheitsfördernd.

Die medizinische Bedeutung der Grapefruit liegt in ihrer appetitanregenden, stoffwechsel-, verdauungs- und vor allem in der kreislauffördernden Wirkung, wie sie auch der Pampelmuse *(Citrus maxima)* eigen ist. Da sich Grapefruit und Pampelmuse in ihrer Wirkungsweise und Verwendung kaum unterscheiden, lassen sich die bei der Pampelmuse gemachten Aussagen weitgehend auch für die Grapefruit in Anspruch nehmen.

Die Angewohnheit der Amerikaner, bereits vor dem Frühstück ein Glas Grapefruitsaft, möglichst frisch gepreßt, zu trinken, ist durchaus nachahmenswert.

Die Tabelle gibt einen Überblick über die Nähr- und Wirkstoffe des Grapefruitsaftes.

Pampelmuse

Als Urheimat der Pampelmuse *(Citrus maxima* oder *grandis)* nimmt man das tropische Südostasien an. Sie ist die größte Zitrusart und wurde 1750 auf Barbados entdeckt.

Die Pampelmusenbäume werden 5–15 Meter hoch, sind mit Dornen versehen und entwickeln große, ovale, dunkelgrün glänzende Blätter. In Asien reifen die Früchte von April bis Juni, in den USA von November bis Februar, in Israel von Dezember bis April. Eine gewisse Rolle spielen die Pampelmusen gegenwärtig aber nur noch in einem begrenzten Gebiet Südostasiens.

Auf Reisen in den Tropen fallen die großen, grünen Zitrusbälle immer auf. Sie erreichen einen Durchmesser von bis zu 25 cm. Außer durch ihre grüne, selten gelbgrüne, Farbe unterscheiden sie sich von der Grapefruit auch im Fruchtfleisch, das etwas fester ist.

Für die Züchtung ist die Pampelmuse so wichtig, weil sie gegen Krankheiten weitgehend immun ist, von denen die Grapefruits leicht befallen werden.

Ähnlich wie die Apfelsinen, Grapefruits und Zitronen haben die Pampelmusen einen recht hohen Vitamin-C-Gehalt. Daneben enthalten sie auch andere für unseren Stoffwechsel sehr wichtige Vitamine, vor allem Vitamin B_1, Vitamin K und Provitamin A. Auch mit lebenswichtigen Mineralien und Spurenstoffen, nämlich Kalium, Kalzium, Phosphor, Eisen, Zink, Mangan, Kupfer und Jod, sind sie reichlich ausgestattet.

Unsere spurenstoff- und oft auch mineralstoffarme Ernährung kann daher durch den Genuß von Pampelmusen, wie überhaupt von Zitrusfrüchten, ausgeglichen und damit das Stoffwechselgeschehen normalisiert werden.

Wirkungsweise

Man sollte ferner wissen, daß die Pampelmuse durch ihren hohen Zitronensäuregehalt antiseptisch auf die Verdauungs- und Harnwege wirkt. Gleichzeitig verdünnt sie das Blut und begünstigt die Ausscheidung giftiger Säuren, darunter vor allem der Harnsäure und anderer Gifte (Toxine), die von Bakterien produziert werden. Außerdem wird durch den hohen Vitamin-C-Gehalt (Ascorbinsäure) Kalzium im Körper länger festgehalten. Das erleichtert die Kalziumbehandlung einer Reihe von Krankheiten wie Allergien, Asthma, Knochenentkalkung (Osteoporose) und Nebenschilddrüsenunterfunktion.

Insgesamt gesehen wirkt die Pampelmuse anregend, tonisierend und entlastend bei Krampfadern, Venenentzündungen, zu „dickem" Blut sowie bei rheumatischer und gichtischer Arthritis. Die allgemeine Stoffwechselaktivierung kommt gleichzeitig der überlasteten, gestauten und dadurch geschwollenen Leber zugute, zumal der im Pampelmusensaft vorhandene Bitterstoff die Galle besser fließen läßt.

Aus dem gleichen Grunde spielt die Pampelmuse auch eine große Rolle bei der diätetischen Behandlung des Übergewichts und bei Entschlackungskuren, die trotz (oder gerade wegen) der vielen modernen Medikamente auch heute noch eine große Bedeutung in der vorbeugenden Gesundheitspflege besitzen.

Es darf nicht unerwähnt bleiben, daß die Pampelmuse, wie auch die anderen Zitrusfrüchte, herz- und kreislaufstärkende und -aktivierende Wirkungen entfalten. Obst, darunter auch die Pampelmuse, enthält nämlich Wirkstoffe, die die Herzmuskeln beruhigen (das Rhythmuszentrum), die Gefäße tonisieren und den Stoffwechsel des Herzmuskels fördern. Die blutverdünnende (gerinnungshemmende) Wirkung beugt dem Herzinfarkt vor. Schwachen Herzen und Gefäßen können wir so, neben den eventuell ärztlich verordneten Arzneien, eine wirksame, völlig natürliche und nebenwirkungsfreie Hilfe bringen. Außerdem kann man die Pampelmuse mit Vergnügen genießen.

Verwendung

Gerade für Herzkranke ist es außerordentlich nützlich, besonders wenn sie Übergewicht aufweisen, ein- bis zweimal in der Woche einen *Pampelmusen-* oder auch *Grapefruit-Kurtag* durchzuführen. An diesem Tage wird drei- bis viermal lediglich eine saftige Pampelmuse oder Grapefruit oder sogar nur deren Saft zu sich genommen. Das ist echte Rohkost und zugleich eine sehr kalorienarme Nahrung, die dem Fasten sehr nahe kommt. Gerade darüber freut sich das schwache Herz, weil diese Schmalkost reich an Zündstoffen ist, die die Herz-Kreislauf-Funktionen anregen und infolge des hohen Kaliumgehalts eine prächtige Entwässerung herbeiführen.

Ich glaube, so viele gute Eigenschaften rechtfertigen fast den Slogan: Eßt mehr Pampelmusen (Grapefruit), und ihr bleibt herz- und kreislaufgesund! Trotzdem dürfen aber die Nahrungsmittel mit hohem Eiweiß-, Fett- und Kohlenhydratgehalt, also die eigentlichen konzentrierten Kalorienträger, nicht vermehrt werden.

Statt der bekannten, auch in diesem Buch erwähnten „Zitronenkur" kann man auch „Pampelmusenkuren" zur Entfettung, gegen Rheuma, Gicht und zur Entschlackung durchführen. Sie werden oft viel besser vertragen als Zitronenkuren, die von manchen Menschen als zu scharf empfunden werden. Man steigert z. B. zur Herabsetzung der erhöhten Harnsäure im Blut bei Gicht von 1–2 auf 4–5 Pampelmusen täglich, indem man jeden Tag eine Pampelmuse mehr oder deren Saft zugibt. Hat man fünf Früchte am Tag erreicht, so geht man täglich um eine Frucht wieder zurück und bleibt eine Zeitlang bei 1–2 Früchten (oder Saft) täglich.

Natürlich muß man in dieser Zeit eine wahrscheinlich vom Arzt verordnete Diät (weitgehend fleischfrei oder ganz vegetarisch) einhalten oder sogar tageweise nur Pampelmusen zu sich nehmen. Die Überprüfung des Erfolges durch Bestimmung des Harnsäuregehalts im Blutserum ist notwendig.

Am einfachsten ist es natürlich, die Frucht zu halbieren und mit einem Grapefruitlöffel zum Frühstück oder als Nachspeise auszulöffeln. Für Fruchtsalate sind Pampelmusen fast unentbehrlich.

Da die Schalen meist naturrein sind, kann man die ganzen Früchte mit Schalen in Scheiben schneiden und kandieren. Kandierte Pampelmusenscheiben sind sehr beliebt. Auch die Schalen allein ergeben kandiert ein köstliches, würziges Konfekt.

Das *ätherische Öl der Fruchtschale* wird in der Genußmittelindustrie gebraucht.

Hauptwirkstoffe in 100 g Frischsubstanz

Eiweiß	0,7 g
Fett	0,2 g
Kohlenhydrate	9,8 g
Natrium	2 mg
Kalium	180 mg
Kalzium	20 mg
Magnesium	15 mg
Phosphor	17 mg
Eisen	0,2 mg
Vitamin A	0,04 mg
Vitamin B_1	0,05 mg
Vitamin B_2	0,03 mg
Niacin	0,2 mg
Vitamin C	45 mg
Kalorien	32
Joule	134

Apfelsine

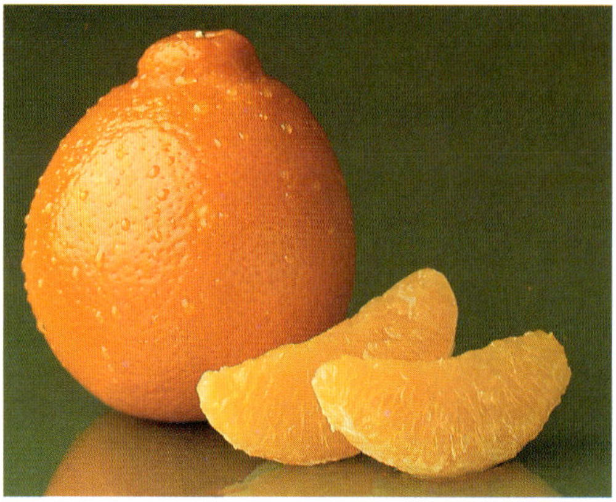

Der Name deutet schon darauf hin, daß die Apfelsine oder Orange *(Citrus sinensis)* aus China stammt. Die Wildform ist unbekannt, und man weiß auch nicht, ob es eine Mutation der Bitterorange oder Mandarine ist. Bekannt ist aber, daß die Chinesen sich schon um 2200 v. Chr. mit der Kultur von Zitrusfrüchten befaßten. Wie die Orange von China nach Europa gelangte, weiß man allerdings nicht. Daß sie in den „Hängenden Gärten" der Königin Semiramis in Babylon vorhanden und in Italien bekanntgewesen sein soll, ist nur eine Vermutung. Sicher ist aber, daß die Portugiesen 1520 hochgezüchtete Sorten aus China einführten.

Man verstand es bald, aus den Kernen immergrüne Bäume zu ziehen, die im Winter in „Orangerien", Wintergärten und Gewächshäusern geschützt werden mußten. Man weiß ferner, daß *Kolumbus* auf seiner zweiten Reise Orangen- und Zitronenkerne mit nach Haiti nahm und daß sich von dort aus die Zitrusfrüchte über das südliche Nordamerika ausbreiteten. In Spanien wurde die erste größere Orangenplantage im Jahre 1792 angelegt. Heute kommt ein Drittel des Weltexports aus Spanien. Unter den zahlreichen Orangensorten unterscheidet man hauptsächlich die drei Gruppen: Blond-, Blut- und Navelorangen.

Die ersten Orangen im Jahr sind die Navelorangen. Die ersten reifen Blutorangen liefert Spanien.

Der Orangenbaum bringt nach drei Jahren Wachstum die ersten Früchte. Höchsterträge erhält man vom 21. bis 60. Jahr. Selbst hundertjährige Pflanzungen können ertragreich sein.

Die Apfelsine gehört zu den wertvollsten Früchten, die wir haben. Die frische Frucht sowie der gepreßte Saft haben neben ihrem Wohlgeschmack eine erfrischende, tonisierende, kreislauf- und stoffwechselanregende Wirkung. Die Frucht ist für Gesunde und Kranke eine Wohltat.

Wie man aus der Wirkstofftabelle der Zitrusfrüchte ersehen kann, findet sich eine große Zahl lebensnotwendiger Wirkstoffe in der Orange, die an zahlreichen Stellen in den Stoffwechsel eingreifen.

Hauptwirkstoffe in 100 g Frischsubstanz

Eiweiß	1 g
Fett	0,2 g
Kohlenhydrate	11,9 g
Natrium	1 mg
Kalium	189 mg
Kalzium	42 mg
Magnesium	14 mg
Phosphor	22 mg
Eisen	0,4 mg
Vitamin A	15 µg
Vitamin B_1	0,09 mg
Vitamin B_2	0,04 mg
Niacin	0,4 mg
Vitamin C	50 mg
Kalorien	53
Joule	222

Orangensaft ist daher für zahlreiche Diätkostformen sehr wertvoll. Er ist besonders für alle Stoffwechselkranken nicht nur ein Labsal, sondern auch Nähr- und Heilmittel.

Orangen sollten nicht nur zu Verzierungen und geschmacklichen Verbesserungen dienen, sondern echte Bestandteile von Blattsalaten sein, zu denen sie vorzüglich passen. Daß die Zitrusfrüchte für Eiszubereitungen unentbehrlich sind, braucht eigentlich nicht erwähnt zu werden.

Orangenblüten und Orangenöl dienen als geruchs- und geschmacksverbessernder Zusatz.

Bild linke Seite: Diese auffallend glockenförmige Frucht ist eine Mineola, eine Kreuzung aus Grapefruit und Tangerine. Diese Früchte sind außerordentlich saftreich. ■ Orangengelee ist ein schmackhafter Nachtisch im Sommer wie im Winter.

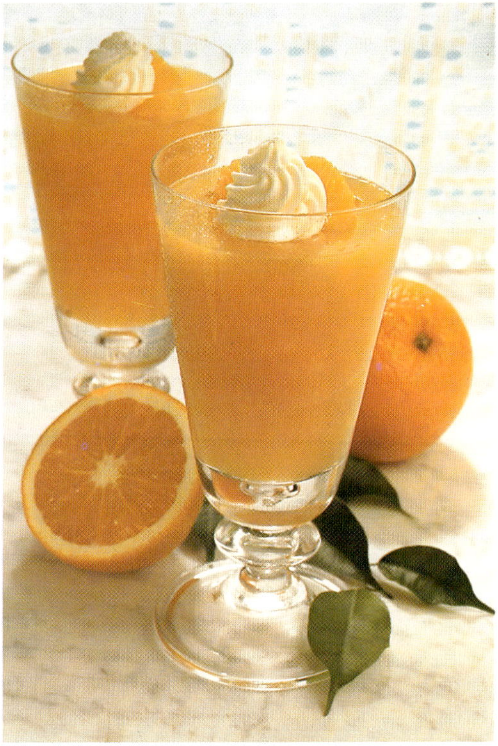

Mandarine

Die Mandarine *(Citrus reticulata)* gehört zu den Zitrusfrüchten, die seit sehr langer Zeit schon in Süd- und Ostasien kultiviert werden und dort wohl auch beheimatet sind. Wahrscheinlich stammt sie von der Insel Mauritius, deren Bewohner sie „Mandara" nennen.

Im Jahre 1805 kam sie erstmals ins Mittelmeergebiet und erst 1840 in die USA. In Südeuropa gedeiht sie gut. Man unterscheidet heute 36 Arten, die in den Untergruppen Satsumas und Tangerinen (Clementinen) zusammengefaßt sind.

Der Mandarinenbaum, der nur bis zu 3 m hoch wird, trägt helle, blaßorangefarbene Früchte, kleine Blüten und kleine Blätter. Es gibt viele Varianten, unter anderem auch Kreuzungen von Mandarinen mit Grapefruits und Orangen.

Die **Tangerine** ist die kleinste Mandarinensorte, besitzt eine leicht ablösbare Schale und sehr wenige oder gar keine Kerne. Der Geschmack ist ausgezeichnet, aber nicht mehr der typische Zitrusgeschmack. Der Anbau konzentriert sich auf Südafrika, Japan und Australien. Japan führt in großen Mengen Tangerinen-Konserven aus.

Die Mandarinensorten sind zwar unterschiedlich im Aroma, aber meist von solcher Delikatesse, so zarter Säure und ausdrucksvoller Süße, daß sie oft die Orangen übertreffen. Sie werden daher in zahlreichen Küchenrezepten verwendet. Vor allem verfeinern sie jeden Obstsalat und viele Süßspeisen.

Ernährungsphysiologisch und medizinisch können sie mit den Orangen etwa gleichgesetzt werden.

Bitterorange

Die Schwester der Orange ist die Bitterorange *(Citrus aurantium)*, als deren unveredelte Form die Pomeranze angesehen wird. Die Südhänge des Himalaja gelten als Heimat der Bitterorange (auch Sauerorange genannt). Sie ist aber schon seit ungefähr 3000 Jahren im Mittelmeerraum heimisch geworden. Sie wird auch als „Sevilla-Orange" bezeichnet, weil sie seit den Tagen der Araber in Sevilla angebaut wurde.

Zum Rohgenuß sind die sehr sauren Früchte nicht geeignet. Berühmt ist aber die englische Orangenmarmelade wegen ihres Wohlgeschmacks und der stark appetitanregenden Wirkung. Die Schalen werden bei der Marmeladenherstellung in schmale Streifchen geschnitten und mitverwendet. Sie verursachen nicht nur den herzhaft-bitterlichen Geschmack, sondern regen auch den Appetit an.

Dem Orangenblütenwasser wird eine entspannende und beruhigende Wirkung zugeschrieben. Tee aus den frischen Blüten der Bitterorange hat nicht nur ein wundervolles Aroma, er hat auch eine beruhigende, heilende Wirkung auf die Magenschleimhaut.

Die Pomeranzenschalen *(Pericarpium Aurantii)* enthalten 1,25–2,5% Pomeranzenschalenöl, das zu 90% aus Terpenen besteht.

Wegen ihres außerdem vorhandenen Bitterstoffgehaltes wird die Droge als appetitanregendes Mittel, Geschmackszusatz und zur Gewinnung des ätherischen Öles verwendet.

Zitrone

Die besten Zitronen *(Citrus limon)* gedeihen in einem gut temperierten Klima mit kühlendem Wind. Gegen Hitze und Kälte sind sie gleichermaßen empfindlich. Das subtropische Klima eignet sich für die Zitrone am besten. Beheimatet ist sie übrigens in dem Gebiet zwischen Südchina, Nordburma und dem Himalaja. Vom 13. Jahrhundert an wurde sie in Spanien verbreitet. Von *Kolumbus* weiß man, daß er auf seiner zweiten Reise Zitronen, Zitronenkerne und Apfelsinen mitführte.

Der mit kräftigen Dornen bewehrte Zitronenbaum wächst 3–6 m hoch. Die Blätter sind oval und hellgrün. Die Außenseiten der Blüten sind purpurrot, die Innenseiten weiß und erscheinen einzeln oder in Büscheln in den Blattachseln. Je nach Klima vergehen 7–14 Monate von der Blüte bis zur Ernte der Früchte.

Hauptwirkstoffe in 100 g Frischsubstanz

Eiweiß	0,9 g
Fett	0,5 g
Kohlenhydrate	7,4 g
Natrium	3 mg
Kalium	144 mg
Kalzium	19 mg
Phosphor	16 mg
Eisen	0,6 mg
Vitamin A	3 µg
Vitamin B_1	0,05 mg
Vitamin B_2	0,02 mg
Niacin	0,2 mg
Vitamin C	53 mg
Kalorien	38
Joule	159

Die Zitrone gehört zu unseren großen Gesundheitswächtern. Sie besitzt eine *fiebersenkende, bakerienhemmende* und auch *bakterientötende* Wirkung. Der reiche Wirkstoffgehalt (siehe Tabelle) macht sie geeignet zur Aufnahme in den Behandlungsplan bei Gicht, Rheuma, Venenentzündung, Hämorrhoiden, Krampfadern, Thrombose und Embolie. Als altes Hausmittel nimmt man Zitronensaft gegen alle Erkältungskrankheiten.

Nach der *Kopfwäsche* setzt man dem Spülwasser gern Zitronensaft zu. Präparate für Hauterkrankungen und zur Zahnpflege enthalten oft Zitronensaft.

Zur *Parfümherstellung* verwendet man die Zitronensäure des Saftes, das Pektin und das Zitronenöl der Schale. Zitronenschalen und Zitronenschalenöl enthalten als Geruchsträger „Citral". Das Zitronenöl dient als Geschmackszusatz.

Die größte medizinische Bedeutung besaß und besitzt die Zitrone auch heute noch besonders durch ihren *hohen Vitamin-C-Gehalt*. Sie vermag dadurch die zahlreichen Vitamin-C-Mangelerscheinungen bis zur schwersten Form, dem Skorbut, auszugleichen und zu heilen. Diese Wirkung ist so wichtig, daß sie ausführlicher behandelt werden muß.

Wenn früher in belagerten Städten, auf langen Seereisen oder bei Polarexpeditionen Mangel an frischen Nahrungsmitteln einsetzte, grassierte unter der Bevölkerung bzw. bei den Mannschaften bald eine Krankheit, die *Cordus* im Jahre 1534 erstmalig beschrieb: der *Skorbut*. Sehr früh erkannte man auch, daß grüne Pflanzen, wie das Scharbockskraut, die Krankheit zu verhüten und zu heilen vermochten. Heute wissen wir, daß dieser Krankheit hauptsächlich ein Mangel *an Vitamin C* zugrunde liegt, ein Stoff, der von *Szent-Györgyi* 1928 als chemisch reiner Körper hergestellt werden konnte und später Askorbinsäure genannt wurde. Holländische Seeleute entdeckten schon im 16. Jahrhundert die starke antiskorbutische Wirkung von Zitronen und Apfelsinen, und in der Tat weisen diese Früchte einen ganz besonders hohen Gehalt an Vitamin C auf.

Wirkungsweise

Bei uns gibt es kaum einmal eine ausgesprochene Erkrankung an Skorbut, aber die Erforschung der Vitaminmangelzustände und der Vitamin-C-Wirkungen hat zu überraschenden Kenntnissen und Erkenntnissen geführt. So wissen wir jetzt, daß *Vitamin-C-Mangel folgende Auswirkungen* haben kann: schlechte Wund- und Knochenheilung, Haargefäßbrüchigkeit (Kapillarschädigung) mit Blutungen besonders unter der Haut (Möller-Barlowsche Krankheit), Erkrankungen der Kapillaren des Zahnmarks, Zahnschmelzdefekte (die die Karies zur Folge haben können), Zahnfleischerkrankungen, Herabsetzung der Gerinnungsfähigkeit des Blutes, überhaupt der Knochenmarkfunktionen, mangelhafte Abwehrfähigkeit des Organismus gegen Infektionen durch Hemmung der weißen Blutkörperchen, die besonders viel Vitamin C benötigen, Herabsetzung der lebenswichtigen Funktionen der Nebennierenrinde, aber auch der Funktion der anderen Hormondrüsen, und Hemmung der Wasserausscheidung. Diese Aufzählung zeigt trotz ihrer Unvollständigkeit die ungeheure Bedeutung des Vitamins C im Körper. Es hat nicht nur einzelne spezielle Funktionen auszuüben, sondern grundlegende Aufgaben im Stoffwechsel der Zelle zu erfüllen.

Ebenso wie eine Reihe von Tieren sind wir nicht in der Lage, das Vitamin C im Körper selbst zu bilden. Wir sind vielmehr auf die Zufuhr durch die Nahrung angewiesen. Ist die Zufuhr ungenügend, so leidet der ganze Körper.

Ich habe mir die Mühe gemacht, ein ganzes Jahr lang täglich an zahlreichen

Patienten, ganz gleich, mit welchen Krankheiten sie zur Untersuchung kamen, die *Vitamin-C-Ausscheidung im Urin* zu kontrollieren, um einen eventuell vorhandenen Mangel zu entdecken. Die Untersuchungen führten zu dem nicht deutlich genug herauszustellenden Ergebnis, daß über 80% der Untersuchten einen eindeutigen Vitamin-C-Mangel aufwiesen. Das gibt zu denken! Wir müssen hierin einen Beweis für die falsche Zusammensetzung unserer Ernährung erblicken, bei der die Frischkost zu kurz kommt. Dieser Schaden ist gerade im Frühjahr, weil noch Frischgemüse, Frischobst und Salate in genügender Menge fehlen, besonders groß. Wir können ihn am besten durch den vorzüglichen Vitamin-C-Träger Zitrone ausgleichen. Sie ist Nahrungs- und Heilmittel zugleich.

Nicht jeder kann gleich eine chemische Urinuntersuchung auf Vitamin-C-Mangel anstellen lassen. Das ist auch nicht erforderlich. Der Mangel wird jedem, der einmal darauf aufmerksam geworden ist, spür- und fühlbar. Viele Forscher haben sich speziell mit den Mangelsymptomen beschäftigt und herausgefunden, daß eine Reihe *körperlicher Störungen* ihre Ursache im Vitamin-C-Mangel hat. Da wären zu nennen: starke Mattigkeit (Frühjahrsmüdigkeit), Appetitlosigkeit, rheumatische Beschwerden in Muskeln, Gelenken und Nerven, Neigung zu Haut- und Schleimhautblutungen, Anfälligkeit gegen Katarrhe der Atmungs- und Verdauungsorgane und der Harnwege. Wenn diese Symptome auftreten, ist es Zeit, täglich Zitronen zu verwenden und Apfelsinen zu essen, um schwere Körperschäden zu verhindern und Gesundheit, Leistungsfähigkeit und Widerstandskraft wiederherzustellen.

Verwendung

Der durchschnittliche tägliche Bedarf des gesunden Menschen an Vitamin C wird heute mit 50–100 mg (nach *Stepp* und *Schröder)* angegeben, soviel also, wie sich in 100–200 g Apfelsinen- oder Zitronensaft findet. Dabei ist jedoch darauf hinzuweisen, daß während der *Schwangerschaft* und der *Stillzeit,* bei *Infektionskrankheiten, Krebs, Zuckerkrankheit, Basedowscher Erkrankung* und *Vergiftungen,* ferner auch bei körperlichen Anstrengungen (berufliche Arbeit, Sport, Wanderungen) ein oft sehr erheblicher Mehrverbrauch entsteht.

Die Tatsache, daß bei intensiver körperlicher Arbeit ein starker Vitamin-C-Verbrauch erfolgt, muß vom Schwerarbeiter und Sportler berücksichtigt werden, da Vitamin-C-Mangel ein Herabsetzen der Leistungsfähigkeit bedeutet. Der Körper braucht eben nicht nur Massenstoffe, wie Fett, Eiweiß und Kohlenhydrate, sondern auch „Lebensstoffe", die das Stoffwechselfeuer entfachen und unterhalten.

Stärker ist der Bedarf ferner in der Erholungszeit nach schwerer Krankheit und im Alter, so daß auch dem genesenden und alternden Menschen dringend empfohlen werden muß, die Lebensstoffträger Zitronen und Apfelsinen reichlich zu verwenden. Sie vertreiben die Frühjahrsmüdigkeit, stärken die Infektionsabwehr und heben die Leistungsfähigkeit und Widerstandskraft in einem ganz erstaunlichen Maße.

Prof. *Linus Pauling* (USA), zweifacher Träger des Nobelpreises und weltberühmter Vitamin-C-Forscher, empfiehlt schon für die gesunden Tage sehr viel höhere Vitamin-C-Gaben, bei Erkältungskrankheiten hält er Vitaminstöße von bis zu 8–10 g pro Tag für notwendig. Obwohl *Paulings* Vorstellungen von einigen Wissenschaftlern nicht geteilt werden, scheint doch vieles auf die Richtigkeit seiner Untersuchungen hinzudeuten.

Der Wert der Zitronen ist jedoch mit dem Gehalt an Vitamin C oder *Ascorbinsäure* keineswegs erschöpft. Auch die eigentliche *Zitronensäure* – die sich ebenfalls in der

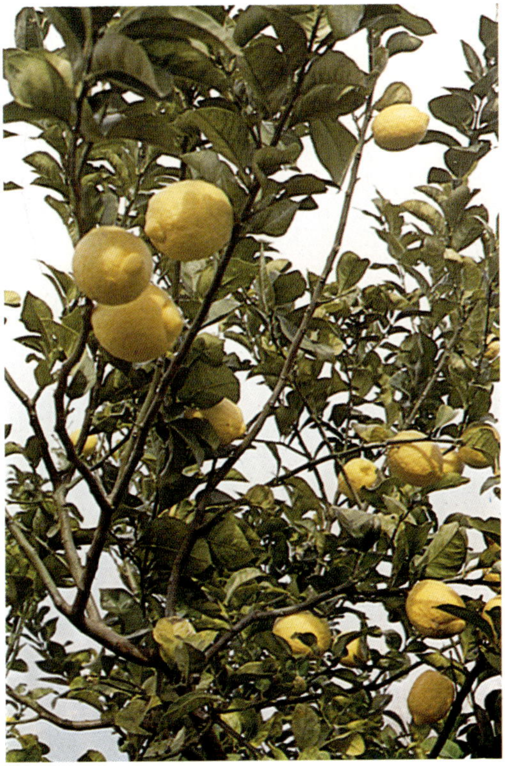

Zitronen sind ein wichtiger Vitamin-C-Spender.

Apfelsine findet – verlangt besondere Beachtung. Zitronensäure entsteht schon normalerweise (also ohne Zufuhr von außen) im Stoffwechsel des menschlichen und tierischen Organismus und wird insbesondere im Skelettsystem gespeichert. Neuere Untersuchungen ließen erkennen, daß der Zitronensäure im Körper wichtige stoffwechselchemische Aufgaben zufallen. Aus der *Säuglingsnahrung* wissen wir, daß Säuglinge, die eine mit Zitronensäure angesäuerte Milch erhielten, einen besseren Schutz vor *Rachitis* aufwiesen als Kinder ohne Zitronensäurezusatz zur Milch. Nachgewiesen wurde ferner, daß Zitronensäure die Kalkaufnahme im Darm steigert. So ist Zitronensäure neben dem Vitamin D ein wichtiger Faktor in der Rachitisverhütung und -heilung.

Bei der *Zitronenkur gegen Nierensteine*, über deren verblüffende Wirkung der Wiener Urologe Prof. Dr. *Bibus* auf einem Urologenkongreß berichtete, spielt wahrscheinlich auch die Zitronen*säure* die Hauptrolle. Leider beeinflußt die Zitronendiät nicht die häufiger vorkommenden Oxalatsteine. Um so eindrucksvoller sind die Erfolge jedoch bei den aus harnsauren Salzen gebildeten Uratsteinen. Die Zitronendiät vermag häufig (Prof. *Bibus* sprach von mehr als der Hälfte der Fälle) verhältnismäßig große Steinbildungen restlos zum Verschwinden zu bringen. Bei Dauergenuß von Zitronen werden auch die gefürchteten Rückfälle mit Sicherheit vermieden. Die Dauer einer Zitronenkur beträgt höchstens zwölf Monate. Sie macht manchmal eine Operation überflüssig.

Praktisch wichtig ist die Beobachtung, die ich aus eigener Erfahrung bestätigen kann, daß eine tägliche zweimalige Pinselung der Nasen- und Rachenschleimhaut mit frischem *Zitronensaft bei Diphtheriebazillenträgern* bald zur Bazillenfreiheit führt. Wahrscheinlich ist auch an dieser Wirkung die Zitronensäure beteiligt. Ferner ist die Wirkung des Honigs auf Diphtheriebazillen zu beachten.

In der alten Volksmedizin spielte auch das aromatische Zitronenöl, das sich in den Öllücken der äußeren Fruchtschale findet, eine besondere Rolle bei der Bekämpfung der Gicht, des Rheumatismus und der Tuberkulose. Neuere Untersuchungen darüber scheinen zu fehlen. Sie wären jedoch im Zusammenhang mit der modernen Forschung über die Tuberkulosehemmstoffe sicher sehr aufschlußreich. Zitronenöl wird hauptsächlich in Italien in größeren Mengen erzeugt. Die beste Sorte dürfte das handgepreßte italienische Zitronenöl sein. Bis heute verwendet man es hauptsächlich in der Genußmittelindustrie und Parfümerie. In Apotheken wird es vorrätig gehalten als geruchs- und geschmacksverbessernder Zusatz zu anderen Arzneizubereitungen.

Limone

Die Limone *(Citrus aurantifolia)*, auch als Limette bekannt, stellt einen kleinwüchsigen Baum mit kleinen, etwas glänzenden, grünen und oval geformten Blättern dar. Die kleinen weißen Blütenbüschel erscheinen in den Blattachseln.

Man muß wenigstens zwei Limonen-Arten unterscheiden:

1. die *Mexikanische Limone.* Sie hat kleine, runde oder ovale Früchte und eine dünne, festsitzende Schale von dunkelgrüner Farbe, die sich bei Vollreife in Grüngelb bis Gelb verwandelt. Auch das Fruchtfleisch ist gelb und trägt Samenkerne. Die Früchte sind außerordentlich saftreich und stark aromatisch.

2. die *Persische* oder *Tahiti-Limone,* die einen kräftigeren Stamm und größere und dunklere Blätter entwickelt. Die mittelgroßen Früchte sind im reifen Zustand gelb. Das grünlich-gelbe Fruchtfleisch weist nur wenig Samenkerne auf. Die Früchte sind ebenfalls sehr saftig, aber etwas weniger aromatisch. Sie kommen hauptsächlich aus Mittelamerika, Florida und Kalifornien.

Was uns in Europa die Zitrone bedeutet, das stellt die Limone (saure Limette) für die Tropen dar. Die beiden Früchte spielen in der Küche eine Hauptrolle. Bei allen Küchenrezepten, zu denen Schale oder Saft von Zitronen gebraucht werden, kann man ebensogut Limonen verwenden. Wegen des starken Aromas braucht man nur wenig.

Limonensaft oder *-konzentrat* wird in zahlreichen Getränken verwendet, meist als Fruchtsaftgetränk, als Sirup oder Tischgetränk. Aus dem *Fruchtfleisch* und der Schale stellt man Konfitüren und Chutneys (Würzsoßen) her.

Das *Limonenschalen-Öl* wird gern als Aromastoff in Lebensmitteln und Getränken verwendet. Man benötigt es auch für die Parfümherstellung, für Kosmetikprodukte und Seifen.

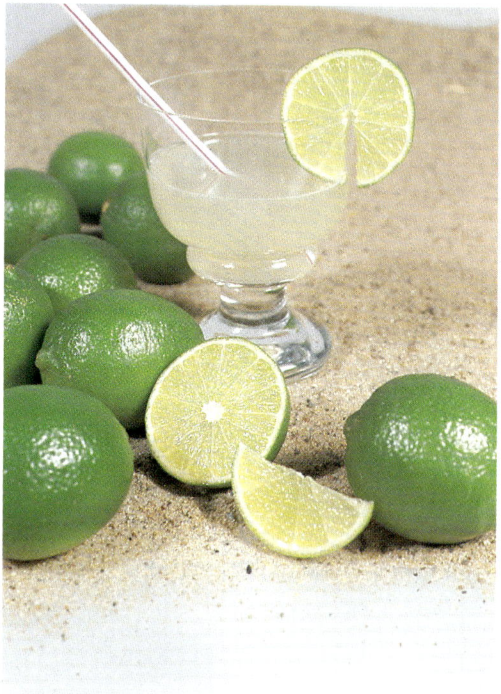

Die Limetten gibt es in zahlreichen unterschiedlichen Erscheinungsformen. Das gelbgrüne, saftige Fruchtfleisch enthält beachtliche Mengen an Zitronensäure, so daß sie häufig noch saurer schmecken als Zitronen. Limetten sind häufig schon in unserem mitteleuropäischen Obstangebot zu finden. Aus den Schalen kann sogar ein Öl gewonnen werden, das für die Kosmetikindustrie interessant ist.

Konzentrate werden meist bei niedriger Temperatur unter Vakuum schonend hergestellt. Neuerdings ist eine Konzentrierung auch durch Gefrieren möglich. Das Öl wird durch Kaltpressung oder Wasserdampf-Destillation gewonnen.

Die rein medizinische Verwendung ist die gleiche wie bei der Zitrone.

Zitronat-Zitrone

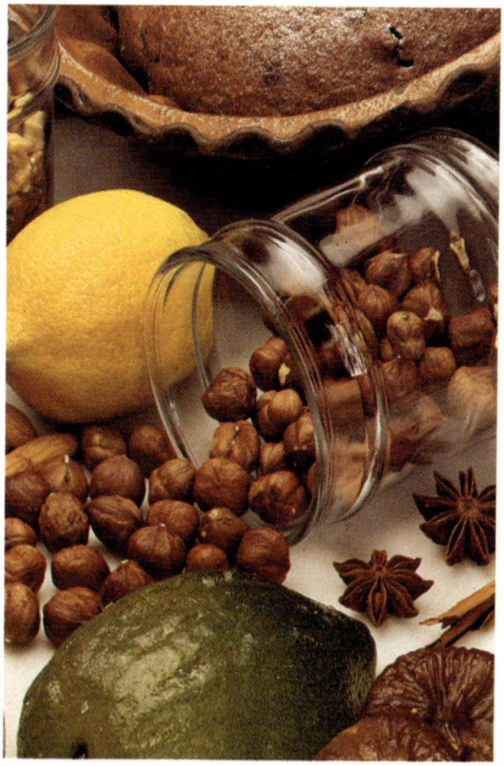

Die Zitronat-Zitrone ist bei uns kaum bekannt, obwohl sie schon seit fast 2000 Jahren im südlichen Europa angebaut wird. Beliebt und fast unerläßlich ist ihre Verwendung als Zitronat im Weihnachtsgebäck.

Durch den Feldzug Alexanders des Großen, 300 Jahre v. Chr., kam die Zitronat-Zitrone *(Citrus medica)* nach Griechenland. Die als Strauch oder Baum zu ziehende Pflanze war angeblich der erste Vertreter der Familie der Zitrusgewächse, der nach Europa kam. Zur Zeit des Plinius, im ersten Jahrhundert nach Christus, kam die Pflanze nach Rom, wo sie vielfältig medizinisch verwendet wurde. Die Zitronat-Zitrone galt als Mittel gegen Gift und Galle, als Geruchsverbesserer und als Würzmittel.

Die Blätter sind länglich und spitz-oval, die Blüten in der Knospe purpurfarben, aufgeblüht groß und innen weiß. Die stark duftenden Blüten wurden von den Römern als „Parfüm" gebraucht.

Die dickschaligen Früchte können 1 bis 2 kg schwer werden. Kälte und zu große Hitze verträgt die Zitronat-Zitrone nicht und gedeiht daher nur in bestimmten Gegenden der Subtropen, in den Tropen nur in kühleren Höhenlagen.

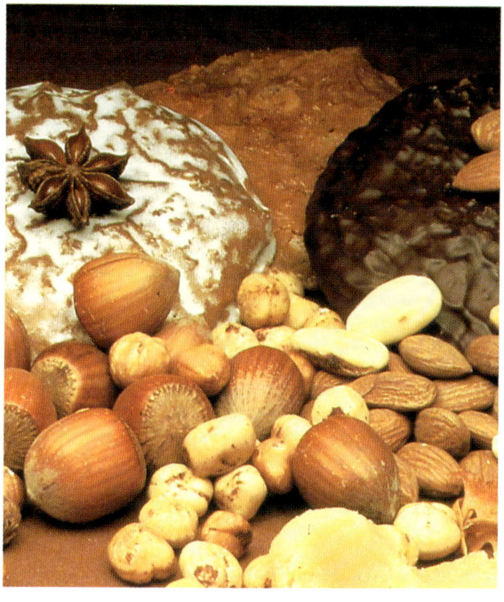

Als Zitronat ist diese Zitrone für die Küche nicht zu ersetzen. In vielen Backwaren, besonders für Lebkuchen, Stollen und Früchtebrot, benötigt man das Zitronat als würzigen Bestandteil.

Zum Parfümieren von Kleidern und Räumen ist die Zitronat-Zitrone sehr geeignet; eine medizinische Bedeutung hat sie nicht.

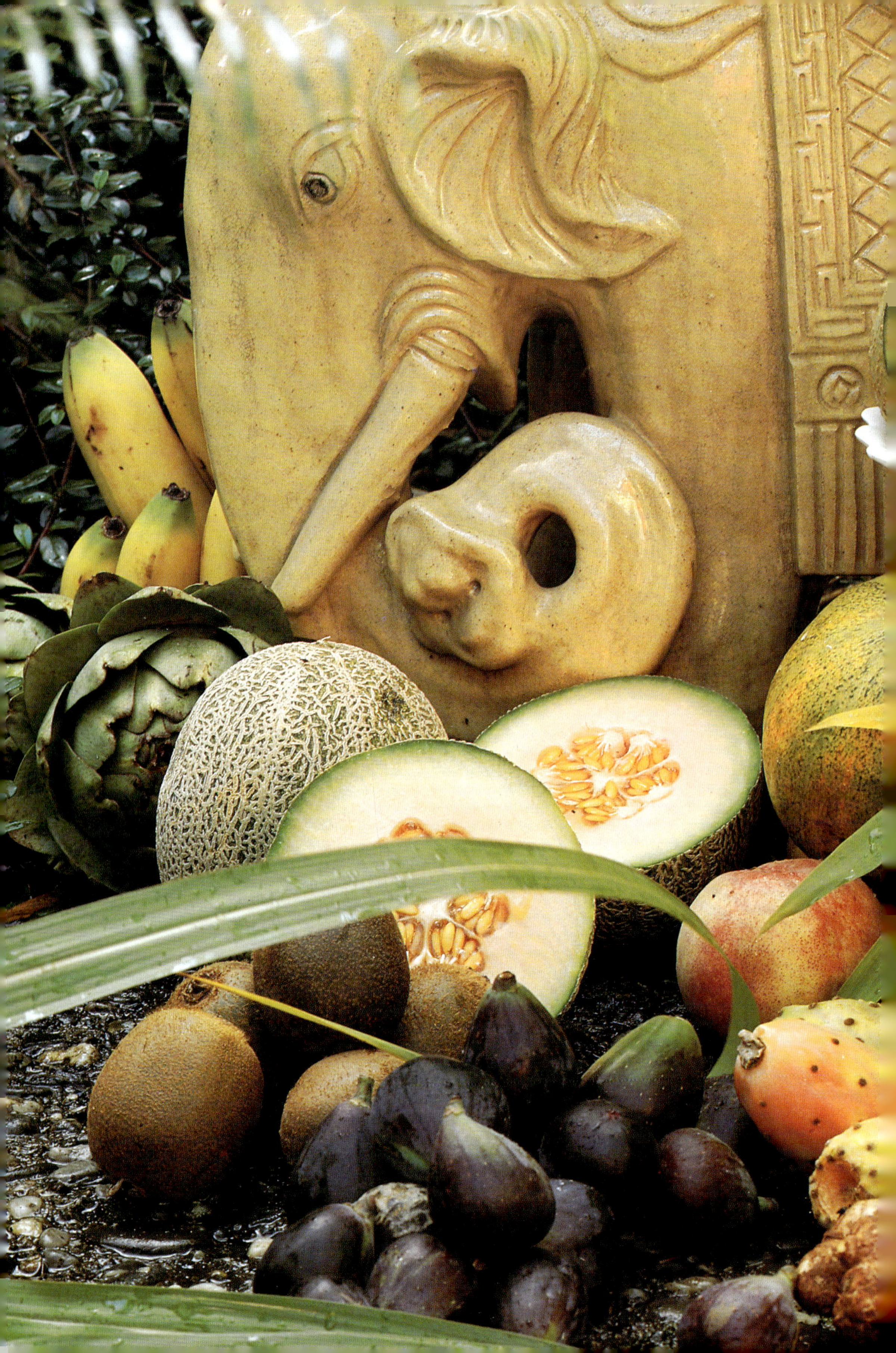

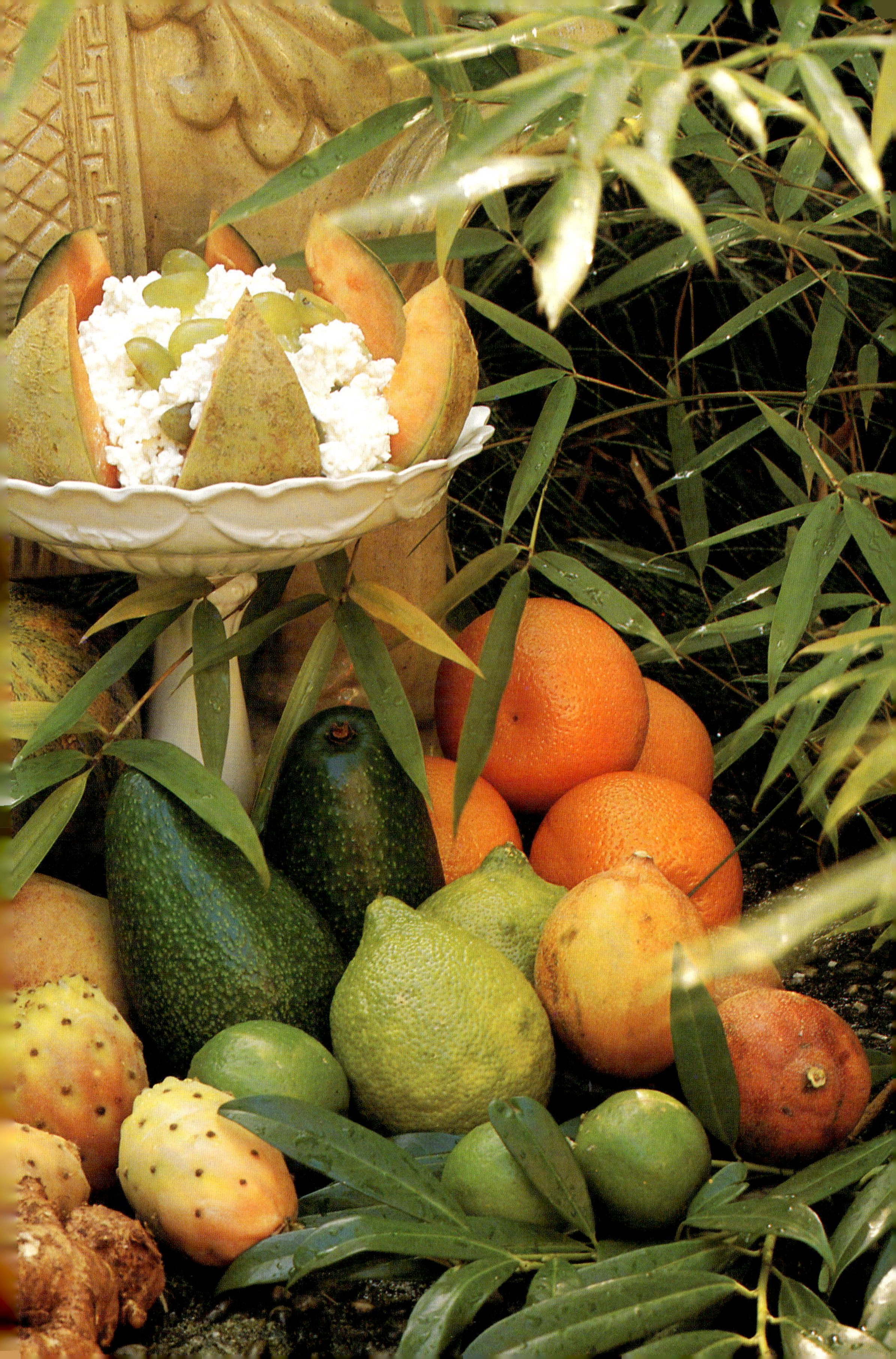

Nähr- und Wirkstoffübersicht der Obst- und Südfrüchte (I)

100 g eßbarer Substanz enthalten im Durchschnitt		Acerola-Kirsche	Ananas	Apfel	Aprikose (frisch)	Aprikose (getrocknet)	Avocado
Eiweiß	in Gramm	0,4	0,4	0,3	1	5	1,9
Fett	in Gramm	0,3	0,2	0,4	0,2	0,5	23,5
Kohlenhydrate	in Gramm	7,8	13,5	13,1	12,3	66,9	3,4
Kalorien		35	57	57	55	292	233
Joule		146	238	238	230	1222	975
Natrium	in Milligramm	5	2	2	2	19	3
Kalium	in Milligramm	83	172	127	280	1175	503
Kalzium	in Milligramm	12	16	7	17	75	10
Magnesium	in Milligramm	—	17	6	9	50	20–90
Phosphor	in Milligramm	14	9	11	22	111	38
Eisen	in Milligramm	0,2	0,4	0,4	0,6	5	0,6
Chlor	in Milligramm	—	46	4	2	35	10
Mangan	in Milligramm	—	1,07	0,07	0,2	0,28	2,25
Kupfer	in Milligramm	—	0,07	0,08	0,12	0,4	0,4
Schwefel	in Milligramm	—	2,5	5	6	25	25
Vitamin A	in µg	18	10	8	298	770	12
Vitamin B_1	in Milligramm	0,03	0,08	0,03	0,04	0,01	0,08
Vitamin B_2	in Milligramm	0,06	0,03	0,03	0,05	0,13	0,15
Niacin	in Milligramm	0,4	0,2	0,2	0,7	3,3	1,1
Vitamin B_6	in Milligramm	0,009	0,08	0,03	0,07	0,25	0,19–0,2
Pantothensäure	in Milligramm	—	0,17	0,1	0,3	0,7	0,9
Vitamin C	in Milligramm	1550	20	7	10	12	13
Vitamin E	in Milligramm	—	—	0,3	—	—	3
Vitamin K	in Milligramm	—	—	—	—	—	—

Banane	Birne	Cheri-moya	Dattel (getrock-net)	Feige (frisch)	Feige (getrock-net)	Granat-apfel	Guave	Kaki	Kaktus-feige
1,1	0,6	1	2	1,3	3,9	0,9	1	0,5	0,8
0,2	0,4	—	0,5	0,4	1,3	4,5	0,4	—	0,7
22,5	13,4	22	71,9	17,4	62,5	16	13	18	9–15
96	60	90	300	78	277	110	58	73	47–70
402	251	378	1255	326	1159	460	243	306	196–293
1	2	—	18	2	37	70	—	6	—
382	128	—	649	217	745	200–250	15	130–170	90
8	9	25	61	45	160	13	15–25	10	24
36	8	—	50	21	70	3	—	8	—
27	13	15	60	27	93	20	—	13	28
0,7	0,3	0,5	2,5	0,6	3,2	0,7	1	0,4	0,3
125	4	—	290	14	105	3	—	—	—
0,65	0,06	—	0,15	—	0,35	1,3	—	—	—
0,2	0,13	—	0,4	0,06	0,35	—	—	—	—
12	7	—	400	12	80	2	—	—	—
38	6	—	5	8	8	—	300	600–1200	40
0,05	0,03	0,1	0,07	0,06	0,11	0,02	0,05	0,02	0,01
0,06	0,04	0,08	0,09	0,05	0,1	0,03	0,04	0,02	0,03
0,7	0,2	0,8	2	0,5	1	0,3	1	0,3	0,4
0,32	0,02	—	0,1	0,13	0,32	—	—	—	—
0,2	0,05	—	0,8	0,4	0,5	—	—	—	—
11	4	13	2	3	1	5–20	200	9–15	25
0,5	0,4	—	—	—	—	—	—	—	—
—	—	—	—	—	—	—	—	—	—

Nähr- und Wirkstoffübersicht der Obst- und Südfrüchte (II)

100 g eßbarer Substanz enthalten im Durchschnitt		Kiwi	Kirsche	Kum-quat	Litschi	Mango	Mispel	Papaya
Eiweiß	in Gramm	0,5	1,1	0,9	0,9	0,5	0,5	2,8
Fett	in Gramm	0,2	0,4	0,1	0,5	—	0,03	0,4
Kohlenhydrate	in Gramm	7	16,1	13	16	15	10,6	6,2
Kalorien		40	72	66	71	59	42	34
Joule		165	301	276	297	253	178	147
Natrium	in Milligramm	4,1	2	—	—	7	6	28
Kalium	in Milligramm	260	210	240	120–200	190	250	350
Kalzium	in Milligramm	20	20	—	5	10	30	16
Magnesium	in Milligramm	20	15	—	10	18	11	39
Phosphor	in Milligramm	26	20	23	25	13	28	54
Eisen	in Milligramm	0,5	0,4	0,4	0,5	0,5	0,5	1,1
Chlor	in Milligramm	65,5	3	—	—	—	—	—
Mangan	in Milligramm	—	0,03	—	—	—	—	—
Kupfer	in Milligramm	—	0,07	—	—	—	—	—
Schwefel	in Milligramm	—	8	—	—	—	—	—
Vitamin A	in µg	—	13	400	—	500-5000	—	10
Vitamin B_1	in Milligramm	0,02	0,05	0,08	0,04	0,03	—	0,05
Vitamin B_2	in Milligramm	0,05	0,05	0,1	0,04	0,04	—	0,1
Niacin	in Milligramm	0,4	0,4	—	0,3–1,3	0,3	—	1,5
Vitamin B_6	in Milligramm	0,41	0,05	—	—	—	—	—
Pantothensäure	in Milligramm	—	0,08	—	—	—	—	—
Vitamin C	in Milligramm	150	13	36	50	30	—	20
Vitamin E	in Milligramm	—	—	—	—	—	—	—
Vitamin K	in Milligramm	—	—	—	—	—	—	—

Passionsfrucht	Pfirsich	Pflaume Zwetsche	Quitte	Grapefruit	Pampelmuse	Orange	Mandarine	Zitrone	Limone Limette
0,6	0,7	0,6	0,4	0,6	0,7	1	0,6	0,9	6,3
—	0,1	0,1	0,3	0,2	0,2	0,2	0,2	0,5	—
9	9,8	16	14,6	9,8	9,8	11,9	10,2	7,4	9
39	43	67	63	43	32	53	45	38	26
163	180	280	264	180	134	222	188	159	0,11
—	1	2	3	2	2	1	2	3	1
160–240	204	260	199	158	180	189	158	144	100
20	8	16	11	18	20	42	37	19	9
20	10	10	6	12	15	14	11	9	5
—	21	18	19	16	17	22	19	16	11
0,5	0,5	0,5	0,7	0,4	0,2	0,4	0,4	0,6	0,2
—	5	2	2	3	—	—	2	4	—
—	0,11	0,1	0,04	0,01	—	0,025	0,04	0,04	0,01
—	0,01	0,3	0,13	0,02	—	0,07	0,1	0,26	0,01
—	7	5	5	5	—	8	10	8	—
600-1000	73	35	10	3	40	15	57	3	20
0,08	0,02	0,08	0,03	0,05	0,05	0,09	0,06	0,05	0,02
0,03	0,05	0,04	0,03	0,03	0,03	0,04	0,03	0,02	0,01
0,2	0,9	0,5	0,2	0,2	0,2	0,4	0,2	0,2	0,1
—	0,02	0,05	—	0,02	0,02	0,026	0,07	0,06	0,05
—	0,12	0,13	—	0,25	—	0,14	—	0,2	—
50	8	5	14	41	45	50	32	53	32
—	—	—	—	0,25	—	0,04	—	—	—
—	—	—	—	—	—	—	—	0,5	—

Beerenfrüchte

IN DIESEM KAPITEL:

- Berberitzen beleben Kreislauf und Bauchorgane
- Brombeeren vertreiben Erkältungskatarrhe
- Ebereschen sind wertvolle Schutzstoffträger
- Erdbeeren reinigen Darm und Blut
- Hagebutten – Heckenrosen liefern Vitamine
- Heidelbeeren heilen Darmkrankheiten
- Himbeeren frischen den Stoffwechsel auf
- Schwarzer Holunder hilft gegen Erkältungskrankheiten
- Rote Johannisbeeren erfrischen
- Schwarze Johannisbeeren als natürliches Tonikum und Rheumamittel
- Preiselbeeren schätzt der Fieberkranke
- Sanddornbeeren steigern die Abwehrkraft
- Schlehen liefern köstlichen Saft
- Stachelbeeren helfen dem trägen Darm
- Wacholderbeeren, altbewährt als Blutreinigungsmittel
- Weintrauben bilden neues Blut
- Rosinen gleichen Kaliummangel aus

Die Beerenfrüchte erfreuen sich bei jung und alt größter Beliebtheit. Die Hauptnährstoffe Eiweiß, Fett und Kohlenhydrate sind in ihnen nur in geringen Mengen zu finden, dafür verfügen sie über einen erheblichen Anteil an *Fruchtsäuren,* die nicht nur den Geschmack kennzeichnen, sondern, indem sie an den Verbrennungsvorgängen beteiligt sind, den Stoffwechsel beleben, ohne als schädliche oder zumindest lästige Säuren im Organismus aufzutreten. Sie sind daher von hohem Gesundheitswert.

Der *Vitamingehalt* der Beerenfrüchte ist nicht so hoch wie der in den Gemüsen, aber in Einzelfällen doch bedeutend genug, z. B. bei Brombeeren, schwarzen Johannisbeeren und Sanddornbeeren. Auch der *Mineralgehalt* ist nicht sehr eindrucksvoll; es gibt jedoch Ausnahmen im Spurenstoffbereich.

Die den Beerenfrüchten eigenen Enzyme werden durch Erhitzen schnell zerstört. Mit der Rohkost nimmt man sie zunächst unverändert auf. Wahrscheinlich erfahren sie aber im salzsäurehaltigen Magen einen nicht unerheblichen Abbau, so daß sie nur vermindert an den Vorgängen der Nahrungsverarbeitung im Darm teilnehmen können. Es gibt aber auch Hemmstoffe in den Beerenfrüchten (z. B. in Erdbeeren und Himbeeren), die bestimmte Enzyme in ihrer Wirksamkeit zumindest vorübergehend hemmen (Cholinesterase-Hemmstoffe).

Die Beerenfrüchte sind als *ganze frische Früchte,* also ungekocht, von wesentlich größerem Wert als gekocht, getrocknet, eingemacht oder sonstwie verarbeitet.

Berberitzen beleben Kreislauf und Bauchorgane

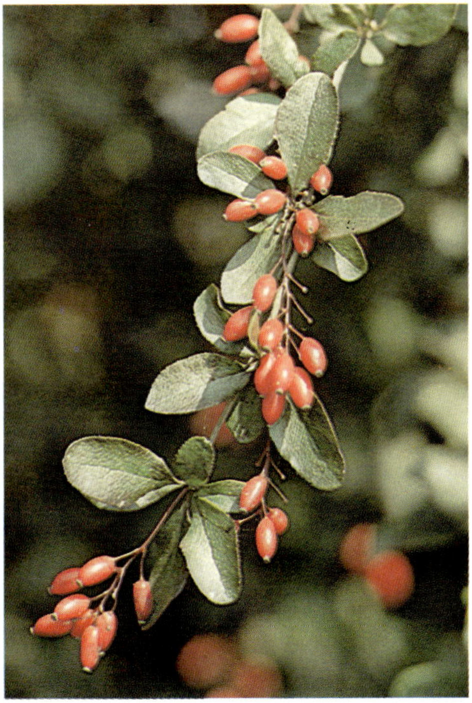

Analysenwerte der Hauptwirkstoffe liegen bei der Berberitze in nennenswertem Umfang noch nicht vor.

Die Familie der Sauerdorngewächse (Berberidazeen) liefert uns den ausdauernden, von Mai bis Juni blühenden Berberitzenstrauch *(Berberis vulgaris)*, dessen Früchte unter den volkstümlichen Namen Beißelbeere, Berbesbeere, Essigbeere, Essigdorn, Erbseln, Dreidorn, Paßelbeere, Roststrauch, Sauerdorn, Spitzbeere, Versichdorn, Weinscheidling bekannt sind.

Die Berberitze ist in ganz Europa verbreitet, kommt häufig in Gebüschen und Hekken, an Rainen und in Wäldern vor und wird auch oft angepflanzt. Sie bildet einen in jedem Klima wachsenden Strauch. Die Frucht bildet eine eirund-längliche, stumpfe, einfächrige, anfangs grüne, zur Zeit der Reife rote, oben mit einem schwarzen Punkt versehene Beere, die zwei längliche, walzenförmige, stumpfe Samen enthält. Das Fleisch der Beere besitzt einen angenehm sauren, etwas zusammenziehenden Geschmack.

Von August an schneidet man die ganzen Fruchttrauben ab, bevor die Beeren völlig reif sind. Zu Hause zupft man die Beeren von den Stengeln und verarbeitet sie möglichst bald. Sie sind nicht mehr zu sauer, wenn man sie erst nach den ersten Frosttagen pflückt.

Bis heute bekannte *Wirkstoffe:* Die Wurzelrinde enthält Alkaloide, darunter das Alkaloid Berberin. In den Früchten findet sich viel Fruchtsäure, besonders freie Apfel- und Zitronensäure, und reichlich Vitamin C.

Wirkungsweise und Verwendung

Als **Heilpflanze:** Das als Hauptwirkstoff anzusehende Berberin wirkt vorwiegend auf den Gallenfluß, aber auch anregend auf das Atem- und Gefäßzentrum. Gleichzeitig treten eine Verbesserung des Kreislaufs und eine Beruhigung des beschleunigten Pulses auf. Die Anwendung der *Berberitzenwurzelrinde* als Kräftigungsmittel bei Erschöpfungszuständen, insbesondere nach kreislaufschädigenden Infektionskrankheiten, ist daher berechtigt.

Da das Berberin über die Leber ausgeschieden wird, wobei es die Leberzellen zu vermehrter Gallenabsonderung anregt, ist es auch als Lebermittel zu gebrauchen bei *Gelbsucht, Leberstauung* und bei *Neigung zu Grieß- und Steinbildungen* in den Gallengängen und in der Gallenblase. Der bittere Geschmack läßt die Berberitze auch als appetitanregendes Mittel geeignet erscheinen. Stuhlträgheit wird durch die Berberitze dann behoben, wenn sie ihren Grund in einer gestörten Gallenabsonderung hat. Da außer über die Leber ein Teil des Berberins über die Nieren ausgeschieden wird, wobei die Nierenzellen zu verstärkter Urinabgabe angeregt werden, kann diese *harntreibende Wirkung* auch bei der Behandlung von Nierenerkrankungen, die nicht mit einer akuten, fieberhaften Entzündung des Nierengewebes einhergehen, ausgenutzt werden.

Nach *Bohn* hat die Arzneiprüfung der Homöopathie Beziehungen der Berberitze zu den Rückenmarkszentren der Geschlechtsorgane aufgedeckt. *Kneipp* empfiehlt die Anwendung eines alkoholischen Beerenextraktes bei *Lungen-, Leber- und Unterleibserkrankungen.*

Die Volksmedizin empfiehlt eine aus den Beeren bereitete Tinktur oder den Saft der Beeren bei *Krämpfen, Milz-, Leber-, Nierenleiden und Wassersucht.*

Zur Teebereitung benötigt man 1 Teelöffel der geschnittenen Wurzel auf 1 Tasse Wasser (20–30 Minuten kochen). Bei Stuhlträgheit mischt man 30 g Berberitzenwurzel mit 30 g Faulbaumrinde und je 20 g Löwenzahnwurzel und Pfefferminze und stellt davon (1 Eßlöffel auf 1 Tasse Wasser) eine Abkochung her.

Als **Nahrungsmittel:** Als Frischkost sind die Früchte wegen ihres hohen Säuregehaltes nicht zu genießen; sie lassen sich jedoch gut zu Kompott, Saft, Sirup, Gelee, Marmelade, Mark, Essig und Wein verarbeiten.

Brombeeren vertreiben Erkältungskatarrhe

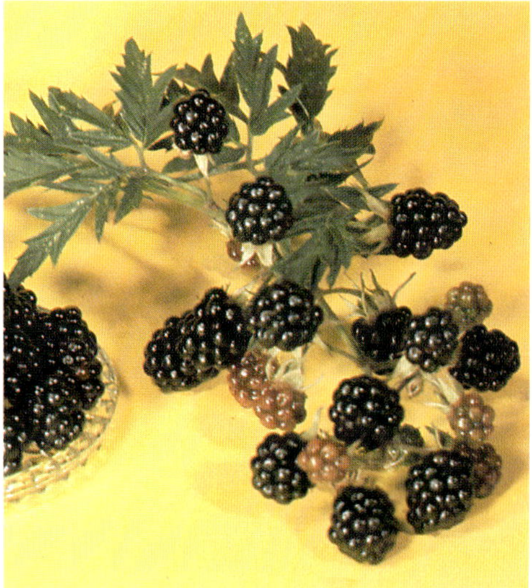

Hauptwirkstoffe in 100 g Frischsubstanz

Eiweiß	1,2 g
Fett	1 g
Kohlenhydrate	8,7 g
Natrium	2 mg
Kalium	180 mg
Kalzium	31 mg
Magnesium	24 mg
Phosphor	25 mg
Eisen	0,9 mg
Vitamin A	53 µg
Vitamin B_1	0,03 mg
Vitamin B_2	0,04 mg
Niacin	0,3 mg
Vitamin C	17 mg
Kalorien	49
Joule	205

Die Brombeere *(Rubus fruticosus)* ist ein Rosengewächs und wird auch vielfach Brambeere, Bromerte, Brommedorn, Brümmelken, Braunbeere, Hunesbeere, Kratzbeere oder Schwarzbeere genannt.

Der allgemein bekannte Strauch ist in ganz Deutschland weit verbreitet und bildet oft ganze Hecken. Man findet ihn besonders an Waldrändern, auf Halden, Schuttplätzen und Rodungen, in Schlägen und lichten Wäldern. Die Früchte sehen anfangs rot, später schwarz aus. Die Blütezeit erstreckt sich von Mai bis Juni.

Von Juni bis September werden die Blätter mit den Blattstielen mit der Schere abgeschnitten und in Körben gesammelt. Außer den wildwachsenden können auch die Gartenbrombeerblätter gesammelt und verwendet werden. Mißfarbene Blätter sind zu meiden. Die Blätter werden möglichst bald in dünner Lage auf einem luftigen Dachboden zum Trocknen ausgebreitet und später in Säcken aufbewahrt. Die fertige Droge zeigt die Farbe der frischen Blätter.

Ab August pflückt man die schon reifen Beeren einzeln vom Strauch und sammelt sie in Körben oder Eimern. Die Früchte schmecken angenehm säuerlich.

Zum Anbau eignen sich weniger die Waldbrombeeren als vielmehr die verschiedenen, durch Kreuzung entstandenen Mischlingsformen. Die Sträucher stellen keine großen Ansprüche an den Boden, lieben aber die Wärme. Man pflanzt sie in Reihen im Abstand von 1,50 m an und zieht sie an Spalieren, indem man die jungen Triebe aufbindet und in jedem Herbst das ältere Holz ausschneidet. Die Vermehrung geschieht entweder durch Wurzelstecklinge unter Glas oder Niederlegen der krautigen Triebspitzen in den frischen Boden.

Die Blätter enthalten Gerbstoff, organische Säuren, besonders Milchsäure, Gummi, Farbstoff und Pektinstoff. Das Brombeerkernöl enthält ein dunkelgelb-grünes, im auffallenden Lichte rot fluoreszierendes Öl mit Glyzeriden der Linol- und Ölsäure

Ein Brombeerblätteraufguß hilft bei katarrhalischen Entzündungszuständen des Magen-Darm-Kanals. Auch bei Entzündungen des Zahnfleisches ist eine Abkochung von Brombeerblättern als Gurgelmittel empfehlenswert.

* * *

als Hauptbestandteilen. Linolen- und Isolinolensäure sind nur in geringer Menge vorhanden, ebenso feste Fettsäuren, die vorwiegend aus Palmitinsäure bestehen. Die Färbung des Öles rührt vom Gehalt an Chlorophyll her.

Wirkungsweise und Verwendung

Als **Heilpflanze:** Als Gerbstoffdroge haben die Brombeerblätter durchfallstopfende und entzündungswidrige Eigenschaften. Die Verwendung eines Brombeerblätteraufgusses empfiehlt sich bei *katarrhalischen Reiz- und Entzündungszuständen des Magen-Darm-Kanals,* bei *Durchfällen, Dickdarmentzündung und Hämorrhoidalblutungen.* Bei Katarrhen der oberen Luftwege sowie bei Schwellungen und Entzündungen des Zahnfleisches benutzt man eine Brombeerblätterabkochung als Gurgelmittel.

Als **Nahrungsmittel:** Die Brombeere wird als Teepflanze vielfach in Familientees verwandt. Durch Fermentation gewinnt man aus den Blättern einen guten Ersatz für Chinatee: 2 Teile Brombeerblätter und 1 Teil Himbeerblätter werden nach dem Abwelken etwas zerdrückt, mit Wasser eingespritzt, in ein Tuch eingewickelt und 2 bis 3 Tage an einem warmen Ort sich selbst überlassen. Durch Fermentation entwickelt sich ein rosenähnlicher Duft. Die anschließend getrockneten Blätter verlieren zunächst diesen Duft, erhalten ihn aber beim Aufbewahren in einer dicht schließenden Blechbüchse wieder. Dieser Tee bildet ein duftendes Frühstücksgetränk.

Ebereschen sind wertvolle Schutzstoffträger

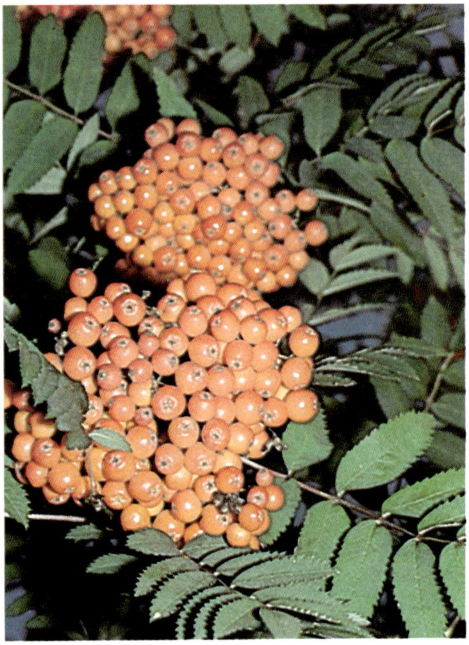

Hauptwirkstoffe in 100 g Frischsubstanz

Eiweiß	1,5 g
Fett	– g
Kohlenhydrate	22,9 g
Kalium	234 mg
Kalzium	42 mg
Magnesium	17 mg
Phosphor	33 mg
Eisen	2 mg
Vitamin A	417 µg
Vitamin C	98 mg
Kalorien	98
Joule	410

Die zur Familie der Rosenblütler (Rosazeen) zählende ausdauernde Eberesche *(Sorbus aucuparia)* ist auch unter den volkstümlichen Namen Aberesche, Drosselbeere, Ebschbeere, gemeine Eberesche, Quitsche und Vogelbeere bekannt und blüht von Mai bis Juni. Im gemäßigten Europa und Asien heimisch, findet sie sich bei uns häufig in Wäldern, Gebüschen und an den Landstraßen. Im Norden Europas reicht sie bis nach Island und dem nördlichen Norwegen jenseits des Polarkreises.

Wenn die Beeren schon rot und damit reif sind, werden die ganzen Schirmtrauben abgeschnitten. Zu Hause zupft man die Beeren von ihren Stielen. Soweit sie nicht frisch verarbeitet werden, trocknet man sie einige Tage bei Zimmertemperatur vor, um sie dann mit künstlicher Wärme vollends zu trocknen. Am zweckmäßigsten bewahrt man sie in Säckchen auf, die man von Zeit zu Zeit nachsehen muß.

Der Anbau der Eberesche, insbesondere der mährischen „süßen" Eberesche *(Sorbus aucuparia L. var. dulcis Beck)*, gewinnt in den letzten Jahren, nämlich seitdem man die Beeren als *wichtigen Vitamin-C-Träger* erkannt hat, immer mehr an Bedeutung. Die süße Eberesche unterscheidet sich von der wilden oder gemeinen Eberesche durch das Fehlen des bei der gewöhnlichen Eberesche vorhandenen Bitterstoffs, wodurch sie sich ohne Vorbehandlung zur Herstellung von Marmeladen u. a. eignet.

Die Verbreitung der mährischen Eberesche lohnt sich infolge ihrer vorzüglichen Eigenschaften, zumal sie äußerst genügsam ist und selbst auf armen Böden ausgezeichnet fortkommt, rauhes Klima gut verträgt und außerordentlich winterhart ist.

In den Beeren findet man den Gerbstoff Sorbitansäure, ferner die organischen Säuren Apfel-, Zitronen-, Bernstein- und wahrscheinlich Weinsäure, Sorbinsäure und Parasorbinsäure. In den Samen etwas Amygdalin, ebenso in den Blättern, Knospen, jungen Trieben und in der Rinde.

Während die gewöhnliche bittere Eberesche im Durchschnitt nur 40–50 mg Vitamin C in 100 g Frischsubstanz enthält, findet man in der mährischen zwischen 75–100 mg in 100 g Frischsubstanz. Nicht zu übersehen ist auch der beträchtliche Vitamin-A-Gehalt. Er betrug bei neueren Messungen etwa um 400 µg (Mikrogramm = eintausendstel Milligramm) der Vorstufe von Vitamin A (Karotin).

Ebereschensaft ergab bei Anwendung einfachster Preßmethoden 66,8–72,3 mg % Vitamin C, acht Monate lang aufbewahrte getrocknete Früchte enthielten immer noch 36 mg %.

Wirkungsweise und Verwendung

Als **Heilpflanze:** Nach *Weitzel* bestehen für die Ebereschen folgende Verwendungsmöglichkeiten: „Die frischen Früchte gebraucht man als *Abführmittel,* bei *mangelhafter Periode,* bei *Harnverhaltungen* und *Skorbut* (hoher Vitamin-C-Gehalt!). Die getrockneten Früchte werden als Mittel gegen *Durchfall* und *Nierensteine* (täglich morgens 10–12 getrocknete Beeren mehrere Monate lang) gerühmt. Das Mus gilt als magenstärkendes Mittel, das auch bei *Stein- und Harnbeschwerden, Durchfall, Ruhr und mangelhafter Nierentätigkeit* geschätzt wird (täglich mehrmals einen Teelöffel voll). Saft, Sirup und Mus werden als *Blutreinigungsmittel* empfohlen. Der Saft, mit Zucker oder Honig gekocht, leistet bei Katarrhen, Lungenkrankheiten, Husten und Heiserkeit gute Dienste. In Mineralwasser genommen, ist er ein gutes Mittel gegen *Gicht und Rheumatismus.*" Die gleichen Wirkungen vermerken auch *Oertel* und *Bauer.* Man sollte die Beeren bei den genannten Krankheiten zur Unterstützung der sonstigen ärztlichen Behandlung als diätetisches Hilfsmittel heranziehen.

Ebereschensaft besitzt keimhemmende und pilztötende Kraft, was seine Anwendung bei entsprechenden infektiösen Prozessen rechtfertigt. Die chemische Natur der Hemmungsstoffe ist noch nicht bekannt.

Als **Nahrungsmittel:** Aus den Beeren kann man Saft, Sirup, Mus, Marmelade, Gelee, Kompott und Brotaufstrich herstellen. Geröstet bilden sie einen Kaffee-Ersatz, der weit besser sein soll als der aus Zichorienwurzel.

Weitere Verwendungsmöglichkeiten beschreibt Dr. *Riedel:* „Die in der Bevölkerung bekannteste Dauerverwertung ist das Trocknen. Die Beeren sind sehr haltbar und lassen in trockener Umgebung überhaupt keinen Schimmel aufkommen. Selbst in feuchtem Raume schimmeln sie nur bei besonderen begünstigenden Umständen. An der Sonne kann man ganze Fruchtstände dörren und hat dabei den Vorteil geringen Verlustes an Wirkstoffen. Getrocknet werden die Beeren nach Art von Rosinen verwendet. Namentlich gut schmecken sie in Hirse. Damit wird zugleich die ganz vorzügliche Hirse wieder zur Beachtung gebracht. Aber auch in weißem Brot munden sie als Rosinenersatz ganz ausgezeichnet.

Gut schmecken die Beeren ferner eingekocht. Die schöne, rote Farbe bleibt dabei durchweg erhalten und ziert die Gerichte. Besonders zu empfehlen ist eine Mischung mit Apfelgelee oder mit pasteurisiertem Apfelmus aus Fallobst. Endlich werden die Beeren auch zu Mus verarbeitet. Man dreht sie – allein oder in Mischung mit Äpfeln – durch einen kleinen Wolf, füllt die Maische in Gläser und pasteurisiert. Wünscht man den Saft besonders, so preßt man die Maische und pasteurisiert in Flaschen. Den Rückstand, der immer noch einige Werte enthält, mischt man mit Apfelmus und erhält dann durch Einkochen einen recht schmackhaften Brotaufstrich. Etwas besonders Eigenartiges ergibt Passieren der fein zerkleinerten frischen Früchte durch ein Sieb, nur die Kerne und die gröbsten Scha-

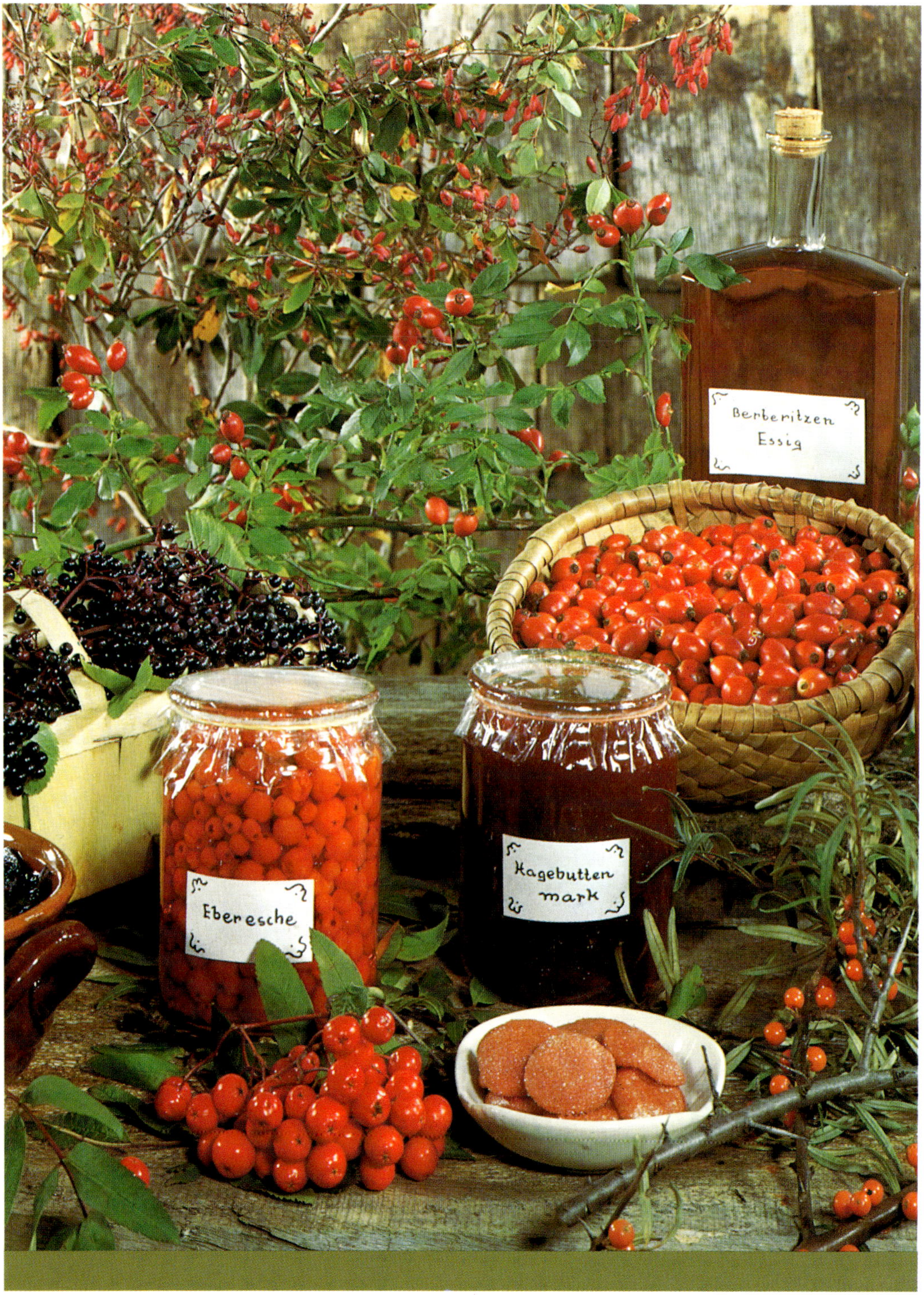
Berberitzen
Essig
Eberesche
Hagebutten
mark

Gesund, wohlschmeckend und gut anzusehen: Eberesche, Hagebutte, Berberitze, Holunder und Sanddorn – fünf Beerenfruchtarten, die durch ihren hohen Vitamin-C-Gehalt zu den wichtigsten Vitaminspendern gehören. Unser Bild zeigt Möglichkeiten ihrer Verwendung in der Küche, die sich jede Hausfrau zunutze machen sollte.

len bleiben zurück. Den feinen Brei läßt man vom Saft absetzen und dick abstehen. Pasteurisiert wird er fast so hart wie ein Quittenkäse.

Bei allen diesen seit langem erprobten und bewährten Verarbeitungen zeigt sich die Eberesche als sehr beständig gegen Verderb. Ähnlich wie die Preiselbeere hält sie sich auch ohne besondere Vorsicht beim Einkochen gut. Schon ein geringer Zuckerzusatz oder dichtes Bestreuen der Oberfläche mit Staubzucker kann vor Schimmel und Fäulnis schützen. Der Saft natürlich muß sorgfältig pasteurisiert werden."

Und schließlich gibt *Hörmann* folgende Vorschrift für die Verwendung in der Küche: „Wenn die Früchte etwas später geerntet werden, nachdem schon einige Fröste über sie hinweggegangen sind, kann man aus dem Mark derselben Marmelade bereiten, wobei man Mark von Äpfeln, Birnen, Quitten, Kürbis, Mohrrüben oder Hagebutten daruntermischen kann. Man nimmt dazu ⅓ bis ½ der Gewichtsmenge Zucker. Auch den Rückstand der Saftgewinnung kann man auf diese Weise verwerten.

Wenn die Früchte etwas bitter sind, was besonders bei kleinen Beeren vorkommt, so legt man sie vor der Verarbeitung 12 bis 24 Stunden in Wasser, dem etwas Essig zugesetzt ist, und wäscht sie gut nach."

Nach Dr. *Kochs* erhält man ein schmackhaftes Kompott bei folgender Zubereitung: Aus 900 g Zucker und 1 l Wasser wird eine Zuckerlösung hergestellt. In diese kommen die (entbitterten, falls es kleinfrüchtige Ebereschen sind) Früchte und werden pasteurisiert.

Außerdem können die Beeren wie Preiselbeeren eingemacht werden. Will man Saft daraus gewinnen, so kocht man die Beeren erst in etwas Wasser weich, preßt dann den Saft durch ein Tuch, kocht ihn mit Zucker auf, läßt ihn erkalten und füllt ihn in Flaschen. Der aus den frischen oder weichgekochten Beeren gepreßte Saft eignet sich besonders gut zu Limonaden und zur Herstellung von Sirup.

Auch zu Gelee kann man ihn verkochen, entweder allein oder mit einem Drittel Apfel oder Quittensaft gemischt. Man nimmt dann auf 1 l Saft ½ kg Zucker.

Mus als Brotaufstrich wird auf folgende Art empfohlen: Nachdem man die Früchte in einem Gefäß einige Tage stehengelassen hat, zerdrückt man sie zu Brei, wobei darauf zu achten ist, daß die Kerne erhalten bleiben, preßt den Saft durch ein Tuch aus und kocht ihn unter ständigem Umrühren, bis er ziemlich dick ist. Vor der Verwendung gibt man nach Belieben etwas Zucker oder Honig hinzu.

Erdbeeren reinigen Darm und Blut

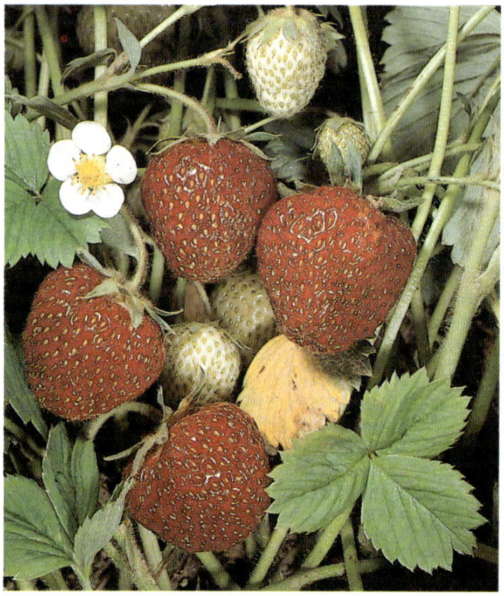

Hauptwirkstoffe in 100 g Frischsubstanz

Eiweiß	0,8 g
Fett	0,5 g
Kohlenhydrate	7,3 g
Natrium	2 mg
Kalium	156 mg
Kalzium	24 mg
Magnesium	15 mg
Phosphor	25 mg
Eisen	1 mg
Vitamin A	13 µg
Vitamin B_1	0,03 mg
Vitamin B_2	0,06 mg
Niacin	0,6 mg
Vitamin B_6	0,04 mg
Vitamin C	62 mg
Kalorien	37
Joule	155

Die köstlich duftende Walderdbeere *(Fragaria vesca)* ist ein Mitglied der zahlreichen Familie der Rosenblütler (Rosazeen). Sie ist ausdauernd, blüht von Mai bis Juni, kommt in ganz Europa vor und findet sich bei uns häufig in Wäldern, auf Waldwiesen, sonnigen Hängen und an Rainen. Die Erdbeeren selbst stellen Scheinfrüchte (vergrößerte, fleischige Blütenböden) dar, sind kugelig und leuchtend rot Sie tragen die zahlreichen kleinen, nüßchenartigen Samen.

Von Mai bis August pflückt man die Blätter mitsamt den Stielen. Man vermeide dabei alle angefressenen oder mißfarbenen Blätter. Man sammelt in Körben und legt sie bald danach in einfacher Lage auf einem luftigen Boden zum Trocknen aus. Die getrockneten Blätter zeigen die Farbe der frischen. Man bewahrt die Droge in Säckchen auf. Auch die Blätter der Gartenerdbeere sind natürlich verwendbar.

Die Blätter enthalten Gerbstoffe und ätherisches Öl mit Citral. Die Beeren enthalten Fruchtsäuren, unverdaulichen Samen, Farbstoff, Aroma- und Duftstoffe, Enzyme, Fermente, Sekretine und Vitamine. Man kann die Blätter wie Brombeerblätter fermentieren, wonach sie einen feinen Haustee abgeben.

Wirkungsweise und Verwendung

Als **Heilpflanze:** Die Blätter finden wie die Brombeer- und Himbeerblätter bei Entzündungen und Katarrhen der oberen Luft- und der Verdauungswege Verwendung. Sie sind ferner ein Bestandteil des „Familientees".

Die Erdbeere ist die erste und begehrteste Beerenfrucht des Frühsommers. Aber nicht nur ihr Genußwert, ihr liebliches Aroma und ihr appetitanregender, köstlicher Geschmack machen sie wertvoll, sondern sie besitzt auch, wie die neueren Erfahrungen am Krankenbett bestätigen, beson-

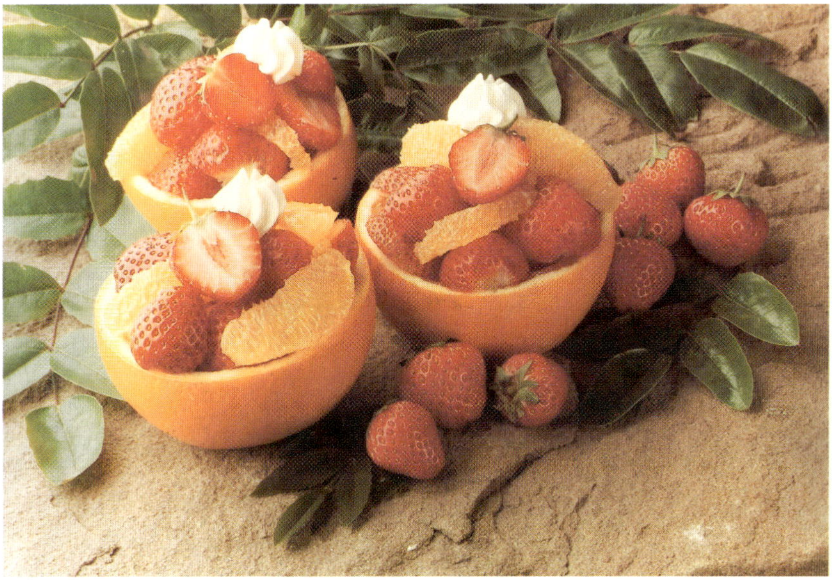

Gefüllte Orangen sind ein vorzüglich schmeckender, kalorienarmer Nachtisch. Man benötigt dazu 500 g Erdbeeren, 4 Orangen und 1 Teelöffel Diätsüße. Das Ganze kann man noch mit einem Tupfer Schlagsahne verzieren.

dere Heilkräfte. Wir verstehen heute den Wert der vom Volke schon immer angewandten „Erdbeerkuren" recht gut. Durch den Farbstoff, die unverdaulichen Bestandteile und die Fruchtsäuren wirkt die Erdbeere auf den Darm, auch erleichtern die Enzyme, Fermente, Vitamine und Sekretine die Verdauung. Der hohe Gehalt an natürlichen Zuckerstoffen bildet beim Kurgebrauch eine gute Ernährung für die Leber. Die Aroma- und Duftstoffe wirken auf die Geruchs- und Geschmacksnerven und steigern die Eßlust. Auf 1000 g enthalten die Erdbeeren sogar 1 mg Salizylsäure, das bekannte Heilmittel für Gelenkrheuma und Gicht. So ist es nicht verwunderlich, daß der große Botaniker *Linné* mit Erdbeeren seine Gicht kurierte. Für die indische Sprue, eine gefährliche Tropenkrankheit, erklärte Prof. *v. Noorden* die Erdbeerkur als spezielles Heilmittel.

Eine Erdbeerkur (wiederholte Obsttage, an denen ausschließlich etwa 1½–2 kg Erdbeeren täglich gegessen werden) bewährte sich auch bei Verstopfung, Hämorrhoiden, venösen Stauungen – besonders im Unterleib –, Gelenkrheumatismus und Gicht, Nierenleiden, Kreislaufstörungen und bei Beaufsichtigung durch den Arzt sogar bei Zuckerkrankheit und Erkrankungen der Leber. Ganz allgemein vermag sie den Stoffwechsel anzufachen, weil die Erdbeeren besonders reich an basischen Mineralien sind.

Wir wollen jedoch nicht verschweigen, daß einzelne Menschen gegen *Erdbeeren überempfindlich* sind und auf den Genuß mit stark juckenden Hautausschlägen (Nesselsucht, Urtikaria) reagieren. Dieser Zustand beweist, daß der Darm geschädigt und durchlässig für eine Eiweißart (Protease) ist, die bei Übertritt ins Blut solche Reaktionen auslöst. Diese Menschen sind stoffwechselkrank und gehören in ärztliche Behandlung.

Als **Nahrungsmittel:** Die Erdbeeren sind bei jung und alt wegen ihres köstlichen Aromas sehr beliebt. Man bereitet daraus Frischkost, Kompott, Erdbeermilch und andere Milchmischgetränke, Saft, Kuchenbelag, Süßspeisen, Suppen, Kaltschalen, Tunken, Marmelade und vieles andere.

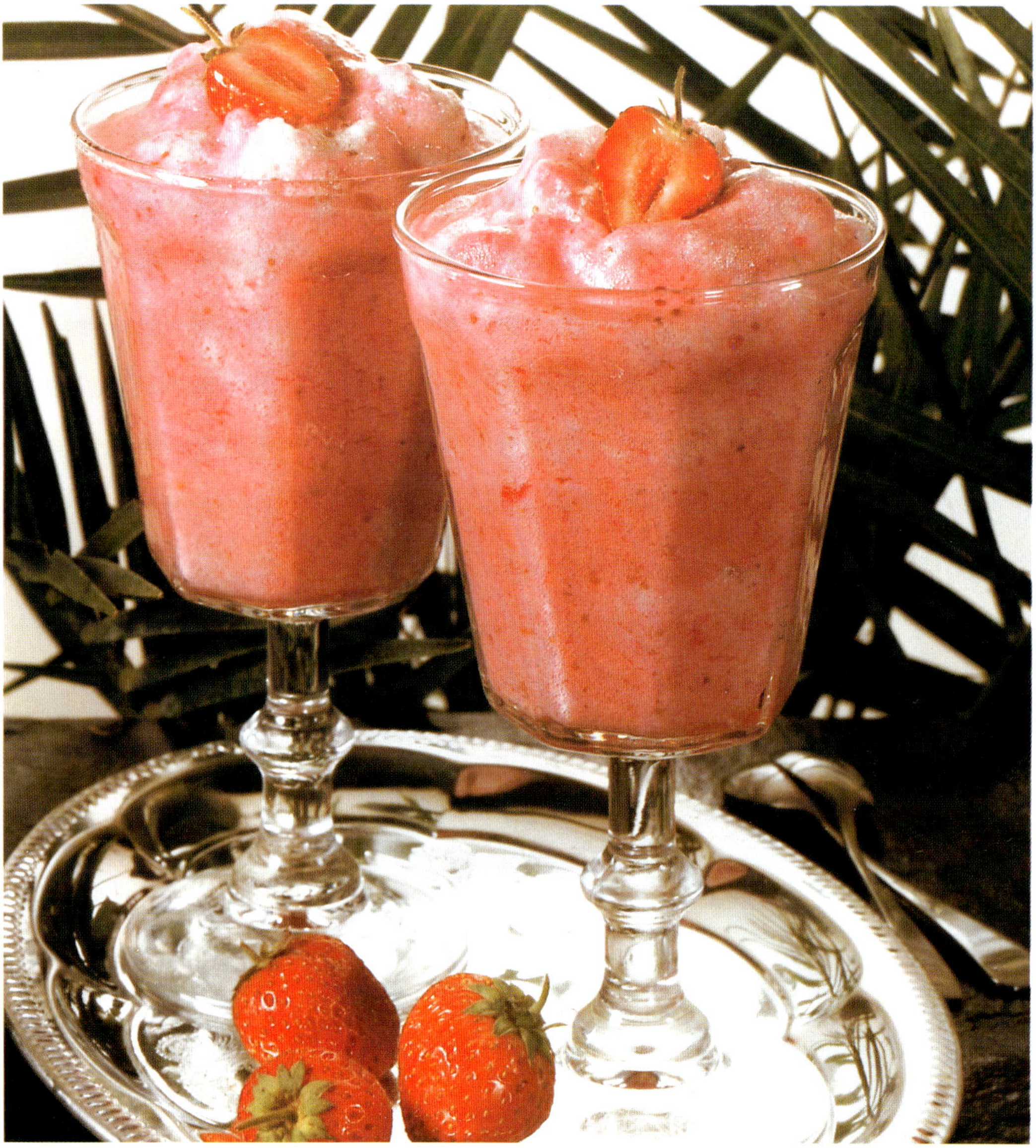

Erdbeercreme (für 4 Personen)

300 g Erdbeeren · 1½ TL natreen-diätsüße · Saft einer halben Zitrone · 5 Blatt weiße Gelatine · 1 Blatt rote Gelatine · 2 Eiweiß

Gelatine in kaltem Wasser einweichen. Erdbeeren pürieren und mit Diätsüße und Zitronensaft vermischen. Gelatine gut ausdrücken, auf kleiner Stufe erhitzen und auflösen, dann unter den Erdbeerbrei rühren. Die Masse etwas erstarren lassen; Eiweiß zu festem Schnee schlagen und unterheben.

Eine Portion enthält: – Fett, 5 g Eiweiß, 5 g Kohlenhydrate; Kalorien: 50 (213 Joule), ½ BE

Hagebutten – Heckenrosen liefern Vitamine

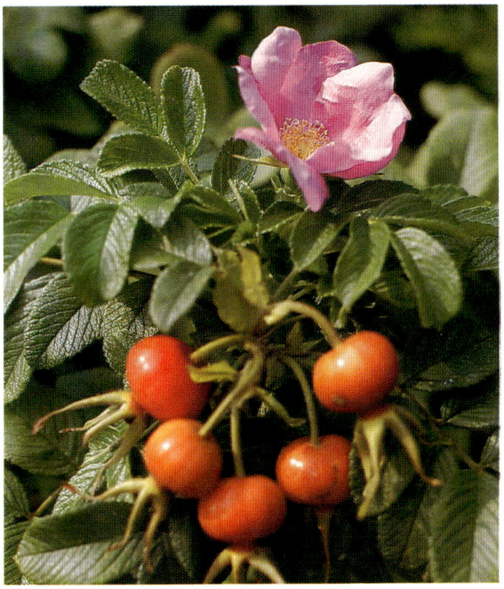

Hauptwirkstoffe in 100 g Frischsubstanz

Eiweiß	3,6 g
Fett	0,7 g
Kohlenhydrate	22 g
Natrium	50 mg
Kalium	50 mg
Kalzium	510 mg
Magnesium	120 mg
Eisen	8 mg
Vitamin A	90 µg
Vitamin B_1	0,1 mg
Vitamin B_2	0,007 mg
Niacin	0,4 mg
Vitamin C	1250 mg
Vitamin E	47 mg
Kalorien	102
Joule	427

Natürlich gehört auch die allbekannte Heckenrose *(Rosa canina)* zur Familie der Rosenblütler (Rosazeen). Ihre große Beliebtheit geht schon aus den vielen volkstümlichen Namen hervor, u. a. Buttelrose, Dornröschen, Häzlidorn, Hagebutze, Hainrose, Hagedorn, Hamrosenbeere, Hambutte, Hundsrose, Weicheldorn, Wilde Rose.

Der den Winter überdauernde Strauch blüht wie seine hochgezüchteten Schwestern im Rosenmonat Juni. Heimisch ist die Hagebutte in ganz Europa und einem Teil des gemäßigten Asien.

Ab September zupft man die Hagebutten einzeln von den Sträuchern. Eine gewisse Vorsicht ist angebracht, da man sich sonst Arme und Kleidung an den Dornen zerkratzt. Die Hagebutten werden von den Stielen und Blütenresten (Kelchzipfeln) befreit. Zunächst breitet man sie, soweit sie nicht frisch verwendet werden, in einfacher Schicht zum Trocknen aus. Nachdem sie etwa eine Woche vorgetrocknet sind, werden sie bei künstlicher Wärme auf der halbwarmen Herdplatte oder im halbwarmen Backofen fertiggetrocknet. Bei zu großer Hitze werden Hagebutten braun oder schwarz und damit unbrauchbar. Sie müssen nach dem Trocknen ihre rote Farbe behalten haben. Man bewahrt die getrockneten Hagebutten in Säckchen auf.

Die Hagebutte stellt weder Ansprüche an den Boden, noch bedarf sie besonderer Pflege. Abhänge, Halden, Anhöhen oder sonst wenig nutzbares Land lassen sich vorteilhaft zum Anbau der Hagebutten ausnutzen. Man vermehrt die Hagebuttenrose durch Stockteilung oder Aussaat.

Für den Anbau von Hagebuttensträuchern sind folgende Gesichtspunkte zu berücksichtigen: 1. Sie müssen einen hohen Vitamin-C-Gehalt aufweisen; 2. große Früchte tragen; 3. reichlich Früchte tragen; 4. leicht abnehmbar und 5. winterhart sein.

Wirk- und Inhaltsstoffe: In allen Teilen der Pflanze finden sich erhebliche Mengen Vitamin C, besonders reich jedoch in den

Hagebutten selbst, die außerdem noch 3 % Zitronensäure, 8 % Apfelsäure, 20 % Zukker, 25 % Pektin, ferner Karotin, etwas Gerbstoff, etwas ätherisches Öl und Farbstoffe enthalten. Neben dem Sanddorn und der schwarzen Johannisbeere stellt die Hagebutte *eine der Vitamin-C-reichsten Früchte* dar. Die Hagebutten*kerne* enthalten nur Spuren von Vitamin C, jedoch neben Vanillin- und Fruchtsäuren etwa 9 % fettes Öl.

Weitzel charakterisiert den Wirkstoffgehalt der Hagebutte folgendermaßen: „Die Hagebutten weisen neben ansehnlichen Mengen von Mineralstoffen 2,7 % Eiweiß, 0,7 % Fett und einen hohen Kohlenhydratgehalt auf, der in Form von Zellstoff, echter Hemizellulose, Pflanzengallerten, zum geringen Teil als Fruchtzucker (Invertzucker) vorhanden ist. Von den in der Hagebutte stark vertretenen Mineralstoffen überwiegen die Salze mit basischem Charakter, vor allem Kali, das fast die Hälfte beträgt, daneben ist diese Frucht reich an Eisen, Magnesium, Natrium, Phosphor und Schwefel. In dem hohen Gehalt an Fruchtzucker, an Vitamin C, an Mineralstoffen, an Pflanzensäuren (Zitronen-, Apfel-, Gerb- und Gallensäuren), an Pektinen und Pflanzengallerten, an dem ätherischen Öl Vanillin ist der gute Ruf begründet, den die Hagebutte und das aus ihr bereitete Mus als Genuß-, Gesundheits- und Heilmittel bei den älteren Ärzten und in der Volksheilkunde genießt."

Wirkungsweise und Verwendung

Als **Heilpflanze:** In der Hauptsache ist die Hagebutte als *vitaminspendendes und harntreibendes Mittel* anzusehen, obschon die Wirkungsweise, die zur Urinvermehrung führt, noch nicht näher bekannt ist. Ihre Verwendung ist in Form von Tee, Mus, Marmelade u. a. vor allem bei Vitamin-C-Mangelzuständen, wie sie im zeitigen Frühjahr bei uns auftreten können, angezeigt. Bei allen *entzündlichen Nierenerkrankungen*, ferner bei Neigung zu *Grieß- und Steinbildung* und bei *harnsaurer Blutentmischung* (Diathese) muß eine Tasse Hagebuttentee (aus getrockneten Hagebuttenschalen) längere Zeit hindurch regelmäßig mindestens dreimal täglich getrunken werden.

Als **Nahrungsmittel:** In dem Augenblick, in dem wir uns angewöhnt haben, im Herbst einen ausreichenden Vorrat an Hagebutten-, Sanddorn- und schwarzer Johannisbeermarmelade anzulegen, ist jede Aktion mit künstlichen Vitaminpräparaten überflüssig und die Frage der genügenden Vitaminversorgung bereits durch die Küche gelöst. Die Verwendungsmöglichkeiten der Hagebutten sind recht zahlreich. Sie spielen heute in der Krankenernährung bereits eine große Rolle.

Außer Marmelade bereitet man aus Hagebutten Kompott (entkernt, weich gekocht und durch ein Sieb getrieben), Suppen, Tunken, Pasten, gesüßtes und ungesüßtes Mark.

So gewinnt man Hagebuttenmus

Am einfachsten und zweckmäßigsten geschieht das auf folgende Weise: Gewaschene Hagebutten werden, ohne sie zu entkernen, mit wenig Wasser weich gekocht und durch eine Fruchtpresse getrieben. Die zurückbleibenden Kerne und Schalen kann man trocknen und zu Tee verwenden. Das Hagebuttenmus wird mit gleichen Teilen Zucker eine Stunde gerührt und anschließend in ausgekochte Gläser gefüllt. Es hält sich so vorzüglich.

Ein Eßlöffel voll Hagebuttenmus täglich genügt, um bei einem Erwachsenen den Tagesbedarf an Vitamin C zu decken. Im Krankheitsfall ist die fünffache Menge notwendig. Man gibt dann das Hagebuttenmus mit Wasser verdünnt als Getränk oder in Brei verrührt.

Heidelbeeren heilen Darmkrankheiten

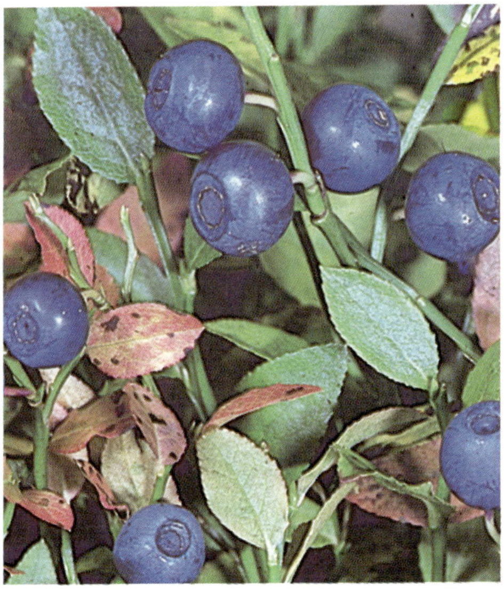

Hauptwirkstoffe in 100 g Frischsubstanz

Eiweiß	0,7 g
Fett	0,6 g
Kohlenhydrate	13,7 g
Natrium	1 mg
Kalium	73 mg
Kalzium	13 mg
Magnesium	2 mg
Phosphor	11 mg
Eisen	0,9 mg
Vitamin A	26 µg
Vitamin B_1	0,03 mg
Vitamin B_2	0,06 mg
Niacin	0,5 mg
Vitamin B_6	0,09 mg
Vitamin C	18 mg
Kalorien	63
Joule	264

Zur Familie der Heidekrautgewächse (Erikazeen) gehört unsere Heidelbeere *(Vaccinium myrtillus)*, die auch vielfach Besinge, Bickbeere, Blaubeere, Mostbeere, Schwarzbeere, Staudelbeere oder Taubeere genannt wird. Sie findet sich bei uns häufig in Wäldern, Torfmooren und besonders auf sandigem Boden. Der ausdauernde Strauch blüht im Mai und Juni.

Im Juli und August werden die Blätter einfach von den Zweigen abgestreift. Man vermeidet dabei möglichst, sie zu quetschen, weil sie dann beim Trocknen mißfarbig werden. Zum Trocknen breitet man das Sammelgut in einfacher Lage auf einem luftigen, schattigen Dachboden aus und wendet es täglich, um die Trocknung zu beschleunigen. Die Farbe der Blätter muß beim Trocknen weitgehend erhalten bleiben. Sie schmecken getrocknet schwach zusammenziehend. Aufbewahrung in Säckchen.

Von Juli bis August werden die reifen Früchte einzeln mit der Hand gepflückt. Das Abkämmen der Sträucher ist verboten. Man sammelt sie in Körben oder Eimern. Zum Vortrocknen legt man sie einige Tage in einfacher Lage aus. Nach dem Welken werden sie in Backöfen oder entsprechenden Anlagen fertiggetrocknet. Auch die trockenen Beeren bleiben weich. Sie schmecken säuerlich süß und schwach zusammenziehend. Aufbewahrung in flachen Kisten.

In den Blättern fand man Gerbstoffe, die Glykoside Arbutin, Vacciniin und Ericolin; Apfelsäure, Zitronensäure und Zucker. In den Früchten die gleichen Wirkstoffe, ferner Pektin und ein Farbstoffglykosid Myrtillin sowie die Vitamine C, A und in geringen Mengen auch B.

Wirkungsweise

Die Heidelbeere ist und bleibt eine köstliche Wildfrucht und zeichnet sich durch

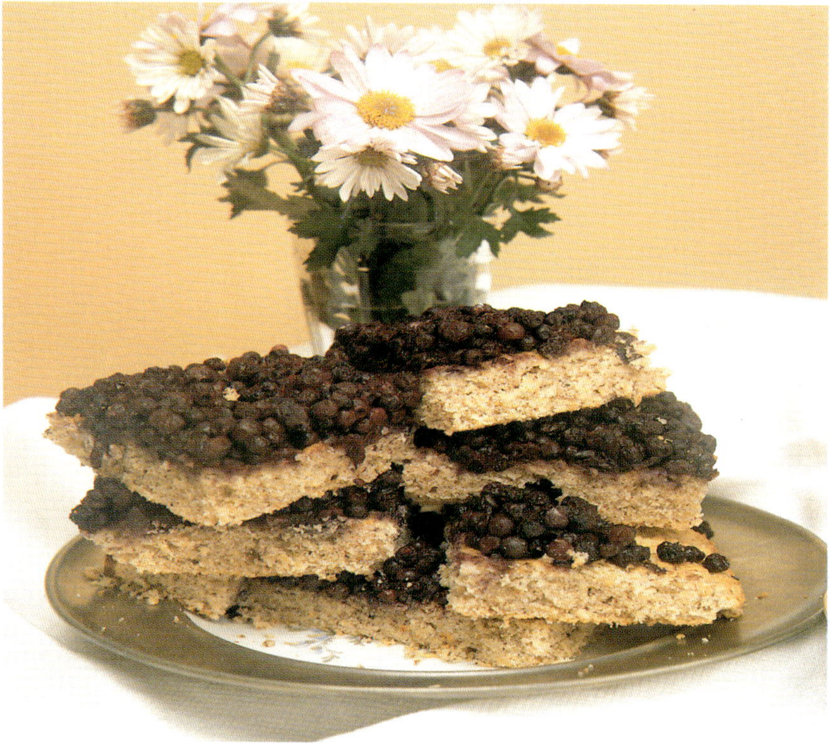

Heidelbeeren haben nicht nur einen beträchtlichen Heilwert; ein Heidelbeerkuchen ist auch eine köstlich schmeckende Nascherei für jung und alt.

besondere Heilwerte aus. Ihre Haupteigenschaft, *Durchfälle aller Art zu heilen,* haben schon die alte Volksmedizin und die alten Ärzte gekannt. Es ist nicht der starke Gerbsäuregehalt allein, der die Wirkung charakterisiert, sondern die Gerbsäure in einer natürlichen Verbindung mit wirksamen Farbstoffen, wie wir ja auch künstlich hergestellte Farbstoffe in zahlreichen Fällen als stark wirkende Heilmittel kennen. Während reine Gerbsäure die Schleimhäute z. B. der oberen Verdauungswege angreifen und gerben würde, muß die an organische Farbstoffe gebundene Gerbsäure erst durch die Darmsäfte aufgespalten werden. Sie wirkt dadurch neben den Farbstoffen auf den gesamten Darmkanal stetig und intensiv ein. Die gleichen Stoffe sind auch für die von dem Pharmakologen *Flury* festgestellten *antiseptischen und entzündungswidrigen Wirkungen* verantwortlich.

Dabei ist besonders auffallend, daß Heidelbeersaft oder Heidelbeerextrakt eine echte bakterientötende und wachstumshemmende Kraft auf Reinkulturen ausübt. Colibakterien, die meistens die Gärungsdurchfälle hervorrufen, können innerhalb 24 Stunden unwirksam gemacht werden.

Die arzneiliche Kraft der Heidelbeere hält in dieser Beziehung der Konkurrenz der modernen Sulfonamidpräparate, die sich gegen Coliinfektionen des Darms richten, völlig stand.

Aber auch getrocknet aufbewahrt oder eingekocht vermögen die Beeren die gleiche Wirkung zu entfalten. Sie gehören daher in jeden Haushalt, und zwar getrocknet, eingekocht und als Saft in Flaschen. Bei allen Gärungs- und Fäulnisprozessen des Darms, die mit Durchfällen einhergehen, haben wir dann ein schnell und sicher wirkendes, natürliches Heilmittel, das von Kindern gern genommen wird.

Verwendung

Heidelbeerkuren bilden ferner ein ausgezeichnetes natürliches und völlig unschädliches Mittel, um Kinder und Erwachsene von *Spul- und Madenwürmern* zu befreien. In der einfachsten Form führt man die Kur so durch, daß an drei Tagen hintereinander nur rohe und kurz aufgekochte Heidelbeeren genossen werden. Die Beschränkung der Nahrungszufuhr ausschließlich auf Heidelbeeren kostet selbstverständlich einige Überwindung und den festen Entschluß, mit dem lästigen Leiden einmal fertig zu werden. Der Erfolg dieser kleinen Obstfastenkur ist aber ein vielfältiger, wie schon die vorstehenden Zeilen erkennen lassen. Die Mühe lohnt sich daher immer.

Vor einigen Jahren berichtete auch die Universitäts-Kinderklinik in Helsinki über gute Erfolge mit Heidelbeerkuren gegen *Madenwurmerkrankungen.* Man gab dort an drei Tagen hintereinander Heidelbeeren, und zwar frisch oder in Form von Püree, Kompott oder Konfitüre. Als einzige Ergänzung reichte man 100 ccm Milch und nach Belieben Wasser (bei *frischen* Beeren ist Wasser natürlich weder erwünscht noch erforderlich). Schon am ersten Diättag gingen die Würmer massenhaft ab. Die Klinik beobachtete die Kinder über drei Monate und erlebte keine Wiederholung der Wurminfektion.

Beim Gesunden regt die Heidelbeere, frisch mit etwas Zucker oder Milch genossen, die Absonderungen der Magen- und Darmdrüsen und vor allem der Bauchspeicheldrüse an und verhindert das Auftreten von Durchfällen beim Genuß nicht mehr ganz frischer Lebensmittel.

Besonderer Erwähnung bedürfen noch die Heidelbeer*blätter*, die eine insulinartige Substanz enthalten. Die Verwendung dieser Blätter in Pulverform oder als Tee (Aufguß) kann bei leichtem Diabetes die Diät unterstützen und unter Umständen Insulin einsparen, obwohl in neuester Zeit andere, anscheinend stärker wirkende Pflanzen bekannt wurden, von denen man eine starke blutzuckersenkende Wirkung erwartet, die in vielen Fällen die Insulinspritze überflüssig machen soll. Zumindest kann man *Zukkerkranken* den Genuß von Heidelbeeren, die selbst wohl auch insulinartige Stoffe enthalten, mit Vorsicht gestatten. Sie vertragen sie überraschend gut, vielfach genauso gut wie Honig, der neben dem Zukker gleichzeitig blutzuckersenkende Substanzen enthält.

Bei Verwendung der Heidelbeere als Heilmittel wirken bereits die rohen Früchte, besser die gekochten und am besten die getrockneten Beeren. Der durch Heißentsaftung gewonnene Saft tut die gleichen Dienste.

Neben der inneren hat auch die *äußere Anwendung* noch eine besondere Berechtigung. Dick eingekochter Heidelbeersaft heilt *Ekzeme,* auch nässende, ferner *Sykosis* und die schlecht heilenden Wunden und *Geschwüre der Zuckerkranken.*

Also: Getrocknete Heidelbeeren, Heidelbeertinktur und Heidelbeersaft sollten in keinem Hause fehlen!

Als **Nahrungsmittel:** Heidelbeeren mit Milch bilden ein prächtiges Kräftigungsmittel, das selbst der schwächste Magen verträgt. Besonders gut schmecken sie frisch, eventuell mit Zucker vermischt oder mit Milch übergossen. Bekannt sind Heidelbeersuppen und Heidelbeerpfannkuchen. Vielfach werden Kompott, Saft, Mus, Marmelade und Gelee daraus bereitet, auch macht man sie mit Zucker ein oder sterilisiert sie ohne Zucker in Gläsern.

Die Heidelbeeren sind sowohl Heilmittel als auch Nahrungsmittel und stellen demnach eine wertvolle Wildfrucht dar, die in verschiedenster Form, vor allem im Winter, in jedem Haushalt vorrätig sein sollte.

Himbeeren frischen den Stoffwechsel auf

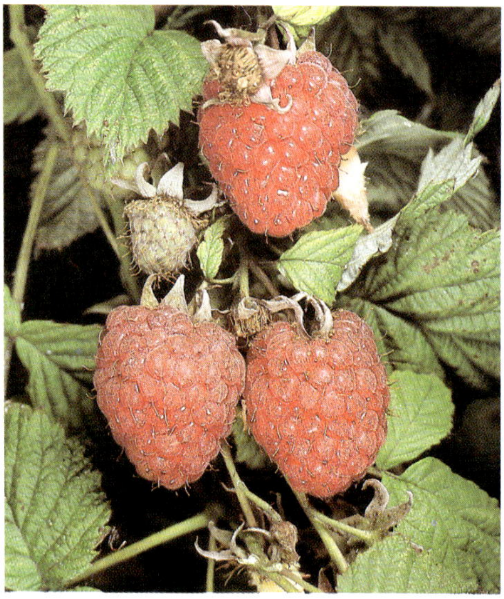

Hauptwirkstoffe in 100 g Frischsubstanz

Eiweiß	1,3 g
Fett	0,4 g
Kohlenhydrate	9,1 g
Natrium	1 mg
Kalium	169 mg
Kalzium	31 mg
Magnesium	30 mg
Phosphor	33 mg
Eisen	1 mg
Vitamin A	7 µg
Vitamin B_1	0,03 mg
Vitamin B_2	0,07 mg
Niacin	0,6 mg
Vitamin B_6	0,09 mg
Vitamin C	25 mg
Kalorien	46
Joule	192

Allgemein bekannt, zählt die Himbeere *(Rubus idaeus)* zur Familie der Rosenblütler (Rosazeen) und hat viele volkstümliche Namen: Ambas, Ampe, Haarbeere, Hendelbeere, Himmere, Hindelbeere, Hohlbeere, Honigbeere, Kornbeere, Madebeere, Molber, Riedelbeere, Runzelenbeere und Waldbeere. Sie ist bei uns heimisch und findet sich überall an Hecken, Halden, Waldrändern, in Waldlichtungen, an Berghängen und wird häufig in Gärten gezogen. Der Strauch ist winterhart, ausdauernd und blüht von Mai bis Juni.

In der Zeit von Juni bis September werden die Blätter samt ihren Stielen abgepflückt und in Körben gesammelt. Mißfarbene Blätter sammelt man nicht mit. Auch die Blätter der Gartenhimbeere sind verwendbar. Auf einem luftigen und schattigen Dachboden werden sie in dünner Schicht ausgebreitet und unter mehrfachem Umwenden getrocknet. Aufbewahrung in Säcken.

Ab Juni zupft man die Beeren einzeln ab. Sie lösen sich, wenn sie reif sind, sehr leicht vom Fruchtboden. Am besten sammelt man sie in einem Eimer, um sie nicht zu drücken. Verwendung als Nahrungs- wie als Heilmittel möglichst frisch.

Der Anbau der Himbeere lohnt sich, zumal die Staude wenig Pflege benötigt und wenig Aufwand verursacht. Außerdem steigt der Bedarf durch die zunehmende Beliebtheit alkoholfreier Getränke.

In den Blättern findet man Gerbstoff, Milchsäure, Bernsteinsäure und ungesättigte Säuren, in den Früchten Pektin, Zukker und Fruchtsäuren. Aus den gewaschenen, lufttrockenen Himbeersamen werden 13,5 % dünnflüssiges, grüngelbes Öl gewonnen, das einen leinölähnlichen Geruch aufweist und auch in bezug auf sein Trocknungsvermögen dem Leinöl nahesteht. Die flüssigen Fettsäuren bestehen vorwiegend aus Linol- und Linolensäuren. Ölsäure und Isolinolensäure sind nur in geringem Maße vorhanden.

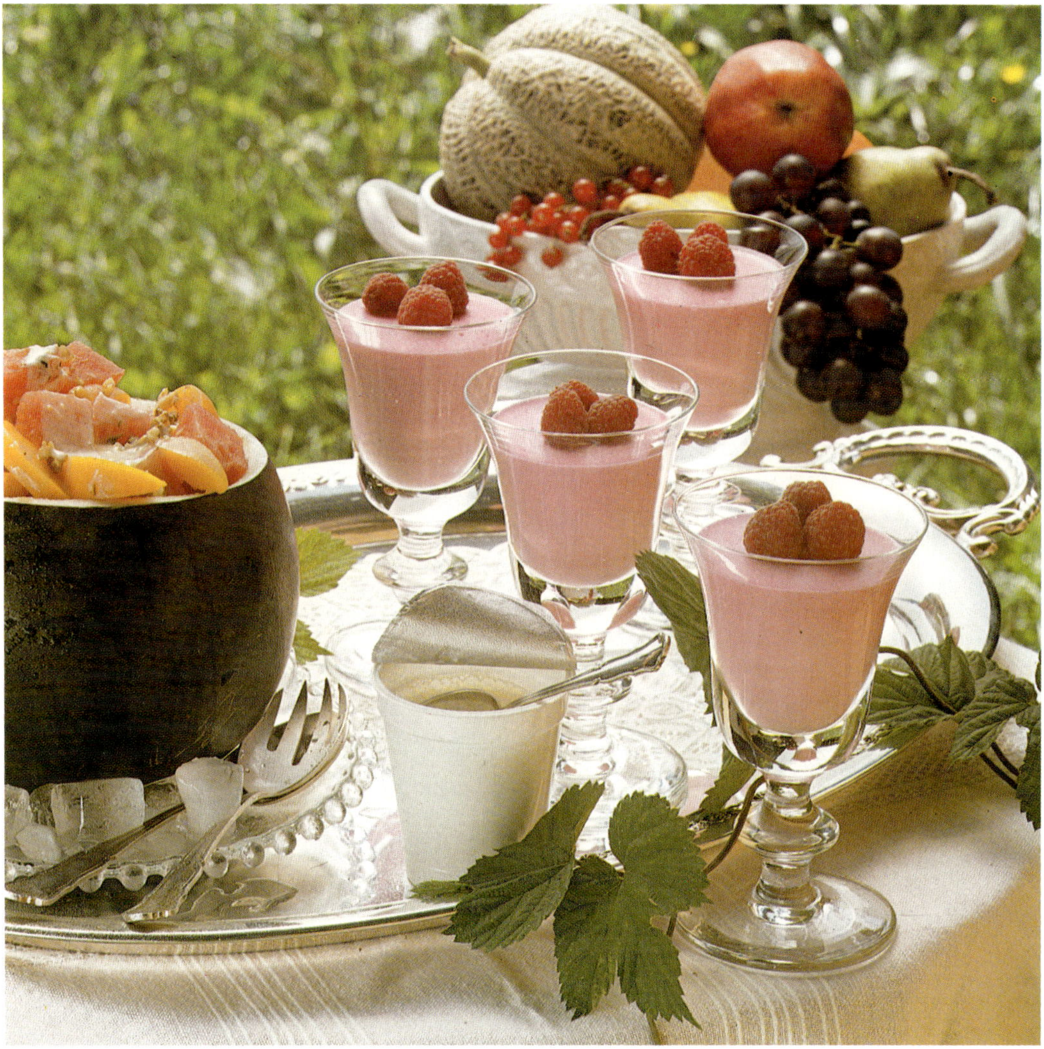

Himbeeren lassen sich für viele Zubereitungen verwenden. Unser Bild zeigt neben einem „Fruchtsalat in Melone" (links) Himbeer-Joghurt-Gelee in Gläsern. Man nimmt dazu etwa 250 g Himbeeren, 3 Teelöffel Agar-Agar, 2 Becher Joghurt, 100 g Honig und ⅓ Teelöffel Delifrut. Die geputzten Himbeeren pürieren, Agar-Agar mit einem Schneebesen unterrühren und alles kurz aufkochen lassen. Honig, Joghurt und Delifrut hinzufügen, in Gläser füllen und mit einigen frischen Himbeeren verzieren. Das Ganze ist ein herrlicher Genuß. Eine Portion davon enthält nur etwa 160 Kalorien (670 Joule).

Wirkungsweise und Verwendung

Als **Heilpflanze:** Da die *Blätter* Gerbstoff enthalten, kommt ihnen, ebenso wie den Brombeerblättern, eine *durchfallstopfende und entzündungswidrige Wirkung* zu. Die Verwendung ist also die gleiche wie die der Brombeerblätter. Eine Mischung aus Himbeer- und Brombeerblättern bewährt sich bei *katarrhalischen Reiz- und Entzündungszuständen des Magen-Darm-Kanals, bei Durchfäl-*

len, Dickdarmkatarrh und Dickdarmentzündung und bei *Hämorrhoidalblutungen.* Bei Entzündungen des Zahnfleisches und der Rachenschleimhaut bildet Himbeerblättertee ein mildes *Gurgelmittel.* Wie die Brombeerblätter, so sind auch die Himbeerblätter ein Bestandteil des „Familientees".

Durch Fermentieren wird der Wohlgeschmack der Himbeerblätter gehoben. Eine Teemischung aus fermentierten Himbeer- und Brombeerblättern schmeckt wie chinesischer Tee.

Himbeeren, kurmäßig verabreicht, regen durch ihren Gehalt an Fruchtzucker, Fruchtsäure und festen Bestandteilen die Darmbewegung an und entsäuern durch ihren Basenüberschuß das Gewebe. Eine Himbeerkur ist daher nützlich gegen *Stuhlverstopfung, Rheumatismus* und andere *Stoffwechselerkrankungen,* insbesondere auch gegen Leber- und Nierenleiden sowie Hämorrhoiden. Da die Himbeeren ferner einen reichlichen Gehalt an Vitamin C aufweisen, der auch in Saft, Kompott, Marmelade und Gelee größtenteils erhalten bleibt, sind sie zur Verhütung oder zum Ausgleich von Vitaminmangelzuständen besonders im Winter und Frühjahr heranzuziehen.

Der Himbeersaft dient als geschmacksverbesserndes Mittel bei der Arzneibereitung. Die durch Verdünnen des Saftes hergestellte Himbeerlimonade ist für fiebernde Kranke ein durstlöschendes Getränk.

Als **Nahrungsmittel:** Die Himbeeren werden in der Küche gern und vielfältig verwendet. Als Frischkost sind sie sehr zu empfehlen. Für die Kuchenbäckerei und auch für Kaltschalen werden sie viel begehrt. Häufig bereitet man unter Zusatz von Zucker Kompott, Marmelade, Saft und Gelee daraus.

Schwarzer Holunder hilft gegen Erkältungskrankheiten

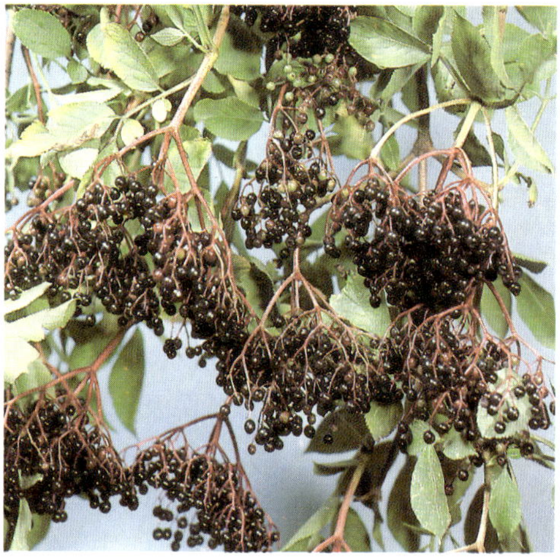

Hauptwirkstoffe in 100 g Frischsubstanz

Eiweiß	2,6 g
Fett	0,5 g
Kohlenhydrate	9,4 g
Natrium	1 mg
Kalium	303 mg
Kalzium	37 mg
Phosphor	45 mg
Eisen	1,6 mg
Vitamin A	180 µg
Vitamin B_1	0,07 mg
Vitamin B_2	0,07 mg
Niacin	1 mg
Vitamin B_6	0,25 mg
Vitamin C	27 mg
Kalorien	53
Joule	222

Aus der Familie der Geißblattgewächse (Kaprifoliazeen) stammt der Holunder *(Sambucus nigra)* mit seinen zahlreichen volkstümlichen Namen; u. a. Alhorn, Dolder, Ellhorn, Flieder, Holder, Hollerbaum. Er ist über ganz Europa verbreitet und blüht im Juni.

Die Blütendolden werden mit der Schere abgeschnitten und in Körben oder Kästen gesammelt. Dann legt man sie möglichst bald in einfacher Lage auf einem sehr luftigen und schattigen Dachboden zum Trocknen aus. Dies darf nicht zu langsam vor sich gehen, wenn keine häßliche Verfärbung eintreten soll. Nach guter Trocknung sehen die Blüten elfenbeinfarben aus und duften stark. Sie werden nun von den Stielen „gerebelt". Man muß die Blüten in dicht schließenden Gefäßen aufbewahren, da sie leicht Feuchtigkeit aufnehmen und sich zersetzen.

Im Oktober werden die ganzen Dolden mit den reifen Beeren mit der Schere abgeschnitten und zu Hause mit der Gabel entbeert. Soweit man sie nicht frisch verbraucht, können sie in einfacher Lage einige Tage zum Vortrocknen ausgelegt und dann mit künstlicher Wärme (nicht zu warmer Backofen!) fertiggetrocknet werden. Die trockenen Beeren bewahrt man am besten in frei aufgehängten Säckchen oder dicht schließenden Büchsen auf.

In den *Blättern* findet sich zu 0,1 % das Glykosid Sambunigrin-Amygdalin (und Emulsin), das in Glykose, Bittermandelöl (Benzaldehyd) und Blausäure (HCN) gespalten wird. Die Blüten enthalten außer geringeren Sambunigrinmengen Saponin und ein terpenhaltiges ätherisches Öl. In der *Rinde* fand man ein drastisch wirkendes Harz, in den schwarzen Beeren Tyrosin, reichlich Vitamin A, B und C. An Vitamin B sind sie reicher als alle anderen Obstarten. Die Beeren enthalten ferner Apfel-, Wein-, Valerian- und Gerbsäure, ätherisches Öl, Sambunigrin-Amygdalin, Cholin, Harz, Kohlenhydrate, Zucker und etwas Eiweiß.

Wirkungsweise und Verwendung

Als **Heilpflanze:** Altbekannt ist die *harn-, schweiß- und milchtreibende Wirkung* der Holunder- oder „Fliederblüten", die auf das ätherische Öl zurückzuführen ist. Die gleiche Wirkung besitzt aber auch das aus den reifen Beeren zubereitete „Flieder"-Mus, das außerdem leicht abführend wirkt. Holunderblütentee unter Zusatz von Holundermus und Honig oder Kandiszucker empfiehlt sich also bei *Erkältungskrankheiten (Heiserkeit, Husten, Schnupfen, Brust- und Luftröhrenkatarrh), Zahnschmerzen, Nervenschmerzen, Ohren- und Kopfschmerzen, Rachen- und Halsentzündungen.* Außerdem haben die Holunderblüten noch schleimlösende Eigenschaften; sie werden bei Angina und Halsentzündungen als Aufguß zum Gurgeln verordnet.

Eine Abkochung aus den *Blättern, Wurzeln* und der unter der oberen, grauen Rinde sich befindenden *grünen, inneren, frischen Rinde* wirkt kräftig auf die Wasserausscheidung und ungemein verbessernd auf die Magensäfte, erregt aber in größerer Menge leicht Erbrechen, so daß eine gewisse Vorsicht geboten erscheint. Man trinkt davon täglich nur eine Tasse (einen

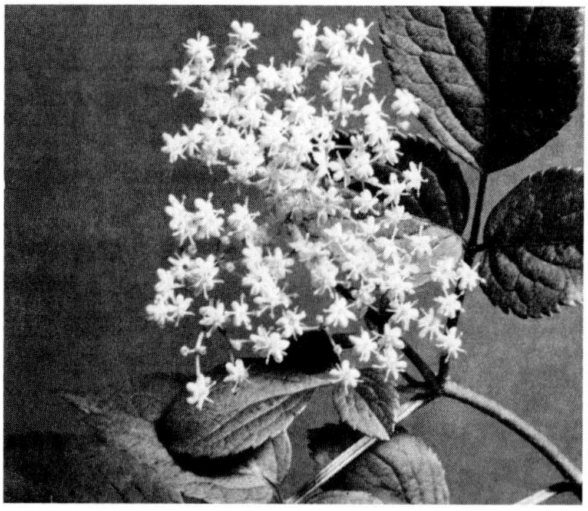

Tee aus „Fliederbeerblüten" gehört in jede Hausapotheke.

Eßlöffel Teegemisch) bei chronischem Magenkatarrh, Harnbeschwerden und Wassersucht.

Durch ihren blutreinigenden, blutbildenden, harn- und schweißtreibenden Charakter eignen sich die Beeren und daraus bereitetes Mus zur Durchführung einer **Blutreinigungskur.** Sie säubern alle inneren Organe. Wegen des hohen Vitamin-B-Gehaltes nimmt es nicht wunder, wenn man den Saft mit Erfolg bei Nervenentzündungen und gegen Mückenstiche verwendet.

Die getrockneten Beeren stellen ein gutes Mittel gegen Durchfälle dar. Dreimal täglich zehn Stück kauen!

Als Abführmittel genügt ein Eßlöffel frischer Beeren. Überdosierung ist zu vermeiden, sonst können Erbrechen und eine entzündliche Nierenreizung eintreten.

Die *schweißtreibende* Wirkung der Holunderblüten wird unterstützt, indem man ihnen zur Hälfte Lindenblüten beigibt und dem daraus bereiteten Aufguß zwei Teelöffel Zitronensaft zusetzt. Wenn Schweißausbruch erwünscht ist, also bei Grippe, beginnender Lungenentzündung, Bronchitis, fieberhaftem Gelenkrheumatismus u. a., gibt man den Tee mehrmals am Tage möglichst heiß.

Zusammenfassend kann gesagt werden, daß Holunder (Blüten, Blätter, Beeren) durch weitgehende Beeinflussung des Stoffwechsels nicht nur blutreinigend wirkt, sondern auch schweißtreibend, milchtreibend, wassertreibend, abführend, auswurfbefördernd und anregend auf die Tätigkeit der Hormondrüsen. Die Blüten wirken besonders schweißtreibend, die Wurzel und die grüne, innere Rinde wassertreibend und der Holundersaft auf die Nervensubstanz. Ein Holunderstrauch im Garten ist also bald so wertvoll wie eine Hausapotheke.

Als **Nahrungsmittel:** Die Holunderbeeren sind sehr beliebt als Suppe, Süßspeise, Kompott; haltbar gemacht als Saft, Marmelade und getrocknet.

Rote Johannisbeeren erfrischen

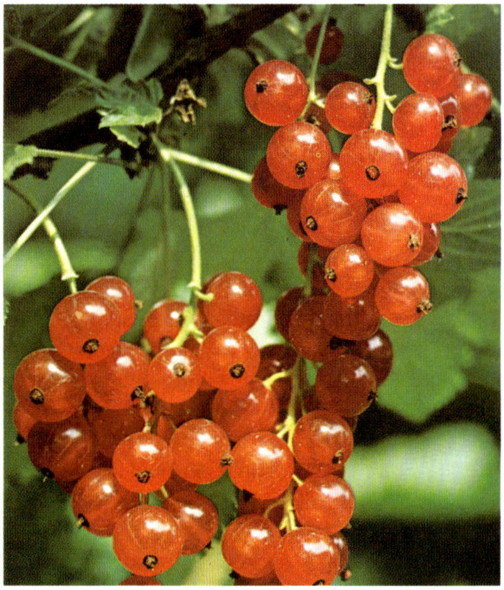

Hauptwirkstoffe in 100 g Frischsubstanz

Eiweiß	1,1 g
Fett	0,2 g
Kohlenhydrate	9,7 g
Natrium	1 mg
Kalium	238 mg
Kalzium	29 mg
Magnesium	13 mg
Phosphor	27 mg
Eisen	0,9 mg
Vitamin A	7 µg
Vitamin B_1	0,04 mg
Vitamin B_2	0,03 mg
Niacin	0,2 mg
Vitamin B_6	0,05 mg
Vitamin C	36 mg
Kalorien	45
Joule	188

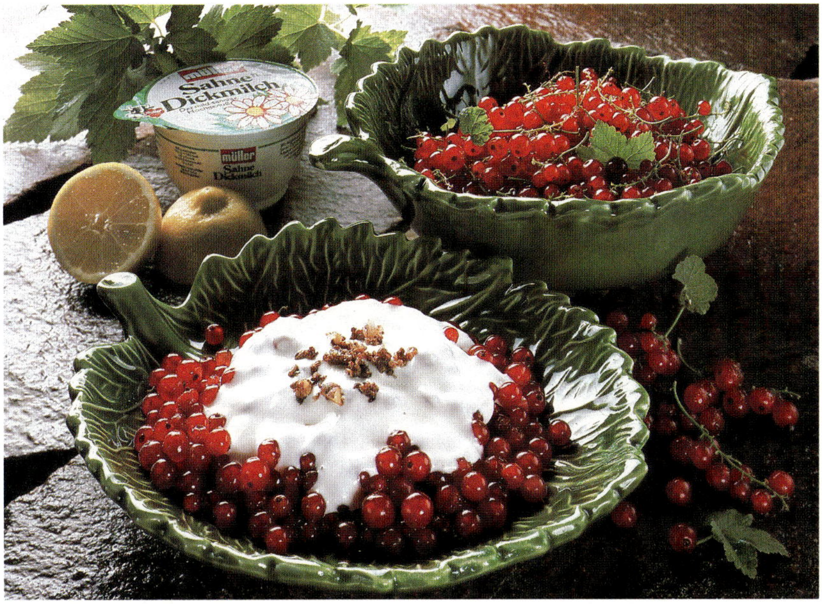

Rote Johannisbeeren, mit Joghurt oder Dickmilch übergossen, sind eine hervorragende Erfrischung für heiße Tage.

Die rote Johannisbeere *(Ribes rubrum)* ist eine Schwester der schwarzen, gehört wie diese zu den Steinbrechgewächsen (Saxifragazeen), ist nur selten wild oder verwildert anzutreffen, wird aber um so mehr und stärker als diese in Gärten angebaut.

Die heutige Gartenform der roten Johannisbeere stammt, wie man vermutet, von den Wildarten *Ribes petraeum* und *Ribes spicatum* ab, die man in Europa und Asien in Wäldern oder an Felsen fand. Wie es scheint, war sie bis zum Anfang des 15. Jahrhunderts bei uns unbekannt. Der Strauch bildet Lang- und Kurztriebe. Nur die Kurztriebe bilden über mehrere Jahre lange Trauben mit unscheinbaren Blüten, die schließlich die wunderschön roten Früchte liefern, und zwar 8–24 erbsengroße Beeren.

Die rote Johannisbeere blüht um die gleiche Zeit wie die schwarze Beere, besitzt jedoch nicht deren strengen Geruch und Geschmack. Ihre Blüten, die traubenförmig angeordnet sind, ähneln denen der Stachelbeere.

Die Ärzte des Mittelalters schätzten die roten wie die schwarzen Johannisbeeren bei allen akuten Krankheiten der Verdauungsorgane. Das wird aus ihrer Zusammensetzung verständlich: hoher Wassergehalt (87,4 %), geringer Eiweißgehalt, wenig Kohlenhydrate, wenig Mineralstoffe und geringe Kalorienzahl; dagegen reicher Gehalt an verschiedenen Fruchtsäuren und Vitamin C.

Wirkungsweise und Verwendung

Als **Heilmittel:** Der rote Johannisbeersaft wirkt als Getränk erfrischend, appetitanregend und anreizend auf die Absonderung der Drüsen des ganzen Magen-Darm-Kanals und auf die Funktion des Dickdarms. Die Verwendung des Saftes bei *Fieberkranken* und *akuten Magen-, Darm- und Leberkranken* ist zu empfehlen, eventuell auch gemischt mit dem Saft der schwarzen Beeren.

Als **Nahrungsmittel:** Auf die vielseitige Verwendung im Haushalt als Rohkost und Marmelade braucht nicht besonders hingewiesen zu werden.

Schwarze Johannisbeeren als natürliches Tonikum und Rheumamittel

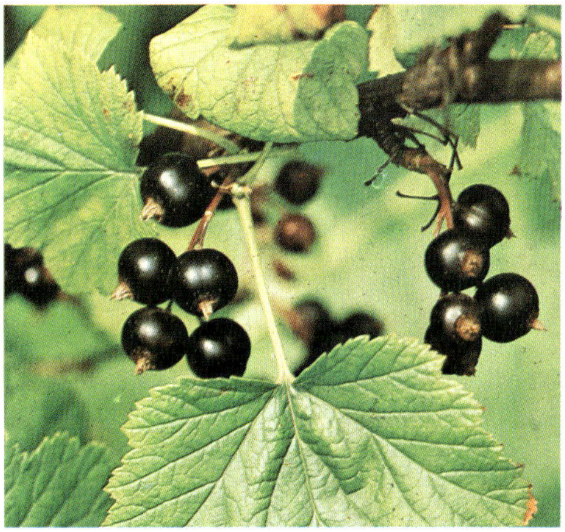

Hauptwirkstoffe in 100 g Frischsubstanz

Eiweiß	1,5 g
Fett	0,2 g
Kohlenhydrate	11,6 g
Natrium	3 mg
Kalium	341 mg
Kalzium	53 mg
Magnesium	17 mg
Phosphor	40 mg
Eisen	1,2 mg
Vitamin A	23 µg
Vitamin B_1	0,05 mg
Vitamin B_2	0,05 mg
Niacin	0,3 mg
Vitamin B_6	0,08 mg
Vitamin C	189 mg
Kalorien	54
Joule	226

Wie die Stachelbeere und die rote Johannisbeere, so gehört auch die schwarze Johannisbeere *(Ribes nigrum)* zur Familie der Steinbrechgewächse (Saxifragazeen).

Wild kommt der bis zu einer Höhe von 2 m aufwachsende Strauch, den man auch Gichtbeere, Wanzenbeere und Alantbeere nennt, in Deutschland kaum noch vor; er wird jedoch, leider nur in wenigen Exemplaren, in Gärten angebaut. Da die Süßmostereien in steigendem Maße schwarze Johannisbeeren verarbeiten, reicht der Umfang des bisherigen Anbaues bei weitem nicht aus. Man sollte daher einem verstärkten Anbau dieser Beeren größere Beachtung schenken. Jeder Gärtner wird über die Anbaubedingungen dieses Strauches, der feuchte Böden liebt, gern Auskunft geben.

Wirkungsweise

Die schwarzen Johannisbeeren sind vorzügliche *Vitamin-C-Träger.* Sie enthalten je Kilogramm 1600–2000 mg Vitamin C, treten also in starke Konkurrenz mit den bekannteren Vitamin-C-Trägern, wie Zitronen, Apfelsinen, Hagebutten, Vogelbeeren, Kornelkirschen, Quitten, Paprika, Brennesseln, Petersilie und Grünkohl.

Neben dem Vitamin C scheinen auch noch andere, in der Wirkung dem Vitamin C ähnliche Stoffe, wie Citrin, Rutin (Vitamin P) und Vitamin J (oder C_2) vorzukommen, denen man eine gefäßabdichtende und infektionsverhütende Wirkung zuschreibt.

Der Gehalt der Johannisbeere an *Niacin* (Nikotinsäureamid) liegt mit 0,3 mg über dem Durchschnittsgehalt der Obst- und Gemüsesäfte.

Wird mit der Nahrung nicht genügend Niacin zugeführt, so treten Stoffwechselstörungen an den Verdauungsorganen, dem Nervensystem und der Haut ein. Das ausgeprägte Krankheitsbild ist unter dem

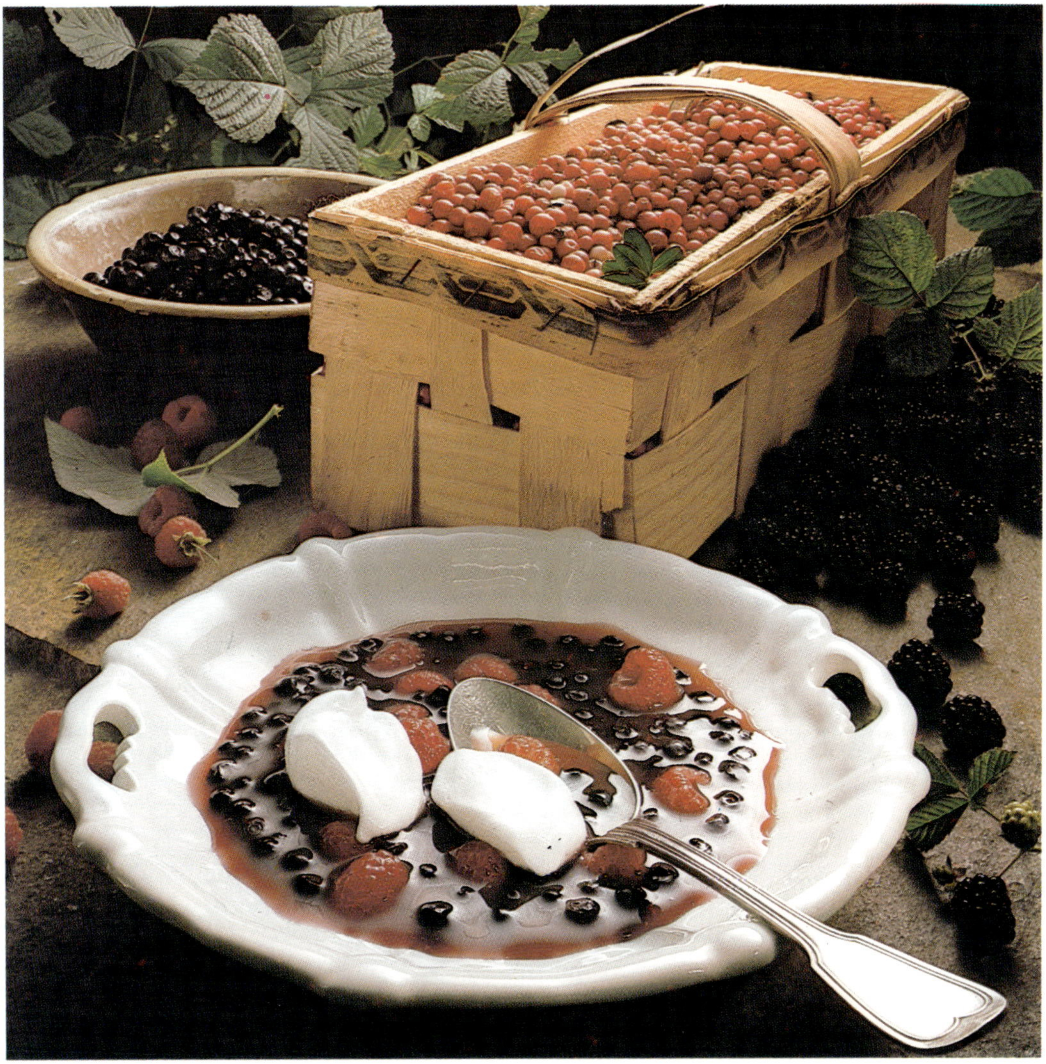

Kaltschale aus Beerenfrüchten. Die Heidelbeeren lassen sich auch durch schwarze Johannisbeeren ersetzen. Eine sommerliche Mahlzeit – vitaminreich und dank der Fruchtsäuren sehr erfrischend.

Namen *Pellagra* bekannt. Pellagraähnliche Zustände sind auch bei uns häufig.

Die optimale Zufuhr von Niacin beträgt für Männer täglich etwa 13–16 mg und 10–12 mg für Frauen. Bei normaler Funktion der Darmbakterien (was heute sehr selten ist!) kann ein Teil durch bakterielle Synthese im Darm gedeckt werden. Der Bedarf ist wesentlich geringer, wenn wenigstens 200 mg der Aminosäure Tryptophan mit der Nahrung durch gutes Eiweiß zugeführt werden. Er beträgt dann nur 6–7 mg täglich. Als natürliche Niacinquelle sind beide Johannisbeerarten vorzüglich geeignet, besonders in Form von Saft.

Auch der *Kaliumgehalt* der schwarzen Johannisbeere liegt mit 341 mg ziemlich

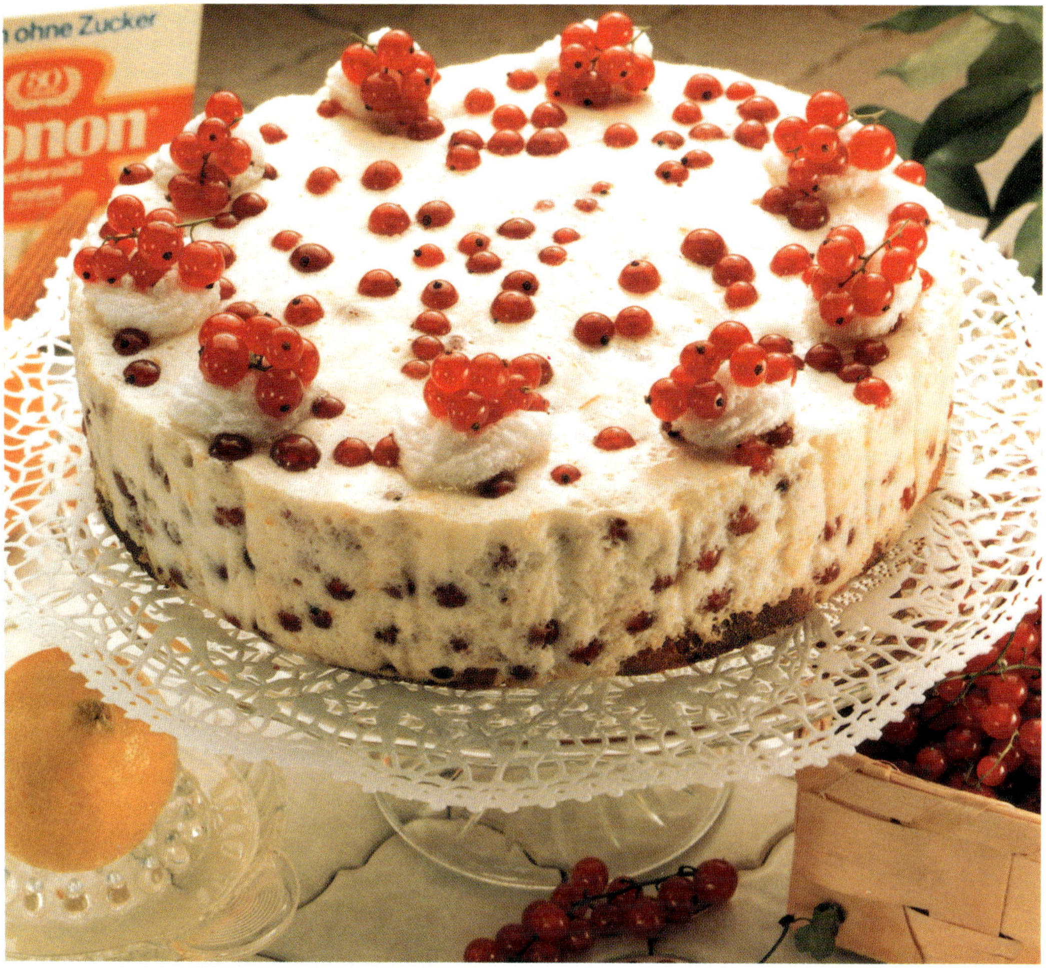

Joghurtcreme-Torte mit Johannisbeeren

100 g Zwieback für den Boden · ¼ l Magermilchjoghurt · 100 g SIONON „zuckersüß" · Saft und abgeriebene Schale einer naturreinen Zitrone · abgeriebene Schale einer naturreinen Orange · 3 Eiweiß · 400 g rote Johannisbeeren · 6 Blatt weiße Gelatine
Für die Dekoration: **100 g Johannisbeeren · 50 g geschlagene Sahne · ein paar Tropfen natreen-diätsüße zum Süßen der Sahne**

Den Boden einer Springform möglichst lükkenlos mit Zwieback auslegen; den Rand mit Backtrennpapier oder Pergamentpapier auskleiden. Die Johannisbeeren waschen, entstielen und gut abtropfen lassen, 100 g zur Dekoration beiseite stellen. Den gekühlten Joghurt mit Zitronensaft und Zitronenschale, Orangenschale und SIONON glattrühren. Die eingeweichte, gut ausgedrückte Gelatine in 2 EL heißem Wasser lösen und zusammen mit den Johannisbeeren unter die Joghurtcreme rühren. Wenn die Creme zu gelieren beginnt, die steifgeschlagenen Eiweiß vorsichtig unterziehen und die Mischung sofort in die Springform füllen, glattstreichen und kühl stellen. Vor dem Servieren die Torte mit den restlichen Johannisbeeren und der leicht angesüßten Sahne verzieren.

hoch, wenn er auch nicht an den der Avocado heranreicht (503 mg). Kalium ist ein für alle Zellen hochwichtiger Mineralstoff, vor allem für die Erregungsvorgänge in Muskeln und Nerven. Er wirkt dann besonders, wenn die Natriumzufuhr niedrig ist, was bei der Johannisbeere mit 3 mg zutrifft.

Wegen des sehr günstigen Kalium-Natrium-Verhältnisses hat Dr. *Gerson* in seiner Krebsdiät, bei der Kalium im höchsten Grade anzureichern und Natrium möglichst auszuschalten ist, die rote Johannisbeere als einziges Beerenobst erlaubt. Meines Erachtens wäre hierbei der schwarzen Johannisbeere mit ihrem noch wesentlich höheren Kaliumgehalt der Vorzug zu geben.

Sehr zu beachten ist auch der hohe *Fruchtsäuregehalt* (besonders Zitronensäure) der *roten* Johannisbeere, überragt er mit 2820 mg% doch den aller Obst- und Gemüsearten. *Heun* hat die günstige diätetische Wirkung der Fruchtsäuren mit folgenden Worten treffend beschrieben:

„Die Fruchtsäuren der Rohsäfte befriedigen zunächst ein natürliches Bedürfnis nach Anregung nicht nur der Verdauungsorgane, sondern des gesamten Organismus. Sie regen die Verdauungsdrüsen an, schützen das Vitamin C gegen Oxydation und unterdrücken krankhafte Bakterien. Manche Fruchtsäuren, wie Zitronen- und Apfelsäure, sind infolge der biochemischen Verwandtschaft von Pflanze, Tier und Mensch auch körpereigene Wirkstoffe des Menschen und wirken stoffwechselfördernd.

Im Stoffwechsel wirken die Fruchtsäuren keineswegs übersäuernd, da sie bis auf einige Ausnahmen, wie die Benzoesäure mancher Beeren, zu Kohlensäure und Wasser verbrennen. Während aber die Kohlensäure zum größten Teil ausgeatmet wird, bleiben die aus den fruchtsauren Alkalien frei werdenden Mineralien verfügbar. Das beugt Verschlackungen vor oder wirkt entschlackend, füllt die Alkalireserve auf und steigert die Leistungsfähigkeit sowie die Abwehrkraft gegen Infektionen."

Nicht unerwähnt bleiben darf der Gehalt der schwarzen Johannisbeere an *Gerbstoffen* und an einem *schwarzen Farbstoff*, dem nach *Weiss* ähnliche Wirkungen zukommen wie dem roten Farbstoff des Tormentill und dem blauen der Heidelbeere. Sowohl der Gerbstoff- als auch der Farbstoffgehalt bilden gute Hilfsmittel bei den Durchfallserkrankungen.

Die Blätter der schwarzen Johannisbeere regen, wohl auf Grund ihres Gehaltes an ätherischem Öl, die Absonderung von Wasser und Stoffwechselschlacken durch die Nieren an.

Praktische Verwendung

Als **Antidiarrhoikum:** Bei Durchfallserkrankungen nimmt man mehrmals täglich 1 Glas schwarzen Johannisbeersaft (ungesüßten Muttersaft) als einzige Nahrung. Bei Neigung zu Durchfällen (postdysenterischen und gärungsdyspeptischen Zuständen) verwendet man den Muttersaft als Getränk zu den Mahlzeiten.

Als **Vorbeugungs- und Abwehrmittel gegen Erkältungskrankheiten:** Bei Erkältungen und beginnender Grippe schwarzen Johannisbeersaft als Heißgetränk. Bei allen Fieberkranken als kühles Erfrischungsgetränk.

Als **Tonikum:** Bei Rekonvaleszenz Appetitsteigerung durch Fruchtsäuren, 3mal täglich ½–1 Glas vor dem Essen. Bei Stoffwechselkrankheiten (Gicht, Rheuma, Diabetes, Fettsucht) als Getränk zu den Mahlzeiten.

Als **Vitaminträger:** Bei Vitamin-C-Mangelzuständen und bei pellagraähnlichen Zuständen.

Als **Antirheumatikum:** Bei allen rheumatischen und gichtischen Erkrankungsformen, wobei man die Blätter als Tee täglich 1–2mal und die Beeren als Saft ebenfalls mehrmals täglich verwendet.

Preiselbeeren schätzt der Fieberkranke

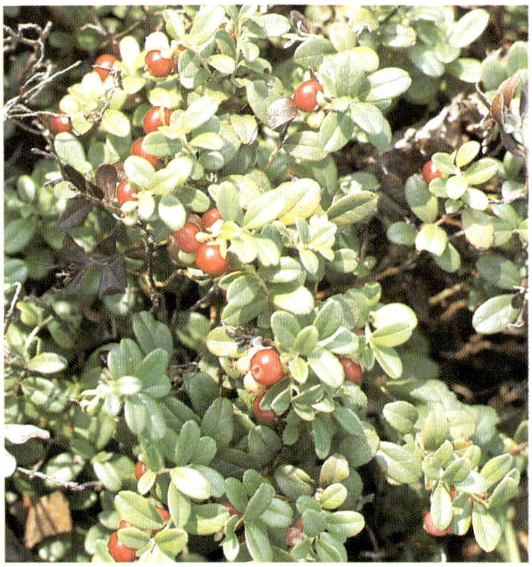

Hauptwirkstoffe in 100 g Frischsubstanz

Eiweiß	0,7 g
Fett	0,6 g
Kohlenhydrate	9,7 g
Natrium	2 mg
Kalium	77 mg
Kalzium	14 mg
Magnesium	12 mg
Phosphor	10 mg
Eisen	0,5 mg
Vitamin A	3 µg
Vitamin B_1	0,02 mg
Vitamin B_2	0,02 mg
Niacin	0,1 mg
Vitamin B_6	0,012 mg
Vitamin C	12 mg
Kalorien	46
Joule	192

Die Familie der Heidekrautgewächse (Erikazeen) liefert uns die meist allerorts bekannte Preiselbeere *(Vaccinium vitis idaea)*, häufig auch Kronsbeere oder Riffelbeere genannt. Fast über die ganze nördliche Halbkugel verbreitet, kommt die Preiselbeere bei uns überall häufig in Wäldern, in der Heide und in den Hochmooren in großen Mengen zusammenstehend vor.

Die Beeren des von Mai bis August blühenden, ausdauernden kleinen Strauches sammelt man ab Juli in Eimern oder Körben. Ratsamer ist es jedoch, die Beeren erst im September zu sammeln, da dann der Gehalt an wirksamen Inhaltsstoffen am höchsten ist. Die Preiselbeeren stehen in Träubchen beisammen, schmecken leicht säuerlich, aromatisch und zusammenziehend.

An Wirk- und Inhaltsstoffen fand man in den Blättern Arbutin, Methylarbutin, Ericolin und Gerbstoff, in den Beeren viel Gerbsäure und eine Reihe anderer organischer Säuren.

Wirkungsweise und Verwendung

Als **Heilpflanze:** Wegen des Arbutin- und Methylarbutingehaltes können die Blätter ebenso wie die Bärentraubenblätter bei *Blasen- und Nierenbeckenentzündung* verwandt werden. Nach *Oertel-Bauer* wirkt der Tee aus den Blättern auch günstig bei *Grieß-, Stein- und Blasenleiden* sowie bei *Rheumatismus.* Die in Wasser zerquetschten Beeren geben Fieberkranken ein erfrischendes Getränk. Ihr Gerbsäuregehalt macht den günstigen Einfluß auf Durchfälle verständlich.

Als **Nahrungsmittel:** Aus den Blüten der Preiselbeere läßt sich ein erfrischender Frühstücks- oder auch Abendtee bereiten. Die Beeren finden im Haushalt frisch oder als Kompott, eingemacht als Saft, Gelee und Marmelade Verwendung.

Sanddornbeeren steigern die Abwehrkraft

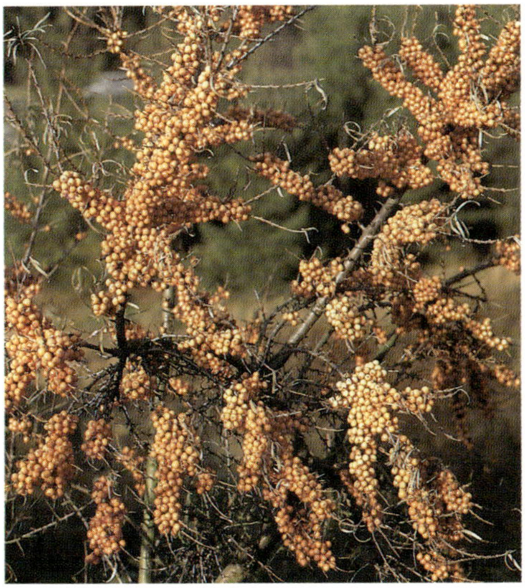

Hauptwirkstoffe in 100 g Frischsubstanz

Eiweiß	1,4 g
Fett	7,1 g
Kohlenhydrate	7,8 g
Natrium	4 mg
Kalium	133 mg
Kalzium	42 mg
Magnesium	30 mg
Phosphor	9 mg
Eisen	0,4 mg
Vitamin A	250 µg
Vitamin B_1	0,03 mg
Vitamin B_2	0,21 mg
Niacin	0,3 mg
Vitamin C	450 mg
Kalorien	100
Joule	418

Der Sanddorn *(Hippophaë rhamnoides)* ist ein Vertreter der Ölweidengewächse (Elaeagnazeen) und hat viele volkstümliche Namen, wie Andorn, Besingstrauch, Dünenstrauch, Fasanbeere, Hafdorn, Korallenbeerstrauch, Meerdorn, rote Schlehe, Seedorn, schmaler Stechdorn, Stranddorn und Weidendorn.

In der Schweiz ist der Strauch ziemlich verbreitet, in den österreichischen Alpen und entlang der Flußläufe ebenfalls, bei uns nur in den Alpen, im Alpenvorland und an der Nord- und Ostseeküste. Der ausdauernde Strauch blüht von März bis Mai.

Hörmann fand von August bis November in den frischen Sanddornbeeren durchschnittlich 474–693 mg Vitamin C, in getrockneten 180–600 mg in 100 g, ferner Karotin, aber kein Vitamin E. Für die Blätter gibt er 150 mg Vitamin C an. *Wehmer* gibt für die Früchte folgende Stoffe an: viel Apfelsäure, gelben Farbstoff Quercetin, fettes Öl, Weinsäure (?), viel Mannit.

Wirkungsweise und Verwendung

Als **Heilpflanze:** Der außerordentlich hohe Vitamin-C-Gehalt läßt den Sanddorn besonders zur Behandlung von Vitamin-C-Mangelzuständen, wie sie bei uns in den Wintermonaten auftreten können (Frühjahrsmüdigkeit, Anfälligkeit gegen Infektionen), geeignet erscheinen. Als Ergebnis eines Selbstversuches, bei dem mehrmals nach Vitamin-C-armen Tagen Vitamin-C-reiche Tage (größere Zufuhr von Sanddornbeerensaft) folgten, teilt *Hörmann* wörtlich mit: „Zusammenfassend konnte ich feststellen, daß ich nach Auffüllung des Körperdepots an Vitamin C und reicher weiterer Zufuhr in Form von Sanddornbeerensaft eine subjektiv und objektiv nachweisbare bedeutende Steigerung der körperlichen, geistigen und psychischen Kräfte erlebte."

Über gute Erfahrungen berichten auch seine Mitarbeiter, die den Saft Kindern sowie schwangeren und stillenden Frauen verabreichten. Von allen Versuchspersonen wurden übereinstimmend eine erhöhte Spannkraft und ein gesteigertes Gesundheitsgefühl berichtet.

Die *kreislauffördernde* Wirkung des Sanddorns ist bei leichteren Kreislaufstörungen und ergänzend zu den speziellen Herzmitteln (Digitalis und Digitaloide) einzusetzen. Die diuretische (wassertreibende) Wirkung ist günstig bei Nierenfunktionsschwäche und Stauungserscheinungen im Gewebe (Bindegewebe) und in den Organen. Sie unterstützt die Kreislaufwirkung. Die *Gefäßwirkung* läßt sich bei Blutungsneigungen ausnutzen. Bei den meisten Leber- und Gallenleiden ist die abführende, gallentreibende und stoffwechselanregende Wirkung des Sanddorns von großem Nutzen. Bei Schwächezuständen, in der Rekonvaleszenz und bei großen Anstrengungen macht man vorteilhaft von der tonisierenden, roborierenden und entmüdenden Wirkung Gebrauch. Für alle rheumatischen und allergischen Leiden schließlich bildet der Sanddorn auf Grund seiner glücklichen Wirkstoffkombination eine sehr vorteilhafte Ergänzung.

Als **Nahrungsmittel:** Roh lassen sich die Sanddornbeeren wegen ihres stark säuerlichen Geschmacks und der störenden Samenkerne nicht gut verwenden, wenn auch schädigende Wirkungen nicht beobachtet wurden.

Schlehen liefern köstlichen Saft

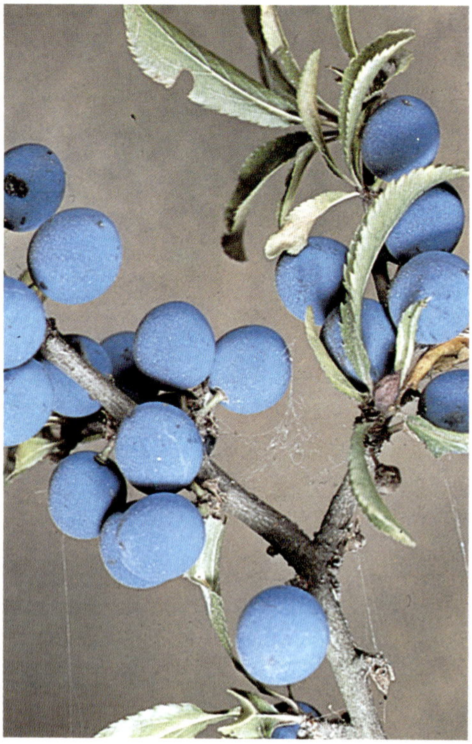

Hauptwirkstoffe in 100 g Frischsubstanz

Natrium	20 mg
Kalium	200 mg
Kalzium	45 mg
Magnesium	25 mg
Phosphor	70 mg
Eisen	0,5 mg
Niacin	6 mg

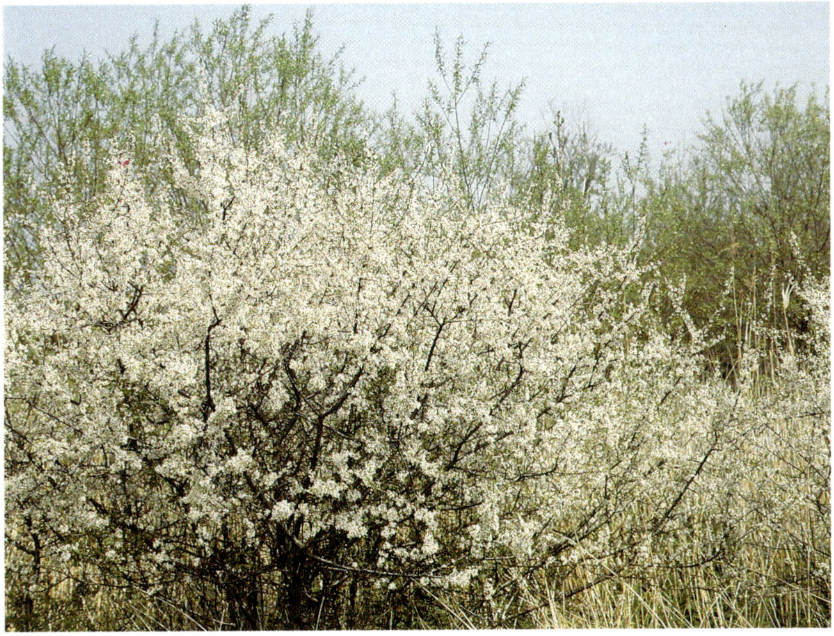

Die vor allem in der Landschaft Norddeutschlands anzutreffenden Knicks – die heute entgegen früherer Praxis laut Gesetz erhalten werden müssen – sind die „Heimat" der Schlehensträucher. Während der Schlehenblüte im Frühjahr bieten die Knicks ein zauberhaftes Bild.

Die häufig mißachtete, zur Familie der Rosenblütler (Rosazeen) gehörende Schlehe *(Prunus spinosa)* ist unter den volkstümlichen Namen Dornschlehe, Schwarzdorn, Schlehdorn, Dornstrauch, Sleduuon, Dornschlea und Slöndorn bekannt. Der im April und Mai blühende, ausdauernde Strauch ist in ganz Europa beheimatet. Er kommt bei uns häufig auf Kalkböden in Hecken, an Waldrändern, an Feldrainen, auf Ödland und an steinigen Stellen vor. Meist findet man die Schlehe als einen vielästigen, sparrigen Dornstrauch mit dunkelgrauer, rissiger Rinde. Die fast kugeligen, saftigen, herb schmeckenden Steinfrüchte sind außen blau bereift, innen fleischig und grün. Nur aus wenigen Blüten gehen reife Früchte hervor.

Gesammelt und verwendet werden Schlehblüten *(Flores acaciae)* und Schlehfrüchte *(Fructus acaciae)*. Zur Zeit der Vollblüte, also in den Monaten April bis Mai, werden bei gutem Wetter von den späten Vormittagsstunden an die Blüten, meist gleich zu mehreren, von nicht zu dornigen Sträuchern abgestreift. Es ist darauf zu achten, daß möglichst wenig Knospen, Knospenschuppen und junge Blättchen ins Sammelgut gelangen. Holzige Teile müssen ausgelesen werden. Man sammelt in Körben oder Pappkästen. Druck und zu hohe Aufschichtung sind zu vermeiden. Nach dem Sammeln werden die Blüten möglichst bald in ganz dünner Schicht zum Trocknen ausgelegt, am besten auf Horden, die im Falle anhaltend feuchter Witterung in geheizte Räume gebracht werden können. Die getrockneten Blüten sehen elfenbeinfarben aus. Etwa braun gewordene Blüten sind auszulesen. Vorsicht – beim Trocknen werden die Blüten gern von Insekten befallen und zerstört! Die Droge wird in flachen Pappkästen aufbewahrt. Öfteres Nachschauen ist erforderlich.

Im September sammelt man die reifen, gesunden, mit einer bläulichen Wachshaut überzogenen Früchte ohne Stiele. Zunächst werden die Früchte in einfacher Lage ausgebreitet, 10–14 Tage bei gewöhnlicher Temperatur vorgetrocknet und dann unter Anwendung künstlicher Wärme (Temperatur nicht über 70° C) fertiggetrocknet. Man stelle dabei die Früchte in Ofennähe auf oder in einen fast abgekühlten Backofen. Wenn die Früchte nicht ausreichend getrocknet sind, werden sie von Schimmel- und anderen Pilzen befallen. Man bewahrt die Früchte in Säckchen auf und sieht sie öfter nach.

Im Samen finden sich durchschnittlich 3 % Amygdalin, fettes Öl und Emulsin; in den Blättern ein Nitritglykosid und in den Blüten kleine Mengen eines Blausäure liefernden Glykosides.

Wirkungsweise und Verwendung

Als **Heilpflanze:** Die Schlehdornblüten wirken *krampflösend, schmerzstillend* und *mild abführend.* Bei empfindlichen Personen mit jener Form von hartnäckiger Verstopfung, die mit Schmerzen und Krampfzuständen einhergeht und sich die Verstopfung auf die üblichen drastischen Abführmittel eher noch verschlimmert, ist die Schlehdornblüte anzuwenden. Man bereitet aus einem Eßlöffel Tee auf eine Tasse Wasser einen Aufguß und trinkt morgens und abends eine Tasse.

Als **Nahrungsmittel:** Die Früchte können unter Zugabe von etwas Essig, Zucker und Gewürzen eingemacht und werden.

Sehr beliebt ist die Eigenherstellung von **Schlehensaft:** Die Früchte nach dem ersten Frost ernten, waschen, verlesen und in einen Steintopf geben. Mit heißem Wasser aufgießen. Den Topf abdecken, 24 Stunden kühl stellen, dann die Flüssigkeit abgießen, erhitzen und erneut über die Früchte geben. Dies einmal wiederholen, dann den Saft abgießen, erhitzen, durchseihen und nach Geschmack süßen.

Verdünnt getrunken, wirkt Schlehensaft erfrischend und wird gern bei Gallenstauung genommen. Auch bei morgendlicher Appetitlosigkeit leistet er gute Dienste.

Stachelbeeren helfen dem trägen Darm

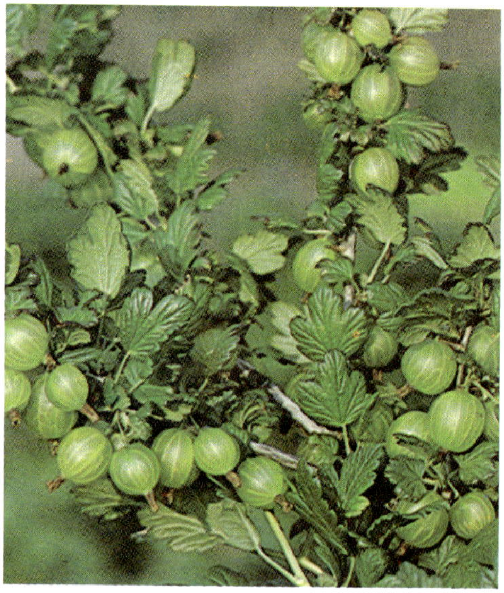

Hauptwirkstoffe in 100 g Frischsubstanz

Eiweiß	0,8 g
Fett	0,2 g
Kohlenhydrate	8,3 g
Natrium	1 mg
Kalium	179 mg
Kalzium	24 mg
Magnesium	15 mg
Phosphor	23 mg
Eisen	0,6 mg
Vitamin A	35 µg
Vitamin B_1	0,02 mg
Vitamin B_2	0,02 mg
Niacin	0,3 mg
Vitamin B_6	0,02 mg
Vitamin C	34 mg
Kalorien	38
Joule	159

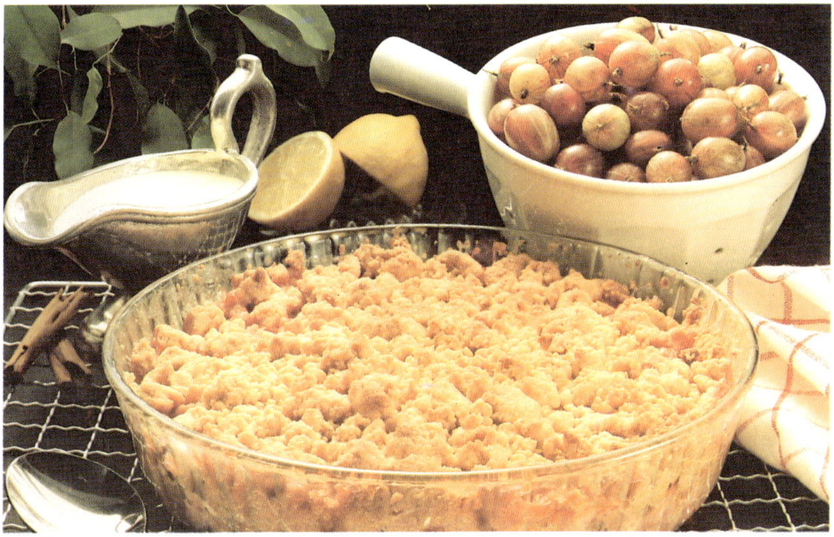

Ein echter Stachelbeer-Pie. Für die Streusel braucht man 250 g Mehl, 75 g Fruchtzucker, 125 g Butter, 50 g geriebene Mandeln, 2 Tropfen Bittermandelessenz, ½ Teelöffel Zimtpulver. Die Streusel kommen über die Stachelbeeren, und das Ganze wird bei 200 °C etwa 30–40 Minuten gebacken.

Die bei uns nur noch in der Abart der Kräuselbeere *(Ribes uva crupa)* wild vorkommende Stachelbeere *(Ribes grossularia)* gehört zur Familie der Steinbrechgewächse (Saxifragazeen) und wird in allen Gärten reichlich angebaut. Zahlreiche volkstümliche Namen wie Grosselbeere, Stechbeere, Kräuselbeere, Rauchbeere und Klosterbeere beweisen ihre Beliebtheit. Die oft mit drüsigen Borsten besetzte Beerenfrucht enthält viele Samenkörnchen und wird allgemein wegen ihres erfrischenden Geschmacks gern gegessen.

Die veredelten Stachelbeeren, wie wir sie kennen, wurden erst gegen Ende des 16. Jahrhunderts gezüchtet und seit dieser Zeit in Gärten kultiviert. Heute gibt es zahlreiche Sorten, nach Farbe (rot, gelb, grün, weiß) und Oberfläche (glatt, wollig, stachlig) verschieden.

Wirkungsweise und Verwendung

Vielfach glaubt man, Stachelbeeren nur gekocht genießen zu können. Diese Annahme stammt aus den vielfältigen schlechten Erfahrungen beim Genuß größerer Mengen unreifer, roher Stachelbeeren. Die reifen Früchte sind aber nicht nur völlig unschädlich, sondern erfrischend im Geschmack und von hohem Gesundheitswert. Der bedeutende Zellulosegehalt in Verbindung mit Schleim, starken Fruchtsäuren und Fruchtzuckern gibt der Beere eine *darmreinigende* und *leicht abführende Kraft*. Da außerdem ein starker Kaliumgehalt festzustellen ist, läßt sich die blutreinigende, harntreibende und ausschwemmende Wirkung wohl verstehen. Der gleichzeitige Eisen-, Phosphor-, Kalzium- und Natriumgehalt befähigt die Beeren zur *Anregung der Blutneubildung*, zumal das dazu notwendige Vitamin C vorhanden ist.

Erwähnt sei, daß die reichliche Verwendung von Stachelbeeren besonders jenen Frauen zu empfehlen ist, die unter häufigen Unterleibsstauungen mit Pfortaderkreislaufstörungen und Darmträgheit, wenn nicht gar chronischer Verstopfung, leiden. Allerdings dürfen nur wirklich reife Früchte verwandt werden, die man stets gut kauen oder vorher durch die Fleischmühle drehen sollte. Anweisungen für die küchenmäßige Verarbeitung erübrigen sich, da sie allgemein bekannt sind.

Wacholderbeeren, altbewährt als Blutreinigungsmittel

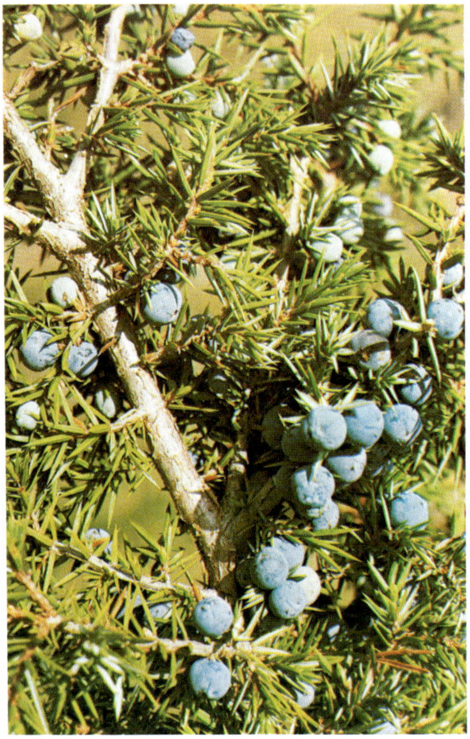

Analysenwerte der Hauptwirkstoffe liegen beim Wacholder in nennenswertem Umfang noch nicht vor.

Der Wacholder *(Juniperus communis)* oder Stechbaum zählt zu den Nadelhölzern (Pinazeen) und trägt infolge seiner starken Verbreitung viele volkstümliche Namen, wie Cronwitt, Kranewitt, Kronwittbeeren, Krammetsbeerbaum, Queckholder, Rackholder, Reckholder, Räuberbeere, Wegholder und Wacholderstrauch. Er wächst im ganzen nördlichen Europa überall an sandigen Stellen, in bergigen Wäldern, auf Hügeln und Triften und ist auch in Deutschland sehr häufig zu finden, oft sogar kultiviert.

Die erst im zweiten Jahr nach der Blüte reifenden Beeren werden im Herbst, wenn sie schwarz und blaubereift sind, bei trokkenem Wetter einzeln abgezupft und schließlich nochmals sauber ausgelesen, d. h. von allen Verunreinigungen, aber auch von vertrockneten oder unreifen Beeren befreit. Die Beeren werden dann in dünner Schicht am besten in einem geheizten Raum zum Trocknen ausgelegt. Getrocknet sehen die Beeren schwarzbraun und wie leicht bestäubt aus. Sie riechen sehr würzig. Man bewahrt sie in dicht schließenden Gefäßen auf.

An *Wirk- und Inhaltsstoffen* fand man Invertzucker, Fette, Harze, Pektinsubstanz, organische Säuren, das Gerbstoffglykosid Juniperin, Inosit, Pentosane und das wichtige ätherische Öl, das seinerseits Pinen, Camphen, Terpineol, Junipen, Junen, Cadinen und ein bizyklisches Terpen von bekannter chemischer Struktur, Borneol, Isoborneol und Wacholderkampfer in Kristallen enthält. Der Gehalt der Beeren an ätherischem Öl soll nach dem Deutschen Arzneibuch mindestens 1 % betragen.

Wirkungsweise und Verwendung

Als **Heilpflanze:** Der Wacholder stellt mit seinen Beeren ein uraltes Heilmittel dar, dessen sich unsere Vorfahren nicht nur gern bedienten, sondern das sie auch in vielen Liedern priesen. Seine Wirkungen sind mannigfaltig. Am meisten tritt die anregende und funktionssteigernde Wirkung auf folgende Organe und Gewebe hervor:

1. *Magen-Darm-Schleimhaut.* Das ätherische Öl führt dabei zu einer stärkeren Durchblutung der Schleimhaut, regelt die Tätigkeit der Verdauungsdrüsen und der Muskeln des Magen-Darm-Kanals und übt eine deutliche keimtötende Wirkung aus, wobei es, da es fettlöslich ist, in die Leiber der Bakterien einzudringen vermag. Die Wacholderbeeren sind daher bei den verschiedensten Magen- und Darmstörungen, aber auch bei allen Störungen des Leber-Gallen-Systems anzuwenden, die mit den Störungen der Darmschleimhaut in ursächlichem Zusammenhang stehen.

2. *Lungengewebe und Bronchialschleimhaut.* Das ätherische Öl wird zum Teil über die Lunge ausgeschieden. Hierbei schränkt es die Absonderungen der Bronchialdrüsen ein und regt die Flimmerbewegungen der Bronchialschleimhaut an, so daß der Auswurf schneller ausgestoßen wird. Gleichzeitig macht sich auch hier wieder die keimtötende Wirkung geltend. Bei infektiösen Lungenprozessen ist die unterstützende Anwendung zu empfehlen, besonders bei Lungengangrän und Tuberkulose. Der bekannte Tuberkuloseforscher Prof. *Klare* gibt daher Wacholdermus auch bei allen Formen der Kindertuberkulose. Bei einem einfachen Luftröhrenkatarrh, der mit reichlichem Auswurf einhergeht, ist die Anwendung von Wacholder zur Einschränkung der Auswurfmenge nicht zweckmäßig, weil dieser als Ausscheidung zu betrachtende Prozeß nicht unterdrückt werden sollte. Geringe Mengen vermögen aber auch hier desinfizierend zu wirken.

3. *Nierengewebe.* Der größte Teil des ätherischen Öles wird über die Nieren ausgeschieden, wobei eine Anregung des spezifischen Nierengewebes erfolgt, die wiederum zu einer gesteigerten Harnabsonderung führt. Größere Mengen können jedoch eine Nierenreizung und -entzündung, ja sogar eine Nierenblutung nach sich ziehen. Die Anwendung der Wacholderbeeren ist daher nur bei allen nichtentzündlichen Erkrankungen der Nieren angezeigt, z. B. bei schlechter Harnabsonderung, bei Wassersucht, bei Gelenkschwellungen, bei gichtig-rheumatischen Zuständen und bei Migräne. Sind die Wasseransammlungen (Ödeme) durch Kreislaufschwäche bedingt, wirken die Wacholderbeeren oft ganz vorzüglich.

Wacholderbeeren sind ein uraltes Heilmittel mit anregender und funktionssteigernder Wirkung auf die Magen-Darm-Schleimhaut, das Lungengewebe, das Nierengewebe, die Unterleibsorgane und den Stoffwechsel. Wegen der vielseitigen Wirkung und der einfachen Art der Anwendung eignen sich die Beeren besonders gut zur „Blutreinigungskur".

* * *

4. *Unterleibsorgane.* Das ätherische Öl steigert die Durchblutung der Unterleibsorgane und dadurch auch die Periode. Bei mangelhafter und schmerzhafter Regel können daher Wacholderbeeren in Verbindung mit Rosmarin und Raute gute Dienste leisten. In der Schwangerschaft wird der Wacholder besser gemieden, da es sonst leicht zu einer unnötigen Reizung der Gebärmutter und der Nieren kommt.

5. *Stoffwechsel.* Die anregende Wirkung der Wacholderbeeren auf die Verdauungs- und Luftwege und das Nierengewebe bedeutet schon insgesamt eine starke Belebung des gesamten Stoffwechsels, so daß der volkstümliche Ausdruck der „blutreinigenden Wirkung" durchaus angebracht erscheint. Selbst bei hartnäckigen Hautleiden, bei Gicht, Rheuma und Drüsenunterfunktion kann eine günstige Wirkung erwartet werden.

Die einfachste Anwendung in all den genannten Fällen ist die Kneippsche Wacholderbeerkur, wobei man am 1. Tag 4, am 2. Tag 5, am 3. Tag 6 Beeren kaut und so weiter bis zum 12. Tag, an dem man 15 Beeren verzehrt. Dann nimmt man täglich wieder eine Beere weniger, bis man am 23. Tage wieder bei 4 Beeren angekommen ist. Diese Kur, 4–5mal wiederholt, reinigt auch das „ungesündeste" Blut.

Man sollte bei der Wacholderbeerkur nicht nach dem Motto „Viel hilft viel" verfahren, denn die vorzügliche Wirkung der Wacholderbeerkur ist nur bei richtiger Dosierung zu erwarten, d. h. wenn man nicht zuwenig, aber auch nicht zuviel nimmt. Die im Übermaß genossene Beere kann nämlich zu Reizungen bis zu Entzündungen der Schleimhäute und der Nieren führen, statt die Organe und Gewebe in ihrer Funktion anzuregen und zu heilen.

Als harntreibendes Mittel bereitet man aus 1 Eßlöffel zerdrückter, getrockneter Beeren 1 Tasse Tee als Aufguß oder nimmt täglich 1 Eßlöffel Wacholdermus oder 1 Teelöffel Wacholdersirup.

Als *Gewürz* gebraucht man die Beeren, zerkleinert oder gemahlen, zu Fleisch, Fisch, Wild, Gemüse, Salat, Frisch- und Diätkost und zum Einmachen von Sauerkraut. Nierenkranke tun besser daran, Wacholderbeeren auch als Gewürz zu meiden.

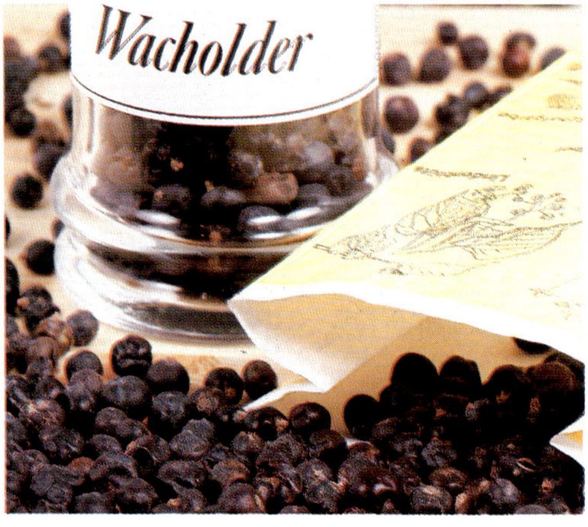

Weintrauben bilden neues Blut

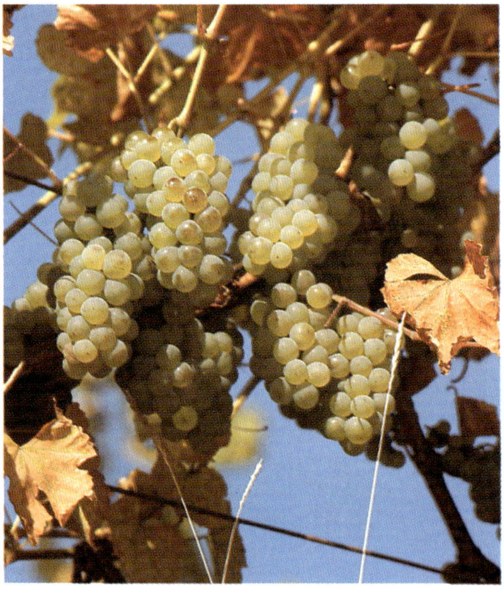

Hauptwirkstoffe in 100 g Frischsubstanz

Eiweiß	0,7 g
Fett	0,3 g
Kohlenhydrate	16,9 g
Natrium	3 mg
Kalium	183 mg
Kalzium	15 mg
Magnesium	9 mg
Phosphor	20 mg
Eisen	0,5 mg
Vitamin A	5 µg
Vitamin B_1	0,05 mg
Vitamin B_2	0,03 mg
Niacin	0,3 mg
Vitamin B_6	0,1 mg
Vitamin C	4 mg
Kalorien	73
Joule	305

Der Weinstock *(Vitis vinifera)* gehört zur Familie der Rebengewächse (Vitazeen). Als Heimat des Weinstocks werden die Kaukasusländer angesehen. Der Brennwert der Beeren ist gering. 100 g Weintrauben liefern nur 73 Kalorien. Auch der Vitamingehalt ist nicht sehr bedeutend.

Die Ausnutzung der Weintraube ist sehr vielseitig. Sie wird nicht nur zu Most und zur Weingewinnung verwendet, auch der sofortige Genuß der Tafeltrauben im Herbst gewinnt steigende Bedeutung. Der Traubensüßmost gehört längst zur blutreinigenden Traubenkur. Aus den Kernen preßt man Öl, und aus den Preßrückständen werden Franzbranntwein, Weinessig, Fermentöl u. a. hergestellt. Rosinen, Sultaninen und Weinbeeren erhält man durch Trocknen der Traubenbeeren.

Die Heilkräfte der Traube sind der Menschheit schon seit langem bekannt. Rohgepreßte Traubensäfte ermöglichen heute zu jeder Jahreszeit eine Traubenkur. Wir müssen uns nur zunächst über den zu erstrebenden Zweck der Traubenkur vollständig im klaren sein. Ein allgemein gültiges Kurrezept gibt es nämlich nicht, aber bestimmte Grundregeln für den Genuß frischer oder getrockneter Trauben zu Gesundheitszwecken können gegeben werden. Wer aus Feinschmeckerei nur gelegentlich einige Desserttrauben verzehrt, kann natürlich nicht die Heilwirkung einer Traubenkur erwarten. Auch an der Menge allein liegt es nicht. Es kommt darauf an, die Trauben so zu verzehren, daß ihr Gesundheitswert am besten ausgenützt wird. So ißt man Rohtrauben zur Kur nicht etwa abgeschält oder von den Kernen befreit, sondern mit *Schalen und Kernen.* Das sollte besonders beachtet werden, wenn man Kurtrauben zur Darmregulierung genießt; denn gerade die Grobstoffe des Zellen- und Kerngewebes regen die Darmtätigkeit an.

Zur Traubenkur verwendet man nur schöne, reife, unbeschädigte Beeren. Man soll die Trauben mit den Zähnen gut zerkleinern, dabei auch gründlich einspeicheln, weil der Magen auf diese Weise an Sekreten bereichert wird, die der Verdauung förderlich sind. Mancher empfindet bei dem Gedanken, Kerne mitverschlucken zu müssen, ein lebhaftes Unbehagen, da er von Blinddarmentzündungen gehört hat, die angeblich auf das Konto unverdaulicher Kerne kommen. Jeder Arzt weiß aber, daß Blinddarmentzündungen andere Ursachen haben.

Mund- und zahnempfindliche Menschen haben zuweilen einen Widerwillen gegen den Genuß frischer Trauben. Ihnen kann geholfen werden, wenn sie sich daran gewöhnen, die Beere stets zusammen mit einem Stück Grobbrot im Munde zu zerkauen. Die Speichelabsonderung wird dann durch das Brot ganz wesentlich erhöht. Älteren Personen oder solchen mit schwachen Verdauungsorganen sind *Traubensaftkuren* zu empfehlen.

Der Gesundheitswert der frischen Trauben bewährt sich, wie auch schon *Kneipp* verschiedentlich erwähnt und bewiesen hat, bei Blutreinigungskuren zur Säfteerneuerung, bei der Abwehr allgemeinen Körperverfalls, bei Blutarmut und in allen Phasen der Rekonvaleszenz. Schließlich wird es interessieren, daß Traubensaft ein vorzügliches Mittel gegen Verfettung ist und – so sonderbar es klingen mag – sogar bei Fettanreicherungs- und Mastkuren gute Dienste leistet. Diese Wirkung in zwei entgegengesetzten Richtungen beweist, daß die Traubenkur ein widerspruchsvolles Gesicht hat und nur bei individueller Anwendung den gewünschten Erfolg haben wird.

Traubenkuren zur Behandlung von *Magen-, Leber-, Darm- und Kreislauferkrankungen* erfreuen sich heute mit Recht größter Beliebtheit. An den sogenannten „Traubentagen" genießt man unter Ausschluß jeder anderen Nahrung ein bis zwei Pfund gute, reife Weintrauben oder ein bis eineinhalb Liter Traubensaft. Bei solchen Kuren wird die Nahrung zur Arznei!

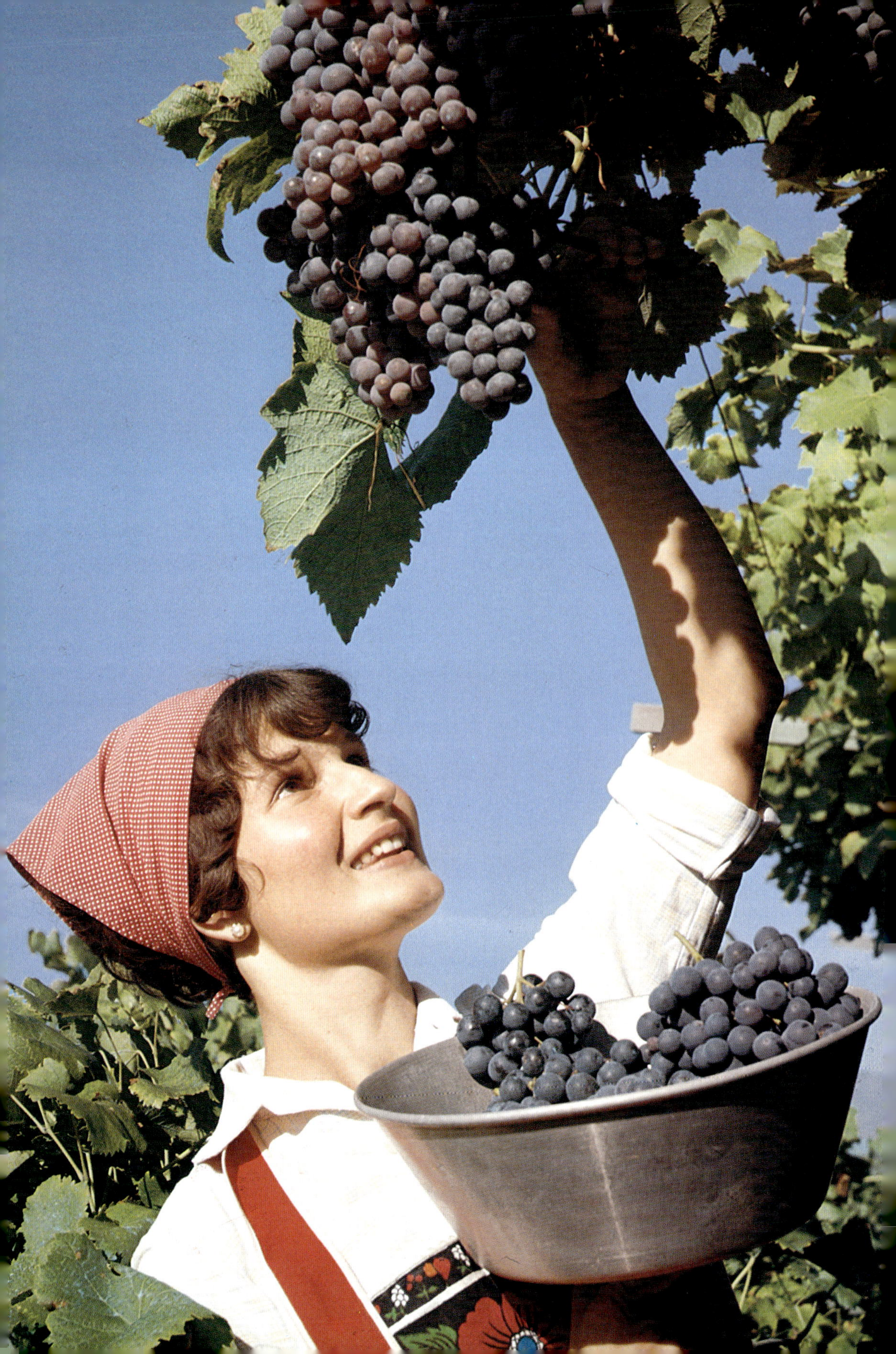

Rosinen gleichen Kaliummangel aus

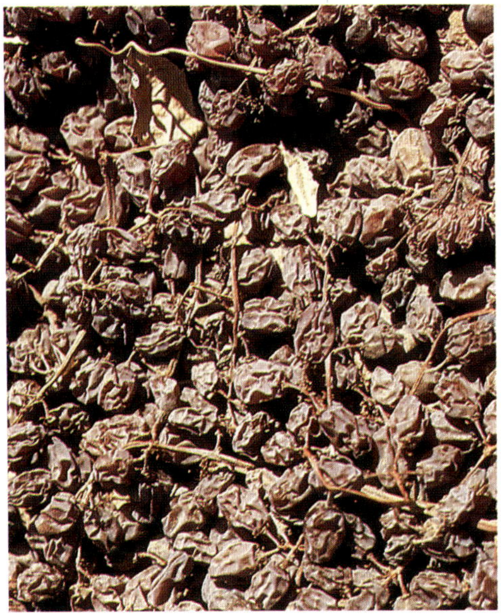

Hauptwirkstoffe in 100 g Handelsware

Eiweiß	1,1 g
Fett	0,5 g
Kohlenhydrate	64,4 g
Natrium	52 mg
Kalium	860 mg
Kalzium	61 mg
Magnesium	42 mg
Phosphor	33 mg
Eisen	1,6 mg
Vitamin A	30 µg
Vitamin B_1	0,1 mg
Vitamin B_2	0,08 mg
Niacin	0,5 mg
Vitamin B_6	0,3 mg
Kalorien	246
Joule	1049

Weinbeeren, die lange am Weinstock verbleiben und nach der Lese in der Luft und möglichst im Schatten getrocknet sind, nennt man *Rosinen*. Häufig werden die Rosinen anschließend mit Schwefeldioxid (schwefliger Säure) gebleicht, damit sie haltbarer werden und eine ausgeglichenere Farbe bekommen. Nach den verwendeten Traubenarten werden im Handel verschiedene Sorten unterschieden: Korinthen stammen von einer kleinen Traubenart aus Griechenland. Sie sind schwarz, kernlos, ohne Stiel, aromatisch. Sultaninen, aus größeren Beeren, sind fleischiger, hellschalig und kernlos.

Rosinen werden roh oder in Müslis, Suppen, Kuchen und Obstsalaten verzehrt. Sie bilden auch regelmäßig einen Bestandteil des „Studentenfutters", aber auch mancher Gerichte, in denen sie würzend wirken (Curryreis).

Wie aus der Übersicht der Nähr- und Wirkstoffe ersichtlich ist, besitzen die Rosinen einen hohen Kohlenhydratanteil (meist Zucker) und hohe Werte für Kalium, Kalzium, Magnesium und Eisen. Diätetisch gesehen haben sie einen hohen Nährwert (100 g = 246 Kalorien/1049 Joule). Sie vermögen auch Kaliummangel auszugleichen, wie er bei Herzkranken nach Anwendung von Entwässerungsmitteln und nach Dauergebrauch von Abführmitteln eintreten kann. Wegen des hohen Kohlenhydratgehaltes sollten Übergewichtige und Zuckerkranke nur geringe Mengen verwenden.

Traubensaftwirkung auf Darmviren

Untersuchungen über den Einfluß von Traubensaft und Wein auf die Lebensfähigkeit von Viren in Zellkulturen ergaben, daß das Wachstum einer Reihe von krankheitserregenden Viren (und zwar von Polio-, Herpessimplex-, ECHO- und Coxsackie-Viren) beeinträchtigt wurde. Am meisten wurden die Polio-Viren (Kinderlähmung)

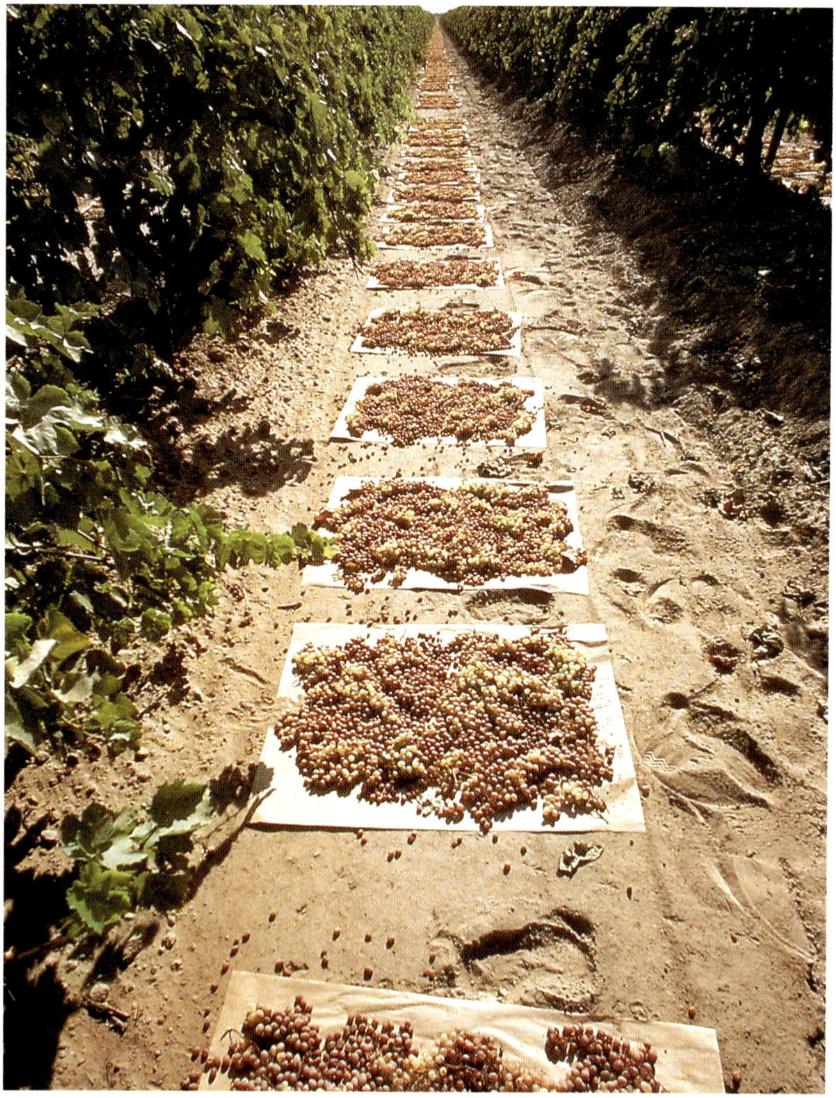

So sehen die typischen „Sonnen-Bänke“ Kaliforniens aus: Zwischen den Rebzeilen werden die Trauben zum Trocknen ausgelegt. Innerhalb von zwei bis drei Wochen verwandeln sich Trauben in Rosinen. Regen darf es während dieser Zeit allerdings nicht geben.

gehemmt. Ihre Infektiosität verminderte sich ganz erheblich. Dabei war Traubensaft wesentlich wirksamer als Rot- und Weißwein.

Genauere Untersuchungen ergaben, daß die wachstumshemmende Wirkung des Traubensaftes auf die Viren mehr an die Schale als an das Fruchtfleisch gebunden ist und daß der Wirkungsgrad von der Konzentration bestimmter Wirkstoffe abhängt, die man als tanninähnliche Phenole erkannt hat. Im Weißwein war die Konzentration der phenolhaltigen Bestandteile am geringsten, im Rotwein stärker, aber am stärksten und damit zugleich am wirkungsvollsten im Traubensaft.

Der Genuß von Traubensaft kann damit eine ausgesprochen vorbeugende Wirkung haben gegen Virusinfektionen, die im Darmkanal ihren Anfang nehmen.

Beerenobst-Kalender

Deutsche Bezeichnung	Lateinische Bezeichnung	Erntezeit	Verwendungsmöglichkeiten
Berberitze	Berberis vulgaris	Aug.–Okt.	Kompott, Saft, Sirup, Gelee, Marmelade, Einmachen, Zitronensaftersatz
Brombeere	Rubus fruticosus	Juli–Okt.	Frischkost, Saft, Getränke, Kaltschalen, Suppe, Kompott, Marmelade, Einmachen, Blätter zu Tee
Eberesche	Sorbus aucuparia	Aug.–Okt.	Saft, Marmelade, Kompott, Gelee. Auch mit Äpfeln und Möhren mischen
Erdbeere (Wald-)	Fragaria vesca	Mai–Juli	Frischkost, Saft, Kompott, Kuchenbelag, Marmelade, Gelee, Süßspeisen, Einmachen, Blätter zu Tee
Hagebutte = Heckenrose	Rosa canina	Aug.–Nov.	Kompott, Mark, Marmelade, Suppe, Tunke, Einmachen, Tee
Heidelbeere	Vaccinium myrtillus	Juni–Sept.	Frischkost, Saft, Getränke, Kaltschalen, Kompott, Marmelade, Süßspeisen, Einmachen, Kuchenbelag
Himbeere	Rubus idaeus	Juni–Sept.	Frischkost, Getränke, Kaltschalen, Kompott, Marmelade, Gelee, Blätter zu Tee
Holunder, schwarzer	Sambucus nigra	Juli– Sept.	Saft, Marmelade, Suppe, Gelee, Kompott, Süßspeisen, Trocknen
Johannisbeere, schwarze	Ribes nigrum	Juni–Juli	Frischsaft, Süßmost, Marmelade, Gelee
Johannisbeere, rote	Ribes rubrum	Juni–Juli	Rohkost, Kompott, Frischsaft, Marmelade, Gelee, Süßmost, Kuchen
Preiselbeere	Vaccinium vitis idaea	Juli–Okt.	Frischkost, Saft, Getränke, Suppen, Kompott, Marmelade, Gelee, Süßspeisen, Kuchenbelag, Einmachen
Sanddorn	Hippophaë rhamnoides	Aug.–Dez.	Saft, Gelee, Marmelade, Mus
Schlehe	Prunus spinosa	Sept.–Nov.	Saft, Dörrobst, geliert gut! Einmachen (süßsauer)
Stachelbeere	Ribes grossularia	Juni–Juli	Saft, Kompott, Kuchenbelag, Marmelade
Wacholderbeere	Juniperus communis	Sept.–Okt.	Sirup, Mus, Gewürz
Weintraube	Vitis vinifera	Okt.	Frischkost, Saft, Süßmost

Nähr- und Wirkstoffübersicht der Beerenfrüchte

100 g eßbarer Substanz enthalten im Durchschnitt		Brombeere	Eberesche	Erdbeere	Hagebutte	Heidelbeere	Himbeere
Eiweiß	in Gramm	1,2	1,5	0,8	3,6	0,7	1,3
Fett	in Gramm	1	—	0,5	0,7	0,6	0,4
Kohlenhydrate	in Gramm	8,7	22,9	7,3	22	13,7	9,1
Kalorien		49	98	37	102	63	46
Joule		205	410	155	426	264	192
Natrium	in Milligramm	2	—	2	50	1	1
Kalium	in Milligramm	180	234	156	50	73	169
Kalzium	in Milligramm	31	42	24	510	13	31
Magnesium	in Milligramm	24	17	15	120	2	30
Phosphor	in Milligramm	25	33	25	250	11	33
Eisen	in Milligramm	0,9	2	1	8	0,9	1
Chlor	in Milligramm	15	—	11	500	8	10
Mangan	in Milligramm	0,59	—	0,06	—	2,3	—
Kupfer	in Milligramm	0,12	—	0,13	—	0,11	—
Schwefel	in Milligramm	17	—	12	100	11	7
Vitamin A	in µg	53	417	13	90	26	7
Vitamin B_1	in Milligramm	0,03	—	0,03	0,1	0,03	0,03
Vitamin B_2	in Milligramm	0,04	—	0,06	0,007	0,06	0,07
Niacin	in Milligramm	0,3	—	0,6	0,4	0,5	0,6
Vitamin B_6	in Milligramm	0,05	—	0,04	—	0,09	0,09
Pantothensäure	in Milligramm	0,21	—	0,26	—	0,12	0,2
Vitamin C	in Milligramm	17	98	62	1250	18	25
Vitamin E	in Milligramm	—	—	—	47	—	—
Vitamin K	in Milligramm	—	—	0,1	0,1	—	—

Anmerkungen zur Tabelle

Die Übersicht zeigt deutlich, daß die eigentlichen Nährstoffe – abgesehen von den Trockenfrüchten Hagebutten und Rosinen – keine große Rolle spielen. Um so wertvoller und wichtiger sind alle Beerenfrüchte als Mineral-, Spurenstoff- und Vitaminlieferanten. Dabei stechen einige von ihnen besonders hervor. Es enthalten vor allem

- Vitamin A bzw. Karotin: Brombeeren, Ebereschen, Hagebutten, schwarzer Holunder, Sanddornbeeren, Stachelbeeren
- Vitamin B_1: Hagebutten, Rosinen
- Vitamin B_6: schwarzer Holunder, Rosinen
- Niacin: schwarzer Holunder, Schlehenbeeren
- Vitamin C: Ebereschen, Hagebutten, schwarze Johannisbeeren, Sanddornbeeren
- Kalium, Kalzium und Magnesium: Hagebutten, schwarzer Holunder, schwarze Johannisbeeren, Rosinen
- Phosphor: Hagebutten, schwarzer Holunder, Schlehenbeeren

Holunder-beere	rote Johannis-beere	schwarze Johannis-beere	Preisel-beere	Sand-dorn	Schlehe	Stachel-beere	Wein-traube	Rosine
2,6	1,1	1,5	0,7	1,4	—	0,8	0,7	1,1
0,5	0,2	0,2	0,6	7,1	—	0,2	0,3	0,5
9,4	9,7	11,6	9,7	7,8	—	8,3	16,9	64,4
53	45	54	46	100	—	38	73	246
222	188	226	192	418	—	159	305	1049
1	1	3	2	4	20	1	3	52
303	238	341	77	133	200	179	183	860
37	29	53	14	42	45	24	15	61
—	13	17	12	30	25	15	9	42
45	27	40	10	9	70	23	20	33
1,6	0,9	1,2	0,5	0,4	0,5	0,6	0,5	1,6
—	13	—	4	—	2	9	2	9
—	0,6	—	0,5	—	—	0,04	0,083	0,32
—	0,12	0,12	0,25	—	—	0,08	0,1	0,2
—	29	—	—	—	12	15	9	125
180	7	23	3	250	—	35	5	30
0,07	0,04	0,05	0,02	0,03	—	0,02	0,05	0,1
0,07	0,03	0,05	0,02	0,21	—	0,02	0,03	0,08
1	0,2	0,3	0,1	0,3	6	0,3	0,3	0,5
0,25	0,05	0,08	0,012	—	—	0,02	0,1	0,3
0,18	0,06	—	—	—	—	0,15	0,08	0,09
27	36	189	12	450	—	34	4	1
—	—	—	—	—	—	—	—	—
—	—	—	—	—	—	—	—	—

- Eisen: Hagebutten
- Mangan: Brombeeren, Heidelbeeren, rote Johannisbeeren, Preiselbeeren
- Kupfer: fast alle Beerenfrüchte

Erstaunlich ist, daß relativ wenig verwendete Beeren die höchsten Wirkstoffwerte aufweisen. Sie müßten daher besser bekanntgemacht werden.

Ich möchte auch darauf aufmerksam machen, daß der Gesundheits- und Heilwert der Beerenfrüchte nicht allein durch die in der Tabelle dargestellten Nähr- und Wirkstoffe erfaßt wird. Wesentlich sind vielmehr auch die Fruchtsäuren und Aromastoffe, die zusammen mit dem Frucht- und Traubenzucker schnell aus der wäßrigen Lösung vom Darm aufgenommen werden und erfrischend, stärkend und belebend wirken.

Mit Recht wird heute auch vermehrt auf die Zellulose, die Gerüstsubstanz der Früchte, hingewiesen, die die Tätigkeit der Verdauungsorgane anregt.

Wie alle Früchte, so sollte man auch die Beerenfrüchte möglichst roh genießen, weil sie nur so die besten Wirkungen entfalten. Für einige Beerenarten, wie Berberitze, Schlehe und Wacholder, liegen Analysezahlen in nennenswertem Umfang kaum oder noch nicht vor.

Nüsse und Schalenfrüchte

Wenn auch seit Jahrhunderten die Körnerfrüchte an der Spitze der pflanzlichen Nahrungsmittel stehen und somit die Gräser weitgehend unsere Ernährung beeinflussen, so ist doch daran zu erinnern, daß zuvor die Baumfruchternährung vorherrschte und Nüsse und Kastanien dabei eine überragende Rolle spielten. Die Baumfrüchte und darunter sämtliche Nußarten spielen in der vegetarischen Küche eine wichtige Rolle. Sie sind aber auch sehr notwendig, da sie neben den Hülsenfrüchten die Haupteiweißlieferanten bilden und das Fleisch ersetzen können.

Wir wollen hier nicht eine rein vegetarische Küche vertreten, aber wichtige Erkenntnisse der Ernährungsforschung sprechen doch dafür, daß wir den Samen oder Schalenfrüchten in bezug auf ihren Anbau, ihre Gewinnung und ihre Bedeutung als Nahrungs- und Heilmittel viel zu wenig Beachtung schenken; denn die im Handel käuflichen und größtenteils eingeführten Nüsse werden vielfach mit nicht gutzuheißenden Methoden haltbar gemacht.

Wenn wir die Inhaltsstoffe der Nüsse betrachten, so finden wir, daß der Mineralstoffgehalt der Nüsse mit 2,5% höher ist als bei den meisten anderen Früchten. Dabei nehmen Phosphor, Schwefel und Kalium die erste Stelle ein. Dem Kundigen verrät dies, daß die Nuß mit ihrem hohen natürlichen Phosphorgehalt in Beziehung zu den Nerven stehen muß, daß sie bei Geistes-

IN DIESEM KAPITEL:

arbeitern Ersatzstoffe für das verbrauchte Lezithin abgibt. Sie gehört daher als Hauptbestandteil zum „Studentenfutter“. Wenn unsere Kinder gern Nüsse essen und es den Eichhörnchen gleichtun möchten, so können wir es ruhig zulassen; denn der hohe Eisengehalt, insbesondere der Haselnuß, macht sie zu einem wertvollen Mittel, die Knochenmarkfunktion, also die Blutfarbstoffbildung, anzuregen. Für blutarme Kinder können sie geradezu ein Heilmittel sein. Der Schwefelgehalt der Nüsse wiederum ist wichtig für einen gesunden Stoffwechsel und für die Entgiftungsfunktionen der Leber.

Vom Vitamingehalt ist zu sagen, daß Nüsse zwar frei von Vitamin C und arm an Vitamin A sind – diese Stoffe werden nämlich erst aus Vorsubstanzen im Laufe der Keimung oder im Pflanzenembryo neu gebildet –, dafür sind sie aber reich an den Vitaminen B, F (= ungesättigte Fettsäuren), Niacin und Biotin.

Nüsse sind dem Fleisch überlegen

Vor allem muß hervorgehoben werden, daß Nüsse reich sind an vollwertigem Eiweiß (14–18 %) und darin außer der Sojabohne alle pflanzlichen Produkte übertreffen. Man kann sie daher als vegetarisches Fleisch ansprechen. Ein Vergleich des Nährwertes z. B. der Walnüsse mit tierischen Eiweißträgern zeigt eindeutig ihre Überlegenheit: Ein Pfund (500 g) Walnußkerne entsprechen 1,5 kg magerem Schinken oder 2 kg Hammelkeule oder 2 kg magerem Ochsennierenbraten oder 2 kg eingedickter Sahne oder 2,5 kg Eiern oder 2,75 kg Kalbfleisch oder 3 kg Hühnerfleisch oder 4,75 kg Milch oder 6,75 kg Austern. Dabei ist zu betonen, daß dieses pflanzliche Eiweiß vollwertig ist. Alle ölreichen Samen (Walnuß, Haselnuß, Mandel, Erdnuß, Butternuß, Hickorynuß, Piniennuß, Paranuß und Kokosnuß) scheinen dem Fleisch in seinem Eiweißgehalt und seiner Wertigkeit gleichzukommen.

Aus mancherlei Gründen sind die Nüsse dem Fleisch unbedingt vorzuziehen. Sie sind nämlich

1. **frei von Stoffwechselschlacken wie Harnsäure, Harnstoff usw., die sich im Fleisch reichlich vorfinden;**
2. **nicht der Fäulnis unterworfen, die man bei Fleisch auf dem Wege bis zum Verbraucher nicht völlig verhindern kann;**
3. **frei von schädlichen Bakterien, die das Fleisch besonders in der warmen Jahreszeit sehr leicht enthält (häufige und schwere Fleisch- und Wurstvergiftungen);**
4. **frei von Parasiten, wie Bandwürmern und Trichinen, auf die das Fleisch regelmäßig vor der Verwendung nachgesehen werden müßte;**
5. **roh zu verwenden, während das Fleisch in der Regel der Hitze ausgesetzt werden muß.**

Die Fette der Nüsse sind – biologisch gesehen – außerordentlich wertvoll, da sie größtenteils aus ungesättigten Fettsäuren bestehen. Ungesättigt aber heißt, daß sie eine große Reaktionsfähigkeit im Organismus besitzen. Diese drückt man dadurch aus, daß man den aufnehmbaren Sauerstoff berechnet, der zur Absättigung einer ungesättigten chemischen Bindung notwendig ist. Da der Sauerstoff einfach und auch doppelt gebunden werden kann, erhält man jeweils zwei Werte, für die Prof. Dr. *Schweigart* die Bezeichnung „Sauerstoffbindungswerte“ eingeführt hat. Diese Sauerstoffbindungswerte liegen für die Nüsse sehr hoch, die also mit einem hohen, stoffwechselchemischen Reaktionsvermögen ausgestattet sind, während alle Fette mit überwiegend gesättigten Fettsäuren (Tierfette, gehärtete Pflanzenfette) stoffwechselchemisch träge sind, d. h. sie werden schlecht umgesetzt und daher abgelagert.

Sportsleute schätzen schon seit langem

kleine Mengen konzentrierter Nußnahrung in Verbindung mit Frischobst als Trainingsnahrung. Das Fehlen von Reiz- und Giftstoffen, die den Stoffwechsel erschweren und Durst erzeugen, die geringe Belastung der Verdauungsorgane und die Zusammenballung von Energie-, Aufbau- und Mineralstoffen lassen die Nuß als spezielle „Sportlernahrung" vorzüglich geeignet erscheinen.

Nuß-Obst-Kost ist bei zahlreichen Krankheiten die geeignete Diätform, nämlich immer dann, wenn Chlor- und Purinkörperarmut (Purinstoffe finden sich besonders in Fleisch, Hartkäse, Kaffee und Tee) angebracht ist, also bei *Nieren-, Leber-, Kreislauf- und Gichtkranken.* Durch ihren hohen Nährwert ist sie dagegen bei Fettleibigkeit ungeeignet.

Die Nuß ist kein Naschwerk, sondern ein Nahrungsmittel von besonderer Güte und höchstem Energiegehalt. Viele Wirkungsmöglichkeiten hat die Natur in sie gelegt. Wir müssen sie uns nutzbar machen. Ihren hohen Wert charakterisiert am besten die Mitteilung von *Weitzel,* daß in Kalifornien große Bevölkerungsteile von Obst und Nüssen leben und sich bei dieser Ernährungsweise einer anerkannten Gesundheit erfreuen.

Wir haben also Grund genug, unsere Kenntnisse über die einzelnen Nußarten zu erweitern. Sie sollen deshalb, soweit sie für uns praktisch in Frage kommen, kurz beschrieben werden.

Bucheckern geben gutes Öl

Nur etwa alle zehn Jahre liefert die sehr weit verbreitete Buche *(Fagus silvatica)* eine reichere Ernte an Bucheckern. Sie gehört, wie die Edelkastanie *(Castanea),* zu den Gattungen der Buchengewächse (Fagazeen). Die bekannten dreikantigen, rotbraunen Nüßchen bilden eine beliebte Nahrung für die Tiere des Waldes und werden von den Menschen leider zuwenig beachtet. Dennoch haben die Bucheckern in den Hungerjahren der Nachkriegszeit eine zeitgeschichtlich fast bedeutsame Rolle gespielt. Als die Hungersnot im Jahre 1947 am größten war, war auch die Ernte des so selten seine Früchte in reicherem Maße spendenden Baumes ungewöhnlich ertragreich. Zahllose Frauen und Kinder sammelten Tag für Tag mühselig die Bucheckern, um Öl daraus pressen zu lassen.

Größere Mengen Bucheckern roh zu essen, auch wenn man sie von Schalen und Samenhaut befreit hat, ist nicht ratsam, da sie zuweilen Kopfschmerzen und Übelkeit hervorrufen. Die Schale enthält sogar den für Mensch und Tier giftigen Stoff Fagin.

Das Öl ist nach dem Erhitzen frei von giftigen Produkten und kann wie jedes andere Pflanzenöl in der Küche vorteilhaft verwendet werden.

Die Bucheckern ähneln in ihrem Gehalt an Fett, Eiweiß, Kohlenhydraten und Kalorien (Joule) sowie im Kochsalz- und sonstigen Mineralgehalt sehr den Erd- und den Haselnüssen. Auffallend hoch ist der Eisengehalt (25 mg%), der zur natürlichen Anregung der Blutbildung ausgenützt werden kann. Untersuchungen über den Vitamin- und Spurenstoffgehalt liegen leider noch nicht genügend vor.

Die Cashew-Nuß stärkt Herz und Nerven

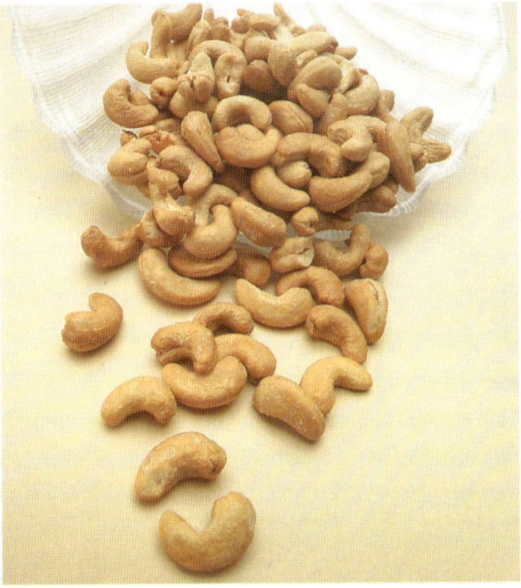

Hauptwirkstoffe in 100 g Frischsubstanz

Eiweiß	17,2 g
Fett	46 g
Kohlenhydrate	29,3 g
Natrium	15 mg
Kalium	460 mg
Kalzium	40 mg
Magnesium	270 mg
Phosphor	375 mg
Eisen	3,8 mg
Vitamin A	30 µg
Vitamin B_1	0,43 mg
Vitamin B_2	0,25 mg
Niacin	1,8 mg
Vitamin C	150-400 mg
Kalorien	600
Joule	2520

Die Cashew-Nüsse, in der Regel auch Kaschu-Nüsse genannt, sind in Wirklichkeit keine Nüsse. Der Kaschu-Baum *(Anacardium occidentale)* trägt „Kaschu-Äpfel", die zwar wie Äpfel aussehen, aber auch keine Äpfel sind, sondern Scheinfrüchte darstellen, da es sich bei den „Äpfeln" lediglich um den verdickten Fruchtstiel handelt. Dieser aufgetriebene Fruchtstiel ist etwa 5–15 cm lang und 4–7 cm breit. Auf dem Ende des „Apfels" sitzt eine 2,5–5 cm lange, bogenförmig gekrümmte Steinfrucht, die sogenannte Kaschu-Nuß. Sie ist also sozusagen ein Anhangsgebilde des Kaschu-Apfels. Wir bleiben bei den Bezeichnungen Kaschu-Apfel und Kaschu-Nuß oder auch Cashew-Nuß, weil sie sich allgemein durchgesetzt haben. Der Name stammt aus dem Indianischen (nämlich „Kaju"); die Heimat des Baumes sind Mexiko und Brasilien.

Der **Kaschu-Apfel**, gewöhnlich von roter bis gelber Farbe, besitzt eine dünne Schale, weiches, saftiges Fruchtfleisch mit wenig Säure, aber einem erheblichen Gehalt an „Phenolen", die adstringierend (zusammenziehend herb) und zuweilen scharf schmecken. Geschmack, Geruch und Aroma werden sehr unterschiedlich empfunden, so daß die Verwendung der Frucht nicht allgemein ist.

Die bis heute bekannten Wirkstoffe des Kaschu-Apfels wären aber eigentlich Grund genug, sich besser mit den gesundheitlichen und sogar medizinischen Wirkungsmöglichkeiten vertraut zu machen.

Nach Prof. Dr. *Karl Herrmann* (Institut für Lebensmittelchemie der Universität Hannover) beinhalten die gelben bis roten Kaschu-Äpfel erhebliche Mengen an Carotinoiden, darunter hauptsächlich β-Carotin, α-Carotin, ζ-Carotin und Kryptoxanthin. Zu erwähnen ist noch ein beträchtlicher Vitamin-C-Gehalt.

Der hohe Carotinoid-Gehalt des Kaschu-Apfels macht ihn zwar zu einer gesundheitlich wertvollen Frucht; sie ist aber sehr empfindlich, schlecht lager- und noch weniger transportfähig. In den Ursprungsländern wird sie frisch oder als Kompott verzehrt. Um ihren Gesundheitswert allgemeiner zugänglich zu machen, muß man den Apfel zu Saft, Pulpe oder Konzentraten verarbeiten und in Flaschen oder Dosen pasteurisieren. Damit wäre Lagerfähigkeit, Transport- und somit auch eine Exportmöglichkeit gegeben. Der Grund, für eine sachgemäße Verarbeitung einzutreten, ist nicht nur die küchenmäßige Verwendung des Kaschu-Apfels, sondern vor allem sein medizinischer Wert. Dieser wird in dem folgenden Zitat bestätigt.

„Beim 61. Jahreskongreß der Chirurgen in San Franzisko legte *E. Seifert* vom Albert Einstein College of Medicine dar, in welchem Maß Vitamin A das Wachstum von Krebsgeschwülsten und die Ausbreitung von Metastasen verhindert, indem es den Körper in seinem Kampf gegen die Tumorzellen unterstützt. Zwar ist die Vitamin-A-Verabreichung im Ausmaß nach oben begrenzt, weil große Dosen giftig sein können; aber im Krankheitsfalle braucht und verträgt der Körper größere Dosen als sonst, und wenn man Vitamin A als Provitamin, das heißt als Karotin, verabreicht, das die gleiche Wirkung hat, verwandelt er es nur in Mengen zu Vitamin A, die nicht giftig wirken."

Damit ist der Anlaß gegeben, sich des Kaschu-Apfels und seiner medizinischen Verwertung unter dem Gesichtspunkt des Krebsschutzes durch Karotin anzunehmen. Bisher werden die Kaschu-Äpfel nur der anhängenden Nuß wegen verwendet; im übrigen verderben die meisten unter den Bäumen.

Die **Kaschu-Nuß** hat als Steinfrucht einen ölhaltigen schmackhaften Samen, der als *Kaschukern* (Fruchtkern) zu bezeichnen ist. Wir werden aber weiter von der Kaschu-*Nuß* reden.

Etwa 3/5 der Frucht bilden die Schale, 2/5 machen die Kerne aus. Der Nährwert der Kaschu-Nuß ist hoch. Sie besteht zu 46% aus Fett, 17,2% aus Eiweiß und 29,3% aus Kohlenhydraten. Darüber hinaus weist sie – wie alle Nüsse – wertvolle Vitamine (B_1, B_2, Pantothensäure) und Mineralstoffe, vor allem Kalium, Kalzium, Magnesium, Phosphor und Eisen, auf. Auffallend hoch ist mit 270 mg der Wert für Magnesium. Bei der Analyse des Kaschu-Nußöls ließ sich ein Gehalt von 55–64% Ölsäure und 7–20% Linolsäure feststellen.

Auch aus den Nuß*schalen* kann man noch Öl gewinnen; es enthält aber auch giftige Substanzen, die schmerzhafte Blasen auf der Haut hervorrufen können.

Das Kaschu-Nußöl ist ein ausgezeichnetes Speiseöl, das als solches auch verwendet wird. Im übrigen werden die Nüsse, vielfach geröstet und etwas gesalzen, wie Erdnüsse gegessen. Der hohe Magnesiumgehalt der Nuß kommt besonders dem Herzen und den Nerven zugute.

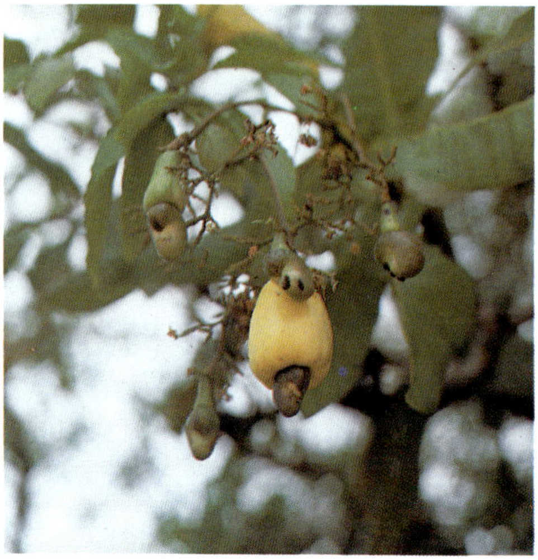

Der immergrüne Kaschubaum trägt 10–70 kg Nüsse. Er entwickelt gleichzeitig den gelben (oder roten), birnenförmig aussehenden Kaschu-Apfel, eine fleischige Erweiterung des Fruchtstiels – reich an Vitamin C.

Die Edelkastanie – das kleine Naturbrot

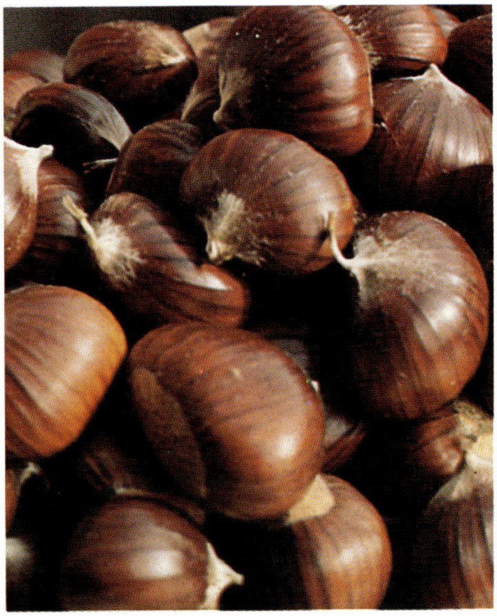

Hauptwirkstoffe in 100 g Frischsubstanz

Eiweiß	3,4 g
Fett	1,9 g
Kohlenhydrate	46 g
Natrium	2 mg
Kalium	410 mg
Kalzium	46 mg
Magnesium	42 mg
Phosphor	75 mg
Eisen	1,4 mg
Vitamin A	12 µg
Vitamin B_1	0,23 mg
Vitamin B_2	0,22 mg
Niacin	0,5 mg
Vitamin C	6 mg
Kalorien	215
Joule	878

Wie die Walnuß kam auch die Edelkastanie *(Castanea vesca)* in der Römerzeit über die Alpen zu uns und findet sich heute noch in klimatisch begünstigten Landstrichen. Früher beherrschten die Kastanien in Westeuropa ganze Wälder, während sie heute nur noch vereinzelt oder in kleinen Inseln in den westdeutschen Gebirgen anzutreffen sind. Die größten Bestände weist jedoch noch der Süden Europas auf, vor allem Italien, wo die als „Maronen" bezeichneten Früchte wie im Altertum einen wichtigen Bestandteil der Volksnahrung bilden.

Charakteristisch ist der hohe Kohlenhydratgehalt der Kastanie besonders in Form leicht löslicher Zuckerarten. Der Eiweißgehalt entspricht etwa dem der Körnerfrüchte und ist wie dieser nicht vollwertig. Auch der Fett- und Mineralgehalt gleicht dem der Körnerfrüchte. Die *Vitamine der B-Gruppe* sind reichlich, die anderen gering oder gar nicht vertreten. Unter den Mineralien herrschen Kalium und Phosphor vor.

Verwendung

Da die chemische Analyse zeigt, daß die Hauptnährstoffe in der Kastanie mengenmäßig etwa denen der Körnerfrüchte entsprechen, bezeichnet man sie auch mit Recht als *„kleine Brote, welche die Natur geschaffen hat" (Heupke).* Durch Rösten und Kochen werden die roh wegen ihres herben Geschmacks nur in geringen Mengen genießbaren Kastanien weich, mehlig, schmackhaft und sehr bekömmlich. Sie eignen sich so zu Mastkuren und infolge ihrer Kochsalzarmut für *Herz-, Kreislauf- und Nierenkranke.* Für Zuckerkranke ist allerdings der hohe Gehalt an Kohlenhydraten auf die erlaubte Menge anzurechnen.

Wichtig ist das Mehl der Kastanie, das sich auf Grund seiner leichten Verdaulichkeit besonders als Kost für Kranke, Kinder, Erschöpfte und zahnlose alte Leute emp-

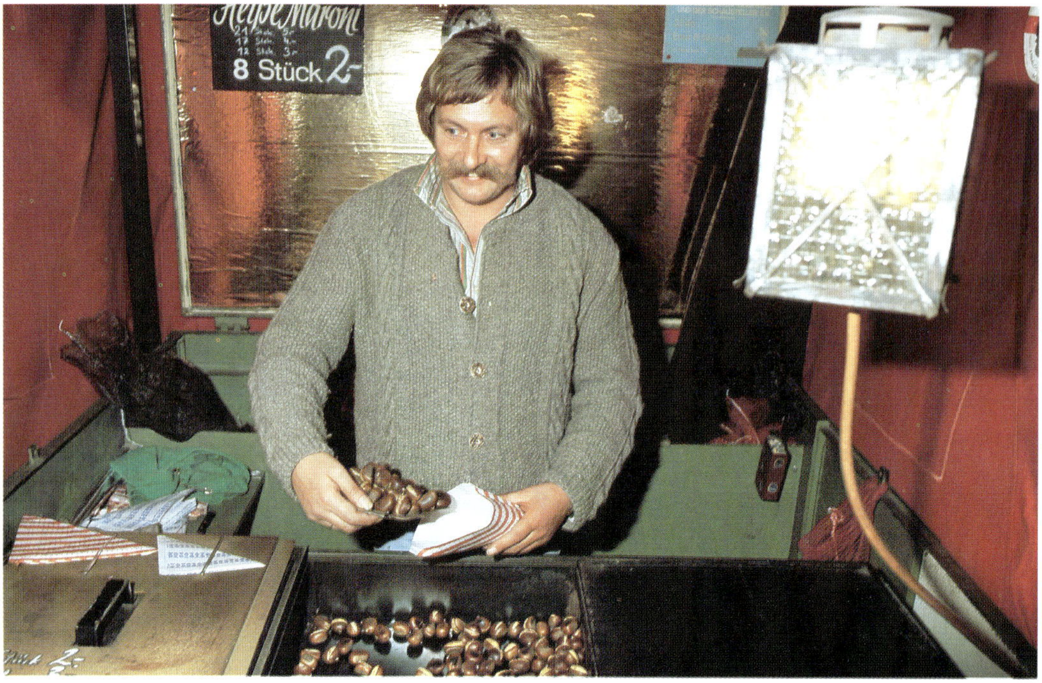

fiehlt. Man stellt es leicht selbst her. Zunächst werden die braunen, festen Schalen mit dem Messer entfernt, dann legt man die Früchte in sehr heißes, aber noch nicht kochendes Wasser. Nach kurzer Zeit läßt sich die Samenhaut leicht lösen. Anschließend kalt abwaschen und trocknen. Zuletzt dreht man sie durch eine grob eingestellte Kaffeemühle oder schrotet sie in einem elektrischen Mixgerät wie Nüsse oder Körnerfrüchte. Das so gewonnene Mehl eignet sich sehr gut zu Suppen von angenehmem Geschmack. Es eignet sich auch recht gut zum Backen und zwar allein und auch gemischt mit Getreidemehl. Kastanienbrot riecht sehr angenehm, schmeckt süßlich und bleibt lange frisch.

Gegenüber dem Getreide hat die Kastanie den Vorzug, basenüberschüssig zu sein, was für Rheuma- und Gichtkranke ebenso vorteilhaft ist wie die Armut an Natrium (2 mg) und der Reichtum an Kalium (410 mg).

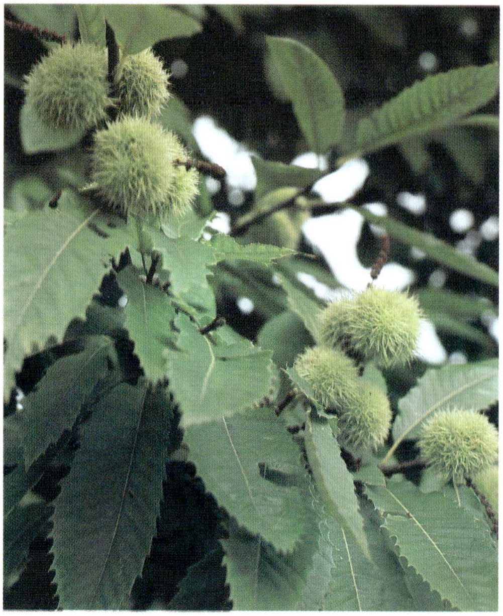

Edelkastanien, auch Maronen genannt, gelten als kleine Naturbrote. Unser Bild unten zeigt sie kurz vor dem Aufplatzen. ■ In südlichen Regionen unseres Landes, überhaupt in Südeuropa, begegnet man ihnen an jeder Straßenecke – den Maronenverkäufern.

Die Erdmandel hilft Zuckerkranken

Eine recht anbauwürdige Nahrungspflanze ist die bei uns ziemlich unbekannte Erdmandel *(Cyperus esculentes)*, eine Knollenfrucht des Zypermandelgrases aus der Familie der Riedgräser oder Cyperazeen. Wenn sie auch botanisch nicht zum Nußobst zu zählen ist, so soll sie doch an dieser Stelle wegen ihrer gleichen Verwendbarkeit Erwähnung finden.

Die Erdmandel darf nicht mit der Erdnuß *(Arachis hypogaea)*, auch nicht mit der Akkernuß oder Erdeichel *(Lathyrus tuberosus)* verwechselt werden.

Diese Knollenfrucht bildet wie die Sojabohne ein einzigartiges Nährstoffkonzentrat und wird heute noch vorwiegend in Spanien, in der Umgebung von Valencia, angebaut. Sie stammt ursprünglich aus Nordafrika, also aus subtropischem Klima, ist aber nicht an die warme Zone gebunden, sondern gedeiht auch recht gut in unseren Gärten. Abgesehen davon, daß die Pflanze nutzbares Gras liefert, entwickelt sie zahlreiche Knöllchen mit hohem Nährstoffgehalt, deren Analyse in trockenem Zustand folgende Werte ergab: Fett 20–24 %, Eiweiß (Rohprotein) 3–6,5 %, Rohzucker 15–23 %, Stärke 2–3 %, ferner Vitamin H und P und zahlreiche Enzyme.

Wirkungsweise

Das aus den Zypermandeln gewonnene Öl entspricht in jeder Weise den besten Speiseölen und dem Olivenöl, trocknet nicht, wird nicht leicht ranzig und weist einen nuß- bis mandelartigen Geschmack auf. Da es einen sehr hohen Gehalt an ungesättigten Fettsäuren (vor allem 15,2 % Linolsäure) besitzt, ist es ernährungsphysiologisch besonders wertvoll. Im ganzen Mittelmeergebiet gilt das Erdmandelöl als feines Speiseöl.

Der Nährwert wird natürlich auch weitgehend durch den Eiweiß-, Zucker- und Stärkegehalt bestimmt. Für die Verwertung der Fette ist unbedingt eine Zufuhr von Kohlenhydraten erforderlich, da die Fette nur „im Feuer der Kohlenhydrate" verbrennen. Das günstigste Verhältnis von Fett zu Kohlenhydraten ist dabei 1 : 2, d. h., wenn ich 50 g Fett verabreiche, müssen 100 g Kohlenhydrate hinzugefügt werden. Die Natur verwirklicht dieses optimale Verhältnis in der Frauenmilch, die 3,5 % Fett und 7 % Kohlenhydrate enthält. Das gleiche Verhältnis finden wir annähernd in der Erdmandel wieder, die im Durchschnitt 22 % Fett und 50 % Kohlenhydrate enthält.

Nähere Untersuchungen über den Vitamin- und Mineralgehalt der Zypermandel und ihres Öles liegen allerdings noch nicht vor.

Verwendung

Zur Verwendung in der Ernährung möchte ich darauf hinweisen, daß sich aus den Trockenknöllchen ein vorzügliches Mehl zur Bereitung von „Mandelgebäck" herstellen läßt, das sich besonders *gut für Zuckerkranke* eignet. Genau wie die echten Mandeln lassen sich auch die Erdmandeln zu Mandelmilch verarbeiten, die sich in Spanien vor allem zur heißen Jahreszeit allgemein als wohlschmeckendes und erfrischendes Getränk großer Beliebtheit erfreut. Die Erdmandel findet auch in der Schokoladenerzeugung und als Ersatz für Kakao und Kaffeebohnen Verwendung.

In der Diätetik bewährt sich die Erdmandel wahrscheinlich bei *Magen-Darm-Erkrankungen und Nervenleiden;* ausreichende Erfahrungen fehlen jedoch noch.

Die Erdnuß in der Diät bei Herz-Kreislauf-Erkrankungen

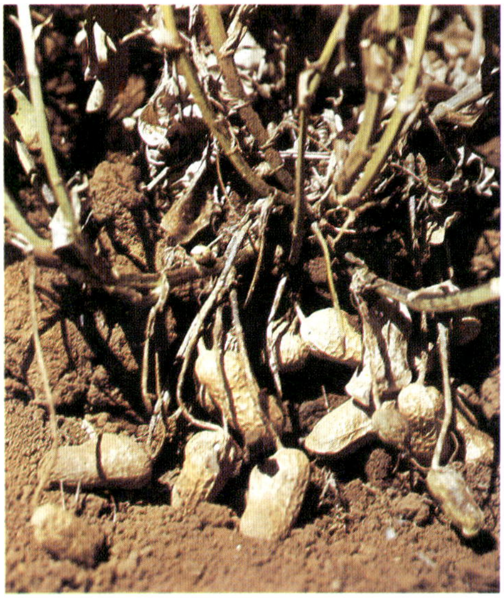

Hauptwirkstoffe in 100 g Frischsubstanz

Eiweiß	15 g
Fett	25 g
Kohlenhydrate	12 g
Kalium	670 mg
Kalzium	30 mg
Magnesium	50 mg
Phosphor	360 mg
Eisen	1,5 mg
Vitamin A	8 µg
Vitamin B_1	0,5 mg
Vitamin B_2	0,1 mg
Niacin	15,3 mg
Vitamin C	10 mg
Kalorien	333
Joule	1399

Der erste Europäer, der uns über die zu den Hülsenfrüchten zählende, aus Südamerika (Brasilien) stammende Erdnuß *(Arachis hypogaea)* berichtete, war der von 1513 bis 1524 auf Kuba als Minendirektor tätige Spanier *Oviedo.* Er fand hier die Nuß bereits in Gärten angebaut. Sie wird heute außer in den tropischen und subtropischen Gebieten Amerikas auch in West- und Ostafrika sowie in Ostindien kultiviert.

In den Kulturländern bilden die frischen und besonders gerösteten Samen (Nüsse) eine beliebte Nahrung. Durch Kaltpressung (erste und zweite Pressung) gewinnt man ein sehr rein schmeckendes, gutes Speiseöl, während das durch Warmpressung (dritte Pressung) erzeugte Öl nur für die Seifenfabrikation verwendbar ist. Scharf geröstete Erdnußkerne eignen sich auch als Kaffee-Ersatz. Die Preßrückstände (Erdnußkuchen, Erdnußmehl) bilden ein gutes Kraftfutter, da sie neben etwas Fett noch viel Eiweiß enthalten.

Die afrikanischen Nüsse sollen das beste, die ostindischen das schlechteste Öl liefern, während die japanischen eine hohe Ölausbeute ergeben *(Gistl).* Der Ölgehalt selbst schwankt zwischen 40 und 50 %. Er kann allerdings bei den tropischen Erdnüssen bis zu 53 % betragen. Bei den in gemäßigteren Zonen angebauten Erdnüssen nimmt er bis auf 25 oder gar 20 % ab, so daß sich eine Kultivierung hier nicht mehr lohnt. In den wärmeren Erdteilen bilden die Pflanzen mehr Öl als in den kälteren.

Wirkungsweise und Verwendung

Das kaltgepreßte Erdnußöl *(Oleum Arachidis)* stellt ein hellgelbes, geruch- und fast geschmackloses Öl dar. Es besteht wie alle Öle und Fette aus Verbindungen von Glyzerin mit verschiedenen Fettsäuren. Unter den Fettsäuren befinden sich gesättigte und ungesättigte. Unter den letzteren gibt es wiederum eine Gruppe, die man als

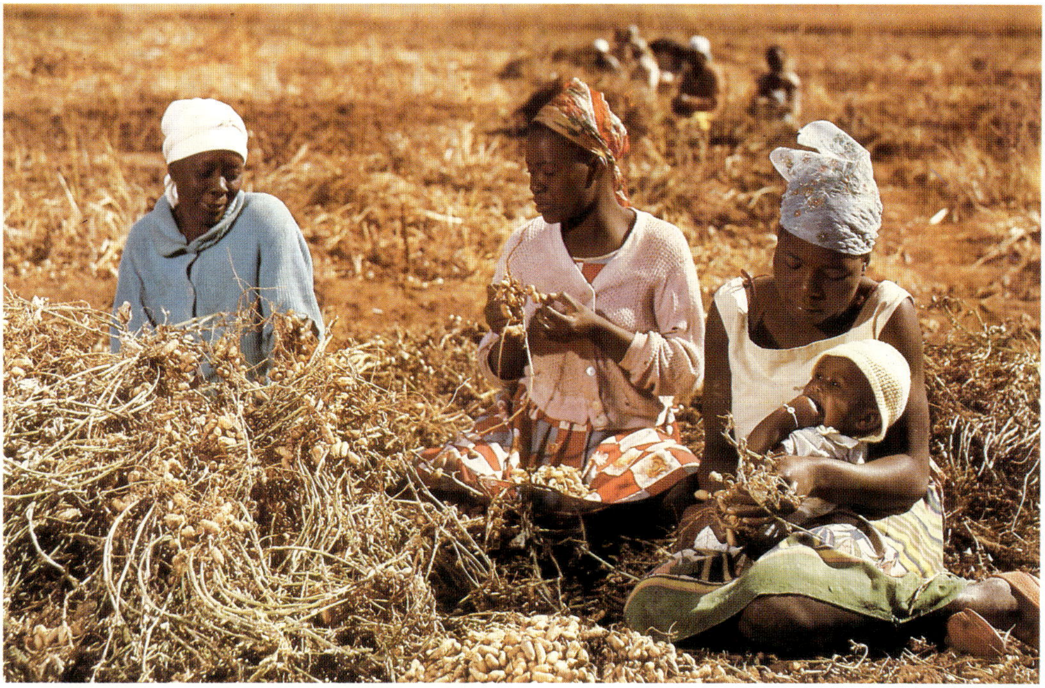

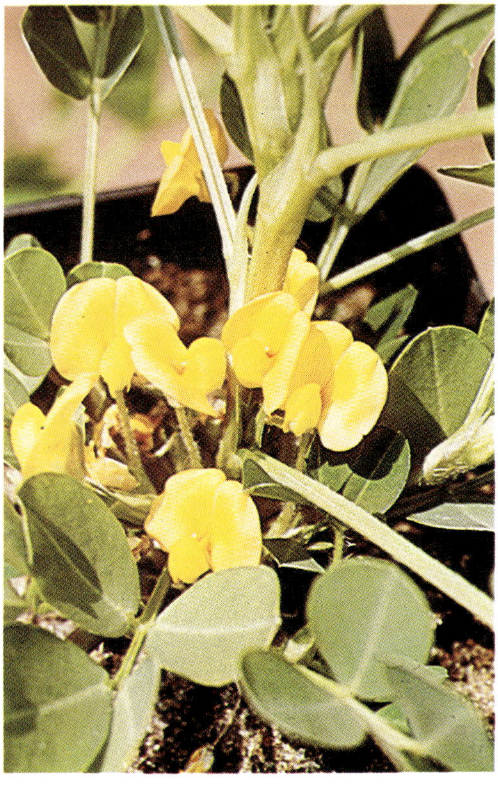

Erdnußernte in Kenia. Die Weltproduktion dieses wichtigen Grundnahrungsmittels liegt bei etwas über 20 Millionen Tonnen. Sein Eiweißgehalt ist höher als der anderer Nüsse. Brasilien, Indien, China, Mexiko und die USA sind die größten Produzenten. Erdnüsse beeinflussen auch die Blutgerinnung. ■ Links: Blühender Erdnußstrauch.

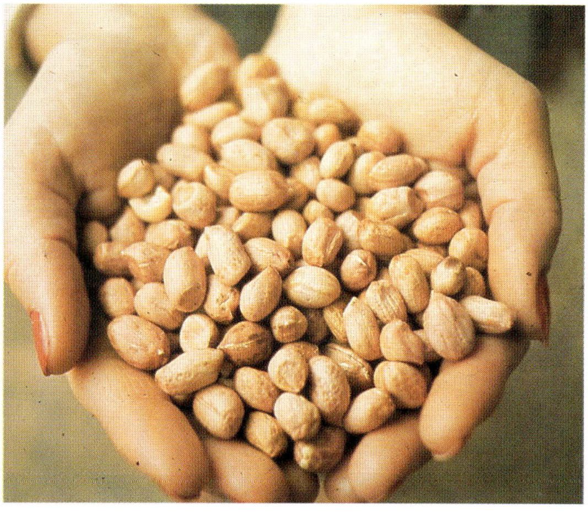

„essentiell" bezeichnet, das soll heißen, daß der menschliche Körper sie zwar benötigt, aber nicht selbst aufbauen kann. Sie müssen ihm mit der Nahrung zugeführt werden. Und hierin liegt der diätetische Wert des Erdnußöls. Die essentiellen Fettsäuren haben vitaminähnlichen Charakter. Sie sind im Stoffwechselgeschehen notwendig zur Gesunderhaltung der Haut, der Blutgefäße, für die Infektabwehr, das Wachstum und die normale Zellatmung.

Neue Untersuchungen über den Herzstoffwechsel – wie sie erst nach der von dem deutschen Nobelpreisträger *Forßmann* erstmalig im Selbstversuch erprobten Methode der direkten Sondierung des Herzens möglich wurde – ergaben, daß das Herz für seinen Energiebedarf an erster Stelle keinesfalls – wie man immer annahm – Kohlenhydrate verwertet. Es bevorzugt vielmehr für bis zu zwei Drittel seiner energieliefernden Verbrennungsprozesse die Fettsäuren. Mischungen von gesättigten und ungesättigten Fettsäuren werden dabei in einem stärkeren Umfang aufgenommen, als sie gerade gebraucht werden. Man muß daher annehmen, daß eine Reservebildung erfolgt.

Kaltgepreßtes Erdnußöl ist daher in der Diät zu verwenden bei Haut-, Herz- und Kreislauferkrankungen sowie allen Stoffwechselerkrankungen, wozu auch letztlich der Krebs gehört.

Gehärtetes Erdnußöl ist als Nahrungs- und Diätmittel völlig zu verwerfen, da durch den Härtungsprozeß die unentbehrlichen ungesättigten Fettsäuren zum großen Teil in gesättigte Fettsäuren übergeführt werden.

Die Haselnuß – eine Nervennahrung

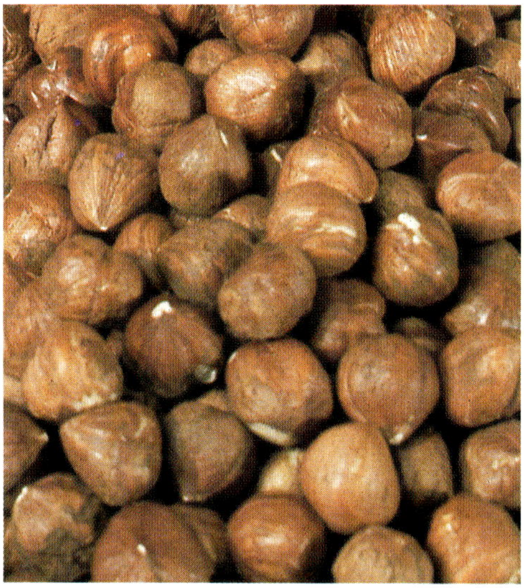

Hauptwirkstoffe in 100 g Frischsubstanz

Eiweiß	13 g
Fett	61 g
Kohlenhydrate	13,7 g
Natrium	2 mg
Kalium	630 mg
Kalzium	225 mg
Magnesium	150 mg
Phosphor	330 mg
Eisen	3,8 mg
Vitamin A	4 µg
Vitamin B_1	0,4 mg
Vitamin B_2	0,2 mg
Niacin	1,6 mg
Vitamin C	3 mg
Kalorien	656
Joule	2755

Der in fast ganz Europa und Vorderasien und zum Teil auch in Nordamerika heimische Haselnußstrauch *(Corylus avellana),* der zu den Birkengewächsen (Betulazeen) zählt, bedeckte früher große Flächen und bildete damals eine wichtige Nahrungsquelle. Heute finden wir den selten baumartig wachsenden Strauch nur noch vereinzelt oder in geringen Beständen.

Neben dem Haselstrauch gibt es auch die ebenfalls strauchartig wachsende Lambertsnuß *(Corylus maxima),* die größer und länger ist. Im Balkan und in der Türkei wächst auch der baumförmig wachsende Baumhasel *(Corylus colurna)* mit rundlichen Nüssen.

Wir ersehen aus der Tabelle über die Hauptwirkstoffe, daß die Haselnuß einen sehr hohen Gehalt an fettem Öl besitzt (48–66 %), weshalb sie als Öllieferant für Speise- und industrielle Zwecke sehr geschätzt wird. Wenn die Nüsse gründlich gekaut werden, eignen sie sich für den Frischverzehr sehr gut, zumal 15–20 Haselnüsse bei dem hohen Eiweiß- und Fettgehalt für eine Mahlzeit ausreichen. Die Ausnutzung ist jedoch wesentlich größer, wenn sie vorher zerstoßen, zerrieben oder am besten in einer Nußmühle oder einem elektrischen Mixgerät gemahlen werden. In dieser Form spielen sie für die Ernährung der *Zuckerkranken,* für Mastkuren und zur Stärkung der Nerven eine Rolle.

Beliebt ist die Haselnuß zur Herstellung hochwertiger Erzeugnisse, wie Nußmilch, Nußbutter, Nußmus, Nußpaste, Nußfruchtpaste, Nußbratlinge, Nußfleisch, Nußpasteten, Gebäck und Kuchen. Ein Gemisch aus gemahlenen Nüssen mit etwas Honig und reichlich süßer Sahne trägt zur schnellen Erneuerung der Kräfte Genesender wesentlich bei.

Am einfachsten und besten ist die Verwendung in Form von Haselnußmus (z. B. das Fertigerzeugnis „granoVita Haselnußmus" aus dem Reformhaus). Es ist hervorragend geeignet als Brotaufstrich, besonders zusammen mit Honig. Aber es ist auch sehr beliebt für Mayonnaisen, Quarkspeisen, Backwaren und als Zugabe ins Müsli. Mit Haselnußmus gewinnt eine rein vegetarische Nahrung sofort den Wert einer Vollwertkost.

Die Haselnuß bildet auch einen Hauptbestandteil des „Studentenfutters". Es besteht aus geschälten Nüssen, wobei man Hasel-, Wal-, Para-, Cashew-, Pecan-, Macadamia- oder Piniennüsse verwenden kann. Mehr als zwei bis drei Nußarten werden dazu nicht benötigt. Die Nüsse vermischt man dann noch mit Trockenfrüchten. Man darf das „Studentenfutter" nicht lange liegen lassen, damit keine schädliche Schimmelbildung auftritt.

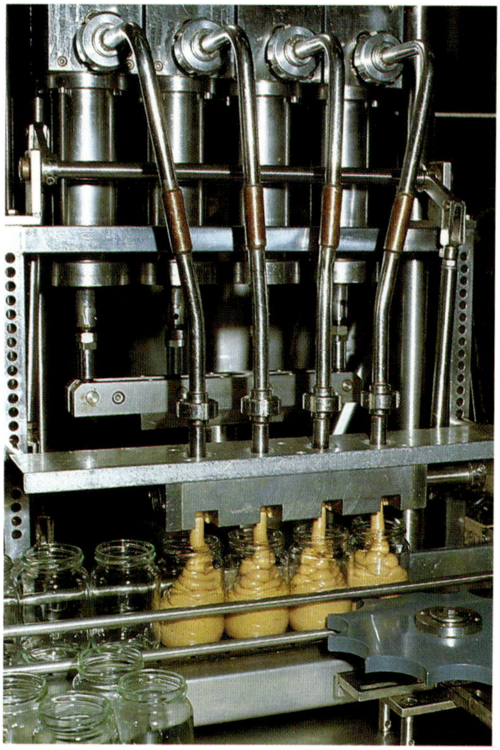

Nußmuse gehören zu unseren gehaltvollsten Nahrungsmitteln. Sie sind Kraftspender ersten Ranges. Unser Bild zeigt eine Abfüllanlage für Haselnußmus.

Kokosnuß ein nützlicher Fremdling aus dem Süden

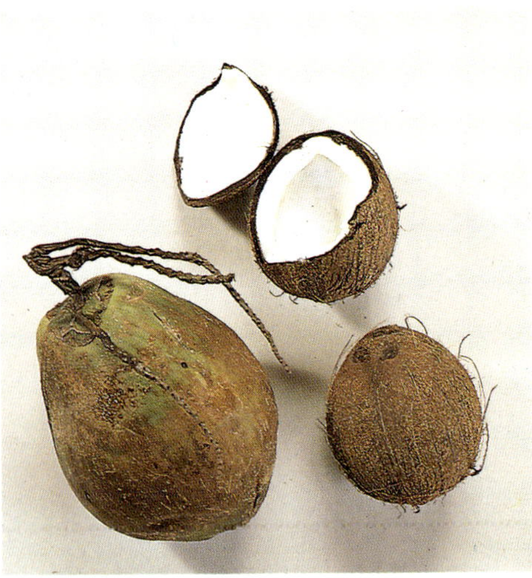

Hauptwirkstoffe in 100 g Frischsubstanz

Eiweiß	4,2 g
Fett	34 g
Kohlenhydrate	11 g
Natrium	25 mg
Kalium	410 mg
Kalzium	46 mg
Magnesium	42 mg
Phosphor	75 mg
Eisen	2 mg
Vitamin B_1	0,05 mg
Vitamin B_2	0,02 mg
Niacin	0,6 mg
Vitamin C	2 mg
Kalorien	367
Joule	1541

Die Kokospalme gehört zu den vielseitigsten Kulturpflanzen. Ihre Fiederblätter werden 3 bis 7 m lang, 1 m breit und wiegen 10 bis 15 kg. Etwa 20 bis 30 Stück dieser Blätter bilden die für die Kokospalme typische Rosettenkrone.

Kokospalmen blühen schon als junge Pflanzen, aber erst nach sieben Jahren können sie reife Früchte bilden.

In den Tropen erfreut sich die Kokosnuß *(Cocos nucifera)* mit dem unter einer harten Schale sitzenden, weißen und nahrhaften Fleisch und ihrer erfrischenden Milch bei Eingeborenen und Weißen großer Beliebtheit. Kokosfleisch und Kokosmilch bilden ein tropisches Volksnahrungsmittel, da diese Nuß außerordentlich vielseitig verwendbar ist. Sie wird gerieben, gebraten, gekocht und zu zahlreichen pikanten Backwaren verwendet, die mit Früchten gefüllt werden.

Ebenso sind Kokosöl und Kokosfett in der tropischen Küche fast unentbehrlich. Die anspruchslosen Kokospalmen liefern den Eingeborenen nicht nur die Nüsse, deren Schalen sogar häufig als Trinkgefäß benutzt werden, sondern auch die knisternden Palmblätter zur Bedachung ihrer Lehmhütten und das Mark der Palme, das einen spargelähnlichen Geschmack aufweist und in den Städten als Delikatesse verkauft wird.

Wirkungsweise und Verwendung

Sowohl der Eiweiß- als auch der Fettgehalt können mit dem der Nüsse nicht konkurrieren. Die Eiweißbausteine, die als unbedingt notwendig gelten (essentielle Aminosäuren), sind jedoch in der Kokosnuß in ausreichender Menge vorhanden. Außer etwas Öl- und Linolsäure sind im Fett der Kokosnuß die ungesättigten Fettsäuren nicht genügend vertreten, um das Fett als diätetisch besonders wertvoll bezeichnen zu können.

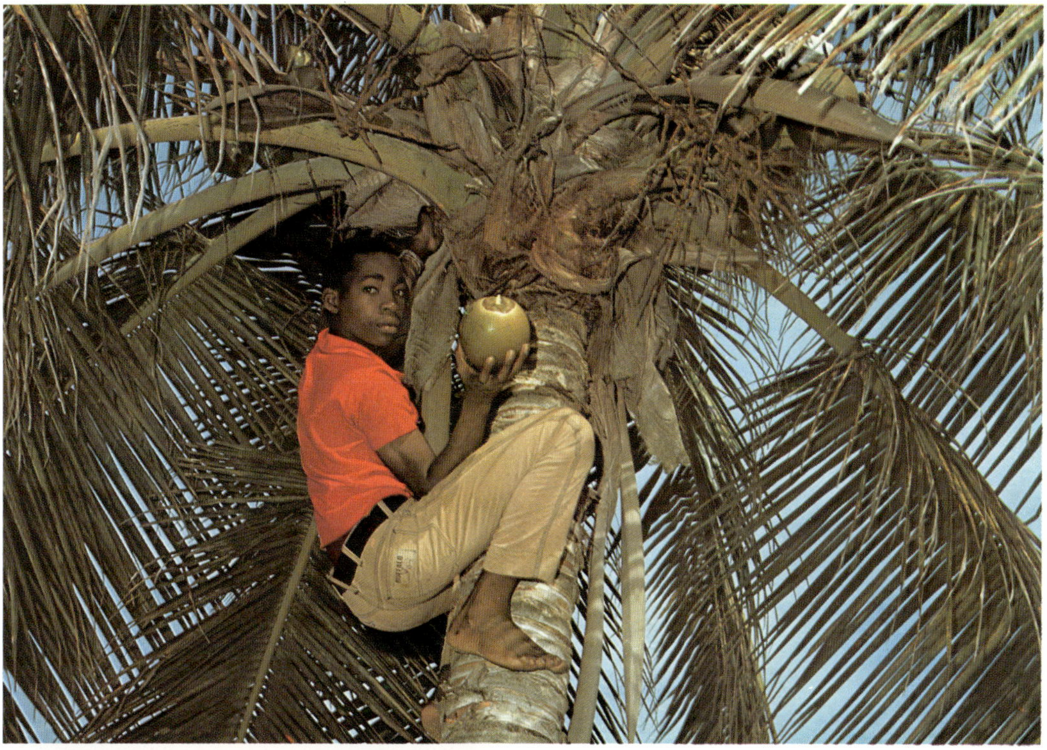

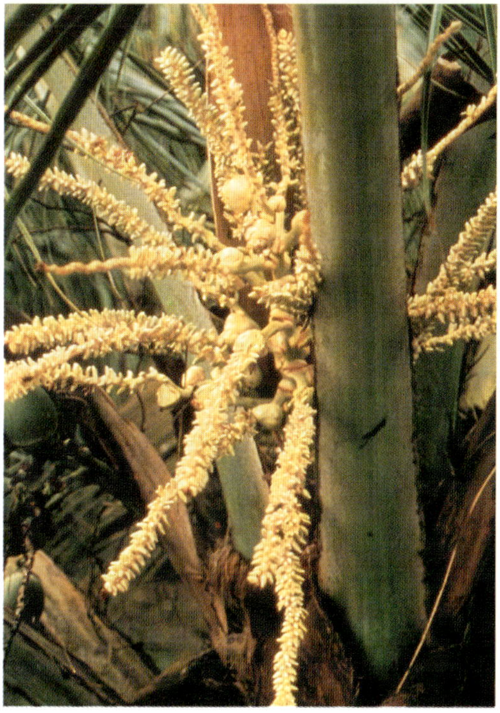

Die Kokosnuß ist eine vielseitig verwendbare Frucht, die sich großer Beliebtheit erfreut. Sie wächst nur in warmen Regionen, da sie sehr kälteempfindlich ist. Die Kokospalmen werden bis zu hundert Jahre alt und 30 m hoch. In bis zu 10 Fruchtständen tragen sie 5–10 Früchte, die je rund 5 Pfund wiegen können. ■ Links: Blütenstände der Kokospalme. Von den 500–800 Blüten werden nur etwa 25 % befruchtet. Nach dem 15. Jahr liefert die Kokospalme 70 Jahre lang 50–100 Früchte pro Jahr.

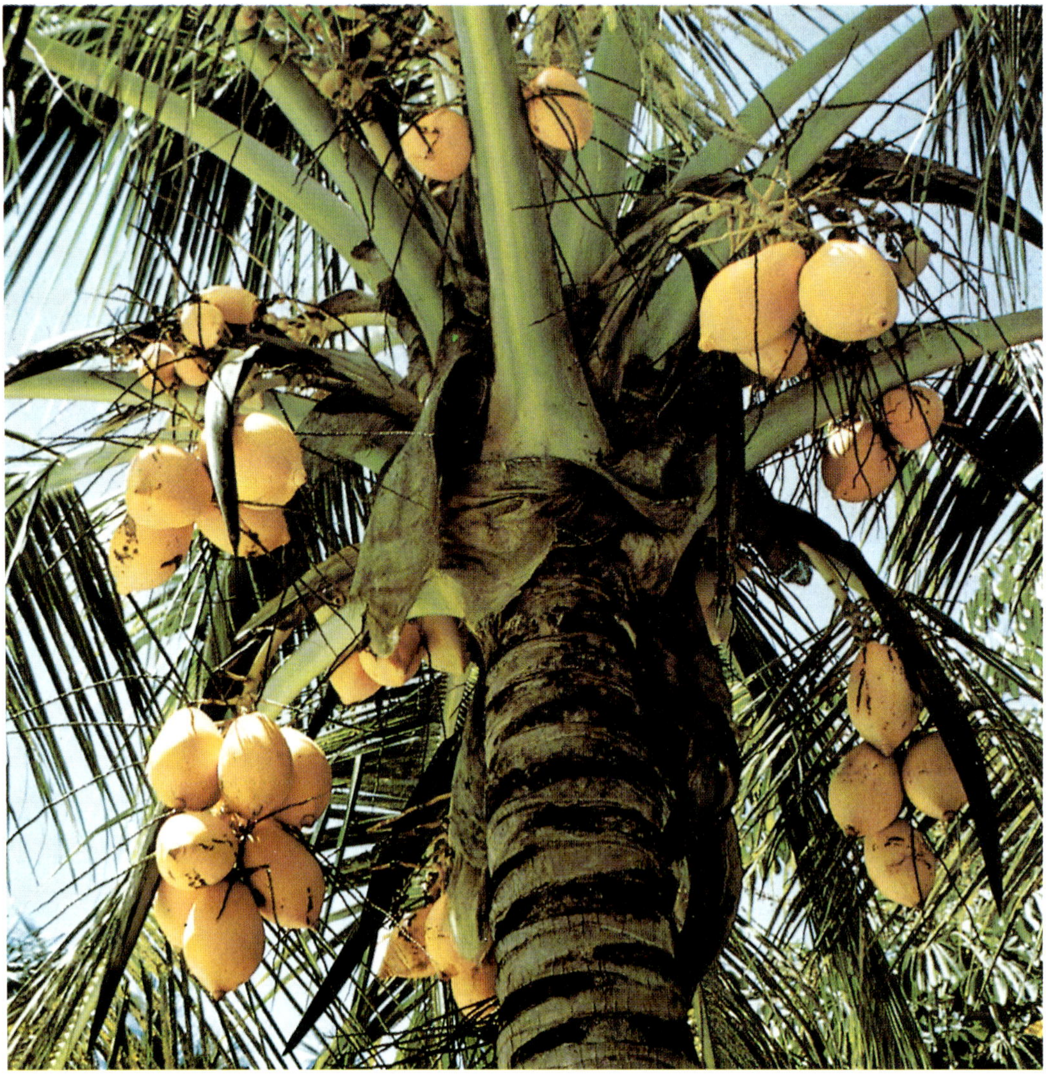

Reife Kokosfrüchte in der Baumkrone.

Unter den Mineralien, Vitaminen und sonstigen Funktionsstoffen ragt kein Faktor wesentlich hervor. Typisch ist vielleicht der relativ hohe Natrium- und gleichzeitig niedrige Kaliumgehalt gegenüber den Nüssen. In Gegenden, in denen man wegen der Hitze stark transpiriert, verliert man erhebliche Mengen an Natrium, das durch Kokosmilch, die 25 mg Natrium auf 100 g enthält, ersetzt werden kann. Außerdem ist Kokosmilch besonders erfrischend.

Das Fleisch der Kokosnuß und der Milchsaft sollen – auf nüchternen Magen gegeben – einige Bandwurmarten abtreiben.

Die Kokosnuß, dieser Fremdling aus dem Süden, verdient es durchaus, in unser Ernährungsprogramm aufgenommen zu werden. Seinen heilenden Kräften müßte man noch ein eingehendes Studium widmen.

Die Macadamianuß erfreut durch Wohlgeschmack

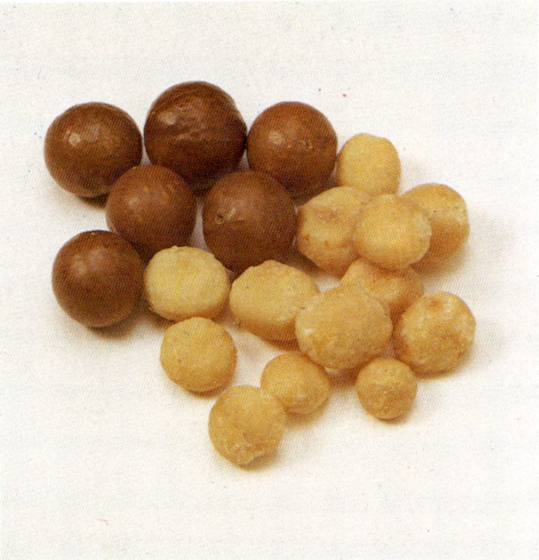

Hauptwirkstoffe in 100 g Frischsubstanz

Eiweiß	8 g
Fett	72 g
Kohlenhydrate	16 g
Kalium	265 mg
Kalzium	48 mg
Phosphor	161 mg
Eisen	2 mg
Vitamin B_1	0,34 mg
Vitamin B_2	0,11 mg
Niacin	1,3 mg
Kalorien	768
Joule	3213

Der immergrüne, bis 10 m hoch wachsende Macadamia-Baum *(Macadamia integrifolia)* ist in den küstennahen Regenwäldern von Neusüdwales und dem südlichen Queensland beheimatet. Der Baum wurde von Australien nach Hawaii verpflanzt, und erst im Jahre 1960 gelangten seine Früchte erstmals auf den amerikanischen Markt. Heute wird der Macadamia-Baum hauptsächlich in Australien und auf Hawaii angebaut.

In den Anbauländern bezeichnet man die Früchte auch als Australische oder Queensland-Nüsse. Es handelt sich eigentlich nicht um echte Nüsse, sondern um Steinfrüchte. Die Ernten ergeben bereits 9500 t jährlich. Die Nüsse sehen wie große Haselnüsse aus (Durchmesser 2–3 cm) und besitzen eine harte, hellbraune Steinschale. Sie hängen in langen, weintraubenähnlichen Rispen von den Bäumen.

In Geruch, Geschmack und Aroma ähneln die weißen bis cremefarbenen Samenkerne ebenfalls der Haselnuß. Wegen ihres guten Geschmacks sollen sie die besten der bekannten Nüsse sein. Roh werden sie nicht verzehrt. Ihr Aroma entsteht erst richtig nach Erhitzen in heißem Öl oder nach dem Rösten (Trockenrösten bei 135° C, 40–50 Minuten lang). Geröstet werden sie zu Getränken, Gebäck, Desserts und Salaten gereicht. Auch die Süßwarenindustrie ist an ihrer Verwendung interessiert.

Das Fett enthält 55–64% Ölsäure und 1,3% Linolsäure, ist also im Verhältnis zu anderen Nüssen (Pistazie, Pecan, Kaschu, Hickory) arm an ungesättigten Fettsäuren, die ja einen besonderen Wert für den Zellstoffwechsel besitzen.

Die Macadamianuß ist ein gutes und ihres Geschmacks wegen beliebtes Nahrungsmittel. Ein besonderer medizinischer Wert läßt sich nicht erkennen.

Mandeln haben heilende Kraft

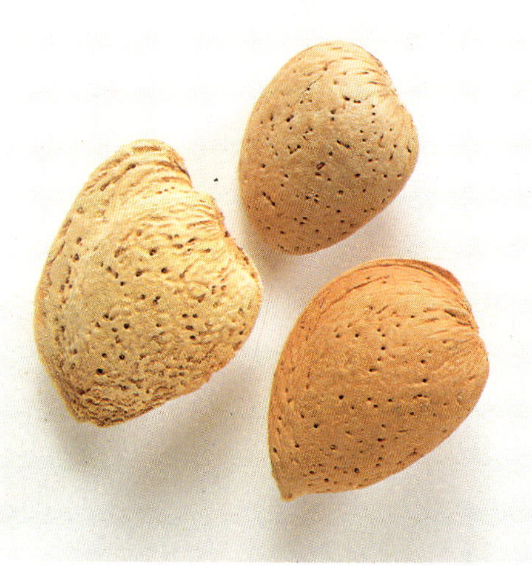

Hauptwirkstoffe in 100 g Frischsubstanz

Eiweiß	19 g
Fett	54 g
Kohlenhydrate	19,5 g
Natrium	3 mg
Kalium	690 mg
Kalzium	234 mg
Magnesium	252 mg
Phosphor	500 mg
Eisen	4,7 mg
Kupfer	1,2 mg
Mangan	20 mg
Vitamin A	23 µg
Vitamin B_1	0,25 mg
Vitamin B_2	0,95 mg
Niacin	3,5 mg
Pantothensäure	400 mg
Vitamin E	15 mg
Kalorien	640
Joule	2688

Jeder von uns kennt die mit einer samtartig behaarten, etwas lederigen Haut umhüllten Steinfrüchte der Mandel. Der Mandelbaum *(Amygdalus communis)* ist ein dem Pfirsichbaum ähnlicher Rosenblütler (Rosazeen) und blüht vor dem Erscheinen der Blätter im März und April. An der geschützten Bergstraße vor allem können wir im Frühjahr die mit zarten, prächtigen rötlichen Blüten bedeckten Bäume bewundern. Leider fallen die empfindlichen Blüten oft vorzeitig dem Frost zum Opfer. Die Heimat des Mandelbaumes sind Zentralasien und Turkestan, wo er heute noch wild vorkommt.

Als wichtigen Handelsartikel unterscheidet man Mandeln verschiedener Güte und Herkunft, z. B. spanische Mandeln, italienische Mandeln, Berber-Mandeln (aus Nordafrika) und deutsche Mandeln.

Ihr Verbrauch in Konditoreien und Feinbäckereien ist wegen ihres feinen Geschmacks nicht unerheblich. Sie haben darüber hinaus auch einen besonderen Nähr- und Heilwert; zu beachten ist allerdings, daß bittere Mandeln ausgeschieden werden müssen, da sie einen beträchtlichen Blausäuregehalt aufweisen, der stark giftig wirkt. Sechzig bittere Mandeln können tödlich sein.

Wie aus der Tabelle ersichtlich ist, verteilen sich die Nährstoffe in der Mandel ähnlich wie in den Nüssen; sie hat daher auch den gleichen Wert für Ernährung und Diät wie diese.

Wirkungsweise und Verwendung

Eine wichtige Besonderheit besteht aber bei den Wirkstoffen. Die Mandeln weisen nämlich einen besonders hohen Magnesiumgehalt auf (170–252 mg %). Siehe dazu auch den Vergleich mit den in der Tabelle aufgeführten Nüssen.

Die Heilwirkung der Mandeln ist wohl hauptsächlich auf ihren *Magnesiumgehalt* zurückzuführen. Überall da, wo der Körper gegen schädliche äußere Einflüsse Widerstand leisten muß, findet sich organisch gebundenes Magnesium in Verbindung mit Kalzium und Kalium, so in der äußeren Haut, im Zahnschmelz, in den Fingernägeln und in den Haaren. Der Körper braucht es aber auch zur Aufrechterhaltung der Muskelspannung, und manche Forschungsergebnisse lassen darauf schließen, daß es zur *Abwehr der krebsigen Entartung* der Zellen unentbehrlich ist. Nahrungsmittel mit hohem Magnesiumgehalt – wie die Mandel – gehören daher neben Apfelsinen, Buchweizen, Gerste, Hafer, Mais, Sellerie, Sojabohnen, Erd-, Para- und Walnüssen zur krebsfeindlichen Diät.

Neben dem Knochen, der phosphorsaures Magnesium enthält, ist besonders der Knorpel magnesiumreich und bedarf dieses Elements wahrscheinlich zur normalen Funktion, was hinsichtlich der zahlreichen Knorpel-Knochen-Entartungskrankheiten wichtig erscheint.

Für das Nervenleben ist Magnesium offenbar von ähnlicher Wichtigkeit wie der Phosphor, wenn auch noch nicht viel Genaues darüber gesagt werden kann. Interessant ist wohl die Magnesiumnarkose, die sich durch Kalzium sofort aufheben läßt.

Magnesiumsalze besitzen eine deutliche Wirkung bei bestimmten Herzunregelmäßigkeiten und steigern die Abwehrkraft des Blutes gegen Bakterien (Staphylokokken), besonders aber die bakterienvernichtende Kraft der weißen Blutkörperchen.

Ernährungsversuche haben ferner gezeigt, daß magnesiumarme Kost während der Zahnentwicklung zu schweren Veränderungen der Zahnhartgewebe (vor allem am Schmelzorgan) führt.

Dr. *Bircher-Benner* hat auf die Bedeutung der Mandelmilch, insbesondere für die Säuglingsernährung, hingewiesen. Diese „Pflanzenmilch" hat gegenüber der tierischen Milch auf Grund ihrer pflanzlichen Eiweißstoffe wesentliche Vorteile. Die pflanzlichen Eiweißstoffe verändern sich nämlich weniger leicht als die tierischen und bleiben längere Zeit gut erhalten. Sie sind meist auch leichter verdaulich als die tierischen Eiweißstoffe und führen weniger zu Fäulnisvorgängen im Darm. Diese Vorteile machen die Mandelmilch zu einer speziellen *Heilnahrung bei Ekzemkindern*, die durch Kuhmilch eine Verschlimmerung oder starkes Nässen ihres Ekzems erfahren. Der Ersatz des tierischen Eiweißes durch pflanzliches wirkt hier heilend.

Bei *akuten Durchfällen der Säuglinge* hat sich als Einstelldiät ebenfalls eine Mischung von Mandelmilch und Molke als wirksam erwiesen. In diesen Fällen sollte man jedoch die genaue ärztliche Vorschrift einholen. Eine Heilnahrung bedeutet die Mandelmilch auch bei Ernährungsstörungen der Säuglinge im Verlauf von Infektionen. Als *normale* Säuglingsnahrung wird die Mandelmilch wegen ihrer Kalkarmut von den Kinderärzten abgelehnt, besonders bei Neugeborenen und bei Kleinkindern mit Untergewicht.

Für den Erwachsenen, für Kranke und Genesende ist die Mandelmilch jedoch ein vorzügliches, bekömmliches und erfrischendes Getränk und ist bei Sodbrennen ebenso hilfeich wie Soja- und Kuhmilch.

Herstellung der Mandelmilch

Nach Prof. *Heupke* brüht man 250 g Mandeln mit kochendem Wasser, zieht die Haut ab und trocknet die Kerne. Dann werden die süßen Mandeln in einer Mandelmühle zerkleinert und darauf im Mörser mit vier Eßlöffeln kaltem Wasser möglichst kleingestoßen und verrieben. Man gibt die Masse in eine Schüssel und verrührt sie mit einem knappen Liter abgekochtem und wieder erkaltetem Wasser. Nachdem die Mandelmilch zwei Stunden in der Kälte gestanden hat, wird die Flüssigkeit durch ein feines Tuch geseiht. Die Mandelmilch

Nähr- und Wirkstoffübersicht der Mandel, Haselnuß, Walnuß und Erdnuß

100 g eßbarer Substanz enthalten im Durchschnitt		Mandel	Haselnuß	Walnuß	Erdnuß
Eiweiß	in Gramm	19	13	15	15
Fett	in Gramm	54	61	64	25
Kohlenhydrate	in Gramm	19,5	13,7	13,5	12
Kalorien		640	656	690	333
Joule		2688	2755	2898	1399
Natrium	in Milligramm	3	2	5	5
Kalium	in Milligramm	690	630	570	670
Kalzium	in Milligramm	234	225	70	30
Magnesium	in Milligramm	252	150	135	50
Phosphor	in Milligramm	500	330	440	360
Eisen	in Milligramm	4,7	3,8	2,1	1,5
Kupfer	in Milligramm	1,2	1,2	1	—
Mangan	in Milligramm	20	35	12	42
Vitamin A	(in µg)	23	4	10	8
Vitamin B_1	in Milligramm	0,25	0,4	0,35	0,5
Vitamin B_2	in Milligramm	0,95	0,2	0,1	0,1
Niacin	in Milligramm	3,5	1,6	1	15,3
Pantothensäure	in Milligramm	400	21	+	2,14
Vitamin C	in Milligramm	—	3	15	10
Vitamin E	in Milligramm	15	1,15	1,5	1

hält sich 24 Stunden lang frisch, wenn sie in gut gereinigten Flaschen auf Eis gestellt wird. Eine wohlschmeckende, süße Mandelmilch kann man durch Aufschwemmung von gutem, weichem Marzipan in Wasser herstellen.

Die Vorschrift von Prof. *Glanzmann* lautet: 150 g süße Mandeln werden in kaltem Wasser 12 bis 24 Stunden stehengelassen, hierauf geschält und in einer Mühle zerkleinert. Dann werden die Mandeln partienweise in einem Mörser unter allmählichem Zusatz von einem Liter Wasser etwa eine halbe Stunde lang zerrieben, was durch Beigeben von etwas gewaschenem Seesand erleichtert wird. Zuletzt wird die so hergestellte Mandelmilch durch ein Seihtuch filtriert und mit dem gleichen Quantum Molke vermengt. Zum Schluß Zusatz von drei Prozent Reis- oder Maismehl und fünf Prozent Zucker, gut aufgekocht. Dabei zeigt die Mandelmilch eine ganz feine Koagulation.

Aus dem in Reformhäusern erhältlichen, qualitativ einwandfreien Mandelpüree kann man sehr schnell Mandelmilch durch

Zugabe von Wasser anrühren. In diesem Zusammenhang sei erwähnt, daß sich von Sojabohnenmehl, Sonnenblumensamenmehl und Erdmandeln ebenfalls eine ausgezeichnete „Pflanzenmilch" herstellen läßt.

Aus zerstoßenen süßen und bitteren Mandeln gewinnt man durch kalte Pressung *Mandelöl*, das den besonderen Vorzug hat, an der Luft nicht zu trocknen und daher als Schmieröl für die Feinmechanik und Uhrmacherei brauchbar ist. In der Heilkunde benutzt man das fette Mandelöl zum Erweichen von verhärtetem Ohrenschmalz und zu Hautölen. Der bei der Ölpressung verbleibende Rückstand findet als Mandelkleie Verwendung.

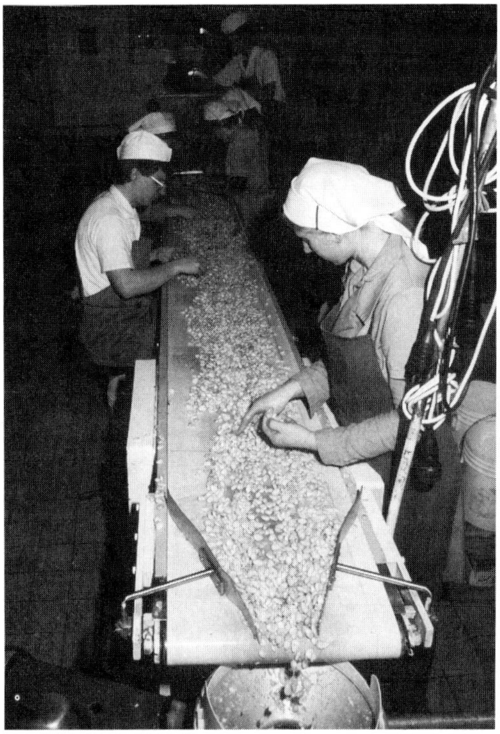

Mandeln werden auf dem Laufband sortiert. Sie sind ein unerläßlicher Zusatz zu allem Backwerk.

Die Verwendung der bitteren Mandel

Die *bitteren* Mandeln sind in der Naturheilkunde als gutes Mittel gegen Lungenstauung und den hierdurch bedingten „Herzhusten", gegen Stenokardien und gegen Überfunktionszustände der Schilddrüse (Hyperthyreose, Thyreotoxikose) bekannt. Die Wirkung beruht auf dem *Blausäuregehalt* der bitteren Mandeln. Eine Erklärung für diese Wirkungen liefert die von dem Wiener Arzt *H. Brunner* beobachtete starke Einschränkung des Sauerstoffverbrauchs. Dadurch wird der Kreislauf geschont und der Grundumsatz herabgesetzt (Hemmung der Schilddrüsenhormonwirkung).

Die homöopathische Medizin kennt ebenfalls die Blausäure als sehr wirksames Mittel gegen das Versagen der Herzkraft und gegen den gefährlichen Kollaps, das Versagen der Blutgefäßspannung (oder der Vasomotoren). Man gibt in solchen Fällen *täglich eine bittere Mandel.*

Den gleichen Effekt kann man übrigens – wiederum auf dem Blausäuregehalt beruhend – mit Bittermandelwasser *(Aqua Amygdalarum amararum)* erreichen, das aus bitteren Mandeln hergestellt wird. Hierbei ist jedoch zu bedenken, daß die Blausäure nur in den winzigen homöopathischen Dosierungen den gewünschten Heileffekt ausübt, jede Überdosierung dagegen schädliche Folgen hat.

Bittermandelwasser hat einen konstanten Gehalt von 0,1 % Zyanwasserstoff. Die tödliche Dosis wurde mit 50 ccm = 0,06 g Blausäure erreicht.

Die zu Heilzwecken benötigte Dosis ist so gering, daß selbst nach monatelanger Verabfolgung keinerlei schädliche Wirkungen zu befürchten sind. Die Heildosis beträgt 3mal täglich 1–2 g = 40–80 Tropfen Bittermandelwasser. Man nimmt zunächst 14 Tage lang 3mal täglich 80 Tropfen, dann weiterhin 3mal täglich 20 Tropfen für die Dauer von drei Monaten.

Paranüsse ersetzen eine Mahlzeit

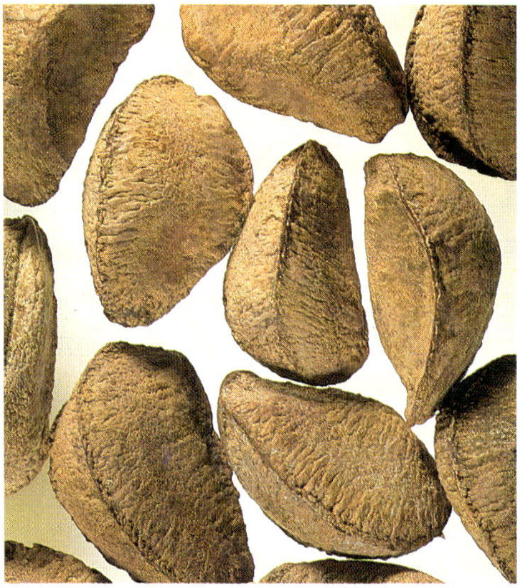

Hauptwirkstoffe in 100 g Frischsubstanz

Eiweiß	14 g
Fett	67 g
Kohlenhydrate	11 g
Natrium	2 mg
Kalium	670 mg
Kalzium	130 mg
Magnesium	225 mg
Phosphor	600 mg
Eisen	2,8 mg
Vitamin A	3 µg
Vitamin B_1	1 mg
Vitamin B_2	0,1 mg
Niacin	1,5 mg
Vitamin B_6	0,11 mg
Vitamin C	2 mg
Vitamin E	6,5 mg
Kalorien	703
Joule	2998

Unter dem Namen Paranuß kennen wir die sehr harten, dreikantigen, apfelsinenstückförmigen Samen aus der kugeligen Fruchtkapsel des Paranußbaums *(Bertholletia excelsa)*. Sie werden auch als Amazonenmandel bezeichnet. Die Samen bergen unter der harten Schale einen mandelartig-wohlschmeckenden Kern, der außerordentlich ölhaltig ist (70 %) und bei uns fast ausschließlich roh gegessen wird.

Das aus guten Paranüssen gepreßte *Öl* ist hell, geruchlos, ernährungsphysiologisch hochwertig und von angenehmem Geschmack. Der hohe Wert der Paranuß ergibt sich, wie die Tabelle zeigt, aus ihren zahlreichen Nähr- und Wirkstoffen.

Besonders bemerkenswert ist das Eiweiß der Paranuß, das dem des Hühnereies gleicht und wie dieses außerordentlich hochwertig ist.

Fünfzig Gramm Paranüsse, ergänzt durch ein bis zwei Äpfel, Südfrüchte oder anderes Obst, decken vollständig eine Mittags- oder Abendmahlzeit. Eine solche – gut gekaute – Obst-Nuß-Mahlzeit eignet sich sehr gut für Autofahrer, die unterwegs eine hochwertige, aber nicht ermüdende Mahlzeit einnehmen möchten.

Abgesehen von dem hohen Eiweißwert der Paranuß ist auch der hochwertige *Fettgehalt* zu beachten, bei dem die gesättigten (48,5 g) und ungesättigten Fettsäuren (18,4 g) in einem guten Verhältnis zueinander stehen. Der Bedarf des Menschen an ungesättigten Fettsäuren (minimal 1,2 bis 2,4 g Linolsäure pro 1000 Kalorien Nahrungsaufnahme beim Erwachsenen, optimal für Säuglinge: 4 % der Kalorienaufnahme) läßt sich durch Aufnahme von Paranüssen in die Ernährung leicht decken. Die Paranüsse weisen zugleich einen guten Vitamin-E-Gehalt auf. Dieses Vitamin schützt die ungesättigten Fettsäuren vor einer zu schnellen Verbrennung (Oxydation). Eine erhöhte Aufnahme von ungesättigten Fettsäuren erfordert daher immer auch eine

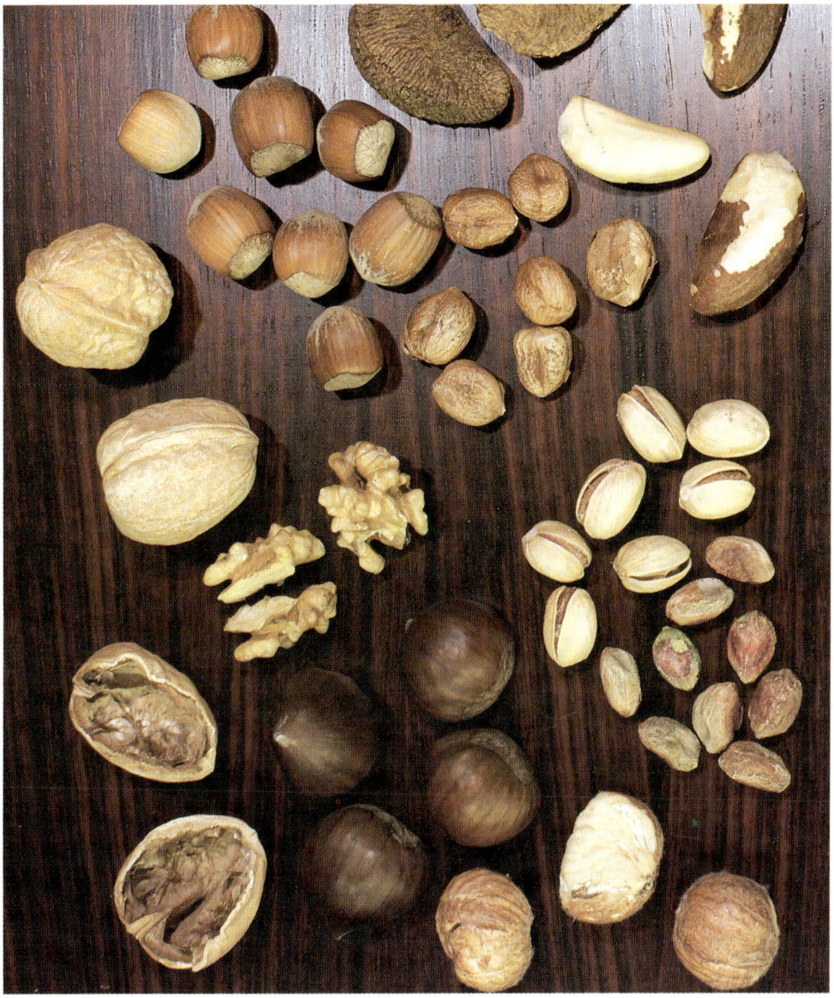

Nüsse spielen in der vegetarischen Küche eine überragende Rolle. Sie sind wichtige Eiweißlieferanten und können das Fleisch ersetzen. Als Nahrungsmittel werden sie bei uns jedoch viel zu wenig beachtet. Die Vielfalt der Nüsse befriedigt jeden Geschmack.

erhöhte Zufuhr von Vitamin E, die bei der Paranuß immer gegeben ist.

Neben Sesam, den Pinien- und Sonnenblumenkernen enthalten die Paranüsse von allen Nüssen am meisten Vitamin B_1, das für die Nervenfunktion und zahlreiche Stoffwechselfunktionen unentbehrlich ist. Ein vorübergehend vermehrter Konsum von Paranüssen bei Nervenschmerzen (Neuralgien) und Nervenentzündungen (Neuritiden) kann den Krankheitsverlauf durchaus abkürzen und Medikamente einsparen.

Auch der *Mineralgehalt* ist sehr interessant. Der hohe Magnesiumgehalt ist von Bedeutung bei der Vorbeugung des Herzinfarktes, während der Gehalt an Eisen, Mangan und Kupfer einen wesentlichen Beitrag zur Anregung der Blutneubildung leistet.

Wie alle anderen Nüsse, so spielen auch die Paranüsse eine große Rolle besonders für die vollwertige, rein vegetarische Kost und eine sinnvolle Diät bei Herz-, Kreislauf-, Nerven- und Blutbildungsschwächen, -mängeln und -schäden.

Die Pecan-Nuß hemmt den Verkalkungsprozeß

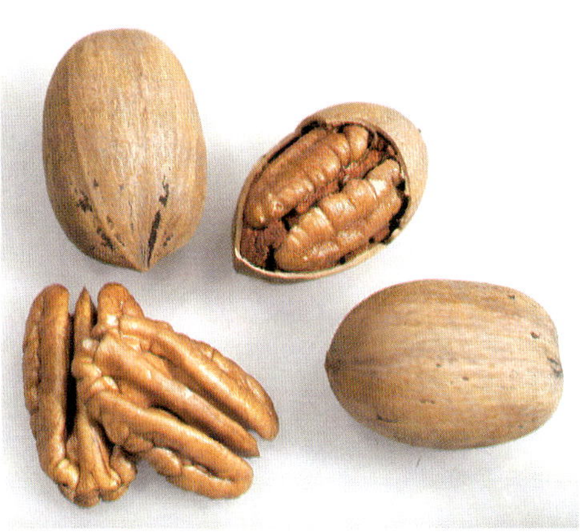

Hauptwirkstoffe in 100 g Frischsubstanz

Eiweiß	9 g
Fett	71 g
Kohlenhydrate	15 g
Natrium	3 mg
Kalium	600 mg
Kalzium	73 mg
Phosphor	290 mg
Eisen	2 mg
Mangan	4 mg
Selen	3 µg
Vitamin A	0,08 mg
Vitamin B_1	0,86 mg
Vitamin B_2	0,13 mg
Niacin	1 mg
Vitamin C	2 mg
Vitamin E	20 mg
Beta-Sitosterol	80 mg
Kalorien	683
Joule	2861

Die Pecan-Nuß *(Carya pecan)* war ein sehr wichtiges Lebensmittel der indianischen Urbevölkerung in den Südstaaten der USA. Heute noch wird der stattliche Pecanbaum, der bis 25 m hoch wird und weit ausladende Äste entwickelt, viel angebaut. Die Produktion der „Pecans" beträgt in den USA über 250 000 Tonnen. Es soll von den Bäumen noch einige alte Exemplare geben, die schon tausend Jahre überlebt haben. Der Baum wird heute in zahlreichen Ländern angebaut, z. B. in Mexiko, Kanada, Afrika, Indien, Australien und Israel.

Mit den Pecan-Nüssen sind übrigens die im Norden und Osten der USA angebauten *Hickory-Nüsse* verwandt. Diese werden vor allem für Backwaren, Eiscreme und andere Süßigkeiten gebraucht.

Die hellbraunen, glatten, länglichen Nüsse werden etwa 5–10 g schwer. Der dunkelbraune Samenkern ähnelt im Geschmack der Walnuß. Wie aus der Tabelle der Inhaltsstoffe zu ersehen ist, sind die Nüsse sehr fettreich (etwa 70 %), enthalten aber auch viel Eiweiß (9,3 %). Entsprechend hoch ist die Kalorienzahl.

Im Bereich der Mineralien und Spurenelemente fallen der Kalzium-, Mangan- und Selenwert auf. Unter den Vitaminen ragt der Wert für Vitamin E heraus. Die ungesättigten Fettsäuren sind ausreichend vorhanden. Bei den Sterinen muß man den relativ hohen Gehalt an Beta-Sitosterol beachten, da dieser Stoff für die Verhütung oder Hemmung der Verkalkungsprozesse von großer Bedeutung ist.

Aus der Betrachtung der Analysenwerte geht hervor, daß die Pecans einen großen ernährungsphysiologischen, aber auch einen erheblichen krankheitsverhütenden Wert besitzen, wie er aber auch unseren einheimischen Nüssen zukommt.

In den USA werden die Nüsse hauptsächlich zur Weihnachtszeit verwendet, sonst aber zu Backwerk, Konfekt und in Eiscreme verarbeitet.

Pinienkerne als Mandel-Ersatz

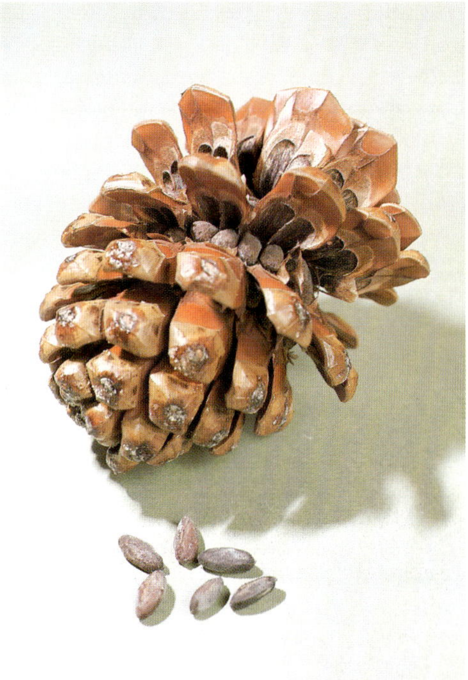

Hauptwirkstoffe in 100 g Handelsware

Eiweiß	13 g
Fett	60 g
Kohlenhydrate	20,5 g
Kalzium	12 mg
Phosphor	605 mg
Eisen	5,2 mg
Vitamin A	8 µg
Vitamin B_1	1,3 mg
Vitamin B_2	0,23 mg
Niacin	4,5 mg
Kalorien	674
Joule	2831

Die besonders in Reformkreisen beliebten Pinienkerne sind die von einer sehr harten Schale umschlossenen Samenkerne der Pinie, die besonders in den Mittelmeerländern vorkommt. Sie schmecken mandelartig und enthalten etwa 45 % Fett. Man kann sie anstelle von Mandeln verwenden.

Außer den von der südeuropäischen Kiefer *(Pinus pinea)* stammenden Pinienkernen gibt es noch die rundlichen Zirbelnüsse. Mit diesem Namen bezeichnet man den Samen der Zirbelkiefer oder Arve *(Pinus cembra)*, die man in den Alpen antrifft. Die Samen der in Arizona und Mexiko anzutreffenden Kiefernart mit der lateinischen Bezeichnung *Pinus adulis* werden von den Indianern gebraucht. Schließlich sammelt man noch die Samen der mexikanischen Nußkiefer *(Pinus cembroides)* und der Neosiakiefer *(Pinus gerardiana)*, die im Himalaja beheimatet ist.

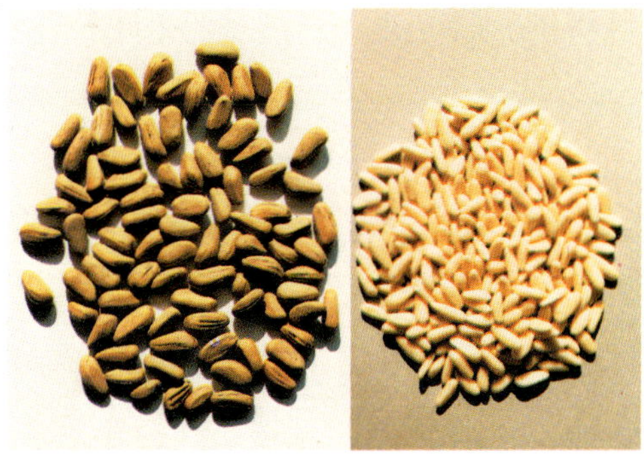

Um die Pinie mit ihren „Nüßchen" besser einordnen zu können, möchte ich noch erwähnen, daß zu den Piniengewächsen (Pinazeen) auch praktisch wichtige, meist holzliefernde Gewächse gehören, nämlich u. a. Weymouthskiefer *(Pinus strobus)*, Weißtanne *(Abies alba)*, Douglastanne *(Pseudotsuga douglasii)*, Zirbelkiefer *(Pinus cembra)*, Rotfichte *(Picea abies)*, Gemeine Kiefer oder Föhre *(Pinus silvestris)*. Von den holzliefernden Pflanzen gibt es über 5000 Arten.

Die Pistazie ein wertvolles Energetikum

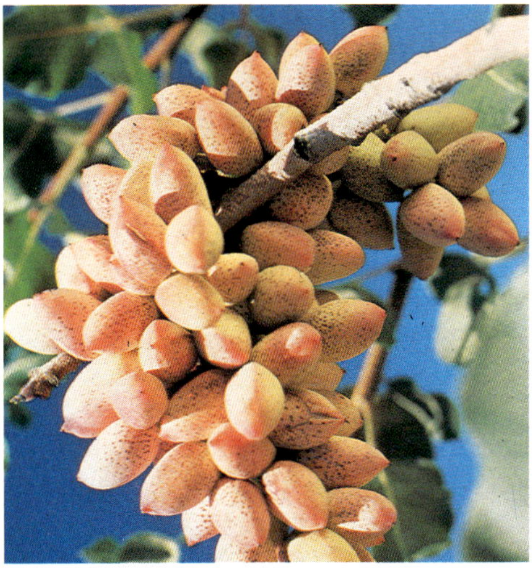

Hauptwirkstoffe in 100 g Handelsware

Eiweiß	19 g
Fett	54 g
Kohlenhydrate	19 g
Kalium	970 mg
Kalzium	130 mg
Magnesium	160 mg
Phosphor	500 mg
Eisen	7,3 mg
Mangan	0,6 mg
Kupfer	1 mg
Vitamin A	70 µg
Vitamin B_1	0,65 mg
Vitamin B_2	0,2 mg
Niacin	1,5 mg
Vitamin C	7 mg
Kalorien	638
Joule	2679

Wir haben es bei der Pistazie *(Pistacia vera)* mit einem kleinen, immergrünen Baum aus Zentralasien und dem Mittleren Osten zu tun. In seinen Ursprungsgebieten soll er schon seit 5000 Jahren angebaut worden sein. Heute finden wir ihn in allen subtropischen Ländern, insbesondere in Spanien, Italien und Südfrankreich. Der Baum gehört botanisch zu den Sumachgewächsen (Anacardiaceen). Die Hauptanbaugebiete sind USA, Italien, Indien, Türkei und Iran. Die Früchte werden auch als Pistazienmandeln oder Aleppoпüsse bezeichnet. Der Import von Pistazien hat in den letzten Jahren stark zugenommen.

Für manche Leser ist es vielleicht interessant zu wissen, daß Pistazien zu den Geschenken gehörten, die Jakob seinen Söhnen mitgab, als sie sich zur zweiten Reise nach Ägypten aufmachten, um dort wegen der Hungersnot in Palästina Getreide einzukaufen (1. Mose 43, 11).

Die haselnußgroße, dreikantige, trockene Steinfrucht birgt unter einer dünnen Schale den Pistazienkern, die eigentliche Nuß. Sie hat eine braunrote Haut, die den intensiv grünen Kern umhüllt. Es gilt die Regel: Je grüner die Farbe, desto besser die Qualität.

Nun hängt die Qualität selbstverständlich nicht nur von der Farbe ab. Auch der Geschmack spricht mit, und der ist sehr delikat und aromatisch. Dreizehn Aromastoffe wurden bisher chemisch identifiziert. „Delikat" ist allerdings auch der Preis. Pistazien sind teurer als alle anderen handelsüblichen Nüsse.

Ein weiteres Qualitätsmerkmal – vielleicht das wichtigste – ist natürlich der Gehalt an Nähr- und Wirkstoffen. Der hohe Eiweiß- und Fettgehalt macht schon deutlich, daß die Pistazie ein ausgezeichnetes Energetikum darstellt. Die ungewöhnlich hohen Werte an Mineral- und Spurenstoffen bilden ein Reservoir an gesundheitlichen Wirkstoffen.

Der hohe Ölgehalt führt allerdings dazu,

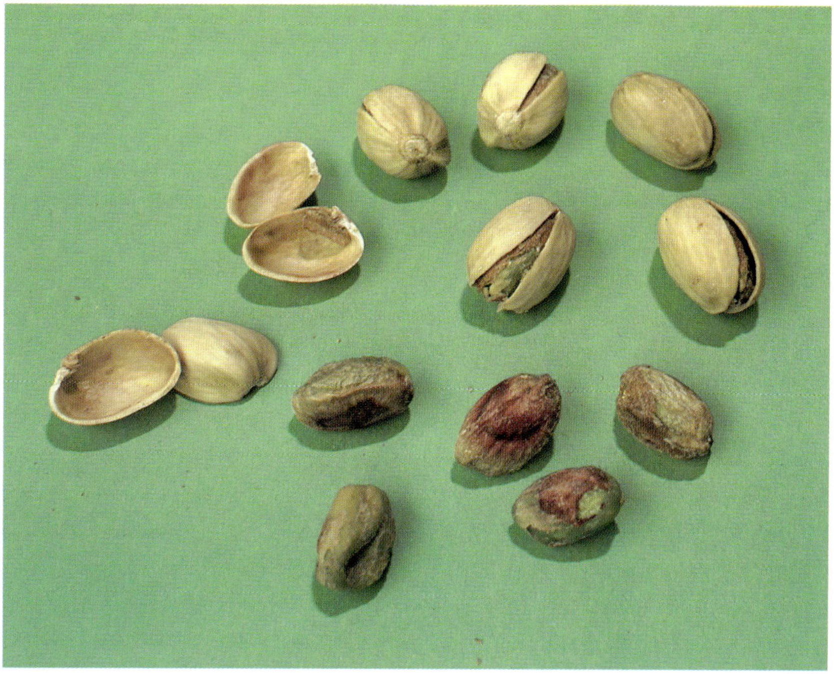

In den Ländern des Vorderen Orients wird der Anbau von Pistazien gewerbsmäßig betrieben. Die Bäume werden bis zu 12 m hoch und haben eine Lebensdauer von 200–300 Jahren. Die Früchte werden als Gewürz und als Aromastoff verwandt.

daß die Nüsse schnell ranzig werden. Weil Pistazien nur alle zwei Jahre Früchte tragen, ist das Angebot sehr unterschiedlich.

Wahrscheinlich werden diese großen Gesundheitswerte wegen des hohen Preises der Pistazien nicht genügend beachtet. Sie sollten in der Diätetik, vor allem für eine vollwertige Aufbaukost und leistungssteigernde Kost (Sportler), eine größere Rolle spielen. Jedenfalls besteht die Forderung zu Recht, daß die gesundheitlichen und diätetischen Eigenschaften wissenschaftlich noch viel besser ausgelotet werden müßten, um damit viele, mit unerwünschten Nebenwirkungen belastete Medikamente überflüssig machen zu können.

Für die Pistazie gilt auch der alte Spruch des *Hippokrates:* „Eure Nahrungsmittel sollen eure Heilmittel und eure Heilmittel eure Nahrungsmittel sein." Dasselbe soll auch die chinesische Lebensweisheit mit den Worten zum Ausdruck gebracht haben: „Jede Speise soll zugleich eine Medizin und jede Medizin gleichzeitig ein Nahrungsmittel sein."

Verwendung in der Küche: Sehr häufig werden Pistaziensamen gesalzen und geröstet verzehrt, leider vielfach so nebenher beim Fernsehen „geknabbert". Zu bedenken ist aber, daß man sich dadurch zusätzlich beträchtliche Kalorienmengen zuführt, die einer unerwünschten Gewichtszunahme Vorschub leisten.

Die Verwendung zu Backwaren, in Süßwaren, zur Verzierung von Torten und als Gewürz zu mancherlei Speisen ist allgemein üblich. Sehr bekannt ist auch Pistazien-Eiscreme, die besonders in Italien und Amerika beliebt ist. Der breiteren Verwendung als Nahrungsmittel steht vielfach der hohe Preis der Pistazien im Wege.

Medizinische Bedeutung: Hier müßte der zweifellos hohe Gesundheits- und Diätwert besonders zum Ausgleich von Ernährungsmängeln und -schäden noch stärker wissenschaftlich untermauert werden.

Sesam als vielseitiger Helfer in der Diätetik

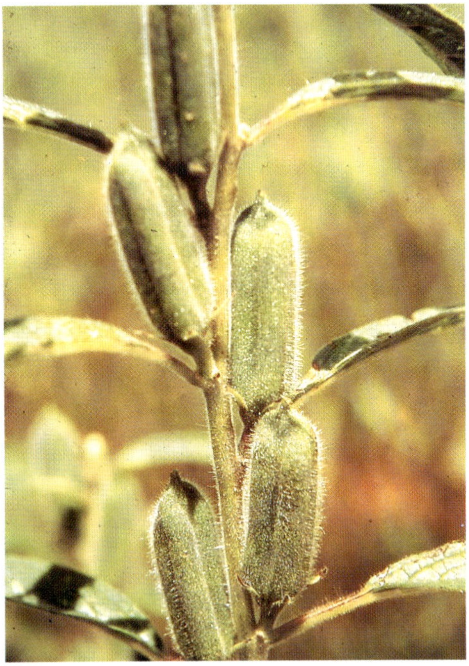

Hauptwirkstoffe in 100 g Handelsware

Eiweiß	20 g
Fett	50 g
Kohlenhydrate	16 g
Kalzium	1500 mg
Eisen	10 mg
Vitamin A	6 µg
Vitamin B_1	1 mg
Vitamin B_2	0,25 mg
Niacin	5 mg
Kalorien	594
Joule	2495

Sesam *(Sesamum indicum)*, auch als Leindotter und Flachsdotter bekannt, gehört wohl zu den ältesten Gewürzen der Welt. Jedenfalls berichten Keilinschriften aus der Zeit um 2000 v. Chr. bereits darüber. Der Sesam war damals ebenso Gewürz- und Öllieferant, wie er es heute noch ist. Nach Berichten von *Herodot* (484–um 424 v. Chr.) wurde die Sesampflanze schon im Zweistromland zwischen Euphrat und Tigris systematisch angebaut. Man nimmt an, daß sie ursprünglich aus Afrika oder Südostasien kommt.

Die krautige, weiß und rosa blühende, bis zu 150 cm hoch werdende behaarte Pflanze bringt vierfächerige, kantige Kapselfrüchte mit kleinen, ovalen, abgeflachten und verschiedenfarbenen Samen hervor.

Der etwa 2 mm lange Samen enthält 50–60% fettes Öl, etwa 20% Eiweiß und 16% Kohlenhydrate. Er ist heute einer der wichtigsten Öllieferanten der Welt. Das klare, reine Öl ist fast völlig neutral im Geschmack und hält sich lange auch in den heißen Ländern. Es wird in großen Mengen in Europa eingeführt und zur Margarineherstellung, zum Kochen und Braten verwendet.

In Vorderasien dient der Samen als Brotfrucht. In Israel bereitet man mit Zitronat und Honig eine Fastenspeise („Chalbe") daraus. Einfach zerdrückt, dient der Samen zum Würzen von Gemüse. Es bedarf nur geringer Phantasie, um Sesam gemahlen und ungemahlen auch für nahrhafte Breie, Suppen und Süßspeisen zu verwenden.

Nicht nur als wichtiger Öllieferant, sondern auch als Gewürz ist der Sesamsamen außerordentlich geschätzt. Geröstet hat er einen köstlichen Duft und einen angenehmen nußartigen Geschmack. Er wird geröstet auf Kuchen, Brötchen und Knäckebrot gestreut. Den gemahlenen Samen nimmt man auch viel zu Süßigkeiten.

Vielleicht ist auch wichtig zu erwähnen, daß die Gastronomen die Sesam*paste,* die

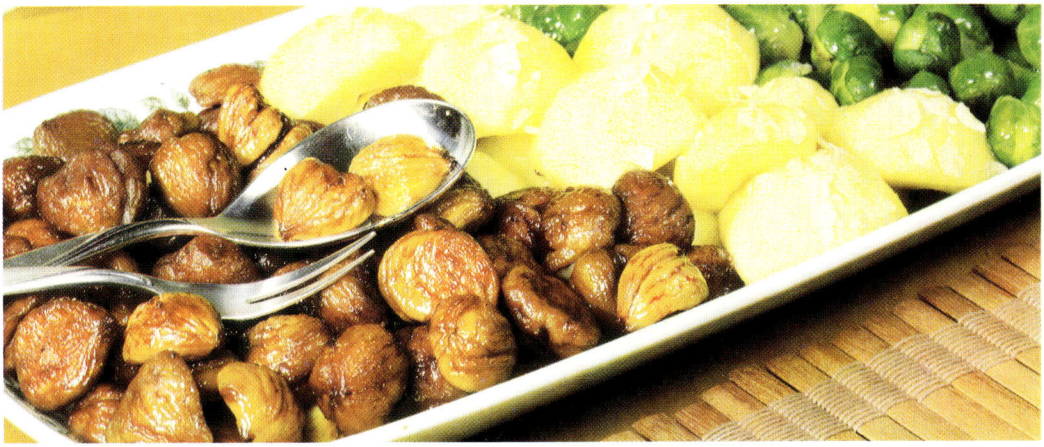

Nüsse sind nicht nur geschmacklich ein hervorragender Ersatz für Fleisch, sondern diesem auch in ihrem Nährwert hoch überlegen. Wie unser Bild zeigt, lassen sich selbst aus Edelkastanien ausgezeichnet schmeckende vegetarische Gerichte zubereiten. ■ Unten: Blühende Sesampflanze.

man aus fein gemahlenem Sesamsamen herstellt, besonders schätzen. Nach *Stobart* ist Sesampaste unter dem Namen Tahina in Griechenland, Zypern, Jordanien, Syrien und im Libanon bekannt. Tahina ist sahnefarben und in der Konsistenz wie Erdnußbutter. Tahina wird zu Salatsaucen und zum Würzen von Kichererbsenpüree gebraucht.

Wichtige praktische Hinweise für die Sesam-Anwendung in der eigenen Küche hat uns Dr. *Isolde Bräckle* vermittelt. Sie weist darauf hin, daß man die ganzen Körner bei ihrer Verwendung als Gewürz im Backofen bei 220° C 15 Minuten schwach bräunt und damit geröstet hat. Dann kann man sie zum Überstreuen nehmen von Hefegebäck, Süßspeisen, Pasteten, Rohkostsalaten, Gemüsen verschiedener Art und indischen Reisgerichten. Sesamkörner, Sesampaste und Sesamöl sind in Reformhäusern erhältlich.

Auch die Blätter der Sesampflanze werden in den Anbauländern gern als Blattgemüse zubereitet.

Sowohl der geröstete Samen als auch der gemahlene und zur Paste verarbeitete Samen sowie das reine Öl wirken *verdauungsfördernd*. Das ist die medizinische Verwendung des so vielseitig zu gebrauchenden Sesamsamens.

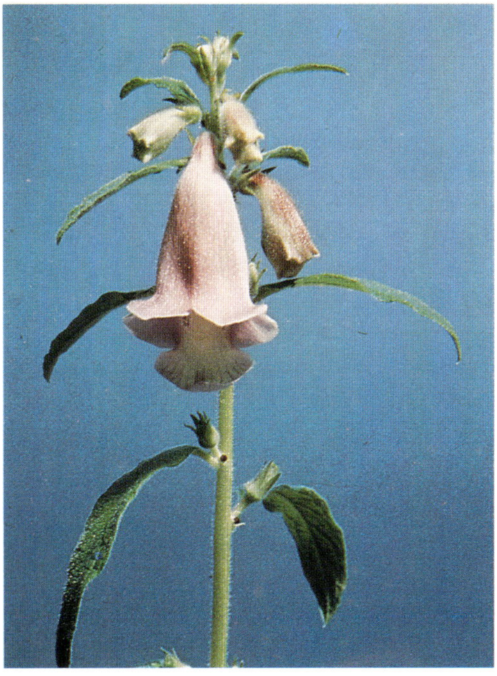

Sonnenblumenkerne senken Blutcholesterin

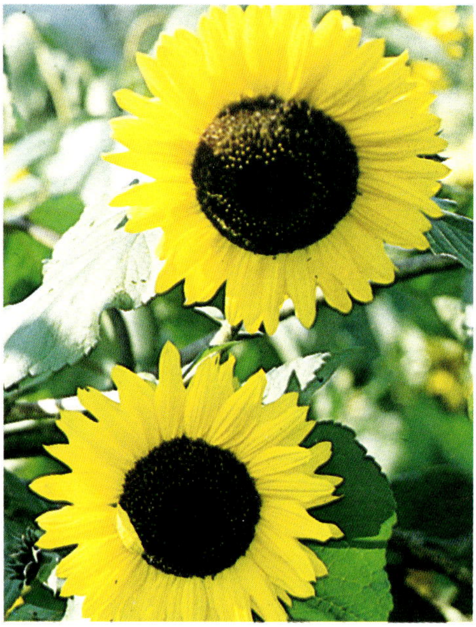

Hauptwirkstoffe in 100 g Handelsware

Eiweiß	27 g
Fett	36 g
Kohlenhydrate	23 g
Kalzium	100 mg
Vitamin A	0,01 mg
Vitamin B_1	1,9 mg
Vitamin B_2	0,2 mg
Vitamin B_6	+
Niacin	5,8 mg
Vitamin C	+
Vitamin E	22 mg
Kalorien	524
Joule	2201

Lufttrockener Sonnenblumensamen (Sonnenblumenkerne) enthält 28 % Öl, während sich aus enthülsten Sonnenblumenkernen 42–63 % Öl gewinnen läßt. Die Ölmühlen verwenden nur Sonnenblumenkerne mit Schalen und gewinnen das Öl durch Pressen und Extraktion (Herauslösen). Reife Sonnenblumenkerne sehen tiefschwarz aus.

Sonnenblumenkerne enthalten neben dem hochwertigen Öl auch wertvolles Eiweiß, die Vitamine B_1, B_2 und D sowie an Mineralien etwas Kalzium.

Enthülste Sonnenblumenkerne sind wegen ihres angenehmen Geschmacks und hohen Gesundheitswertes (Energielieferant) beim Sport und auf längeren Touren ein willkommener Proviant. Außerdem eignen sie sich sehr gut zum Aufstreuen auf Obstsalat wie überhaupt auf Früchtefrischkost aller Art.

Das in den Ölmühlen in kombinierten Verfahren durch Pressen und Extraktion aus den ungeschälten oder teilweise geschälten Sonnenblumenkernen gewonnene Öl ist durch das mit ins Öl übergehende Schalenwachs meist getrübt. Es wird daher raffiniert und als angenehm schmeckendes, schwach gelbes Salat- und Bratöl verwendet. Zur Verwendung in der Margarineherstellung wird das Öl meist bis zu einem Schmelzpunkt von 33–36° gehärtet (hydriert).

Zur Verwendung in Salaten und Gemüsen ist der Gebrauch nur kalt gepreßter Öle wünschenswert, wobei der Zusatz zu Gemüsen erst *nach* Wegnahme vom Feuer erfolgen soll, um nicht den so wichtigen Gehalt des Öls an ungesättigten Fettsäuren zu vermindern. Die im Sonnenblumenöl wichtigste ungesättigte Fettsäure ist die Linolsäure (65 %).

Nach heutiger Erkenntnis ist sie in der Lage, das Ansteigen des Blutfettspiegels über das normale Maß hinaus zu verhindern und überhöhte Blutfettwerte zu senken, eine Funktion, die für die Diätetik

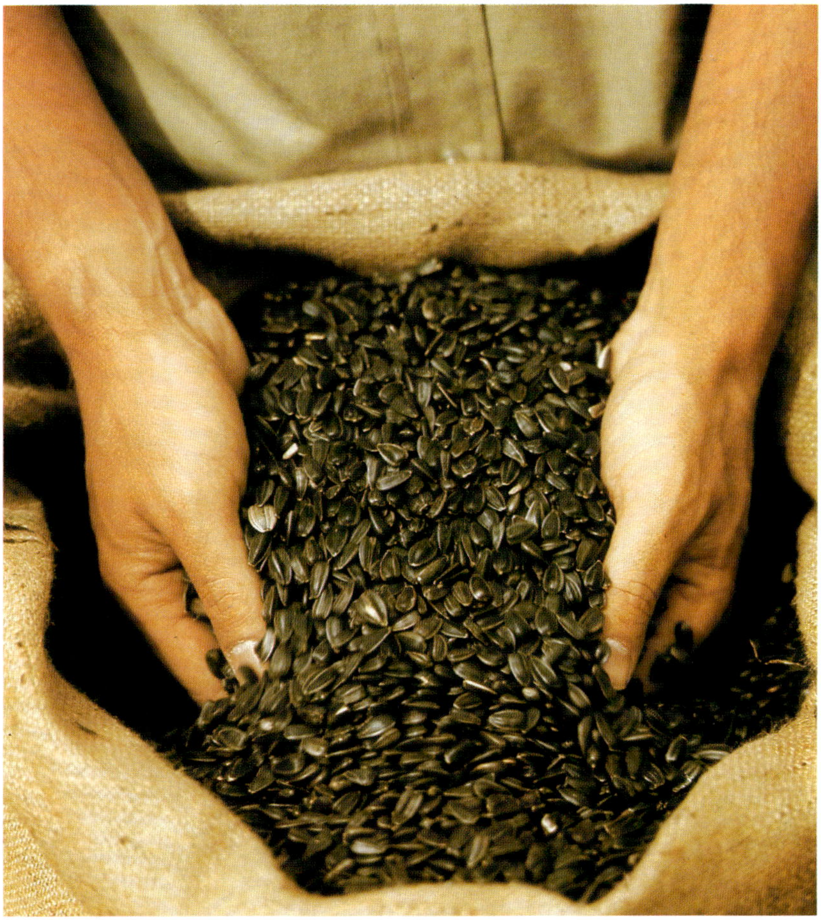

Sonnenblumenkerne haben einen erheblichen Gesundheitswert. Kaltgeschlagenes Sonnenblumenöl enthält bis zu 65 % Linolsäure, die auch in der Lage ist, den Cholesterinspiegel zu senken.

von großem Wert ist. Außerdem ist die Zufuhr ungesättigter Fettsäuren mit der Nahrung unerläßlich in der Schwangerschaft, für das Wachstum und für die Funktion der Schilddrüse, ferner für die normale Funktion von Haut, Leber und Nieren.

Notwendig sind die ungesättigten Fettsäuren auch für den Aufbau der Lipoide in den Organen. Das sind fettähnliche Substanzen, die als Bausteine für die Zellstruktur, insbesondere für die Zellgrenzflächen, notwendig sind. Wir dürfen die ungesättigten Fettsäuren keinesfalls durch Erhitzen des Öls zerstören, da der menschliche Organismus außer der einfach ungesättigten Ölsäure keine ungesättigten Fettsäuren aufbauen kann. Er ist deshalb auf die Zufuhr von mehrfach ungesättigten Fettsäuren mit der Nahrung angewiesen.

Außer den ungesättigten Fettsäuren sind auch die Fettbegleitstoffe von großer Bedeutung für eine gesunde Ernährung. Dem *Cholesterin* in den Tierfetten entspricht in den pflanzlichen Fetten das *Sitosterin,* das für die normale Ernährung wie für die Diätetik wichtig und interessant ist, weil es eine Senkung des erhöhten Cholesterinspiegels im Blut hervorruft.

Großes Interesse verdient auch das Vitamin-E-Vorkommen im Sonnenblumenöl. Wissen wir doch, daß bei Linolsäurezufuhr

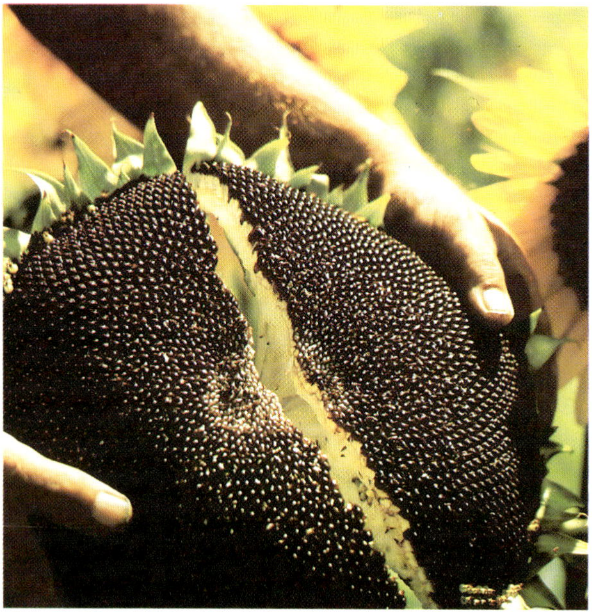

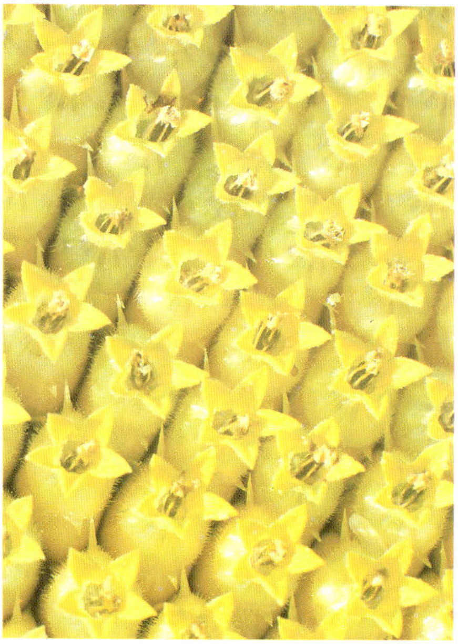

Links: Der reife Fruchtkorb der Sonnenblume, der die Samen enthält. ■ Rechts: Keine figurative Spielerei, sondern – in Nahaufnahme – der Fruchtstand der Pflanze.

auch Vitamin E (α-Tokopherol) vorhanden sein muß – und zwar 0,5 mg auf 1 g Linolsäure –, um den vorzeitigen Abbau der Linolsäure im Organismus zu verhindern. Als Tagesbedarf an Vitamin E gelten heute 10 mg für den gesunden Erwachsenen.

Nebenher bemerkt sei auch, daß Vitamin E der Thromboseverhütung dient, die Leistung der Schilddrüse verbessert, die Sauerstoffversorgung des Organismus erleichtert und die Umwandlung des Karotins in Vitamin A begünstigt, wie es überhaupt nicht nur die ungesättigten Fettsäuren, sondern auch die Vitamine A, C und K sowie die Frischzellenenzyme vor der zu schnellen Zerstörung durch Verbrennung (Oxydation) schützt. Hieraus geht allein schon die dringende Notwendigkeit der Verwendung von Ölen mit einem entsprechenden Gehalt an ungesättigten Fettsäuren und Vitamin E in der Normalkost wie in der Diät hervor. Sonnenblumenöl ist dazu vorzüglich geeignet.

Darüber hinaus weisen die Sonnenblumensamen auch einen hohen Vitamin-B_1-Gehalt auf, der den des Weizenkorns übertrifft. Von Bedeutung ist ferner der Lezithingehalt.

Sonnenblumenkerne und -öl eignen sich als Nahrungs- und Diätmittel auch bei *Hauterkrankungen* (Ekzeme, Furunkulose, offene Beine, Milchschorf), *Leber-Gallen-Leiden* und *Stoffwechselkrankheiten*, die mit einer schlechten inneren Atmung (Gewebsatmung) einhergehen, also bei Diabetes mellitus, Epilepsie und Geschwulstleiden.

M. Peukert berichtet über die Verwendung einer Emulsion aus Sonnenblumenkernen als Säuglingsnährmittel. Diese Emulsion soll sich besonders gut als Ersatz für Milch bei älteren abgemagerten Säuglingen bewährt haben. Auch findet die Sonnenblumenkernemulsion bei Säuglingen, die an Dysenterie leiden, sowie bei Ekzemkranken Verwendung.

Die Walnuß als hochwertige Fett- und Eiweißquelle

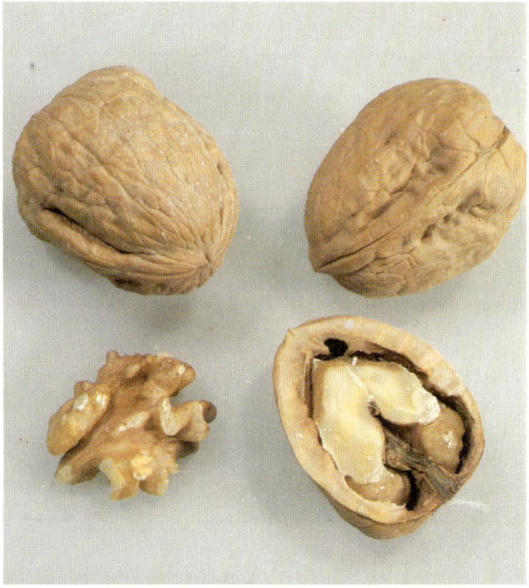

Hauptwirkstoffe in 100 g Handelsware

Eiweiß	15 g
Fett	64 g
Kohlenhydrate	13,5 g
Natrium	5 mg
Kalium	570 mg
Kalzium	70 mg
Magnesium	135 mg
Phosphor	440 mg
Eisen	2,1 mg
Vitamin A	10 µg
Vitamin B_1	0,35 mg
Vitamin B_2	0,1 mg
Niacin	1 mg
Vitamin C	15 mg
Kalorien	690
Joule	2898

Unter den Walnußgewächsen (Juglandazeen) findet sich auch der allen bekannte 10–20 m hohe Walnußbaum *(Juglans regia)*. Er ist ein Kind Asiens. Riesige Walnußwälder gibt es noch im Himalaja. Wegen seiner großen Anpassungsfähigkeit und seiner geringen Ansprüche an den Boden hat er in fast alle Länder der Erde Eingang gefunden. Mit Recht wird immer wieder darauf hingewiesen, daß es besser gewesen wäre, um die Jahrhundertwende statt vieler nutzloser Gehölze viel mehr Walnußbäume anzupflanzen.

Die Walnuß bringt wie die Haselnuß alle Voraussetzungen für eine hochwertige Fett- und Eiweißquelle mit. Der Gesamtnährwert übertrifft den Nährwert des Rindfleisches bei weitem. 100 kg Nüsse ergeben 50 kg Nußöl. 100 g Nußöl enthalten wiederum etwa 50 g Fett. Abgesehen vom Nährwert beweisen der hohe natürliche Kalk-, Phosphor- und Vitamin-B-Gehalt die Eignung der Walnuß als ideale Nervennahrung.

Die alte Signaturenlehre sah in der äußerlichen Ähnlichkeit des Walnußkerns mit einem menschlichen Gehirn den Hinweis auf eine Heilkraft für das Gehirn. Für Vegetarier sind Nüsse unentbehrlich, daher zählt auch die Walnuß zu ihren Eiweiß- und Fettquellen. *Nierenkranke* können die Walnuß wegen ihrer Kochsalzarmut in ihrer Diät verwenden. Für *Zuckerkranke* spielt sie die gleiche Rolle wie die anderen Nußarten; sie gehört also zum täglichen Kostplan, der durch Nüsse bereichert werden kann. Fettsüchtige müssen auch die Walnüsse wegen ihres hohen Brennwertes meiden. Für Unterernährte und Rekonvaleszenten sind sie in mäßiger Menge zur Anreicherung von Speisen durchaus zu empfehlen.

Ich möchte hier an ein altes Rezept erinnern – die Walnußsuppe. Früher mußte man zunächst mühsam Walnußmehl herstellen. Heute steht dazu das „granoVita Walnußmus“ als Fertigerzeugnis zur Verfügung.

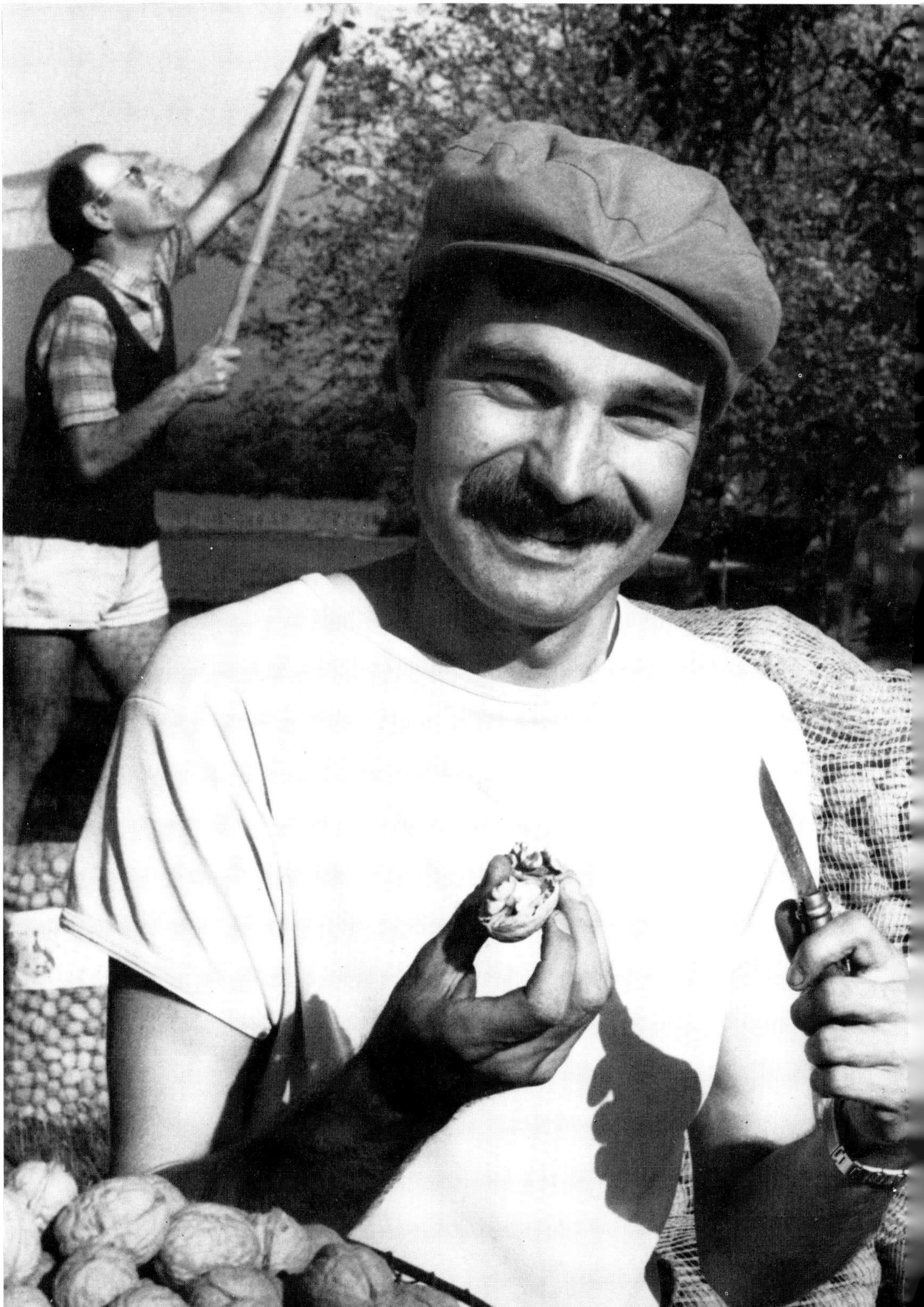

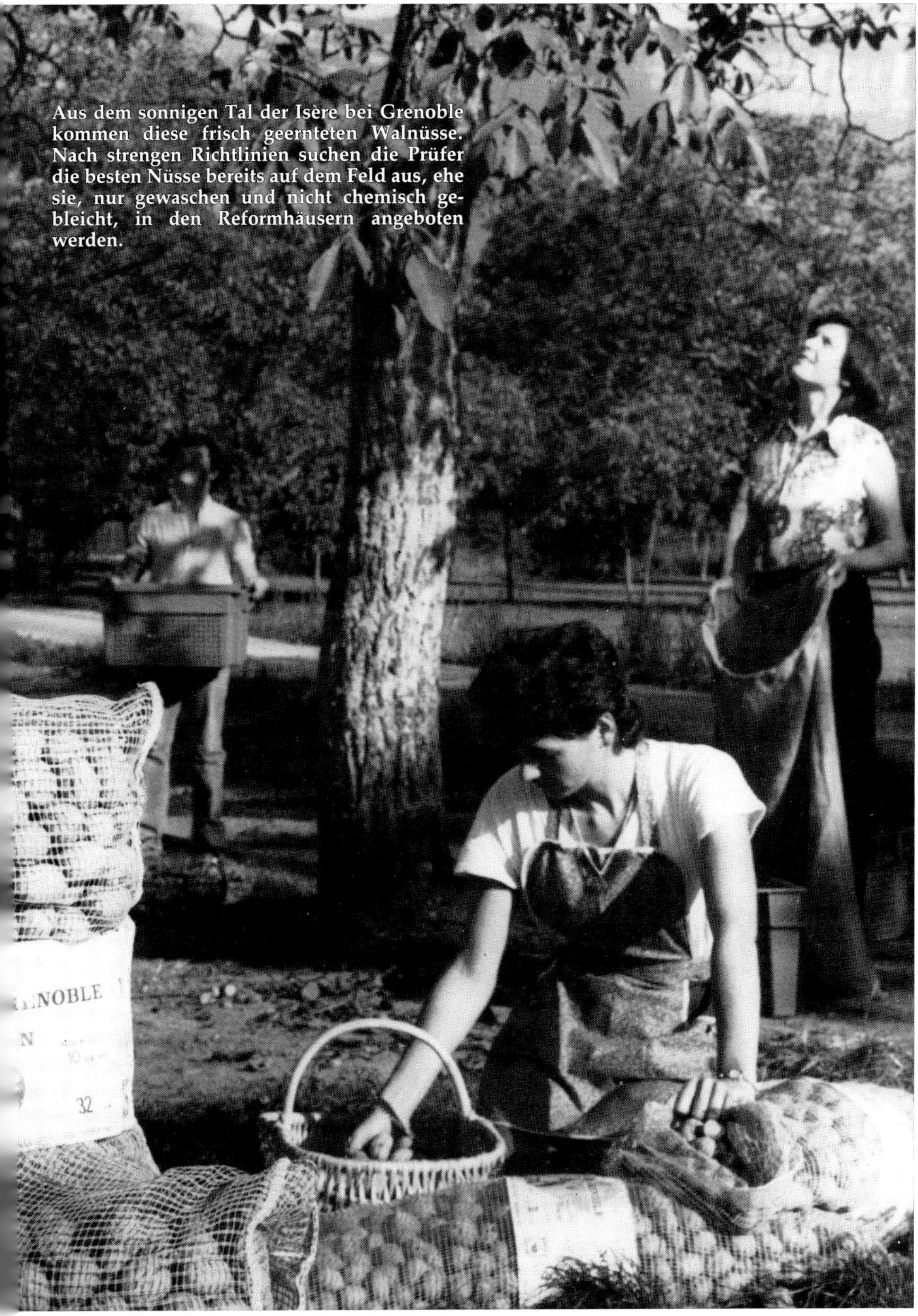

Aus dem sonnigen Tal der Isère bei Grenoble kommen diese frisch geernteten Walnüsse. Nach strengen Richtlinien suchen die Prüfer die besten Nüsse bereits auf dem Feld aus, ehe sie, nur gewaschen und nicht chemisch gebleicht, in den Reformhäusern angeboten werden.

Nähr- und Wirkstoffübersicht der Nüsse

100 g eßbarer Substanz enthalten im Durchschnitt		Edelkastanie	Erdnuß	Cashew-Nuß	Haselnuß	Kokosnuß	Macadamianuß
Eiweiß	in Gramm	3,4	15	17,2	13	4,2	8
Fett		1,9	25	46	61	34	72
Kohlenhydrate		46	12	29,3	13,7	11	16
Kalorien		215	333	600	656	367	768
Joule		878	1399	2520	2755	1541	3213
Natrium	in Milligramm	2	5	15	2	2	—
Kalium		410	670	460	630	410	265
Kalzium		46	30	40	225	46	48
Magnesium		42	50	270	150	42	—
Phosphor		75	360	375	330	75	161
Eisen		1,4	1,5	3,8	3,8	2	2
Chlor		11	7	—	10	114	—
Mangan		3,7	42	—	35	1,31	—
Kupfer		0,06	0,27	—	1,2	0,32	—
Schwefel		29	377	—	198	44	—
Vitamin A	in µg	12	8	30	4	—	—
Vitamin B_1	in Milligramm	0,23	0,5	0,43	0,4	0,05	0,34
Vitamin B_2		0,22	0,1	0,25	0,2	0,02	0,11
Niacin		0,5	15,3	1,8	1,6	0,6	1,3
Vitamin B_6		0,29	0,3	—	0,64	0,26	—
Pantothensäure		0,3	2,14	—	1,15	0,33	—
Vitamin C		6	10	150–400	3	2	—
Vitamin E		—	1	—	21	1	—
Vitamin K		—	—	—	—	—	—

Anmerkungen zur Tabelle

Nüsse sind Konzentrate an Nähr- und Wirkstoffen. Ihr hoher Gehalt an bestem Eiweiß und Fett macht sie zur Grundlage einer ausgewogenen Rohkost und jeder vegetarischen Vollkost. In Verbindung mit Getreideprodukten, Gemüsen, Salaten und Obst ergibt sich eine Vielfalt, die bei guter küchentechnischer Zubereitung jedem Geschmack Rechnung tragen kann. Der Rezeptteil in Band 2 enthält dafür viele Beispiele.

Der hohe Gehalt an allen lebenswichtigen Vitaminen (außer Vitamin C) garantiert immer eine volle Deckung des Bedarfs, so daß alle Rechnerei im täglichen Küchenbetrieb überflüssig ist. Wichtig bleibt lediglich die möglichst weitgehende Erhaltung der naturgegebenen Werte. Fleisch und Fleischwaren werden durch Nüsse und Nußprodukte nicht nur vollwertig ersetzt, sondern weit übertroffen.

Alle Nüsse sind wie Haferflocken, Getreidekörner und getrocknete Hülsenfrüchte gute Quellen für Zink. Der Zinkgehalt der Nahrung wird erheblich von der Art der Düngung und der Zusammensetzung des Bodens bestimmt.

Mandel	Para-nuß	Pecan-Nuß	Pistazie	Pinie	Sesam	Sonnen-blumen-kerne	Walnuß
19	14	9	19	13	20	27	15
54	67	71	54	60	50	36	64
19,5	11	15	19	20,5	16	23	13,5
640	703	683	638	674	594	524	690
2688	2998	2861	2679	2831	2495	2201	2898
3	2	3	—	—	—	—	5
690	670	600	970	—	—	—	570
234	130	73	130	12	1500	100	70
252	225	—	160	—	—	—	135
500	600	290	500	605	—	—	440
4,7	2,8	2	7,3	5,2	10	7	2,1
2	61	—	—	—	—	—	—
20	2,8	4	0,6	—	—	—	12
1,2	1,1	—	1	—	—	—	1
150	198	—	—	—	—	—	—
23	3	80	70	8	6	10	10
0,25	1	0,86	0,65	1,3	1	1,9	0,35
0,95	0,1	0,13	0,2	0,23	0,25	0,2	0,1
3,5	1,5	1	1,5	4,5	5	5,8	1
0,1	0,11	—	—	—	—	+	—
400	0,23	—	—	—	—	—	—
+	2	2	7	—	—	+	15
15	6,5	20	—	—	—	22	1,5
—	—	—	—	—	—	—	—

Zink ist notwendig für den Aufbau zahlreicher Fermente, für die Hormonbildung, für den Eiweißstoffwechsel und unerläßlich für die Entwicklung und Funktion der Fortpflanzungsorgane.

Seit Bestehen der Menschheit hat die Pflanzennahrung den weit überwiegenden Anteil an der Gesamtnahrungsmenge gestellt. Daß dabei die Früchte immer eine große Rolle spielten, zeigt wohl die heute eindeutig geklärte Tatsache, daß das menschliche Gebiß auf Früchteernährung angelegt ist.

Die für die einzelnen Nußarten speziellen diätetischen und heilenden Eigenschaften sind in den entsprechenden Kapiteln beschrieben.

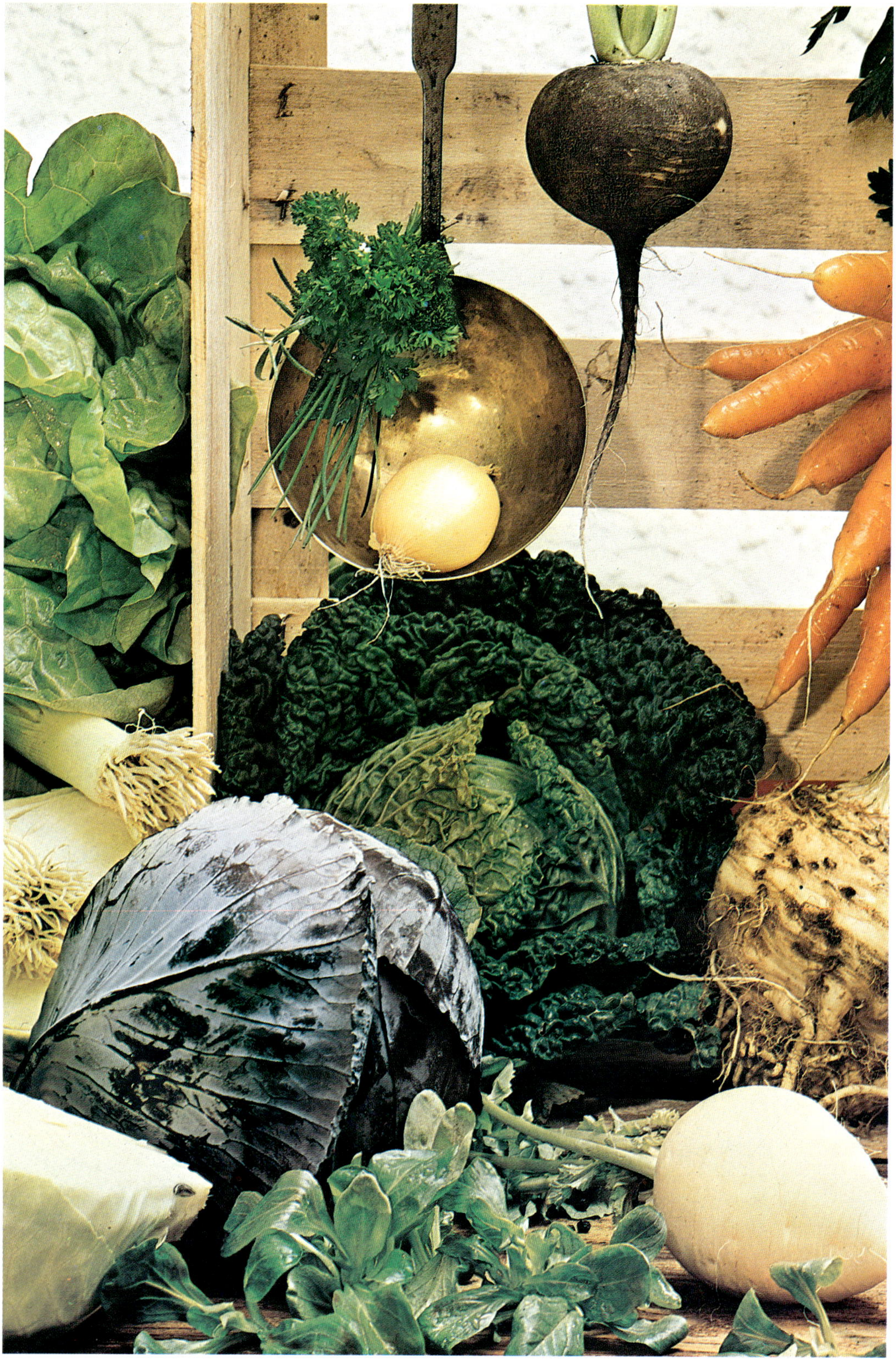

Gemüse, Salate und Getreide als Schutznahrung

„Bei der Verflechtung unserer wirtschaftlichen und politischen Organisationen ist es für das Individuum fast immer unmöglich, die Folgerungen aus einer Lehre der Gesundheit zu ziehen. Alle Kräfte und Mächte müssen dazu mitwirken, ebenso die Technik, und sie werden es tun, sobald die Menschen einzusehen gelernt haben, daß es zwei wirklich große Werte in unserem Leben gibt, denen gegenüber wir eine gewisse Freiheit haben: die Gesundheit und die Zeit.“

Prof. Dr. med. Werner Kollath

Blatt-, Stengel- und Sproßgemüse

Während man im Nahen wie im Fernen Osten Gemüse mindestens ebenso hoch schätzt wie Fleisch, wird es in Westeuropa oft recht stiefmütterlich behandelt und meist nur als Beilage gereicht. Ganz zu Unrecht! Gemüse enthält – wie aus den Angaben über die Nähr- und Wirkstoffe zu ersehen ist – zahlreiche wertvolle Vitamine, Mineralien und Spurenstoffe und leistet damit einen wichtigen Beitrag zur Erhaltung der Leistungsfähigkeit, Gesundheit und des Wohlbefindens.

Es lohnt sich, unsere vielfältigen und vielseitig verwendbaren Gemüse besser schätzen zu lernen und sich damit vertraut zu machen, wie man jede der zahlreichen Gemüsearten abwechslungsreich und schmackhaft zubereiten kann. Es macht große Freude, auch die weniger bekannten Gemüsearten ins Küchenprogramm aufzunehmen. Es ist kaum zu beschreiben, was man alles aus den verschiedenen Kohlsorten „zaubern" kann. Wer mit Gemüsen bisher nicht viel anzufangen wußte oder wer sein „Gemüserepertoire" zu erweitern wünscht, sollte sich einmal intensiv damit befassen. Die Rezeptsammlung im zweiten Band unseres Buches gibt dazu manche Anregung.

IN DIESEM KAPITEL:

- Kohl und Kraut werden gut verdaut
- Blumenkohl – das bekömmlichste Kohlgemüse
- Broccoli mit hohem Vitamingehalt
- Chinakohl wächst auch in unseren Breiten
- Grünkohl – der „Star" unter den Kohlarten
- Kohlrabi – vielseitig verwendbar
- Rosenkohl – das wohlschmeckende Wintergemüse
- Rotkohl auch für den kranken Magen
- Weißkohl in der Diabetiker-Kost
- Sauerkraut als Nahrungs- und Heilmittel
- Wirsingkohl bei Fettstoffwechselstörungen
- Lauch (Porree) belebt den trägen Darm
- Rhabarber zum Körperhausputz
- Spargel treibt das Wasser aus
- Spinat gegen Blutarmut und Darmträgheit
- Mangold – ein gutes Kindergemüse

Kohl und Kraut werden gut verdaut

Der Kohl *(Brassica)* ist mit seinen zahlreichen Kulturformen oder Spielarten eine der wandlungsfähigsten Pflanzen überhaupt. Er gehört zu der sehr zahlreichen Familie der Kreuzblütler (etwa 1900 Arten), die fast ausnahmslos krautige Pflanzen umfaßt. Sie enthalten vielfach scharfe, schwefelartige, aber leicht flüchtige Öle, die den Appetit anregen und die Absonderungen der Drüsensäfte, besonders des Magen- und Darmkanals, verstärken. Die Kresse-, Senf- und Retticharten zählen neben den Kohlarten zu der gleichen Familie. Die wilde Stammpflanze des Kohls kommt bei uns kaum noch vor, ist aber an anderen westeuropäischen Küsten häufig anzutreffen. Sie wurde schon vor Jahrhunderten kultiviert. Die für uns wichtigsten Kulturformen, die im Laufe der Jahrhunderte herangezüchtet wurden, sind Weißkohl, Rotkohl, Grünkohl, Rosenkohl, Blumenkohl, Wirsing und Kohlrabi.

Es ist äußerst interessant, bei den verschiedenen Formen zu beobachten, wie sich bei einigen die ganze Wachstumsenergie auf die Blattbildung konzentriert, wobei die äußeren Blätter locker anliegen, während sich die inneren bis zur festen Kopfbildung immer dichter zusammenschließen. Man nennt diese Formen daher auch *Kopfkohl* (Weißkohl, Rotkohl oder Blaukraut).

Nur lockere Köpfe formt der Wirsing mit seinen kleinwellig-krausen Blättern und bildet damit schon den Übergang zu anderen Formen, die nur weit voneinander stehende Blätter in verschiedenen Farbtönungen ausbilden. Sie werden daher als *Blätterkohl* (Grünkohl, Braunkohl, Sommerkohl, Winterkohl) bezeichnet. Eine besondere Abart des Blätterkohls bildet wieder der *Krauskohl* mit seinen fast völlig zu einer Krause umgebildeten Blättern.

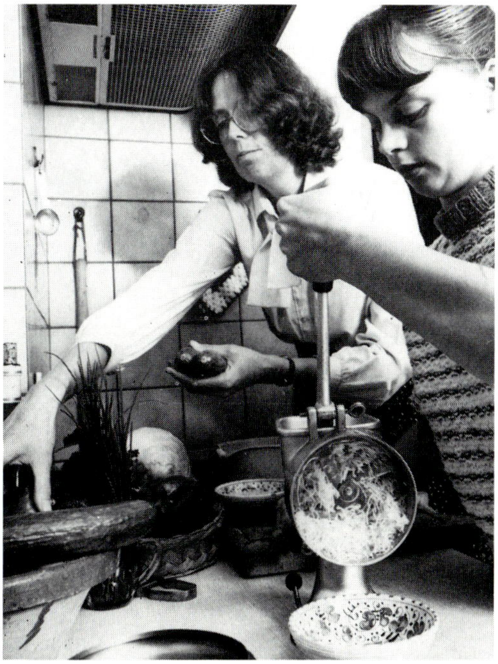

Unsere Kohlarten sind in ihrer Vielseitigkeit wichtige Nahrungspflanzen. Negative Wirkungen, die ihnen manchmal nachgesagt werden, kommen nur durch falsche Behandlung zustande, bei der der Kohl völlig denaturiert und entwertet wird.

Eine Sonderstellung nimmt auch der *Rosenkohl* ein, dessen Wachstumsenergie wiederum in den bis zu 1 m hoch werdenden Stengel schießt, an dem zahlreiche, dicht angeschlossene Seitenköpfchen sitzen.

Verlagert sich dagegen fast die ganze Wuchskraft in den Blütenstand, so kommt es zu der eigenartigen Bildung des *Blumenkohls,* der nur von einigen wenigen grünen Blättern eingeschlossen ist.

Damit erschöpft sich aber die ungeheure Wandlungsfähigkeit dieser „schauspielerhaften" Pflanze noch nicht. Sie vermag vielmehr ihre ganze Kraft auch in den unteren, gerade aus dem Erdboden ragenden Teil des Stengels zu verlagern und diesen auf Kosten der anderen Teile zu einer dikken, saftigen Knolle auszubilden. Wir sprechen dann von *Kohlraben,* Kopfkohlrabi, Oberrübe oder Oberkohlrabi, die uns in dieser Form ein beliebtes, zartes und wohlschmeckendes Gemüse liefern. Das sind nur einige der über 100 bekannten Spielarten.

Könnten wir sie alle beschreiben und abbilden, wir ständen bewundernd vor der großen Formen- und Farbenskala, der sich dieses eigenartige Gewächs „Kohl" zur Ausbildung seiner zahlreichen Spielarten zu bedienen vermag. Wie wunderbar offenbart sich an dieser einfachen Kohlpflanze die schier unerschöpflich formende und bildende Kraft der Natur.

Nun interessiert uns hier nicht nur die große, unerklärliche Wandlungsfähigkeit der äußeren Form des Kohls, sondern vor allem seine Nähr- und etwa vorhandene Heilkraft.

Wirkungsweise und Verwendung

Vor einiger Zeit fand man (Prof. Dr. *A. I. Virtanen,* Helsinki) in verschiedenen Kohlsorten und anderen Brassica-Arten biologisch recht aktive Stoffe, die die Schilddrüse beeinflussen, nämlich organische Rhodanverbindungen (z. B. Benzylrhodanid) und die schwefelhaltige Substanz Goitrin. Benzylrhodanid wurde kristallin isoliert. Es hemmt (im Tierversuch) die Jodaufnahme der Schilddrüse. Das Goitrin besitzt eine ebenso große schilddrüsenhemmende Wirkung wie das moderne gegen Schilddrüsenüberfunktion verwendete Chemotherapeutikum Propylthiouracil. Es wurde bereits (von *Kreul* und *Kiesuara*) eine sehr empfindliche Methode entwickelt, um in grünen Pflanzenteilen den Goitringehalt mengenmäßig zu bestimmen. Kohlsaft ist also diätetisch bei Schilddrüsenüberfunktion zu verwenden; jedoch – soweit das bis heute zu beurteilen ist – nicht beim Kropf ohne Überfunktion, weil hier sogar eine kropfbildende Wirkung zustande käme (Kohl-Kropf). Kropfkranke müssen vielmehr alle Kohlarten in ihrer Kost meiden!

Die Betrachtung der Nähr- und Inhaltsstoffe der Kohlarten sagt uns zunächst, daß wir es mit an Nährstoffen und damit auch an Kalorien sehr armen Nahrungsmitteln zu tun haben, die aber erfahrungsgemäß recht gut sättigen. Diese Eigenschaft können wir in der *Fettsuchtdiät* verwerten, wenn das Gemüse ohne Kalorienträger, wie Fett oder Mehl, zubereitet wird, was durchaus und in schmackhafter Weise möglich ist. Die Kohlarten mit zarten Zellwänden, wie Blumenkohl und Kohlrabi, lassen sich andererseits mit Rahm, Ei oder Fett zubereitet zur Auffütterung abgemagerter oder schlecht essender Kranker wohl verwerten.

Wie die anderen Blattgemüse, so sind auch die Kohlarten für *Zuckerkranke* eine vorzüglich geeignete Nahrung, da der Kohlenhydratgehalt auffallend gut vertragen wird, wahrscheinlich, weil insulinähnlich wirkende Hilfsstoffe die Verwertung erleichtern.

Für den gesunden Menschen ist der Kohl seit dem Altertum immer ein wichtiges und abwechslungsreiches Nahrungsmittel gewesen, und das ist er auch heute noch. Es kann gar nicht genügend betont werden, daß Gemüse – also hauptsächlich alle Kohlarten –, Salate, Getreide, Baumfrüchte und Milchprodukte in einfacher und natürlicher Zubereitung stets die Grundlage einer gesunden Ernährung waren und stets bleiben werden. Wenn im Hinblick auf die chemische Zusammensetzung der Kohlarten häufig verächtlich darauf hingewiesen wird, daß sie eiweißarm, nährstoffarm, schlecht bekömmlich, schwer verdaulich, schlecht nützbar, kalorienarm und für den Darm belastend seien und Blähungen verursachen, so kann dazu nur gesagt werden, daß das ein Vorurteil aus einem einseitigen und daher trügerischen chemischen Gesichtswinkel heraus ist. Gerade die Forschungen der letzten Jahre über die pflanzlichen Wuchs- und Hemmstoffe, die Pflanzenhormone, Spaltstoffe (Enzyme) und Sexualstoffe lassen erkennen, daß wir uns bisher ein völlig unzureichendes Bild von den ungeheuren Kräften der pflanzlichen Lebensmittel gemacht haben. Sie lassen es ferner geraten erscheinen, gerade auch den Gemüsen in ihrer natürlichen, unveränderten Form, also als Frischkost, größte Beachtung zu schenken. Die den Gemüsen, insbesondere den Kohlsorten, häufig nachgesagten negativen Eigenschaften kommen nur zustande, wenn sie in der „besseren" und „gut bürgerlichen" Küche durch Abkochen, Weichkochen mit Natron, Blanchieren, Versalzen und durch das „Andicken" mit Mehlschwitzen oder das Versetzen mit Fleischextrakten und fetten Soßen denaturiert und völlig entwertet werden.

In einfachster Form, teilweise als Rohkost zubereitet, teilweise mit wenig Fett gedünstet, bilden unsere Kohlsorten, in mäßigen Mengen genossen, eine wichtige Schutznahrung für jung und alt.

Die Heilwirkung des Kohlsaftes

Kohlsaft kann bereits eine medizinische Bedeutung für sich in Anspruch nehmen. Der amerikanische Arzt Dr. *Carnett Cheney* (Stanford-Universität) veröffentlichte mehrere wissenschaftliche Arbeiten über die Behandlung von *Magen- und Zwölffingerdarmgeschwüren* mit Kohlsaft. Er gewann den Saft durch Zentrifugieren von frischem Kohl und verabreichte 4–5mal täglich 200–250 ccm des frischen Saftes. Er berichtete, daß mit dieser Behandlung in der Regel innerhalb von fünf Tagen Schmerzfreiheit zu erzielen sei und die Geschwüre in ungefähr 14 Tagen heilten. Dr. *Cheney* führt die Wirkung hauptsächlich auf einen noch nicht erkannten Stoff zurück, den er Vitamin U nennt. Dieses noch fragliche Vitamin U sei im Kohlfett enthalten und finde sich vermutlich auch in Petersilie, Salat, Sellerie, Eiern und roher Milch. Hitze und Welken zerstöre den Stoff.

Die Schweizer Ärzte *Strehler* und *Hunziker* prüften vor Jahren bereits die Behandlung des Geschwürleidens mit Kohlsaft nach. Sie gaben allerdings neben einem Liter Kohlsaft täglich bei sonst leichter Grundkost auch noch einen Liter mit etwas Rahm und Eiern angereicherten Bananenbrei. Sie erreichten mit dieser Kostform bei Kranken mit *Magenschleimhautentzündung (Gastritis)* und *Magengeschwür (Ulcus ventriculi)* keine heilungsbeschleunigende Wirkung des Vitamins U (Anti-Ulcus-Faktor). Bei Kranken mit *Zwölffingerdarmgeschwüren (Ulcus duodeni)* und geschwürigen *Dickdarmentzündungen (Colitis ulcerosa)* fanden sie die Verkürzung der Heilungsdauer jedoch bestätigt. Die Abheilung bei Zwölffingerdarmgeschwüren dauerte durchschnittlich drei Wochen, in einem Falle nur sechs Tage. Die Erfolge dieser Ärzte bei der sehr schwer zu heilenden Dickdarmentzündung sind besonders aufschlußreich.

In der Krankenkost sind, wie oben bereits angedeutet, die diätetischen Besonderheiten der einzelnen Kohlsorten zu berücksichtigen. So gibt man Magen- und Darmkranken natürlich nur die zarteren Sorten, wie junge Kohlrüben und Blumenkohl, während die an Darmträgheit oder chronischer Stuhlverstopfung Leidenden die größeren, darmwandreizenden Sorten, wie Grünkohl und Rosenkohl, als Wohltat empfinden werden, wenn sie nicht gerade eine völlig entartete Darmbakterienbesiedlung aufweisen, wobei dann viel mehr ein Säuerungsprodukt des Weißkohls in roher oder auch gekochter Form oder als Saft angebracht wäre.

Blumenkohl das bekömmlichste Kohlgemüse

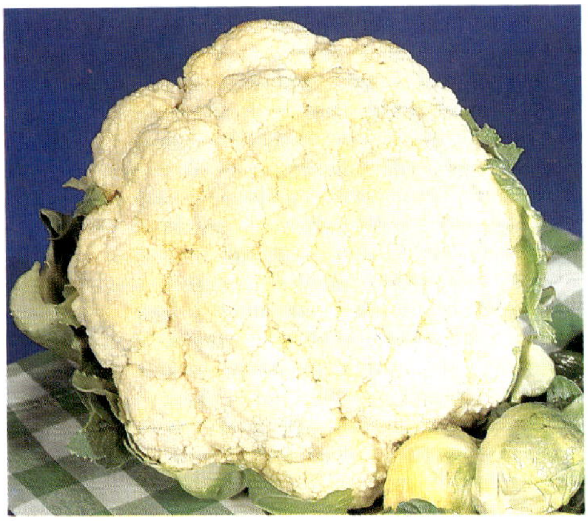

Hauptwirkstoffe in 100 g Frischsubstanz

Eiweiß	2,4 g
Fett	0,2 g
Kohlenhydrate	4 g
Natrium	16 mg
Kalium	311 mg
Kalzium	22 mg
Magnesium	7 mg
Phosphor	72 mg
Eisen	1,1 mg
Kupfer	0,14 mg
Vitamin A	21 µg
Vitamin B_1	0,1 mg
Vitamin B_2	0,11 mg
Niacin	0,6 mg
Vitamin B_6	0,2 mg
Vitamin C	69 mg
Vitamin E	0,15 mg
Vitamin K	3,6 mg
Kalorien	27
Joule	113

Der Blumenkohl wird wegen seiner Milde, seines Wohlgeschmacks und seiner guten Bekömmlichkeit sehr geschätzt und zählt zu den feineren Gemüsearten. Er läßt sich, kühl gelagert, mehrere Tage gut aufbewahren. Vor der Verwendung ist es zweckmäßig, den ganzen Kohlkopf mit dem Strunk nach oben etwa eine halbe Stunde in kaltes Salz- oder Essigwasser zu legen. Meist kann man damit kleine Raupen oder Insekten entfernen.

Der Blumenkohl unterscheidet sich mit seinen Nähr- und Wirkstoffen kaum von den anderen Kohlsorten, doch kann man ihn als guten und vielseitigen Vitamin- und Spurenstofflieferanten bezeichnen.

Die Volksmedizin verwendet eine Abkochung der Blumenkohlblätter (4–6 Blätter auf 1 Liter Wasser, 10 Minuten kochen lassen) gegen Heiserkeit und Entzündungen der Bronchialschleimhaut. Da sich in dem Kohlwasser neben den übrigen wasserlöslichen Substanzen auch Schwefel findet, ergibt sich auch eine günstige Beeinflussung der Darmschleimhaut.

Nach akuten Erkrankungen, auch des Magen-Darm-Kanals, gehört er neben Spargel und Möhren wieder zu den ersten, gut bekömmlichen Gemüsen.

Blumenkohl eignet sich als Rohkost (Blumenkohlsalat) oder Gemüse, und zwar gedünstet, gebacken oder überbacken. Er ist in jeder Form leicht anzurichten und bildet eine wertvolle Nahrung für den Gesunden. Diätetisch gesehen ist er bestens geeignet für Rekonvaleszenten, Magen-Darm-Kranke sowie bei Nieren- und Kreislaufstörungen. Bei Schilddrüsenüberfunktion ist er wegen seines Jodgehaltes besser zu meiden.

Bei der Zubereitung als Gemüse sollte man den Blumenkohl nur dünsten und auf eine dicke holländische Soße verzichten. Passende Gewürze sind Basilikum, Salbei, Thymian, etwas Paprika und viel Petersilie.

Blumenkohlanbau im Garten lohnt sich, wenn guter Boden vorhanden ist.

Broccoli mit hohem Vitamingehalt

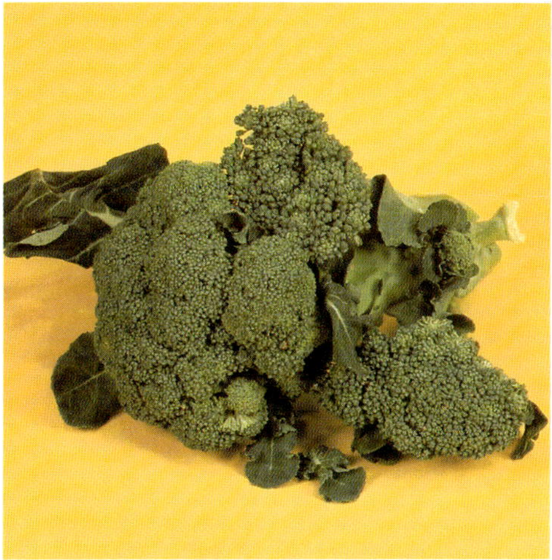

Hauptwirkstoffe in 100 g Frischsubstanz

Eiweiß	3,5 g
Fett	0,2 g
Kohlenhydrate	4,3 g
Natrium	14 mg
Kalium	410 mg
Kalzium	113 mg
Magnesium	24 mg
Phosphor	78 mg
Eisen	1,3 mg
Schwefel	137 mg
Vitamin A	316 µg
Vitamin B_1	0,1 mg
Vitamin B_2	0,2 mg
Niacin	1,1 mg
Vitamin B_6	0,17 mg
Vitamin C	110 mg
Vitamin E	0,27 mg
Kalorien	33
Joule	138

Diese besonders in den USA viel verlangte Kohlart gilt als Vorstufe des Blumenkohls. Broccoli *(Brassica oleracea)* wird wegen seines Wohlgeschmacks und wegen der guten Bekömmlichkeit auch bei uns immer beliebter. Die im Unterschied zum Blumenkohl viel lockerer stehenden Köpfe sind grün bis violett gefärbt und sitzen auf 10–20 cm langen Stengeln. Im Vergleich zum Blumenkohl ist der Nähr- und Wirkstoffgehalt teilweise wesentlich höher, vor allem bei den Vitaminen A und C.

Neben dem ausgezeichneten Vitamingehalt zeigt die Tabelle auch, daß Broccoli ein wichtiger Mineralstofflieferant ist und außer hohen Anteilen an Kalzium, Magnesium und Schwefel auch ein vorzügliches, diätetisch wertvolles Verhältnis zwischen einem hohen Kalium- und einem niedrigen Natriumgehalt aufweist. Diese Zusammensetzung erleichtert bei Herz- und Nierenkranken die Entwässerung. Herz-, Nieren- und Stoffwechselkranken kann daher reichlicher Broccoli-Genuß nachdrücklichst empfohlen werden.

Einem Broccoli-Anbau im Garten stehen auch in unserem Klima keine Schwierigkeiten entgegen. Saatgut ist in jeder guten Samenhandlung zu bekommen. Die Ansprüche an Boden und Düngung entsprechen denen des Blumenkohls. Wegen der hohen Wuchsfreudigkeit der Pflanzen können zwei bis drei Ernten im Jahr erreicht werden.

Broccoli ist auch zu jeder Jahreszeit in bester Qualität aus der Kühltruhe zu kaufen. Nach dem Auftauen genügt eine Garzeit von acht Minuten. Ohne vorheriges Auftauen benötigt man nach kurzem Aufkochen eine Garzeit von zehn Minuten im geschlossenen Topf.

Die Zubereitung in der Küche entspricht der des Blumenkohls. Alle Blumenkohlrezepte können auch für Broccoli angewendet werden. Man kann die grünen Stengel auch wie Spargel behandeln.

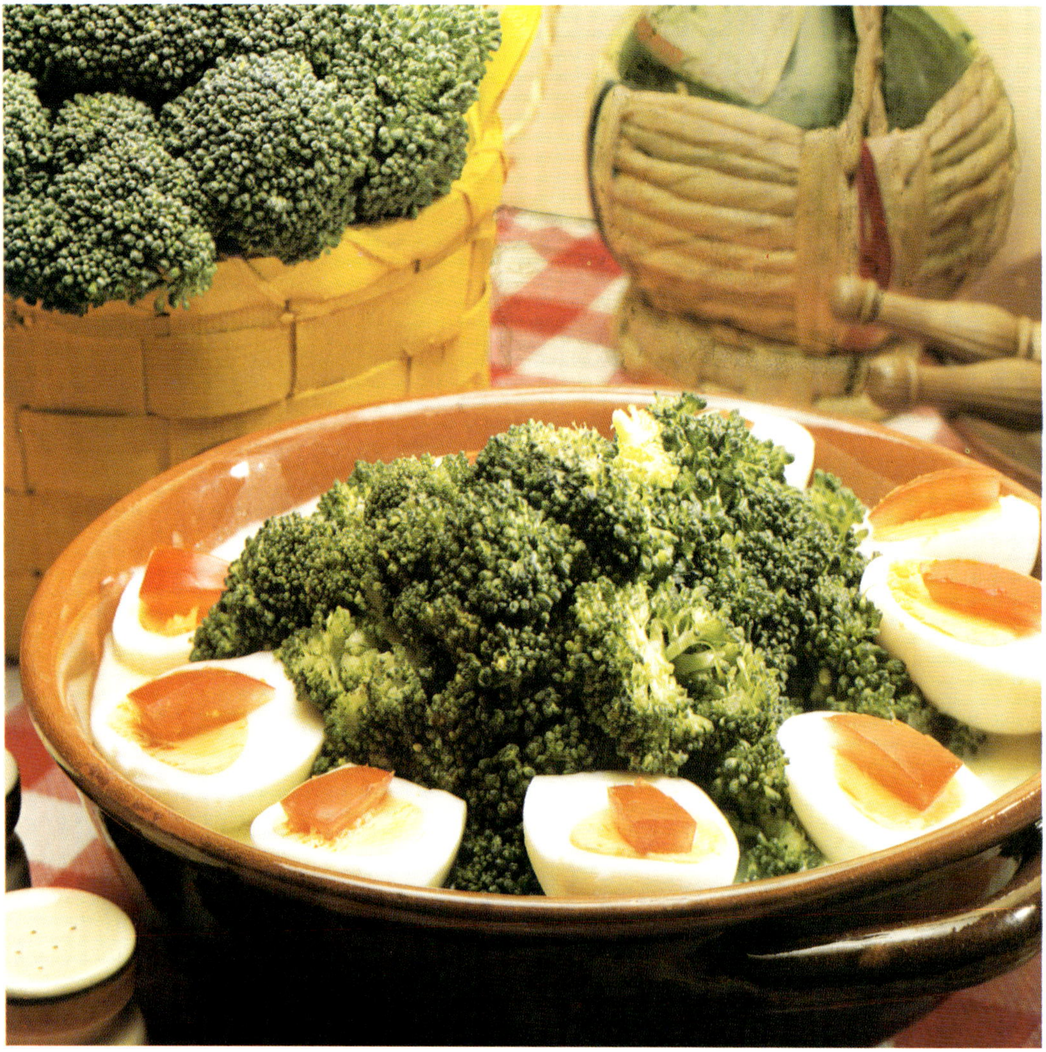

Broccoli in Käsesauce mit Ei

1 kg Broccoli · 60 g Pflanzenmargarine · 200 g geriebener Käse · 40 g Mehl · ¼ l Milch · 4 hartgekochte Eier · Muskat · Meersalz

Broccoli säubern und in einen Topf mit nicht zu viel Salzwasser geben. Den Topf verschließen, und das Gemüse garen. Mehl in Pflanzenmargarine hell anschwitzen, mit ¼ l Broccoli-Kochwasser und Milch auffüllen und durchkochen lassen. Die Sauce mit Käse vermischen und mit Muskat und Meersalz abschmecken. Diese Sauce über das Gemüse gießen und dieses mit Eihälften servieren.

79 g Eiweiß, 89 g Fett, 51 g Kohlenhydrate; Kalorien: 1565 (6542 Joule)

Chinakohl wächst auch in unseren Breiten

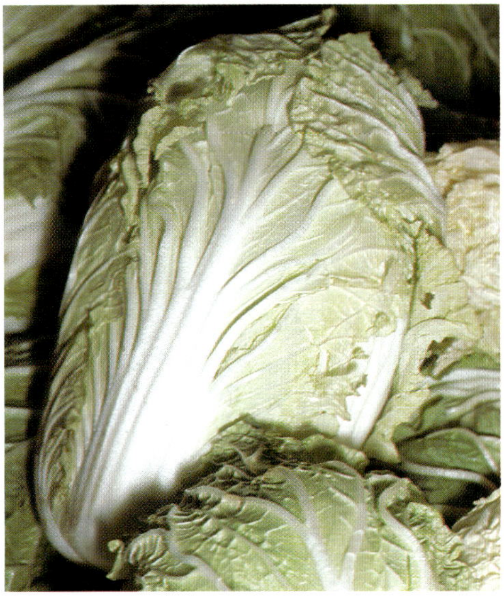

Hauptwirkstoffe in 100 g Frischsubstanz

Eiweiß	1,2 g
Fett	0,3 g
Kohlenhydrate	2 g
Natrium	7 mg
Kalium	202 mg
Kalzium	40 mg
Magnesium	11 mg
Eisen	0,6 mg
Vitamin A	13 µg
Vitamin B_1	0,03 mg
Vitamin B_2	0,04 mg
Niacin	0,4 mg
Vitamin C	36 mg
Kalorien	16
Joule	67

Der Chinakohl *(Brassica chinensis* oder *pekinensis),* auch Chinasalat genannt, ist ein wohlschmeckendes zartes Gemüse. Die Pflanze ist in China beheimatet, wird aber neuerdings auch bei uns in zunehmendem Maße angebaut. Die zarten, schmalen Blätter bleiben locker um die Mitte angeordnet, eine eigentliche Kopfbildung kommt nicht zustande. Chinakohl wächst auch in unserem Klima leicht und schnell, benötigt aber extra geschützte Lagen und muß gut feucht gehalten werden. Es gibt in Samenhandlungen Sorten, die sich für den Anbau im Garten eignen.

Der Gesundheitswert des Chinakohls liegt – wie bei den anderen Kohlarten – in seinem Vitamin- und Mineralstoffgehalt. Seine Wirkstoffe entsprechen etwa denen des Weißkohls. Er hat auch für die Chinesen dieselbe Bedeutung wie für uns der Weißkohl. Besonders hochwertig ist aber auch das Blatteiweiß. Nähr- und Wirkstoffgehalt siehe die Tabelle.

In der Küche kann der Chinakohl vielseitig zubereitet werden. So verwendet man die zarten Blätter zu Salatplatten. Als Rohkost mischt man die in feine Streifen geschnittenen Blätter mit gewiegten Zwiebeln und gibt eine Salatsoße hinzu, in der Würzkräuter wie Zitronenmelisse, Borretsch, Dill, Estragon, Petersilie und Schnittlauch nicht fehlen dürfen. Natürlich kann man den Chinakohl auch zu anderen Rohkostmischungen verwenden, so mit geriebenen Möhren und Äpfeln oder mit Gurke, Gemüsepaprika, Kräutern, Zwiebeln und Salatsoße.

Wie alle anderen Kohlarten läßt sich der Chinakohl auch als Gemüse verwenden. Wenn man die Blätter zu Salat verarbeitet und die starken hellen Rippen übrigbleiben, kann man diese wie Spargel zubereiten und mit zerlassener Butter oder Pflanzenmargarine und gerösteter Petersilie zu Tisch geben.

In Haushaltsfolie gepackt, hält sich die Staude im Kühlschrank etwa zehn Tage.

Grünkohl der „Star“ unter den Kohlarten

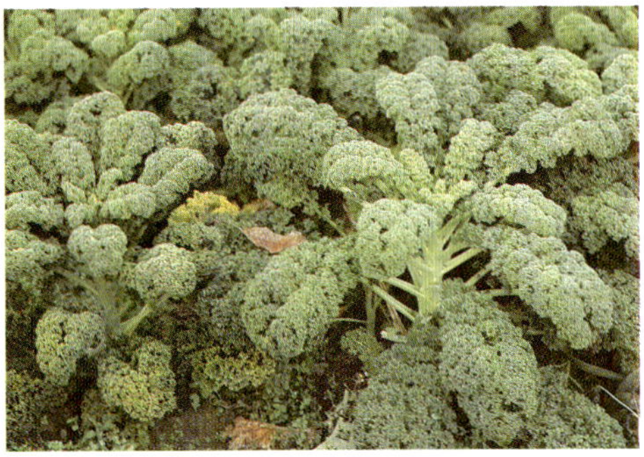

Hauptwirkstoffe in 100 g Frischsubstanz

Eiweiß	6 g
Fett	0,9 g
Kohlenhydrate	6,1 g
Natrium	44 mg
Kalium	436 mg
Kalzium	230 mg
Magnesium	34 mg
Phosphor	90 mg
Eisen	2,7 mg
Chlor	122 mg
Mangan	2,2 mg
Kupfer	0,09 mg
Schwefel	115 mg
Vitamin A	833 µg
Vitamin B_1	0,2 mg
Vitamin B_2	0,2 mg
Niacin	2,1 mg
Vitamin B_6	0,19 mg
Pantothensäure	1,4 mg
Vitamin C	140 mg
Vitamin E	4 mg
Kalorien	57
Joule	238

Der Grünkohl nimmt unter den Kohlarten eine erstrangige Stellung ein, ist er doch mit Nähr- und Wirkstoffen am besten ausgestattet. Er ist zugleich anspruchsloser als jede andere Kohlart, aber nur im nord- und westdeutschen Raum stärker verbreitet. Gewiß, er ist ein etwas gröberes Gemüse, aber dafür steht er uns auch weit in den Winter hinein zur Verfügung. Die ersten Fröste schaden ihm nicht, im Gegenteil, er gewinnt dadurch an Zartheit und Bekömmlichkeit. Das ganze Jahr über ist der Grünkohl auch ständiger Vertreter in der Tiefkühltruhe.

Der Nähr- und Wirkstoffgehalt ist großartig. Grünkohl ist sozusagen der „Star“ unter den Kohlarten (siehe die nebenstehende Tabelle). Die Blätter sind reich an dem grünen Blattfarbstoff Chlorophyll und daher auch an Magnesium, das den zentralen Bestandteil des Chlorophyll-Moleküls bildet. Aber auch die anderen Mineralien sind reichlich vertreten, besonders Kalium, Kalzium und Mangan. Die Vitaminwerte des Grünkohls überragen großenteils die aller anderen Kohlarten, vor allem ist der Vitamin-A- und Vitamin-C-Gehalt beträchtlich. Der Grünkohl kann sich mit Spinat und Mangold messen.

Das Wirkstoff-Spektrum zeigt den hohen Wert des Grünkohls für die Kinderernährung. Der hohe Kaliumgehalt läßt sich diätetisch zur Wasserentziehung bei Kreislaufstauungen und anderen ödematösen Aufquellungen verwenden.

Der etwas strenge, aber herzhafte Geschmack des Grünkohls wird durch einen reichlicheren Fettzusatz, am besten in Form von Olivenöl, gemildert. Der Zusatz sollte erst nach dem Dünsten erfolgen.

Wegen der Härte der Blätter eignet sich Grünkohl nicht als Rohkost. Selbst die *Kohlkeimchen*, die im zeitigen Frühjahr aus den abgeernteten, stehengebliebenen Strünken sprießen, werden als erstes grünes Gemüse wie Spinat zubereitet. Man bezeichnet sie auch als Kohlsprossen.

Kohlrabi – vielseitig verwendbar

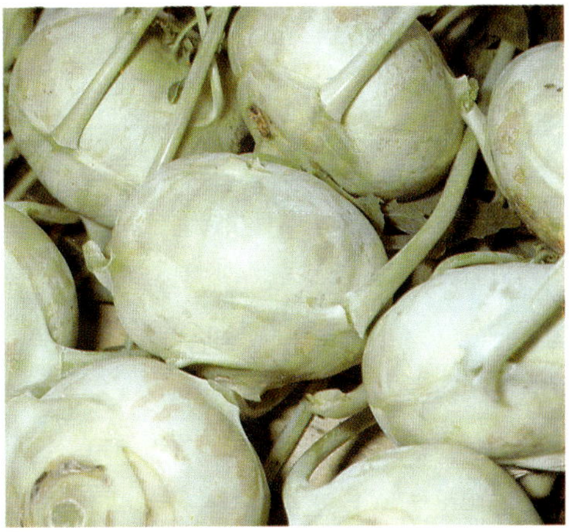

Hauptwirkstoffe in 100 g Frischsubstanz

Eiweiß	2 g
Fett	0,1 g
Kohlenhydrate	5,6 g
Natrium	10 mg
Kalium	372 mg
Kalzium	41 mg
Magnesium	16 mg
Phosphor	51 mg
Eisen	0,5 mg
Chlor	57 mg
Mangan	0,11 mg
Kupfer	0,14 mg
Vitamin A	2 µg
Vitamin B_1	0,06 mg
Vitamin B_2	0,04 mg
Niacin	0,3 mg
Vitamin B_6	0,12 mg
Pantothensäure	0,1 mg
Vitamin C	66 mg
Kalorien	31
Joule	130

Der alte Name Stengelrübe deutet noch an, daß die Knolle lediglich einen verdickten Stengel darstellt. Die verschiedenen Sorten haben unterschiedliche Entwicklungszeiten. Sorten mit kurzer Entwicklungszeit sind bei rechtzeitiger Ernte sehr zart. Bei zu später Ernte verholzen die Knollen. Man sollte sie nach der Ernte nicht zu lange aufheben, weil sie auch dann noch holzig werden können. Kohlrabi kommt in unterschiedlichen Farben – weiß und lila – vor. Sie haben für die Qualität keine Bedeutung. Die weißen haben meist die kürzere Entwicklungszeit, verholzen aber auch schneller als die lilafarbenen Knollen.

Nach Möglichkeit verwendet man nicht nur die Knollen, sondern auch die Blätter, soweit sie noch zart sind. Prof. *Schuphan* hat nachweisen können, daß die Kohlrabi*blätter* hinsichtlich der ernährungsphysiologisch wichtigen Bestandteile, vor allem Karotin, Vitamin C, Kalzium, Phosphor und Eisen, der Knolle weit überlegen sind. Die Werte liegen meist doppelt so hoch wie in der Knolle.

Der Gehalt der Knolle an Magnesium scheint mit 16 mg nicht unwesentlich zu sein; es wird aber kaum bedacht, daß der tägliche Magnesiumbedarf mindestens 500 mg beträgt. Durch die übliche Kost wird er daher nur selten gedeckt. Die Zufuhr von Magnesium ist jedoch wichtig zur Verhütung von Arteriosklerose und Krebs. Hochwertige Magnesiumträger sind daher in der Nahrung notwendig.

Bei der Zubereitung in der Küche verwendet man die zarteren mittelständigen Blätter zu den Knollen. Die älteren können als Gemüse gedünstet werden.

Fein geraspelt sind die Knollen als *Rohkost* zu gebrauchen, die man mit Zwiebeln, Salattunke und feingehackten Küchenkräutern zubereitet. Auch in *Mischsalaten* ist Kohlrabi gut zu verwenden. Beliebt sind auch gebackene Kohlrabischeiben.

Kinder knabbern Kohlrabi am liebsten roh aus der Hand.

Rosenkohl – das wohlschmeckende Wintergemüse

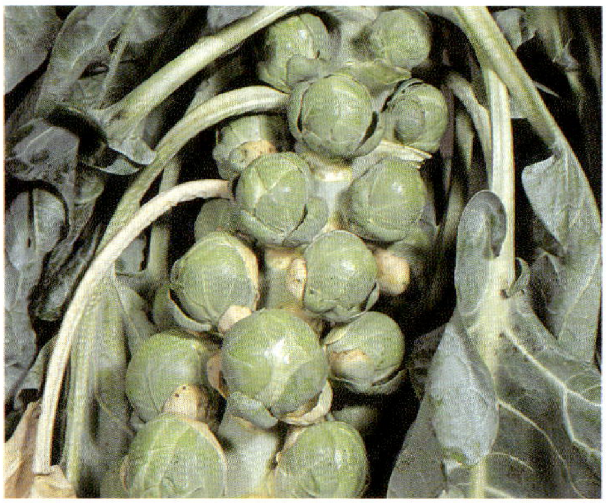

Hauptwirkstoffe in 100 g Frischsubstanz

Eiweiß	4,9 g
Fett	0,6 g
Kohlenhydrate	6,7 g
Natrium	7 mg
Kalium	390 mg
Kalzium	36 mg
Magnesium	22 mg
Phosphor	80 mg
Eisen	1,5 mg
Chlor	40 mg
Mangan	0,27 mg
Vitamin A	55 µg
Vitamin B_1	0,1 mg
Vitamin B_2	0,16 mg
Niacin	0,9 mg
Vitamin B_6	0,16 mg
Pantothensäure	0,7 mg
Vitamin C	102 mg
Vitamin E	1 mg
Kalorien	52
Joule	218

Der Rosenkohl wurde erst im Jahre 1821 erstmals beschrieben. Er ist das jüngste Glied in der artenreichen Familie der Kohlgewächse. Die Sproßachse des Rosenkohls wird 60–80 cm hoch. Die Achselknospen treiben vorzeitig aus und bilden kleine, feste Knospen, die man mit dem Größerwerden als Rosen bezeichnet. Die Namen in verschiedenen Ländern weisen auf die Herkunft des Rosenkohls aus Brüssel hin, zum Beispiel in England „Brussels sprouts“, in Frankreich „chou de Bruxelles“, in Italien „cavolo di Bruxelles“.

Ein großer Vorzug des Rosenkohls ist seine Anspruchslosigkeit gegenüber Klima und Boden, so daß er schon deshalb häufig angebaut wird. Für eine gute Wasserversorgung ist er aber besonders dankbar. Man kann dann auch schneller und häufiger erntereife Röschen pflücken, der Nachwuchs sorgt für gute Ernten. Man darf die Pflanze im Garten nicht zu spät und nicht zu eng setzen. Es ist auch nicht zu empfehlen, die Blätter für Futterzwecke etwa zu entfernen. Sie müssen bei später Ernte, bis Januar oder Februar etwa, den Röschen als Frostschutz dienen. Die Sortenauswahl trifft man nach der gewünschten Erntezeit. Es gibt Sorten, die sich besser für die Herbsternte, andere besser für die Winterernte eignen.

Zum Spätherbst und Winter kommt also der Rosenkohl auf den Markt. Mit Recht erfreut er sich großer Beliebtheit. Er zählt nicht nur zu den feinsten Gemüsearten, er ist auch sehr bekömmlich und reich an wertvollen Stoffen. Er enthält vor allem etwa 5 % hochwertiges Pflanzeneiweiß, wenig Natrium, aber sehr viel Kalium, viel Eisen, Vitamin B_1 und sehr viel Vitamin C (102 mg), alles Stoffe, die wir im Winter besonders gut gebrauchen können.

Wie beim Grünkohl, so kann auch der Rosenkohl etwas Frost vertragen. Das Zellgewebe wird weicher, und durch den Anstieg des Zuckergehaltes geht auch der strenge Geschmack fast verloren. Stärkerer

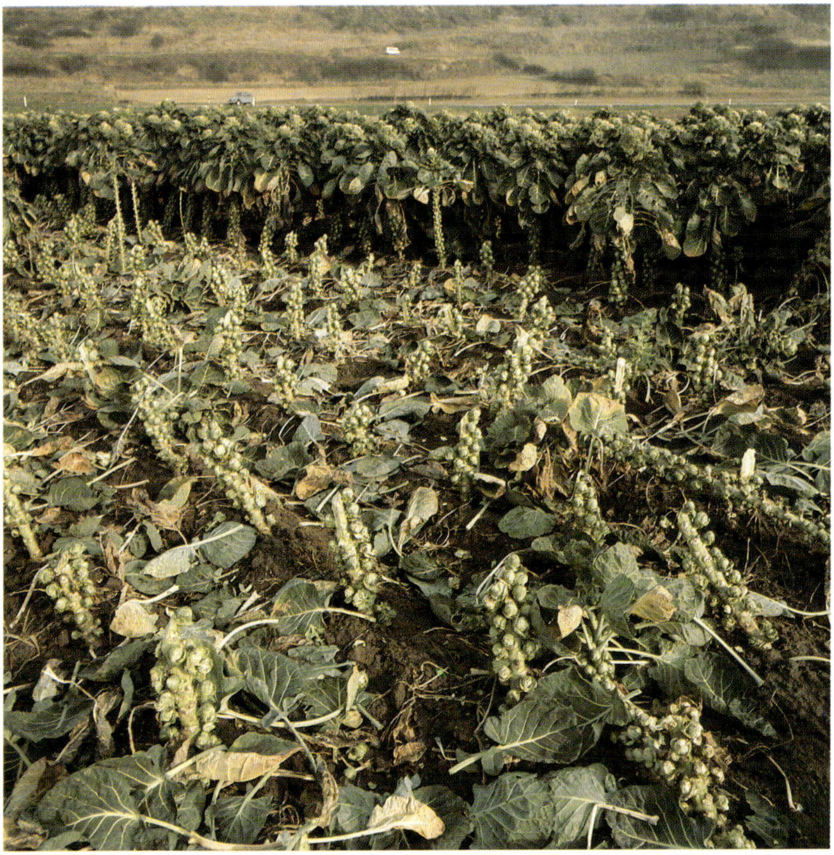

Anspruchslos im Anbau, aber mild, bekömmlich und wohlschmeckend auf dem Tisch ist der Rosenkohl. Dazu enthält er noch ein hochwertiges pflanzliches Eiweiß. Selten zu sehen – Rosenkohlfelder.

Frost würde jedoch den Vitamin-C-Gehalt verringern. Der früher als notwendig angesehene Frostschock vor der Ernte zur Umbildung von Stärke in Zucker gilt für die heutigen frischen Sorten als überholt. Nach der Ernte sollte man die Röschen nicht zu lange aufheben.

Wegen des hohen Gesundheitswertes ist zu empfehlen, Rosenkohl im Spätherbst und zu Beginn des Winters öfter auf den Tisch zu bringen. Auch auf der Rohkostplatte sollte man ihn nicht fehlen lassen, ganz davon abgesehen, daß er sie hübsch verziert.

Alle Rosenkohlpflanzen bestehen aus Strünken, an denen in dichten Trauben Röschen von unterschiedlicher Größe sitzen. Es gibt zahlreiche Rosenkohlzüchtungen, sogar eine mit roten Röschen, die aber hierzulande selten anzutreffen ist. Wählen Sie feste, grüne Röschen, die frisch aussehen, und meiden Sie solche mit starkem Geruch.

Der Rosenkohl hat kaum Abfall. Man entfernt höchstens die verfärbten Deckblätter. Vorzüglich eignet sich der Rosenkohl auch zum Einfrieren. Man sollte dafür die frühen Sorten bevorzugen.

* * *

Damit die grüne Farbe des Rosenkohls beim Kochen möglichst erhalten bleibt, sollte man ihn stets nur bei geschlossenem Topf garen.

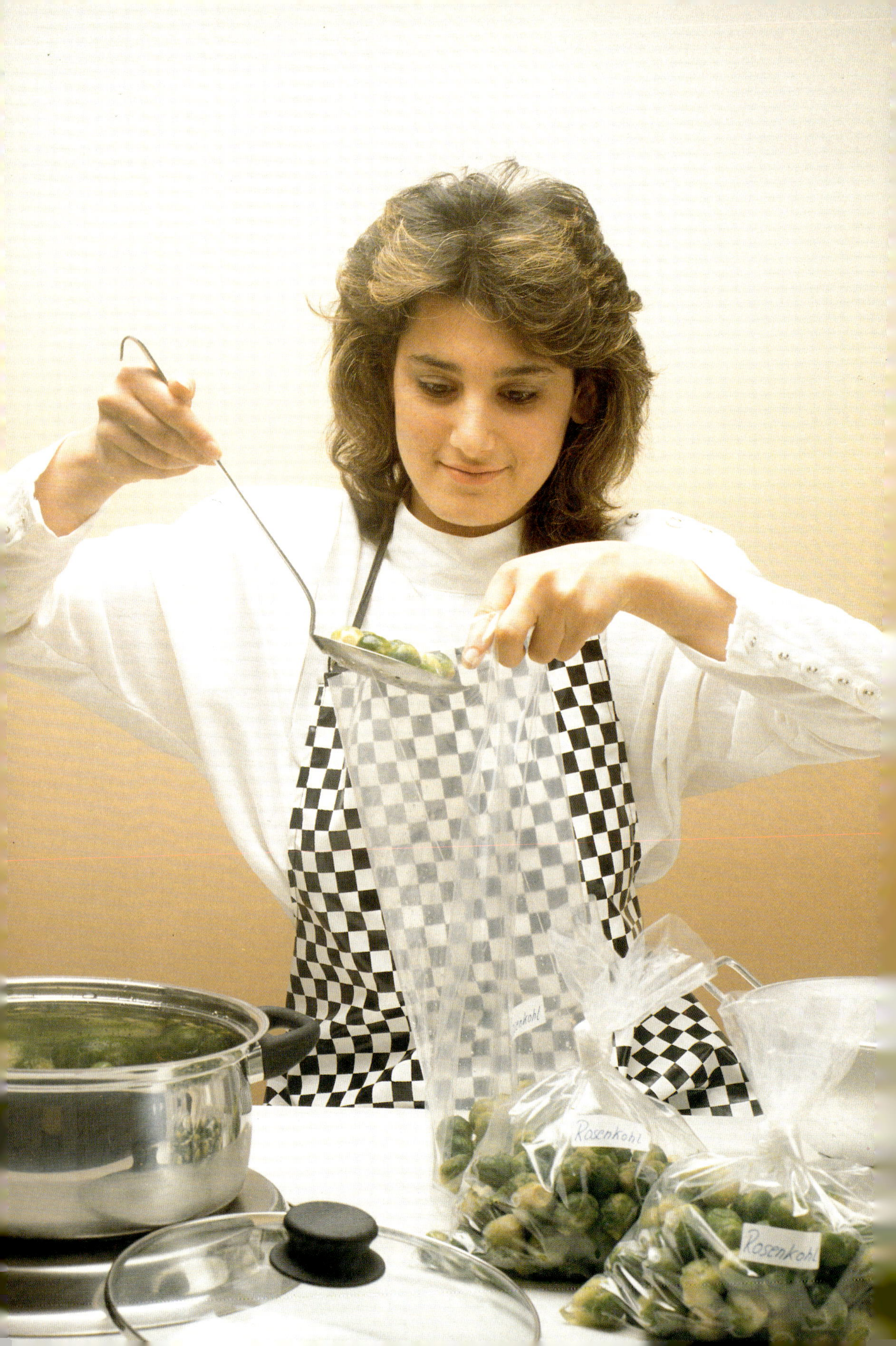
Rosenkohl
Rosenkohl

Rotkohl auch für den kranken Magen

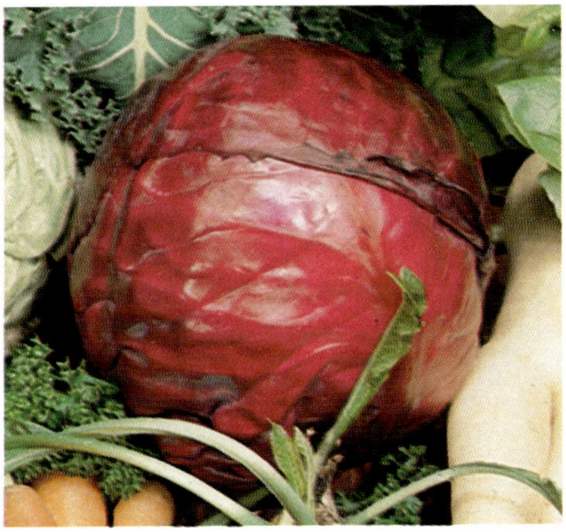

Hauptwirkstoffe in 100 g Frischsubstanz

Eiweiß	1,7 g
Fett	0,2 g
Kohlenhydrate	5,3 g
Natrium	4 mg
Kalium	267 mg
Kalzium	38 mg
Magnesium	16 mg
Phosphor	32 mg
Eisen	0,5 mg
Chlor	100 mg
Mangan	0,1 mg
Vitamin A	5 µg
Vitamin B_1	0,07 mg
Vitamin B_2	0,05 mg
Niacin	0,4 mg
Vitamin B_6	0,15 mg
Pantothensäure	0,32 mg
Vitamin C	50 mg
Vitamin E	0,2 mg
Kalorien	30
Joule	126

Der Rotkohl ist nicht nur mit dem Weißkohl nahe verwandt, er enthält etwa das gleiche Spektrum an Nähr- und Wirkstoffen, die in durchschnittlicher Höhe vorhanden sind. Rotkohl, Weißkohl und Wirsingkohl machen zusammen ein Drittel unserer gesamten Gemüseproduktion aus und haben den Vorteil, in schweren Böden und bei guter Luftfeuchtigkei (z. B. in Schleswig-Holstein) hohe Erträge zu liefern. Da sie auch ohne wesentliche Qualitätseinbuße gut lagerfähig sind, kann man sie das ganze Jahr über erhalten. Der Rotkohl läßt sich auch leicht einfrieren.

Diese drei Kopfkohlarten haben ein etwas derbes Zellgefüge; sie sind daher schwerer verdaulich. Der Rotkohl vor allem weist einen nicht unerheblichen Gehalt an Ballaststoffen und Rohfasern auf, Stoffe, die wir heute nicht mehr als „Ballast", sondern als nützlich und notwendig ansehen. Warum die beiden Begriffe? Rohfaser bezeichnet Stoffe, die sich in Wasser, Alkohol, Äther, Schwefelsäure und Natronlauge als nicht lösliche Nahrungsbestandteile erweisen. Der Begriff Ballaststoffe umfaßt auch noch andere unverdauliche Nahrungsbestandteile. Vielfach wird in den Analysen diese Unterscheidung nicht vorgenommen.

Die Verdaulichkeit läßt sich aber durch Zugabe von Bohnenkraut, Majoran, Pfefferkraut, Kümmel und Borretsch wesentlich verbessern. Von Bedeutung ist der verhältnismäßig hohe Vitamin-C-Gehalt von 50 mg in 100 g Frischsubstanz. Auch Kalium und Phosphor sind reichlich vorhanden.

Fein geraspelt, gestampft, mit einer guten Salatsoße vermischt und abgeschmeckt mit etwas Honig und einer abgeriebenen Zitronenschale erhält man eine wohlschmeckende *Rohkost*.

Am meisten wird Rotkohl als *Gemüse* zubereitet. Hierbei gibt man gern einen sauren Apfel, ein paar Gewürznelken und Kümmel hinzu.

Weißkohl in der Diabetiker-Kost

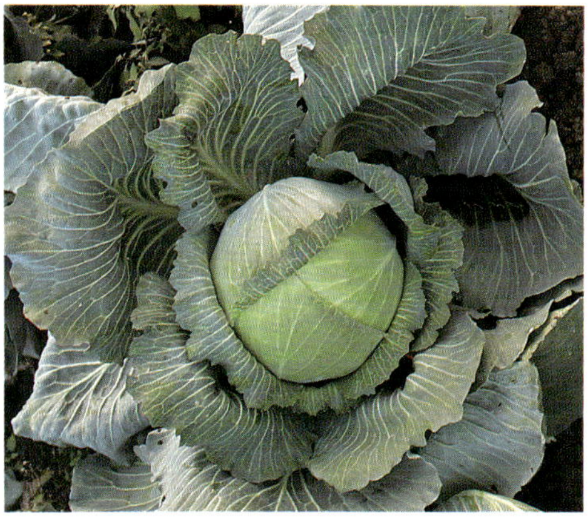

Hauptwirkstoffe in 100 g Frischsubstanz

Eiweiß	1,3 g
Fett	0,2 g
Kohlenhydrate	4,6 g
Natrium	13 mg
Kalium	233 mg
Kalzium	49 mg
Magnesium	20 mg
Phosphor	29 mg
Eisen	0,4 mg
Chlor	37 mg
Mangan	0,14 mg
Kupfer	0,06 mg
Vitamin A	10 µg
Vitamin B_1	0,05 mg
Vitamin B_2	0,05 mg
Niacin	0,3 mg
Vitamin B_6	0,11 mg
Pantothensäure	0,26 mg
Vitamin C	47 mg
Vitamin E	0,7 mg
Kalorien	25
Joule	105

Weißkohl ist nicht nur ein beliebtes Volksnahrungsmittel, er steht auch, dank der guten Lagerfähigkeit, das ganze Jahr über zur Verfügung. Wie einige andere Kohlarten, so hat auch der Weißkohl ein etwas derberes Zellgefüge. Man hat deshalb lange gemeint, die Kohlarten seien für Magen- und Darmkranke weniger geeignet. Heute läßt sich eher das Gegenteil sagen, nachdem man die große vorbeugende und heilende Kraft der sogenannten *Ballaststoffe* erkannt hat. Die Zellstrukturen gehören nämlich zu den Ballaststoffen, die heute auch *Faserstoffe* genannt werden.

Gerade die gröberen Zellstrukturen zwingen uns zum sorgfältigen Kauen und Einspeicheln. Das Gebiß, die Kaufunktion, die Speichelbildung, die Geschmackswahrnehmung und die Reflexwirkung vom Mund auf die tiefer liegenden Verdauungsorgane kommen durch gutes Kauen wieder wunderbar zur Geltung. Das bedeutet auch einen Anreiz für die Dünndarmarbeit sowie die Funktion der Bauchspeicheldrüse und der Leber.

Schließlich kommt auch der träge Dickdarm wieder in Bewegung, wodurch eine chronische Verstopfung nach einiger Zeit völlig behoben wird und Darmausstülpungen (Divertikulosen) gebessert werden. Anfänglich kann dafür auch gesäuerter Weißkohl, also Sauerkraut, verwendet werden (siehe Seite 273 ff).

Da Weißkohl natrium*arm*- und kalium*reich* ist, vermag er überschüssige, insbesondere durch Kochsalzmißbrauch hervorgerufene Wassermengen aus dem Körpergewebe zu entziehen. Am besten wirkt er hierbei als *Rohkost*.

Die Kohlenhydrat- und Kalorienarmut befähigen den Weißkohl in den verschiedensten Zubereitungen für die Diabetiker- und Fettsuchtdiät.

Beachtlich ist auch der *Jodgehalt* von 5,2 µg (Mikrogramm) in 100 g Frischsubstanz. Schilddrüsenunterfunktion wird durch Weißkohl günstig beeinflußt, bei

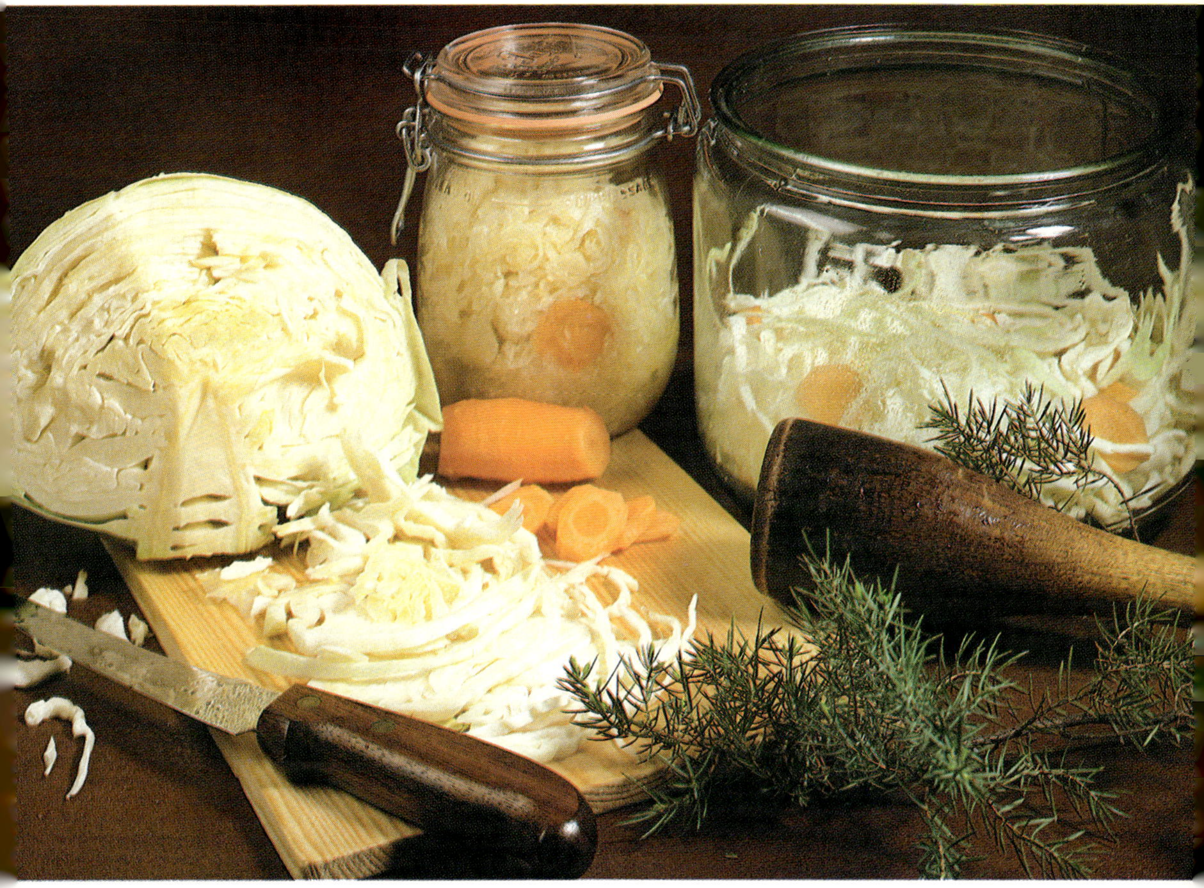

Unser Bild zeigt eine der Verwendungsmöglichkeiten des Weißkohls in der Küche.

echter Schilddrüsenüberfunktion muß ärztlicher Rat eingeholt werden, ob die jodhaltigen Kohlsorten gemieden werden müssen. Rohkost kann auch in diesem Falle ein bedeutender Arzneifaktor sein.

In der Küche läßt sich Weißkohl, ebenso wie Rotkohl, allein oder in vielfältigen Zusammenstellungen als *Rohkost* verwenden. Er sollte nur möglichst fein geraffelt sein.

Die Verarbeitung als *Gemüse* allein oder in Kombination mit Kartoffeln (Eintopf), Tomaten, Möhren oder anderen Gemüsen unter Zugabe entsprechender Gewürze ist jeder Hausfrau geläufig.

Der Vollständigkeit halber sei darauf hingewiesen, daß der Weißkohl seit ältesten Zeiten als Nahrungsmittel bekannt ist. Schon die alten Römer aßen ihn.

Ein feiner Verwandter des Weißkohls ist der zarte Spitzkohl, auch Butterkohl genannt.

Zu Seite 272: In frischer Meeresluft gedeiht der Weißkohl im Dithmarscher Land (Schleswig-Holstein). Wie hier bei Wesselburen reift der Kohl direkt hinter dem Deich unter idealen klimatischen Bedingungen im biologischen Anbau ohne Verwendung von Spritzmitteln heran. Wie zu Großmutters Zeiten wird der Kohl weiterverarbeitet und ist dann direkt aus dem Faß von Oktober bis April als würziges Frischkost-Sauerkraut in den Reformhäusern zu haben.

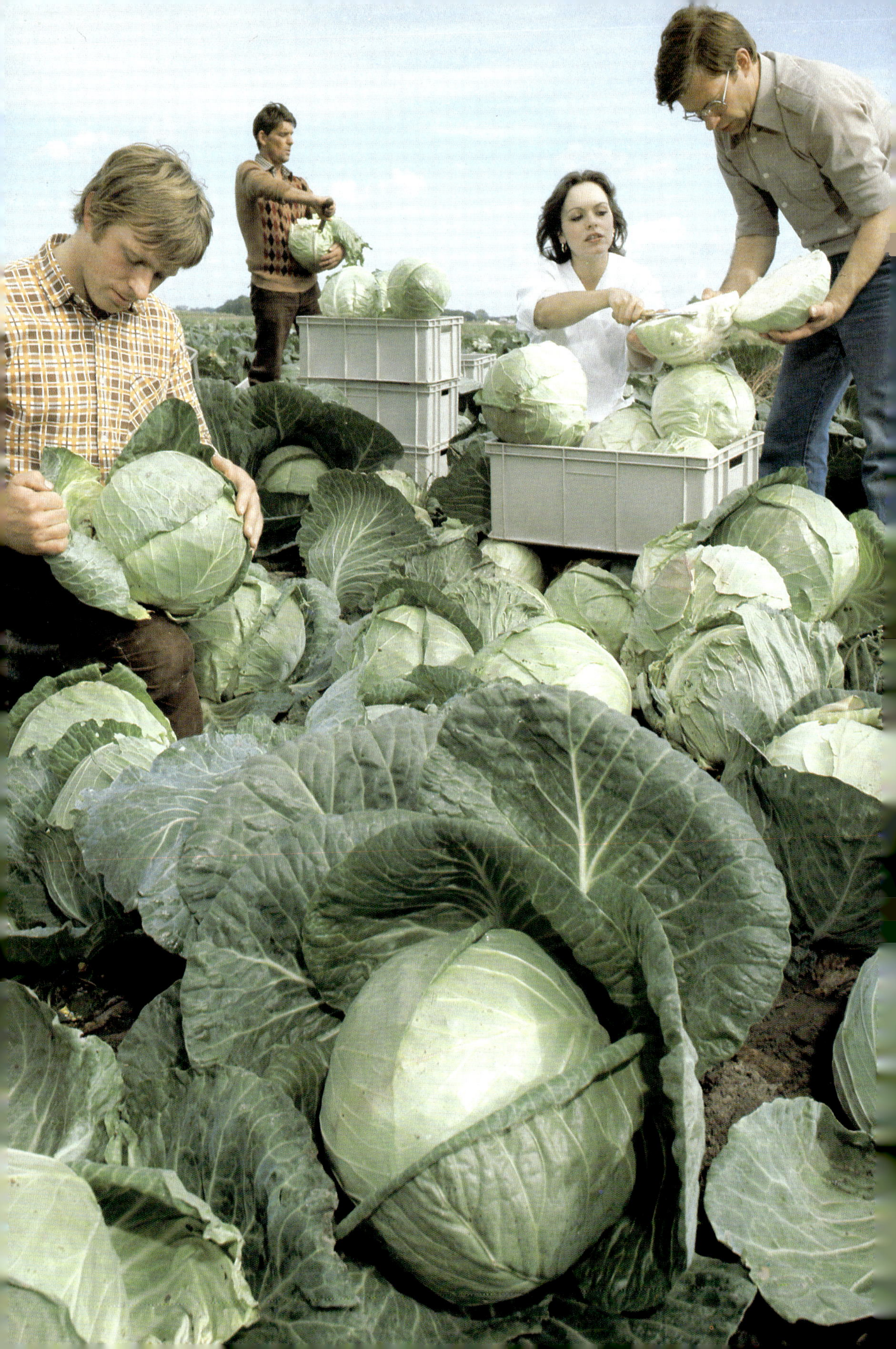

Sauerkraut als Nahrungs- und Heilmittel

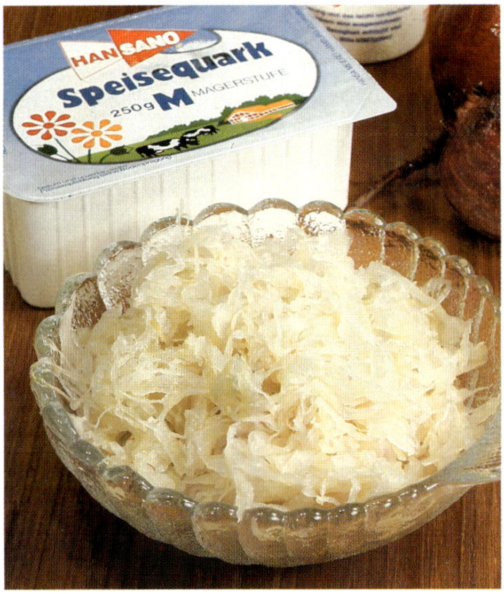

Hauptwirkstoffe in 100 g Frischsubstanz

Eiweiß	1,5 g
Fett	0,3 g
Kohlenhydrate	4 g
Natrium	355 mg
Kalium	288 mg
Kalzium	48 mg
Phosphor	43 mg
Eisen	0,6 mg
Vitamin A	20 µg
Vitamin B_1	0,03 mg
Vitamin B_2	0,05 mg
Niacin	0,2 mg
Vitamin C	20 mg
Kalorien	25
Joule	103

Nicht nur in Deutschland, sondern in vielen zivilisierten Ländern wird das *Sauerkraut als Nahrungsmittel* sehr geschätzt. Bei uns kann man es sogar als Nationalgericht betrachten. Der Weißkohl, aus dem das Sauerkraut bereitet wird, findet sich zum allergrößten Teil nur noch in Deutschland. Das Verfahren, das Kraut für den Winter haltbar zu machen, ist aus den Klosterhaushaltungen, die den Kohl aus den romanischen Ländern übernommen hatten, ins Volk gedrungen. Mit dem Sauerkraut war übrigens die erste natürliche Konserve geschaffen. Hervorragende Vertreter der Medizin und der Naturheilkunde sind sich darin einig, daß wir es beim Sauerkraut mit einem vorzüglichen, allseits beliebten, vor allem gesunden und nahrhaften Volksnahrungsmittel zu tun haben, das gerade in der kalten Jahreszeit als eine wertvolle Bereicherung des Küchenzettels angesehen werden muß.

Verwendung

Aber auch sein arzneilicher Wert ist nicht unbeachtet geblieben. Nach unserer heutigen Erkenntnis vermag das Sauerkraut als *Vorbeugungs- und Heilmittel* bei einer Reihe von Krankheiten zu wirken. Als *Cook* im 18. Jahrhundert seine Weltumseglung durchführte, hatte er seinen Erfolg wohl zum großen Teil seiner gesund gebliebenen Mannschaft zu verdanken, der er öfters in der Woche Sauerkraut verabreichte, so daß sie auf diese Weise vom Skorbut verschont blieb. Die Verhütung des Skorbuts und auch seine Heilung beruhen auf dem hohen Gehalt des Sauerkrautes an Mineralien und Vitaminen, vor allem an Vitamin C.

Kneipp hat stets nachdrücklich auf den gesundheitlichen Wert dieses Nahrungsmittels hingewiesen und einmal in einem Vortrag über die „Heilkraft des Sauerkrautes" folgendes gesagt:

„Es ist ein großer Irrtum, sich vom Genuß

Aus dem Faß gibt es das neue Frischkostsauerkraut. Durch biologischen Anbau des Weißkohls natürlich gezogen, wurde es über mehrere Wochen zur Gärung und Reife gebracht und mit würzigen Wacholderbeeren zubereitet. Ein Frischedienst versorgt in der vitaminarmen Jahreszeit viele Reformhäuser ständig mit Nachschub des mineralstoffreichen Vitamin-C-Trägers.

des Sauerkrautes dann zu enthalten, wenn saure Speisen verboten werden, da im Gegenteil gerade seine spezielle Wirkung auf den Magen zur Förderung einer guten Verdauung eine außerordentliche ist. Es leitet die krankhaften faulen Säfte und Gase aus, wirkt heilend auf vorkommende Magengeschwürchen, stärkt die Nerven und unterstützt die Blutbildung in bedeutender Weise, so daß mancher seine blasse Gesichtsfarbe gerade infolge Genusses des Sauerkrautes einem gesunden Aussehen weichen sieht. Viele sind der Ansicht, Sauerkraut erzeuge falsche Magensäure, doch ganz mit Unrecht; man genieße es mäßig, ohne viel dabei zu trinken, und die Erfahrung wird bald das Gegenteil beweisen."

Prof. *Hartmann* empfahl in einer medizinischen Zeitschrift *rohes Sauerkraut* zur Säurekost *bei septischen Wunden.* Der bekannte Chirurg Prof. *F. Sauerbruch* bestätigte die Wahrnehmung, daß Wunden nach Operationen bei Genuß von rohem Sauerkraut auffallend schnell und gut heilen. Das heilsame Prinzip im Sauerkraut ist wahrscheinlich der hohe Gehalt an natürlicher Milchsäure, über deren günstige Wirkung gerade bei weitverbreiteten Leiden, wie *Arterienverkalkung, Rheuma, Gicht und Leberleiden,* manches zu sagen wäre.

Häufig macht man das Fehlen des Vitamins C in der Frühjahrsernährung mitverantwortlich für das Auftreten der sogenannten *Frühjahrsmüdigkeit.* Außer dem Fehlen des Vitamins C ist auch die Schlakkenanhäufung vom Winter in den Körpergeweben schuld an der Frühjahrsmüdigkeit. Die Schlacken werden im Frühjahr aus den Geweben gelöst, überschwemmen das Blut und verursachen bis zur Ausscheidung Müdigkeit, Unlust und allgemeine körperliche Schwäche. Ein wirksames Mittel zur Abkürzung des Prozesses ist neben einem Blutreinigungstee das Sauerkraut. Es muß aber roh, vielleicht als Salat mit heißem Öl, Zwiebeln und Knoblauch angerichtet, gegessen werden.

Sauerkraut vermag aber noch mehr. Dr. *Roemer* schrieb von einem 44jährigen Patienten mit schweren *Asthmaanfällen,* die seit Jahren vielen Behandlungsversuchen trotzten. Nach Einleitung einer Kur, bestehend aus pflanzlicher Kost und viel rohem, mit Zwiebeln und Knoblauch angemachtem Sauerkraut, verringerten sich die Anfälle und verschwanden bald ganz. Genauso erging es ihm bei einer Kranken mit *chronischer Stuhlverstopfung* und *Ischias,* die gesundete, nachdem sie wochenlang täglich ein Pfund Sauerkraut zu sich genommen hatte. Diese Wirkungen beruhen auf dem Milchsäure- und Cholingehalt des Sauerkrautes. Cholin nennt man das Hormon der Darmbewegung.

Und noch eine Tatsache muß angeführt werden: Sauerkraut hat sich bewährt als Nahrungsmittel bei *Zuckerkranken.* In größeren Mengen genossen, ist vielfach eine günstige Beeinflussung des Krankheitsbildes zu beobachten.

Roher Sauerkrautsaft hat eine ganz spezielle Wirksamkeit als *Wurmmittel,* besonders gegen Spulwürmer bei Kindern. Es ist nicht nur billig, sondern im Gegensatz zu den oft giftigen Wurmmitteln völlig unschädlich. Mit Recht stellte früher Prof.

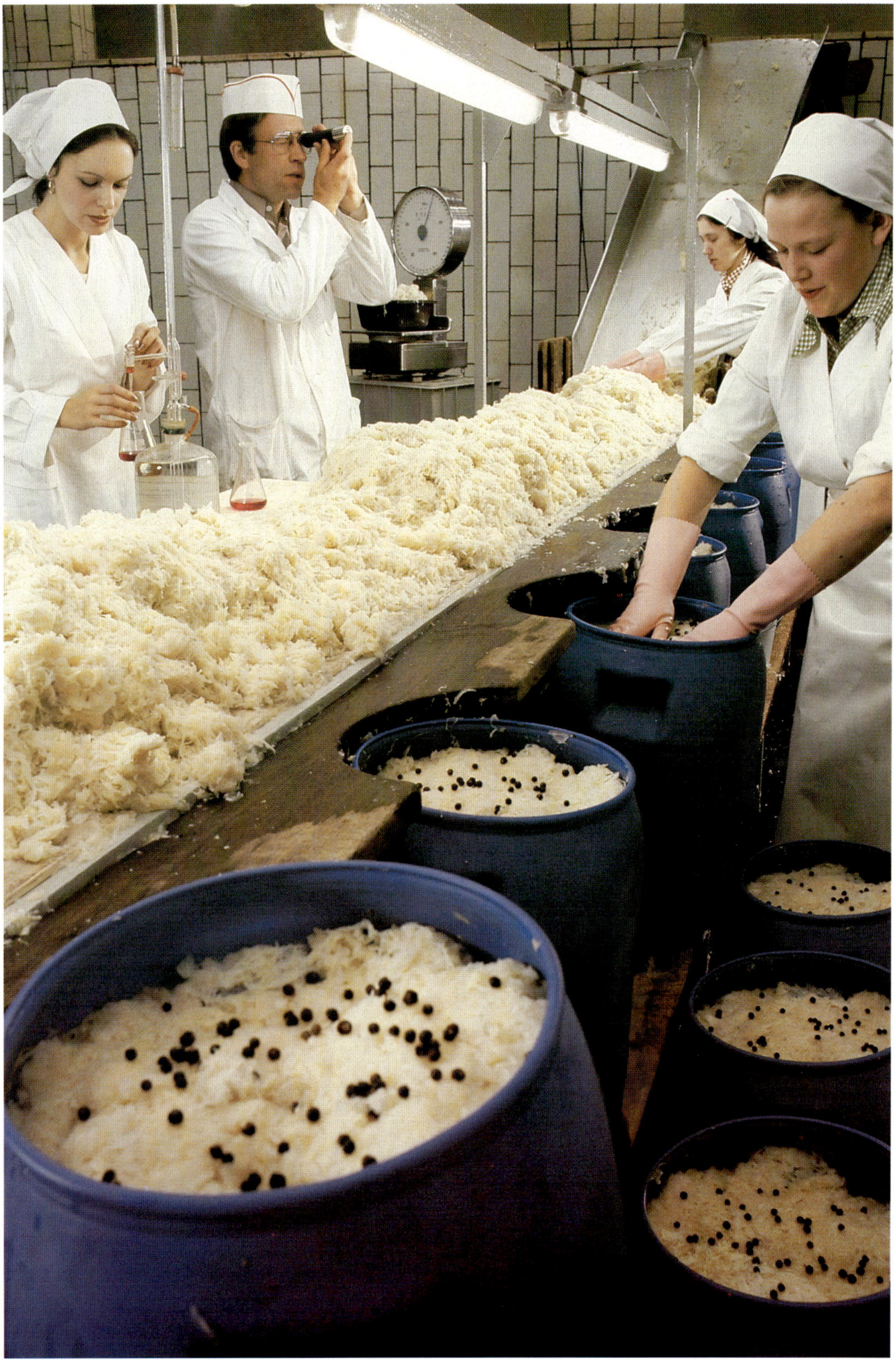

Metschnikoff fest, daß in Gegenden, wo das meiste Sauerkraut gegessen wird, die Leute am ältesten werden.

Sehr beachtlich ist ferner die *bakterientötende Wirkung* des Sauerkrautes, und zwar besonders gegenüber Typhusbakterien, wie anläßlich der Stuttgarter Typhusepidemie im Winter 1952/53 festgestellt werden konnte. Da man bei dieser Epidemie Sauerkraut als Ansteckungsquelle in Erwägung zog, prüfte der Hygieniker *Knapp* systematisch Vorkommen und Lebensfähigkeit von Typhusbakterien im Sauerkraut. Die Untersuchungen ergaben, daß bei ausreichender Säuerung des Krautes jene Typhusbakterien, die in einwandfrei hergestelltes, verkaufsfertiges Sauerkraut eingeimpft wurden, innerhalb von sechs Stunden zugrunde gingen. Diese bakterienvernichtende Wirkung, die hauptsächlich auf dem Milchsäuregehalt des Sauerkrautes beruhen soll, verringerte sich, wenn das Kraut längere Zeit offen an der Luft stand und dadurch der Infektion mit Luft- und Fäulniskeimen ausgesetzt war. Impfte man bei Beginn der Gärung das Kraut mit Typhusbakterien, so starben sie in spätestens zwei Tagen ab.

Dieses billige, wertvolle Nahrungs- und Heilmittel verdient im Küchenplan jedes Haushaltes einen würdigen Platz. Jede Hausfrau sollte dieses würzige Kraut mindestens einmal in der Woche auf den Tisch bringen. Doch es darf nicht stundenlang gekocht werden, wenn es seinen Gehalt an Milchsäure und Vitaminen und vor allem auch an Cholin behalten soll. Auch drückt man es nicht aus und wässert es nicht; denn gerade im Saft sitzen wirksame Faktoren. Am besten legt man es nach alter Sitte selbst ein, um es immer „frisch vom Faß“ zu haben; denn nur frisch entfaltet es seine heilenden Kräfte in vollem Maße.

Sauerkrautkochrezepte kennt jede Hausfrau. Wenn seine Heilkraft, die auf dem Gehalt an Vitaminen, Mineralstoffen, Milchsäure und dem Hormon der Darmbewegung (Cholin) beruht, erhalten bleiben soll, muß es *roh* genossen werden. Wir können es auch auf verschiedene Weise zubereiten. Es wird zerschnitten oder gewiegt, nachdem man den Saft ausgedrückt hat, damit er nicht in das Hackbrett eindringt oder verlorengeht. Wenn das Kraut zerkleinert ist, setzt man ihn wieder zu. Dann mischt man feingeschnittene Zwiebeln und Öl darunter. Wenn nicht Wacholderbeeren und Dill oder Kümmel mit eingemacht waren, fügt man diese vor dem Zerkleinern hinzu.

Oder man dämpft feingeschnittene Zwiebeln in Öl hellgelb und gibt sie über das Kraut. Will man es warm haben, so stellt man es in den Ofen. Es darf aber nicht heiß werden.

Man reibt oder schneidet auch Äpfel darunter und mischt das Ganze mit Schlagrahm. Schließlich kann man das Sauerkraut auch mit geriebenen roten Rüben, etwas Meerrettich und Rahm oder Öl vermischen.

* * *

Schon der griechische Arzt Hippokrates hat im 4. Jahrhundert vor Christus das schmackhafte Gemüse aus vergorenem Weißkohl lobend erwähnt. Als Kolumbus die halbe Welt umsegelte und dabei monatelang ohne frische Lebensmittel auskommen mußte, befanden sich in seinen Vorräten auch einige Fässer des vitaminreichen Sauerkrauts. Damit konnte die Mannschaft am besten vor der gefürchteten Vitaminmangelkrankheit Skorbut geschützt werden. Das Sauerkraut ist eines unserer besten Heil- und Nahrungsmittel zugleich.

Wirsingkohl bei Fettstoffwechsel-störungen

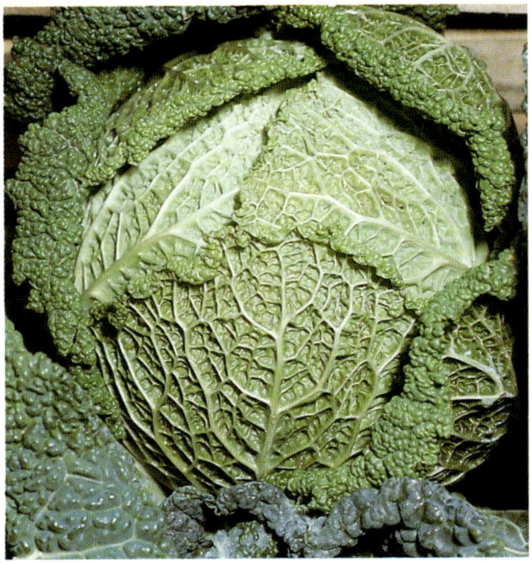

Hauptwirkstoffe in 100 g Frischsubstanz

Eiweiß	2,6 g
Fett	0,4 g
Kohlenhydrate	4,1 g
Natrium	9 mg
Kalium	275 mg
Kalzium	57 mg
Magnesium	12 mg
Phosphor	55 mg
Eisen	0,9 mg
Vitamin A	12 µg
Vitamin B_1	0,05 mg
Vitamin B_2	0,07 mg
Niacin	0,3 mg
Vitamin B_6	0,2 mg
Vitamin C	50 mg
Kalorien	30
Joule	126

Wirsing unterscheidet sich vom Weißkohl eigentlich nur durch seine etwas krausere, stark gefelderte Blattstruktur und durch seine stärkere Grünfärbung. Im ganzen ist er etwas weicher, zarter und feiner als Weißkohl, eignet sich aber trotzdem weniger als Rohkost. Um so beliebter ist er gekocht oder besser noch gedünstet. In dieser Form wird er genau wie Rot- und Weißkohl verwendet.

Im Kühlschrank läßt sich der Wirsingkohl etwa eine Woche aufbewahren. Besser hält er sich in einem kühlen Keller. Auf einem Lagerrost mit allseitigem Luftzutritt bleibt er ungefähr einen Monat frisch.

Der Anbau im eigenen Garten ist zu empfehlen. Es gibt frühe und späte Sorten, die bei guter Lagerung bis zum März des Folgejahres haltbar sind.

Der Eiweißgehalt des Wirsings ist wohl niedriger als bei den Kohlsorten Broccoli (3,5 %), Grünkohl (6 %) und Rosenkohl (4,9 %), aber mit knapp 3 % immer noch recht erheblich. Es gibt Beobachtungen und wissenschaftliche Versuche, die gezeigt haben, daß die Zufuhr von Eiweiß durch *tierische* Nahrungsmittel den Cholesterinspiegel im Blutserum erhöht, während die Bereitstellung von Eiweiß durch *pflanzliche* Nahrungsmittel den Cholesterinspiegel deutlich senkt. Also können die genannten Kohlsorten mit ihrem Eiweißgehalt in der Diätetik der Fettstoffwechselstörungen, insbesondere bei Einlagerungen von fettähnlichen Stoffen in die Arterienwand, eine gute Aufgabe erfüllen.

Folgende Gewürze passen sehr gut zum Wirsingkohl: Petersilie und Schnittlauch, nach Möglichkeit frisch, ferner Kümmel und ganz wenig Pfeffer.

Zum Einfrieren wählt man feste, nicht zu große Köpfe, die noch völlig ihre frische Farbe haben. Zur Vorbereitung entfernt man die äußeren Blätter und zerteilt den Kohlkopf in Viertel. Dann erst werden die Teile geschnitten oder gehobelt. Die Blanchierzeit beträgt eine Minute.

Lauch (Porree) belebt den trägen Darm

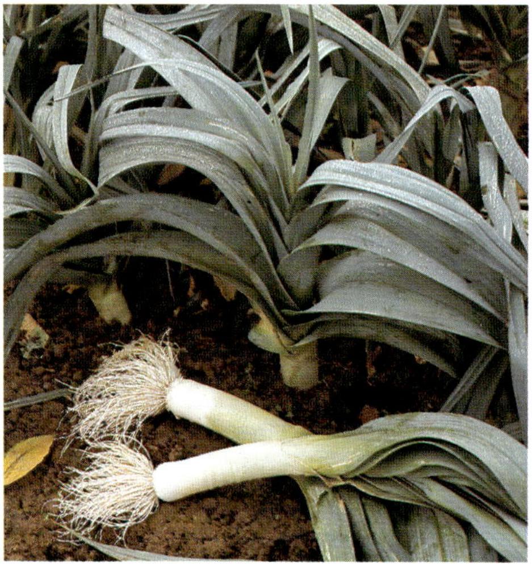

Hauptwirkstoffe in 100 g Frischsubstanz

Eiweiß	2,4 g
Fett	0,3 g
Kohlenhydrate	6 g
Natrium	5 mg
Kalium	200 mg
Kalzium	60 mg
Magnesium	15 mg
Phosphor	54 mg
Eisen	1,1 mg
Vitamin A	12 µg
Vitamin B_1	0,1 mg
Vitamin B_2	0,06 mg
Niacin	0,5 mg
Vitamin C	30 mg
Vitamin E	2 mg
Kalorien	36
Joule	151

Der Lauch *(Allium porrum)* stammt aus Südeuropa und wird bei uns in großer Menge angebaut. Er ist auch unter dem Namen Breitlauch, Winterlauch und Burri bekannt und zählt zur Familie der Liliengewächse (Liliazeen).

Der Hauptwirkstoff ist ein schwefelhaltiges, ätherisches Öl (Lauchöl), das unter anderem Allylsulfid enthält, das eine milde Reizwirkung auf die Drüsen des Magen-Darm-Kanals, auf die Leber, Bauchspeicheldrüse und Gallenblase ausübt, den Appetit fördert und die Bildung von Gärungs- und Fäulnisprodukten verhindert. Wir haben also *eine Wirkung auf den gesamten Verdauungsapparat.*

Da das Lauchöl zum Teil wieder über die Lunge ausgeschieden wird, erleichtert es hier in Verbindung mit seinen Schleimstoffen die Absonderung aus den Luftwegen bei Bronchialkatarrhen. Wir halten also *eine Wirkung auf die Atmungswege* fest.

Weiter besitzt der Lauch harntreibende Wirkung, die auf den ätherischen Ölgehalt, auf den Kali-, Kieselsäure-, Salpeter- und Magnesiumgehalt zurückzuführen ist. Es gesellt sich demnach *eine Wirkung auf die Harnorgane* hinzu.

Nicht zu verachten ist ferner der Vitamin-C-Gehalt, besonders da uns diese Vitamin-C-Quelle auch im Winter zur Verfügung steht. Wertvoll ist schließlich das organisch gebundene Eisen, das *eine anregende Wirkung auf die Blutbildungszentren* ausübt.

Wirkungsweise und Verwendung

Als **Heilpflanze** findet der Lauch in der Medizin nur recht wenig Beachtung, obwohl gerade er Heilmittel und Nahrungsmittel zugleich sein kann. Er ist wirksam gegen *Vitamin-C-Mangelzustände, Nierenerkrankungen, Stoffwechselleiden* wie Gicht, Fettsucht und Blutgefäßentartung, hilft auch bei akuten und mehr noch bei chro-

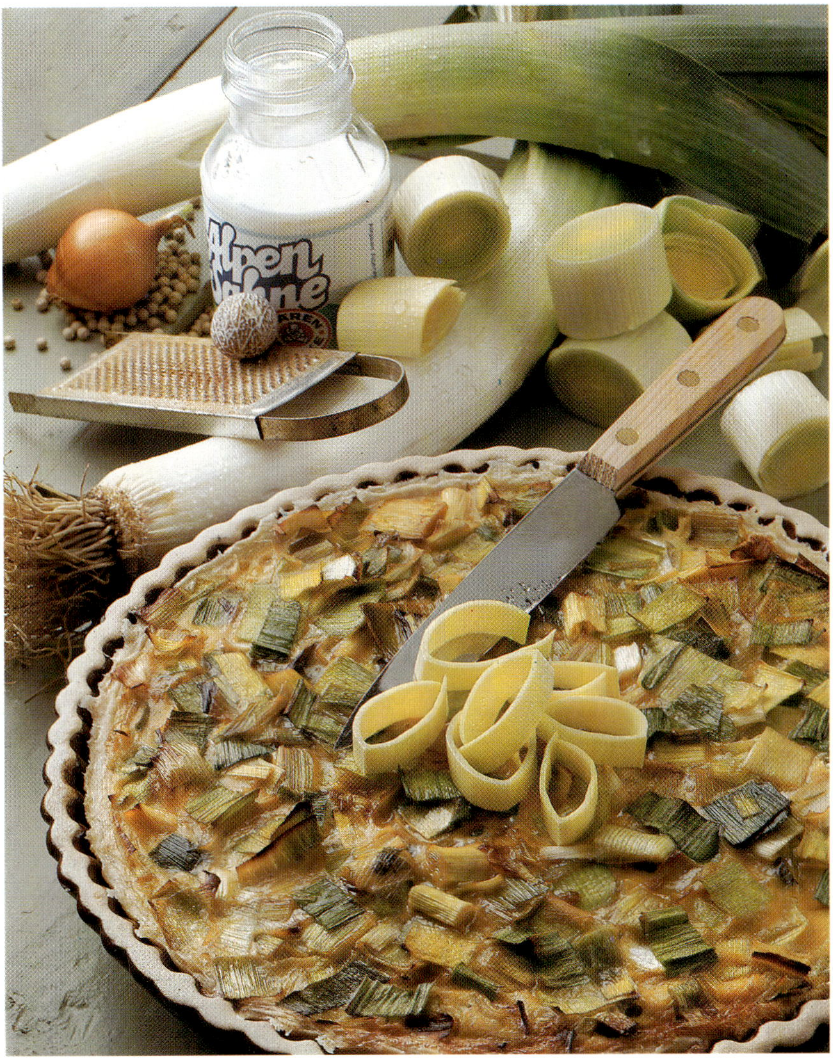

Aus 1 Packung tiefgefrorenem Blätterteig, 1 kg Lauch, 1 mittelgroßen Zwiebel, 2 EL Öl, 200 ml Sahne, 6 Eiern, Meersalz, Pfeffer und Muskat entsteht dieses ungewöhnliche, aber pikant schmeckende Backwerk – eine Lauchtorte. Das genaue Rezept finden Sie im zweiten Band dieses Buches.

nischen *Bronchialkatarrhen* sowie bei *Leber-, Magen- und Darmerkrankungen.*

Als **Gemüse- und Salatpflanze:** Der Lauch eignet sich sowohl für eine Rohkostplatte als auch für Gemüse. Lauchgemüse ist im Frühjahr zur Blutreinigung sogar besonders zu empfehlen. Zu Lauchgemüse werden nur die Blätter verwendet.

Als **Gewürzpflanze:** Lauch ist ein sehr bekanntes und altes Suppengewürz. Man sollte es aber immer erst ganz zum Schluß zufügen, damit es nur sehr wenig mitgekocht wird. Meist braucht man es zu Kartoffelsuppen, Fleischbrühe und Tunken. Ganz frisch würzt man grüne Salate, Kartoffelsalat, Mischsalat und Quark damit. Es eignet sich auch zu Frisch- und Diätkost. Die sich im zweiten Jahr an den Wurzeln der Pflanze bildenden Brutknospen, die „Perlzwiebeln", sind, in Essig eingelegt, sehr beliebt zu Salat, Gemüse und zu Fleischspeisen.

Rhabarber zum Körperhausputz

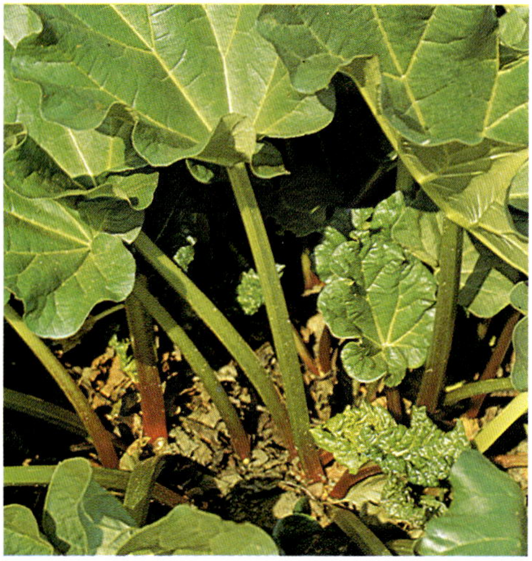

Hauptwirkstoffe in 100 g Frischsubstanz

Eiweiß	0,6 g
Fett	0,1 g
Kohlenhydrate	3,7 g
Natrium	2 mg
Kalium	270 mg
Kalzium	52 mg
Magnesium	13 mg
Phosphor	24 mg
Eisen	0,5 mg
Oxalsäure	400–700 mg
Vitamin A	12 µg
Vitamin B_1	0,02 mg
Vitamin B_2	0,03 mg
Niacin	0,2 mg
Vitamin B_6	0,035 mg
Vitamin C	10 mg
Vitamin E	0,2 mg
Kalorien	18
Joule	75

Unter Rhabarber *(Rheum officinale)* verstand man ursprünglich den getrockneten und geschälten Wurzelstock mehrerer Arten der Gattung Rheum, die in China und Tibet heimisch sind. Die mit *Rheum officinale* bezeichnete Art liefert bei uns die Hauptmenge des Speiserhabarbers.

Die Anwendung von Rhabarber zur „Generalreinigung" im Frühjahr ist die bequemste und einfachste Form einer Frühjahrskur gerade für beruflich stark gebundene und in der Stadt wohnende Menschen. Er wurde dazu schon seit uralter Zeit in seiner chinesischen und tibetanischen Heimat verwendet. „Rha barbarum" gelangte aus der Indusgegend über das Rote Meer nach Alexandria. Bei uns blieb die Rhabarberpflanze bis zum Jahre 1758 unbekannt. Die getrocknete, gelbe *Wurzel* dagegen galt als kostbares Arzneimittel und wurde nur selten verordnet. Durch einen französischen Konsul in Hankau kamen schließlich lebende Wurzeln nach Paris, während ein tartarischer Rhabarberhändler Samen nach Petersburg vermittelte. Jedenfalls wurde in der zweiten Hälfte des 18. Jahrhunderts in ganz Europa Rhabarber angebaut.

Der heutige Speiserhabarber ist aus der Vermischung verschiedener Rhabarberarten hervorgegangen, und es gibt heute kaum noch einen Hausgarten, in dem sich nicht auch einige Rhabarberstauden finden.

Wirkungsweise und Verwendung

Wir wissen heute, daß für die *anregende Wirkung* des Rhabarbers auf das *Leber-Gallen-System* und die *Drüsen des Darmkanals* nicht nur die chemisch genau bekannten „Anthrachinone", denen eine spezielle dickdarmerregende Wirkung zukommt, verantwortlich sind, sondern ebenso auch die Vorstufen der Anthrachinonkörper, die Glykoside, das sind zuckerartige Körper,

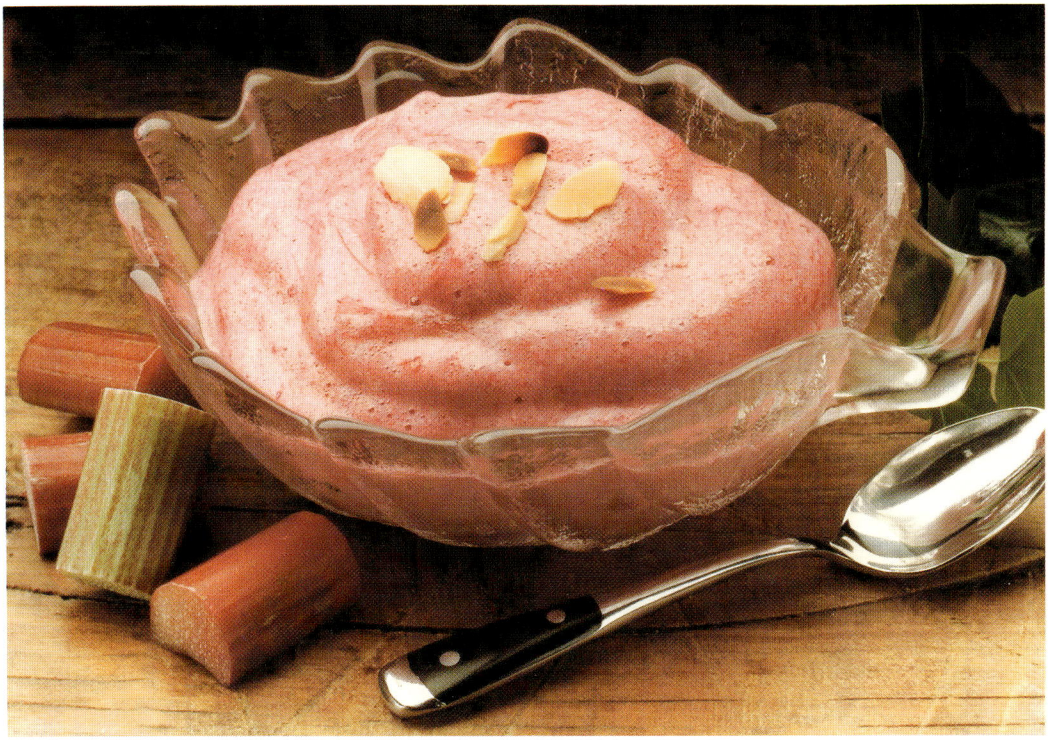

Rhabarberschaum läßt sich ohne großen Aufwand in kurzer Zeit zubereiten. Kühlgestellt, ist er eine wohlschmeckende Erfrischung für sommerliche Tage.

die bei längerer Lagerung oder auch in der Wärme durch Fermente in eine Zuckerart und in Anthrachinone zerfallen. Die Wirkung der weiteren Bestandteile, wie Gerbstoffe, Pektin, Gummi, Glukose, Fruktose, Stärke, Phytosterin, Spuren ätherischer Öle, Enzyme, viel Aschenbestandteile und besonders Apfel-, Zitronen- und Oxalsäure, tritt den eben erwähnten Stoffen gegenüber zurück. Nierenkranke und Steinleidende oder zu Steinleiden neigende Personen sollten mit dem Genuß aller Rhabarberspeisen sehr vorsichtig sein. In allen anderen Fällen können die Kompotte zu Mehl- und Süßspeisen, Aufläufe, Rhabarberkuchen und -marmeladen sehr erfrischen und auch dem Kranken willkommene Abwechslung bringen. In Stücke geschnitten, in sterile Flaschen oder Krüge gefüllt und mit Wasser übergossen, hält sich Rhabarber den ganzen Winter frisch.

Während des Krieges war eine Zeitlang die Frage der Verwendung von Rhabarber*blättern* akut. Wir müssen vorsorglich von ihrer Verwendung als Gemüse wegen des ziemlich hohen Oxalsäuregehaltes abraten, zumal während der gleichen Zeit zahlreiche ungefährliche Wildgemüse und -salate verfügbar sind. Ganz anders steht es mit der Verwendung der Blattstengel als Kompott, das sich nach wie vor großer Beliebtheit erfreut und das trotz der auch diesem innewohnenden Oxalsäure praktisch kaum nachteilige Folgen zeitigt. Man empfindet vielmehr die leicht abführende Wirkung des Rhabarbers (roh und gekocht) als wohltuende Erleichterung und Frühjahrsreinigung.

Spargel treibt das Wasser aus

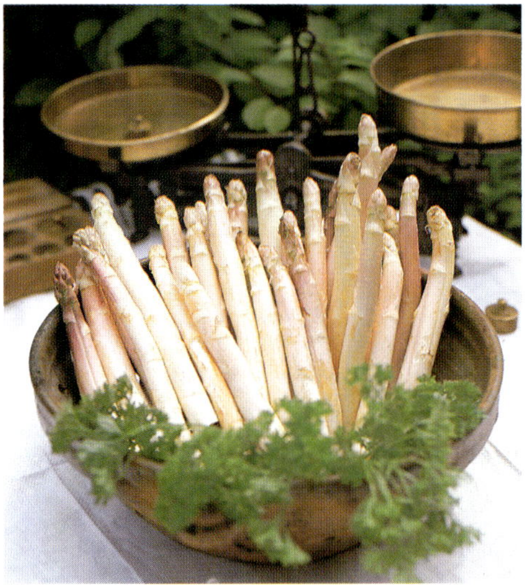

Hauptwirkstoffe in 100 g Frischsubstanz

Eiweiß	2,2 g
Fett	0,2 g
Kohlenhydrate	3,8 g
Natrium	4 mg
Kalium	220 mg
Kalzium	22 mg
Magnesium	20 mg
Phosphor	46 mg
Eisen	1 mg
Vitamin A	50 µg
Vitamin B_1	0,14 mg
Vitamin B_2	0,16 mg
Niacin	1 mg
Vitamin B_6	0,6 mg
Vitamin C	28 mg
Vitamin E	2,5 mg
Kalorien	26
Joule	109

Botanisch gesehen stellt der Spargel *(Asparagus officinalis)* aus der Familie der Liliengewächse (Liliazeen) eine ungefähr 1 m hoch werdende, winterharte Staude mit holzigem Wurzelstock dar. Das, was wir als ausgesprochen kostbares Frühlingsgemüse in den Geschäften kaufen, sind eigentlich nur die jungen Triebe des vielverzweigten Wurzelstockes, deren anfängliche Anzucht immerhin drei Jahre in Anspruch nimmt. Die jungen Wurzelsprossen dienen heute wie früher der Zubereitung wohlschmeckender Gemüse und Salate.

So alt wie die Kultur des Spargels ist aber wohl auch die Beobachtung der *harntreibenden Wirkung* der jungen Wurzelsprossen und damit ihre medizinische Bedeutung. Diese hat sich über alle Zeiten erhalten, denn noch heute spielt der Spargel seine Rolle in der Diät nicht nur des Nierenkranken.

Aus der Tabelle ersehen wir eine große Kalorien-, vor allem auch Eiweißarmut, wie überhaupt eine Geringwertigkeit an allen Massenstoffen. Weich gekocht und ohne Zugabe einer Buttersauce ist Spargel für die Diät der Fettsüchtigen zu verwerten. Bereitet man jedoch den Spargel mit hochwertigen Kalorienträgern zu, wie Butter, Ei, Rahm oder Mehl, so wird er damit Bestandteil der Kost für Unterernährte und Rekonvaleszenten oder der Mastkur.

Der geringe Kohlenhydratgehalt läßt sich auch für den *Zuckerkranken* verwerten, der den Spargel mit Butter, Rahm oder Ei vorzüglich anreichern und so zu einer hochwertigen Diabetikerkost gestalten kann.

Die unverdauliche Zellulose wirkt darmreizend und als Füllmaterial. Sie beschleunigt daher die Arbeit des Dickdarms.

Wirkungsweise und Verwendung

Die Spargelsprossen enthalten jedoch neben den Massenstoffen noch einige Feinstoffe. Der Vitamingehalt ist dem der anderen Blatt-, Stengel- und Sproßgemüse vergleichbar. In den Stoffen Asparagin, den Glykosiden Coniferin und Vanillin, Methylmercaptan und einem ätherischen Öl ist die heilkräftige Wirkung des Spargels zu finden, die von alters her bekannt ist, nämlich sein Einfluß auf die Nieren. Auf dem Wege über die Steigerung der Zelltätigkeit der Nieren soll die von den alten Ärzten bereits beschriebene Vermehrung der Wasserausscheidung zustande kommen, ohne eine entzündliche Reizung zu bewirken.

Da wir jedoch über den Wirkungsmechanismus des Spargels auf die Nieren aus den bis heute bekannten Wirkstoffen keine Klarheit gewinnen können, begnügen wir uns mit der Erfahrungstatsache, daß Spargel eine anregende Wirkung auf die Nierenfunktion ausübt und selbst bei entzündlichen Erkrankungen der Nieren ausgenutzt werden kann. Im übrigen wurde der Spargel als geeignete Diät für den Nierenkranken schon in den frühesten Zeiten empfohlen (Ägypter, Griechen, Römer).

Eine indirekte Wirkung erzielt man mit Spargel auch als innerem Mittel bei chronischen Ekzemen, wie ja alle pflanzlichen, innerlich gegebenen Mittel zur Behandlung von Ekzemen über eine gesteigerte Nierentätigkeit und eine Anregung der Drüsenfunktionen wirken.

Wir können den Spargel also nicht nur als kostspielige Feinschmeckerei ansehen, sondern müssen seine *anregende Wirkung auf die Nieren* und damit auf den Stoffwechsel und seine *vorzüglichen diätetischen Eigenschaften* bei Fettsucht, Magersucht, Zuckerkrankheit, Hautkrankheiten und Nierenleiden beachten und entsprechend ausnützen.

Grün angelaufener Spargel ist nicht nur reicher an Vitaminen, sondern vor allem auch an dem spezifischen Stoff *Asparagin,* der dem Spargel seinen Geschmack gibt. Dieses Asparagin ist ein wichtiges Zwischenerzeugnis beim Aufbau des pflanzlichen Eiweißes. Franzosen, Spanier und Italiener bevorzugen den grünen Spargel.

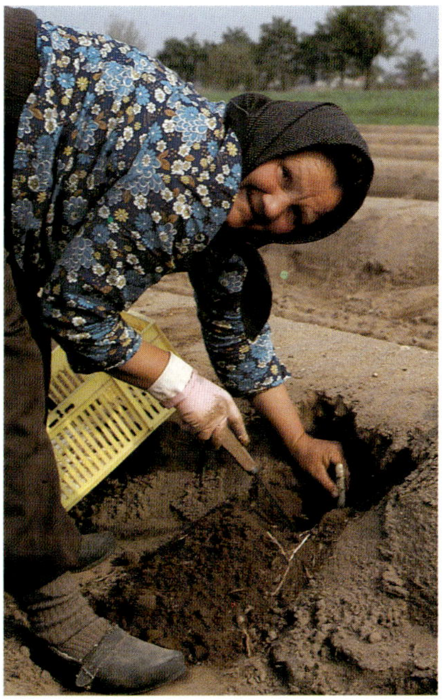

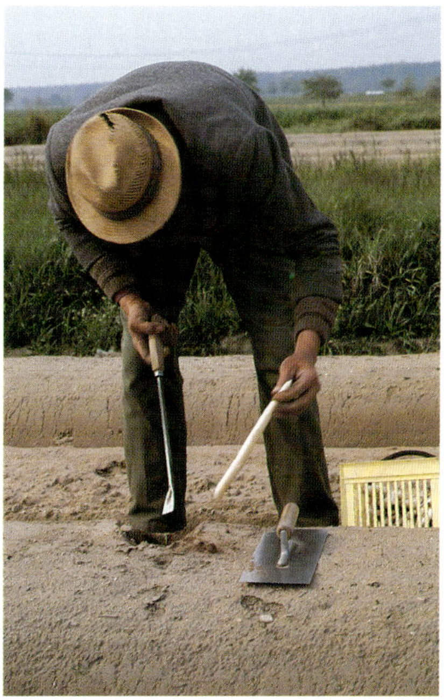

Von April bis zum 24. Juni, dem Johannistag, wird der Spargel „gestochen". Die Spargelpfeifen wachsen unter der Erde und bleiben weiß, solange sie von Erde bedeckt sind. Nach drei Jahren bringt eine neuangelegte Spargelpflanzung die erste Ernte.

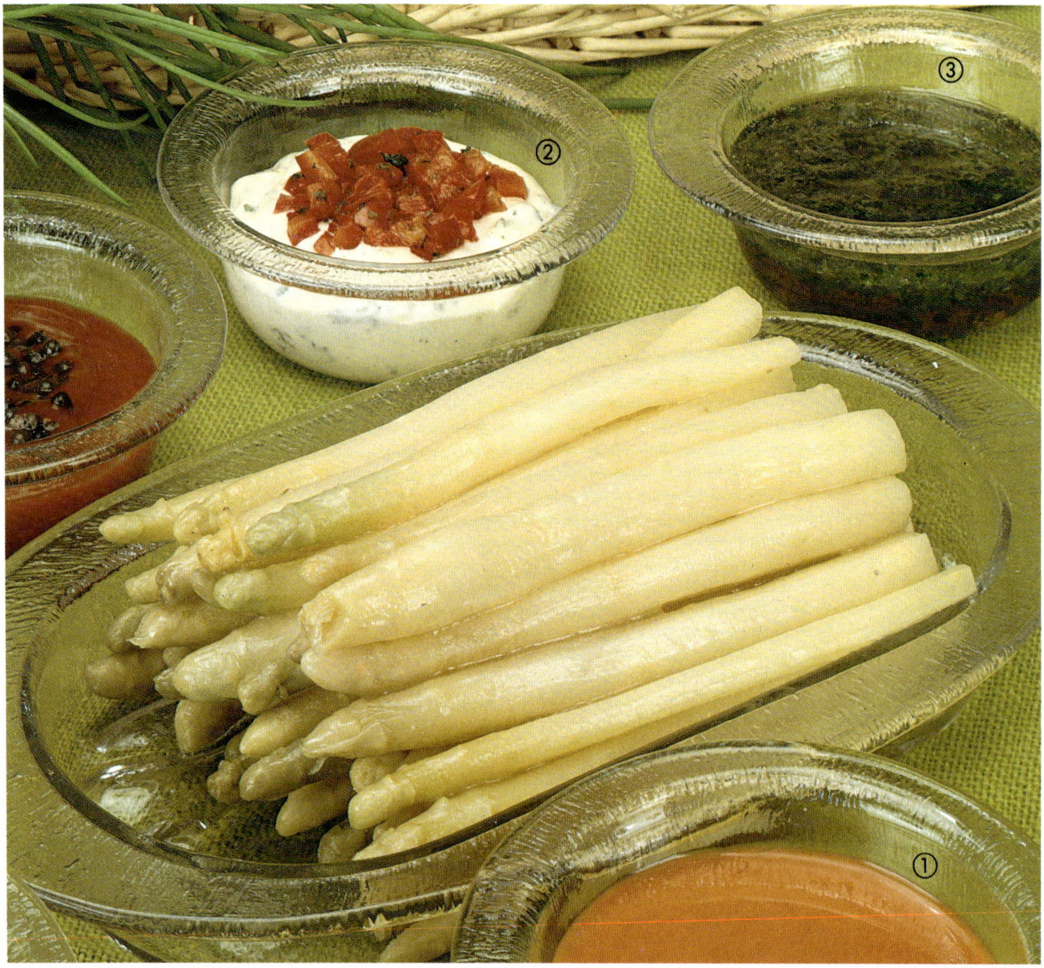

Spargel gehört zu den Delikatessen in der Küche. Er ist nicht billig; er kann nicht billig sein, denn Anzucht und Ernte sind langwierig und aufwendig. Aber zu seinem exquisiten Geschmack ist Spargel ein bekömmliches, gesundheitsförderndes Gemüse. Lange bevor er als Nahrungsmittel angebaut wurde, war er schon in Apotheken als Heilpflanze zu haben, besonders wegen seiner harntreibenden Wirkung für die Diät von Nierenkranken.

Zubereitung: Spargel wird am besten mit einem Spargelschäler vom Kopf in Richtung Stumpf geschält. Jungen Spargel sehr dünn, zum Schnittende hin dicker schälen. Alle harten, holzigen Stellen entfernen. Alle Stangen in gleiche Länge schneiden, gebündelt oder im Siebeinsatz in Salzwasser mit einer Prise Zucker und einem Stich Butter gar, aber nicht zu weich kochen. Spargelwasser zu Suppen und Tunken verwenden.

Nicht nur auf traditionelle Art mit zerlassener Butter, Semmelbröseln, hartgekochten Eiern und Holländischer Sauce ist Spargel ein köstliches Gemüse. Er schmeckt auch mit pikanten kalten Saucen, z. B. mit Cumberlandsauce ①, Kräuter-Quark-Mayonnaise ② oder Sauce Vinaigrette ③.

Spinat gegen Blutarmut und Darmträgheit

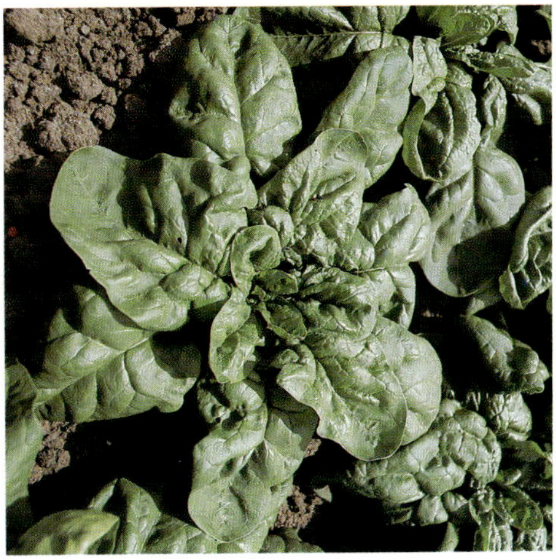

Hauptwirkstoffe in 100 g Frischsubstanz

Eiweiß	3,2 g
Fett	0,3 g
Kohlenhydrate	3,7 g
Natrium	54 mg
Kalium	470 mg
Kalzium	93 mg
Magnesium	58 mg
Phosphor	51 mg
Eisen	3,1 mg
Vitamin A	816 µg
Vitamin B_1	0,1 mg
Vitamin B_2	0,2 mg
Niacin	0,6 mg
Vitamin B_6	0,22 mg
Vitamin C	51 mg
Vitamin E	2,5 mg
Kalorien	30
Joule	126

Der Spinat *(Spinacia oleracea)* ist ein Gänsefußgewächs (Chenopodiazee), das wahrscheinlich aus dem Orient stammt und erst gegen Ende des Mittelalters bei uns eingeführt wurde. Je nach Landschaft nennt man ihn auch Baenet, Binatsch, Binetsch, Spennat oder Spinez.

Wie bei allen Blattgemüsen ist auch beim Spinat der Gehalt an den eigentlichen Nährsubstanzen nicht groß. Bedeutungsvoll ist aber der reiche Gehalt an Vitaminen, wertvollen Mineralien in Form von Salzen, Blattgrün, Spurenstoffen und Fermenten. Ihr großer ernährungsphysiologischer Wert geht aus der Tabelle und aus der Besprechung ihrer Wirkungsweise hervor.

Die *Wirkstoffe* des Spinats sind so zahlreich, daß sie, wie man bildhaft sagt, bald die halbe Apotheke ersetzen. Das ist auch durchaus nicht übertrieben. Dieses kostbare Blattgemüse ist reich an Kalk, Phosphor und Schwefel. Allein dieser drei Stoffe wegen könnte es an hervorragender Stelle im Ernährungsfahrplan stehen. Aber das Wichtigste kommt erst: Spinat enthält eine ideale Kombination aller jener wichtigen Arzneistoffe, die wir als notwendig und wirksam für die Blutbildung kennen, nämlich Arsen (0,009 mg in 100 g), Kupfer (0,2 mg in 100 g), Jod, Eisen (3,1 mg in 100 g), Vitamin C und Blattgrün.

Wenn der Eiweißgehalt des Spinats mit 3,2 g mengenmäßig nur unwesentlich erscheint, so muß darauf hingewiesen werden, daß diese Menge dennoch nicht unwesentlich ist, weil es sich hier um ein sehr hochwertiges Eiweiß handelt. Dabei bestehen auch noch Unterschiede zwischen jungen, noch wenig ausgebildeten Blättern und älteren, großen Blättern, die den jungen in der Zusammensetzung der Eiweißsäuren deutlich überlegen sind. Sie enthalten nämlich mehr „essentielle" (unbedingt notwendige) Eiweißsäuren, während die kleineren, jüngeren Blätter einen höheren Gesamteiweißgehalt aufweisen. Man sollte also jüngere *und* ältere Blätter verzehren.

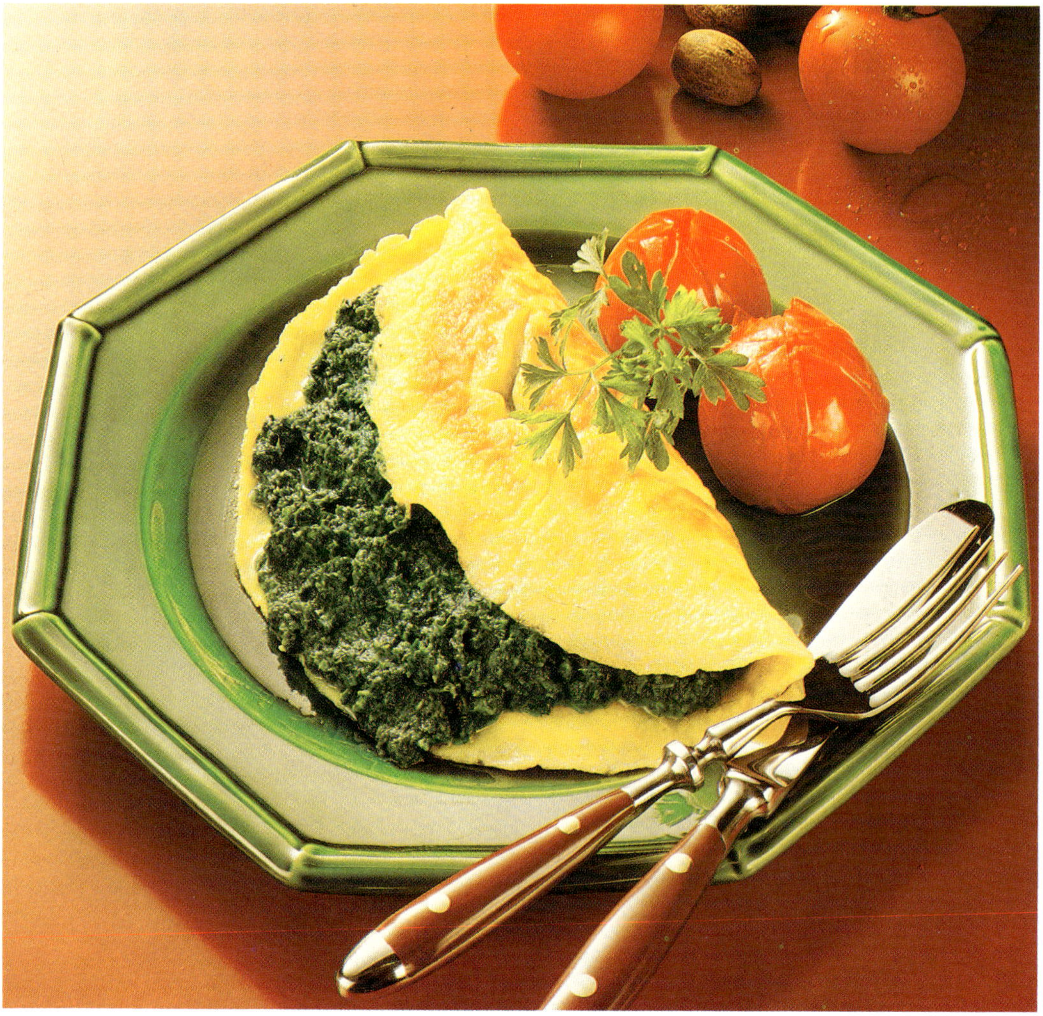

Rahmspinat in Omeletts – eine Delikatesse. Spinat darf nicht wieder aufgewärmt werden. Mit seinem Mineralstoffgehalt steht er an der Spitze aller Gemüse.

Wesentlich für den Gehalt des Spinats an Nähr- und Wirkstoffen ist auch die Düngung der Kulturen. Steigende Phosphatgaben bringen eine starke Ertragssteigerung. Der Eiweiß- und Karotingehalt steigt jedoch nicht an, während der Vitamin-C-Gehalt mit steigenden Phosphatgaben immer mehr absinkt.

Steigende Phosphatgaben führen beim Mineralstoffgehalt des Spinats zu einem steilen Phosphat- und Natriumanstieg in den Spinatblättern. Beides ist unerwünscht. Gleichzeitig fallen die Werte für Kalium, Kalzium, Magnesium und Schwefel stark ab.

„Getriebener" Spinat weist also eine Reihe von wertmindernden Eigenschaften auf. Im Garten sollte er nur in humusreichen Böden gezogen werden. Gründüngung und Naturdünger reichen völlig aus. Qualität geht vor Quantität!

Wirkungsweise

Wenn wir die Wirkstoffe des Spinats in ihrer Gesamtheit betrachten, so läßt sich mit Recht sagen: Welche Apotheke kann eine bessere Zusammenstellung liefern? Unsere künstlichen Eisenpräparate erzielen keine günstigeren Ergebnisse als roher Spinatsaft und auch Brennesselsaft, der ähnliche Kräfte entfaltet. Spinatsaft hat sich bewährt bei blutarmen Mädchen in den Entwicklungsjahren, zur Beschleunigung des Blutersatzes nach Operationen sowie bei verborgenen oder offenbaren inneren Blutungen, deren eventuelle chirurgische oder internistische Behandlung natürlich nicht vernachlässigt werden darf.

Aber sollte das noch nicht von der besonderen Wertigkeit des Spinats überzeugen, so sei hinzugefügt, daß der Spinat mit seinem Eiweiß-, Vitamin- und Mineralstoffgehalt weitaus an der Spitze allen Gemüses steht. Da außerdem die basischen Anteile die sauren überwiegen, so neigt der Urin bei reichlichem Spinatgenuß – unter der Voraussetzung, daß nicht zu viele Säurebildner, wie Fleisch, Eier, Hülsenfrüchte, Nüsse und Getreideprodukte, gegessen werden – zur alkalischen Reaktion, die wir bei krankhaften Zuständen zur Entgiftung, Entschlackung und Kochsalzausschwemmung zu erreichen suchen.

Die Kräfte des Spinats reichen jedoch auf Grund seines reichen Vitamingehaltes noch weiter. Er enthält *Vitamin A* in bemerkenswerten Mengen, also ein Haut- und Schleimhautschutzvitamin, das nicht einmal durch Kochen, Dämpfen oder Konservieren wesentlich beeinträchtigt wird. Diese Eigenschaften machen es deutlich, daß Spinat und Spinatsäfte bei Mangelkrankheiten in der *Säuglings- und Kinderernährung* eine hervorragende Rolle spielen. Spinat und Milch dürfen jedoch nicht in einer Mahlzeit gegeben werden, da sonst das Kalzium der Milch durch die Oxalsäure des Spinats unausnutzbar gemacht wird.

Schon die alten Araber wußten, daß Spinat „gut für die Leber und heilsam bei der Gelbsucht sei und weichen Stuhl mache". Diese uralte Erfahrung ist uns heute verständlich, nachdem das „Sekretin" im Spinat entdeckt wurde, das im Verein mit „Saponinen" auf Leber, Gallenblase, Bauchspeicheldrüse, Magen und Darm eine beschleunigende und saftvermehrende Wirkung ausübt.

Verwendung

Als **Heilpflanze:** Die heilende Wirkung des Spinats oder Spinatsaftes ist nach alter Erfahrung und wissenschaftlicher Erforschung begründet bei Blutarmut (vor allem den sog. hypochromen Formen), chronischen Hautausschlägen (Ekzemen), Stuhlverstopfung, mangelhafter Funktion der großen Verdauungsdrüsen (Leber und Bauchspeicheldrüse), Skrofeln und Vitaminmangelkrankheiten.

Als **Nahrungsmittel:** Da Spinat nicht nur heilende, sondern auch vorbeugende Kraft besitzt, werden wir ihm die gebührende Stellung in der Küche einräumen und so oft als möglich frischen Spinat verwenden, wobei das Kochwasser stets mitverarbeitet wird, um keine Wertminderung herbeizuführen.

Frisch zubereiteter Spinat sollte nicht aufgehoben (auch nicht im Kühlschrank) und auch nicht wieder aufgewärmt werden, um die Bildung schädlicher Substanzen zu vermeiden.

Wenn kein frischer Spinat zur Verfügung steht, kann man sehr gut Tiefkühlspinat verwenden, der heute das ganze Jahr über zu haben ist.

Säuglingen verabreicht man Spinat nicht vor dem fünften Lebensmonat. Falls Spinat nicht frisch zubereitet werden kann, nimmt man Spinat aus Babykonserven, um ein Gemüse aus möglichst einwandfreier Anzucht zu erhalten.

Mangold – ein gutes Kindergemüse

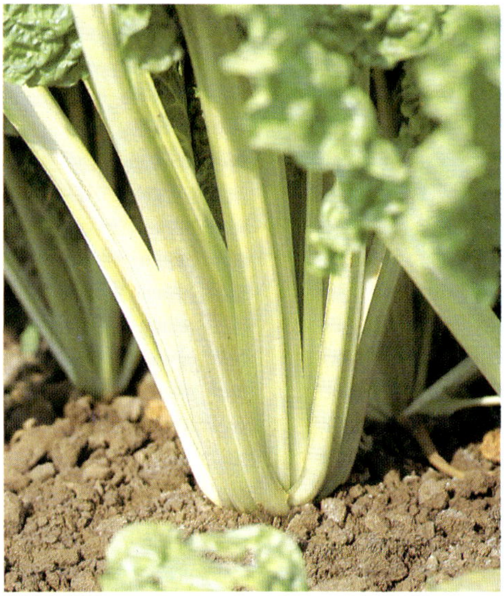

Hauptwirkstoffe in 100 g Frischsubstanz

Eiweiß	2,1 g
Fett	0,3 g
Kohlenhydrate	2,9 g
Natrium	90 mg
Kalium	376 mg
Kalzium	103 mg
Magnesium	65 mg
Phosphor	39 mg
Eisen	2,7 mg
Vitamin A	583 µg
Vitamin B_1	0,1 mg
Vitamin B_2	0,2 mg
Niacin	0,6 mg
Vitamin C	39 mg
Vitamin E	1,5 mg
Kalorien	23
Joule	96

Der Mangold *(Beta vulgaris var. cicla)*, auch Beißkohl, römischer Kohl oder Rippenkohl genannt, gehört zu den Gänsefußgewächsen (Chenopodiazeen) wie die Runkelrübe, die rote Rübe (Bete), die Zuckerrübe und der Spinat. Obwohl er – wie Spinat – die Zuchtform einer Rübenart darstellt, wird er als Stiel- und Blattgemüse verwendet. Mangold wird wie Spinat zubereitet und hat auch den gleichen Diät- und Heilwert. Er wirkt vor allem regulierend auf den Stoffwechsel und das vegetative Nervensystem. Diese Allgemeinwirkungen sind auch günstig bei Hämorrhoiden und Hauterkrankungen. Mangold wirkt auch leicht abführend.

Ein Blick auf die Nähr- und Wirkstoffe zeigt, daß sie sehr denen des Spinats ähneln und diese auch mengenmäßig fast erreichen. Mangold kann gerade im Sommer den Spinat ersetzen.

Merkwürdigerweise hat sich der Mangold nicht überall durchsetzen können, wahrscheinlich weil der Geschmack nicht jedem zusagt.

„Schnittmangold“ wird genau wie Spinat zubereitet, während man beim „Rippenmangold“ vor allem die Blattstiele und Blattrippen wie Spargel dünstet. Man spricht auch vom „Spargel des kleinen Mannes“. Gedünstet ergeben Blatt- und Stielmangold schmackhafte Gerichte. Man kann dabei auch Melde, Brennesseln und ein paar Blätter Sauerampfer hinzufügen, um den Geschmack zu variieren. Die Stiele lassen sich gedünstet auch gut als Salat zubereiten, wenn man reichlich Würzkräuter in der Salatsoße verwendet. Als reine Rohkost ist Mangold nicht gut zu gebrauchen.

Zubereitung: Die Mangoldblätter eignen sich gut für eine Füllung mit Pilzen (Champignons) und Sojawürfelchen. Man kann sie auch als Salat verwenden. Hierzu kocht man die Stengel (Stiele) 15 Minuten, die Blätter läßt man anschließend nur noch kurz aufkochen.

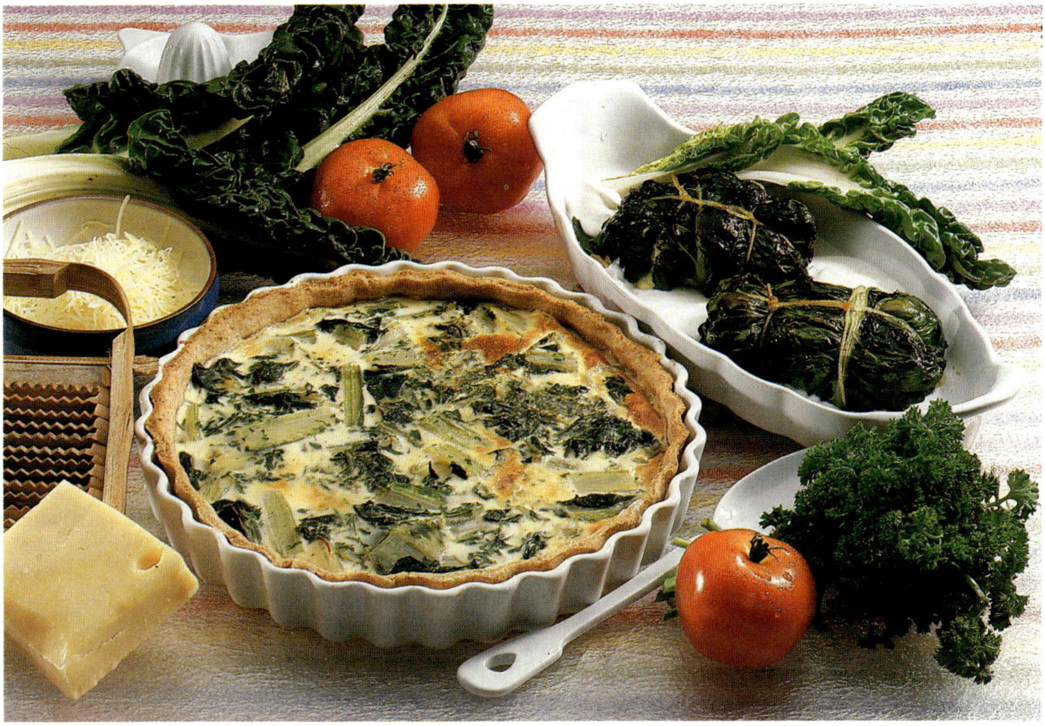

Pikanter Kuchen mit Mangold
(ergibt ca. 6 Stücke)

225 g Weizenschrot · 3–4 EL saure Sahne · ½ TL Meersalz · 150 g Butter oder Pflanzenmargarine · 1–2 EL kaltes Wasser
Belag: 1 Staude Mangold (500–600 g) · 2–3 Eier · 150 ml saure Sahne (10% Fett) · 100 ml süße Sahne (30% Fett) · gemahlener schwarzer Pfeffer · Muskat · 1 EL gehackte Petersilie

Schrot auf ein Backbrett sieben, eine Mulde eindrücken. Saure Sahne und Salz hineingeben, Butter oder Margarine in Flöckchen auf dem Mehlrand verteilen. Alles gut verkneten und ca. 20 Minuten kühlstellen. Den Teig auswellen, eine Form damit belegen, den Rand hochdrücken. Von der Mangoldstaude den Wurzelansatz abschneiden, den Rest gut waschen. Stiele der Länge nach halbieren und zusammen mit den Blättern in ca. 1 cm breite Streifen schneiden. In wenig Wasser einige Minuten dünsten und auf dem Teig verteilen. Eier mit saurer und süßer Sahne verquirlen. Mit Gewürzen abschmecken. Bei 220° ca. 30 Minuten backen.

Mangoldroulade mit Füllung
(4 Portionen)

8–12 große Mangoldblätter · Meersalz · 250 g Pellkartoffeln · 1 Becher saure Sahne (150 g) · 100 g geriebener Schnittkäse · 2 Eier · Muskat · Hefewürze (körnig) · Saft von 1 Zitrone · 2 EL Creme fraîche

Mangoldblätter waschen, die dicken Stielansätze entfernen und Blatt für Blatt in kochendem Wasser nur wenige Sekunden blanchieren. Gut abtropfen lassen und die Blätter für 4 Rouladen schuppenartig ausbreiten. Kartoffeln schnell schälen und noch heiß durch die Kartoffelpresse oder ein Sieb drücken. Mit saurer Sahne, geriebenem Käse, Eiern, Muskatnuß und Hefewürze vermengen und die Masse auf den 4 Blätterhäufchen verteilen. Die Blätter zusammenrollen, eventuell mit Faden und Rouladennadeln befestigen und in eine gefettete Auflaufform setzen. Bei 200° ca. 20 Minuten überbacken. Die Rouladen herausnehmen, warmstellen und aus dem verbleibenden Gemüsewasser mit etwas Zitronensaft und Creme fraîche die Sauce herstellen.

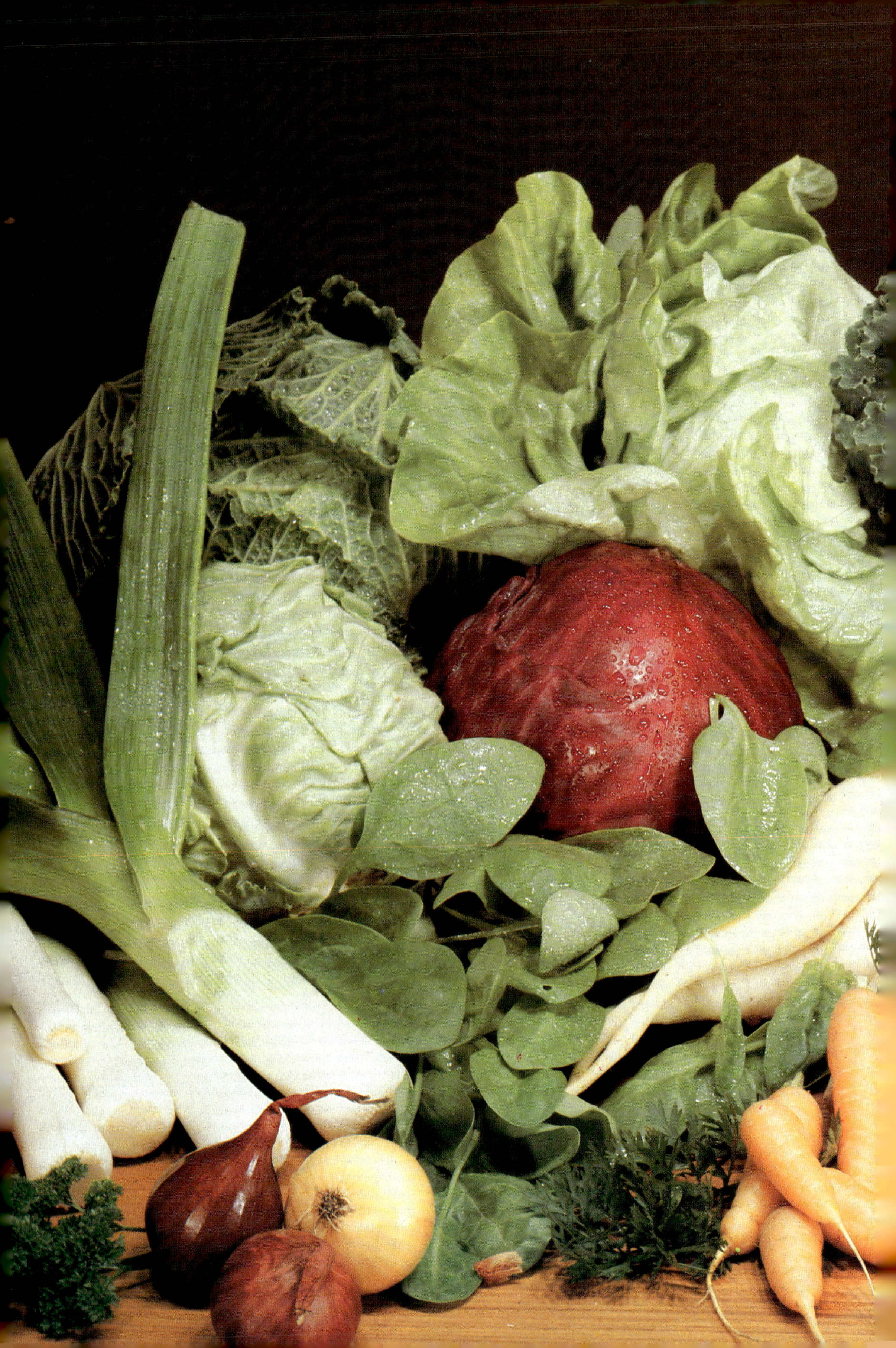

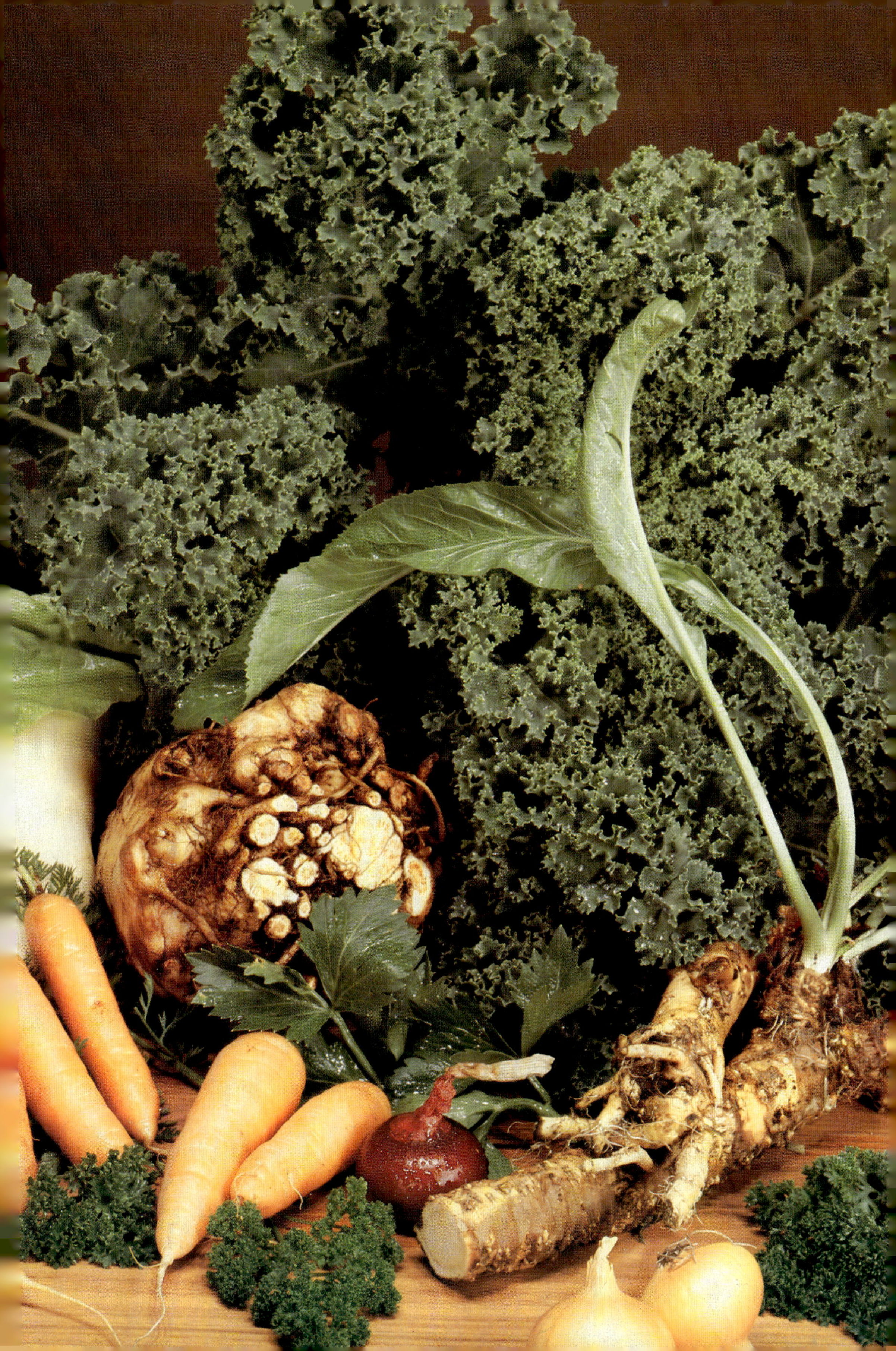

Nähr- und Wirkstoffübersicht der Blatt-, Stengel- und Sproßgemüse

100 g eßbarer Substanz enthalten im Durchschnitt		Blumenkohl	Broccoli	Chinakohl	Grünkohl	Kohlrabi	Rosenkohl
Eiweiß	in Gramm	2,4	3,5	1,2	6	2	4,9
Fett		0,2	0,2	0,3	0,9	0,1	0,6
Kohlenhydrate		4	4,3	2	6,1	5,6	6,7
Kalorien		27	33	16	57	31	52
Joule		113	138	67	238	130	218
Natrium	in Milligramm	16	14	7	44	10	7
Kalium		311	410	202	436	372	390
Kalzium		22	113	40	230	41	36
Magnesium		7	24	11	34	16	22
Phosphor		72	78	30	90	51	80
Eisen		1,1	1,3	0,6	2,7	0,5	1,5
Chlor		30	76	—	122	57	40
Mangan		0,17	0,15	—	2,2	0,11	0,27
Kupfer		0,14	0,14	—	0,09	0,14	0,1
Schwefel		29	137	15	115	—	—
Vitamin A	in µg	21	316	13	833	2	55
Vitamin B_1	in Milligramm	0,1	0,1	0,03	0,2	0,06	0,1
Vitamin B_2		0,11	0,2	0,04	0,2	0,04	0,16
Niacin		0,6	1,1	0,4	2,1	0,3	0,9
Vitamin B_6		0,2	0,17	—	0,19	0,12	0,16
Pantothensäure		1,1	1,3	1,3	1,4	0,1	0,7
Vitamin C		69	110	36	140	66	102
Vitamin E		0,15	0,27	—	4	—	1
Vitamin K		3,6	—	—	—	—	3

Anmerkungen zur Tabelle

Die Blatt-, Stengel- und Sproßgemüse stellen ein gutes Beispiel dar für die Nähr- und Heilkraft, die diese Gemüse aufgrund ihrer zahlreichen wertgebenden Inhaltsstoffe in sich bergen. Einige Gemüsearten (Broccoli, Grünkohl, Rosenkohl und Spinat) weisen nicht nur einen beachtlichen Gehalt an hochwertigem Eiweiß auf, sie sind zugleich Träger hoher Mineral- und Vitaminwerte.

Sicher ist, daß wir mit der tabellarischen Aufschlüsselung die für unsere Energie- und Stoffwechselvorgänge notwendigen Faktoren noch längst nicht alle erfassen. So ist das Gebiet der Spurenelemente, Duft- und Geschmacksstoffe sowie der Eigenfermente der Pflanzen noch weitgehend unerschlossen. Ein Beispiel neuerer Erkenntnis ist die Tatsache, daß Vitamin A, das ja – wie die Tabelle zeigt – bei unseren Kohlgemüsen eine große Rolle spielt, von der Leber nur freigegeben wird, wenn genügend Zink vorhanden ist. Wir kennen aber von vielen Nahrungsmitteln den Zinkgehalt noch gar nicht.

Rot-kohl	Weiß-kohl	Sauer-kraut	Wirsing-kohl	Lauch (Porree)	Rha-barber	Spargel	Spinat	Mangold
1,7	1,3	1,5	2,6	2,4	0,6	2,2	3,2	2,1
0,2	0,2	0,3	0,4	0,3	0,1	0,2	0,3	0,3
5,3	4,6	4	4,1	6	3,7	3,8	3,7	2,9
30	25	25	30	36	18	26	30	23
126	105	103	126	151	75	109	126	96
4	13	355	9	5	2	4	54	90
267	233	288	275	200	270	220	470	376
38	49	48	57	60	52	22	93	103
16	20	—	12	15	13	20	58	65
32	29	43	55	54	24	46	51	39
0,5	0,4	0,6	0,9	1,1	0,5	1	3,1	2,7
100	37	—	—	40	53	53	65	—
0,1	0,14	—	—	0,07	0,15	0,19	0,82	0,3
0,06	0,06	0,1	—	0,3	0,05	0,14	0,2	0,11
—	—	—	—	72	8	46	27	—
5	10	20	12	12	12	50	816	583
0,07	0,05	0,03	0,05	0,1	0,02	0,14	0,1	0,1
0,05	0,05	0,05	0,07	0,06	0,03	0,16	0,2	0,2
0,4	0,3	0,2	0,3	0,5	0,2	1	0,6	0,6
0,15	0,11	—	0,2	—	0,035	0,6	0,22	—
0,32	0,26	0,08	—	—	0,08	0,62	0,3	0,17
50	47	20	50	30	10	28	51	39
0,2	0,7	—	—	2	0,2	2,5	2,5	1,5
—	+	—	—	—	—	—	+	—

Erfahrung und heutiges Wissen genügen, um sagen zu können, daß der allgemeine Gesundheitszustand eine weitgehende Abkehr vom Fleisch-Fett-Ei-Konsum und eine stärkere Zuwendung zur vegetabilen Ernährung erfordert, in der die Blatt-, Stengel- und Sproßgemüse eine überragende Rolle spielen.

Rein diätetisch gesehen spielen diese Gemüse auch bei den häufigsten Zivilisationskrankheiten, den Herz- und Kreislauferkrankungen, vor allem dem Bluthochdruck, eine große Rolle. Die Diät muß natriumarm, aber kalium- und magnesiumreich sein und darf keinen hohen Brennwert, also keinen hohen Kaloriengehalt, aufweisen. Sie muß aber trotzdem sättigen. Alles das trifft auf die Blatt-, Stengel- und Sproßgemüse zu.

Das Spitzengemüse, das alle diätetischen Anforderungen am besten erfüllt, ist der Spinat, gefolgt vom Rosenkohl, Grünkohl und Broccoli.

Die Tatsache, daß in Deutschland während und nach dem zweiten Weltkrieg bei überwiegend pflanzlicher Kost die Gefäß- und Kreislauferkrankungen einen Tiefstand erreichten, wird leider nicht beachtet, müßte aber in der Gesundheitsvorsorge die erste Rolle spielen.

Gemüsefrüchte

Die Gemüsefrüchte sind in ihrer Vielfarbigkeit immer wieder mit Freuden anzusehen. Man denke nur an die kräftig roten Tomaten und roten Paprikaschoten, die lilafarbenen Auberginen oder an die wundervollen Gelb- und Grüntöne der Gurken, Okra oder Zucchinis und an das Orange der Kürbisse. Auch das verschiedene Aroma kann begeistern. Da fast alle ein festes „Fleisch" aufweisen, läßt sich mit ihnen prächtig kochen, braten und backen oder Salat und Gemüse zubereiten. An Abwechslung, die ja für die Küche in jeder Hinsicht wichtig ist, fehlt es bei den Gemüsefrüchten nicht.

IN DIESEM KAPITEL:

- Artischocken heilen Leber- und Gallenkrankheiten
- Auberginen erleichtern die Zucker-Diät
- Die Gemüsebohne vertragen auch Zuckerkranke
- Junge grüne Erbsen sind eine Delikatesse
- Kichererbsen zu pikant schmeckenden Gerichten
- Linsen als Kraft- und Nervennahrung
- Soja – die Wunderbohne
- Gurken dienen der Hautpflege
- Melonen erfrischen und beleben
- Kürbis gegen Nierenleiden
- Paprika verbessert den Magensaft
- Tomaten erhöhen die Widerstandskraft
- Wassermelonen sind vorzügliche Durstlöscher
- Zucchinis für die schlanke Linie

Auf jeden Fall sollte man sich nicht nur mit Tomaten und Gurken begnügen, sondern auch Zucchinis, Paprika, Okra und Auberginen heranziehen und vor allem den Gartenkürbis nicht vergessen. Artischockenböden und -herzen sind zwar nicht jedermanns Sache, aber versuchen sollte man sie doch. Man muß eben auf den Geschmack kommen.

Frische macht Appetit – dies gilt in zunehmendem Maße für den Gemüseverbrauch der Bundesbürger. Zwar gehören die sonst so eifrigen Deutschen beim Verzehr knackiger Feld- und Gartenfrüchte nach wie vor zu den „Schlußlichtern" in Europa. Dafür nimmt aber der Appetit in den letzten Jahren konstant zu. So erreichte der Pro-Kopf-Konsum inzwischen 69 kg. Eine positive Entwicklung, die nicht zuletzt der äußeren und inneren Qualität heimischer Obst- und Gemüseprodukte zuzuschreiben ist.

Artischocken heilen Leber- und Gallenkrankheiten

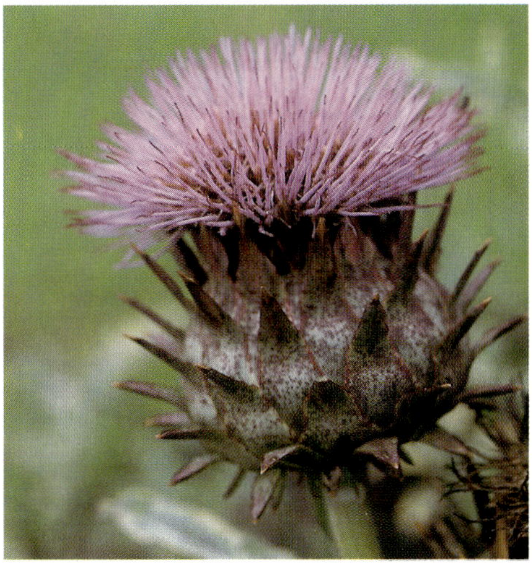

Hauptwirkstoffe in 100 g Frischsubstanz

Eiweiß	2,4 g
Fett	0,1 g
Kohlenhydrate	12,2 g
Natrium	47 mg
Kalium	353 mg
Kalzium	53 mg
Magnesium	26 mg
Phosphor	130 mg
Eisen	1,5 mg
Mangan	20 mg
Vitamin A	17 µg
Vitamin B_1	0,14 mg
Vitamin B_2	0,05 mg
Niacin	0,4 mg
Vitamin C	9 mg
Kalorien	59
Joule	247

Als Artischocken *(Cynara scolymus)* bezeichnen wir die grünen, noch nicht völlig entwickelten Blütenköpfe der besonders im Mittelmeerraum, vor allem in Spanien und Frankreich, kultivierten distelartigen Artischockenpflanze *(Cynara cardunculus L. subsp. scolymus)* aus der Familie der Korbblütler.

Während der Genuß der Artischocke in Mitteleuropa kaum verbreitet ist, wird sie von den südeuropäischen Völkern sehr geschätzt. Der untere Teil der fleischigen Hüllblätter sowie der Boden der noch nicht aufgeblühten Blütenköpfe werden in rohem und gekochtem Zustand verzehrt.

Im Altertum kannte schon *Plinius* die Artischocke in mannigfacher Zubereitung als Speise der Reichen. *Columella* unterschied mehrere Rassen nach Größe, Farbe und Bestachelung. Der griechische Arzt *Galenos* gab zahlreiche Anweisungen über die Verwertung als Nahrungsmittel. Im 15. Jahrhundert trat die Pflanze zum ersten Male in Italien auf. Im 16. Jahrhundert gelangte sie nach Frankreich, wo sie auf der königlichen Tafel erschien. In England gehörte sie zu den Lieblingsgerichten Heinrichs VIII.

An chemischen Inhaltsstoffen fand man in den Blütenköpfen Inulin, Zucker, Gerbstoffe, die Fermente Inulase, Invertase und Labenzym. An Vitaminen ließen sich vor allem A, B_1, B_2 und C nachweisen. Der Mineralgehalt ähnelt dem anderer Gemüsefrüchte; es fällt jedoch der relativ hohe Gehalt an Kalium, Kalzium, Magnesium und vor allem an Mangan auf, der 20 mg % beträgt, ein Prozentsatz, der von keinem Obst und Gemüse erreicht wird.

Französische Forscher konnten 1934 einen besonderen Wirkstoff, *Cynarin* genannt, isolieren und in kristallinem Zustand gewinnen. Erst in jüngerer Zeit gelang es *(Pannizi* und *Scarpati)*, die chemische Konstitution des Cynarins aufzuklären. Es erwies sich als eine Dicaffeoylchinasäure.

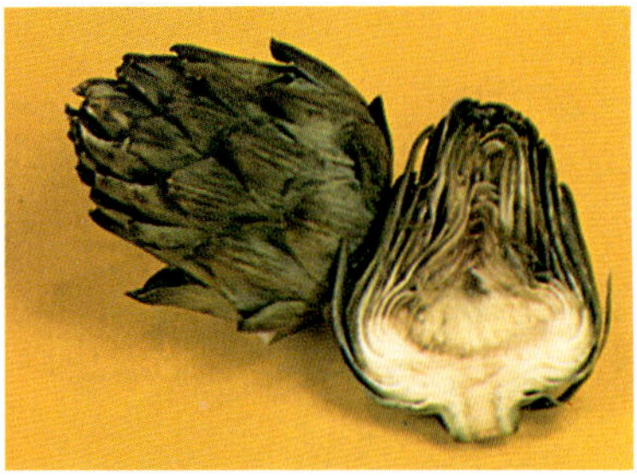

Wirkungsweise und Verwendung

Die medizinische Bedeutung der Artischocke ist schon recht alt. Zudem sind uns aus dem 19. Jahrhundert mehrere systematische Untersuchungen von Artischocken-Extrakten bekannt, die im wesentlichen folgendes Ergebnis hatten: Ein Vollextrakt aus frischen Artischocken wirkt vor allem anregend auf verschiedene Leberfunktionen, nämlich auf die Gallenbildung und auf die Entgiftungsfunktionen. Ferner regelt und erleichtert er den Gallenfluß und behebt die durch Leberstauung entstandenen Störungen, wie Druck und Schmerzen im rechten Oberbauch, Brechreiz, Übelkeit, Blähungen, Schwindel, Darmstörungen (Durchfall, Trägheit, Verstopfung) und Afterjukken. Darüber hinaus besteht eine anregende Wirkung auf die Nieren, wodurch es zur besseren Ausscheidung von Wasser und harnpflichtigen Stoffen kommt.

Tierexperimentelle Untersuchungen (an Meerschweinchen) erwiesen eine Steigerung der antitoxischen (entgiftenden) Leberfunktion durch Artischocken. Weitere Versuche ließen wahrscheinlich werden, daß die Artischocke im Blut einen Anstieg des Estercholesterins und ein Absinken des freien Cholesterins bewirkt, das Cholesterin aus den Geweben mobilisiert und seine Ausscheidung fördert. Es schützt daher vor Arteriosklerose. Diese Experimente bestätigen die schon früher mitgeteilten klinischen Erfahrungen französischer Ärzte *(Loeper, Lemaire* und *Dany).* Sie erzielten bei Patienten, die an uratischer Diathese (Gichtneigung) mit einem zu hohen Harnstoff- und Cholesteringehalt im Blut litten, durch die Verabreichung von Artischokken-Extrakten fast ausnahmslos eine eindeutige Senkung der erhöhten Werte von Harnstoff und Cholesterin im Blut und eine entsprechende Besserung der Krankheitssymptome. Sie sprechen daher der Artischocke eine anregende Wirkung sowohl auf die Nieren als auch auf die Leber zu.

Die diätetische Verwendung der Artischokke ergibt sich aus den bisherigen Ausführungen. Sie ist angebracht bei allen funktionellen und organischen Erkrankungen der Leber, der Gallenblase und der Gallenwege und den sich daraus ergebenden Beschwerden der Verdauungsorgane. Weiterhin verdient die Artischocke bei Stoffwechselstörungen beachtet zu werden, die sich aus einer geschwächten oder unzureichenden Nierenfunktion ableiten lassen.

Auch der hohe Mangangehalt der Artischocke kann diätetisch seine Berücksichtigung finden. Mangan ist ebenso wie für Pflanzen und Tiere auch für den Menschen lebenswichtig, da es für eine Reihe von Fermentreaktionen unentbehrlich ist. Es verstärkt die Wirkung von Oxydasen (bei Gegenwart von Mangan verläuft die Oxydation von Fetten und Cystein zu Cystin schneller), es beschleunigt die Spaltung vieler Peroxide, es aktiviert eine Reihe von Fermenten wie Phosphatasen, Carboxylasen und Enolasen, und es wirkt bei der Auswertung und Nutzbarmachung von Vitamin B_1 mit. Artischocken können also auch bei Fermentschwäche, Zellstoffwechselstörungen und Vitamin-B_1-Mangelerscheinungen wertvolle Dienste leisten.

Die Verwendung der Artischocken erfolgt als Frischpreßsaft, als Aufguß (Infus), als Abkochung (Dekokt) und in Zubereitungen als Salat und Gemüse.

Auberginen erleichtern die Zucker-Diät

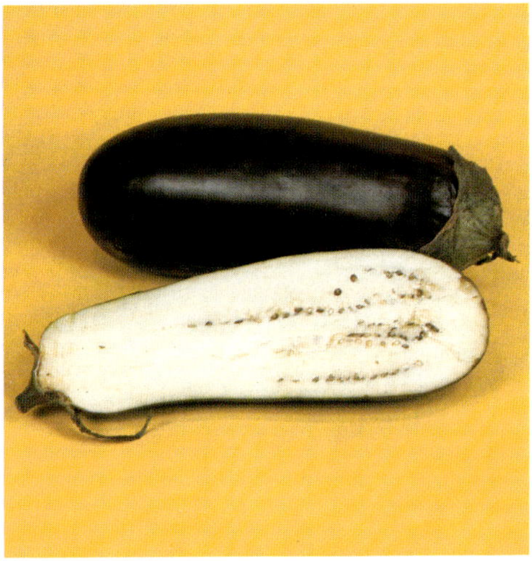

Hauptwirkstoffe in 100 g Frischsubstanz

Eiweiß	1,2 g
Fett	0,2 g
Kohlenhydrate	4,6 g
Natrium	8 mg
Kalium	214 mg
Kalzium	13 mg
Magnesium	11 mg
Phosphor	26 mg
Eisen	0,4 mg
Vitamin A	5 µg
Vitamin B_1	0,04 mg
Vitamin B_2	0,05 mg
Niacin	0,6 mg
Vitamin C	5 mg
Vitamin E	1,5 mg
Kalorien	25
Joule	105

Die Aubergine *(Solanum melongena)* oder Eierfrucht stellt eine Verwandte der Tomate *(Solanum lycopersicum)* dar. Sie ist wie diese ein Nachtschattengewächs. Ostindien gilt als ihre Heimat. Heute wird sie als Gemüsepflanze besonders in Südeuropa (vor allem in Spanien und Italien) und in den Tropen viel angebaut. Die Auberginen sehen eiförmig aus und weisen eine weißliche, gelbliche und zuweilen auch violette Färbung auf. Sie lieben mit ihrem zartgrünen Fleisch viel Wärme. Die Kerne können mitgegessen werden.

Aus dem 13. Jahrhundert ist eine Beschreibung der Pflanze von dem Philosophen und Theologen *Albert Magnus* (1193–1280) aus seinem Buch „De vegetalibus" bekannt.

Die Züchtungen haben zu vielen Sorten mit starken Schwankungen in Form, Farbe und Größe geführt. Die meisten Sorten zeigen aber immer noch eine länglich-eiförmige Gestalt mit einer glatten, lederartigen Schale von dunkelvioletter Farbe.

Die Früchte verwendet man zu Tunken, außerdem werden sie in Scheiben geschnitten, paniert oder unpaniert, gebraten. Das gelbgrüne Fleisch wird durch Kochen oder Braten so weich und locker, daß es auf der Zunge zergeht. Dabei enthält es nur wenig unverdauliche Fasern und besitzt ein sehr mildes Aroma.

In der Zusammensetzung der Nähr- und Wirkstoffe entspricht die Aubergine etwa dem Kürbis.

Wegen der Kalorienarmut, der Armut an unverdaulichen Faserstoffen, wegen des milden Aromas, der Schmackhaftigkeit und der vielfachen Zubereitungsmöglichkeiten kann die Aubergine vorteilhaft in der Diät folgender Krankheiten und Krankheitsgruppen verwendet werden: bei Herz- und Gefäßkrankheiten, Nierenleiden, Leberleiden, Stoffwechselleiden (besonders Zuckerkrankheit), bei rheumatischen und gichtischen Erkrankungen sowie Magen-Darm-Katarrhen.

Aus holländischen Gewächshäusern kommen nicht nur Blumen, sondern vor allem auch landwirtschaftliche Produkte wie die prachtvollen Auberginen, die wegen ihrer Kalorienarmut und ihrer Schmackhaftigkeit in der Heilkost zahlreicher Erkrankungen Anwendung finden.

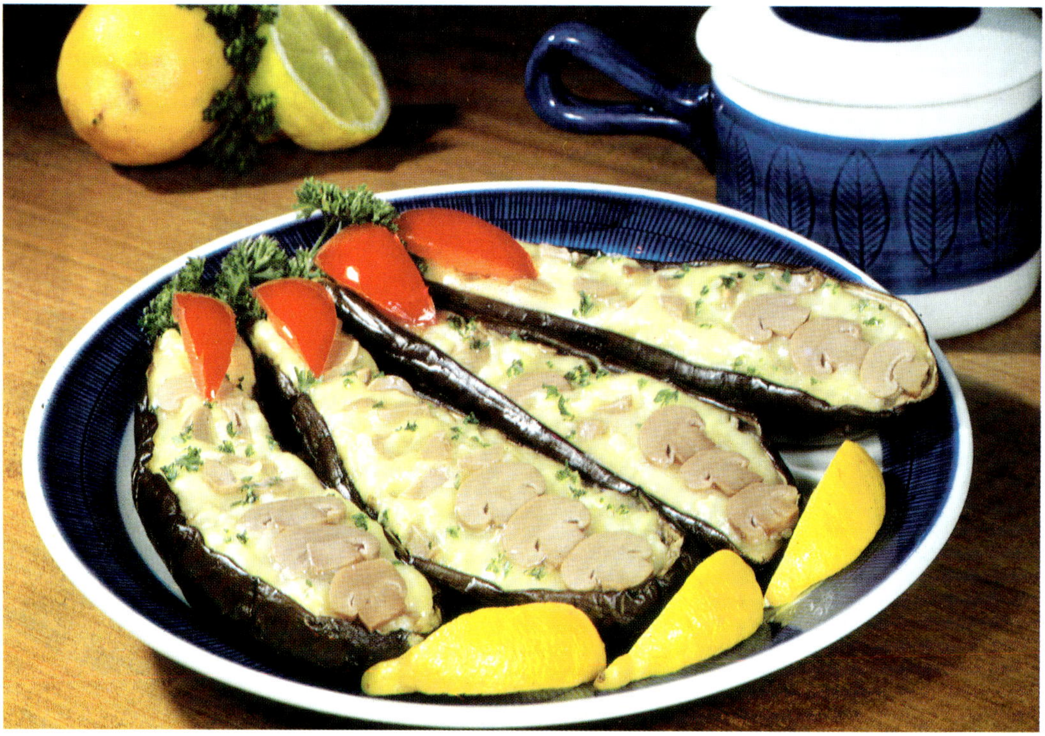

Auberginen à la reine
(4 Portionen)

2 Auberginen · 350 g Champignons · 1 EL Pflanzenöl · Meersalz
Für die Frikasseesauce: 40 g Margarine · 30 g Mehl · ⅜ l Wasser · 1 Prise Zucker · 1 Eigelb · 2 EL Sahne · 2 EL Zitronensaft · Tabasco · Hefewürze

2 Auberginen halbieren, mit spitzem Messer etwa 5 mm vom Rand das Fruchtfleisch ein wenig lösen, das Innere mehrmals einschneiden und in heißem Fett schwimmend ausbacken (nicht bräunen). Dann die Auberginen aushöhlen, aber soviel Fruchtfleisch belassen, daß die Schalen nicht zusammenfallen. Champignons blättrig schneiden und dünsten. Helle Grundsauce zubereiten. Mit verquirltem Eigelb legieren, mit Sahne und Zitronensaft abschmecken. Die Frikasseesauce mit den Champignons und dem gehackten Fruchtfleisch vermischen, zuletzt noch einmal mit Tabasco und Hefewürze abschmecken, in die Auberginen füllen und hübsch garnieren.

20 g Eiweiß, 70 g Fett, 98 g Kohlenhydrate; Kalorien: 960 (4027 Joule).

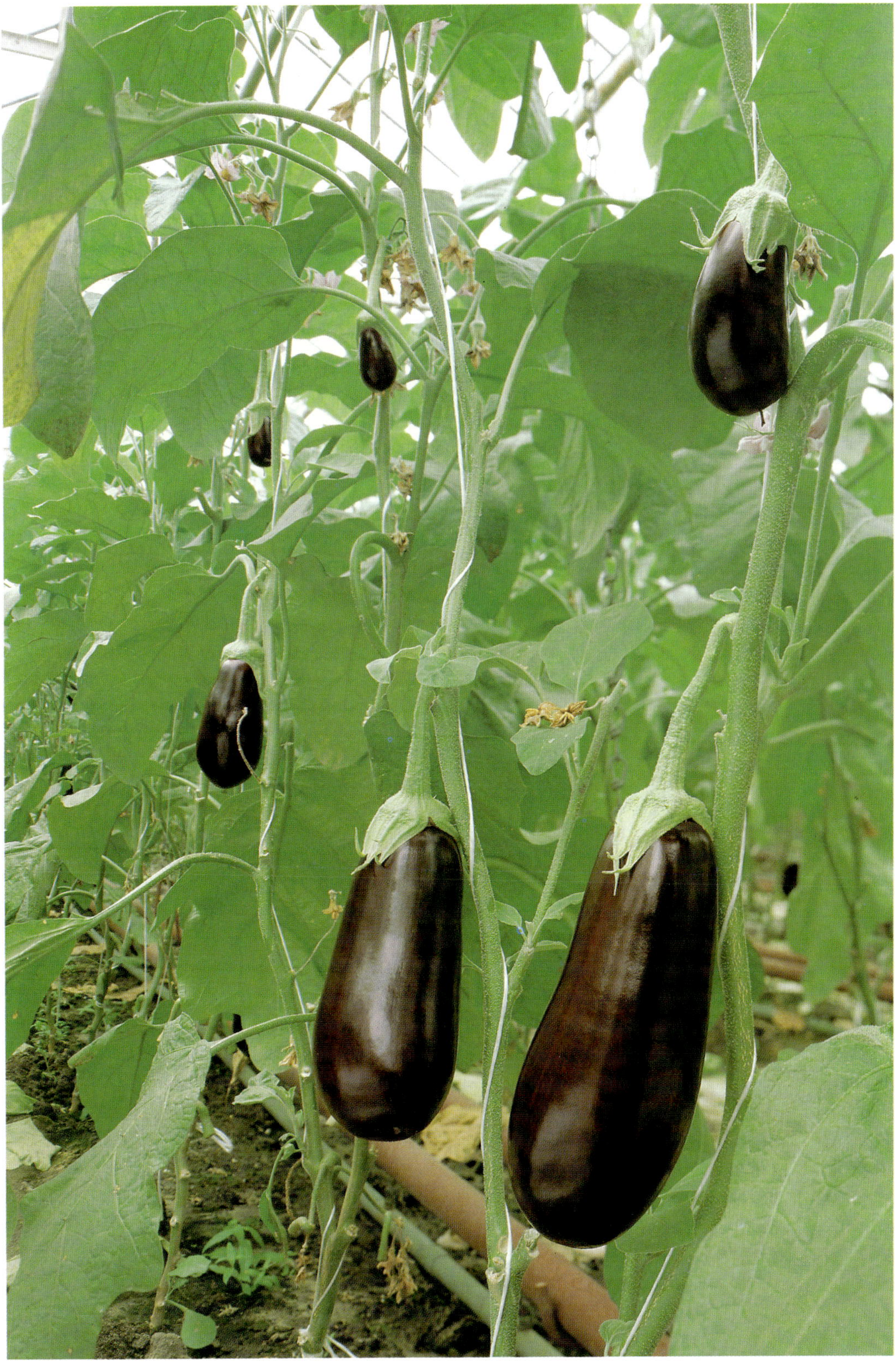

Die Gemüsebohne vertragen auch Zuckerkranke

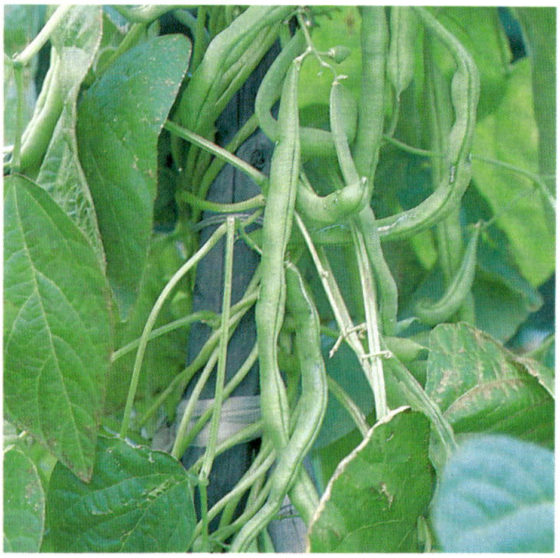

Hauptwirkstoffe in 100 g Frischsubstanz

Eiweiß	1,9 g
Fett	0,3 g
Kohlenhydrate	6,1 g
Natrium	2 mg
Kalium	243 mg
Kalzium	56 mg
Magnesium	26 mg
Phosphor	44 mg
Eisen	0,8 mg
Vitamin A	60 µg
Vitamin B_1	0,08 mg
Vitamin B_2	0,11 mg
Niacin	0,5 mg
Vitamin B_6	0,14 mg
Vitamin C	19 mg
Vitamin K	0,29 mg
Kalorien	35
Joule	146

Die Gemüsebohne *(Phaseolus vulgaris)* ist ein Mitglied der Familie der Hülsenfrüchtler (Leguminosen) und besitzt einen linkswindenden, hochrankenden Stengel, während die als Buschbohne *(Phaseolus nanus)* bezeichnete Abart einen nicht windenden, nur 30 bis 50 cm hoch werdenden Stengel entwickelt.

Lange Zeit vor der Entdeckung Amerikas wurde dort schon die Gemüsebohne angebaut. Die Spanier brachten sie von Amerika im 16. Jahrhundert nach Europa, ohne daß die Bohne hier zunächst eine wesentliche Beachtung gefunden hätte. Später verdrängte sie jedoch die von den alten Germanen sehr geschätzte Puff-, Pferde- oder Saubohne, auch Dicke Bohne genannt *(Vicia faba)*.

Heute erfreuen sich die verschiedensten Spielarten der Stangen-, Stock-, Busch- und Zwergbohnen größter Beliebtheit als Schnitt-, Brech- und sauer eingemachte Bohnen. Einzelne Arten erweisen sich, wenn man sie *roh* verzehrt, als *giftig*. Die Giftigkeit ist nach Art, Gegend und Klima verschieden und auf das Blausäure enthaltende Phasin zurückzuführen, das jedoch durch Kochen vollständig zerstört wird. Grüne Bohnen, ebenso auch Bohnenkeimlinge, sind zur Rohkost daher ungeeignet!

Von sämtlichen Sorten kann man im Sommer die jungen, frischen, grünen Bohnen und im Herbst die reifen, trockenen Hülsenfrüchte gewinnen.

Die grünen Bohnen, die als Ganzes gebraucht werden, haben verschiedene Namen wie z. B. Prinzeßbohnen.

Abgesehen von der Beliebtheit der grünen Bohne als Nahrungsmittel ist auch diese Gemüsefrucht wieder ein Beispiel der gleichzeitig vorhandenen Nähr- und Heilwirkung.

Wenn wir ihre chemische Analyse betrachten, so fällt auf, daß sie *reich an Vitaminen*, vor allem an Vitamin C, und an *Mineralstoffen* (Kieselsäure) ist, dagegen wenig Nährstoffe (Eiweiß) aufweist, also einen geringen Brennwert besitzt. Der geringe Kaloriengehalt bei reichlichem Vitamin- und Mineralgehalt in Verbindung mit einem hohen Prozentsatz an zelluloseartigen Bestandteilen macht die grünen Bohnen für den darmträgen Fettsüchtigen vorzüglich geeignet, wenn sie nicht – wie leider meist üblich – mit Schweinespeck zubereitet werden.

Wirkungsweise und Verwendung

Die von der Volksmedizin behauptete günstige Wirkung eines Aufgusses oder einer Abkochung von *getrockneten Bohnenschalen*

1. bei Wassersucht aus verschiedenen Ursachen (Herz, Niere, Schwangerschaft),
2. bei rheumatischen Leiden (chron. Rheumatismus, Gicht, Ischias) und
3. bei Zuckerkrankheit findet in der Literatur mancherlei Stütze, aber auch einige einschränkende oder gar ablehnende Stimmen. Die Verschiedenheit des Ausgangsmaterials und der sicher stark wechselnde Gehalt der Bohnenhülsen an Wirkstoffen je nach Bohnenart, Erntezeit, Düngung, Klima usw. mag für die wechselnde Beurteilung verantwortlich sein. Ich selbst sah in einigen Fällen von Wassersucht bei Herzkranken und mittelschwerem Diabetes recht eindrucksvolle Erfolge mit Buschbohnen, die die Patienten in ihren Gärten zogen. Prof. *Heupke* bestätigt die insulinartige Wirkung des Bohnenschalentees, hält sie aber nach seinen eigenen Versuchen in der Klinik bei fortlaufender Überprüfung der Blutzuckerkurven und der Harnzuckerausscheidung für gering. Meines Erachtens bleibt die Beurteilung der Wirksamkeit des Bohnenschalentees unbefriedigend, solange der Wirkstoff nicht richtig erkannt ist. Bisher vermutet man, daß als Wirkstoffe Phaseolin, Phasol und Arginin für die Herabsetzung des Blut- und Urinzuckers in Frage kommen.

Die **weißen getrockneten Bohnen** weisen einen ähnlich hohen Gehalt an Eiweiß (21 %) und Kohlenhydraten (56 %) auf wie die getrockneten Erbsen und die Linsen. 100 Gramm ergeben daher auch wie diese etwa 321 Kalorien. Auch der Mineralgehalt ist ziemlich hoch. Bemerkenswert ist der Gehalt an den beiden Nervenvitaminen B_1 und B_2.

Auffällig ist der hohe Gehalt an Niacin *(Nikotinsäureamid)* (3–4 mg in 100 g), und damit werden die Bohnen diätetisch interessant. Das Niacin bzw. dessen Grundstoff, die Nikotinsäure, bildet einen notwendigen Bestandteil einer Reihe von Fermenten, die als Wasserstoffüberträger am Ab- und Aufbau der Kohlenhydrate, Fettsäuren und Alkohole beteiligt sind. Niacin übt ferner eine anregende Wirkung auf die Bildung jugendlicher roter Blutkörperchen aus, weshalb es bei der perniziösen Anämie gebraucht wird. Aus klinischer Erfahrung weiß man aber auch, daß die Nikotinsäure für die normale Funktion der Verdauungsorgane, der Haut und des Nervensystems unentbehrlich ist.

Bohnen gehören zu den Nahrungsmitteln mit einem hohen Gehalt an *Pantothensäure.* Auch das macht sie diätetisch wertvoll, denn Pantothensäure ist an einem Ferment (Coenzym A) beteiligt, das den wichtigen Wirkstoff Acetylcholin aufbaut, die Entgiftung von Fremdstoffen (Arzneimittel, Gifte) vornimmt und am Eiweiß- und Fettstoffwechsel teilnimmt. Sie ist daher unentbehrlich und lebenswichtig. Insgesamt gesehen schützt sie Haut und Schleimhäute vor Infektionen und normalisiert ihren Stoffwechsel. Sie beeinflußt auch das Wachstum und die Pigmentation der Haare.

Die getrocknete weiße Bohne entpuppt sich bei näherer Analyse also nicht nur als gutes Nährmittel mit hohem Energiegehalt, sondern auch als wertvolles Diäteti-

Hauptwirkstoffe in 100 g Handelsware

Eiweiß	20,7 g
Fett	1,4 g
Kohlenhydrate	56,4 g
Natrium	2 mg
Kalium	1770 mg
Kalzium	197 mg
Magnesium	132 mg
Phosphor	419 mg
Eisen	7 mg
Vitamin B_1	0,5 mg
Vitamin B_2	0,4 mg
Niacin	3,4 mg
Vitamin B_6	0,28 mg
Vitamin C	24 mg
Vitamin E	4 mg
Kalorien	321
Joule	1343

kum bei Stoffwechselerkrankungen (Hepatopathie), Anämie (Perniziosa), bei Erkrankungen der Verdauungsorgane (chronische Entzündungszustände und Funktionsstörungen, besonders Erschlaffungszustände) sowie der Mundschleimhaut (Stomatitis, Aphthen, Geschwüre, Noma = Mundbrand, Wangenbrand).

Wegen des Haut- und Schleimhautschutzes sind sie ferner in der Kost zu bevorzugen bei Erkrankungen der Atemwege (chronische Katarrhe der Nase [chronische vasomotorische Rhinitis und Heuschnupfen]), der Bronchien und der Lunge.

Auch bei Hautkrankheiten, die sich durch Nikotinsäureamid- und Pantothensäurebehandlung bessern lassen, ist die Bohne wichtig, vor allem bei Dermatosen allergischer Natur, Ekzemen, Pruritis, Akne und pellagrösen Veränderungen.

Da sowohl die Nikotinsäure als auch die Pantothensäure eine besondere Rolle bei den Erkrankungen der haarbildenden Organe spielten, müssen nikotinsäure- und pantothensäurereiche Nahrungsmittel, darunter also auch die Bohne, bevorzugt werden bei Haarausfall jeder Art (Alopecia areata oder totalis, diffuser Haarausfall), bei schlechter Haarqualität (Trockenheit, Brüchigkeit), bei Farbstoffverlust (Depigmentation) und bei Schuppenbildung (Seborrhoe).

Andere pantothensäurereiche Nahrungsmittel sind Erbsen, Karotten, Blumenkohl, Sojabohnen und Brennesselblätter sowie Trockenhefe, Getreide (besonders Kleie!), Nüsse, Ganz-Ei und Leber.

Die Hülsen der reifen Früchte, auch Bohnenhülsen genannt, bilden ein wertvolles Arzneimittel. Sie enthalten als Hauptwirkstoff Guanidinaminovaleriansäure und enthalten eine wasserausscheidende (diuretische), schlackenausscheidende (antidyskratische) und blutzuckersenkende Wirkung.

Als Tee kocht man 1 Eßlöffel Bohnenhülsen auf 1 Tasse Wasser 5 Minuten lang, seiht ihn dann ab und trinkt ihn *vor* den Mahlzeiten. Zur Anwendung bei Zuckerkrankheit (Diabetes mellitus) ist auch folgende Herstellungsweise zweckmäßig: Eine Handvoll der Droge wird mit ½ l Wasser auf ¼ l eingekocht. Diesen Tee trinkt man in 2 Portionen morgens und abends während oder nach der Mahlzeit. Die blutzuckersenkende Wirkung des Bohnenschalentees wurde wiederholt nachgeprüft und bestätigt.

Die beste Wirkung haben die Bohnenschalen, wenn sie mit kaltem Wasser angesetzt und nach mehrstündigem Stehen bis zur Hälfte der Flüssigkeitsmenge eingekocht werden.

Aus deutschen Landen frisch auf den Tisch. Bei der Bohnenernte in Bayern, wo große Flächen mit Stangenbohnen bedeckt sind.

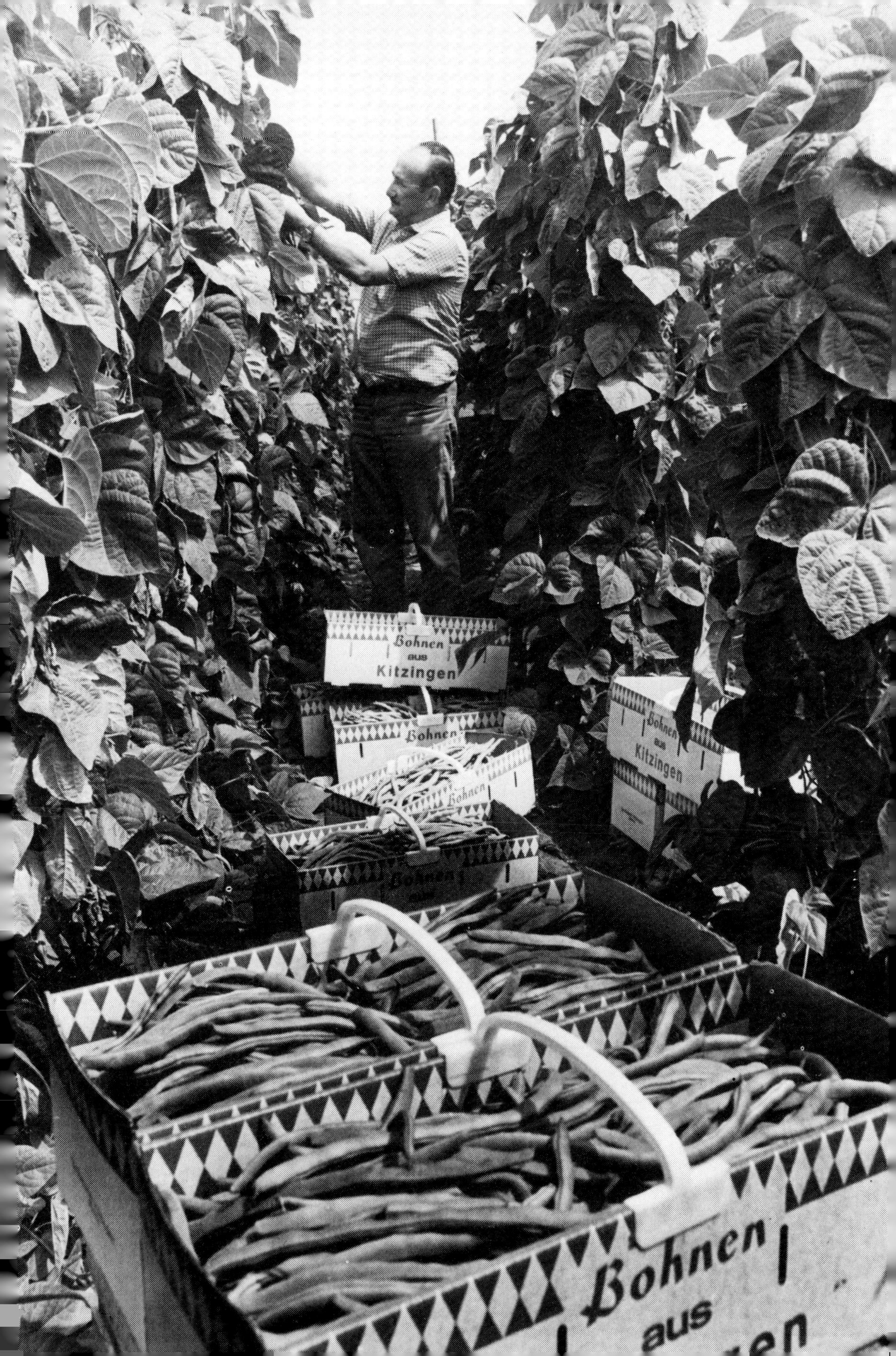
Bohnen aus Kitzingen
Bohnen
Bohnen aus Kitzingen
Bohnen
Bohnen
Bohnen aus

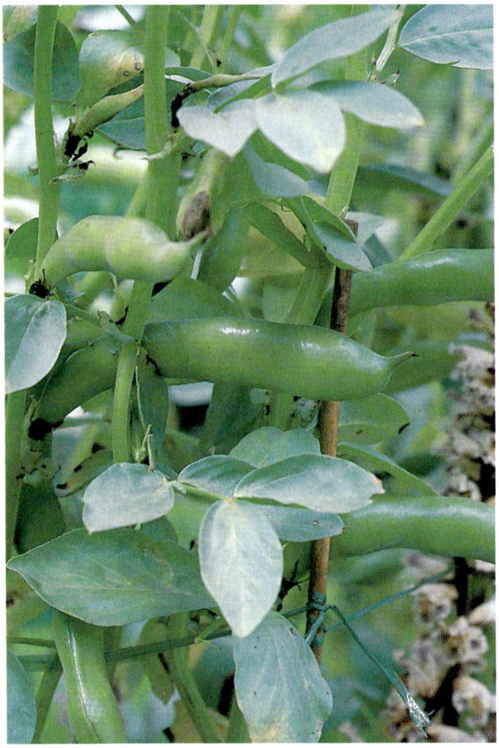

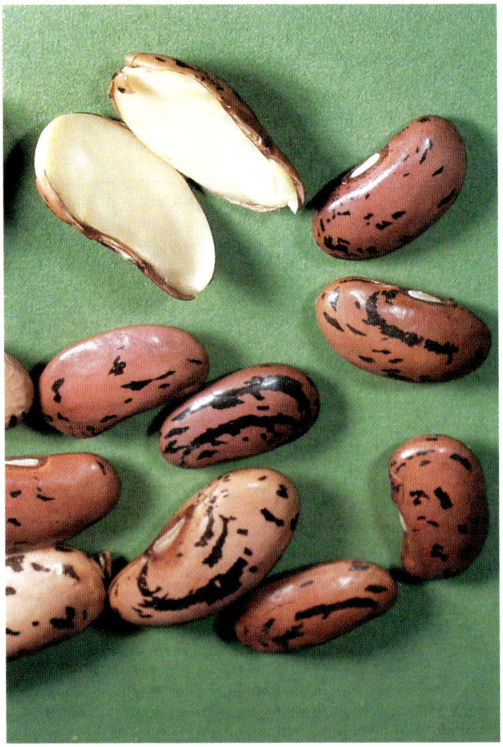

Weitere wichtige Bohnenarten sind die Mungbohne, die Limabohne und die Puffbohne oder Dicke Bohne.

Die **Mungbohne** *(Phaseolus aureus)*, auch als *Vigna radiata* bezeichnet, ist an ihren langen, schmalen, röhrenförmigen und etwas gebogenen Hülsen zu erkennen. Ihre grünen, zuweilen auch gelblichen Samen sind klein. Sie ist in Europa und Amerika wenig bekannt, wird aber in Ost- und Südasien, Indien und Afrika viel angebaut. Wegen ihres äußerst schnellen Wachstums kann man die Bohnen schon nach zwei Monaten ernten. Sie werden zu Suppen und geröstet zu pikanten und süßen Gerichten verwendet. Aus den Bohnensprossen kann man Salate bereiten.

Die **Limabohne** oder **Mondbohne** *(Phaseolus limensis* oder *Phaseolus lunatus)* stammt aus Mittelamerika und ist dort für die Ernährung der Bewohner unentbehrlich. Die Bohnenhülsen laufen lang und spitz aus. Die Samenkerne sind weiß, dunkelbraun oder gefleckt und unterschiedlich in Größe, Form und Farbe und stets gerillt oder gestreift. Sie lassen sich gut in Dosen oder durch Tiefkühlung konservieren. Da Limabohnen wie auch andere Bohnen das Phaseolunatin enthalten, aus dem durch Enzymwirkung giftige Blausäure entsteht, muß man sie lange kochen und das Kochwasser einmal wechseln.

Die **Dicke Bohne, Puffbohne** oder auch **Saubohne** *(Vicia faba)* wird außer in Europa (auch in Deutschland) überall in den Subtropen und Tropen angebaut. Die Pflanze gehört – als Ausnahme unter den Bohnen – zur Familie der Wicken, also zu den Schmetterlingsblütlern. Sie ist einjährig und wird einen Meter hoch. Die lederige, etwas behaarte Fruchthülse enthält 2–4 Samenkerne. Sie ist nicht eßbar; es werden aber die blaßgrünen, nierenförmigen Samenkerne, gekocht oder geschmort, als Gemüse oder auch als Salat oder in Salat gegessen. Sie schmecken am besten, wenn sie noch jung, also nicht ausgereift sind.

Die Dicke Bohne hat eine lange Vergangenheit. Sie soll aus der Gegend des Kaspischen Meeres stammen und wurde schon in vorgeschichtlicher Zeit angebaut. Man fand in ägyptischen Gräbern aus der Zeit um 2000 v. Chr. den Samen der Saubohne. Und auch bei Ausgrabungen in Troja wurden Samen der Saubohne gefunden.

Die nachfolgende Übersicht gibt einen Eindruck von den in der Saubohne enthaltenden Nähr- und Wirkstoffen:

Hauptwirkstoffe in 100 g Handelsware

Eiweiß	24 g
Fett	2,2 g
Kohlenhydrate	58,2 g
Natrium	1 mg
Kalium	1210 mg
Kalzium	77 mg
Magnesium	159 mg
Phosphor	70 mg
Eisen	6 mg
Vitamin A	9 µg
Vitamin B_1	0,53 mg
Vitamin B_2	0,3 mg
Niacin	2,5 mg
Vitamin C	6 mg
Kalorien	339
Joule	1417

Bohnengerichte gehören zu den Nationalspeisen der Spanisch und Portugiesisch sprechenden Völker Europas und der Neuen Welt. Sie bilden einen sehr wertvollen Bestandteil der vegetarischen Kost. Bohnen und Getreidegerichte können Fleischspeisen vollwertig ersetzen.

Linke Seite außen: Die uns allen gut bekannte Dicke, Puff-, Sau- oder Pferdebohne. Daneben: Die sogenannte Feuerbohne. Charakteristisch die schwarzen Sprenkeleien.

Unten: Unser Bild zeigt den großen Unterschied in der Einwaage zwischen Tiefkühl-Bohnen und Bohnen aus der Dose. Die durchschnittliche Einwaage in einer 850 ml Dose grüner Bohnen beträgt 500 g, während bei der Tiefkühlkost Brutto- gleich Nettogewicht ist.

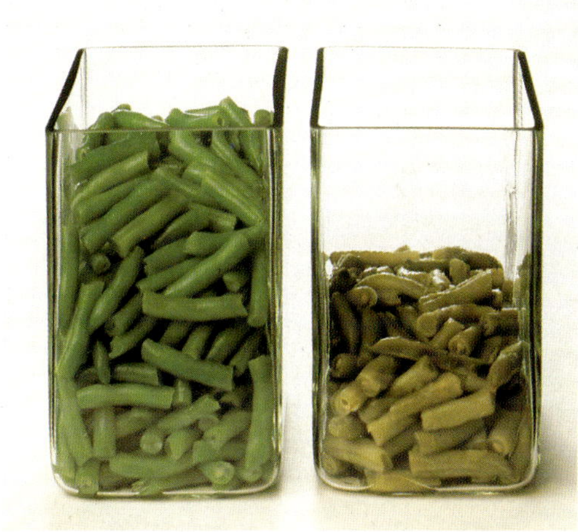

Die *trockenen (getrockneten) Bohnen* sowie das *Bohnenmehl* haben einen außerordentlich hohen Eiweiß- und reichlichen Kohlenhydratgehalt, gleichzeitig viel Vitamin A, Vitamin C, Kalzium und Phosphor. Trockene Bohnen sind deshalb in vielen Ländern, besonders in Lateinamerika, das unentbehrliche Haupt- und Grundnahrungsmittel, das – besser als Fleisch – die wichtigsten Vitamine und Funktionsstoffe gleich mitliefert. Sie sind – für Ungewöhnte – etwas schwer verdaulich und können Blähungen verursachen. Durch Zugabe von Gewürzen wie Bohnenkraut, Thymian und Liebstöckel oder eine kleine Menge Piment lassen sich die Nebenwirkungen vermeiden.

Junge grüne Erbsen sind eine Delikatesse

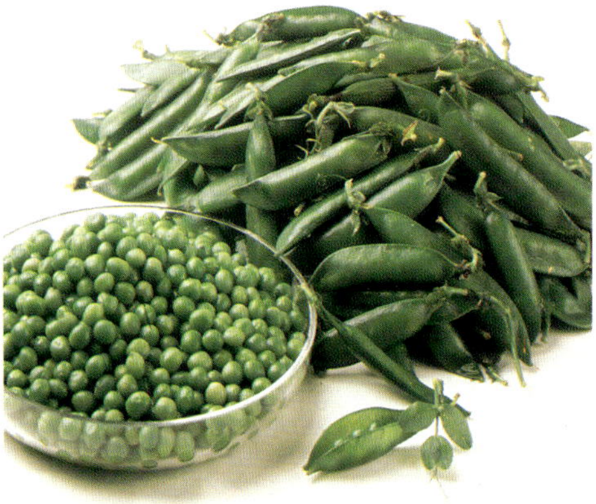

Hauptwirkstoffe in 100 g Frischsubstanz

Eiweiß	6,3 g
Fett	0,5 g
Kohlenhydrate	12,4 g
Natrium	2 mg
Kalium	316 mg
Kalzium	26 mg
Magnesium	33 mg
Phosphor	116 mg
Eisen	1,9 mg
Vitamin A	63 µg
Vitamin B_1	0,35 mg
Vitamin B_2	0,14 mg
Niacin	2,9 mg
Vitamin B_6	0,18 mg
Vitamin C	27 mg
Vitamin E	0,6 mg
Kalorien	79
Joule	331

Die Gartenerbse *(Pisum sativum)* soll von der in Ober- und Mittelitalien heimischen und wild vorkommenden Ackererbse *(Pisum arvense)* abstammen, vielleicht lag die Heimat der Stammform auch in Indien und in Tibet. Über Griechenland kamen die Erbsen nach Europa. In Deutschland fand man sie in altslawischen Siedlungen. Im 16. Jahrhundert waren sie schon in allen europäischen Ländern verbreitet und bereits das gebräuchlichste Gemüse in den Küchen.

Wie bei den anderen Gemüsepflanzen, so kennen wir auch bei der Gartenerbse zahlreiche Spielarten, die je nach Verwendungszweck bevorzugt werden. Die vier wichtigsten Sorten seien hier erwähnt. Es sind die

- *Palerbsen,* die runde Früchte (Samen) und eine zähe Hülse aufweisen und sich gut zum Trocknen eignen;
- *Mark-* oder *Runzelerbsen,* die eine zähe Hülse und runzelige Früchte besitzen und sich nicht zum Trocknen eignen;
- *Zuckererbsen,* auch unter dem Namen Mangetout bekannt, die eine zarte Hülse sowie süße Früchte entwickeln und insgesamt verwendet werden, ein gutes Frühgemüse liefern und mit den jungen grünen Erbsen eine ansprechende Krankenkost;
- *Zuckerbrecherbsen,* die dickfleischig wie Brechbohnen sind, keine harte Hülse haben und vollständig gegessen werden. Sie schmecken mit ausgebildeten (fast reifen) Früchten am besten.

Alle frischen, jungen Erbsen sind im Grunde genommen unreif, aber so schmekken sie am besten.

Bei der Saaterbse bevorzugt man die reifen, gelben Samen, die meist zur Herstellung nahrhafter Suppen, zu Gemüse oder Erbsenmehl verwendet werden.

Aus der umstehenden Vergleichstabelle geht der Unterschied im Nährwert zwischen der jungen grünen und der getrockneten, reifen gelben Erbse hervor.

Vergleichstabelle

100 g eßbare Substanz enthalten	frische, junge grüne Erbsen	trockene, reife gelbe Erbsen
Eiweiß (in g)	6,3	22,9
Fett (in g)	0,5	1,4
Kohlenhydrate (in g)	12,4	60,7
Kalorien	79	370
Joule	331	1547

Die reifen Erbsen sind reich an Eiweiß und Stärke und liefern daher eine große Wärmemenge, weisen aber einen Säureüberschuß auf und sind sehr schwer verdaulich. Die jungen grünen Erbsen dagegen haben einen wesentlich geringeren Nährwert, der aber immer noch größer ist als der anderer Grüngemüse. Außerdem sind sie mit ihren leicht aufnehmbaren Zuckerstoffen anstelle von Stärke leicht verdaulich. Nicht unwichtig ist auch der Gehalt an organischen Phosphorverbindungen, Lezithin, Eisen und Kalium.

Wirkungsweise und Verwendung

Als **Heilmittel:** Was die medizinische Bedeutung der Erbsen betrifft, so wurde früher in der Volksmedizin ein Erbsenbrei bei Wunden und Ausschlägen als Heilmittel gebraucht. Auch innerlich diente Erbsenbrei als Diätetikum bei Wassersucht, Gelbsucht und zahlreichen anderen „Gebrechen". Heute werden die Erbsen als Gemüse nach wie vor hoch geschätzt. Als Heilmittel haben sie keine Bedeutung mehr.

Wenn man sich aber vom heutigen medizinischen Standpunkt aus die Nähr- und Wirkstoffwerte ansieht (siehe Tabelle), so ist zu sagen, daß man die Erbsen als Gesundheits- und Diätmittel gar nicht hoch genug bewerten kann. Der gesundheitliche und damit vorbeugende Wert liegt

- in dem guten Eiweißwert mit sehr guter biologischer Wertigkeit (65 %),
- in dem gleichzeitig hohen Kohlenhydratgehalt als guter Brennstoff,
- im Vitaminreichtum,
- im Mineralreichtum (mit besonders hohen Werten an Kalzium, Kalium, Magnesium und Eisen),
- in dem hochinteressanten Angebot an Spurenstoffen, nämlich Bor, Fluor, Jod, Kobalt, Molybdän, Nickel, Phosphor, Silizium und Zink.

Erbsenpüree oder Erbsensuppe ist daher ein hervorragendes Diätetikum bei Magersucht, Vitamin-, Mineral- und Spurenstoffmangelzuständen und eine hervorragende Eiweiß- und Energiequelle für die fleischlose Kost.

Da eine Fleischversorgung großer Teile der Bevölkerung in vielen Ländern gar nicht mehr möglich ist, stellen die Erbsen ebenso wie die Sojabohnen hochwertige Hauptnahrungs- und Diätmittel dar.

Als Diätmittel sind Erbsenbreie und Erbsensuppen hilfreich bei Herz-, Kreislauf-, Nieren- und Leberleiden. Bei Übergewicht sind die Erbsenzubereitungen wegen des hohen Kaloriengehaltes nicht angebracht.

Als **Nahrungsmittel** erfreuen sich die jungen grünen Erbsen allgemeiner Beliebtheit. Man kann sie sogar roh essen oder auch in Butter oder Öl dämpfen. Gesunde wie Kranke sollten dieses junge Gemüse so oft wie möglich verzehren.

Auf den Märkten werden junge Erbsen nur kurzfristig angeboten. Sie sind aber – mit vielen Qualitätsunterschieden – als Konserven und Tiefkühlkost in allen Lebensmittelgeschäften zu beziehen. Man muß aber aus optischen und geschmacklichen Gründen folgende Qualitätsunterschiede machen: 1. junge Erbsen extrafein, 2. junge Erbsen sehr fein, 3. junge Erbsen fein, 4. junge Erbsen mittelfein und 5. Gemüseerbsen.

Bei den getrockneten Erbsen kann man zwar Farbunterschiede feststellen (z. B. grün, gelb und blau), die Qualitäten differieren aber kaum. Da sie sich gut halten und leicht aufzubewahren sind, werden sie überall gehandelt.

Kichererbsen zu pikant schmeckenden Gerichten

Die Kichererbse *(Cicer arietinum)* gehört in den Mittelmeerländern, besonders in Spanien, in anderen subtropischen Gebieten und in Indien zu den Hauptnahrungsmitteln. In Deutschland ist sie erst seit einigen Jahren bekannter geworden. Ihre Bedeutung geht aus der Weltjahresproduktion hervor, die 7 Millionen Tonnen beträgt *(Herrmann)*.

Die Fruchthülse ist nur 2–3 cm lang, sehr dünn und enthält jeweils zwei Samenkörner von 8–12 mm Größe, gelblicher bis schwach rötlicher Farbe und eckig-rundlicher Form.

Die Pflanze stammt aus dem Vorderen Orient. Sie wurde schon zur Zeit der Pharaonen in Ägypten angebaut und viel verwendet. Sie gehört zur Familie der Schmetterlingsblütler. Die in Indien typische Kichererbse ist eine Variation und wird botanisch mit *Cicer arietinum var. fuscum* bezeichnet.

Hauptwirkstoffe in 100 g Handelsware

Eiweiß	19,8 g
Fett	3,4 g
Kohlenhydrate	59 g
Kalium	580 mg
Kalzium	110 mg
Magnesium	140 mg
Phosphor	428 mg
Eisen	7,2 mg
Vitamin A (Karotin)	45 µg
Vitamin B_1	0,48 mg
Vitamin B_2	0,18 mg
Niacin	1,6 mg
Kalorien	346
Joule	1453

Verwendung in der Küche

Man weicht die Kichererbsen über Nacht in lauwarmem Wasser ein, kocht sie am nächsten Tag in Salzwasser (Vollsalz) drei Stunden und bereitet durch entsprechende Zutaten (Pflanzengewürze, Öl) Suppen oder einen Gemüsebrei daraus. Vorher streicht man die Masse durch ein Sieb. Kichererbsen werden auch gern mit Salz geröstet verzehrt.

In Spanien bereitet man häufig eine Knoblauchsuppe mit Kichererbsen und Minze oder Kichererbsen als Salat, Eintopf und mit anderem Gemüse.

Ein unter dem Namen „Hommos" im Vorderen Orient bekannter Brei besteht aus Kichererbsen, zerriebenem Sesamsamen, Wasser, Zitronensaft und etwas Knoblauchpulver. Durch Tiefgefrieren läßt sich der Brei gut aufbewahren.

Eines der libanesischen Nationalgerichte besteht aus Kichererbsenbrei (-püree) mit Sesamöl verrührt.

„Kuskus" soll als Kichererbsengericht weltberühmt und beliebt sein in Tunesien, Marokko und Ägypten.

„Garbanzos a la Catalana" ist ein Gericht aus vorgekochten Kichererbsen in Öl oder Butter mit Zwiebel, Knoblauch, Petersilie, Tomatenmark, Salz und wenig Pfeffer gedünstet. Es wird mit Scheiben von gekochten Eiern oder mit Fisch serviert.

Medizinische Bedeutung: Wegen des hohen Nähr- und Wirkstoffgehaltes ist es berechtigt, den Kichererbsen die gleiche Bedeutung als Nähr- und Diätmittel beizumessen wie den Gemüseerbsen.

Linsen als Kraft- und Nervennahrung

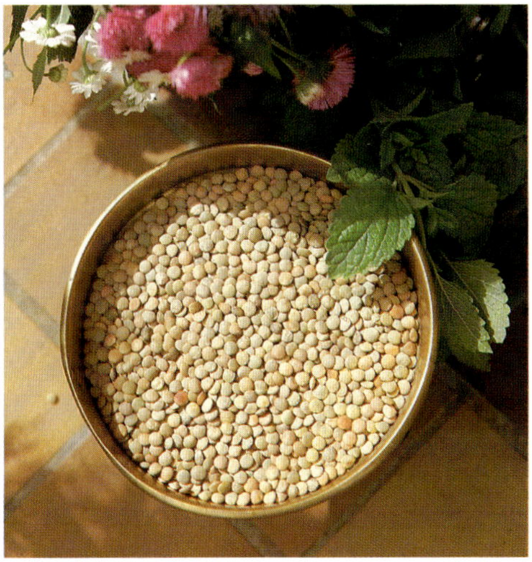

Hauptwirkstoffe in 100 g Handelsware

Eiweiß	23,5 g
Fett	1,4 g
Kohlenhydrate	56,2 g
Natrium	4 mg
Kalium	810 mg
Kalzium	74 mg
Magnesium	40 mg
Phosphor	412 mg
Eisen	6,9 mg
Vitamin A	25 µg
Vitamin B_1	0,43 mg
Vitamin B_2	0,26 mg
Niacin	2,2 mg
Vitamin B_6	0,49 mg
Vitamin C	2 mg
Kalorien	331
Joule	1390

Im Mittelmeergebiet ist die Heimat der Linse *(Lens esculenta)* zu suchen. Im Orient wird sie seit den ältesten Zeiten angebaut. Sie bildet einen einjährigen Strauch, der zu den Hülsenfrüchtlern (Leguminosen) zählt. Einwandfreie Qualitäten müssen frei sein von Unkrautsamen und Steinchen. Löcher in den Linsen deuten darauf, daß sie nicht käferfrei sind.

Die auch in Mittel- und Norddeutschland recht ertragreich angebaute Pflanze liefert ein gutes Grünfutter. Die Linsen lassen sich weich gekocht im Haushalt als Gemüse, Salat, Brei oder Suppe (Eintopfgerichte) zubereiten; Speisen, die nicht nur relativ billig sind, sondern sich auch großer Beliebtheit erfreuen. Das Linsenmehl bildet wie das Erbsenmehl einen Hauptbestandteil der vielverwendeten Suppenwürfel.

Auch *diätetisch* ist die Linse von Interesse. Sie weist ebenso wie die getrocknete Erbse und die getrocknete weiße Bohne einen hohen Eisengehalt auf. Daneben sind auch der Magnesium-, Kupfer-, Phosphor- und Kalziumgehalt bemerkenswert. Der reine Nährwert ist wegen des Eiweißgehaltes von 23 g und des Kohlenhydratgehaltes von 56 g in 100 g als sehr hoch zu bezeichnen. Besonders hervorzuheben ist auch der Gehalt an Vitamin B_1 (0,43 mg), Vitamin B_2 (0,26 mg) und Lezithin. Auch Vitamin A (25 µg), Nikotinsäure = Niacin (2,2 mg) und Vitamin F sind vorhanden.

Eisen ist lebensnotwendig, da es ein wichtiger Baustein des Blutfarbstoffs und verschiedener Fermente ist, die an den Zellatmungsvorgängen (Oxydationsvorgängen) beteiligt sind (Atmungsferment, Katalase, Oxydase). Verarmt der menschliche Körper an *Magnesium*, was man am Magnesiumgehalt des Blutplasmas messen kann (er darf nicht von dem Normalwert von 2,2 mg% auf 1 mg% absinken!), so steigen Cholesterin und Reststickstoff, also die harnpflichtigen Substanzen, an.

Der *Kalziumumsatz* steht wiederum in enger Beziehung zum Magnesiumstoffwechsel. Bei hohem Kalziumgehalt der Nahrung steigt auch der Magnesiumbedarf. Bei hoher Magnesiumzufuhr steigt wiederum die Kalziumausscheidung.

Der *Phosphorsäurebedarf* ist meist gedeckt, wenn die Nahrung genügend Kalzium enthält. Die Phosphorsäure benötigt der Körper als Baustoff für die Knochen; sie bildet einen wichtigen Faktor zur Aufrechterhaltung des Säure-Basen-Gleichgewichtes, ist am Kohlenhydratstoffwechsel beteiligt und zählt außerdem als ein notwendiger Bestandteil zahlreicher Eiweißstoffe des Körpers. Eine genügende Phosphorzufuhr sichert die Leistungsfähigkeit der Körpermuskulatur. Auf die Rolle der *Vitamine der B-Gruppe* für Stoffwechsel und Nerven brauche ich an dieser Stelle nicht näher einzugehen.

Aus dieser kurzen Betrachtung der Inhaltsstoffe der Linse ist schon zu erkennen, daß sie bei schwächlichen, unterentwickelten, nervösen, blutarmen und mangelhaft ernährten Menschen einen wesentlichen Bestandteil der Nahrung bilden kann. Da das Eiweiß der Linsen aber nicht vollwertig ist und sie nicht leicht verdaulich sind, sollte man sie mit reichlich Kartoffeln, Gemüse und Salat zusammenstellen.

Das Kochwasser der Linsen kann man unterstützend bei Wurminfektionen als Getränk verwenden. Gichtkranke müssen die Linsen wegen des hohen Gehaltes an Kerneiweißstoffen meiden.

Linsen werden beim Kochen nicht dunkel, wenn man einige geschälte Kartoffeln beifügt und mit den Linsen zusammen kalt aufsetzt. Linsen und andere Hülsenfrüchte müssen kühl aufbewahrt werden. Mischt man 1 Eßlöffel Salz unter 1 Pfund Linsen, so können keine Schädlinge (Würmer) in die Aufbewahrungsgefäße eindringen.

Soja
die Wunderbohne

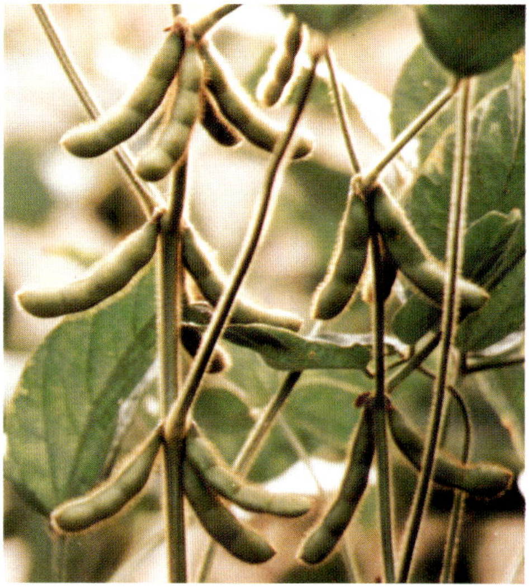

Hauptwirkstoffe in 100 g Handelsware

Eiweiß	37 g
Fett	18 g
Kohlenhydrate	27 g
Natrium	4 mg
Kalium	1740 mg
Kalzium	257 mg
Magnesium	247 mg
Phosphor	591 mg
Eisen	8,6 mg
Vitamin A	95 µg
Vitamin B_1	1 mg
Vitamin B_2	0,5 mg
Niacin	2,5 mg
Vitamin B_6	0,64 mg
Vitamin C	Spuren
Vitamin E	15,3 mg
Kalorien	418
Joule	1756

Die aus dem Inneren Chinas stammende Sojabohne *(Glycine hispida)* ist eine Hülsenfrucht, die zu den Schmetterlingsblütlern zählt, staudenförmig wie unsere Buschbohne wächst und dabei 60–100 cm hoch wird. Früher kannten wir sie nur als eiweiß- und fettreiche Körnerfutter- und Grünfutterpflanze, die nebenher auch Speiseöl, Sojakuchenmehl und Autolacke liefern konnte. Heute schätzen wir diese uralte Kulturpflanze, die den ostasiatischen Völkern als wichtigste Ernährungsgrundlage dient, auch in Europa wegen ihres ausgezeichneten Nähr- und Heilwertes.

Die Sojabohne besitzt einen sehr hohen und wertvollen Eiweißanteil, hohen Fett- und Lezithingehalt und keine Stärke im Kohlenhydratanteil. Die genauen Werte sind der folgenden Tabelle der Hauptinhaltsstoffe der Sojabohne im Vergleich mit dem daraus hergestellten Sojavollmehl zu entnehmen.

Vergleich Sojabohne – Sojamehl

	Sojabohne	Sojavollmehl
Eiweiß	37 %	40 %
Fett	18 %	21 %
Kohlenhydrate	27 %	26,5 %
Mineralstoffe	4,5 %	4,5 %
Lipoide (Lezithin)	1,8 %	2 %
Rohfaser	5,2 %	3,5 %
Wasser	12,1 %	6 %

Durch die fehlende Stärke unterscheidet sich die Sojabohne wesentlich von unseren einheimischen Hülsenfrüchten, die etwa 30 % Kohlenhydrate, größtenteils in Form von Stärke, enthalten. Die ausgedehnte Verwendung der Sojabohne versetzt die Ostasiaten in die Lage, auf Fleisch, Milch, Käse und Eier verzichten zu können, also gerade auf die Nahrungsmittel, die dem Europäer als unentbehrlich erscheinen. Die Sojabohne wird bei den asiatischen Völkern in einer Menge von sieben bis acht Millionen Tonnen zur Ernährung herangezogen.

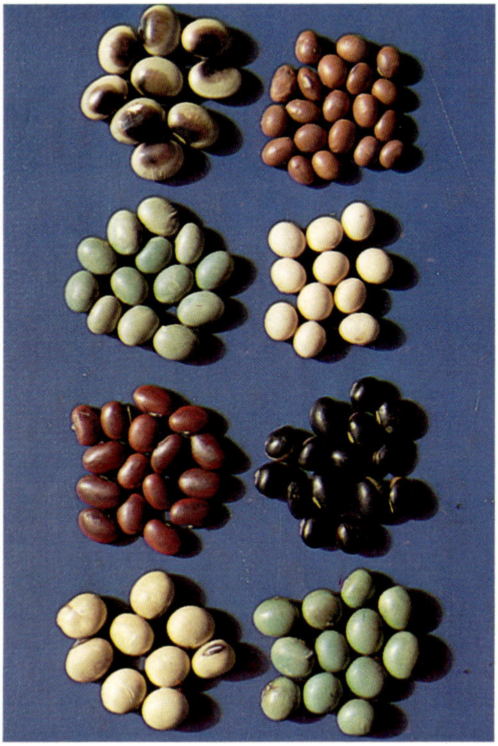

Sojakerne, die es in verschiedenen Formen und Farben gibt.

Die Haupterzeugungsländer sind heute China und die USA. Bedeutend ist der Anbau auch in Japan, Indonesien, Brasilien und der Sowjetunion. Innerhalb der USA rangiert die Sojabohnenerzeugung nach Baumwolle, Mais und Weizen bereits an vierter Stelle.

Inzwischen hat sich ebenfalls in Europa – besonders in Südeuropa, aber auch in Deutschland – der Sojaanbau eingebürgert, nachdem es gelungen ist, Sorten zu entwickeln, die unserem Klima angepaßt sind. Es ist durchaus möglich, daß die Sojabohne für die Ernährung Europas einmal eine ähnliche Bedeutung gewinnt wie die Kartoffel seit dem 18. Jahrhundert.

Das Sojaeiweiß ist vollwertig, d. h. es enthält ebenso wie Fleisch, Eier, Milch und Fisch alle lebenswichtigen Aminosäu-

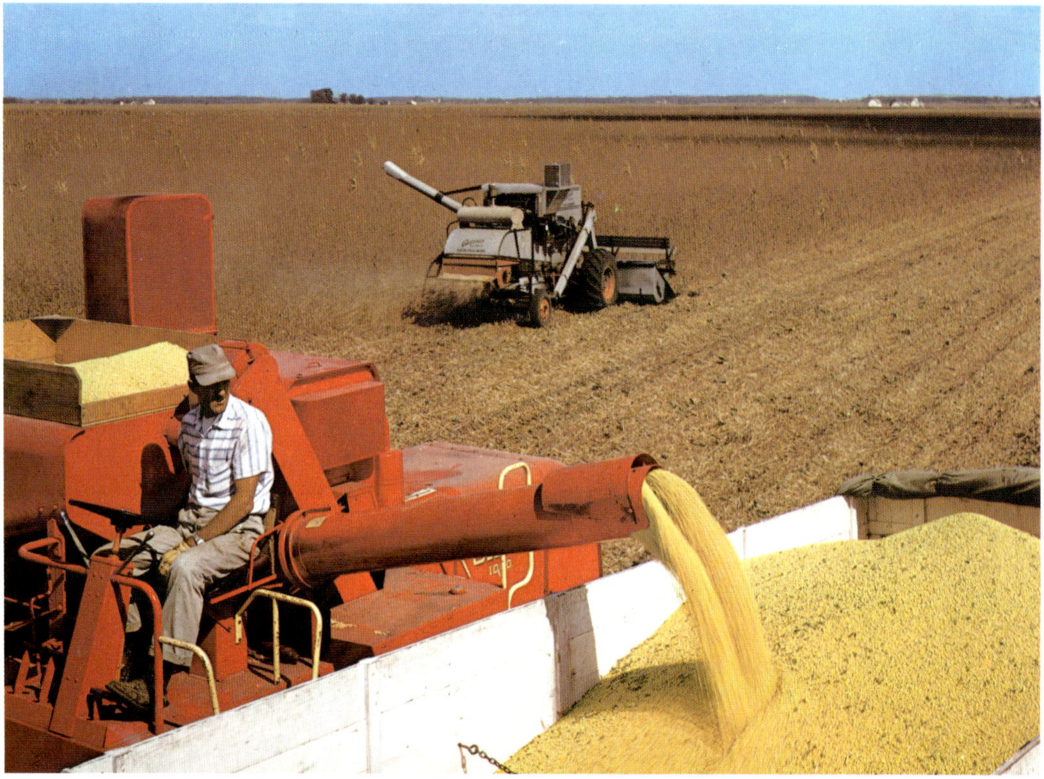

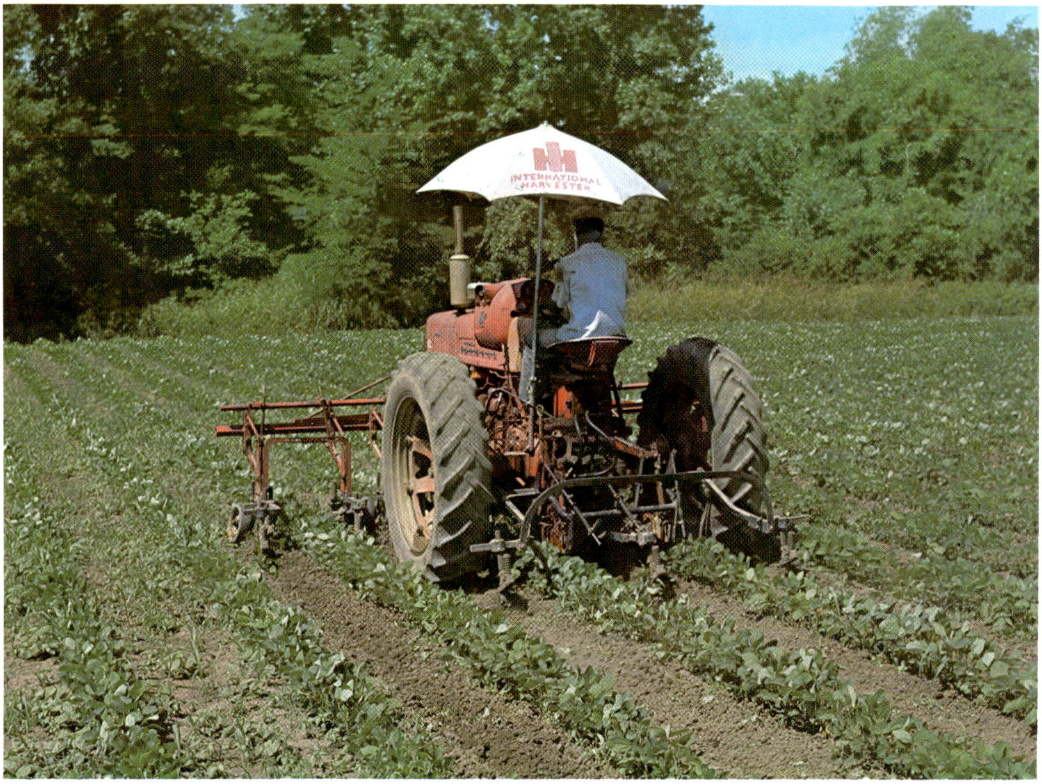
INTERNATIONAL
HARVESTER

Die Verwendung von Soja wird immer beliebter, weil hier wirklich eine echte und gehaltvolle Alternative zum Fleisch gegeben ist. Bild links oben: Bei der Sojaernte. ■ Bild links unten: Sojafeld 14 Tage nach der Pflanzung.

ren. Da gleichzeitig weitgehend die Purinkörper fehlen und darum keine Harnsäurebildung veranlaßt wird, bleibt es in der Diät dem Fleisch- und Fischeiweiß überlegen. Vollwertige Sojaprodukte können sowohl in der normalen Ernährung als auch in der Diät mit Vorteil Fleisch und Eier ersetzen.

Diese Verwendungsmöglichkeit hat einen großen diätetischen Wert. Da der starke Fleisch- und Eiergenuß die europäischen Zivilisationskrankheiten, nämlich Herzleiden, Bluthochdruck, Angina pectoris, Arteriosklerose, Gicht, Rheuma, Nieren- und Hauterkrankungen, weitgehend mitverschuldet, muß er in der diätetischen Behandlung dieser Krankheiten vermieden werden. An die Stelle von Fleisch und Ei tritt die Sojabohne. Dies aber noch aus einem anderen Grunde. An der Entstehung der schweren Blutgefäßerkrankungen ist auch das in den tierischen Lebensmitteln besonders reichlich vorhandene Cholesterin beteiligt.

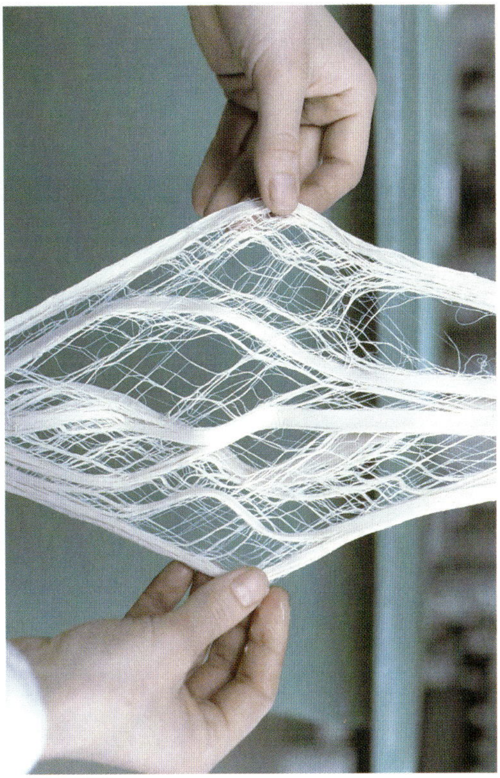

So sehen gesponnene Sojafäden aus — wie ein surrealistisches Netzwerk.

Wirkungsweise

Das *Fett der Sojabohne* enthält kein Cholesterin und liegt im Vollsojamehl in feinstverteilter, bis zu 99 % verdaulicher Form vor. Durch den hohen Anteil an den lebensnotwendigen ungesättigten Fettsäuren (Vitamin F) ist das Fett biologisch hochwertig und damit in der Diät besonders verwendbar.

Wichtig und interessant ist der ungewöhnlich hohe *Lezithingehalt* der Sojabohne (2–2,5 %), die nach dem Ei (3,7 %) das lezithinreichste Nahrungsmittel darstellt. Das erleichtert nicht nur die küchentechnische Verwertung, die Sojabohne erobert sich dadurch vielmehr zugleich den Diätzettel, wenn es darum geht, die Nerven- und Gehirnfunktionen zu bessern oder wieder aufzubauen und die Leberverfettung zu verhüten.

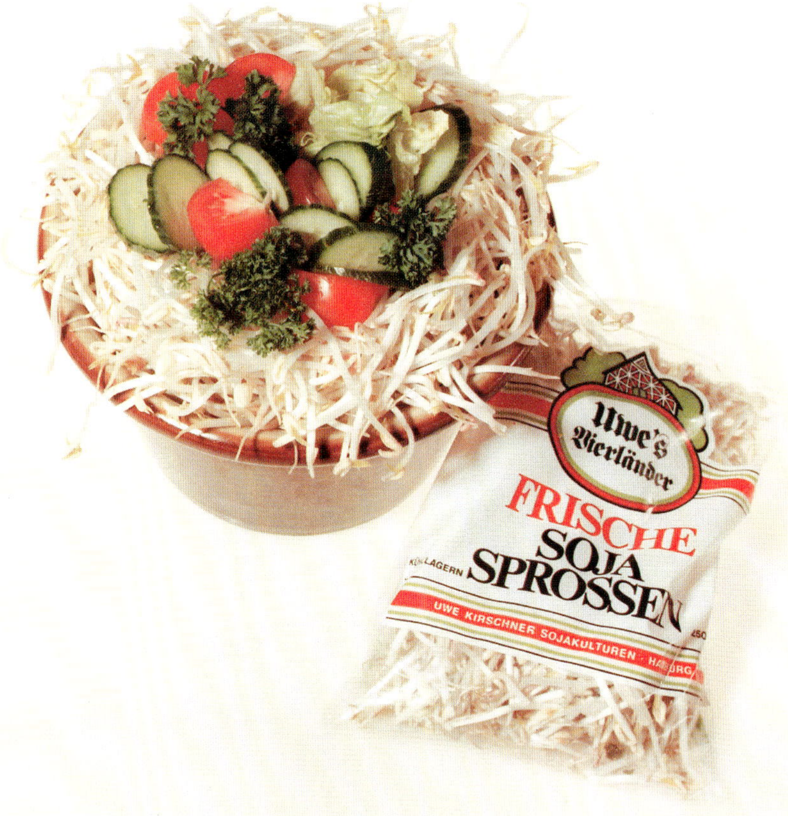

Sojasprossen sind eine beliebte Frischkost-Delikatesse. Bild unten: Sojakeimlinge.

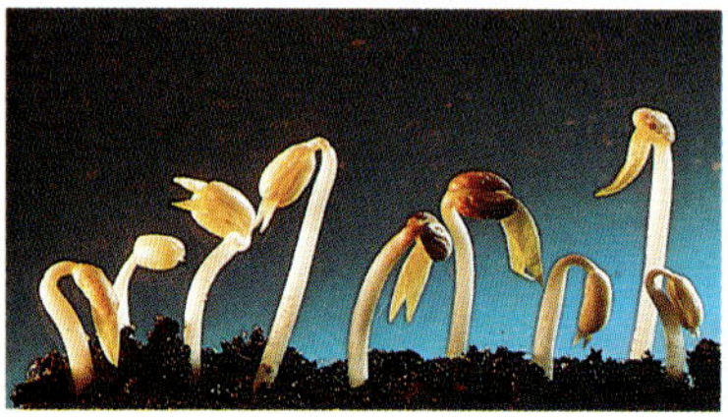

Der *Kohlenhydratgehalt* mit dem Fehlen jeglicher Stärke ist ebenfalls diätetisch außerordentlich wertvoll. Die Kohlenhydrate machen 20–27 % der Bohne oder des Sojavollmehls aus und bestehen hauptsächlich aus Zuckerstoffen (Stachyose, Arabin, Galaktan), die auch von Zuckerkranken verbrannt werden. Nur 5–6 % der Kohlenhydrate bilden Zucker. Sojaprodukte sind daher für Zuckerkranke besonders gut geeignet.

Der *Mineralstoffgehalt* der Sojabohne zeigt einen weit höheren Prozentsatz als die meisten anderen wichtigen Lebensmittel, nämlich 4,5–5 %. Dieser Wert liegt 7mal höher als der der Milch, 5mal höher als bei Fleisch und Eiern, 3mal höher als bei Getreidemehlen und Gemüsen und 2mal höher als der unserer bekannten Hülsenfrüchte. Die Mineralstoffe der Sojabohne wirken im Stoffwechsel in hohem Grade alkalisierend, erhöhen somit die Alkali-Reserve des Blutes. Unter den Mineralien fällt besonders der hohe Gehalt an Kalzium, Kalium, Magnesium und Eisen auf. Gering ist dagegen der Natrium- und Chlorgehalt, was für die salzlose Diät wichtig ist.

Alle Anforderungen, die wir heute an ein vollwertiges Nährmittel und an ein hochwertiges Diätmittel stellen müssen, werden von der Sojabohne in entsprechender Zubereitung (Vollmehl) in hervorragendem Maße erfüllt.

Eine besondere Besprechung muß noch das **Sojaöl** erfahren, das längst große weltwirtschaftliche Bedeutung erlangt hat. Und das mit Recht! Nur das Weizenkeimöl kann mit den wertvollen Nähr- und Wirkstoffen des Sojaöls konkurrieren.

Der Fett- und der Kalorienwert liegen natürlich in der Größenordnung der zahlreichen anderen Pflanzenöle. Der Gehalt an Karotin ist mit 3,5 mg höher als bei allen anderen Pflanzenölen. Hoch ist auch der Anteil an Vitamin E; ebenso sind die ungesättigten Fettsäuren, wobei wie so oft die Linolsäure überragt, sehr reichhaltig vertreten. Außerdem muß noch der mit 194 mg recht ansehnliche Wert für Beta-Sitosterin hervorgehoben werden. Wir haben also ein Zusammenwirken von hochstoffwechselaktiven, die Gesundheit schützenden und diätetisch wirksamen Faktoren, so daß wir das Sojaöl zu den „Stars" der pflanzlichen Öle zählen müssen.

Man sollte das für gesunde und kranke Tage so wertvolle Öl stets vorrätig haben.

Verwendung

Der ungewöhnlich hohe Nährwert der Sojabohne und der Sojavollprodukte wird erst klar, wenn man erfährt, daß 500 g Vollsoja im Eiweiß- und Fettgehalt etwa 5 l Vollmilch oder 28 Hühnereiern entsprechen. Sojaprodukte stellen also, soweit sie als vollwertig bezeichnet werden können, besonders für die vegetarische Küche eine wichtige Bereicherung dar. Sojamilch eignet sich statt Tiermilch für die Kinderernährung. Aus der Bohne läßt sich auch eine Art Butter (japanisch: Miso), Quark (Tofu) und die in Japan beliebte Sojatunke (Shoju) bereiten. Auch die berühmte Worcestersauce enthält Soja.

Die starke Anreicherung auch der Wirkstoffe neben den Nährstoffen macht Vollsojaprodukte zu einem wertvollen Diätetikum. Bei allen Erkrankungen, die mit einem starken Verbrauch an Nähr- und Wirkstoffen einhergehen, sollten Sojazubereitungen einen täglichen Bestandteil der Diät darstellen, also bei *Tuberkulose* und anderen *Infektionskrankheiten,* bei *Geschwulstleiden* (Krebs), *Erschöpfungszuständen,* in der Rekonvaleszenz nach schweren Krankheiten, bei *Anämien* jeder Art, bei *Strahlenschäden* und *Unterfunktionen* der Hormon- und Verdauungsdrüsen.

Von großer Bedeutung sind Sojazubereitungen bei allen Erkrankungen, die eine kochsalzarme, harnsäurefreie und cholesterinarme Diät verlangen, also bei Nierenerkrankungen, vielen Hautkrankheiten, Rheuma, Gicht, hohem Blutdruck, Angina pectoris, Arteriosklerose und Gallensteinen.

Über die genannten Allgemeinwirkungen hinaus besitzt die Sojabohne aber auch noch spezielle Heilwirkungen. Prof. *Mader* heilte schwer an Pyurie (Infektion der Harnwege mit Colibakterien) erkrankte Säuglinge nur durch eine mit Sojamehl hergestellte Nahrung, wobei er feststellte, daß der durch die Infektion stark saure Urin in 24 Stunden stark alkalisch wurde. Er fand auch, daß Kinder, die an Ekzemen und anderen Hauterkrankungen litten und auf Tiermilch eine Verschlechterung erfuhren, bei Sojakost rasch gesundeten.

Der *Ersatz der Tiermilch* durch Sojamilch kann auch angebracht und heilsam sein bei Milchnährschäden, Asthma, Neigung zu katarrhalischen Infektionen, Drüsenschwellungen und Mandelvergrößerungen. Die Umstellung auf diese Heilkost sollte jedoch niemals ohne ärztliche Kontrolle geschehen.

Sojanahrung ist ferner vorzüglich geeignet für schlecht gedeihende Kinder, da sie

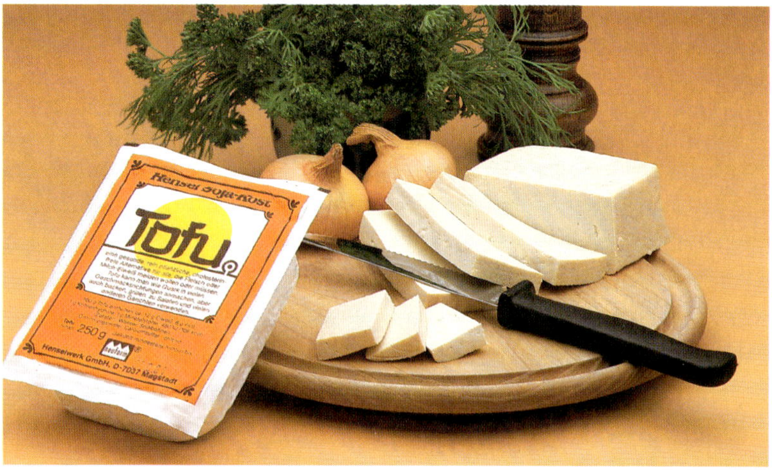

Tofu – eine japanische Spezialität, eine Art Soja-Quark, den es jetzt auch bei uns zu kaufen gibt und der vielseitig verwendbar ist.

alle zum Zellaufbau und zur Entwicklung nötigen Nähr- und Wirkstoffe in ausreichendem Maße enthält.

Auch Prof. Dr. *Schellong* hat über Erfolge mit Sojakost als Diätmittel berichtet, vor allem bei Zuckerkranken. Hier vermögen vollwertige Sojaprodukte die Harn- und Blutzuckerwerte zu senken und die Azidose (Übersäuerung) durch die Basenzufuhr auszugleichen.

Die vielen guten Eigenschaften der Sojabohne sollten uns veranlassen, sie mehr als bisher zur täglichen Ernährung und diätetischen Behandlung heranzuziehen. Für die *praktische* Verwendung eignet sich am besten Sojavollmehl, das von gelblicher Farbe ist und angenehm, nußartig sowie etwas süßlich schmeckt. Es muß trocken, kühl und gut verschlossen aufbewahrt werden.

Bei der Verwendung der ganzen, außerordentlich harten Sojabohne benötigt man vier Stunden Kochzeit, im (hierbei angebrachten) Dampfkochtopf allerdings nur 20 Minuten. Bei sorgfältiger Zubereitung können Sojabohnengerichte sehr schmackhaft und beliebt sein.

Am einfachsten ist die Verwendung des Sojamehls zu Suppen, Saucen, Klößen, Frikadellen, vegetarischer Wurst, Mayonnaise, Süßspeisen, Kuchen und Backwerk.

Seit die Nachfrage nach Soja immer mehr zunimmt, gibt es in den Reformhäusern eine Fülle von Sojaprodukten, die nicht nur eine Bereicherung des täglichen Speisezettels darstellen, sondern auch einen hohen diätetischen Wert haben. Eine Reihe wichtiger, auch exotischer, Zubereitungsformen soll hier noch einmal kurz dargestellt werden:

Grüne Sojabohnenkerne: Die grünen Sojabohnenkerne müssen zunächst mit Wasserdampf entbittert werden. Dann kocht man sie gar und würzt den Brei mit Meersalz, wenig Pfeffer, Zwiebeln, Knoblauch, Majoran und Dost. Das ergibt einen wertvollen und köstlichen Brotaufstrich.

Sojakeime: Sojakeime ergeben einen guten Salat. Sie können auch in Öl geschmort und mit Käse bestreut werden. Beides sind wertvolle Ergänzungen für eine Mahlzeit. Sie können auch wie frische grüne Erbsen als Gemüse zubereitet werden. Gefrierkonservierung ist möglich.

Soja-Produkte: Der Ferne Osten kennt eine große Zahl traditioneller Sojaprodukte. Hierbei muß man zwei Gruppen unterscheiden – die fermentierten und die nicht fermentierten. Sojamilch und Tofu werden ohne einen Fermentationsprozeß hergestellt. Sojasauce, Miso, Sufu und Tempeh

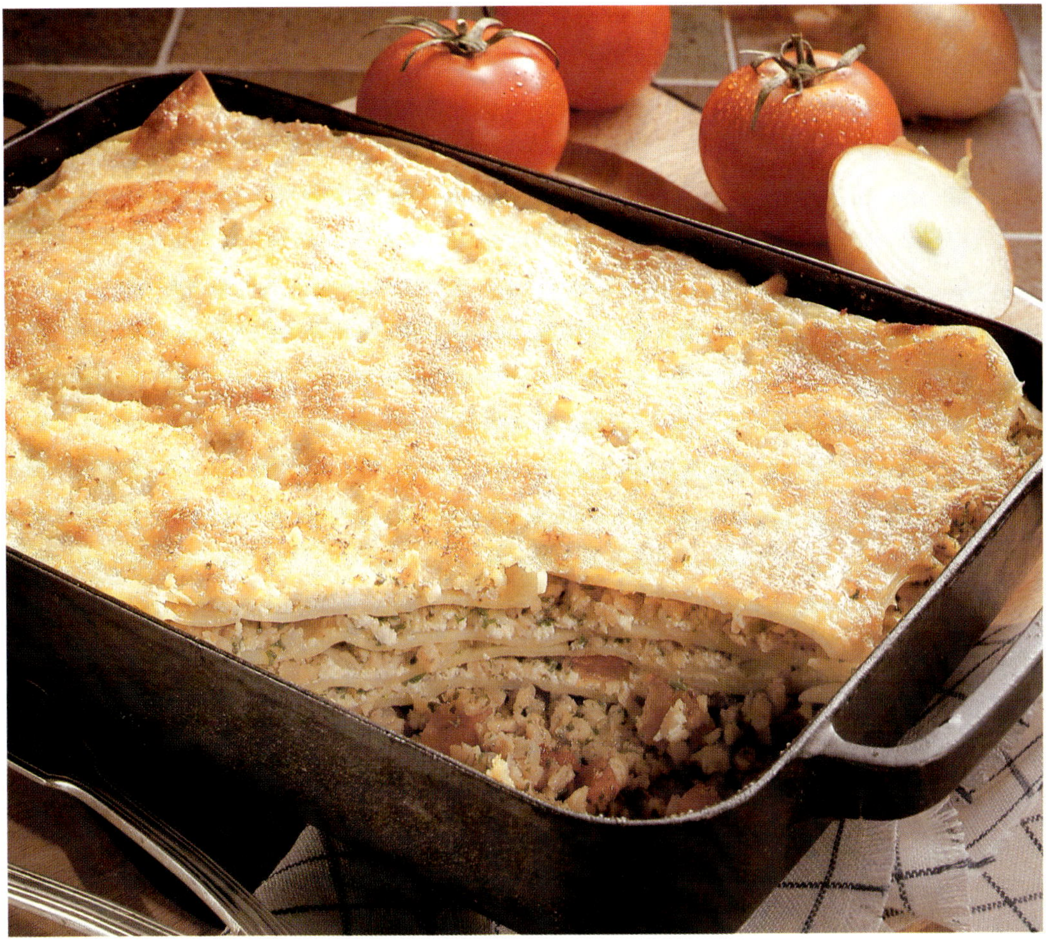

Soja-Lasagne mit Tofu

(4 Portionen)

100 g getrocknetes Sojahackfleisch · 200 ccm Wasser · 1 kleine Zwiebel · 1 Knoblauchzehe · 1 EL Sojaöl · 2 Tomaten (60 g) · 2 EL gehackte Petersilie · Meersalz · 1 Prise Oregano · 250 g Lasagneblätter · Salzwasser · 1 EL Öl · 100 g Tofu · 2 EL Mineralwasser · 1 Ei · Meersalz · etwas geriebene Muskatnuß · 2 EL geriebener Parmesan · 50 g Butter

Sojahackfleisch mit dem Wasser übergießen und 10 Minuten quellen lassen. Die Zwiebel und Knoblauchzehe schälen und fein hacken. In 1 EL Öl in einer möglichst beschichteten Pfanne glasig dünsten. Sojahack dazugeben und unter Rühren kurz anbraten. Die gewaschenen Tomaten fein würfeln, dazugeben sowie Petersilie, Meersalz, Oregano. Noch etwa 5 Minuten bei Mittelhitze durchrösten. Die Lasagneblätter in Salzwasser mit 1 EL Öl bißfest kochen. Tofu mit Mineralwasser, Ei, Salz und Muskat zu einer Sauce verrühren. Schichtweise die abgetropften Lasagneblätter, Sojahackmasse und Tofu-Sauce in eine Auflaufform geben. Die Oberfläche mit Parmesan bestreuen und die Butter in Flöckchen daraufsetzen. Im vorgeheizten Backofen bei 200° etwa 30 Minuten überbacken.

1 Portion enthält: 33 g Eiweiß, 22 g Fett, 50 g Kohlenhydrate; Kalorien: 530 (2226 Joule).

gewinnt man erst durch einen Fermentationsprozeß.

Sojamilch, ein typisches ostasiatisches Produkt, erfreut sich auch in den westlichen Ländern zunehmender Beliebtheit. Für Europäer stellt die Sojamilch ein neuartiges Getränk dar. Zur Herstellung wäscht man hellfarbene Sojabohnen und läßt sie dann über Nacht einweichen. Nachdem man sie dann mit wenig Wasser fein zermahlen hat, gibt man so lange Wasser zu, bis die zehnfache Wassermenge im Vergleich zur Bohnenmenge erreicht ist. Dann kocht man kurz auf, zentrifugiert die Milch ab, die man dann meist noch pasteurisiert und homogenisiert. Die Sojamilch eignet sich auch zur Herstellung von Sauermilchgetränken und Sojaquark. Sie ist sehr bekömmlich. Das Eiweiß hat kaseinähnliche Eigenschaften. Aus 1 kg Sojabohnen lassen sich 5 l Sojamilch (Emulsion) gewinnen.

Tofu (Sojaquark): In China und Japan gilt Tofu als ein bedeutendes traditionelles Nahrungsmittel. Allein in China werden 500 000 t Sojabohnen im Jahr für Tofu und andere Sojaprodukte verbraucht.

Das Ausgangsprodukt für die Herstellung ist die Sojamilch, aus der das Eiweiß durch Zugabe von Kalziumsulfat bei 70–80° C ausgeflockt werden muß. Anschließend preßt man in Formen die Molke ab. Das nunmehr quarkähnliche Produkt wird in fließendem Wasser vom überschüssigen Kalziumsulfat befreit und gekühlt. Dann wird das Tofu, block- oder tafelförmig geschnitten, verpackt und frisch oder auch konserviert verkauft.

Shoju (Sojasauce): Zunächst bereitet man einen Ansatz von gleichen Teilen Soja (halbgar gekocht) und Weizen (geröstet und gemahlen) mit 1 bis 3 Teilen Wasser. Der gründlich durchgearbeiteten Mischung setzt man dann etwas gedämpften Reis zu, auf dem sich Schimmelpilzkulturen befinden.

Die Mischung wird dann auf einer Temperatur von 25° C gehalten (meist in Holzkisten), bis sie nach etwa drei Tagen völlig durchgeschimmelt ist. Nach Zugabe von 1–6 Teilen Salz läßt man dann die breiartige Mischung in Holzkübeln bei möglichst geringer Temperatur lange Zeit (2–5 Jahre lang) gären. Der zunächst dicke, graue Brei wird wiederholt umgerührt. Er verändert langsam seine Farbe, wird tief-dunkelbraun und flüssiger. Das Endprodukt ist sehr scharf. Man verwendet jeweils nur sehr wenig davon.

Miso (Sojapaste) ist ein der japanischen Sojasauce ähnliches Produkt, aber weniger durchgreifend vergoren. Miso besteht aus gleichen Teilen Sojabohnenbrei und einer auf gekochtem Reis oder gedämpfter Gerste gewonnenen Schimmelpilzkultur (genannt Koji), die als fermentierende Masse dient.

Sufu (Sojabohnenkäse) ist auch unter den Namen Fuje, Tonfugu und „bean cake" (USA) bekannt. Zur Herstellung legt man kleine Tofu-Würfel eine Stunde lang in eine Kochsalz-Zitronen-Lösung und pasteurisiert sie nach der Herausnahme mit Heißluft bei 100° C. Dann beimpft man die Würfel mit bestimmten Pilzarten (Mucor- oder Actinomucor-Species) und hält sie drei bis sieben Tage in einer Temperatur von 12–25° C, wobei es ein gelblich-weißes und dichtes Pilzmyzel bildet. Anschließend bedarf es noch einer Ausreifung in einer 12prozentigen Salzlake für die Dauer von ein bis zwölf Monaten. Durch weitere Zusätze (z. B. Rosenöl) erhält man verschiedene Geschmacksnuancen. Das Sufu genannte, käseähnliche, cremige Produkt weist ein mildes Aroma auf und wird als Käse verwendet.

Tempeh (javanischer Bohnenbrei) wird durch einen Fermentationsprozeß mit der Pilzart Chamydomucor orycae gewonnen. Man kann die gereifte Masse, die wie ein Kuchen zusammenhängt, in Stücke oder Scheiben schneiden, die gebraten, gebakken oder zu Suppen verwendet werden.

Gurken dienen der Hautpflege

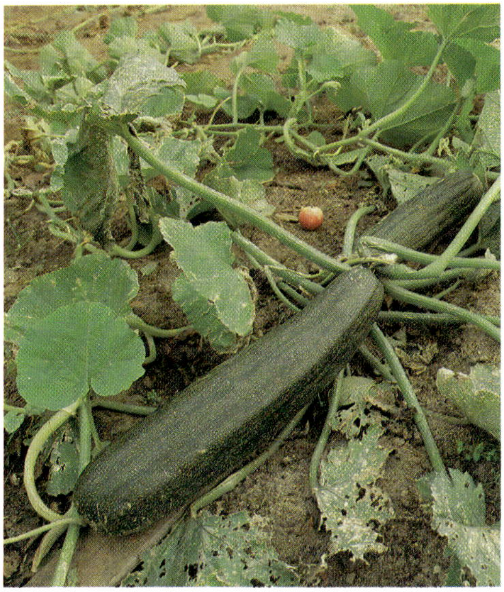

Hauptwirkstoffe in 100 g Frischsubstanz

Eiweiß	0,8 g
Fett	0,2 g
Kohlenhydrate	2 g
Natrium	8 mg
Kalium	141 mg
Kalzium	15 mg
Magnesium	8 mg
Phosphor	23 mg
Eisen	0,5 mg
Vitamin A	28 µg
Vitamin B_1	0,02 mg
Vitamin B_2	0,03 mg
Niacin	0,2 mg
Vitamin B_6	0,035 mg
Vitamin C	7 mg
Kalorien	13
Joule	54

Die Gurke *(Cucumis sativus)* ist mit dem Kürbis verwandt und zählt wie dieser zur Familie der Kürbisgewächse (Kukurbitazeen). In den verschiedenen deutschen Landschaften weist sie auch verschiedene volkstümliche Namen auf, so Angurke, Kummer, Murke und Gommer. Der Osten Indiens wird als ursprüngliche Heimat dieser außerordentlich erfrischenden Pflanze angesehen, die vielseitig verwendbar ist, so als saure Gurke, Gewürzgurke, Salatgurke oder auch als Senfgurke.

Wirkungsweise und Verwendung

Als **Heilmittel:** Eine alte Erfahrung, die sich auch heute immer wieder bestätigen läßt, sagt uns, daß die Gurken drei charakteristische Einflüsse auf den menschlichen Organismus ausüben, nämlich einen harntreibenden, einen stuhlregulierenden und einen hautreinigenden. Der hohe Basenüberschuß – der höchste unter allen Gemüsen – und der gute Vitamin-C-Gehalt sind sicher an der reinigenden und entschlackenden Wirkung und daher an ihrem diätetischen Wert maßgebend beteiligt.

Die *wassertreibende Wirkung* kann man sich leicht bei Nieren- und Herzkranken zunutze machen. Da die Gurke aber nicht nur reines Wasser austreibt, sondern zugleich darin gelöste Harnsäure, so sollten Gurken auch ein häufiger Nahrungsbestandteil bei allen Menschen sein, die an harnsaurer Diathese, an aus Harnsäure bestehenden Nieren- oder Blasensteinen oder an Gicht und an Erkrankungen des rheumatischen Formenkreises leiden, soweit die Harnsäure dabei eine Rolle spielt.

Häufig läßt sich eine *chronische Verstopfung* durch täglichen Genuß von Gurkensalat auf die einfachste und natürlichste Weise in Ordnung bringen, wenn er nur mit Zitrone, Zwiebel und kaltgeschlagenem Öl zubereitet und gut gekaut wird. *Zuckerkranke* vertragen Gurken sehr gut,

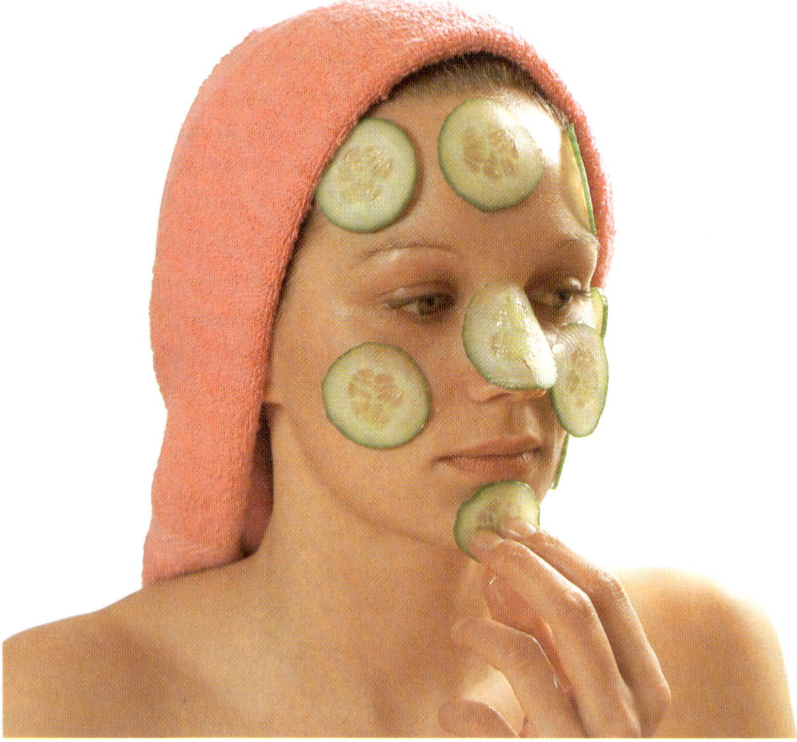

Eine Gurkenmaske zur Schönheitspflege. Gurkenscheiben und Gurkensaft sind vorzügliche Mittel, um die Haut zu straffen und zu vitalisieren.

zumal diese durch ihren Gehalt an insulinähnlich wirkenden Stoffen helfen, den Blutzucker herabzusetzen.

Unreinheiten der Haut bessern sich durch innerliche und äußerliche Behandlung mit Gurkensaft, wie sie schon seit dem Altertum geübt wird. Die Reformhäuser halten dafür zahlreiche brauchbare Zubereitungen vorrätig.

In größeren Mengen genossen und schlecht gekaut, kann Gurkensalat zuweilen äußerst schlecht verträglich sein.

Daß auch saure Gurken und Salzgurken wegen ihrer starken appetitanregenden Wirkung bei Kranken eine plötzliche Wendung zum Besseren herbeizuführen vermögen, kann man immer wieder am Krankenbett erleben und hat der Landarzt Dr. *Heisler* eindrucksvoll geschildert. Herz- und Nierenkranke müssen sie allerdings wegen des starken Salzgehaltes meiden.

Als **Nahrungsmittel:** Die häufig verbreitete Meinung, die Gurken seien für die Ernährung wertlos, ist sehr irrig. Man kann die Gurken zwar nicht als „nahrhaft" im landläufigen Sinne bezeichnen, denn sie sind sehr arm an den sogenannten Massennährstoffen Eiweiß, Fett und Stärke. Sie bestehen sogar in der Hauptsache nur aus Wasser. Aber darin gelöst, lassen sich doch eine Reihe von Geschmacksstoffen, Vitaminen und Mineralien nachweisen, die für eine vollwertige Nahrung genauso wichtig sind wie die Massenstoffe. Mit Recht erfreuen sich daher Gurken als Nahrungsmittel großer Beliebtheit.

Melonen erfrischen und beleben

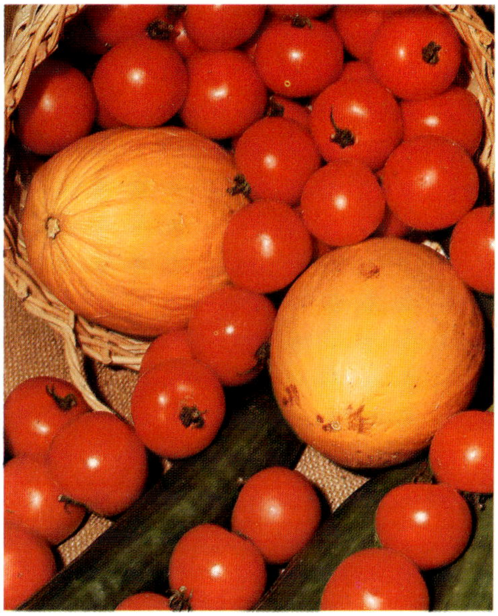

Hauptwirkstoffe in 100 g Frischsubstanz

Eiweiß	0,6 g
Fett	—
Kohlenhydrate	5 g
Natrium	20 mg
Kalium	220 mg
Kalzium	14 mg
Magnesium	13 mg
Phosphor	9 mg
Eisen	0,2 mg
Vitamin A	100 μg
Vitamin B_1	0,05 mg
Vitamin B_2	0,03 mg
Niacin	0,5 mg
Vitamin C	25 mg
Kalorien	21
Joule	90

Die mit der Gurke *(Cucumis sativus)* verwandte Melone *(Cucumis melo)* stammt aus dem tropischen Asien und Afrika und gehört zur Familie der Kürbisgewächse (Kukurbitazeen). Sie kommt in den heißen Ländern in vielen Zuchtformen vor. Die Kultur entspricht der der Gurken. Die Melone ist aber sehr wärme- und lichtbedürftig und gegen Nässe empfindlich. Die ab Februar im warmen Mistbeet vorgezogenen Pflanzen müssen später versetzt und mehrfach beschnitten werden. Die weiblichen Blüten befruchtet man künstlich mit dem Pinsel. Nach 7–8 Wochen erscheinen die ersten reifen Früchte. Während der Fruchtentwicklung beschneidet man die Zweige so, daß sie nur 3–4 Früchte tragen.

Noch im Mittelalter wurden Gurke, Kürbis und Melone oft miteinander verwechselt. Im Speiseverzeichnis des Klosters St. Gallen findet sich allerdings schon um das Jahr 1000 die Melone.

Als wichtigste Melonensorten unterscheidet man mehrere Gruppen:

1. *Kantalupen*
   mit den Kennzeichen: dicke Fruchtschale, 8–12 Längsrippen, oft netzig, harzig oder runzlig, platt rund, grüne, später gelb werdende Schale, Fruchtfleisch meist orangerot, seltener grün, schmelzend, sehr zuckerreich.
   Folgende Sorten gehören hierzu: Frühe Spanische Kantalupe, Algier, Prescot de Paris, Orangen-Kantalupe, Konsul-Schiller-Kantalupe.
2. *Netzmelonen*
   mit den Kennzeichen: Fruchtschale nicht gerippt, dünn, netzadrig.
   Hierzu gehören folgende Sorten: Amerikanische Muskatmelone, Berliner Netz, Blenheimer Orange, Ananas, Zucker von Tours, Cavaillon-Melone, Skellmanns runde Melone.
3. *Malteser Melonen*
   mit den Kennzeichen: Fruchtschale dünn, glatt oder schwach gerippt,

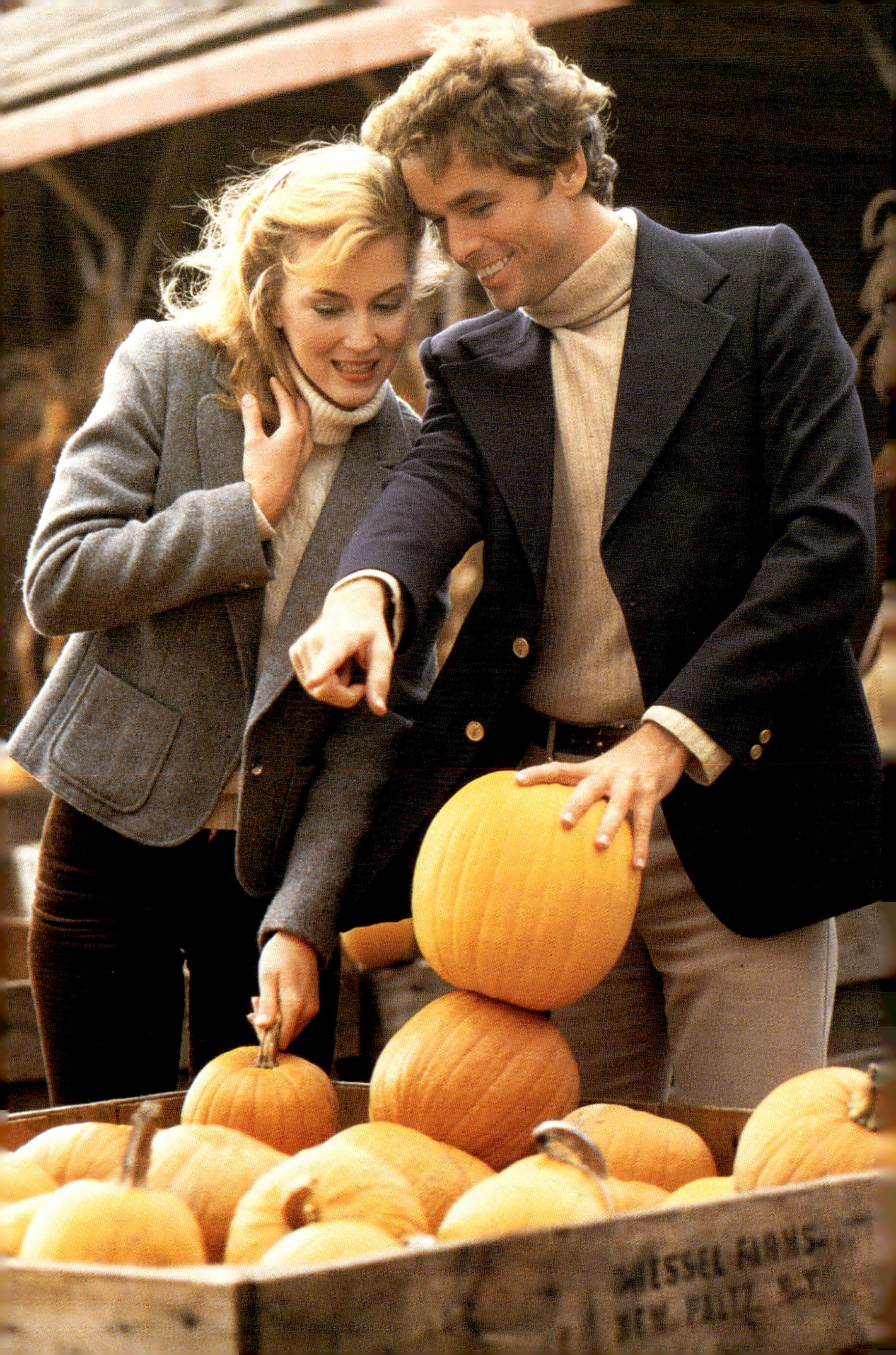

Melonen gibt es in zahlreichen Varianten. Schon vor 1000 Jahren war diese Gemüsefrucht bei uns bekannt. Für die Hausfrau gibt es viele Verwendungsmöglichkeiten. ■ Bild unten: Die Wassermelone, die eigentlich ein Gurkengewächs ist.

Fruchtfleisch sehr saftig, weiß oder grünlich.
Hierzu gehören folgende Sorten: Aprikosen-Tafelmelone, Nektar, Melone von Frevouc.

4. *Schlangen-Melonen*
mit den Kennzeichen: sehr lange, gebogene, gefurchte Frucht, meist dunkelgrün, zuweilen mit Längsstreifen, im reifen Zustand gelblich.

Als *Wassermelonen* (siehe dort), zu denen auch die Arbusen gehören, bezeichnet man die kürbisgroßen Früchte mit derber, glatter Schale und mit sehr rotem Fruchtfleisch, die zwar saftreich sind, aber meist fad schmecken und sich nur zum Frischverzehr eignen.

Wegen ihres hohen Saftreichtums sagen die neapolitanischen Melonenesser: „Man kann sie essen, trinken und sich damit das Gesicht waschen."

Diätetisch gesehen wirkt die Melone harntreibend, blutreinigend und günstig bei Nierenleiden, Gicht und Rheumatismus; bei Rekonvaleszenz und Schwäche erfrischend.

Die Melonen werden meist frisch, mit und ohne Zucker, teilweise auch mit Ingwer gewürzt als Dessertfrucht genossen. Man kann sie auch als Kompott einmachen oder zum Strecken von Marmeladen benutzen.

In Frankreich verwendet man die Melone häufig als Vorspeise mit Salz, Pfeffer oder Paprika gewürzt. Größere Mengen bewirken Magendruck, Koliken und Durchfall.

Eine andere Melonenart, die sogenannte *Baummelone,* auch Papaya-Frucht genannt

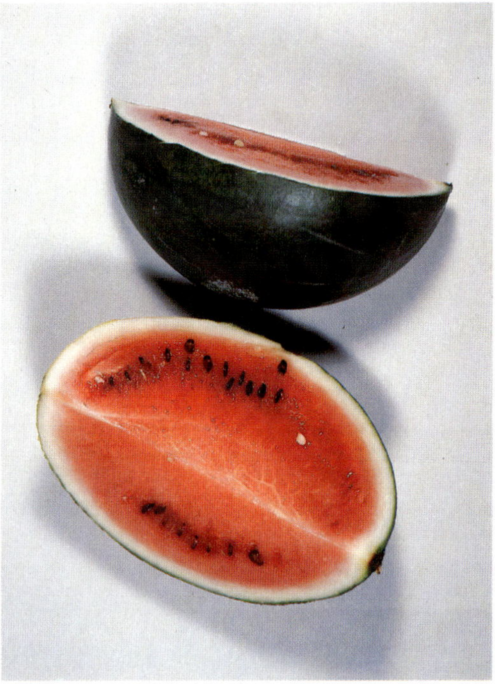

(Carica papaya), ist geeignet, die Verdauung zu fördern und die Verstopfung zu überwinden. Man benötigt dazu vor jeder Mahlzeit ½ bis ⅓ der frischen Frucht.

Melonen-Puder ist wegen seines Gehaltes an dem eiweißspaltenden Ferment Papayotin in der Lage, hartnäckige, eiternde Wunden in kurzer Zeit abzuheilen. Der Heileffekt wird durch Abbau der eiweißhaltigen Zerfallsprodukte in der Wunde herbeigeführt. Die Behandlung ist geeignet für schlecht heilende Wunden, Geschwüre, Wundliegen, Amputationsstümpfe und Geschwüre bei Zuckerkranken.

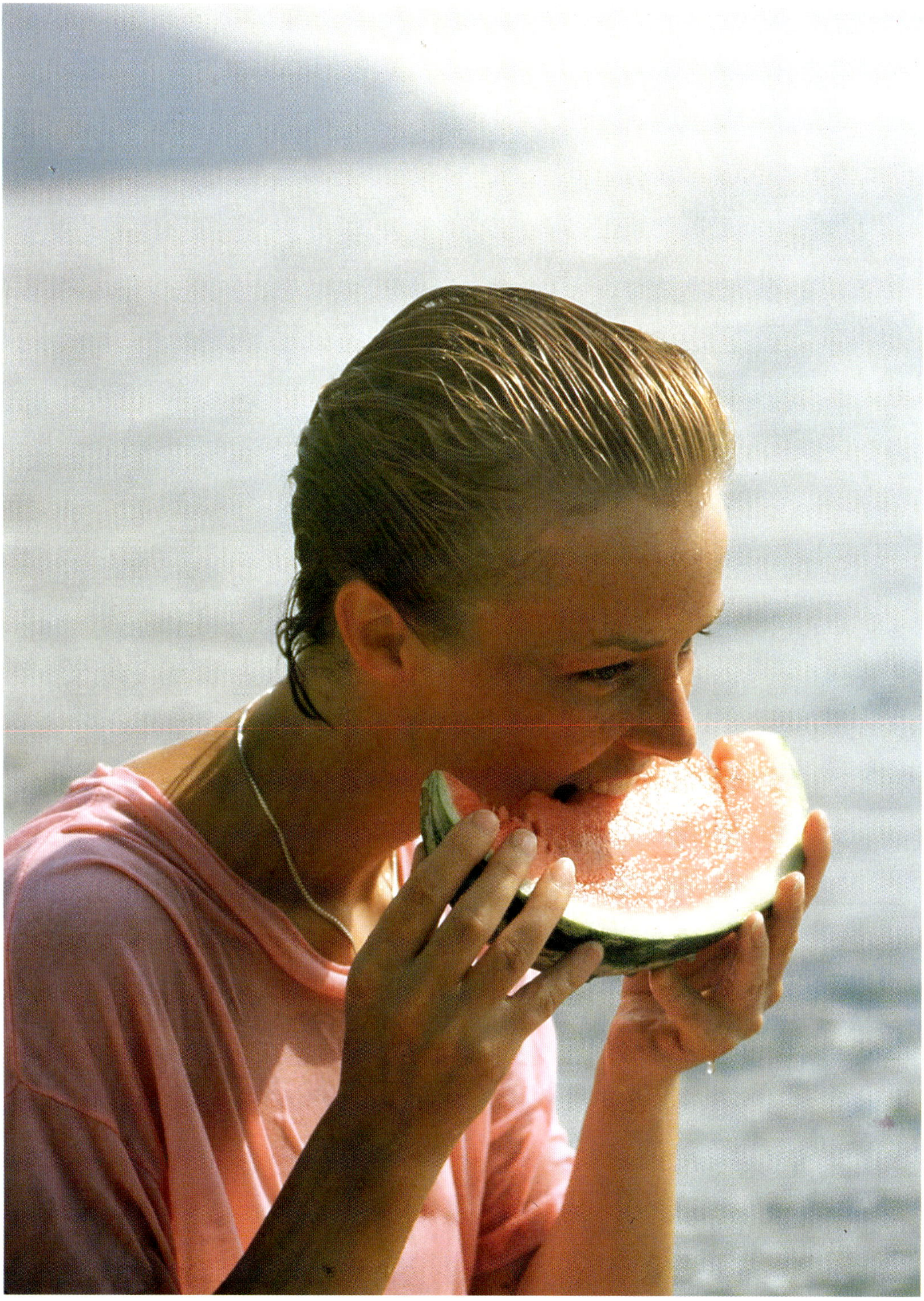

Wassermelone

Die Wassermelone *(Citrullus vulgaris* oder *Cucumis anguria)* muß von der Zuckermelone *(Cucumis melo)* unterschieden werden. Sie gehören zwar zur gleichen Familien, sind aber aus verschiedenen Gattungen. Die Zuckermelone ist ein Kürbisgewächs, die Wassermelone ein Gurkengewächs. Sie stammt aus Zentralafrika. Die Wassermelone ist eine vorzügliche Erfrischungsfrucht. In allen heißen Ländern ist sie unentbehrlich.

Hauptproduzenten der Wassermelonen sind Türkei, Sowjetunion, USA, Japan und Ägypten. Spanien liefert schon ab Mai die ersten Wassermelonen.

Die rundliche, manchmal auch ovale Frucht erreicht oft ein Gewicht bis zu 15 kg, ist dunkelgrün oder dunkel- und hellgrün gestreift. Das Fleisch ist von kirschroter Farbe und enthält viele schwarze Kerne (Samen). Man bezeichnet das Fruchtfleisch mit Recht als knackig wie bei einer Gurke, aber als wenig aromatisch. Die Wassermelone liebt trockene Hitze. Sie wird geliebt von Mensch und Tier, die alle diese Frucht als idealen Wasserspender benötigen.

Die Wassermelone wird als Durstlöscher natürlich viel roh gegessen, teils aber auch mit etwas Zucker, Zimt, Paprika oder Ingwer gewürzt. Weiterhin verwendet man sie zu Sorbets, Kaltschalen, Fruchtsalat und Eiszubereitungen.

Bei aller Beliebtheit muß trotzdem davor gewarnt werden, größere Mengen auf einmal zu verzehren, da es dann zu Durchfall und Bauchschmerzen kommen kann. Sie enthalten nämlich zuweilen Bitterstoffe, die Magen-Darm-Störungen hervorrufen können.

Diätetisch gesehen wirkt die Melone harntreibend, blutreinigend und günstig bei Nierenleiden, Gicht, Rheumatismus, außerdem erfrischt sie bei Schwäche und Rekonvaleszenz. Sie ist auch bei Stuhlträgheit und Hämorrhoiden hilfreich.

Wegen ihres geringen Zuckergehaltes ist sie für Zuckerkranke außerordentlich wertvoll, da diese unter Durst besonders leiden und mit Hilfe der Wassermelone eine bessere Stoffwechselentgiftung erreichen.

Melonen wirken durch ihren Gehalt an eiweißspaltenden Enzymen bei Verletzungen und entzündeten Wunden durch Abbau degenerierter Eiweiße (Proteine) beschleunigend auf den Heilungsvorgang. Siehe dazu auch unter der Melonenart Papaya *(Carica papaya).*

Die Melonenkerne werden wie die Kürbiskerne als Bandwurmmittel verwendet.

Wegen ihres Saftreichtums ist die Wassermelone vor allem an heißen Sommertagen eine köstlich schmeckende Erfrischung. Sie löscht den Durst garantiert.

Hauptwirkstoffe in 100 g Frischsubstanz

Eiweiß	1 g
Fett	0,1 g
Kohlenhydrate	5,3 g
Natrium	14 mg
Kalium	320 mg
Kalzium	19 mg
Magnesium	20 mg
Phosphor	30 mg
Eisen	0,8 mg
Vitamin A	1,02 mg
Vitamin B_1	0,05 mg
Vitamin B_2	0,03 mg
Niacin	0,5 mg
Vitamin B_6	0,036 mg
Vitamin C	35 mg
Kalorien	24
Joule	102

Kürbis gegen Nierenleiden

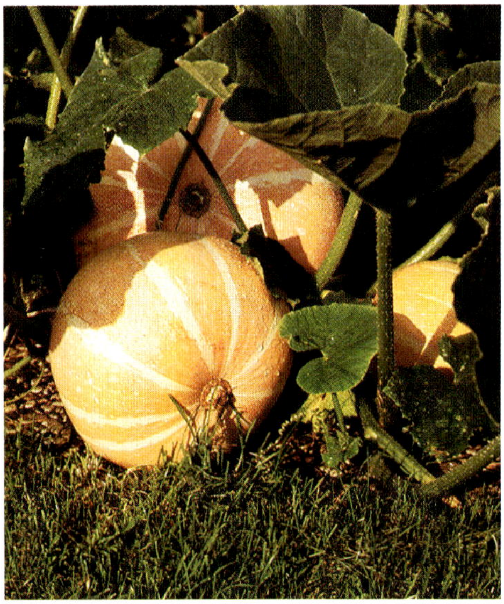

Hauptwirkstoffe in 100 g Frischsubstanz

Eiweiß	1 g
Fett	0,1 g
Kohlenhydrate	5,5 g
Natrium	1 mg
Kalium	383 mg
Kalzium	22 mg
Magnesium	8 mg
Phosphor	44 mg
Eisen	0,8 mg
Vitamin A	100 µg
Vitamin B_1	0,05 mg
Vitamin B_2	0,07 mg
Niacin	0,5 mg
Vitamin B_6	0,11 mg
Vitamin C	9 mg
Kalorien	27
Joule	113

Aus seiner Heimat im tropischen Amerika kam der Kürbis *(Cucurbita pepo)* im 16. Jahrhundert über Italien zu uns, wo er heute noch sehr geschätzt wird. Die glatten, kugeligen Früchte erreichen ein beträchtliches Gewicht und messen zuweilen bis zu 50 cm im Durchmesser. Sie werden im Spätherbst geerntet.

Wirkungsweise und Verwendung

Als **Heilpflanze:** Es soll nicht unerwähnt bleiben, daß der Kürbis in den Schriften des *Hippokrates* häufig angeführt wird. Und von da an kann man in allen alten und ältesten Kräuterbüchern den Kürbis immer wieder als gutes harntreibendes Mittel und die Kürbiskerne als ausgezeichnetes *Bandwurmmittel* empfohlen finden. So konnte es nicht ausbleiben, daß sich auch die moderne Medizin, besonders die naturheilkundliche Richtung, „des Kürbisses annahm".

In zahlreichen Arbeiten von Vertretern sowohl der homöopathischen als auch der schulgemäßen Medizin finden wir die gute Wirkung, insbesondere der Kürbiskerne als Bandwurmmittel, bestätigt. *Weiß, Weitzel* und *Neurath* treten vor allem für die Anwendung bei schwächlichen Kranken und Kindern ein, und andere betonen, daß keinerlei giftige Nebenerscheinungen zu befürchten seien. Die reifen Kürbiskerne (besser Samen) enthalten eine noch unbekannte Substanz, die die Haftfähigkeit des Bandwurmkopfes vermindert *(Eichholtz)*.

Als vorzügliches Bandwurmmittel verwendet man die Kürbiskerne folgendermaßen:

1. **Nach einer mindestens zwölfstündigen Nahrungspause essen Kinder 200 bis 400 g, Erwachsene 400 bis 700 g geschälte, möglichst frische, gestoßene und mit Preiselbeeren oder roher Milch angemachte Kürbiskerne in drei Portionen etwa innerhalb von drei Stunden. Zwei**

bis drei Stunden später nimmt man ein Abführmittel, am besten zwei Eßlöffel Rizinusöl. Sonst wird keine Nahrung genossen. Am Abend kann man vorteilhaft Heringssalat essen, auch Preiselbeeren, da beides ebenfalls wurmwidrig wirkt. Ist bis zum nächsten Tag der Bandwurm nicht abgetrieben (was meistens der Fall sein wird), dann wiederholt man die Kur am folgenden Tage.

2. **Man nimmt 30 g pulverisierte Kürbiskerne und mischt sie mit 10 g Wermuttee, bereitet einen Aufguß daraus, indem man diese Teemenge zunächst zwölf Stunden in einem Viertelliter kaltem Wasser ausziehen läßt, abgießt und nun nochmals mit einem Viertelliter kochend heißem Wasser eine Stunde auszieht. Beide Teemengen werden zusammengegossen und im Laufe des Tages getrunken.**
3. **Für eine Kur zerstampfen wir 150 g Kürbiskerne, rühren mit etwas roher Milch an und essen diesen Brei. Zwei Stunden später nehmen wir noch ein Abführmittel ein.**

Außer den Kürbiskernen verwendet man auch das Fleisch dieser riesengroßen Früchte, die der Stolz des Gartenfreundes und Schaustücke der landwirtschaftlichen Ausstellungen sind, als eines unserer reizlosen, aber wirksamen harntreibenden Mittel *bei Nieren- und Herzerkrankungen, die mit Wasseransammlungen einhergehen.* Es sei dazu gesagt, daß für Nieren- und Herzleiden, die mit Wassersucht verbunden sind, die Anwendung des Kürbis zwar eine nicht zu unterschätzende, gute Unterstützung der ärztlichen Behandlung darstellt, daß aber diese Erkrankungen in die Behandlung eines Arztes gehören. Da alle Kürbissorten nicht nur nierenwirksam, sondern auch stuhlfördernd sind und blutdrucksteigernde Darmgifte entfernen, sind sie bei Verstopfungsneigung und Hämorrhoiden jederzeit angebracht.

Man schneidet in solchen Fällen drei bis fünf Pfund Kürbis in kleine Würfel, die man mit ein wenig Milch bei schwachem Feuer zu einem dicken Brei kochen läßt. Diesen wenn auch nicht gerade sehr gut schmeckenden Brei genießt man tagsüber, ohne sonst eine Nahrung zu sich zu nehmen. Solche möglichst häufig durchgeführten Kürbistage werden in vielen Fällen bei noch funktionstüchtigem Nierengewebe dieses veranlassen (ohne entzündlich reizend zu wirken), das überflüssige Wasser abzusondern. Bei einer Schwellung der Prostata tritt dadurch Erleichterung ein, wie sich überhaupt sagen läßt, daß Kürbiskerne auf die vergrößerte Prostata abschwellend wirken. Wie gesagt, dies kann nur als Unterstützung der ärztlichen Behandlung dienen und sollte niemals dazu führen, diese ersetzen zu wollen!

Als **Nahrungsmittel:** Der Kürbis ist billig und in irgendeiner Ecke des Gartens, am besten auf dem Komposthaufen, in großer Menge leicht zu ziehen. Es fehlt also nur daran, dieses saftige, goldgelb leuchtende Kürbisfleisch in der richtigen Art zuzubereiten, um daraus eine wohlschmeckende und gesunde Zukost herzustellen. Aus der Unzahl der Zubereitungsmöglichkeiten sei nur erwähnt, daß sich der Kürbis zu jedem Obstsalat verwenden läßt, einen Kürbissalat mit Gurken und Äpfeln liefert, süß oder sauer eingemacht werden kann, daß man ihn zu Kartoffelsalat, buntem Salat, Endiviensalat gebraucht und daß er als Kürbisauflauf, -gemüse und -suppe für manche unentbehrlich geworden ist. Kurz, er stellt eine billige und so vielseitig zu verwendende Frucht dar, daß sie einer findigen Hausfrau nur Freude bereiten kann.

Nicht vergessen sei, daß Kürbis bei der Herstellung von Marmeladen, besonders von Pflaumenmarmelade, mitverwendet werden sollte, um den Geschmack zu variieren und die Menge zu verdoppeln, was im Interesse einer ökonomischen Hauswirtschaft ja nur wünschenswert ist.

Paprika verbessert den Magensaft

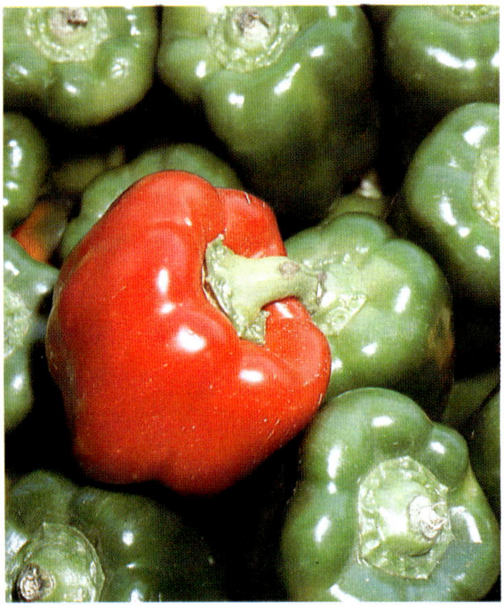

Hauptwirkstoffe in 100 g Frischsubstanz

Eiweiß	1,2 g
Fett	0,3 g
Kohlenhydrate	4,1 g
Natrium	2 mg
Kalium	213 mg
Kalzium	10 mg
Magnesium	12 mg
Phosphor	26 mg
Eisen	0,7 mg
Vitamin A	100 μg
Vitamin B_1	0,07 mg
Vitamin B_2	0,07 mg
Niacin	0,4 mg
Vitamin C	140 mg
Vitamin E	0,7 mg
Kalorien	24
Joule	100

Paprika *(Capsicum annuum)*, auch Spanischer Pfeffer oder Beißbeere genannt, gehört zu den Nachtschattengewächsen. Kolumbus brachte das Gewächs, das in Mittelamerika heimisch ist, mit nach Spanien. Schon lange vor der Entdeckung Amerikas haben die Indianer Paprika angebaut, die diese Pflanze vor allem als Gewürz verwendeten. Heute sind Spanien, Südfrankreich, Italien, die Balkanländer und die Türkei die Hauptanbaugebiete.

Die Früchte sind nach Form, Größe, Farbe und vor allem nach dem Gehalt und der Art ihres Hauptwirkstoffes, dem brennend-scharf schmeckenden *Capsaicin*, außerordentlich verschieden. Die Kultur ist so einfach wie die der Tomate, doch benötigt die Pflanze einen warmen Standort und genügend Feuchtigkeit.

Grundsätzlich muß man bei den vielen Paprikasorten unterscheiden zwischen den scharfen, die als Gewürz, und den großen fleischigen, süßen Paprika, die als Gemüse verwendet werden. Bei der vorhandenen Sortenvielfalt – es gibt mehrere hundert – kann man allerdings eine klare Trennungslinie nicht ziehen. Am praktischsten ist es, von *Gemüse-* und *Gewürzpaprika* zu sprechen.

Wir sind uns darüber klar, daß es sowohl bei den süßen als auch bei den scharfen Sorten Schoten aller Formen, Größen und Geschmacksvariationen gibt.

Der **Gewürzpaprika** kann nach Sorte mild-aromatisch bis sehr scharf schmekken. Die Schärfe hängt – außer von der Sorte – sehr davon ab, wieviel von den Samenkernen und Adern (Scheidewänden) mit dem Fruchtfleisch vermahlen wurde. Diese Bestandteile enthalten insbesondere das die Schärfe verursachende Alkaloid *Capsaicin*.

Nach der Schärfe, das heißt nach dem Gehalt an Capsaicin, unterscheidet man:

Delikateßpaprika, der nur aus dem Fruchtfleisch hergestellt ist und sehr mild schmeckt.

Edelsüßpaprika, der außer dem Fruchtfleisch teilweise auch den Samen enthält. Er ist die meistverwendete Sorte.

Halbsüßpaprika, bei dem das Fruchtfleisch mit Samen und Adern vermahlen wird. Er schmeckt sehr würzig und scharf.

Rosenpaprika, der die ganze gemahlene Frucht (Schote) enthält. Er ist eine mittelscharfe Sorte.

Alle Gewürzpaprikasorten werden vollreif geerntet, getrocknet und dann zu Pulver vermahlen.

Aus den kleinfrüchtigen roten Paprikaschoten ließen sich bis heute schon eine ganze Reihe wichtiger *Inhaltsstoffe* isolieren und identifizieren, nämlich neben dem Hauptwirkstoff Capsaicin viel Vitamin C und P, ferner α- und β-Carotin. Die Samen enthalten kein Capsaicin. Der Aschegehalt beträgt maximal 8 %. Der Gehalt an den einzelnen Mineralien und an Spurenstoffen ragt nicht besonders hervor und gleicht dem anderer Gemüsearten.

Das *Capsaicin,* der scharfe Gewürzstoff, reizt nicht nur die Empfindungsnerven der Schleimhäute, sondern er vermag nach wiederholter Anwendung auch eine völlige, langanhaltende Schmerzunempfindlichkeit gegenüber zahlreichen chemischen Reizstoffen hervorzurufen. Der ungarische Pharmakologe Prof. *Jancsó* schloß daraus, daß in der Haut und in den Schleimhäuten von Mensch und Tier zweierlei Arten schmerzempfindlicher Nervenendigungen vorhanden sein müssen, nämlich solche, die vorwiegend auf chemische, und andere, die vorwiegend auf physikalische Reize reagieren.

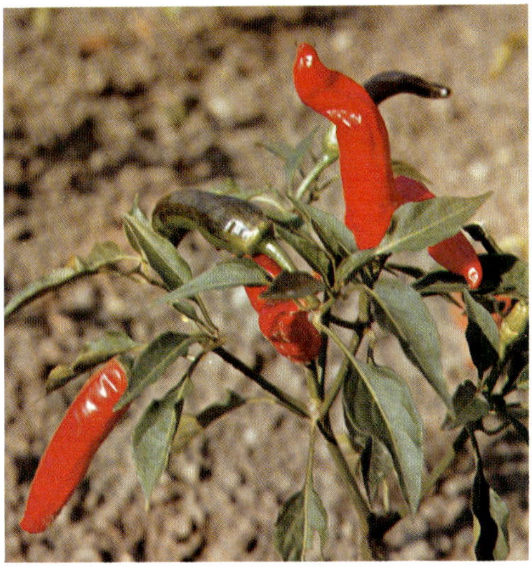

Gewürzpaprika ist von großer diätetischer Wirksamkeit und vor allem in der südländischen Küche kaum zu entbehren.

Daß der Gewürzpaprika auf Grund seiner Inhaltsstoffe nicht nur ein Gewürz, sondern auch ein gesundheitsförderndes und sogar heilendes Mittel darstellt, hat sich erst in jüngerer Zeit erwiesen. Eine wesentliche Rolle spielen die sogenannten Chillie-Arten des Paprikas und unter diesen der meistbekannte **Cayennepfeffer.**

Die Bezeichung Cayennepfeffer *(Capsicum frutescens)* ist irreführend. Botanisch handelt es sich nicht um „Pfeffer", da er keinerlei Verwandtschaft mit dem echten Pfeffer *(Piper nigrum)* hat. Cayennepfeffer ist eine von mehreren Sorten der Chillies. Die Chillies stammen wohl alle von der Stammpflanze *Capsicum longum,* einer Variante von *Capsicum annuum* ab, aus der zahlreiche Unterarten, Abarten oder ähnliche Arten hervorgegangen sind.

Die Größe der Chillie-Schoten reicht von ganz klein (bohnengroß) bis fast zur Größe der Gemüsepaprika-Arten. Die Schärfe ist ebenso verschieden und nicht von der Größe abhängig. Es gibt bereits eine Schärfenskala von 1–120. Auch die Farben sind verschieden: grün, gelb, orange und rot.

Da die Chillie-Arten, darunter der Cayennepfeffer, fast alle scharfe Gewürze sind, muß man sehr vorsichtig dosieren, um nicht ein Gericht zu verderben.

Es muß auch gesagt werden, daß Chillies gerade wegen ihrer Schärfe von großem gesundheitlichen Wert sein können. Es ist wissenschaftlich erwiesen, daß sie, richtig dosiert,

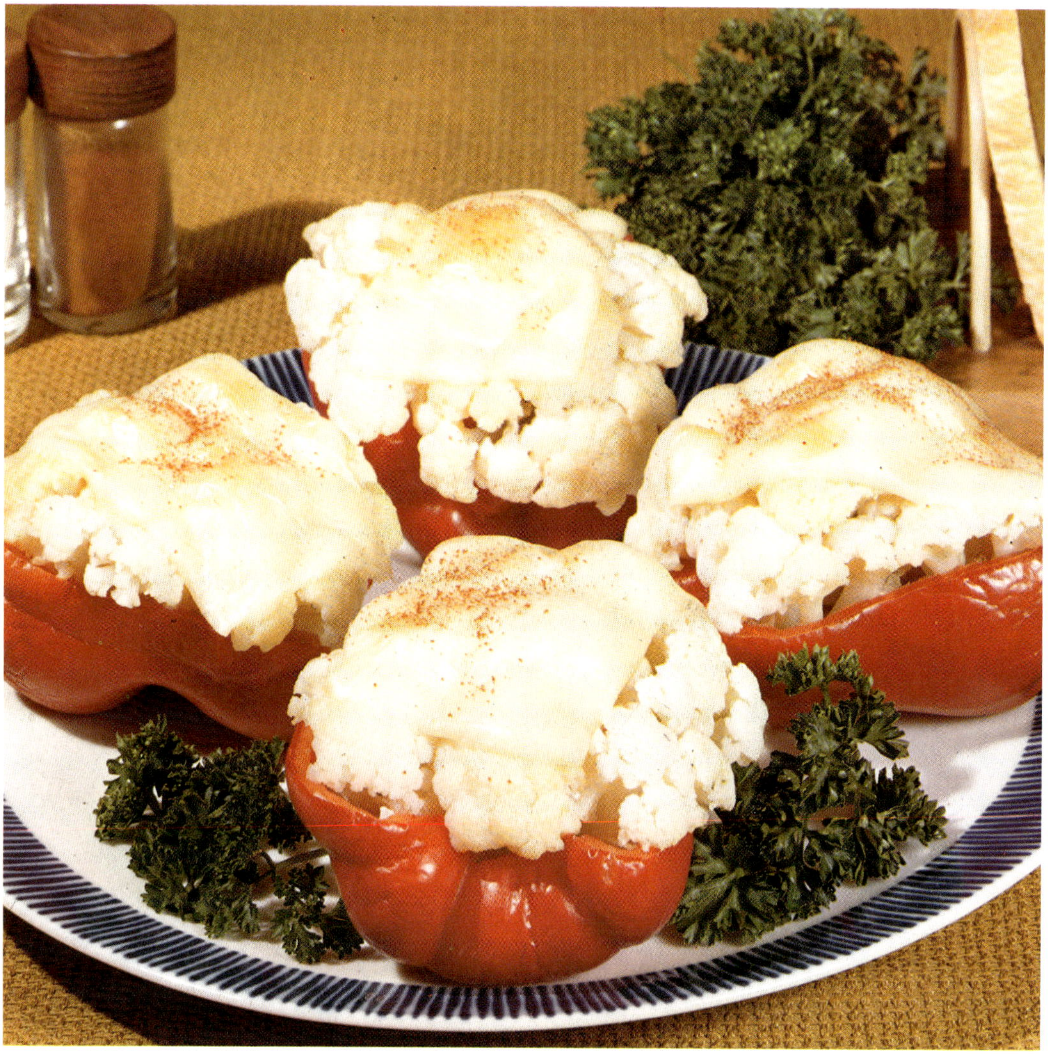

Blumenkohl in Paprikaschoten

2 große Paprikaschoten (400 g) · 1 kleiner Blumenkohl (500 g) · 200 g Chester-Scheibletten · 50 g Semmelmehl · Meersalz

Paprikaschoten der Länge nach halbieren, entkernen, Stiele und Scheidewände sorgfältig entfernen, ausspülen und 5 Minuten in leicht gesalzenem Wasser kochen. Blumenkohl ebenfalls kochen (nicht zu weich!). Die Schoten mit Blumenkohlröschen füllen, mit Semmelmehl bestreuen, mit Chester-Scheibletten bedecken und in den heißen Backofen schieben, bis der Käse zu schmelzen beginnt.

70 g Eiweiß, 56 g Fett, 68 g Kohlenhydrate; Kalorien: 1093 (4569 Joule).

- anregend wirken auf sämtliche Verdauungsdrüsen, wobei mehr Verdauungssäfte produziert werden,
- kreislaufanregend sind besonders bei älteren Menschen,
- das allgemeine Wohlbefinden steigern.

Chillies oder ganz allgemein die Gewürzpaprika-Arten haben einen erheblichen Gesundheitswert.

Man kann ganz grob sagen, daß sich die Früchte der Gewürzpaprika-Arten durch ihre Farbe, Größe und länglich-spitze Form von den Gemüsepaprika-Arten unterscheiden, da diese wesentlich größere und fleischigere Schoten bilden und von der Farbe her rot, gelb oder auch grün sein können.

Gemüsepaprika nennt man eine mildschmeckende, großfrüchtige, grün zu genießende Sorte. Sie ist auch als Frischkost wertvoll. Wenn Gemüsepaprika ausreift, schmeckt er etwas schärfer. Eine dunkelrote, ebenfalls mildschmeckende Art wird wie Gurken eingemacht und bildet ein wertvolles Beigericht. Auch diese Art kann roh genossen werden.

Aus der Tabelle der Hauptwirkstoffe ist zu ersehen, daß Gemüsepaprika zwar arm an Nährstoffen, aber reich an Mineralien und Vitaminen ist. Da das Capsaicin fehlt, ist die Frucht ohne Schärfe.

Besonders herausragend sind die Vitamine A und C. Das heißt, daß Gemüsepaprika ein ausgezeichnetes Diätetikum für Reduktionskostformen (Schlankheitskost) und ein Heilmittel für Vitamin-A- und Vitamin-C-Mangelzustände darstellt.

Die Gemüsepaprika-Arten eignen sich wegen ihrer Größe und ihres pikanten Wohlgeschmacks außerordentlich gut für Gemüsegerichte. Man wählt dazu die noch nicht voll ausgereiften, hell- bis dunkelgrünen oder auch gelblichen Früchte.

Für Salate nimmt man mit Vorliebe die vollreifen gelben und roten Früchte, weil sie durch ihre Farbe auch sehr dekorativ und als Brotbelag und auf Abendbrotplatten auch appetitanregend wirken. Ganz abgesehen davon, daß auch gesundheitliche Bedürfnisse durch den hohen Vitamin-C- und Vitamin-A-Gehalt voll gedeckt werden können.

Frischen Paprikapreßsaft kann man in einer Menge von 10–15 ccm zur starken Anregung und Entleerung der Gallenblase (Prof. *Eichholtz*) verwenden.

Gemüsepaprika ist für alle Magen- und Darmkranken mit schlechter Saft- und Säurebildung ein vorzügliches Diätmittel.

Der Paprika ist eine Nutz- und Heilpflanze zugleich. Man muß aber sehr auf die Art und Sorte und vor allen Dingen auf die richtige Dosierung achten, um die erwünschte Würz-, Diät- oder Heilwirkung zu erzielen.

Diese Beobachtungen machen die Empfehlung der Homöopathen, *Capsicum annuum* bei brennendem Ulcusschmerz (Ulcus ventriculi et duodeni) als hilfreiches Heilmittel einzusetzen, durchaus verständlich.

Das Paprikapulver, in der Küche häufig als Pfeffer-Ersatz verwendet, wirkt auf die Mundhöhlen- und Magenschleimhaut desinfizierend, im Darm vernichtet es die krankhaften Gärungserreger, ohne die normalen Colibakterien zu schädigen, sie werden vielmehr in Wachstum und Funktion unterstützt.

In der Medizin verwendet man die getrockneten reifen Früchte *(Fructus Capsici)* gepulvert in einer Menge von 0,05–0,5 g innerlich als Stomachikum und Karminativum. Äußerlich gebraucht man das Pulver (besonders in Form des Capsicum-Pflasters) als hautreizendes Mittel (ohne Hyperämie zu erzeugen) bei Rheumatismus und Rippenfellentzündung.

Ein gutes *Einreibemittel* gegen rheumatische Erkrankungen mischt man aus 65 ccm Paprikatinktur, 20 ccm Seifenspiritus, 5 ccm Kampfergeist, 5 ccm Salmiakgeist und 5 ccm Rosmarinöl. Zum Gurgeln verwendet man die zehnprozentige Paprikatinktur *(Tinctura Capsici)*, ½ Teelöffel in 1 Glas Wasser bei Angina.

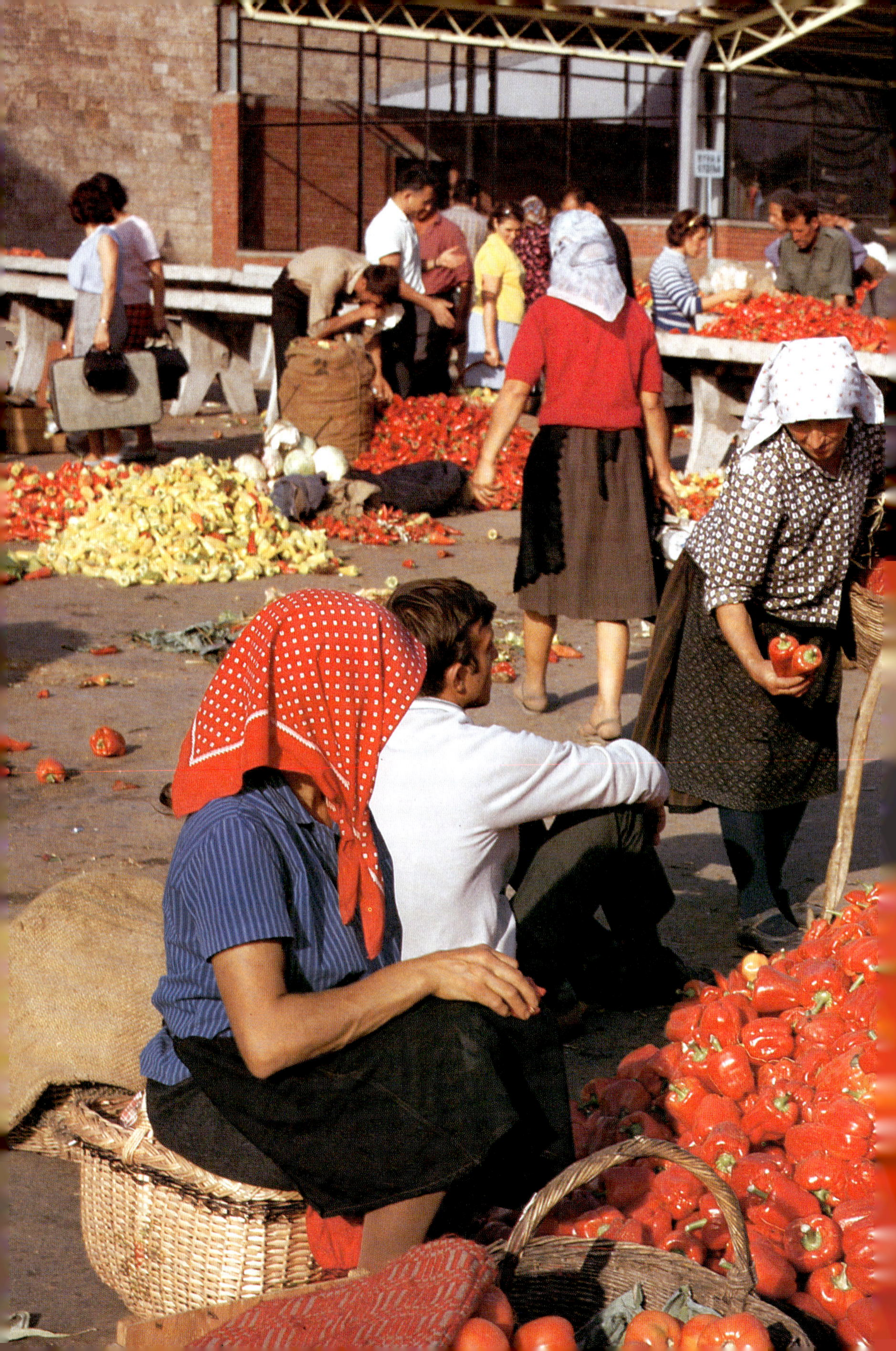

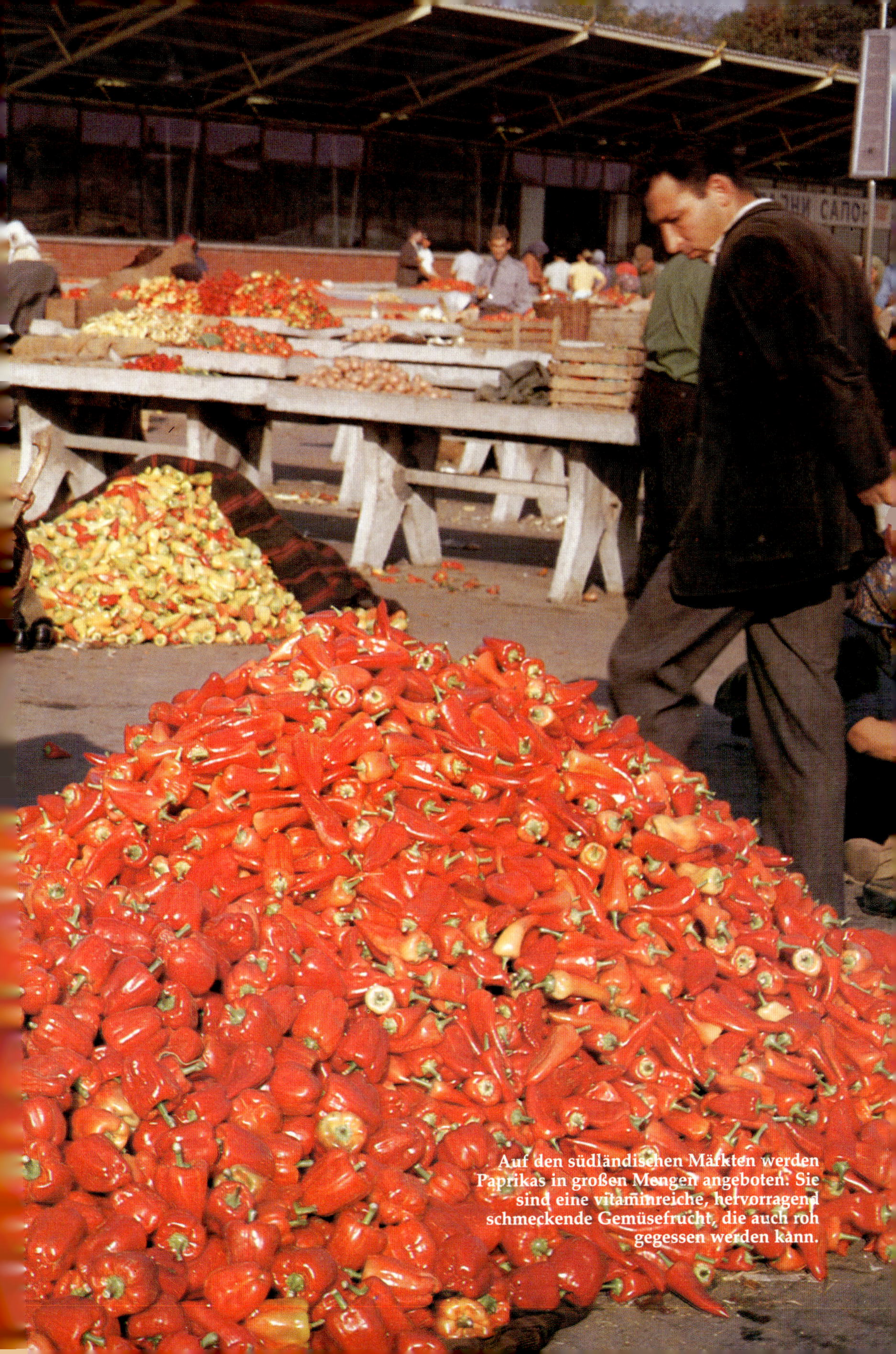

Auf den südländischen Märkten werden Paprikas in großen Mengen angeboten. Sie sind eine vitaminreiche, hervorragend schmeckende Gemüsefrucht, die auch roh gegessen werden kann.

Tomaten erhöhen die Widerstandskraft

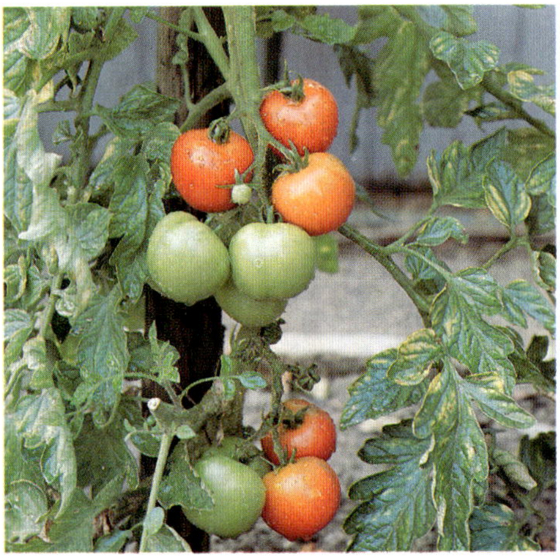

Hauptwirkstoffe in 100 g Frischsubstanz

Eiweiß	1,1 g
Fett	0,2 g
Kohlenhydrate	3,7 g
Natrium	6 mg
Kalium	270 mg
Kalzium	13 mg
Magnesium	20 mg
Phosphor	27 mg
Eisen	0,5 mg
Vitamin A	133 µg
Vitamin B_1	0,06 mg
Vitamin B_2	0,04 mg
Niacin	0,6 mg
Vitamin B_6	0,1 mg
Vitamin C	24 mg
Vitamin E	0,27 mg
Kalorien	21
Joule	88

Die auch unter den volkstümlichen Namen Gold-, Liebes- und Paradiesapfel bekannte Tomate *(Solanum lycopersicum)* gehört zur Familie der Nachtschattengewächse (Solanazeen). Ihre Heimat ist Peru. Sie wird bei uns in zahlreichen Spielarten angebaut.

Wir unterscheiden verschiedene Sorten:

1. rundfrüchtige, ungerippte Tomaten,
2. Sorten mit gerippten Früchten,
3. pflaumenförmige Tomaten,
4. kirschförmige Tomaten,
5. johannisbeerförmige Tomaten.

Es ist natürlich wichtig zu wissen, welches Saatgut man verwendet, da es außerordentlich viele, besonders auch im Ertrag verschiedene Sorten gibt.

Die Tomate ist sehr wärmeliebend, daher eignen sich alle großfrüchtigen Sorten nur für den Süden. In Deutschland gedeihen lediglich frühreife Sorten. Dabei wird man in ungünstigeren Lagen darauf bedacht sein müssen, die Tomaten weitestgehend an „Südseiten" anzupflanzen, um ihnen die reifende Sonnenenergie zu erhalten.

Der Boden muß gründlich und tief bearbeitet werden. Im Garten empfiehlt sich flüssige Düngung. In Deutschland wird die Tomate vielfach im Mistbeet vorgezogen. Es ist nicht empfehlenswert, vor Anfang März zu säen. Die Anzucht dauert ungefähr zehn Wochen. Nach 14 Tagen bis drei Wochen haben die Tomatenpflänzchen eine Größe erreicht, daß man sie erstmalig auf einen Abstand von 4 mal 4 cm verstopfen kann, nach weiteren 14 Tagen auf 8 cm und schließlich zum drittenmal auf 16 cm. Nachdem die Pflanzen eine Höhe von 15–20 cm erreicht haben, wird nochmals auf 25 cm versetzt, bevor sie ab Mitte Mai mit einem Einzelabstand von 70 cm und einem Reihenabstand von 100 cm ins Freiland gepflanzt werden. Im kleinen können die Pflanzen auch ganz in Töpfen angezogen werden.

Nach *Dahlen* enthält die Tomate in 100 Teilen frischer, lufttrockener Substanz

92,37 % Wasser, 1,25 % stickstoffhaltige Stoffe, 0,84 % Holzfaser und 0,63 % Asche. Bekannt sind ferner Solanin, Saponin, Farbstoffe, Vitamine, besonders auch Vitamin A.

In frischem Zustand enthält die Tomate in so reichlicher Menge und Vielzahl Vitamine wie nur wenige pflanzliche Lebensmittel, nämlich *Vitamin A, B, C* und *E*. Der Mineralstoffgehalt liegt in der Höhe der meisten Blatt- und Wurzelgemüse, weist aber die seltener anzutreffenden Elemente Radium, Eisen, Kupfer, Bor, Nickel und Kobalt auf. Der noch gar nicht lange bekannte Vitamin-E-Gehalt rechtfertigt vielleicht die alte volkstümliche Bezeichnung der Tomate als „Liebesapfel".

Neuerdings fand man besonders in den Stengeln und Blättern aller Tomatenpflanzen den Pilzhemmstoff „Tomatin", der nicht nur Pflanzenkrankheiten verhindert, sondern auch auf den Fadenpilz wirkt, der beim Menschen die Hautkrankheit *Pityriasis versicolor* hervorruft. Die neue Substanz erwies sich sogar als brauchbares Ausgangsmaterial für eine Anzahl wertvollster medizinischer Produkte aus der Reihe der hormonartigen Stoffe (Cortison u. a.).

Wirkungsweise und Verwendung

Als **Heilpflanze:** Die Tomate als ganzes, in der die Vitamine in ihren natürlichen Beziehungen zueinander erhalten sind, besitzt sehr gute Schutzeigenschaften, was bei der Vitaminbehandlung bei *Wachstumsstörungen, Gebißerkrankungen,* bei der Ver-

Er sieht nicht nur gut aus, er schmeckt auch so – ein Andalusischer Salat, mit Kürbiskernen bestreut.

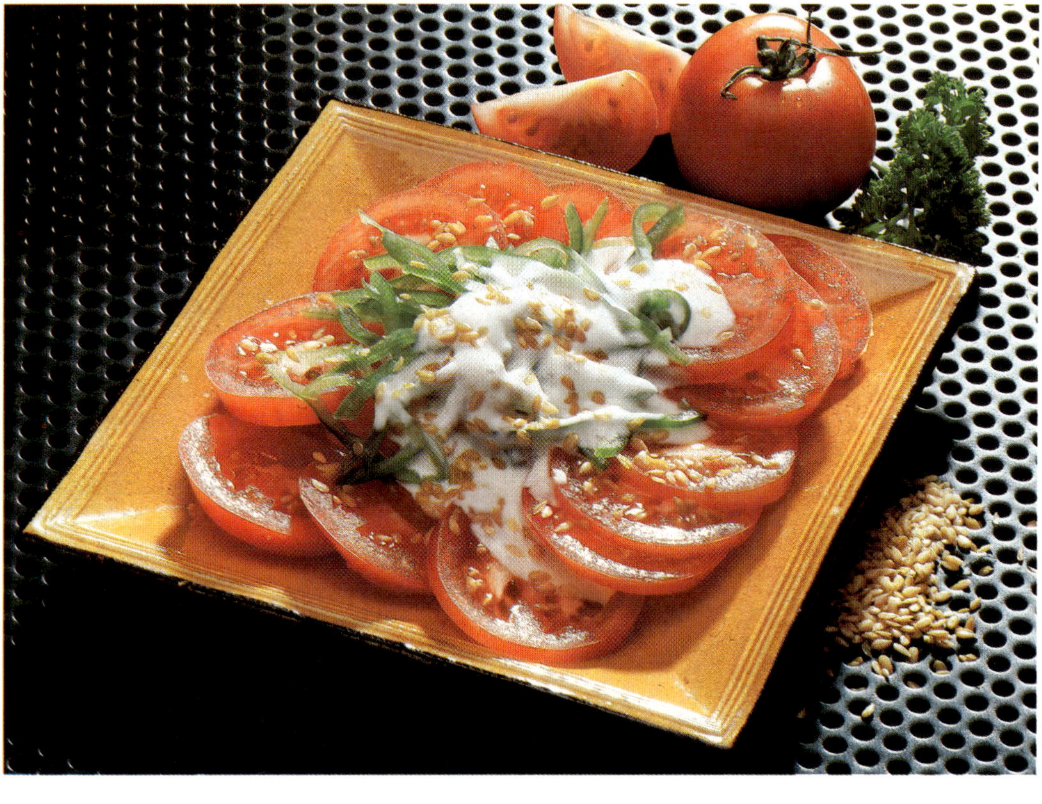

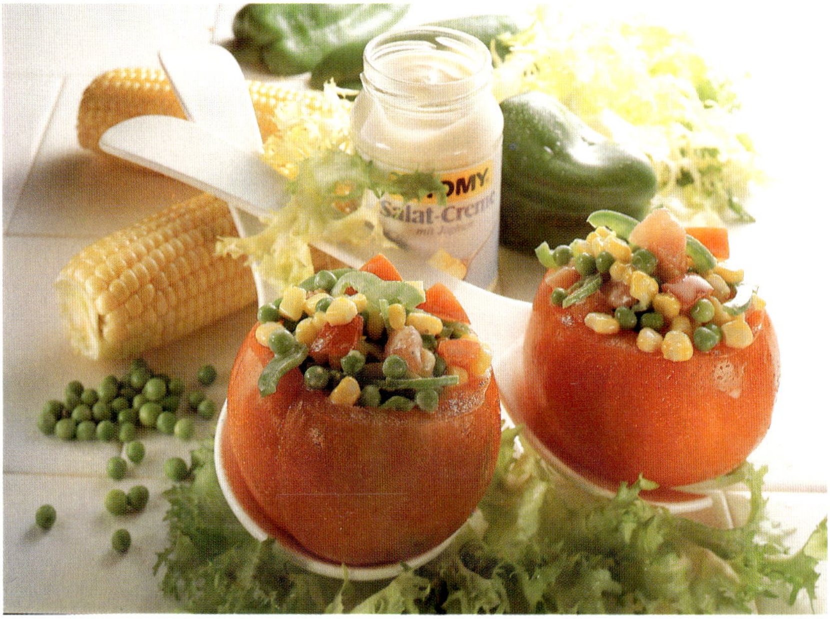

Um diese gefüllten Fleischtomaten zuzubereiten, benötigt man 200 g Frisée-Salat, 4 Fleischtomaten, Meersalz, Pfeffer, 1 grüne Paprikaschote, 1 kleine Dose Maiskörner, 100 g Perlerbsen, 4 EL Salatmayonnaise sowie 1 EL Saladessa mit Gartenkräutern. Das genaue Rezept finden Sie im zweiten Band dieses Buches.

hütung der *Blutarmut* und der Widerstandsverminderung gegen *Infektionen* wichtig ist.

Nahrungsmittel mit Schutzeigenschaften, bei denen das Verhältnis der Energieträger zu den lebenswichtigen Vitaminen und Mineralstoffen besonders günstig ist, müssen einen großen Teil der täglichen Nahrung bilden. Außer den grünen Blättern der Gemüse und Salate gehören in erster Linie Tomaten, Karotten, Kartoffeln, Beeren und Früchte dazu.

Aus ihren bis heute bekannten Inhaltsstoffen läßt sich leicht erklären, daß die Tomate in der Krankenkost als Blutbildner und zur Behandlung von *Gicht, Nieren-* und *Kreislaufstörungen* eine eindeutige Wirkung zu entfalten vermag. Die früheren Behauptungen einer krebsfördernden Wirkung der Tomate sind inzwischen längst widerlegt.

Selbst der schonend konservierte Tomatensaft weist noch einen hohen Vitamin-C-Gehalt auf, und gerade dieses Produkt kommt dem sich immer weiter ausbreitenden lebensreformerischen Gedanken sehr entgegen. In der Kinderernährung ist Tomatensaft besonders wertvoll, da seine skorbutverhütende Wirkung klinisch und experimentell erwiesen ist.

Als **Nahrungspflanze:** Nicht zu Unrecht ist heute die Tomate in frischer Form und im Winter als Konserve ein beliebtes Volksgemüse. Bei den starken Strukturwandlungen, die sich in den letzten Jahrhunderten in der Volksernährung vollzogen haben, ist die Tomate sehr in den Vordergrund gerückt. Aus einem vor dem ersten Weltkrieg wenig bekannten und verzehrten Gemüse wurde eines der meistgebrauchten.

Das gefällige Aussehen, die vielseitige Verwendbarkeit, Schmackhaftigkeit, Bekömmlichkeit und der Vitaminreichtum haben sicher zur Verbreitung der Tomate beigetragen. Der Bedarf kann heute durch die eigene Erzeugung nicht mehr gedeckt werden.

Das *Tomatenmark* ist ein unentbehrlicher Helfer und ein vorzügliches diätetisches Hilfsmittel in den Küchen Europas und Nordamerikas geworden.

Zucchinis für die schlanke Linie

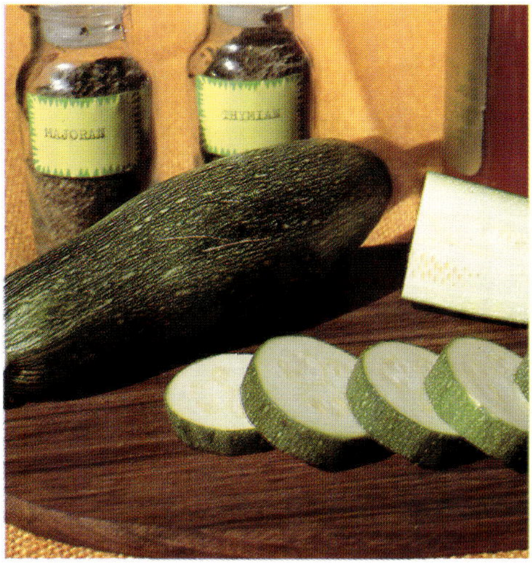

Hauptwirkstoffe in 100 g Frischsubstanz

Eiweiß	1,6 g
Fett	0,4 g
Kohlenhydrate	2,2 g
Natrium	1 mg
Kalium	200 mg
Kalzium	30 mg
Phosphor	25 mg
Eisen	1,5 mg
Mangan	0,14 mg
Kupfer	0,08 mg
Vitamin A	58 µg
Vitamin B_1	0,05 mg
Vitamin B_2	0,09 mg
Niacin	0,4 mg
Vitamin B_6	0,09 mg
Vitamin C	16 mg
Kalorien	19
Joule	79

Die italienischen Zucchinis *(Cucurbita pepo)*, auch Zucchettis genannt, die zu den Sommerkürbissen zählen, haben in den letzten Jahren bei uns außerordentlich an Beliebtheit gewonnen. Sie ähneln sehr den Gurken und werden am liebsten gegessen, wenn sie noch jung und zart sind und die Kerne sich noch nicht verfestigt haben.

Die Zucchinipflanze stellt eigentlich ein subtropisches Gewächs dar, das ursprünglich in Westindien und Mexiko beheimatet war. Sie läßt sich aber auch bei uns recht gut kultivieren.

Am meisten bevorzugt sie zwar ein feuchtwarmes Treibhausklima; sie wird aber auch mit unserem naßkalten nordischen Klima fertig, da sie keine großen Ansprüche stellt und sogar weniger empfindlich ist als Gurken und Kürbisse. Wenn allerdings die schönen orangefarbenen Blüten völlig verregnen, ist es mit den Früchten schlecht bestellt. Größere Mengen werden aus Italien, Israel und Spanien importiert. Holland liefert aus seinen Treibhauskulturen sogar ganzjährig Zucchinis.

Die Zucchinis sind vielseitig verwendbar. Diese Vielseitigkeit ist das einzig „Charakteristische" an ihnen, wenn man nicht auch noch das zarte, feine Aroma lobend hervorheben will.

Die Zucchinis lassen sich wie Gurken roh in jedem grünen Salat verwenden. Vorwiegend werden sie aber gedünstet, gebraten, gebacken sowie süß oder süßsauer eingelegt. Zucchinis lassen sich ausgezeichnet mit Tomaten und Auberginen kombinieren. Das feine Aroma wird durch heimische oder auch exotische Gewürze reizvoll ergänzt. Bei jungen Zucchinis werden die Schalen und Kerne im Fruchtfleisch immer mitverzehrt.

Wegen ihrer extremen Natriumarmut und des geringen Nährstoffgehaltes bei sonst gutem Mineral- und Spurenstoffgehalt stellen Zucchinis ein sehr brauchbares Diätmittel für die salzarme und rein vegetarische Kost sowie für die Rohkost dar.

Nähr- und Wirkstoffübersicht der Gemüsefrüchte

100 g eßbarer Substanz enthalten im Durchschnitt		Artischocke	Aubergine	Gemüsebohne	Saubohne	weiße getrocknete Bohne	junge grüne Erbse
Eiweiß	in Gramm	2,4	1,2	1,9	24	20,7	6,3
Fett		0,1	0,2	0,3	2,2	1,4	0,5
Kohlenhydrate		12,2	4,6	6,1	58,2	56,4	12,4
Kalorien		59	25	35	339	321	79
Joule		247	105	146	1417	1343	331
Natrium	in Milligramm	47	8	2	1	2	2
Kalium		353	214	243	1210	1770	316
Kalzium		53	13	56	77	197	26
Magnesium		26	11	26	159	132	33
Phosphor		130	26	44	70	419	116
Eisen		1,5	0,4	0,8	6	7	1,9
Chlor		20	24	33	—	25	33
Mangan		0,36	0,11	0,45	—	2	0,41
Kupfer		0,2	0,08	0,1–0,86	—	—	0,23
Schwefel		20	9	30	—	—	50
Vitamin A	in µg	17	5	60	9	—	63
Vitamin B_1	in Milligramm	0,14	0,04	0,08	0,53	0,5	0,35
Vitamin B_2		0,05	0,05	0,11	0,3	0,4	0,14
Niacin		0,4	0,6	0,5	2,5	3,4	2,9
Vitamin B_6		—	—	0,14	—	0,28	0,18
Pantothensäure		0,4	0,23	0,23	—	0,98	0,82
Vitamin C		9	5	19	6	24	27
Vitamin E		—	1,5	0,1	—	4	0,6
Vitamin K		—	—	0,29	—	—	0,3

Anmerkungen zur Tabelle

Wer die moderne biologische Ernährungslehre recht versteht, erkennt in den Gemüsefrüchten seine besten Freunde. An erster Stelle müssen Erbsen, Bohnen, Linsen und Sojabohnen genannt werden. Ein Blick auf die Tabelle zeigt ihre hohen Nähr- und Wirkstoffwerte. Die Hülsenfrüchte sind zur Beeinflussung und Verhütung der modernen Zivilisationskrankheiten unentbehrlich und durch keine Medikamente zu ersetzen.

Wichtig für die pflanzlichen Eiweißträger ist die Tatsache, daß sie die einzelnen Eiweißbausteine (Aminosäuren) in einem der Gesundheit am meisten zuträglichen Verhältnis zueinander enthalten. Die tierischen Eiweißträger (Fleisch, Eier, Käse) enthalten dagegen starke Überschüsse an einzelnen Aminosäuren, z. B. Methionin, von dem heute nachgewiesen ist,

Kichererbse	Linse	Sojabohne	Gurke	Melone	Kürbis	Paprika	Tomate	Zucchini
19,8	23,5	37	0,8	0,6	1	1,2	1,1	1,6
3,4	1,4	18	0,2	—	0,1	0,3	0,2	0,4
59	56,2	27	2	5	5,5	4,1	3,7	2,2
346	331	418	13	21	27	24	21	19
1453	1390	1756	54	90	113	100	88	79
27	4	4	8	20	1	2	6	1
580	810	1740	141	220	383	213	270	200
110	74	257	15	14	22	10	13	30
140	40	247	8	13	8	12	20	—
428	412	591	23	9	44	26	27	25
7,2	6,9	8,6	0,5	0,2	0,8	0,7	0,5	1,5
—	64	—	30	21	37	13	51	—
—	—	4	0,15	0,04	0,04	0,13	0,19	0,14
—	0,7	0,11	0,6	0,04	0,08	0,11	0,1	0,08
—	122	—	12	11,7	10	19	11	—
45	25	95	28	100	100	100	133	58
0,48	0,43	1	0,02	0,05	0,05	0,07	0,06	0,05
0,18	0,26	0,5	0,03	0,03	0,07	0,07	0,04	0,09
1,6	2,2	2,5	0,2	0,5	0,5	0,4	0,6	0,4
—	0,49	0,64	0,035	0,036	0,11	—	0,1	0,09
—	1,5	1,68	0,3	0,26	—	—	0,31	—
4	2	+	7	25	9	140	24	16
—	—	15,3	—	—	—	0,7	0,27	—
—	—	—	—	—	—	—	+	—

daß Überschüsse wesentlich zur Entstehung der Verkalkungskrankheiten (Arteriosklerose) beitragen.

Ein wichtiger Bestandteil der Gemüsefrüchte ist auch ihr Fasergehalt. Nur wenn unsere Nahrung einen genügend großen Fasergehalt aufweist, kann die Darmbakterienflora gesund bleiben, wird die Nahrung besser ausgenutzt, passiert sie das Verdauungssystem ohne Stockungen und verhindert so die chronische Verstopfung, die nicht nur das Allgemeinbefinden erheblich stört, sondern auch Anlaß zu schweren Krankheiten bis zum Dickdarmkrebs werden kann.

Nichts spricht gegen, aber alles für die tägliche Verwendung von Gemüsefrüchten, die uns so vielfältig zur Verfügung stehen.

Wurzel- und Knollengemüse

Wurzeln und Knollen verschiedenster Art gehören zu den Gemüsen, die in schöner Abwechslung das ganze Jahr hindurch zu haben sind. Wenn eine Sorte ausgegangen ist, stehen andere zur Verfügung. So sind die jungen Möhren und Radieschen da, wenn Kartoffeln, Sellerie oder Schwarzwurzeln zu Ende gehen oder nach längerer Lagerzeit unansehnlich werden.

Am interessantesten unter ihnen ist die Topinambur. Ihre Knollen überwintern bei jedem Frost. Was man im Herbst nicht erntet, bleibt in der Erde. Wenn der Frost aus dem Boden ist, können sie zu jeder Zeit in voller Frische geerntet werden. Die *Blätter* ergeben ein gut schmeckendes Gemüse, und die *Blüten,* die wie kleine Sonnenblumen aussehen, erfreuen uns in der Vase bei langer Haltbarkeit.

Aber auch die anderen Wurzeln und Knollen haben alle ihre Vorzüge. Ich erinnere nur an die Möhren mit ihrem hohen Karotingehalt. Die Möhre besitzt zwar nicht viel Eiweiß, aber es weist alle acht unbedingt lebenswichtigen Aminosäuren auf und ist damit biologisch vollwertig. Sie kann sich auch mit ihrem Vitamin- und Mineralstoffgehalt sehen lassen, vor allem auch mit seltenen Spurenstoffen wie Nikkel, Chrom und Molybdän.

Die Wurzel- und Knollengemüse bilden unsere nahrhaftesten Gemüsesorten. Sie sind meist wertvolle Nährstoffspeicher, aber auch gute Mineralstoff- und Vitaminlieferanten, wie wir bei der Darstellung der einzelnen Arten schnell erkennen. Sie sind uns zur Ergänzung der Grundblattgemüse mit ihrem qualitativ hochwertigen Eiweiß außerordentlich willkommen. Darüber hinaus besitzen sie aber auch alle recht verschiedenartige spezielle Wirkstoffe, die sie zu Heilmitteln in der Heilkost qualifizieren. Das gilt in besonderem Maße, wenn wir diese Gemüse als Rohkost zubereiten und dabei alle unnötigen Eingriffe oder Zugaben besonders chemischer Art unterlassen. Nur im rohen Zustand und möglichst kurz vor der Mahlzeit zubereitet, entfalten sie voll und ganz ihre wunderbare, gesunderhaltende und heilende Kraft. Daß sie auch noch köstlich schmeckende Salate abgeben, muß man erst einmal richtig entdecken und – genießen.

IN DIESEM KAPITEL:

Kartoffeln sind Kraftspender

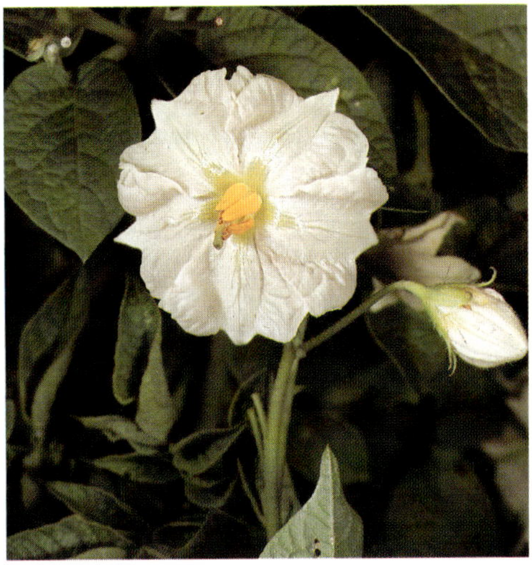

Hauptwirkstoffe in 100 g Frischsubstanz

Eiweiß	2 g
Fett	0,1 g
Kohlenhydrate	16 g
Natrium	3 mg
Kalium	500 mg
Kalzium	15 mg
Magnesium	25 mg
Phosphor	50 mg
Eisen	1 mg
Vitamin A	2 µg
Vitamin B_1	0,1 mg
Vitamin B_2	0,02 mg
Niacin	0,5 mg
Vitamin B_6	0,2 mg
Vitamin C	22 mg
Vitamin E	0,06 mg
Vitamin K	0,65 mg
Kalorien	72
Joule	301

Die Kartoffel läßt sich aus unserer Volksernährung kaum noch fortdenken, obwohl der Verbrauch von Jahr zu Jahr zurückging (von 101,6 kg im Jahre 1971 auf 77 kg im Jahre 1977) und erst in den letzten Jahren wieder anstieg (91 kg). Dennoch liegt der Kartoffelverzehr je Kopf und Jahr in Deutschland noch höher als der Brotverzehr.

Wenn wir nun alle bestrebt sind, einen tüchtigen Wintervorrat an Kartoffeln in den Keller zu bekommen, so dokumentieren wir damit schon, daß wir sie als einen notwendigen und wichtigen Bestandteil der ganzen Ernährung ansehen. Wir sollten dabei bedenken, daß die eingelagerten Kartoffelknollen keineswegs tote Gebilde sind. Im Gegenteil, der Hauptbestandteil, die Kartoffelstärke, wandelt sich zum Teil auch im dunklen Keller fortlaufend in Zukker um, der „verbrannt" und „veratmet" wird. Dieser Atmungsprozeß kommt nur in der erfrorenen Kartoffel zum Stillstand, der gebildete Zucker wird nicht mehr umgesetzt, die Kartoffel schmeckt dann süß. Die geringsten Verluste durch Frost, Fäulnis, Auskeimen oder anderweitigen Verderb erreicht man durch Einlagern der ausgesuchten Kartoffeln in eine Kartoffelhürde in einem kühlen, trockenen, abgedunkelten Kellerraum.

Hauptwirkstoffe

Die Kartoffelstärke, der Hauptbestandteil dieser nahrhaften Knolle – 100 g Kartoffeln enthalten durchschnittlich 16 g Stärke –, gehört zu den am leichtesten verdaulichen Stärkearten, so daß die Kartoffel in Püree- oder Breiform eine besondere Rolle in der Säuglings- und Krankenernährung spielt. Der hohe Stärkegehalt war aber auch von jeher die Grundlage für die ausgedehnte Verwendung der Kartoffel in der normalen menschlichen und tierischen Ernährung.

Außer der Stärke erwiesen sich noch viele andere Stoffe als für die Ernährung äußerst wichtig. So sind es vor allem der bedeutende Gehalt an hochwertigem und vollständigem Eiweiß, ein großer Reichtum an Mineralstoffen und das Vorhandensein wichtiger Vitamine, die der Kartoffel ihre überragende Bedeutung in der Ernährung verleihen.

Die Tabelle enthält die wichtigsten Analysenzahlen der Kartoffel.

Diese Tabellenwerte vermitteln natürlich nur einen schwachen Begriff von der Bedeutung der Kartoffel als Nahrungs- und Heilmittel. In der Kartoffel wurden auch Aluminium, Nickel, Kobalt und Zink gefunden, über deren Bedeutung allerdings noch nicht viel gesagt werden kann. Unwichtig sind diese Stoffe sicher ebensowenig wie der Mangangehalt der Kartoffel.

Prof. *Kollath* wies darauf hin, daß Tierversuche ergeben haben, daß das Fehlen bestimmter anorganischer Spurenelemente, wie Mangan, Kobalt, Nickel, Zink usw., sich oftmals nicht schon in der gegenwärtigen, sondern erst in der dritten bis fünften Generation auswirken kann. Beim Menschen lassen sich solche Auswirkungen natürlich kaum übersehen. Dennoch mahnen uns diese Versuche, unter allen Umständen den natürlichen Wirkstoffgehalt der Nahrungsmittel durch gesunden Anbau und schonendste Weiterbehandlung zu erhalten.

Verwendungsmöglichkeiten der Kartoffel

Wir müssen die praktisch wichtige, durch zahlreiche Versuche gesicherte Tatsache festhalten, daß durch die küchenmäßige Zubereitung der Kartoffel je nach der Art der Zubereitung zum Teil erhebliche Verluste an wertvollen Bestandteilen eintreten. Ganz allgemein erfahren geschälte Kartoffeln bei der Zubereitung eine wesentlich größere Wertminderung als ungeschälte. Beim Backen und Braten treten geringe Verluste ein. Dämpfen wirkt weniger wertmindernd als Kochen.

Am zweckmäßigsten ist das *Dämpfen ungeschälter Kartoffeln.* Bei der üblichen Herstellung von Salzkartoffeln tritt allein in bezug auf den Vitamin-C- und Mineralgehalt ein Verlust von 25 % auf. Der Verlust an Vitamin C hängt auch von der Erhitzungsdauer ab, wobei zu bemerken wäre, daß die Zerstörung um so stärker ist, je länger die Erhitzung anhält. Den stärksten Verlust erleiden alle Kartoffelgerichte durch Aufwärmen oder Warmhalten in der „Kochkiste". So enthält Kartoffelsuppe nach sechs Stunden überhaupt kein Vitamin C mehr. Auch wirkt sich die Verwendung von kupfernen, schlecht verzinnten und emaillierten Gefäßen ungünstig aus, während in Aluminiumgeschirren die geringsten Zerstörungen gemessen wurden. Jede Hausfrau sollte aus diesen Tatsachen das eine lernen: Die in der Schale gedämpfte Kartoffel ist am wertvollsten. Daher ist der möglichst häufige Verzehr von Pellkartoffeln unbedingt anzuraten.

Eines müssen wir vom Kartoffeleiweiß wissen, das nicht nur als sehr hochwertig zu bezeichnen ist, sondern auch eine 90prozentige Verdaulichkeit aufweist, die nur noch vom Hühnereiweiß übertroffen wird. Nach einigen Forschern ist die biologische Wertigkeit des Kartoffeleiweißes sogar höher als die des Fleisch- und Eiereiweißes. Auch der Gehalt an Eiweißkörpern, von denen wir bisher annahmen, daß unser Organismus sie nicht selbst aufzubauen vermag, liegt von allen pflanzlichen Eiweißkörpern bei den Kartoffeln mit 41 % am höchsten. Das heißt, daß man mit einer reinen Kartoffel-Fett-Kost über längere Zeit in einem Ernährungsgleichgewicht bleiben kann.

Die lange umstrittene Frage, ob sich der Gehalt der Kartoffel an dem an sich giftigen *Solanin* ungünstig auswirkt, dürfte heute

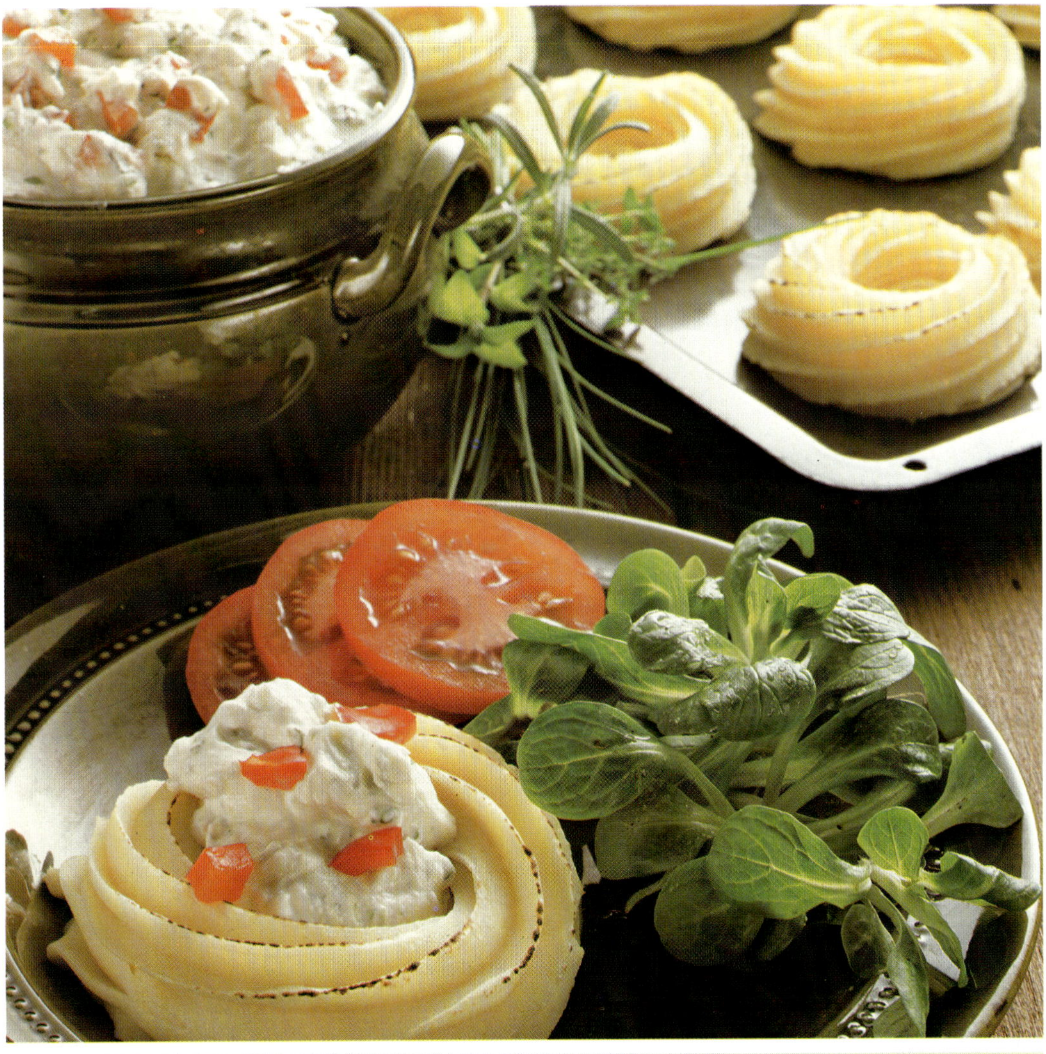

Kartoffelnester mit Quark

1 Packung Kartoffelpüree (200 g) · 2 Eigelb · 1 Messerspitze Muskat · 250 g Magerquark · 1 gehäufter EL gemischte Kräuter · 1 gestrichener TL Meersalz · 1 EL eingelegte Paprika · 5 feingehackte Oliven

Püree nach Vorschrift zubereiten, die Eigelbe und das Muskat darunterrühren. Die Masse in einen Spritzbeutel füllen. Ein Backblech mit Alufolie auslegen, mit Fett bestreichen und darauf Nester spritzen. Vorsichtig mit mit Wasser verdünntem Eigelb bestreichen und bei 220° C 10–15 Minuten backen. Den Quark mit den Kräutern, Salz, Paprika und Oliven vermischen, eventuell noch etwas Milch dazugeben und in jedes Nest 1–2 EL geben. Dazu paßt jeder Salat.

62 g Eiweiß, 13 g Fett, 163 g Kohlenhydrate; 1104 Kalorien (4615 Joule)

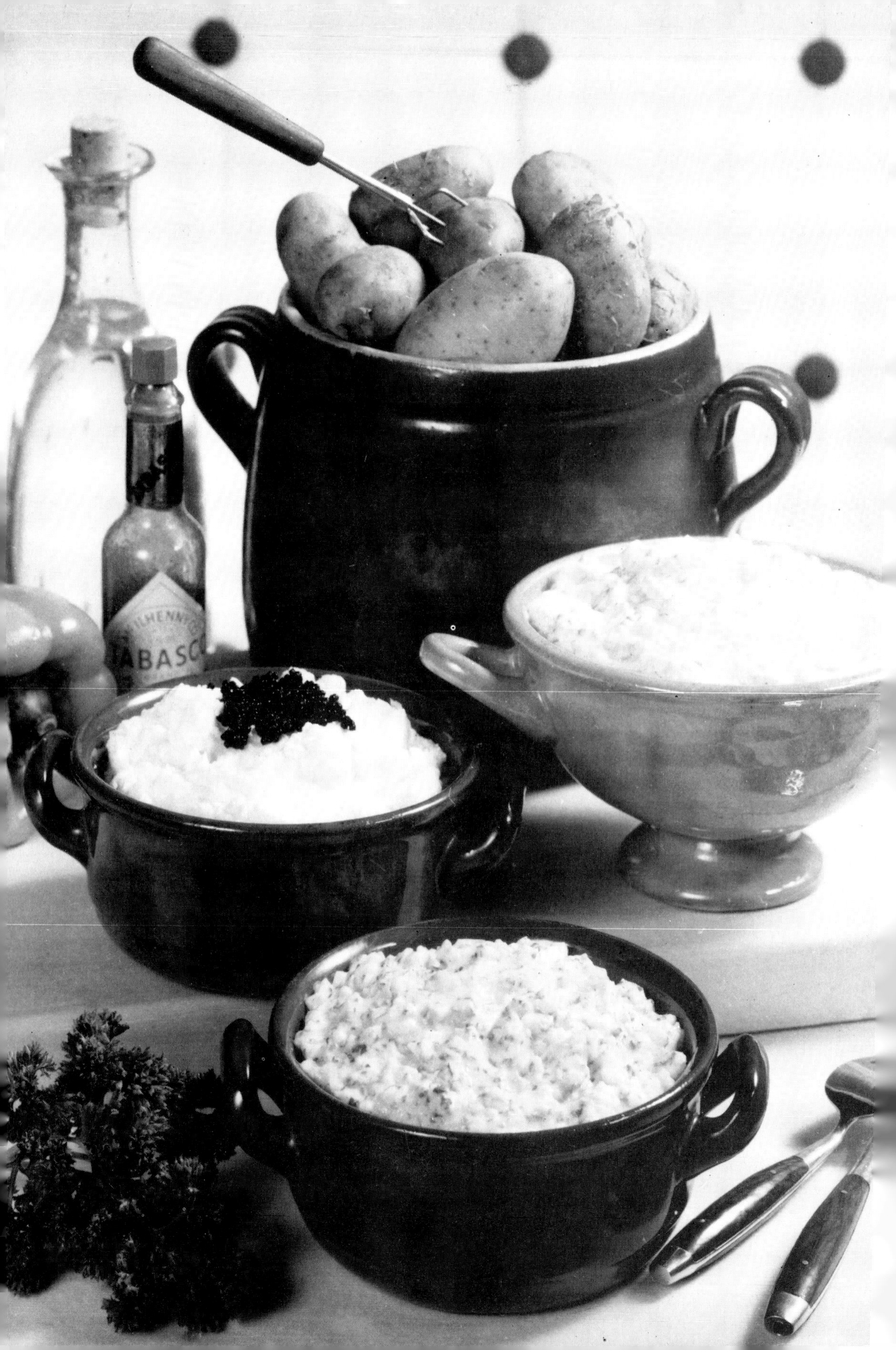

Die Kartoffel ist durch ihre leichte küchentechnische und überaus vielfältige Verwendbarkeit von einzigartigem Wert für unsere Ernährung. Pellkartoffeln sollten in jedem Fall bevorzugt werden. Wichtige Wirkstoffe befinden sich unmittelbar unter der Schale und bleiben bei Pellkartoffeln erhalten. Mit verschiedenen Quarkzubereitungen und Kräutersaucen sind Pellkartoffeln durchaus auch etwas für den verwöhnten Geschmack.

(nach dem Forscher *Hansen)* dahingehend entschieden sein, daß das Solanin, wie es in der Kartoffel vorkommt, gar keine giftigen Eigenschaften hat, sondern sogar ein wünschenswerter Bestandteil ist, der sich auf die Bewegungen, die Absonderungen des Darms und auf den Geschmack nur günstig auswirkt. Die in den Kartoffeln normalerweise vorkommenden Solaninmengen sind auch auf die Dauer vollkommen unschädlich. Nur bei frischen Kartoffeln, insbesondere bei *grünen* Kartoffeln, ist Vorsicht geboten.

Interessant ist zu wissen, daß die Kartoffel auch als *Diät- und Heilmittel* eine Rolle spielt. Jeder kennt Kartoffelpüree als Schonkost. Neuerdings findet außerdem der rohe Kartoffelsaft zur Beseitigung überstarker Magensäure Verwendung, und auch Kartoffelsuppe hat sich als Ersatz für Reisschleim und bei bestimmten Ernährungsstörungen im Säuglings- und Kleinkindesalter außerordentlich gut bewährt.

Bei *Kreislauferkrankungen mit hartnäckigen Wasseransammlungen* in den Organen und Geweben haben nach den Erfahrungen von Prof. *N. Jagić* reine *Kartoffeltage* als Diätmaßnahme gute Wirkung erzielt. Man gibt dabei drei Tage lang jeden Tag 1 kg Kartoffeln ohne Salz und ohne Fett in sechs Portionen über den Tag verteilt. Wenn diese einfache Kost an drei aufeinanderfolgenden Tagen genossen wird, tritt eine gute Entwässerung ein.

Nach der Vorschrift von Prof. *Jagić* soll an den Kartoffeltagen möglichst geruht werden. Bettruhe braucht nicht unbedingt eingehalten zu werden, sondern sitzende Beschäftigung ist stundenweise möglich. Man kann die Kartoffeltage monatlich wiederholen, wenn notwendig auch nach zwei bis drei Wochen. Nach Prof. *Jagić* erzielten die Kartoffeltage eine bessere Wirkung als Obst-, Tee- oder Reistage.

Von der Bedeutung der Kartoffel für unseren Mineralstoffwechsel, von ihrem Jodgehalt und ihrer wichtigen Rolle als Vitamin-C- und Vitamin-B_1-Quelle müßte noch gesprochen werden. Die bisherigen Ausführungen berechtigen jedoch schon zur Genüge zu der Feststellung, daß die zahlreichen wertvollen Eigenschaften der Kartoffel für eine gesunde Ernährung die Vorrangstellung rechtfertigen, die sie vor allem in Deutschland als Nahrungsgrundlage einnimmt. Der große Brennwert, die hohe biologische Eiweißwertigkeit, die gute Ausnutzbarkeit und Verdaulichkeit, der reiche Mineralstoffgehalt und das Vorhandensein von Vitaminen, die gerade im Winter und Frühjahr von außerordentlicher Wichtigkeit sind, und nicht zuletzt die leichte küchentechnische und überaus vielfältige Verwendbarkeit und Vielseitigkeit der Zubereitungsarten kennzeichnen ihren einzigartigen Wert für unsere Ernährung, wenn die Hausfrau eines beherzigt: Möglichst viel Pellkartoffeln, am besten dämpfen, möglichst kurze Hitzeanwendung!

Und wie ist es mit dem „Kartoffelbauch"? Keine Angst! Daß Kartoffelgenuß dick mache, ist ein unbegründetes Vorurteil. Kartoffeln allein fördern nicht Fettleibigkeit, es sei denn, daß sie in reichlicher Menge zu einer eiweißreichen Nahrung genossen werden.

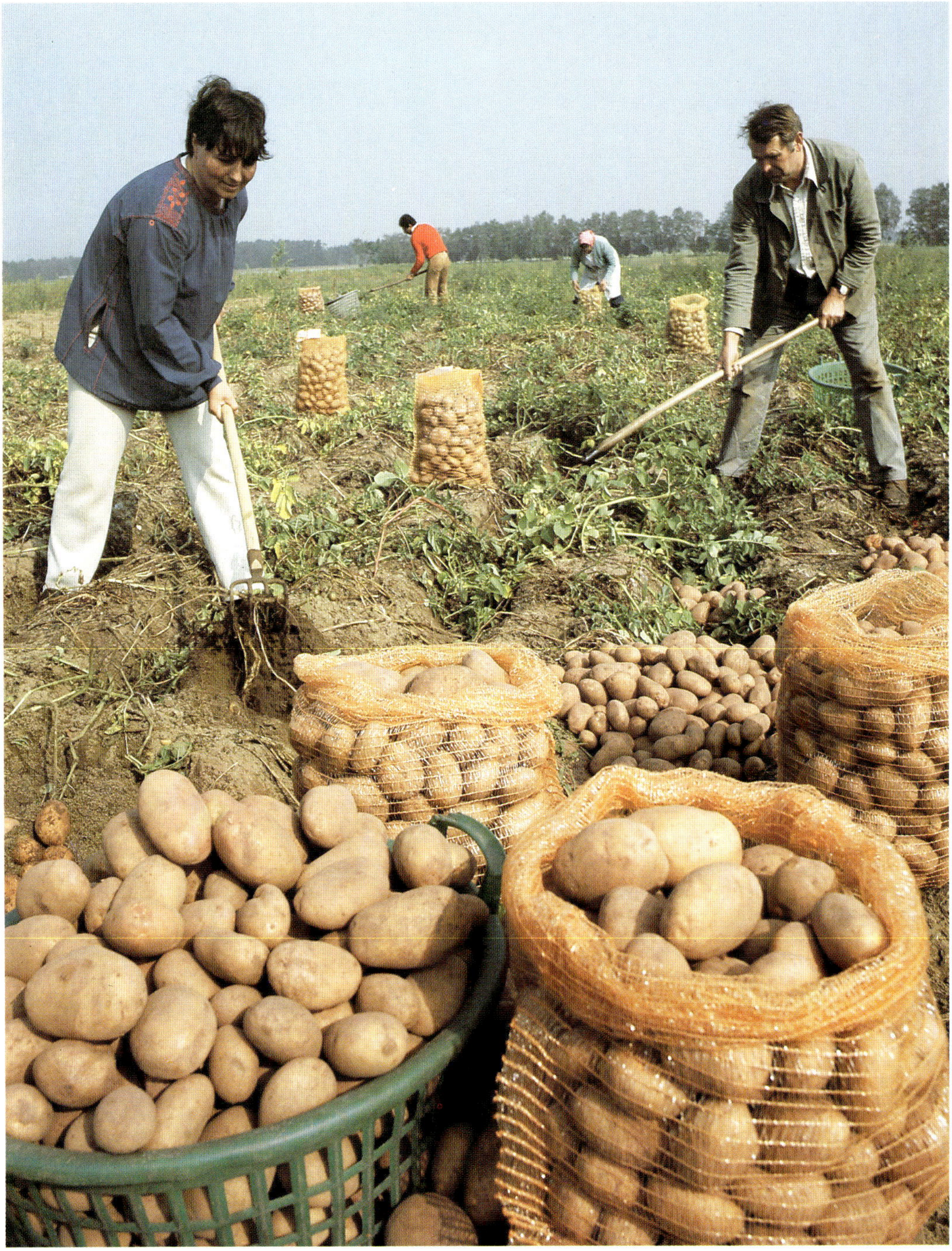

Bei der Kartoffelernte müssen alle Hände mit anpacken. Die Nachfrage nach biologisch gezogenen Kartoffeln nimmt immer mehr zu. Ohne chemische Spritzmittel sind sie von hoher geschmacklicher Qualität.

Meerrettich vermehrt die Verdauungskraft

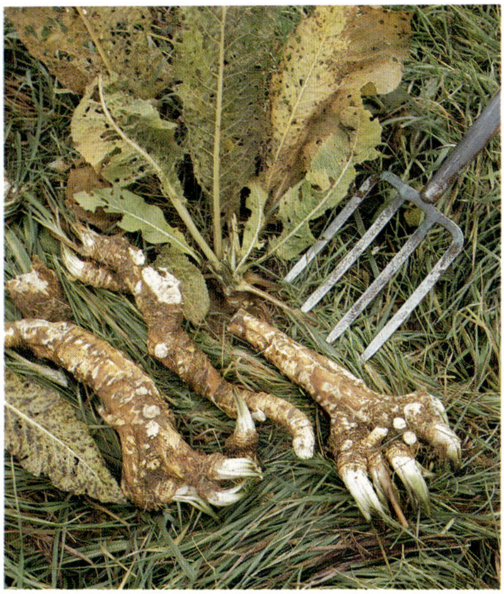

Hauptwirkstoffe in 100 g Frischsubstanz

Eiweiß	2,8 g
Fett	0,3 g
Kohlenhydrate	15,3 g
Natrium	9 mg
Kalium	554 mg
Kalzium	105 mg
Phosphor	65 mg
Eisen	1,4 mg
Vitamin A	4 µg
Vitamin B_1	0,14 mg
Vitamin B_2	0,11 mg
Niacin	0,6 mg
Vitamin C	114 mg
Kalorien	75
Joule	314

In ganz Europa ist der Meerrettich *(Cochlearia armoracia)*, der zur Familie der Kreuzblütler gehört, beheimatet, wo er sich an feuchten Stellen und Gräben findet. In Deutschland kommt er seltener wild vor und wird daher um so häufiger angebaut. Die volkstümlichen Namen sagen schon etwas über seine Eigenschaften aus – Fleischkraut, Kren, Krien, Märek, Maressig und Pfefferwurzel.

Im Spätherbst (Oktober/November) gräbt man die mehrköpfige, meist mit ziemlich langen Ausläufern versehene Wurzel aus, befreit sie von Wurzelfasern, Stengeln und Erde und wäscht sie gründlich. Sie muß frisch verwendet werden, man kann sie jedoch ungewaschen im Keller in Sand aufbewahren.

Der bis heute bekannteste Wirkstoff ist das *Senföl*, das durch das Ferment Myrosin aus dem Glykosid Sinigrin frei wird. Ferner findet man Saccharose, Asparagin, Glutamin, Pentosan und organische Säuren.

Wirkungsweise und Verwendung

Als **Heilpflanze:** Äußerlich angewandt, entspricht sie der Wirkung des Senfs. Der Meerrettich wird daher wie dieser frisch zerrieben als Hautreizmittel in Form einer Breiauflage verwandt bei *Muskel-, Nerven-, Magen- und rheumatischen Schmerzen.* Auch die Verwendung bei *Insektenstichen* und *Frostbeulen* ist durchaus empfehlenswert. In verdünnter Lösung kann die äußerliche Anwendung bei Sommersprossen, Leberflecken und Akne vulgaris (Finne) versucht werden.

Innerlich regt der Meerrettich sämtliche Drüsen des Magen-Darm-Kanals einschließlich der Leber und Bauchspeicheldrüse an, so daß man ihn in der Diät für Verdauungsschwäche erfolgreich verwendet. Er wirkt anregend auf die Nierentätigkeit, zugleich aber auch heilend auf bakterielle Infektionen der Nieren, des Nierenbeckens und der ableitenden Harnwege. Daher spielt er eine wesentliche Rolle in der Diät, besonders bei *Nierenbecken- und Blasenleiden.*

Wegen seiner bakterienhemmenden, schleimverflüssigenden und hustenreizmildernden Wirkung auf die Luftwege wendet man ihn bei *Rachen-, Bronchial- und Lungenkatarrh* sowie bei *Mandelentzündung* an. Meerrettich und Honig, zusammen längere Zeit eingenommen, wirken über eine allgemeine Drüsen- und Stoffwechselanregung günstig bei Rheuma und Gicht.

Eine besonders wichtige Wirkung übt der Meerrettich auch auf die *Pumpbewegungen der Darmzotten* aus. Die Darmzotten besitzen nämlich eigene Muskelfasern, die von der Basis der Zotten bis in die Spitzen reichen. Sie ziehen sich beim Menschen (und bei manchen Tieren) rhythmisch zusammen und üben dadurch eine Pumpwirkung auf das Blut und die Lymphe aus. Die Pumpleistung der Darmzotten wird durch Meerrettich (und andere Gewürze) beträchtlich gesteigert. Eine Hundezotte preßt pro Minute 0,03 ml Lymphe in die Lymphbahnen. Bei den rund vier Millionen vorhandenen Darmzotten ist das eine Förderleistung von 0,12 Liter in der Minute.

Als **Nahrungs- und Würzmittel:** Feingeriebener Meerrettich ist eine pikant schmeckende Beilage zu Kochfleisch und Würstchen. Als Gewürz braucht man ihn zu Braten und Fisch, in Tunken, Salaten und Frischkost sowie zu Fleisch- und Fischbeizen. Eine kleine Beigabe von einigen Meerrettichscheiben empfiehlt sich beim Einmachen von Kürbis, roten Rüben und Gurken.

Möhren vertreiben die Würmer

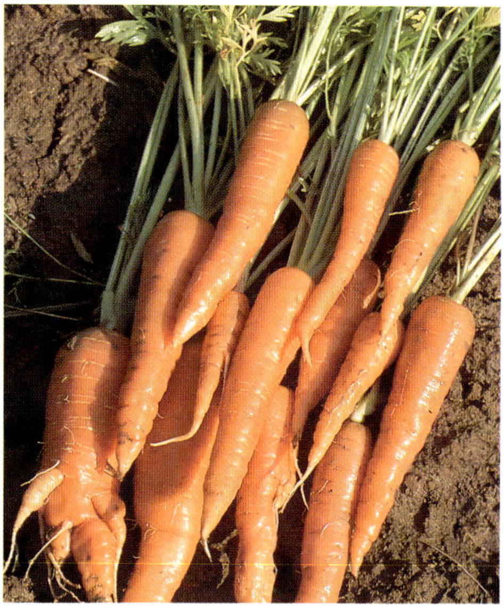

Hauptwirkstoffe in 100 g Frischsubstanz

Eiweiß	1,1 g
Fett	0,2 g
Kohlenhydrate	8,7 g
Natrium	45 mg
Kalium	341 mg
Kalzium	37 mg
Magnesium	17 mg
Phosphor	36 mg
Eisen	0,7 mg
Vitamin A	1,1 mg
Vitamin B_1	0,06 mg
Vitamin B_2	0,05 mg
Niacin	0,6 mg
Vitamin C	8 mg
Vitamin E	2,6 mg
Kalorien	41
Joule	172

Die wildwachsende Möhre *(Daucus carota)*, wie sie überall auf mageren Böden, an Wegrändern und auf Schuttplätzen vorkommt, spielt für die Ernährung und Heilkunde keine Rolle. Die allerorts angebaute Gartenmöhre mit dicker und fleischiger Wurzel ist dagegen mit Recht sehr beliebt. Sie kennen wir auch unter den Namen Karotte, Mohrrübe oder gelbe Rübe.

Es ist viel zuwenig bekannt, daß die Möhre nicht nur Nährwerte vermittelt, sondern auch ein *wertvoller Vitamin-, Mineral- und Spurenstoffspender* ist. Am wertvollsten erscheint uns heute der hohe Gehalt an *Karotin*, der Vorstufe des Vitamins A, während sich das fertige Vitamin A nur zu einem geringen Teil in der Möhre findet. Reich ist auch ihr Gehalt an den Faktoren der *Vitamin-B-Gruppe*. Nur zu einem geringen Teil ist Vitamin C vorhanden. An Mineralien und Spurenelementen wurden – meist in Form ihrer Salze – Magnesium, Eisen, Kalzium, Kalium, Phosphor, Arsen, Nickel, Kupfer, Jod und Mangan festgestellt, worunter vor allem die Kalium- und Phosphorsalze mengenmäßig hervorzuheben sind.

Wirkungsweise

Ausschlaggebend für einige besondere Wirkungen der Mohrrübe ist schließlich die Anwesenheit von ätherischen Ölen und von Pektin, einem Stoff, der wie das Apfelpektin den Gelierungsvorgang fördert. Darüber hinaus sind in der Möhre noch zahlreiche uns bisher unbekannte Stoffe zu vermuten, die besonders das Gedeihen der Kinder fördern.

Aus den Inhaltsstoffen wird die Wirkungsweise der Möhren im Organismus verständlich und regt zur Verwendung als nährendes und heilendes Gemüse an.

Zunächst wird die Wirkung ganz eindeutig durch den hohen Karotin-Gehalt bestimmt. 100 g Mohrrüben enthalten 1,8–7,2 mg Karotin. Kochen, Dämpfen und Konservieren beeinträchtigen den Karotin- und Vitamin-A-Gehalt der Mohrrüben praktisch nicht. Das Karotin wird im Organismus, und zwar in der Leber, in Vitamin A aufgespalten (1 Molekül Karotin ergibt 2 Moleküle Vitamin A).

Die Ausnutzung des Karotins aus pflanzlicher Nahrung wird mit 50 % angegeben, doch sind die Mitteilungen darüber außerordentlich verschieden. Sie müssen auch naturgemäß verschieden sein, da schon das Ausgangsmaterial mit seinem Wirkstoffgehalt stark abhängig bleibt von Witterung, Saatgut und Jahreszeit.

Das Vitamin A hat folgende, bis jetzt bekannte Stoffwechselfunktionen zu erfüllen:

- wachstumsfördernde Wirkung,
- blutbildende Wirkung (Vermehrung der Blutplättchen und des roten Blutfarbstoffs),
- aufbauende und funktionsregulierende Wirkungen an der Haut und den Schleimhäuten,
- abwehrsteigernde Wirkung gegenüber Infektionen, besonders der Schleimhäute (Auge, Luftwege, Harnwege),
- regulierende Wirkung auf den Stoffwechsel der Leber und der Schilddrüse, wahrscheinlich auch weiterer Hormondrüsen,
- und Beteiligung am Aufbau des Sehpurpurs.

Der besondere Reichtum an Kaliumsalzen führt zu einer schnell auftretenden harntreibenden Wirkung, während die ätherischen Öle für die wurmwidrigen Eigenschaften verantwortlich sind.

Damit ist das Wirkungsbild der Mohrrübe in den Hauptzügen gekennzeichnet.

Verwendung

Ist es nun notwendig und zweckmäßig, die Möhre vermehrt in unseren Speiseplan einzubauen, oder sollten wir uns ihrer Wirkungen nur in bestimmten Krankheitsfällen bedienen?

Es wird häufig behauptet, unsere übliche Ernährung reiche aus, um sowohl Kinder als auch Erwachsene mit genügenden Mengen an Vitamin A zu versorgen, weil in der Milch, in der Butter, im Eigelb, in Gemüsen und Salaten genügend Vitamin A oder Karotin enthalten sei. Dagegen spricht aber die Tatsache, daß wir viele im Wachstum zurückbleibende, skrofulöse und zum Teil auch noch tuberkulöse Kinder haben und daß ferner leichtere Zustände von Vitamin-A-Mangel weit verbreitet sind.

Eingehende Untersuchungen über die Ursachen eines Mangels an Vitamin A oder an dessen Vorstufen, den Karotinen, ergaben, daß

1. ein zu geringes Angebot in der Nahrung besteht,
2. bei gestörter Fettverdauung die Aufspaltung und Aufsaugung der fettlöslichen Wirkstoffe, zu denen Vitamin A und seine Vorstufen gehören, stark leiden und
3. fehlerhafte Abbau- und Umbauprozesse im Organismus zum Gelbfarbstoffmangel führen.

Umgekehrt ist also eine genügende Vitamin-A-Versorgung des Körpers abhängig von einer ausreichenden Zufuhr durch die Nahrung, vom Vorhandensein einer normalen Fettverdauung, wobei die früher schon erwähnten sogenannten ungesättigten Fettsäuren Linol- und Linolensäure eine wichtige Rolle spielen, und von einem normalen Ablauf der Stoffwechselvorgänge nach Aufsaugung dieser Stoffe durch den Darm.

Diese Voraussetzungen sind selten in idealer Weise erfüllt. Wir sollten daher lernen, auf Mangelerscheinungen zu achten. Als solche sind bekannt:

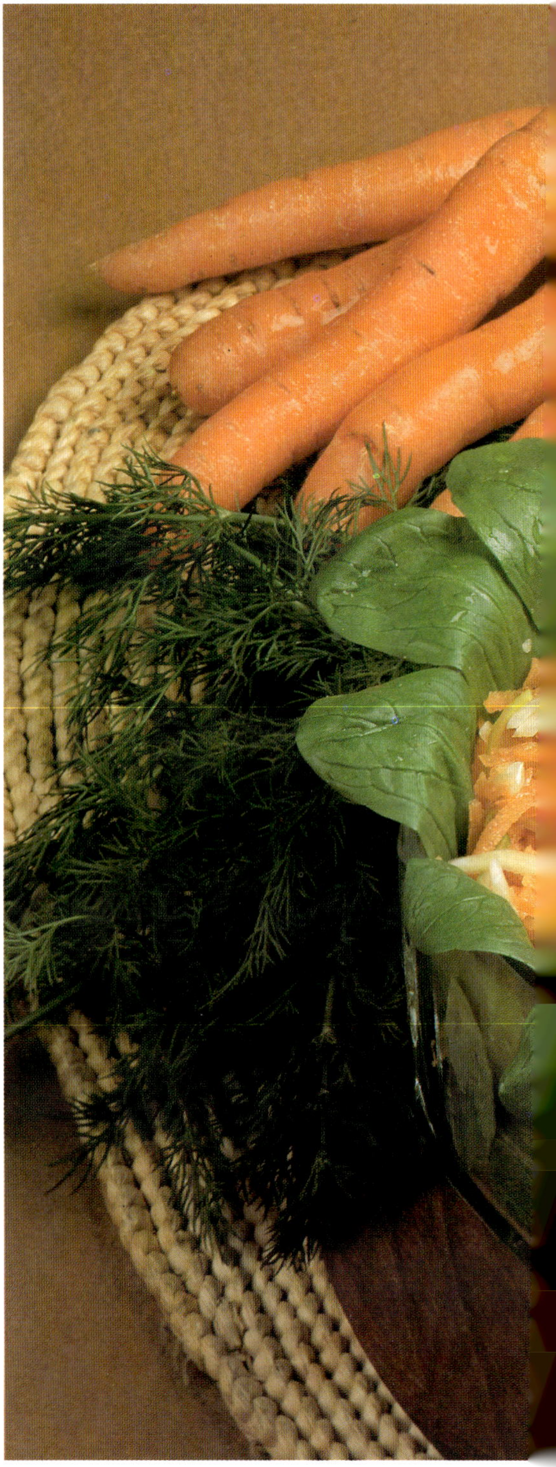

Möhren-Rohkost, mit Weißkohl und Porree gemischt, ist Gesundheitsnahrung für jeden.

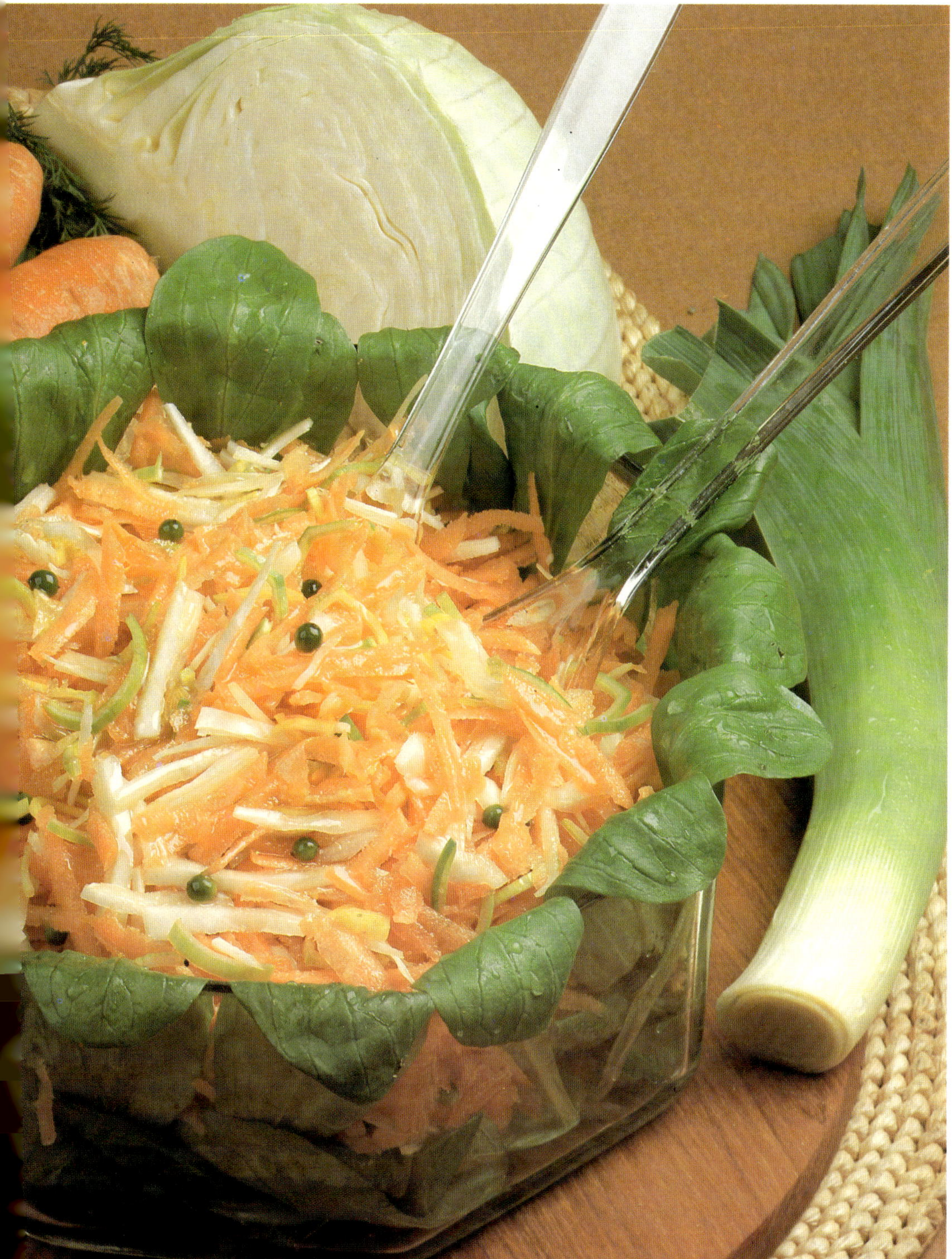

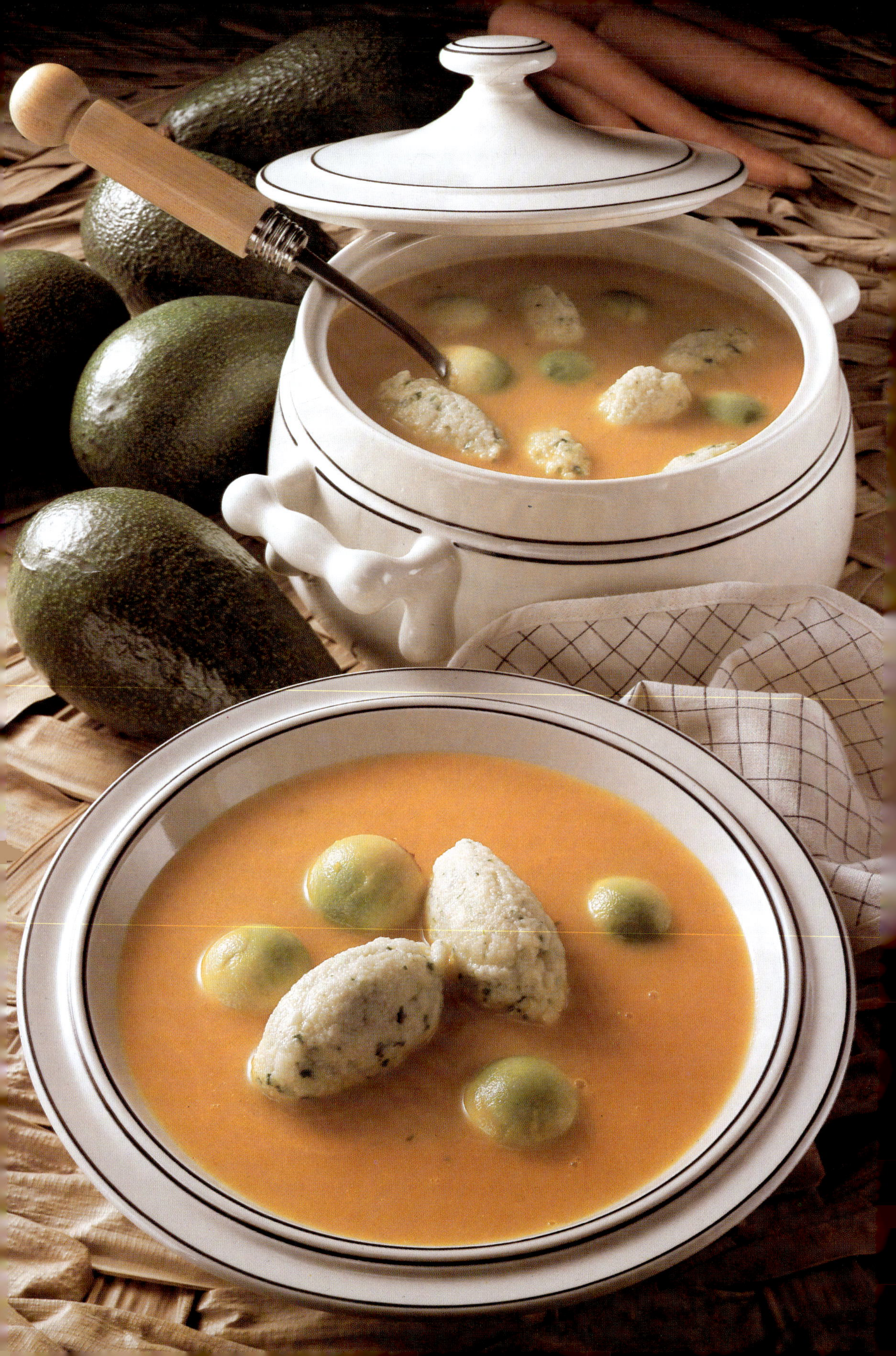

Eine kulinarische Köstlichkeit ist die Möhrensuppe mit Grießklößchen und Avocadokugeln. Die Avocadokugeln gewinnt man, indem man mit dem Kartoffelausstecher Kugeln aus dem Avocado-Fruchtfleisch absticht und in die Möhrensuppe gibt. Das genaue Rezept für dieses Gericht finden Sie im zweiten Band dieses Buches.

1. *am Auge:* Nachtblindheit, Verdichtung und Verhornung der Bindehaut, gelborange bis grau-braune Verfärbung der Hornhaut des Auges, abnorme Trockenheit der Augenhäute oder auch des ganzen Auges, häufige Lidrandentzündungen und Hagelkörner, ferner Lichtscheu und Verklebung der Lidränder;
2. *an der Haut:* Verfärbung, Trockenheit, Schuppen und vorzeitige Faltenbildung, verstärkte Verhornung, ungenügende Schweiß- und Talgdrüsenfunktion, Verhornung der Ausführungsgänge der Talgdrüsen und Haarfollikel;
3. *an den Schleimhäuten:* Abnahme des Riechvermögens, Trübung der Mundschleimhaut, mangelhafte Magensäurebildung, Durchfälle, Blasen- und Nierensteinbildung;
4. *Verlangsamung des Körperwachstums.*

Daraus wird ersichtlich, daß bei der großen Bedeutung des Vitamins A für den Aufbau und die Funktionen der Haut, der Schleimhäute und des Stoffwechsels, insbesondere der drüsigen Organe und des Sehorgans, ein Mangel mit der Nahrungszufuhr auf jeden Fall vermieden werden muß. Das gelingt in einfachster Weise dadurch, daß man möglichst täglich ein halbes bis ein Glas frischen Möhrensaft zu sich nimmt.

Dabei muß an alle Kraftfahrer bei dieser Gelegenheit ein besonderes Wort gerichtet werden. Das Karotin wie auch das Vitamin A stehen in enger Beziehung zur *Nachtblindheit*. Die Netzhaut unseres Auges braucht nämlich die gelbroten Pflanzenfarbstoffe fortlaufend zum Aufbau eines intensiv roten Farbstoffs, des Sehpurpurs. Dieser Farbstoff ist entscheidend wichtig für die Fähigkeit des Auges, sich an die gerade herrschenden Lichtverhältnisse anzupassen. Reichlicher Genuß von Mohrrüben erhöht nun diese Fähigkeit des Auges, die man in der Fachsprache auch *Adaptionsfähigkeit* nennt, während die Herabsetzung oder der Mangel dieser Fähigkeit als Nachtblindheit bekannt ist.

Allen Kraftfahrern kann daher nicht eindringlich genug empfohlen werden, stets reichlich Mohrrüben zu verzehren und dabei sehr gut zu kauen oder noch besser frischen Mohrrübensaft zu trinken, um dadurch die Blendgefahren im abendlichen oder nächtlichen Straßenverkehr auf ein Mindestmaß herabzudrücken.

Spulwürmer abzutreiben gelingt meist einfach und sicher dadurch, daß man ½–1 kg geriebene Möhren für die Dauer von 24 Stunden unter Ausschluß jeder anderen Nahrung in rohem Zustand zu sich nimmt. Auch *Madenwürmer* lassen sich durch Möhren sicher beseitigen, wenn man regelmäßig morgens nüchtern und abends vor dem Schlafengehen ein bis zwei Möhren genießt.

Bei *Kindern* gibt man, abgesehen von der normalen Säuglingsernährung, mit großem Vorteil und bald feststellbarem Erfolg Möhrensaft oder feingeriebene Möhren bei *Wachstumsrückstand, mangelhafter Zahnbildung* und zur *Erhöhung der Widerstandsfähigkeit gegen Infektionen*. Bei einer schweren, als „Bauchkrankheit" (Coeliakie) bezeichneten Kinderkrankheit spielen Möhrensaft und Möhrenbrei in der Heilkost neben Bananen eine große Rolle.

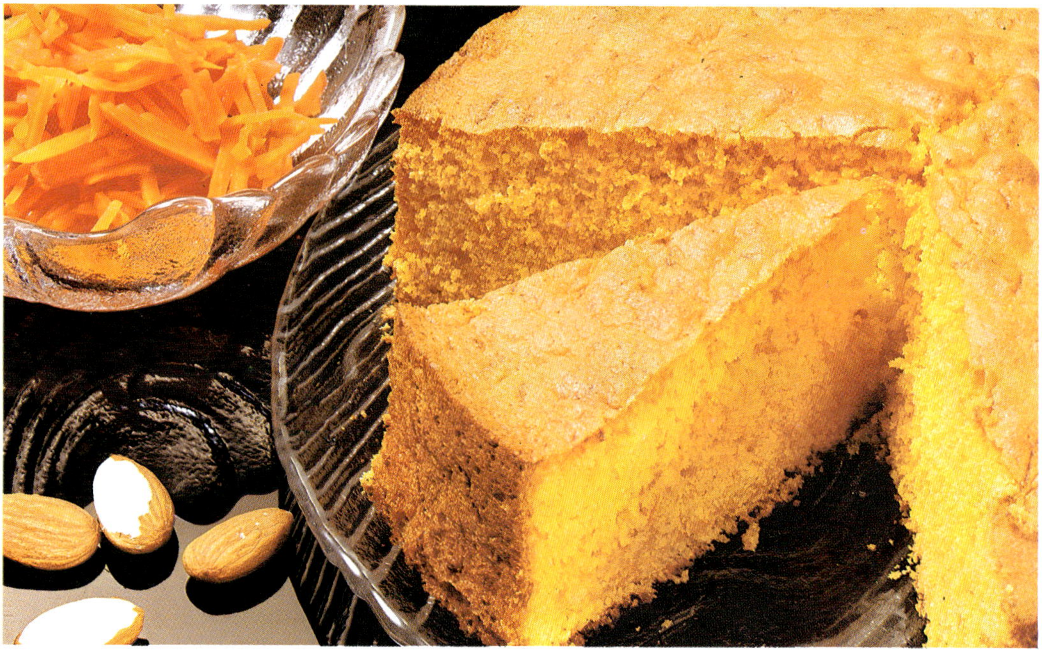

Ungewöhnlich zwar, doch häufig schon der Geheimtip in guten Restaurants und Cafés – eine Möhrentorte.

Bei künstlich ernährten Kindern ist eine Beikost in Form von Obst- und Gemüsesäften, insbesondere Möhrensaft, für das Gedeihen unbedingt erforderlich. Dabei gibt man 1 bis 2 Teelöffel auf die Flasche.

Bei *Erwachsenen* gibt man Möhren *als Heilkost* in Form von Rohsaft, Rohkost und Brei nicht nur bei Nachtblindheit und einer großen Anzahl weiterer Augenveränderungen, sondern auch in der Schwangerschaft und Stillzeit, bei zahlreichen Hautveränderungen, Wachstumsstörungen der Fingernägel, trockenem, glanzlosem und brüchigem Haar, bei Beschwerden vor der Menstruation, wie Schmerzen in den Brüsten, Schlaflosigkeit und depressiven Verstimmungen, ferner bei chronischen Nasen- und Nebenhöhlenkatarrhen, Abnahme des Riechvermögens, bei mangelhafter Abwehr gegen Infektionen der Schleimhäute der Atemwege (Bronchitis), schließlich bei Magen-Darm-Störungen, Lebererkrankungen, Neigung zu Steinbildungen, Überfunktion der Schilddrüse und Basedowscher Krankheit.

In eindrucksvoller Weise vermag Möhrensaft auf die Magensaft- und Magensäureabsonderung regulierend einzuwirken. Zu niedrige Säurewerte werden gesteigert, zu hohe herabgesetzt. Möhrensaft behebt in erstaunlichem Maße die Durchfälle der Magenkranken ohne Säurebildung bei gleichzeitiger Steigerung des Appetits.

Bei all diesen Erkrankungen sollte man die Heilung durch täglich ein halbes Glas frisch bereiteten Möhrensaftes wirksam unterstützen.

Zusammenfassend darf ich wohl hervorheben, daß die Mohrrübe ein Gemüse mit ausgesprochenen Schutz- und Heileigenschaften darstellt. Sie sollte roh und gekocht – am besten mit nachträglichem Zusatz von kaltgeschlagenem Sonnenblumen- oder Sojaöl – mindestens einmal wöchentlich verabreicht werden.

Rettich regt die Galle an!

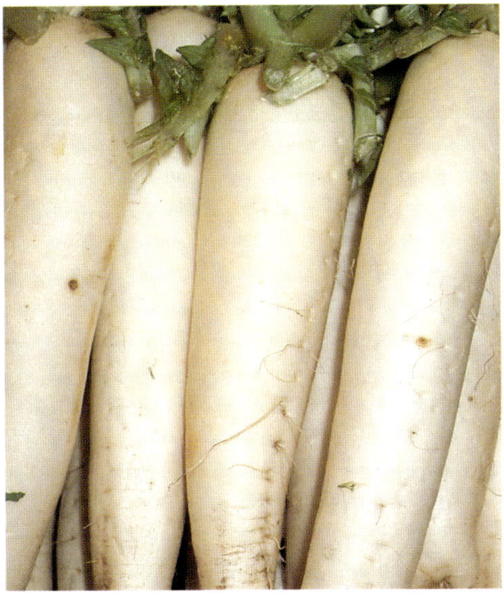

Hauptwirkstoffe in 100 g Frischsubstanz

Eiweiß	1 g
Fett	0,1 g
Kohlenhydrate	3,4 g
Natrium	18 mg
Kalium	322 mg
Kalzium	32 mg
Magnesium	8 mg
Phosphor	30 mg
Eisen	0,9 mg
Vitamin A	12 μg
Vitamin B_1	0,03 mg
Vitamin B_2	0,03 mg
Niacin	0,4 mg
Vitamin B_6	0,06 mg
Vitamin C	29 mg
Kalorien	19
Joule	80

Neben dem Meerrettich liefert uns die Familie der Kreuzblütler (Kruziferen) auch den Rettich *(Raphanus sativus)* mit den volkstümlichen Namen Bierrettich, Bölkwuttel, Rumenasse, Radi, Radix. Als Heimat muß wahrscheinlich Asien angesehen werden, als Stammpflanze der *Hederich*. Wild kommt er kaum noch vor, er wird aber schon seit Jahrtausenden kultiviert. Herodot berichtet von Hieroglyphen, die eine Rechnung der Ausgaben für „Rettich, Zwiebeln und Knoblauch" betrafen.

In Deutschland kennen wir sechs Arten: den allgemein bekannten schwarzen oder violetten Winterrettich, den weißen und roten Sommerrettich und die runden oder länglich-runden Radieschen von weißer, roter, bläulich-roter oder gelblicher Farbe. Der Rettich weist die gleichen Wirkstoffe auf wie der Meerrettich, die Brunnenkresse und das Löffelkraut.

Wirkungsweise und Verwendung

Als **Heilpflanze:** Ebenso wie Meerrettich regt auch der gewöhnliche Speiserettich die Funktion der Verdauungsdrüsen an, was eine Steigerung des Appetits zur Folge hat. Seine Anwendung ist bei katarrhalischen Zuständen des Verdauungsapparates angebracht. Hervorzuheben ist auch die vorzügliche Wirkung, besonders des Rettichsaftes, auf die Leber und die Gallenwege. Er erhöht die Gallenproduktion der Leberzellen, beseitigt Gallenstauungen, beeinflußt günstig entzündliche Erkrankungen der Gallenwege aller Art sowie Grieß- und Steinbildungen. Monatelanger Gebrauch des frischgepreßten Saftes kann eine völlige Ausheilung des Gallensteinleidens bewirken, wenn dabei ein gesundheitsgemäßes Leben geführt wird. Auch der Stuhlgang wird, wohl infolge des Raphanolgehaltes, gefördert. Eine unmittelbare, günstige Beeinflussung des gesamten Stoffwechsels ist sehr wahrscheinlich. Neben der *gallentreibenden* hat der Rettich auch noch eine *harntreibende Wirkung*, die man bei Wasseransammlungen in den Organen und Geweben benutzt, solange keine entzündliche Erkrankung der Nieren besteht.

Schließlich wirkt der Rettich noch krampf- und schleimlösend sowie auswurffördernd bei krampfartigem, zähem und trockenem Husten. Die Anwendung ist daher bei *Keuchhusten* und sonstigen bronchitischen Erscheinungen angebracht. Bei akut entzündlichen tuberkulösen Prozessen mit Fieber und Nachtschweiß ist jedoch größte Vorsicht geboten. Zusammenfassend stellen wir nochmals fest, daß der Rettich

a) den Magen-Darm-Kanal einschließlich des Leber-Gallen-Systems,
b) den Wasserhaushalt, insbesondere die Nieren, und
c) die Atmungsorgane heilend beeinflußt.

Grundsätzlich gilt, daß Rettich zu Heilzwecken nicht gesalzen genossen werden darf, wie es besonders in Süddeutschland üblich ist, sondern nur mit Honig oder Rohzucker.

Als **Nahrungsmittel:** In Scheiben geschnitten und mit Salz bestreut, wird der Rettich vielfach roh gegessen. Beliebt ist auch der *Rettichsalat.* Schließlich findet er noch in der sog. „Rettichbutter" Verwendung.

Rettich ist beliebt und wichtig für die Rohkostküche wegen seiner appetitanregenden Wirkung und seiner heilsamen Wirkung auf das Leber-Gallen-System.

Bei der Herstellung eines gemischten Salates oder von Rohkostgemüse mischt man ihn ziemlich fein geraffelt in den meisten Fällen mit einem Grünblattsalat, also Kopfsalat, Feldsalat, Eisbergsalat oder Lattich, und fügt als dritten Bestandteil Tomaten, Kresse, Rotkraut, Spinat, Blumenkohl oder Möhren hinzu. Viele heben auch einige Oliven dazwischen.

Die rote Bete fördert die Blutbildung

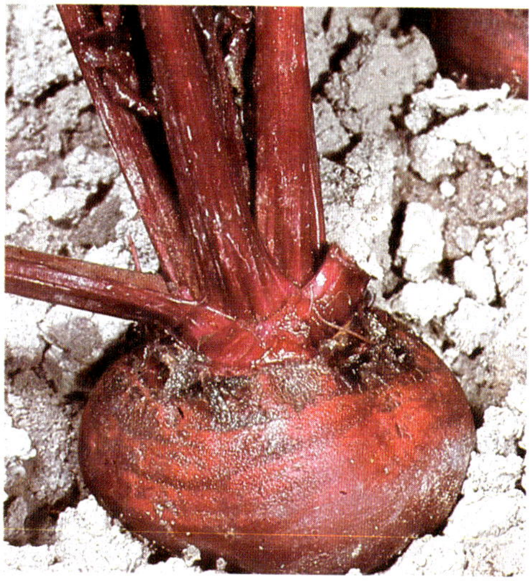

Hauptwirkstoffe in 100 g Frischsubstanz

Eiweiß	1,6 g
Fett	0,1 g
Kohlenhydrate	9,1 g
Natrium	62 mg
Kalium	335 mg
Kalzium	16 mg
Magnesium	33 mg
Phosphor	16 mg
Eisen	0,7 mg
Vitamin A	2 µg
Vitamin B_1	0,03 mg
Vitamin B_2	0,04 mg
Niacin	0,3 mg
Vitamin B_6	0,05 mg
Vitamin C	6 mg
Kalorien	44
Joule	184

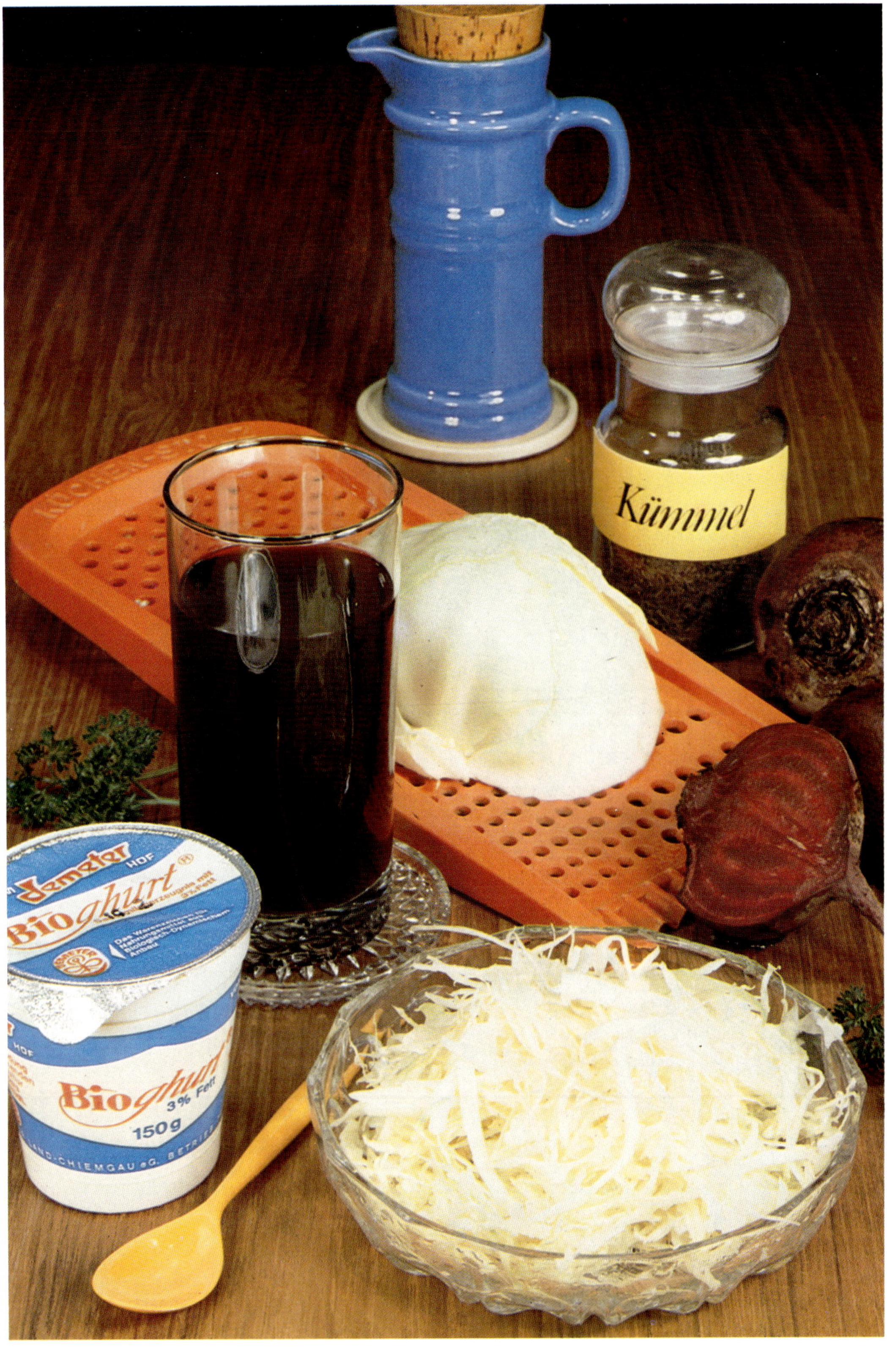
Kümmel
Demeter HOF
Bioghurt
Bioghurt 3% Fett
150g

Die rote Rübe *(Beta vulgaris cruenta rubra)* ist eine Spielart der Runkelrübe. Ihre dicke, fleischige Wurzel enthält einen blutroten Saft. Sosehr sich dieses Wurzelgemüse als Salat aus gekochten roten Rüben oder als Essigkonserve auch allgemeiner Beliebtheit erfreut, sowenig hat sich leider bis heute die Ernährungswissenschaft mit den Inhalts- und Wirkstoffen und deren Wirkungen auf den menschlichen Organismus beschäftigt.

Wir wissen zwar, daß die rote Rübe einen Kohlenhydratgehalt von 6–9 % aufweist, darunter Rohrzucker, Fruchtzucker und Raffinose, wissen auch, daß trotz des geringen Eiweißgehaltes (1,0–1,8 %) die physiologisch hochwertigen Eiweißbausteine Asparagin, Glutamin und Betain vorhanden sind, kennen ferner ihren Basenüberschuß auf Grund ihres Kalium-, Natrium-, Magnesium- und Kalziumgehaltes, erfuhren zudem etwas von dem Vorhandensein zweier seltener Metalle (Rubidium, Caesium), deren physiologische Bedeutung uns noch unbekannt ist, und wir haben endlich den niedrigen Vitamingehalt zur Kenntnis genommen. Alles das sagt aber nicht viel aus über die wahre ernährungsphysiologische und eventuell therapeutische Bedeutung dieses Nahrungsmittels, solange nicht eingehendere chemische Analysen vorliegen.

Wir müssen uns bis heute auf die praktische Erfahrung ihres Nähr- und Heilwertes verlassen, und diese spricht bisher – unter Einbeziehung auch der volkstümlichen Angaben – für eine *harntreibende, kochsalz- und harnsäureausschwemmende, blutreinigende und blutbildende Wirkung* sowie für eine *Anregung von Magen, Darm, Leber und Gallenblase.* Diese Wirkungen kann man größtenteils schnell an sich selbst verspüren, wenn man frisch hergestellten Rohsaft zweimal täglich in einer Menge von 50 bis 100 Kubikzentimetern, am besten verdünnt, vor den Mahlzeiten zu sich nimmt.

Der Rohsaft dient ebenso wie der Salat aus der gekochten Rübe zur Bereicherung der Diät Kreislauf- und Stoffwechselkranker sowie bei Blutarmut.

Dr. *S. Ferenczi* aus Györ (Ungarn) fand in den letzten beiden Jahrzehnten immer wieder eine krebshemmende Wirkung der roten Bete bestätigt. Er selbst hat in diesem Zeitraum etwa 45 unheilbare, von den Ärzten bereits aufgegebene Tumorkranke behandelt. In der Anfangsphase erhielten die Kranken täglich, in mehreren Raten, 250 g abgeriebene, rohe rote Bete verabreicht. Dann tranken sie täglich etwa 300–500 ml des ausgepreßten Rote-Bete-Saftes. Da die Patienten über längere Zeit hinweg diesen Saft nicht vertragen konnten, ließ Dr. *Ferenczi* den Preßsaft eindicken. Dieses Verfahren gestattet es, die tägliche Dosis des eingedickten Saftes auf 50 ml herabzusetzen. Von den 45 Kranken reagierten drei überhaupt nicht auf diese Behandlung, bei 16 allerdings konnte Dr. *Ferenczi* erhebliche Besserungen beobachten: Verkleinerungen bzw. Verschwinden des Tumors, Gewichtszunahmen zwischen 5 und 15 kg, Besserung der Blutsenkung. Nach den Erfahrungen Dr. *Ferenczis* und seiner Kollegen ist der krebswidrige Wirkstoff der roten Bete kochfest.

Der deutsche Arzt Dr. med. *Siegmund Schmidt* beobachtete an 19 Krebskranken, die laufend Rote-Rüben-Saft (jeweils von 1 kg Rüben) zu sich nahmen, ähnliche Besserungen. Er konnte sogar bei neun Leukämiepatienten ähnlich günstige Beobachtungen machen wie bei den Krebskranken.

Dr. *Ferenczi* und eine Reihe ungarischer und deutscher Kollegen konnten bisher die Rote-Bete-Therapie an ungefähr 300 Krebskranken anwenden und ihre krebswidrige Wirkung beobachten.

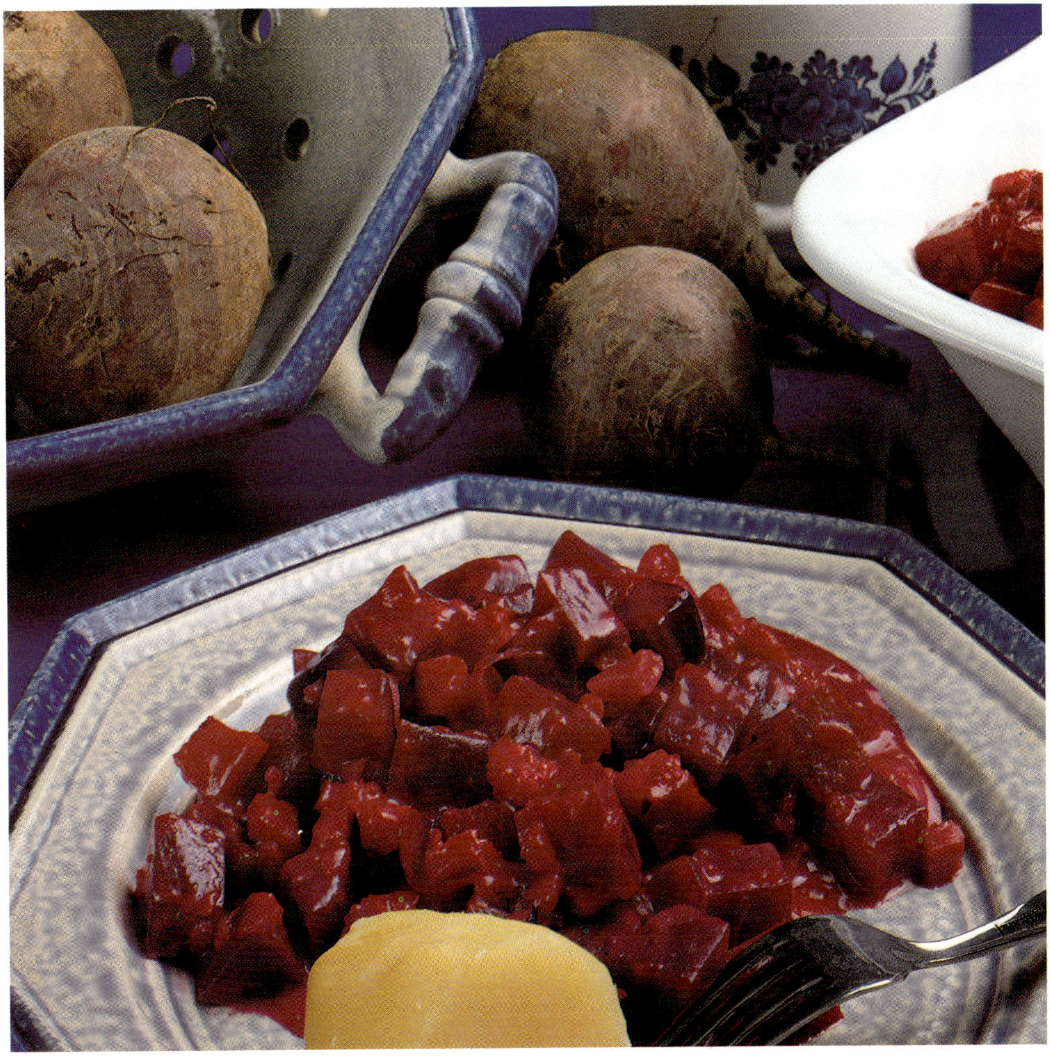

Rote-Bete-Gemüse (4 Portionen)

1 kg rote Bete · 50 g Pflanzenmargarine · 250 g Zwiebeln · ⅛ l Gemüsebrühe · 2 EL Obstessig · 3 Tropfen Tabasco · 1 TL Majoran · 1 EL Sojamehl · 3 EL saure Sahne · Meersalz

Rote Bete eine knappe Stunde in etwa 2 l Salzwasser garen. Dann unter kaltem Wasser abschrecken, damit sie sich leichter schälen lassen. Rote Bete in ca. 1 cm große Würfel schneiden. Zwiebeln grob würfeln, in der Margarine durchschmoren und mit heißer Brühe auffüllen. Gewürze zugeben. Sojamehl mit etwas Wasser und der sauren Sahne anrühren und damit die Zwiebelsauce binden. Die Rote-Bete-Würfel in der Sauce noch einmal aufkochen und etwas durchziehen lassen. Mit Meersalz abschmecken. Mit Pellkartoffeln ergibt dies eine vollwertige Mahlzeit.

1 Portion enthält: 4 g Eiweiß, 12 g Fett, 33 g Kohlenhydrate; 261 Kalorien (1091 Joule)

Die Schwarzwurzel beruhigt und heilt Wunden

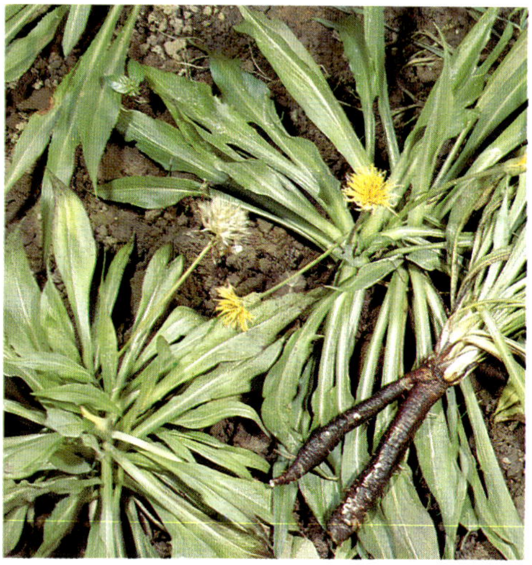

Hauptwirkstoffe in 100 g Frischsubstanz

Eiweiß	1,4 g
Fett	0,4 g
Kohlenhydrate	17,2 g
Natrium	5 mg
Kalium	320 mg
Kalzium	58 mg
Magnesium	23 mg
Phosphor	76 mg
Eisen	3,3 mg
Vitamin A	3 µg
Vitamin B_1	0,15 mg
Vitamin B_2	0,03 mg
Niacin	0,3 mg
Vitamin C	4 mg
Vitamin E	6 mg
Kalorien	74
Joule	309

Die echte Schwarzwurzel *(Scorzonera hispanica)* aus der Familie der Korbblütler (Kompositen) besteht aus einem bis zu 1 m hoch werdenden, wollflockigen, oben verästelten Stengel, der aus einer spindelförmigen, fleischigen, außen schwarzen Wurzel entspringt. Die aufwärtsgerichteten Äste tragen zur Blütezeit im Juni oder Juli einzelne gelbe Blütenköpfe, die nach Vanille riechen.

Der süßlich schmeckende Milchsaft der Schwarzwurzel ist wissenschaftlich noch wenig erforscht, wenn man bisher auch als Inhaltsstoffe ein Glykosid (Coniferin oder Laricin), Inulin, Asparagin, Trigonellin, Mannit, Lävulin, Cholin und Lactucin angibt. Von wissenschaftlicher Seite kann über seine Wirkung noch nicht viel ausgesagt werden. Die Volksmedizin spricht von einer nervenberuhigenden, einschläfernden Wirkung (Lactucingehalt).

Abkochungen aus Schwarzwurzeln werden schon jahrhundertelang in der Volksmedizin als Wundheilmittel benutzt. Im Jahre 1912 konnte *McAlister* in der Schwarzwurzel den Wirkstoff *Allantoin* nachweisen. Es gibt heute zahlreiche allantoinhaltige Wund- und Heilsalben.

Von der Wirkung des Allantoins bei der Wundbehandlung wissen wir, daß es zunächst das geschädigte und nicht mehr funktionsfähige Gewebe entfernt und dadurch das Wundgebiet reinigt. Es beschleunigt wesentlich die Zellneubildung, wodurch gesundes Granulationsgewebe nachwächst. Anschließend erfolgt eine gute Überhäutung (Epithelisierung). Gleichzeitig wirkt Allantoin hornlösend (keratolytisch) sowie hemmend auf den Wundschmerz, jedoch nicht antiseptisch. Von Witterungseinflüssen geschädigte, stark beanspruchte oder oberflächlich verletzte Haut wird durch Allantoin rasch normalisiert. Gereizte, rauhe, rissige Haut wird schnell geheilt. Normale Gesichts- und Körperhaut gewinnt durch Allantoineinwirkung glattes, zartes und gesundes Aus-

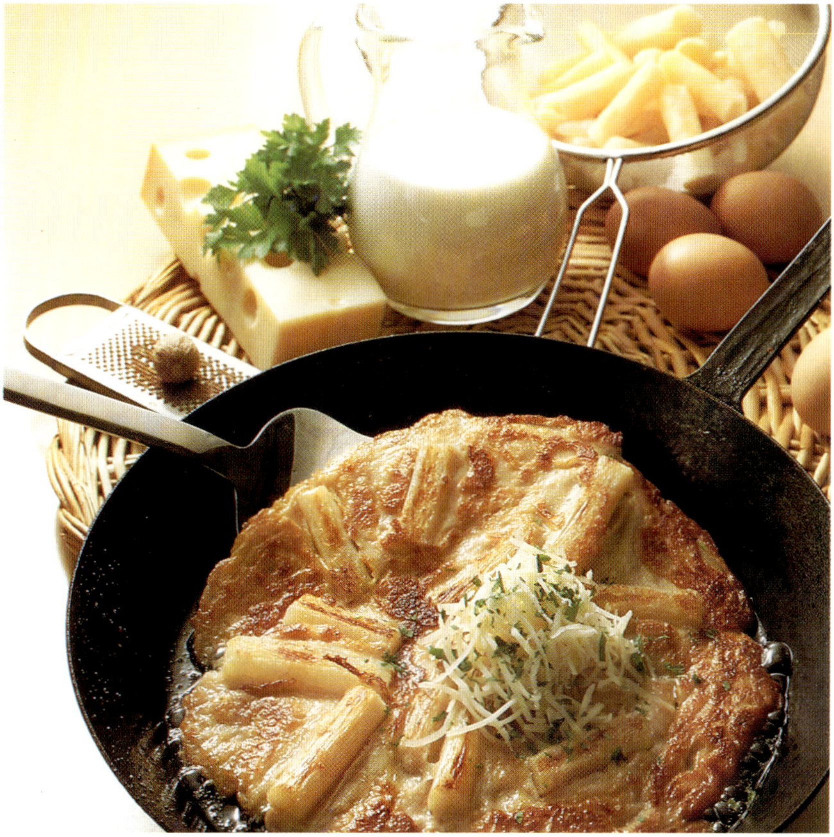

Aus der Pfanne heiß auf den Tisch – ein Rezept für den Abend, wenn die ganze Familie versammelt ist: Ein Eierkuchen mit Schwarzwurzeln. Um sich das etwas mühselige und klebrige Putzen der Schwarzwurzeln zu ersparen, kann man sie aus dem Glas verwenden.

sehen. Die rein lokale Allantoinwirkung wird mit einer vorübergehenden Vermehrung der weißen Blutkörperchen (Leukozyten) und mit einer verstärkten Lymphströmung erklärt. Allantoin ist ausgezeichnet verträglich und völlig ungiftig. Bei verschiedenen Säugetieren, Fischen und Amphibien ist Allantoin das Endprodukt des Purinstoffwechsels, während es beim Menschen und bei Vögeln nicht das Allantoin, sondern die Harnsäure ist.

Die Wurzeln der Schwarzwurzel können den ganzen Winter über geerntet werden, wenn sie nicht den Mäusen, die diese Wurzeln sehr lieben, zum Opfer fallen. Am besten schlägt man die Wurzeln den Winter über im Keller in feuchten Sand ein. Die schwarzhäutige, weißfleischige Wurzel ist ein beliebtes Wintergemüse von spargelähnlichem Geschmack.

Vielfältige Verwendungsmöglichkeiten bietet die Schwarzwurzel für die Kranken- und Kinderkost. Die zarten einjährigen Wurzeln kann man außer Magen- und Darmkranken selbst Kleinkindern verabfolgen. Beliebt und angebracht ist die Wurzel vor allem bei Zuckerkranken, da ihr Kohlenhydratgehalt wie bei der Topinamburknolle in Form des Inulins, einer Vorstufe des Fruchtzuckers, vorliegt. Inulin ist die für den *Zuckerkranken günstigste Form der Kohlenhydrate.* Für die Nierendiät leistet die Schwarzwurzel wertvolle Dienste, weil sie auch ohne jeden Kochsalzzusatz recht schmackhaft ist und harntreibend wirkt.

Sellerie hat Nierenwirkung

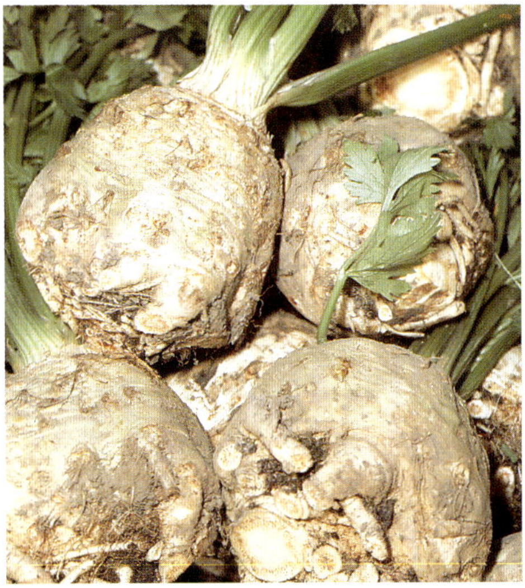

Hauptwirkstoffe in 100 g Frischsubstanz

Eiweiß	1,7 g
Fett	0,3 g
Kohlenhydrate	7,4 g
Natrium	77 mg
Kalium	310 mg
Kalzium	55 mg
Magnesium	9 mg
Phosphor	105 mg
Eisen	0,5 mg
Vitamin A	3 µg
Vitamin B_1	0,06 mg
Vitamin B_2	0,06 mg
Niacin	0,7 mg
Vitamin B_6	0,2 mg
Vitamin C	10 mg
Vitamin E	2,6 mg
Kalorien	40
Joule	167

Der Sellerie *(Apium graveolens)* ist ein Doldengewächs (Umbelliferen). Am Strand und in der Nähe von Salzseen und Salinen, also auf salzhaltigen Böden, wächst die wilde Art. Bei uns werden in den Gärten häufig drei Kulturarten angebaut, nämlich *Knollensellerie, Bleichsellerie* und *Schnittsellerie.*

Sellerie liebt viel Feuchtigkeit. Kühle, feuchte Jahre und Halbschatten sind für ihn günstig. Der Boden muß nährstoffreich, humös und kalkhaltig, die Bodenreaktion am besten neutral sein.

Kurz vor Eintritt schärferen Frostes, oft auch schon im Oktober, erntet man die Knollen. Sie werden an den Blättern herausgezogen oder mit einer Gabel oder Schaufel herausgehoben. In den Blättern findet man ätherisches Öl, Apiin, Inosit, Salze; in der Knolle ätherisches Öl, Zucker, Stärke, Pentosane, Cholin, Tyrosin, Glutamine, Asparagin, Vitamine.

Der Gehalt an ätherischem Öl ist für die spezifische Wirkung auf die Nierengefäße verantwortlich zu machen. Sie werden erweitert, und dadurch erhöht sich die Wasserabgabe. Bei dieser vermehrten Wasserabgabe werden auch giftige Stoffwechselprodukte vermehrt ausgeschieden; daher die gute Wirkung bei *Gicht, Rheumatismus, harnsaurer Diathese* mit der Neigung zur Steinbildung, bei *Nervenschwäche* und *seelischer Depression,* die auch Folge von zu starker Säurebildung im Gewebe sein kann. Die volkstümliche Anschauung, daß ein aus Selleriesamen und Wurzelknollen gewonnenes Öl sexualhormonartige Wirkungen entfaltet, besteht nicht zu Unrecht. Gleichzeitig sind noch insulinartig wirkende Hormone vorhanden.

Als **Nahrungs- und Würzpflanze** wird der Sellerie ebenso wie die Petersilie allgemein benutzt. Besonders beliebt ist die Zubereitung als Salat oder Gemüse. Ebenso häufig ist die Verwendung in Suppen, als Sellerie-Kartoffel-Auflauf oder als gefüllte Sellerieknolle.

Topinambur die Kartoffel des Zuckerkranken

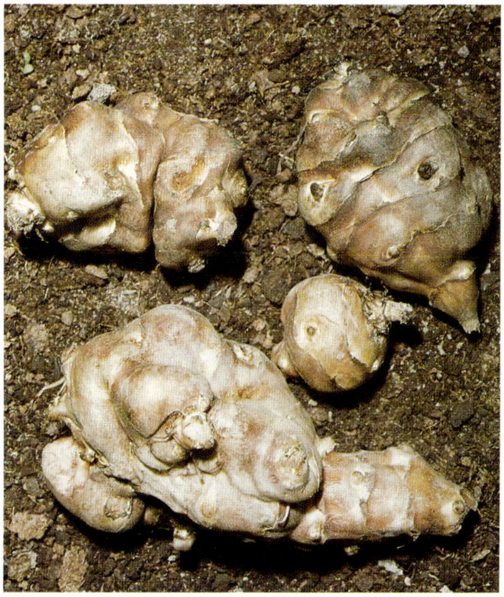

Hauptwirkstoffe in 100 g Frischsubstanz

Eiweiß	2,4 g
Fett	0,4 g
Kohlenhydrate	15,8 g
Kalium	478 mg
Kalzium	10 mg
Magnesium	20 mg
Phosphor	78 mg
Eisen	3,7 mg
Vitamin A	2 µg
Vitamin B_1	0,2 mg
Vitamin B_2	0,06 mg
Niacin	1,3 mg
Vitamin C	22 mg
Kalorien	77
Joule	322

Diese alte, wertvolle Kulturpflanze aus der Familie der Korbblütler (Kompositen) ist leider viel zu wenig bekannt. Vielen werden auch nur die volkstümlichen Namen Erdapfel, Erdbirne, Erdschokke, Erdartischocke, Grundbirne, Roßkartoffel, knollige Sonnenrose, Weißwurzel und andere mehr geläufig sein. Die Heimat der Topinambur *(Helianthus tuberosus)* soll Nordamerika (Kanada) sein, von wo sie nach Frankreich und vor etwa 300 Jahren nach Deutschland gelangte. Nachdem sie zunächst häufig angebaut wurde, geriet sie nach der Einführung der Kartoffel aus Amerika vom 18. Jahrhundert an langsam in Vergessenheit. Heute besinnt man sich wieder auf ihre Eigenschaften und fördert den Anbau.

Botanische Merkmale: Die Topinambur wird zu einem 2½–3½ m hohen Strauch mit eiförmigen, am Rande gesägten Blättern und aufrechten, 4–8 cm breiten Blütenköpfen mit gelben Scheibenblüten. Die Blüten erscheinen jedoch nur in wärmeren Gegenden im Herbst. Wie die Kartoffel treibt auch diese Pflanze Knollen.

Die Topinambur gedeiht überall dort gut, wo auch die Kartoffel wächst. Selbst auf minderwertigen und steinigen Böden und sogar im Flugsand, den sie bindet, entwikkelt sich die Topinambur recht gut. Große Feuchtigkeit liebt sie jedoch nicht. Die Topinamburknolle ist zwar frosthart, der hohe Fruchtzuckergehalt macht sie aber bakterienanfällig. Deshalb müssen die Knollen sorgfältig gelagert werden. Sie zählt also zu den anspruchslosesten, widerstandsfähigsten und, wie aus der Verwendung zu ersehen ist, nützlichsten Pflanzen, die unsere Ernährungsgrundlage verbreitern könnte.

Wirk- und Inhaltsstoffe: In den Topinamburknollen wurden von *Wienhaus* Agglutinine gefunden, die er Phasine nannte. Weiterhin sind etwa 2 % Eiweiß, 0,4 % Fett, 16 % Kohlenhydrate, 79,1 % Wasser enthalten. Der Mineralgehalt entspricht etwa

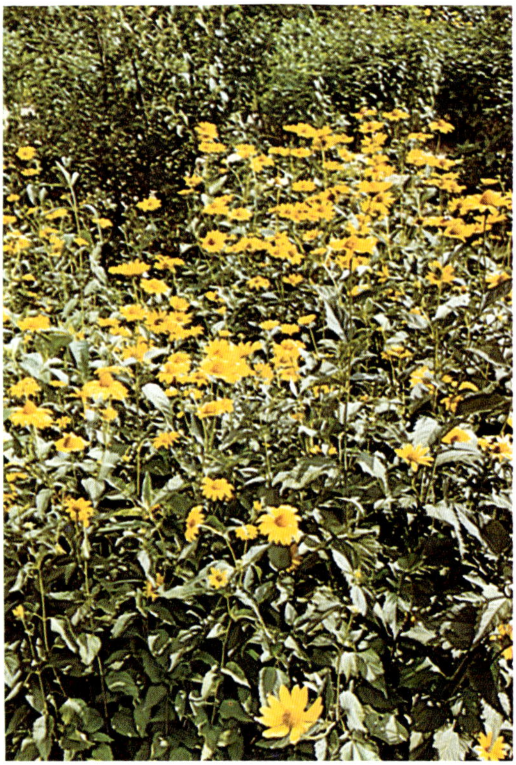

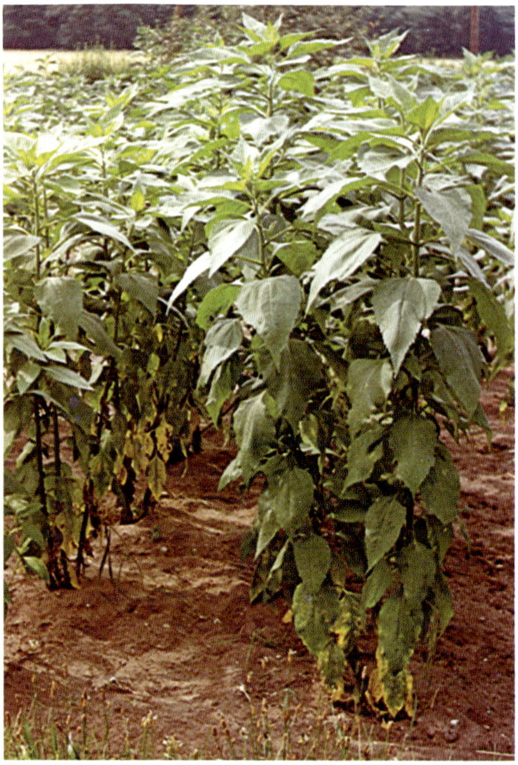

Blühende Topinambur-Pflanzen. Daneben Pflanzen in vollem Wuchs. ■ Rechte Seite: Ein Topinambur-Knollengelege. Leider hat sich diese gutschmeckende Pflanze, die ein Sonnenblumengewächs ist und keine Kartoffelart, noch nicht recht durchsetzen können.

dem der Kartoffel, Topinamburen besitzen daher auch einen Überschuß an basischen (laugenhaft wirkenden) Bestandteilen. Vitamine sind vorhanden, besonders Vitamin C, und Kohlenhydrate liegen in Form von Zuckerstoffen (vorwiegend Fruchtzucker) und Inulin vor.

Verwendung

Als **Heilpflanze:** Sie gewinnt steigende Bedeutung in der Diät des Zuckerkranken. Nach Prof. *v. Noorden* entsprechen 80 g Topinambur einer Weißbroteinheit (ein Brötchen von 20 g = 12 g Kohlenhydrate). Der Zuckerkranke darf doppelt soviel Topinamburknollen essen, wie ihm Kartoffeln erlaubt sind (Dr. *G. A. Küppers-Sonnenberg*). Diätetisch wertvoll ist ferner der Inulin- und Fruchtzuckergehalt.

Der Zuckergehalt der Zuchtsorten entspricht etwa dem Rohzuckergehalt der Zuckerrübe. Die Topinambur kommt also als Zuckerlieferant in Frage. Da die Zuckerzusammensetzung der der Banane ähnelt, kann man von Obst mit Gemüsecharakter sprechen.

Als **Nahrungs- und Futterpflanze:** Die Topinambur hat eine Spielart, deren Knollen spindelförmig sind und die eine glatte, rote Schale haben. Diese bildet neben der Kartoffel ein ausgezeichnetes menschliches Nahrungsmittel, das leider meist unbekannt ist. Die Topinambur schmeckt der Artischocke ähnlich, also etwas süß. Man kann sie auf vielerlei Art zubereiten. Im allgemeinen wird sie in Salzwasser weich gekocht und ganz oder zu Brei zerstampft mit Milch und Salz gegessen.

Die Topinamburknolle kann auch roh verwendet werden und zeigt dabei besonders angenehme Geschmackseigenschaften nach der Nußkomponente hin; sie eignet sich als Roh- und Füllstoff zu Rohkostgerichten.

Die Topinamburknolle verwendet man mit der Schale. Nur wer die Topinambur für eine Art von Kartoffel hält, verfällt darauf, sie zu schälen. Die Topinambur hat aber botanisch nichts mit der Kartoffel zu tun. Sie ist eine echte Sonnenblume. Die Haut der Knolle ist papierdünn, geschmacksneutral und verdaulich.

Wenn die Topinambur gekocht wird, so genügt ein kurzes Anwellen, da sonst die Kohlenhydrate in der Stärkeform des Inulins sehr schnell zerfallen.

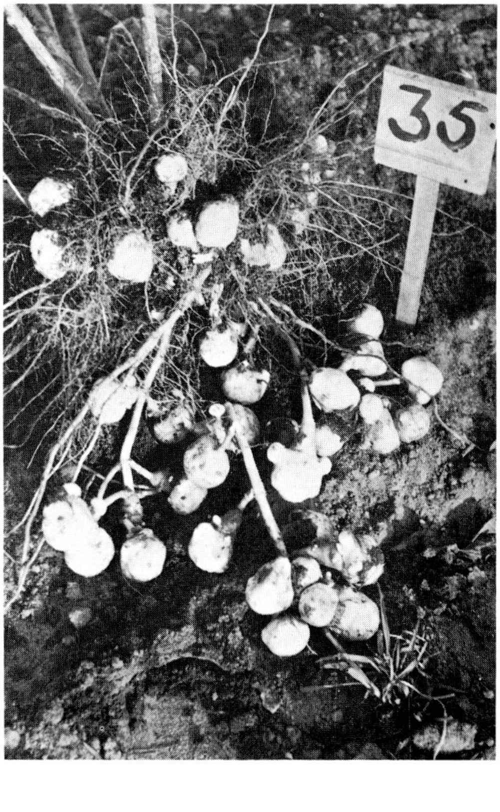

Die Frage, wo die Topinambur zu erhalten ist, kann vorläufig nur dahin beantwortet werden, daß man die Züchter nach Verkaufsstellen befragt oder sich durch wirtschaftliche Genossenschaften größere Mengen vermitteln läßt. Am vorteilhaftesten ist der Anbau im eigenen Garten.*

Daß der Saft der ausgepreßten Knolle ein Getränk ergibt, das nach Kokosmilch schmeckt, vervollständigt ihre Vielseitigkeit. Der Saft läßt sich wie Süßmost auf Flaschen füllen. Die Knolle selbst ist durch ihren Zuckergehalt besonders geeignet, Sauerkohl und Rhabarber im Geschmack zu dämpfen.

Die Topinamburknolle ist kein Massennahrungsmittel wie die Kartoffel, sondern eine Delikatesse wie die Schwarzwurzel. Um zu verhindern, daß das Inulin erst im Darmtrakt unter Kohlensäurebildung aufgespalten wird, läßt man Topinambur-Rohkostgerichte möglichst einen halben oder ganzen Tag stehen. Sie müssen gut durchziehen, damit sie in sich selbst fermentieren.

Stengel und Blätter können an Kühe und Schafe verfüttert werden, sobald anderes Grünfutter selten wird. Die Knollen werden von den Pferden roh gefressen, gekocht auch von den übrigen Haustieren.

* Interessenten können genaue Angaben und Anleitungen über Anbau und Verwendungsmöglichkeiten der Topinambur aus der Topinambur-Saatzuchtanstalt Niedersachsen erhalten. Anschrift: Topinambur-Saatzucht (vorm. Dr. Küppers) Kurt Marquardt, Sandstraße 16, D-3105 Müden, Telefon (0 50 53) 350.

Zwiebeln heilen manches Übel

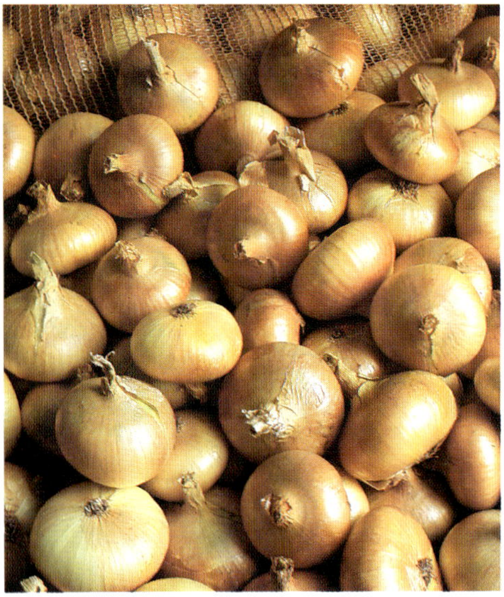

Hauptwirkstoffe in 100 g Frischsubstanz

Eiweiß	1,5 g
Fett	0,2 g
Kohlenhydrate	8,1 g
Natrium	9 mg
Kalium	157 mg
Kalzium	27 mg
Phosphor	36 mg
Eisen	0,5 mg
Vitamin A	33 µg
Vitamin B_1	0,03 mg
Vitamin B_2	0,04 mg
Niacin	0,2 mg
Vitamin B_6	0,13 mg
Vitamin C	10 mg
Vitamin E	0,2 mg
Kalorien	40
Joule	167

Die beliebte Küchenzwiebel *(Allium cepa)* entstammt der Familie der Liliengewächse (Liliazeen). Da sie allerorts verwendet wird, ist es nicht verwunderlich, daß sie zahlreiche volkstümliche Namen aufweist, wie Sommerzwiebel, Oje, Oellig, Zwibele, Zible, Zwifl, Zipolle, Bülla und Bölle.

Sobald im Frühjahr der Frost aus dem Boden ist, kann man den Zwiebelsamen in Reihen von 20 cm Entfernung aussäen oder im Mistbeet vorgezogene Jungpflanzen aussetzen. Frühe Ernten erzielt man, wenn im Frühjahr Steckzwiebeln gesetzt werden.

Wie der Knoblauch enthält auch die Zwiebel in der Hauptsache ein ätherisches Öl, Lauch- und Senföl mit Schwefel, der in verschiedenen Verbindungen organisch gebunden ist.

Wirkungsweise

Prof. Dr. *Virtanen* (Helsinki) berichtete auf der 10. Tagung der Nobelpreisträger in Lindau im Jahre 1960 über die in der Zwiebel reichlich enthaltenen schwefelhaltigen Aminosäuren vom Typ des Methylcysteinsulfoxids, aus welchen die *stark bakterienhemmenden Thiosulfinate* bei Zerkleinerung der Zwiebel durch Fermenteinwirkung entstehen.

Wir kennen heute die wichtige Rolle des organisch gebundenen Schwefels besonders durch die Sulfonamide, die neben dem Penicillin die wichtigsten Mittel zur Bekämpfung der Infektionskrankheiten darstellen. Sehr wesentlich ist aber auch der Gehalt der Zwiebel an Rhodanverbindungen, an Phosphor, Fluor, Kalium, Kieselsäure, Sekretinen, Glukokininen und den Vitaminen B und C.

Das allen gut bekannte „Tränen der Augen“ beim Schälen und Schneiden der Zwiebel wird durch das Aufsteigen des ätherischen Öles verursacht. Die gleiche Reizwirkung übt das Öl auf den Verdauungskanal und die zugehörigen Drüsen (Leber, Bauchspeicheldrüse) aus.

Dadurch wird der Magensaft vermehrt und damit seine Desinfektionskraft und seine Fähigkeit, besonders Eiweißkörper aufzuspalten, verstärkt. Die Produktion der Darmsäfte wird erhöht, krankhafte Darmbewohner (Gärungs-, Fäulnis-, Entzündungs- und Eitererreger) abgetötet, die normalen Colibakterien im Wachstum gefördert. Die *desinfizierende Kraft* der Zwiebel ist schon lange bekannt. Sie wurde bereits im Mittelalter zum Schutz gegen Pest und Cholera benutzt.

Aber nicht nur die Magen- und Darmschleimhaut wird zu vermehrter Tätigkeit angeregt, sondern auch die Leber, die Gallenblase und die Bauchspeicheldrüse – Wirkungen, die denen auf die Magen- und Darmschleimhaut gleichkommen und ebenfalls den Verdauungsprozeß fördern. Es ist für die normale Funktion des Darmes außerordentlich wichtig, daß ihm mit der Nahrung Reizstoffe zugeführt werden, die die Darmschleimhaut zur Abgabe von Verdauungssäften anregen. Darüber hinaus wird in der gereizten Zwölffingerdarmschleimhaut ein Hormon gebildet, das man Sekretin nennt, welches auf dem Wege über das Blut die Bauchspeicheldrüse zur Abgabe ihrer Verdauungsfermente anregt. Welch entscheidenden Einfluß gerade die reichliche Funktion der Bauchspeicheldrüse auf den Verdauungsvorgang hat, geht schon daraus hervor, daß nur die Bauchspeicheldrüse imstande ist, Fermente für die Eiweiß-, Kohlenhydrat- und Fettspaltung *gleichzeitig* zu produzieren. Gerade die Reizstoffe der Zwiebel vermögen in besonderem Maße die Sekretinbildung zu fördern und damit eine gute Funktion der Bauchspeicheldrüse zu gewährleisten.

Aber nicht nur die Bildung von Fermenten und Hormonen (Sekretinen) wird durch die Zwiebel ermöglicht, sie enthält vielmehr auch selbst solche Stoffe. Die Zwiebel gehört sogar zu den fermentreichsten Wurzelgemüsen. Ferner entdeckte man ein pflanzliches Hormon darin, das wie das Insulin der Bauchspeicheldrüse auf den Zuckerstoffwechsel wirkt und in der Lage ist, einen krankhaft erhöhten Zuckergehalt des Blutes herabzusetzen.

Da die Zwiebel auch reichlich Vitamin B und C enthält, stellt sie besonders im Winter gegen Vitaminmangelzustände oder im Verein mit frischem Kartoffelpreßsaft sogar gegen Skorbut das beste Mittel dar.

Uralt ist ferner die Kenntnis der *harntreibenden Wirkung der Zwiebel bei Kreislauf- und Nierenerkrankungen.* Wenn Medikamente versagen, ist oft noch eine dreitägige Zwiebelkur imstande, *Wasseransammlungen* in den Beinen, im Bauch, in der Leber, zwischen den Brustfellen oder im Herzbeutel zu vertreiben, weil die ätherischen Öle, die Rhodanwasserstoffsäure, der Kali-, Kieselsäure- und Magnesiumgehalt die Gewebe austrocknen und die Nieren für Wasser und Kochsalz wegsam machen *(Weitzel, Vogel).* Wahrscheinlich kommt die Wirkung aber nicht allein durch den Einfluß auf die verwässerten Gewebe und die Nieren zustande, sondern auch durch eine gleichzeitige Verbesserung der Herzarbeit.

Zur Durchführung einer Zwiebelkur verzehrt man täglich 10 bis 15 oder auch mehr mittelgroße Zwiebeln mit Honig als Geschmacksverbesserung oder als Salat mit etwas Zitrone, Öl und saurer Sahne angemacht. Eine Zwiebelkur kann mehrere Wochen durchgeführt werden.

Wer kennt nicht den altbewährten Zwiebelsirup als Heilmittel bei *Erkältungskrankheiten der Atemwege?* Diese Anwendung ist auch völlig berechtigt. Das ätherische Öl wird, wie beim Bärlauch, Porree und Knoblauch, zum großen Teil durch die Lunge ausgeschieden, wobei es krampflösend auf die Gefäße und kleinen Luftröhren, vermehrend auf die Absonderungen der Schleimhaut der Luftwege, auswurffördernd und hustenreizlindernd wirkt.

Vereinzelte Stimmen *(Binz, Lipp)* spre-

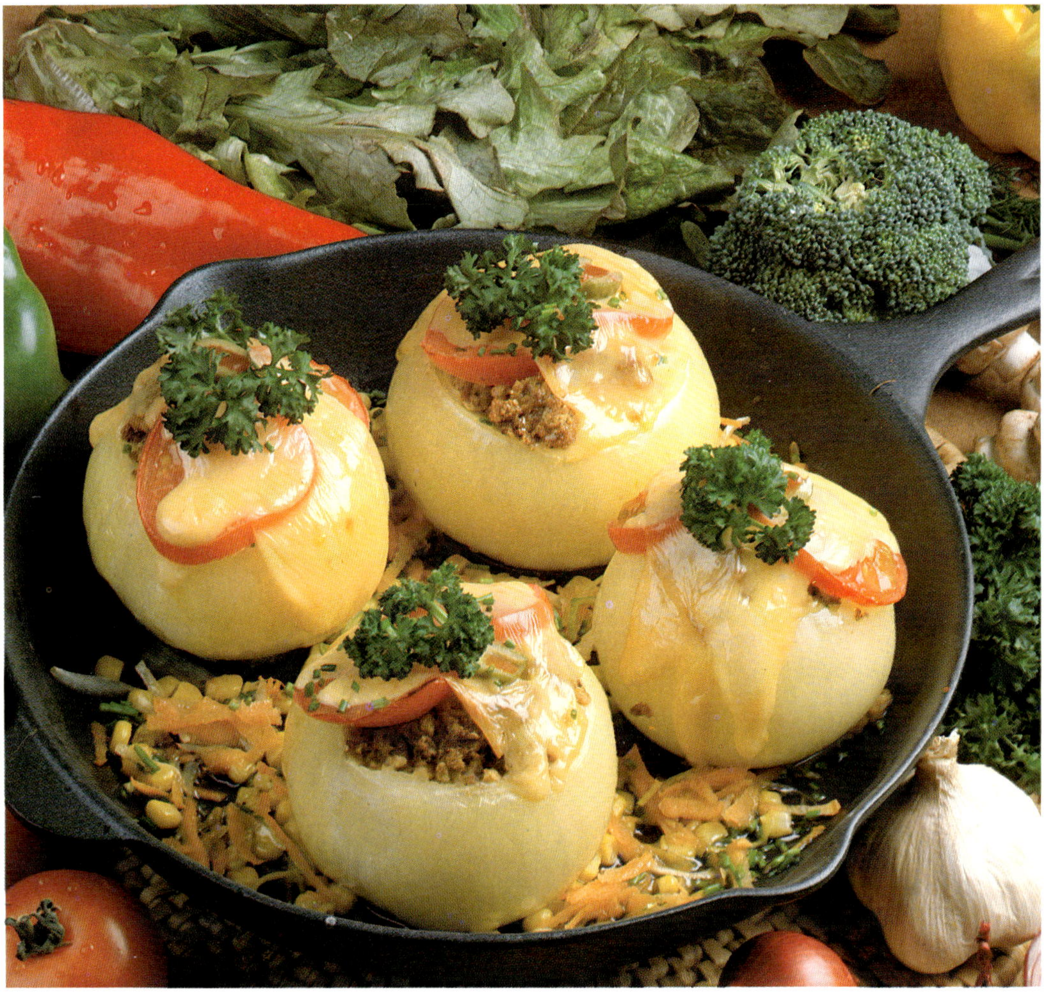

Gefüllte Zwiebeln (4 Portionen)

4 große Gemüsezwiebeln (ca. 600–700 g) · 100 g Soja-vita · ⅛ l Wasser · 1 Ei · 50 g Quark · 1 kleine Kartoffel · 1–2 EL Semmelbrösel · 1 EL Soja-Sauce · Majoran · 4 EL Olivenöl · 2 Tomaten · 4 Scheiben Käse · 4 gefüllte Oliven · Schnittlauch · Petersilie

Zwiebeln schälen, in Salzwasser 10–15 Minuten leicht kochen, dann abtropfen und etwas abkühlen lassen und aushöhlen. Das Innere fein hacken und zu dem nach Anweisung eingeweichten Soja-vita geben. Mit Ei, Quark, geriebener Kartoffel, Semmelbrösel und Gewürzen zu einer weichen Masse verarbeiten. Diese in die Zwiebeln füllen. Eine passende Pfanne mit Deckel oder einen flachen Topf mit Öl auspinseln, Zwiebeln hineinsetzen und zugedeckt bei Mittelhitze etwa 40 Minuten garen. Nun die Zwiebeln mit Tomatenscheiben und dem Käse belegen, kurz überbacken und mit Olivenscheiben, Schnittlauchröllchen und Petersilie garnieren. Dazu können Sie gedünstete Karottenstreifen und Maiskörner servieren.

1 Portion enthält: 27 g Eiweiß, 25 g Fett, 30 g Kohlenhydrate; 451 Kalorien (1876 Joule)

chen der Zwiebel auch eine beruhigende Wirkung bei nervöser und geistiger *Übererregung* zu. *Bohn, Schulz* und *Flamm-Kroeber* erwähnen sogar die beruhigende Wirkung bei Schmerzen in den Nervenstümpfen amputierter Glieder. Altbewährt ist die Verwendung der Zwiebel bei der Beseitigung von *Spul- und Madenwürmern.*

Häufig erwähnt wird auch die blutbildende Eigenschaft der Zwiebel, die hauptsächlich mit der günstigen Einwirkung auf die Verdauungsverhältnisse erklärt wird, da feststeht, daß Blutarmut durch längere Störungen der normalen Darmfunktion entstehen kann. Auch der Mineral- und Vitamingehalt wird zur Erklärung der blutbildenden Eigenschaft herangezogen. Es scheint mir jedoch durchaus möglich, daß die Zwiebel auch direkt auf die blutbildenden Zellen des Knochenmarks einwirkt.

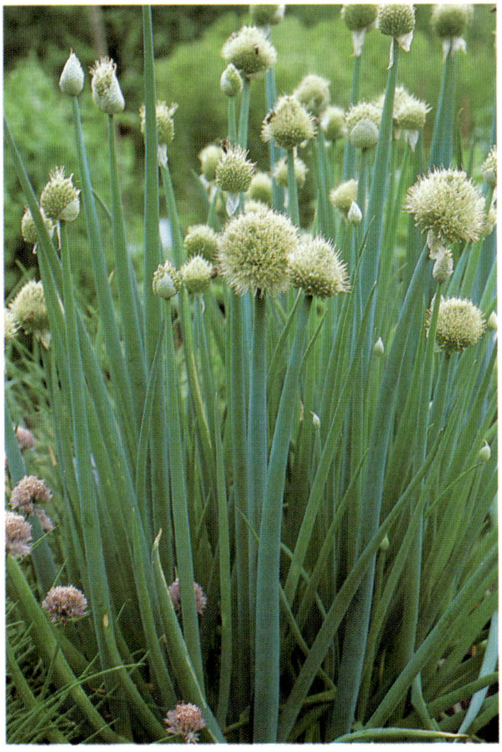

Die mit vielen heilenden Kräften ausgestattete Zwiebel – hier die blühende Pflanze – sollte noch viel stärker Verwendung finden.

Der hohe Fluorgehalt der Zwiebel (0,05 mg auf 100 g Frischsubstanz) läßt an einen günstigen Einfluß der Zwiebel auf Überfunktionszustände der Schilddrüse denken und übt sicher im Sinne der modernen Fluorbehandlung einen konservierenden Einfluß auf den Zahnschmelz aus.

Auf Grund der durchblutungsfördernden Wirkung ist auch die *äußere Anwendung* bei Furunkeln, Abszessen, Unterhautzellgewebsentzündungen, Frostbeulen, Quetschungen, Lymphdrüsenentzündungen, Infektionen und Haarausfall vollauf berechtigt.

Die Zwiebel wirkt also auf:

1. den Verdauungskanal (Zähne, Magen, Zwölffingerdarm, Dünndarm, Leber, Gallenblase und Bauchspeicheldrüse),
2. den Zuckerstoffwechsel,
3. Vitamin-B- und -C-Mangelzustände,
4. den Wasserhaushalt bei Kreislauf- und Nierenkrankheiten,
5. Blutdruck und Herz,
6. die Atmungswege,
7. das Nervensystem,
8. Darmparasiten (Spul- und Madenwürmer),
9. die Blutbildungszentren (Knochenmark),
10. Erkrankungen der Schilddrüse im Sinne der Überfunktion.

Verwendung

Als **Heilpflanze:** Bei den verschiedensten Krankheitszuständen der vorstehend aufgeführten Organsysteme bildet die Zwiebel ein unterstützendes Mittel. Im allgemeinen wird die Zwiebel bei reichlicher Anwendung in der Küche besonders im Sinne der Krankheitsverhütung wirken.

Als **Würzpflanze:** Mit Ausnahme von Süßspeisen ist die Zwiebel bei fast allen Gerichten ein unentbehrliches Gewürz. Da sie das ganze Jahr über immer frisch zu haben ist, wird sie auch zu allen Fleischspeisen, allen Gemüsen und Salaten nur frisch verwendet. Wegen ihres besonderen Heilwertes ist eine stets reichliche Verwendung zu empfehlen.

Anwendungsformen

- *Zwiebelsirup bei Husten und anderen Erkältungskrankheiten:* Mehrere dicke Zwiebeln werden in Scheiben geschnitten und mit braunem Zucker vermischt. Das Gemisch läßt man zunächst 12 Stunden ziehen. Den sich bildenden Saft nimmt man eßlöffelweise mehrmals täglich ein.
  Oder: Man schneidet die Zwiebeln in vier Teile und dämpft sie mit Kandiszukker. Von dem Saft nimmt man alle 2 Stunden einen Eßlöffel.
  Oder: Eine große Zwiebel wird mit 100 g Wasser verrieben oder zerstoßen, der ausgepreßte Saft mit 150 g Kandiszucker zu einem Sirup verkocht und teelöffelweise stündlich genommen.
- *Roh bei Wassersucht:* 600 g Zwiebeln werden zu Mus zerkleinert, durch ein Sieb geschlagen, mit 100 g Honig und 600 g Weißwein zu einer gleichmäßigen Flüssigkeit verarbeitet. Davon nimmt man täglich 100–200 g eßlöffelweise ein. Wer es verträgt, kann noch besser 30–60 g Zwiebeln frisch verspeisen oder Zwiebeln mit Honig kochen und essen.
- *Zur äußeren Anwendung* bei Entzündungen, Hämorrhoiden und Haarausfall werden gehackte oder zerquetschte und mit Wasser zu einem Brei angerührte rohe Zwiebeln auf die entsprechenden Partien aufgetragen.
- *Als Zwiebelsalat* aus geriebenen oder kleingehackten Zwiebeln mit Zitrone und Öl zubereitet.

Eingeweckte Zwiebeln halten sich, sachgerecht zubereitet, 2–3 Monate.

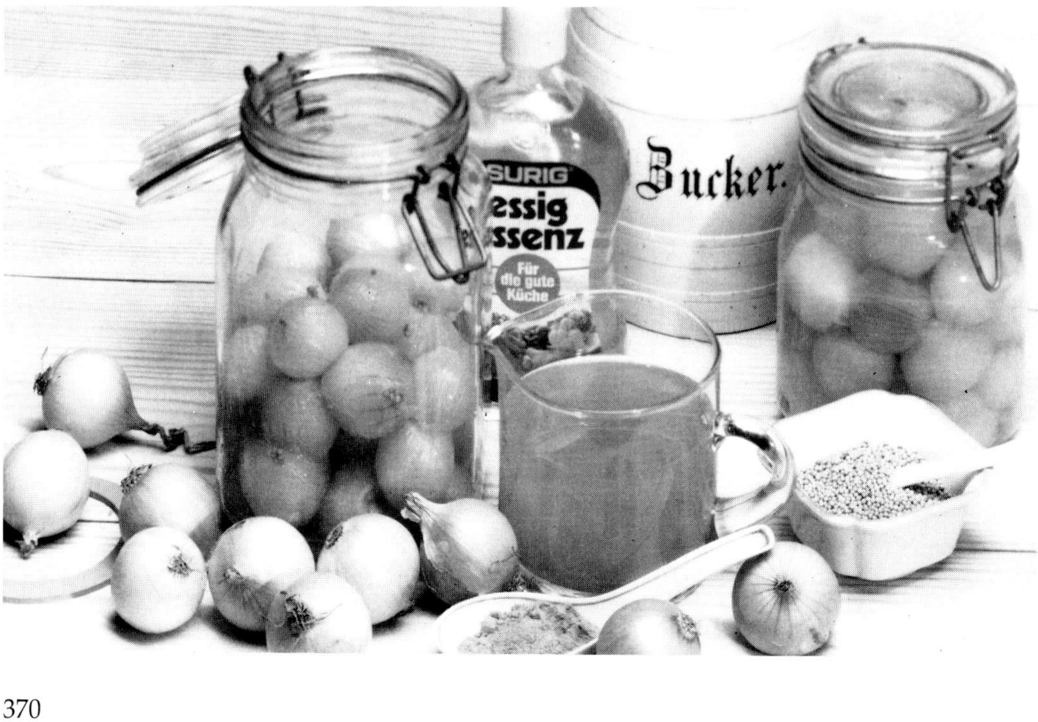

Nähr- und Wirkstoffübersicht einiger Wurzel- und Knollengemüse

100 g eßbarer Substanz enthalten im Durchschnitt		Kartoffel	Meerrettich	Möhren	Rettich	Rote Bete	Schwarzwurzel	Sellerie	Topinambur	Zwiebel
Eiweiß	in Gramm	2	2,8	1,1	1	1,6	1,4	1,7	2,4	1,5
Fett		0,1	0,3	0,2	0,1	0,1	0,4	0,3	0,4	0,2
Kohlenhydrate		16	15,3	8,7	3,4	9,1	17,2	7,4	15,8	8,1
Kalorien		72	75	41	19	44	74	40	77	40
Joule		301	314	172	80	184	309	167	322	167
Natrium	in Milligramm	3	9	45	18	62	5	77	100	9
Kalium		500	554	341	322	335	320	310	478	157
Kalzium		15	105	37	32	16	58	55	10	27
Magnesium		25	33	17	8	33	23	9	20	8
Phosphor		50	65	36	30	16	76	105	78	36
Eisen		1	1,4	0,7	0,9	0,7	3,3	0,5	3,7	0,5
Chlor		—	18	40	70	61	—	50	45	24
Mangan		0,2	—	0,06-0,25	—	0,94	—	0,16	—	0,36
Kupfer		0,2	0,14	0,08	—	0,19	—	0,15	—	0,13
Schwefel		190	212	21	—	15	—	—	60	51
Vitamin A	in µg	2	4	1100	12	2	3	3	2	33
Vitamin B_1	in Milligramm	0,1	0,14	0,06	0,03	0,03	0,15	0,06	0,2	0,03
Vitamin B_2		0,02	0,11	0,05	0,03	0,04	0,03	0,06	0,06	0,04
Niacin		0,5	0,6	0,6	0,4	0,3	0,3	0,7	1,3	0,2
Vitamin B_6		0,2	0,18	0,12	0,06	0,05	—	0,2	—	0,13
Pantothensäure		—	—	0,27	0,18	0,12	—	—	—	0,17
Vitamin C		22	114	8	29	6	4	10	22	10
Vitamin E		0,06	—	2,6	0,05	—	6	2,6	—	0,2
Vitamin K		0,65	—	0,2	—	—	—	—	—	—

Anmerkungen zur Tabelle

Der Wert der Gemüse dieser Tabelle läßt sich nicht nur an deren Mineral-, Spurenstoff- und Vitamingehalt ablesen. Sie enthalten noch andere Funktionsstoffe zur Aktivierung des Stoffwechsels und der Drüsen, z. B. ätherische Öle. Auch die immer vorhandenen Ballaststoffe sind unbedingt notwendig für eine normale Darmfunktion. Sie vermitteln auch, weil sie den Darm füllen, ein Sättigungsgefühl, ohne Kalorien zuzuführen. Eine von Faser- bzw. Ballaststoffen freie Ernährung würde auf die Dauer zu schweren chronischen Darmleiden führen, wie chronische Verstopfung, Divertikulose und sogar Dickdarmkrebs. Die den Gemüsen eigenen Aroma-, Duft- und Farbstoffe sowie die Fruchtsäuren regen nicht nur unsere Sinnesorgane an, sie wirken auch erfrischend und steigern den Appetit.

Grüne Salate

Die frischen, grünen Blätter sind die Teile der Pflanze, in denen das geheimnisvolle Wirken der Naturkräfte seinen lebendigsten Ausdruck findet. Hier ist das größte und wunderbarste biochemische Laboratorium, in dem sich ein Prozeß abspielt, der – von uns weder gesehen noch gehört, noch sonst kaum von unseren Sinnen erfaßt – die erste und breiteste Voraussetzung allen Lebens auf dieser Erde bildet, die Vermählung von Sonnen- und Erdenergien zu Nahrungsenergien. Im frischen, grünen Blatt finden wir die Funktions-, Regulations- und Nährstoffe in allen Entwicklungsstufen und in ihrer lebendigsten Form, im Zustand der Entstehung und der höchsten chemischen Reaktionskraft. Viele von ihnen sind uns heute bekannt, viele sind ahnungsweise erfaßt, noch viel mehr entziehen sich wahrscheinlich völlig unseren Untersuchungs- und Nachweismethoden. Wie das frisch aufbrechende Grün im Frühjahr bereits unser Auge erfreut und uns eine Ahnung und ein Gefühl von frischem, jungem Leben vermittelt, so erfrischt und belebt das grüne Blatt auch unser Zellenleben, wenn wir es in natürlicher und unveränderter Form als Nahrung aufnehmen und so seine Kräfte in uns wirksam werden lassen.

Der bekannte Frankfurter Kliniker Prof. Dr. *W. Heupke* umriß den großen Wert der grünen Blätter klar und eindeutig mit den Worten: „Das Blatt ist arm an Nährstoffen, es ist *reich an Chlorophyll, an Mineralsalzen, Vitaminen und Spurenstoffen.* Sein *Eiweiß* hat den höchsten biologischen Wert, denn aus ihm werden alle anderen Eiweißarten der Pflanzen und des Tieres gebildet. Darum ist der ernährungsphysiologische Wert der Blätter sehr hoch und am größten, wenn das Blatt in rohem Zustand als Salat verzehrt wird."

IN DIESEM KAPITEL:

- Schutz- und Heilwert der grünen Salate
- Chicorée regt die Leber an
- Eisbergsalat – knackig und erfrischend
- Endivien geben Appetit
- Feldsalat hilft über den Winter
- Fenchel mildert Bronchialkatarrh
- Gartenkresse reinigt das Blut
- Kapuzinerkresse hemmt Bakterienwachstum
- Kopfsalat bringt guten Schlaf

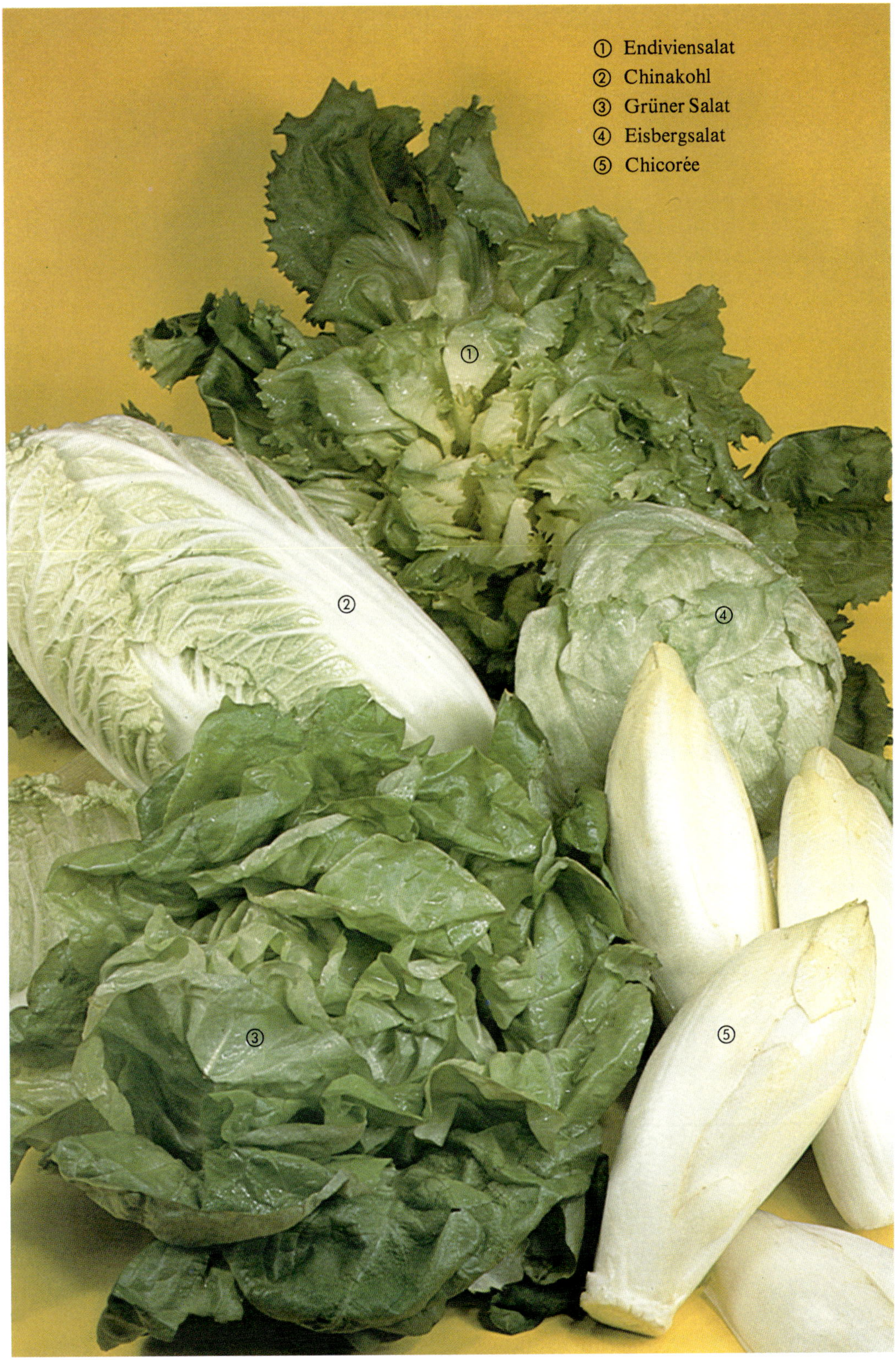
① Endiviensalat
② Chinakohl
③ Grüner Salat
④ Eisbergsalat
⑤ Chicorée
①
②
④
③
⑤

Schutz- und Heilwert der grünen Salate

Nicht umsonst gilt also heute in der biologischen Ernährungslehre das frische, grüne Blatt als eine kostbare Schutznahrung, die man täglich zu sich nehmen sollte. Wir verzehren nun grüne Blätter vorwiegend in Form unserer Salate, wie Gartensalat (Kopfsalat), Feldsalat, Endiviensalat, Chicorée und Gartenkresse. Darüber hinaus steht uns aber die noch viel größere Zahl der Wildsalate zur Verfügung, die wegen ihres Wachstums in gesunden, unverbrauchten Böden einen besonderen Schutz- und Heilwert besitzen und darum in weitaus stärkerem Maße zur Ernährung herangezogen werden müssen.

Zahlreiche bekannte Ernährungsforscher, wie *McCollum, Ragnar Berg, Scheunert, Kollath* und *Bircher-Benner,* weisen mit Nachdruck darauf hin, daß frische, grüne Salate die Vollwertigkeit sonst meist qualitativ unterwertiger Nahrungsformen sichern. Die dabei wirksam werdenden Faktoren kennen wir bis heute nur teilweise, aber allein der heute besser als je bekannte grüne Pflanzenfarbstoff ist gerade für die Blätter charakteristisch, da er weder in den Samen noch in den Wurzeln vorkommt. Eine etwas eingehendere Würdigung fand dieses biologische und biochemische Wunder bereits in der einleitenden Betrachtung dieses Buches über die Veränderungen unserer Ernährungsweise.

So wesentlich auch der grüne Pflanzenfarbstoff zum Wirkungsbild des grünen Blattes und damit auch der Salate gehört, so wollen wir doch nicht übersehen, daß er nicht die einzige wirksame Substanz ist, obwohl er im Augenblick eine besondere Wertschätzung erfährt, weil seine Erforschung ein schönes Beispiel für die unfaßbare, bewunderungswürdige Arbeit der großen Biochemikerin Natur darstellt.

Neben dem Chlorophyllgehalt verdient das zwar mengenmäßig geringe (1–2%), aber qualitativ hochwertige *Eiweiß* der grünen Salatblätter eine besondere Beachtung. Wie schon früher erwähnt, ist Eiweiß nicht nur der lebenswichtigste und wirkungskräftigste Bau- und Nährstoff, sondern zugleich der gegenüber chemischen und physikalischen Einflüssen empfindlichste, wandlungsfähigste und unbeständigste. Diese höchst wertvollen Eiweißstoffe nehmen wir in der natürlichen und damit wirkungsvollsten Form mit unseren frischen, grünen Salaten auf; denn sie bringen nicht nur gewissermaßen die Bausteine mit, aus denen der Körper sein eigenes Eiweiß aufbaut, sondern auch die Werkzeuge in Form hochleistungsfähiger Fermente, auch Kathepsine genannt, die zu ihrer Aufspaltung und ihrem Wiederaufbau erforderlich sind.

Die Eiweißforschung, die sich zur Zeit in voller Entwicklung befindet, liefert gerade hierzu zahlreiche neue Erkenntnisse, die das alte Dogma von der Überwertigkeit tierischen Eiweißes widerlegen.

Es erübrigt sich, nach den bisherigen Ausführungen besonders auf den *Mineralgehalt* der grünen Blätter hinzuweisen, da die Bedeutung der Mineralien hinreichend gekennzeichnet wurde. Es genügt, daran zu erinnern, daß der hohe Eisengehalt der Salate, begleitet von kleinen Mengen Arsen und Kupfer, im Verein mit dem relativ hohen *Vitamin-C-Gehalt* die anregende Wirkung des Chlorophylls auf die Blutbildung kräftig unterstützt.

Neben diesen, allen Salaten gemeinsamen Eigenschaften haben die verschiedenen Sorten noch spezielle Eigenschaften, die einer Erwähnung bedürfen.

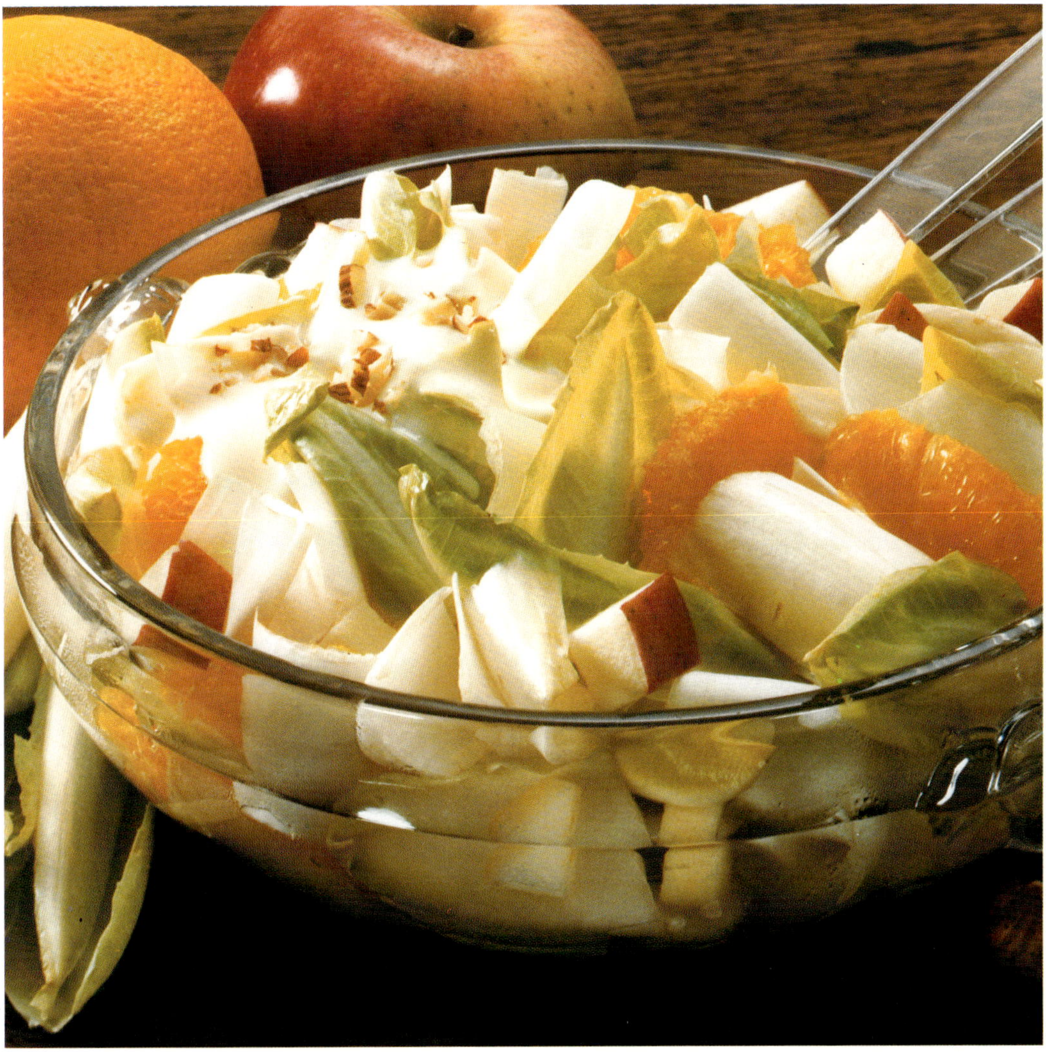

Chicoréesalat mit Früchten

(4 Portionen)

250 g Chicorée · 200 g Äpfel · 200 g Orangen · 1 EL Zitronensaft · 2 EL Orangensaft · 50 g Sahne (10 %) · 1 TL natreen-diätsüße · 10 g gehackte Haselnüsse

Chicorée putzen, das heißt den restlichen Strunk, den bitteren Kern und eventuell die äußeren Blätter entfernen. In fingerbreite Streifen schneiden, kurz abbrausen und gut abtropfen lassen. Äpfel schälen, Kerngehäuse herausschneiden und würfeln. Orangen dick schälen, so daß die weiße Haut mit abgeschält wird. Orangenstücke zwischen den Trennwänden herausfilieren, mit den Apfelstückchen vermischen. Sahne mit Zitronensaft, Orangensaft und natreen verrühren. Chicoréestücke mit dem Obst und der Tunke vermischen. Mit gehackten Haselnüssen bestreuen.

1 Portion enthält: 2 g Eiweiß, 3 g Fett, 14 g Kohlenhydrate; 94 Kalorien (399 Joule)

Chicorée regt die Leber an

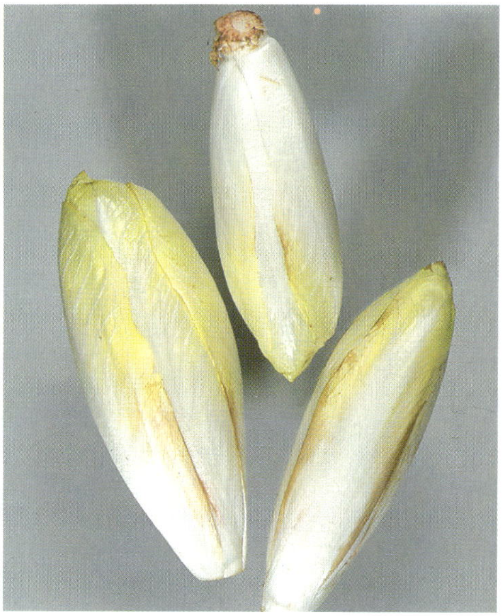

Hauptwirkstoffe in 100 g Frischsubstanz

Eiweiß	1,3 g
Fett	0,2 g
Kohlenhydrate	2,3 g
Natrium	4 mg
Kalium	192 mg
Kalzium	26 mg
Magnesium	13 mg
Phosphor	26 mg
Eisen	0,7 mg
Vitamin A	216 µg
Vitamin B_1	0,05 mg
Vitamin B_2	0,03 mg
Niacin	0,2 mg
Vitamin C	10 mg
Kalorien	16
Joule	67

Eine andere Kulturform der Zichorie ist unter dem Namen Bleichzichorie oder Chicorée bekannt. Sie wird in dunklen Kellern gezogen und weist nur weiße bis leicht gelbliche Blätter auf, die in einer Staude zusammenstehen. In der salat- und gemüsearmen Jahreszeit bildet sie eine willkommene Bereicherung der Küche. Wenn man sie zweckmäßig verwenden will, muß man einige Eigenarten der Chicorée beachten. Zunächst ist Chicorée ziemlich bitter, so daß vielfach angeraten wird, die Stangenenden abzuschneiden und auszuhöhlen, weil hier der größte Teil der Bitterstoffe säße. Das kann natürlich tun, wer auf die Bitterstoffe, die gerade appetitanregend und anregend auf den Gallenfluß wirken, verzichten will. Die häufig gefundene Anweisung, die Stangen zum Waschen und zur Entbitterung in warmes Wasser zu legen, kann dazu führen, daß sich der Bitterstoff noch stärker bemerkbar macht. Man sollte sich damit begnügen, die Stangen in kaltem Wasser zu waschen und etwas liegenzulassen. Lichteinwirkung läßt ebenfalls den Bitterstoff stärker hervortreten. Gallen- und Leberleidende sollten Chicorée so oft wie möglich verzehren.

Chicorée gehört eigentlich zu den Grünblattgemüsen. Wegen der besonderen Kulturbedingungen, nämlich der Aufzucht in dunklen Kellerräumen, wird er aber nicht grün, besitzt daher nicht den grünen Pflanzenfarbstoff Chlorophyll. Er entwickelt aber dennoch nicht viel weniger Nähr- und Wirkstoffe als zum Beispiel der Kopfsalat. Seine Eigenart ist der Bitterstoff, den er allein unter den typischen grünen Salaten besitzt.

Grüner Salat, Eisbergsalat, Endiviensalat, Feldsalat und Chicorée begleiten uns durch die Jahreszeiten.

Man kann aus diesen Salaten auch heilsame Säfte gewinnen. Es empfiehlt sich aber, keine großen Mischungen vorzunehmen und Blatt-, Stengel- sowie Wurzelgemüse von den Gemüsefrüchten zu trennen.

Eisbergsalat knackig und erfrischend

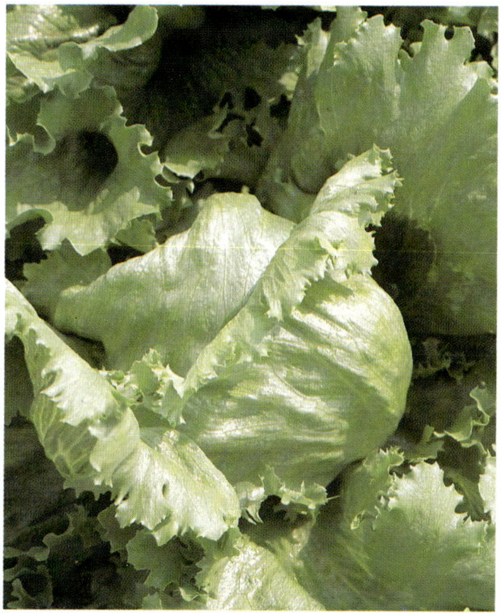

Analysenwerte der Hauptwirkstoffe liegen beim Eisbergsalat in nennenswertem Umfang noch nicht vor.

Der Eisbergsalat *(Lactuca sativa)*, auch abgekürzt Eissalat genannt, kommt aus den USA zu uns und erfreut sich immer größerer Beliebtheit. Er ist ein Kopfsalat, der wie ein junger Weißkohl aussieht und gewissermaßen nur aus Herz besteht. Ein Salat, den man mit Messer und Gabel essen kann und der beim Schneiden und Essen hörbar „kracht", weshalb er häufig auch Krachsalat heißt. Man kann ihn stückweise essen. Im Gemüsefach des Kühlschrankes hält er sich vier bis fünf Tage frisch, auch wenn er schon angeschnitten ist. Beim Putzen werden nur die äußeren Blätter entfernt.

Eisbergsalat schmeckt sehr erfrischend; er wird vorteilhaft mit einer würzigen Marinade oder einem Dressing zubereitet. Nach dem Anrichten fällt er viel weniger zusammen als normaler Salat. Er kann auch mit Tomaten, Zwiebeln oder Radieschen gemischt werden.

Die Menge der *Hauptnährstoffe* gleicht der des Kopfsalats, nämlich 4 % Eiweiß, kein Fett und 4 % Kohlenhydrate. Von einem wesentlichen *Vitamingehalt* kann kaum die Rede sein. Aber wie im Kopfsalat findet sich auch im Eisbergsalat ein *Bitterstoff*, der auf die Verdauungssäfte anregend wirkt. Es läßt sich ferner ein erheblicher *Basenüberschuß* feststellen, der die meist säureüberschüssige Nahrung (besonders tierischer Herkunft) ausgleicht. Außerdem ist das im Eisbergsalat vorhandene Eiweiß von hoher Qualität.

Eisbergsalat ist sehr kalorienarm und deshalb für die Reduktionskost gut geeignet. 100 g Salat enthalten nur 14 Kalorien (59 Joule). Er ist von Oktober bis Dezember erhältlich.

Eisbergsalat wird auch schon bei uns angebaut. Er braucht allerdings etwas weitere Abstände als der Kopfsalat, weil er sich weiter ausdehnt. Eine Anzucht des Salats mit anschließendem Verpflanzen bekommt ihm weniger gut als die Direktsaat. Die Köpfe werden bis zu 1 kg schwer.

Endivien geben Appetit

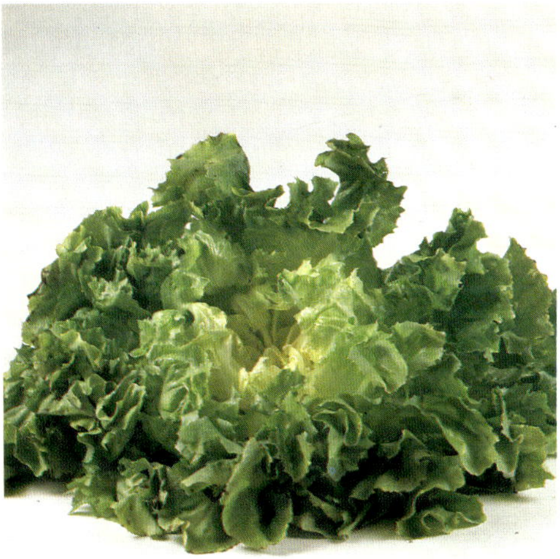

Hauptwirkstoffe in 100 g Frischsubstanz

Eiweiß	1,7 g
Fett	0,2 g
Kohlenhydrate	2,6 g
Natrium	53 mg
Kalium	320 mg
Kalzium	68 mg
Magnesium	13 mg
Phosphor	54 mg
Eisen	1,6 mg
Mangan	0,22 mg
Schwefel	26 mg
Vitamin A	333 μg
Vitamin B_1	0,06 mg
Vitamin B_2	0,1 mg
Niacin	0,4 mg
Vitamin C	10 mg
Kalorien	19
Joule	80

Die Endivie *(Cichorium endivia)*, auch aus der Familie der Korbblütler (Kompositen), bildet mit ihren länglichen, buchtig geschweiften Grundblättern ebenfalls eine bei uns besonders im Spätherbst und Winter beliebte Salatpflanze. Im Gegensatz zum Gartensalat ist die im Juli bis August blühende Pflanze zweijährig. Sie wird jedoch im ersten Jahr und damit vor Ausbildung des Blütenstengels, der bis 1,5 m hoch werden kann und der Wegwarte ähnliche blaue Blüten trägt, geerntet. Obwohl sie schon lange bei uns angebaut wird, ist sie in den östlichen Mittelmeerländern heimisch. Die bei uns häufigste grün- bis gelbblättrige Form hat oft einen leicht bitterlichen Geschmack, der jedoch von den meisten als besonders pikant empfunden wird. Gerade dieser Bitterstoff wirkt galle- und harntreibend.

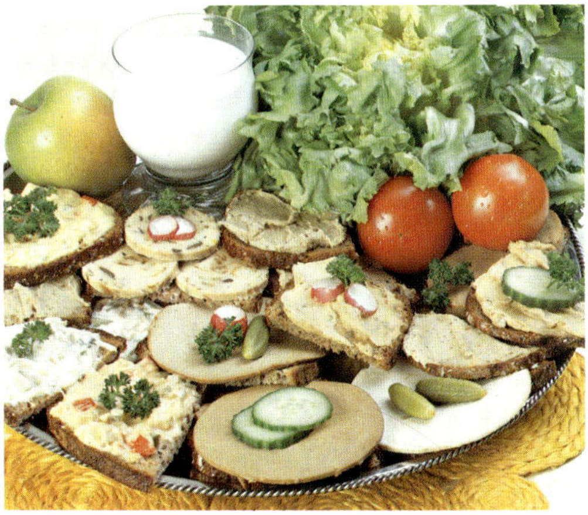

Endivienblätter „beleben" jedes mit pflanzlichem Aufstrich versehene Brot.

Feldsalat hilft über den Winter

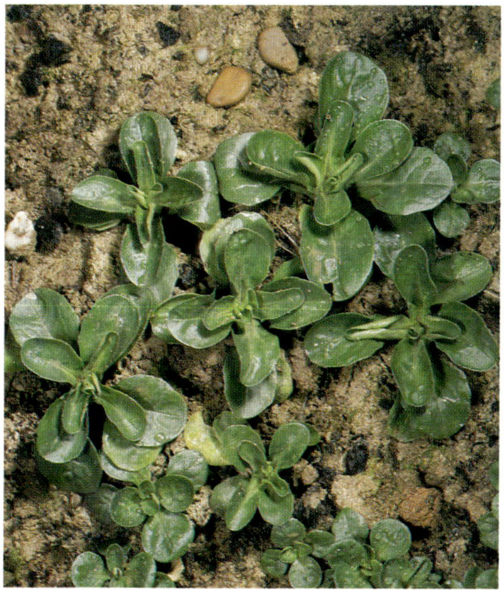

Hauptwirkstoffe in 100 g Frischsubstanz

Eiweiß	1,8 g
Fett	0,3 g
Kohlenhydrate	2,7 g
Natrium	4 mg
Kalium	420 mg
Kalzium	32 mg
Magnesium	13 mg
Phosphor	49 mg
Eisen	2 mg
Vitamin A	650 µg
Vitamin B_1	0,07 mg
Vitamin B_2	0,08 mg
Niacin	0,4 mg
Vitamin B_6	0,2 mg
Vitamin C	26 mg
Kalorien	21
Joule	88

Der Feldsalat *(Valerianella olitoria)* ist auch unter zahlreichen volkstümlichen Namen, wie Ackersalat, Kornsalat, Nisselsalat, Schafmäulchen, Wintersalat und Rapünzchen, bekannt. Er entstammt der Familie der Baldriangewächse. Auf Äkkern, Gartenland, an Wegrändern, Hekken, Zäunen, Bahndämmen, besonders auf feuchten, lehmigen oder kalkhaltigen Böden kommt der Feldsalat häufig wild vor. Er wird aber auch in großen Mengen angebaut.

Im Spätherbst, aber auch an frostfreien Wintertagen und im zeitigen Frühjahr, schneidet man die grundständigen Blattrosetten dicht über dem Boden ab und achtet darauf, daß die Wurzeln nicht mit herausgezogen werden, da sie wieder nachtreiben. Bis zur Verwendung in der Küche kann man sie einen Tag liegenlassen, weil sie dann milder im Geschmack sind. Feldsalat ist besonders für den Kleingärtner ein wertvolles Gewächs, da er den ganzen Winter hindurch den gewöhnlichen Salat ersetzen kann.

Als **Heilpflanze** spielt der Feldsalat keine besondere Rolle. Seine frühere Verwendung gegen *Skorbut* ist wegen seines Vitamin-C-Gehaltes durchaus gerechtfertigt. Es ist nur zu empfehlen, den Salat als Vitamin-C-Träger im Winter und Vorfrühling so häufig wie möglich zu verzehren.

Als **Nahrungsmittel** ist Feldsalat sehr begehrt, da er gerade in einer Zeit zur Verfügung steht, in der wenig vitaminreiches Gemüse oder vitaminreicher Salat zu haben ist. Er kann durchaus dazu beitragen, Vitaminmangelerscheinungen zu verhüten. Man bereitet ihn vorwiegend als Salat, man kann aber auch Kräutersuppen und Gemüse daraus herstellen. Wo die wildwachsende Pflanze zur Verfügung steht, ist sie der angebauten vorzuziehen. Feldsalat wird wie Kopf- und Endiviensalat angerichtet. Man kann ihn auch mit feingeriebenem, rohem Sellerie kombinieren.

Fenchel mildert Bronchialkatarrh

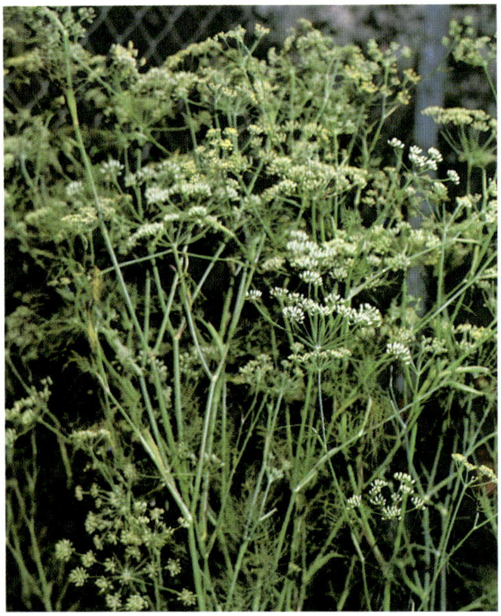

Hauptwirkstoffe in 100 g Frischsubstanz

Eiweiß	2,4 g
Fett	0,3 g
Kohlenhydrate	9,1 g
Natrium	86 mg
Kalium	494 mg
Kalzium	109 mg
Phosphor	51 mg
Eisen	2,7 mg
Vitamin A	783 µg
Vitamin B_1	0,2 mg
Vitamin B_2	0,1 mg
Niacin	0,2 mg
Vitamin C	93 mg
Vitamin E	6 mg
Kalorien	49
Joule	205

Aus der Familie der Doldengewächse (Umbelliferen) stammt der Fenchel *(Foeniculum vulgare)*, den man auch Fenkool, Finkel, Fennich, süßer Fenkel, Brotsamen, Frauenfenchel nennt. Er stammt aus den Mittelmeerländern, wird bei uns angebaut, kommt aber verwildert in ganz West- und Mitteleuropa, besonders auf Schuttplätzen und an Bahndämmen, vor. Hauptanbaugebiete sind vor allem Thüringen, Böhmen und Mähren. Die Abhängigkeit der Pflanze von einem langen, warmen Sommer und einem trockenen Spätsommer sind für den Anbau von Bedeutung.

Das ätherische Öl, das die Früchte mindestens zu 4,5 % enthalten, ist als Hauptwirkstoff anzusehen. Außerdem finden sich im Fenchel 9–12 % fettes Öl, Proteine, Stärke und Zucker. Das Fenchelöl besteht in der Hauptsache zu 50–60 % aus Anethol, einem Phenylpropanabkömmling, außerdem aus verschiedenen Terpenkörpern, d-Fenchon, d-Pinen, Dipenten, Camphen, d-Limonen u. a. Das etwa zu 20 % enthaltene Fenchon erzeugt den etwas bitteren und kampferähnlichen Geschmack.

Die *Wirkung* wird vornehmlich durch das ätherische Öl, vor allem durch das Anethol, das ein gutes auswurfförderndes Mittel darstellt, bestimmt. Es beschleunigt die Tätigkeit der Flimmerhärchen der Atmungswege. Außerdem besitzt das Öl die Fähigkeit, Blähungen zu beseitigen und die Verdauung zu fördern. Die volkstümliche Anwendung von Fenchelabkochungen bei Entzündungen der Augenbindehaut ist wissenschaftlich noch nicht recht gesichert. Ebensowenig läßt sich heute schon die Frage beantworten, ob Fenchel, wie ihm so oft nachgerühmt wird, wirklich ein brauchbares milchförderndes Mittel ist.

Verwendung

Als **Heilpflanze** ist der Fenchel brauchbar bei *Bronchialkatarrh, Asthma, Keuchhu-*

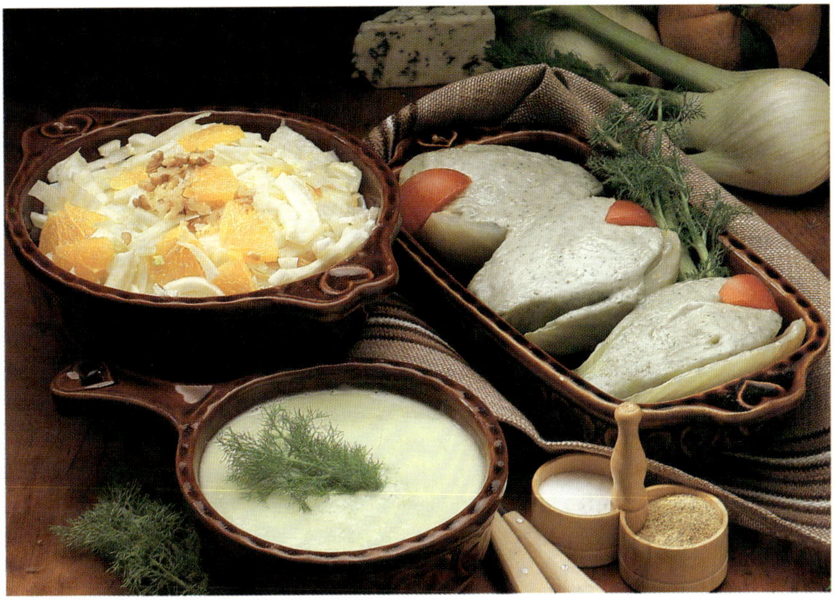

Der Gemüsefenchel läßt sich auf vielfältige Weise verwenden. Unser Bild zeigt eine Fenchelcremesuppe, Fenchelrohkost mit Orangen sowie mit Edelschimmelkäse überbackene Fenchelknollen. Die genauen Rezepte finden Sie im zweiten Band dieses Buches.

sten, Darmblähungen, Magen-Darm-Schwäche und *chronischer Verstopfung.*

Bei der Anwendung als *auswurffördernden Tee* mischen wir zweckmäßig je 25 g Fenchel, Isländisches Moos, Irländisches Moos und Eibischwurzel, gießen auf 1 Eßlöffel dieser Mischung 1 Tasse kochend heißes Wasser, lassen 15 Minuten ziehen und trinken – heiß – mehrmals täglich 1 Tasse.

Zur Verwendung als *blähungstreibenden Tee* mischen wir zu 25 g Fenchel noch je 25 g Anis, Koriander und Kümmel und bereiten uns aus 1 Eßlöffel dieser Mischung einen Aufguß, von dem wir 1–2 Tassen täglich trinken.

Aus den Früchten allein wird mit Wasser oder Milch ein Getränk hergestellt, das Mütter gern ihren kleinen Kindern gegen Blähungen und Erkältungen geben.

Als **Salat- und Gemüsepflanze** werden die jungen Sprossen besonders in Südeuropa gegessen. Dabei handelt es sich aber meist nicht um den Gewürzfenchel *(Foeniculum vulgare* oder *officinale),* sondern um den sogenannten Speisefenchel oder süßen Fenchel *(Foeniculum dulce),* der auch unter den Namen römischer Fenchel, Bologneser Fenchel, Malteser Fenchel und Zwiebelfenchel bekannt ist. Er wird zur Salat- und Gemüsebereitung aus Italien eingeführt. Der Gemüsefenchel treibt aus den Scheiden seiner Grundblätter eine Knolle, aus der man wohlschmeckendes Gemüse und pikante Salate herstellen kann. Der eigentliche Gewürzfenchel hat als Salat- und Gemüsepflanze keine Bedeutung.

Als **Gewürz** erfüllen die Früchte ihren wichtigsten Zweck. Man verwendet sie ganz, da sie zerstoßen oder zermahlen ihr Aroma verlieren. Die Früchte oder das daraus bereitete Öl werden als beliebtes Gewürz vor allem zu süßen Backwaren, Brotsuppen, Aufläufen, Puddings, Fischspeisen, Hühner- und Fleischbrühen verwendet. Ferner nimmt man die Früchte oder die halbreifen Fruchtstände gern zum Einlegen von Gurken und Sauerkraut, meist in Verbindung mit Dill und Estragon. Junge Blätter und junge Sprossen bilden eine würzige Zutat zu Salaten, Gurken und Kräutertunken. Die Blätter allein eignen sich zum Garnieren von kalten Platten.

Gartenkresse reinigt das Blut

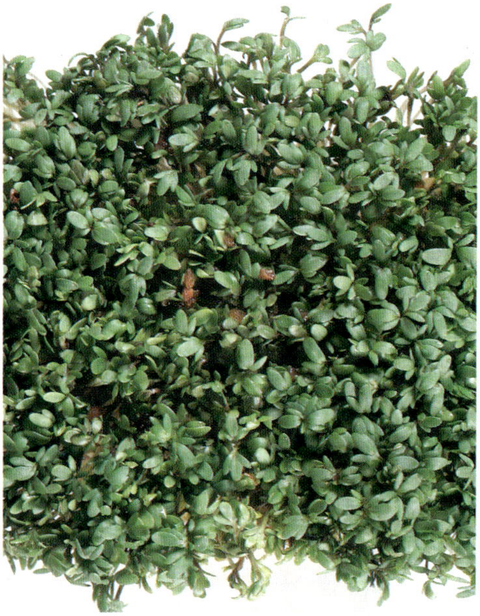

Hauptwirkstoffe in 100 g Frischsubstanz

Eiweiß	4,2 g
Fett	1,4 g
Kohlenhydrate	4,1 g
Natrium	5 mg
Kalium	550 mg
Kalzium	214 mg
Phosphor	38 mg
Eisen	2,9 mg
Vitamin A	365 µg
Vitamin B_1	0,15 mg
Vitamin B_2	0,19 mg
Niacin	1,8 mg
Vitamin C	60 mg
Kalorien	46
Joule	192

Es bleibt noch die Gartenkresse *(Lepidium sativum)* zu erwähnen, die eine Vertreterin der Familie der Kreuzblütler (Kruziferen) darstellt. Sie ist auch unter den Bezeichnungen Fleischkraut, Kassen, Kresse, Pfefferkraut bekannt. Verwildert findet sie sich auf Gras- und Schuttplätzen oder an Bahndämmen. In Gärten wird sie als Salat- und Gewürzpflanze gezogen.

Der Samen keimt sehr schnell schon auf Filterpapier, feuchtem Sand oder Sägemehl, wenn ihm genügend Feuchtigkeit zur Verfügung steht. Da die zarte Pflanze mit ihrem rasenartigen Wachstum auch leicht in Treibhäusern gezogen werden kann, wird sie oft schon in den ersten Monaten des Jahres zum Kauf angeboten. Man kann die ganze Pflanze oder ihren Saft zur ersten Frühjahrskur benutzen; denn ihr Gehalt an Vitamin C, Chlorophyll, Eisen, Arsen und Senfölglykosiden, wie sie auch in den Laucharten, im Rettich und Senf angetroffen werden, läßt sie zur *Anfachung des Stoffwechsels, zur Anregung der Blutbildung, zur Förderung des Magensaft- und Gallenflusses* und zur Anregung der Ausscheidung harnpflichtiger Substanzen durchaus geeignet erscheinen. Und was ist Blutreinigung anderes als die Anregung dieser lebenswichtigen Funktionen?

Man hat früher immer wieder geglaubt, der Brunnenkresse gegenüber der Gartenkresse den Vorzug geben zu müssen. Vergleicht man aber die Nähr- und Wirkstoffgehalte beider Pflanzen miteinander, so dürfte das nicht berechtigt sein, da die Gartenkresse teilweise einen wesentlich höheren Wirkstoffgehalt aufweist.

Das vor der Blüte stehende junge Kraut wird immer zum sofortigen Gebrauch frisch geschnitten, als Salat zubereitet oder als Beigabe zu anderen grünen oder Wildsalaten verwendet. Außerdem eignet sich die Gartenkresse vorzüglich zu Rohkost, auf Quarkbrot und zu Kräuterbutter, wie sie auch zu Kräutertunken, Kräutersuppen und Gemüsen zu empfehlen ist.

Kapuzinerkresse hemmt Bakterienwachstum

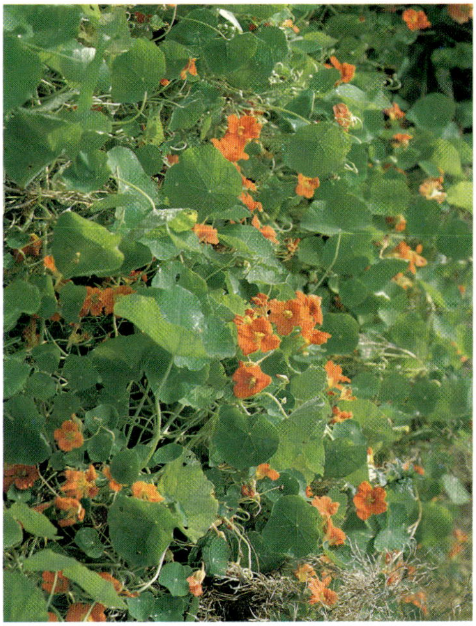

Analysenwerte der Hauptwirkstoffe liegen bei der Kapuzinerkresse in nennenswertem Umfang noch nicht vor.

Die Kapuzinerkresse *(Tropaeolum majus)* darf mit der Gartenkresse natürlich nicht verwechselt werden. Sie ist kein einheimisches Gewächs, sondern stammt aus Südamerika und wird bei uns als Zierpflanze angebaut. Es dürfte jedoch außerordentlich aufschlußreich sein zu erfahren, daß diese Pflanze eine starke Hemmkraft gegen Bakterien entfaltet. Dabei kommt vor allem der Tatsache, daß der chemisch noch unbekannte Wirkstoff seine Kraft sogar im flüchtigen, gasförmigen Zustand entfaltet, große praktische Bedeutung zu.

Der deutsche Gelehrte Professor *Winter* wies schon vor einiger Zeit in Eigenversuchen nach, daß bei Genuß eines aus Kapuzinerkresse bereiteten Salates der gasförmige Bakterienhemmstoff der Kapuzinerkresse noch nach neun Stunden im Urin vorhanden war. Weitere Versuche ergaben seine Wirksamkeit gegen zahlreiche Krankheitserreger, vor allem *Eitererreger, Darmbakterien,* auch bei *Typhus, Ruhr, Diphtherie* und *Lungenentzündung.*

Hier zeigt sich also wieder, wie die Natur uns auf überraschend einfache Weise die Heil- und Schutzkräfte unserer Pflanzenwelt darbietet, wenn wir sie nur zu nutzen verstehen.

Es ist besonders eindrucksvoll, daß unsere ganze moderne Behandlung der durch Bakterien bedingten Infektionskrankheiten mit den neuesten Bakterienhemmstoffen, wie Penicillin und vielen anderen, hier schon ihr schönstes und sogar besseres Gegenstück findet, da unsere künstlich hergestellten Stoffe in der Regel noch eingespritzt werden müssen, während wir mit der Kapuzinerkresse nur einen würzig schmeckenden Salat zu uns zu nehmen brauchen.

Man nimmt dazu jeweils 5–10 g Kapuzinerkresse und ißt diesen Salat mehrmals täglich. Natürlich wird es noch einige Zeit dauern, bis wir die Grenzen der Wirksamkeit der Kapuzinerkresse einwandfrei erkannt haben.

Kopfsalat bringt guten Schlaf

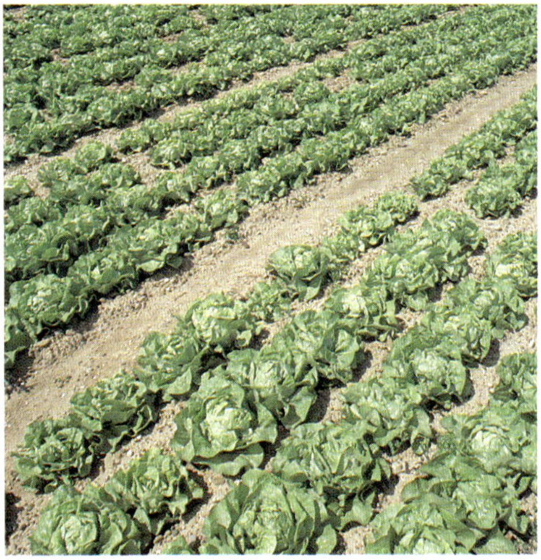

Hauptwirkstoffe in 100 g Frischsubstanz

Eiweiß	1,4 g
Fett	0,2 g
Kohlenhydrate	2,2 g
Natrium	10 mg
Kalium	194 mg
Kalzium	23 mg
Magnesium	11 mg
Phosphor	31 mg
Eisen	0,7 mg
Vitamin A	150 µg
Vitamin B_1	0,06 mg
Vitamin B_2	0,08 mg
Niacin	0,4 mg
Vitamin B_6	0,07 mg
Pantothensäure	0,1 mg
Vitamin C	10 mg
Vitamin E	0,4 mg
Kalorien	17
Joule	71

Der Gartensalat, auch Garten-Lattich *(Lactuca sativa)* genannt, gehört mit seinen verschiedenen Kulturformen (Kopfsalat, Schnittsalat, Kraussalat) zur Familie der Korbblütler (Kompositen). Er ist einjährig und blüht von Juni bis August. Man erntet ihn, bevor er seinen bis zu 1 m hoch werdenden Blütenstengel treibt oder, wie man so schön sagt, bevor der Salat „schießt". Der Kopfsalat steht in dem Ruf, beruhigend auf die Nerven zu wirken und einen ruhigen Schlaf herbeizuführen. Diese sehr alte Beobachtung ist uns heute verständlich; denn die chemische Analyse ergab einen Wirkstoff, der dem Opium nahesteht und daher beruhigend, schlaffördernd und hustenreizlindernd wirkt, wobei sich dieser Wirkung eine krampflösende hinzugesellt, die auf einem ebenfalls nachgewiesenen geringen Gehalt an Hyoscyamin beruht.

Das große Heer der nervös überreizten und daher meist auch schlaflosen Menschen sollte allein aus diesem Grunde schon Salat zum regelmäßigen Bestandteil der Abendmahlzeit machen. Einige frische Salatblätter lassen sich auch ohne Salattunke zum Brot verzehren.

Wer in der Lage ist, sich mit einer elektrischen Saftzentrifuge frischen Salatsaft herzustellen, gewinnt damit natürlich einen kostbaren Schlaftrunk, den man durch Zusatz von Zitronensaft schmackhaft machen kann. Selbstverständlich werden wir dieses natürliche Wirkstoffgemisch jedem chemisch-synthetischen Schlafmittel vorziehen.

Am Ende der Grünblattsalate ist es sinnvoll, noch kurz den Wert des Grünblatteiweißes zu erwähnen. Wenn der Eiweißgehalt der grünen Salatblätter auch nicht hoch ist – er schwankt von 1,2 bis 4,2 % –, so ist dieses Eiweiß doch von so hoher Qualität, daß es besonders geeignet erscheint, die nicht vollwertigen Eiweißstoffe der Samen (Getreide und Hülsenfrüchte) zu vervollständigen.

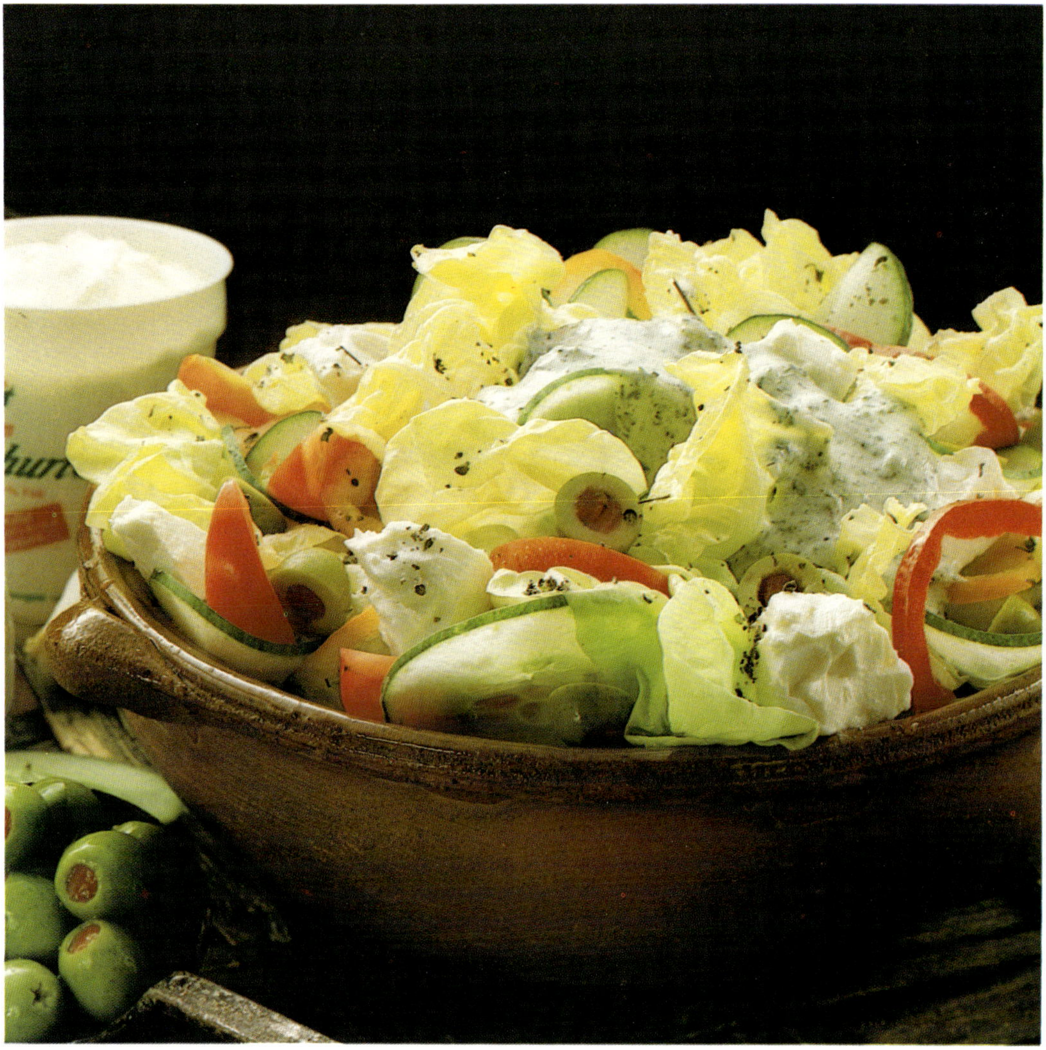

Zyprischer Salat (4 Portionen)

1 Kopfsalat · je 1 kleine rote und grüne Paprikaschote · 3 Tomaten · ½ kleine Salatgurke · 10 halbierte Oliven · 100–150 g Schafskäse

Salatsauce: **1 Becher Bioghurt · 2 EL gehackte Kräuter (Dill, Petersilie, Schnittlauch) · 1 Knoblauchzehe · 2–3 TL Zitronensaft · 1 EL Öl · je ¼ TL Basilikum und Majoran · 1 Messerspitze geriebenen Thymian · ¼ TL Paprika · Meersalz**

Kopfsalat waschen, gut ausschütteln und zerpflücken. Paprikaschoten waschen, entkernen und zu Ringen schneiden. Tomaten achteln und die gut gewaschene Salatgurke in Scheiben schneiden. Oliven und in kleine Stücke zerteilten Schafskäse mit allen Salatzutaten locker in einer Schüssel mischen. Die Zutaten für die Salatsauce mit einer Gabel fest durchschlagen und über den Salat gießen.

1 Portion enthält: 8 g Eiweiß, 8 g Fett, 9 g Kohlenhydrate; 145 Kalorien (605 Joule)

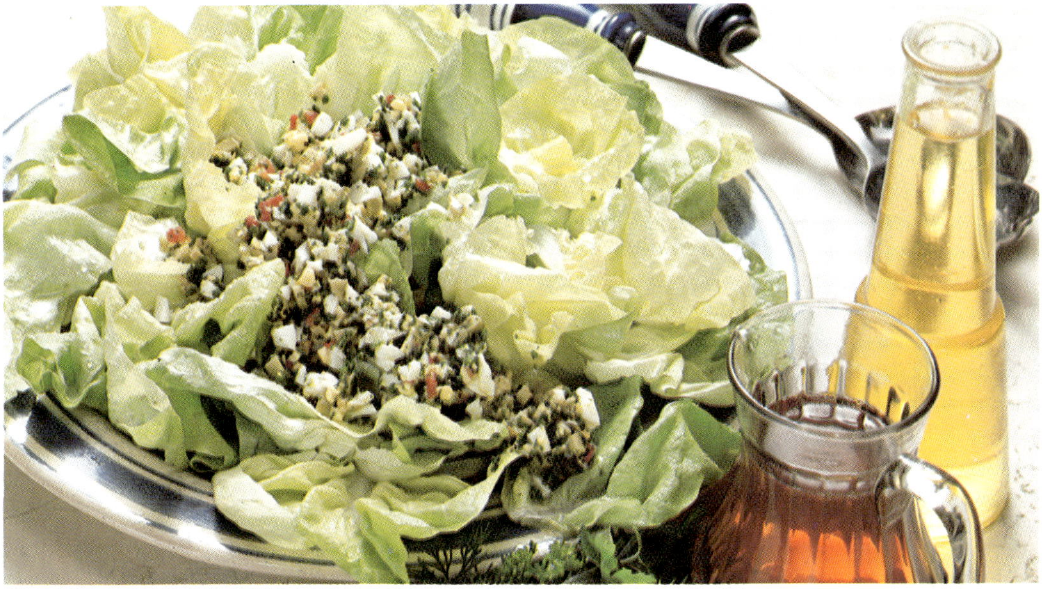

Die Bedeutung der Rohkost

Rohkost hat vielfältige Wirkungen. Schon durch den Anblick und den Duft einer frischen, farbenfrohen Rohkostplatte wird der Appetit angeregt, das heißt aber, daß die Verdauungsdrüsen bereits ihre Säfte produzieren. Rohkost ist kalorienarm, sättigt aber durch ihren hohen Füllungswert gut. Alle Übergewichtigen können davon profitieren. Sie können sich an Salaten und Gemüsen sättigen und doch ihr Gewicht vermindern, zumal Salate und Gemüse alle Ausscheidungen, insbesondere aber die Darmausscheidungen, wegen ihres hohen Faserstoffgehaltes anregen.

Der immer wieder geäußerte Einwand, daß die Rohkost schlecht ausgenutzt würde und die guten Inhaltsstoffe der Zellen dabei nicht zur Geltung kämen, ist unbegründet. Die Zellwände bestehen zwar aus unverdaulichen Faserstoffen, die durch die Verdauungssäfte nicht „aufgebrochen" oder aufgelöst werden. Sie vermögen aber durch die Zellwände hindurch in die Zellen einzudringen, die Nahrungsstoffe und Wirkstoffe zu lösen, so daß diese dann ihrerseits die Zellwände nach außen durchdringen können und damit in den Darm gelangen, aus dem sie dann durch die Darmzotten ins Körperinnere aufgenommen werden. Das Eiweiß der Rohkostspeisen wird nach unserem heutigen Wissen gut ausgenutzt.

Eine besondere Wirkung entfaltet die Rohkost auf das Blutgefäßsystem, und zwar besonders auf die haarfeinen Endausläufer, die Kapillaren, durch deren Wandungen der Stoffaustausch durch das Zwischengewebe (Mesenchym) in die Organzellen erfolgt. Hier hält Rohkost die zarten Gefäßwandungen intakt und funktionsfähig. Dadurch wird nicht nur der Gesundheitszustand ganz allgemein verbessert, sondern auch die allgemeine körperliche und damit auch sportliche Leistungsfähigkeit gesteigert.

Magnesium ist aktiv an der Zellatmung beteiligt und unterstützt dadurch die natürliche Abwehr gegen Krebs. Magnesiumreiche Nahrungsmittel sind also notwendig; dazu liefern die Salatgemüse einen wertvollen Beitrag.

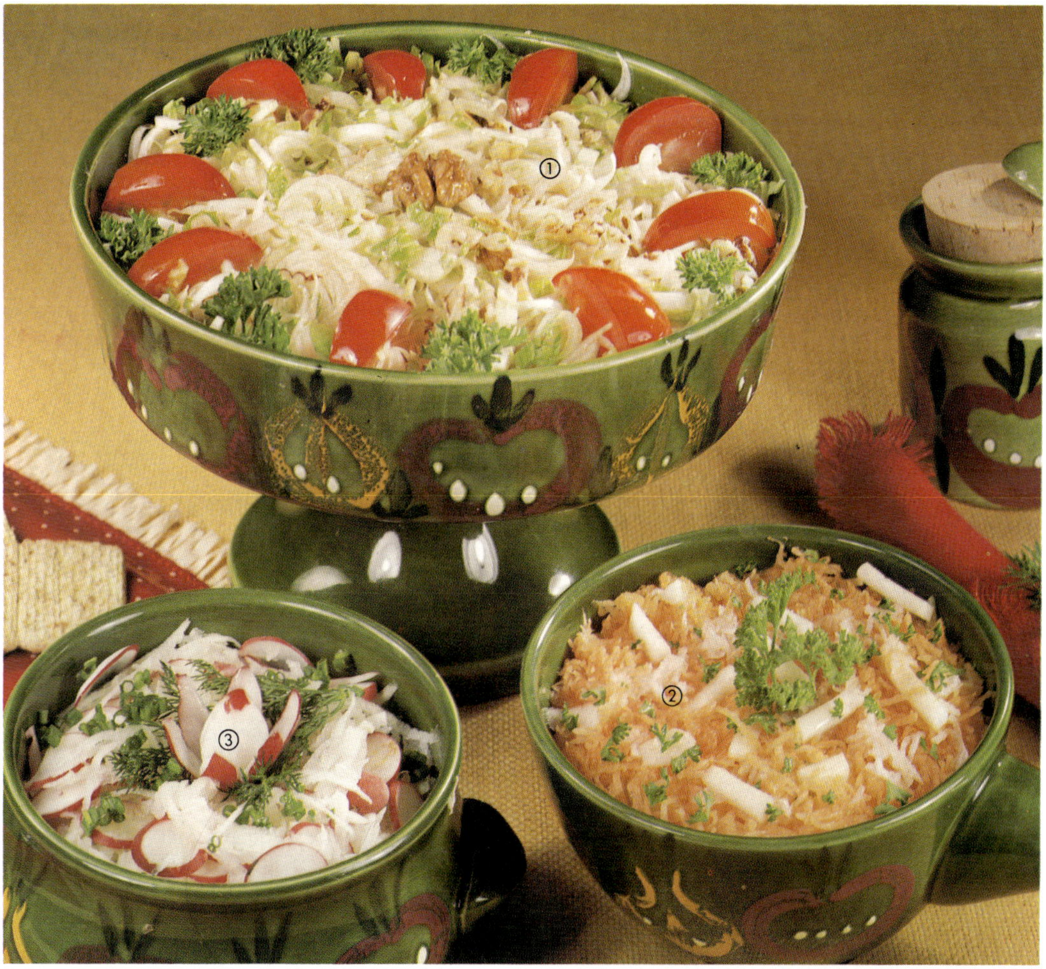

Chicorée-Salat ①

500 g Chicorée · 50 g Walnüsse · 2–3 Tomaten · 2 EL kaltgeschlagenes Öl · 2 EL Apfelessig · ½ TL Senf · Petersilie

Die Chicorée waschen und am unteren Ende von ihrem bitteren Kern befreien. In feine Streifen schneiden und mit der Marinade (aus Öl, Apfelessig und Senf) und den gehackten Walnüssen vermengen. Mit Tomatenschnitzen und Petersilie garnieren.

Kohlrabi-Rohkost ③

2 zarte Kohlrabi (250 g) · 2 Bund Radieschen (200 g) · 2 EL kaltgeschlagenes Öl · 2 EL Zitronensaft · 1 TL Senf · Schnittlauch · Dill

Aus Öl, Zitronensaft und Senf eine Sauce bereiten und kräftig abschmecken. Die abgezogenen Kohlrabi in die Sauce raffeln, die Radieschen in feinen Scheibchen hineinschneiden und das Ganze mit Schnittlauch und Dill vermischen.

Möhren-Rohkost ②

400 g Möhren · ¼ l saure Sahne · 2 EL geriebener Meerrettich · 2 EL Zitronensaft

Die saure Sahne mit dem Zitronensaft verrühren, den Meerrettich hinzufügen und die Möhren in die Sauce reiben.

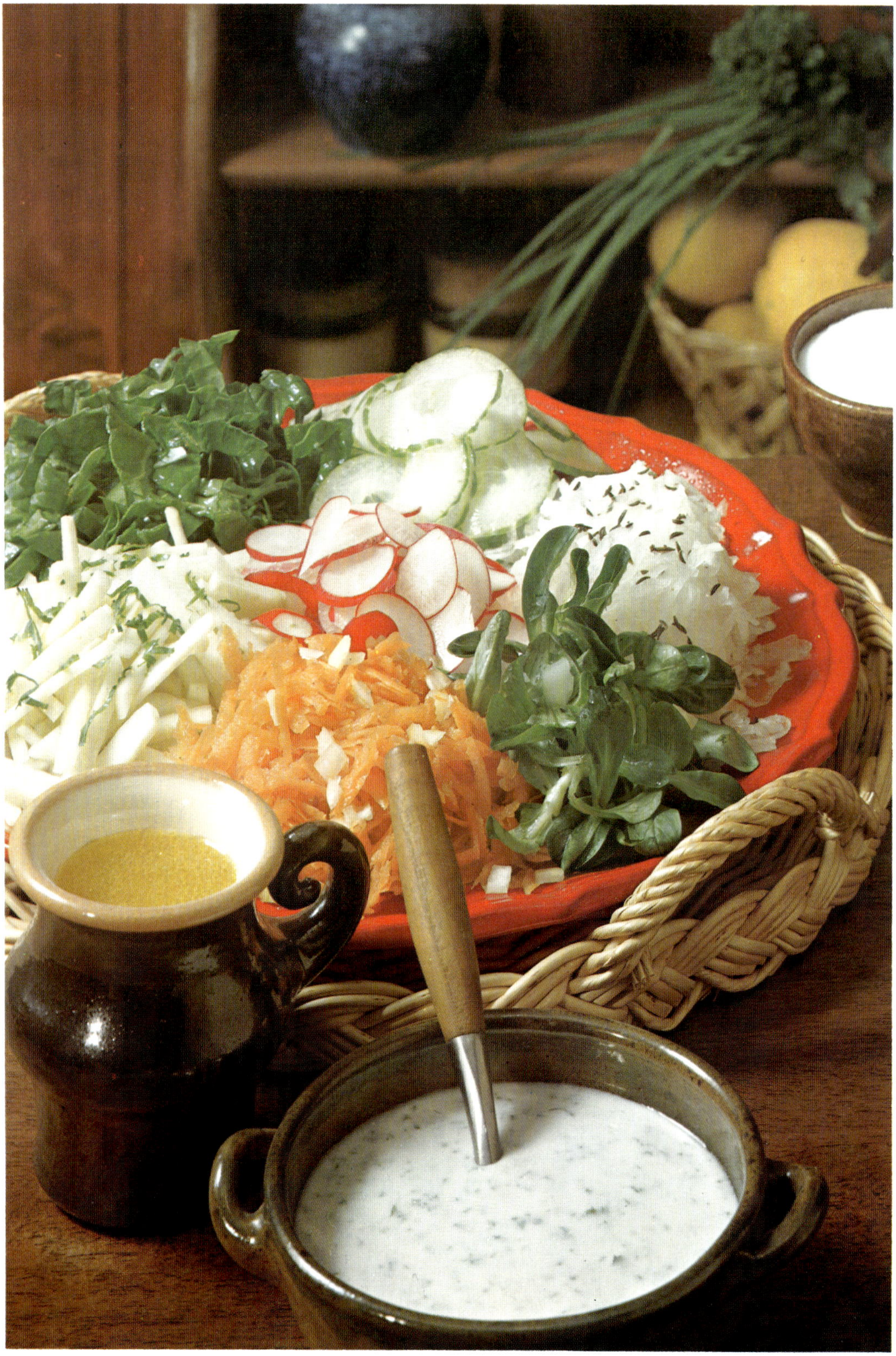

Nähr- und Wirkstoffübersicht der Grünen Salate

100 g eßbarer Substanz enthalten im Durchschnitt		Chicorée	Endiviensalat	Feldsalat	Fenchel	Gartenkresse	Kopfsalat
Eiweiß	in Gramm	1,3	1,7	1,8	2,4	4,2	1,4
Fett	in Gramm	0,2	0,2	0,3	0,3	1,4	0,2
Kohlenhydrate	in Gramm	2,3	2,6	2,7	9,1	4,1	2,2
Kalorien		16	19	21	49	46	17
Joule		67	80	88	205	192	71
Natrium	in Milligramm	4	53	4	86	5	10
Kalium	in Milligramm	192	320	420	494	550	194
Kalzium	in Milligramm	26	68	32	109	214	23
Magnesium	in Milligramm	13	13	13	—	—	11
Phosphor	in Milligramm	26	54	49	51	38	31
Eisen	in Milligramm	0,7	1,6	2	2,7	2,9	0,7
Chlor	in Milligramm	—	71	17	—	—	50
Mangan	in Milligramm	—	0,22	—	—	—	0,8
Kupfer	in Milligramm	—	0,09	—	—	—	0,07
Schwefel	in Milligramm	—	26	57	—	—	12
Vitamin A	in µg	216	333	650	783	365	150
Vitamin B_1	in Milligramm	0,05	0,06	0,07	0,2	0,15	0,06
Vitamin B_2	in Milligramm	0,03	0,1	0,08	0,1	0,19	0,08
Niacin	in Milligramm	0,2	0,4	0,4	0,2	1,8	0,4
Vitamin B_6	in Milligramm	—	—	0,2	0,1	—	0,07
Pantothensäure	in Milligramm	—	—	—	0,25	—	0,1
Vitamin C	in Milligramm	10	10	26	93	60	10
Vitamin E	in Milligramm	—	—	—	6	—	0,4
Vitamin K	in Milligramm	—	—	—	—	—	—

Anmerkungen zur Tabelle

Der Wert der Salate läßt sich nicht nach ihrem Gehalt an den eigentlichen Nährstoffen Eiweiß, Fett und Kohlenhydrate messen. Gesundheit und Leistungsfähigkeit hängen ebensosehr von den Wirkstoffen ab. Wir verstehen darunter Vitamine, Mineralien, Spurenstoffe, Ballaststoffe, Farbstoffe, ätherische Öle mit ihren Duftstoffen, Geschmacksstoffe und Fermente (= Enzyme). Alle diese Stoffe, die eine Unzahl von Stoffwechselvorgängen steuern, sind in den Salaten sehr reich vertreten. Die Tabelle zeigt, wie diese Stoffe über alle Salatgemüse verteilt sind, wobei manche Salate mit einzelnen Wirkstoffen besonders herausragen.

Besonders charakteristisch für die Salate und Salatgemüse ist ihr Verzehr als Rohkost (Rohkostvorspeise, reine Rohkostmahlzeiten, Rohkosttage).

Wildgemüse – Wildsalate

Unter Wildgemüse und Wildsalaten fassen wir die wildwachsenden Pflanzen zusammen, die man als Gemüse oder Salat zubereiten kann. Meist greift man nur in Notzeiten darauf zurück, obwohl eine gelegentliche oder auch dauernde Verwendung aus gesundheitlichen Gründen durchaus gerechtfertigt und wünschenswert ist. Viele Wildpflanzen kommen aber nur in bestimmten Gegenden vor und besitzen deshalb nur örtliche Bedeutung. Manche Wildgemüse und Wildsalate werden heute auch kultiviert, wie Brunnenkresse, Kerbel und Nachtkerze. Jedoch – man lese einmal in den folgenden Abschnitten über die Wildgemüse und Wildsalate nach. Es ist erstaunlich, welche Nähr-, Wirk- und Heilkräfte in ihnen versteckt sind und eigentlich brachliegen. Die Brennessel und der Löwenzahn sind z. B. ausgesprochene Heilmittel. Hier wird man wieder daran erinnert: Die Natur ist unsere größte Apotheke!

Meist erinnert man sich nur in Notsituationen an die zahlreichen wildwachsenden Pflanzen, die durchaus einen würzigen Salat oder ein gutes Gemüse abgeben. Die meisten Menschen kennen die Pflanzen aber gar nicht. In vielen Fällen scheut man auch die nicht immer einfache Arbeit des Sammelns. Es lohnt sich aber, diese Pflanzen kennenzulernen oder sich wenigstens mit einigen Arten von ihnen vertraut zu machen und sie zu sammeln.

Ich erinnere mich immer wieder, wie unsere Mutter uns, meinen Bruder und mich, auf den Spaziergängen in dem hügeligen Gelände des Bergischen Landes mit seinen zahlreichen kleinen Bächen und Flüßchen auf Bachbunge, Brunnenkresse oder verwilderten Borretsch aufmerksam machte. Sie zeigte uns, was gesammelt werden mußte, und schnell war eine Tasche, die sie meist mitführte, gefüllt. Solche kleinen Erlebnisse gehen ein ganzes Leben lang mit.

IN DIESEM KAPITEL:

- Bärenlauch erhält jung und frisch
- Brennessel hilft aus vieler Not
- Brunnenkresse verhütet Mangelkrankheiten
- Guter Heinrich als Frühgemüse
- Gundermann regt alle Drüsen an
- Kerbel ist ein Frühjahrskraut
- Löwenzahn braucht jedermann
- Nachtkerze liefert uns Frühsalat
- Sauerampfer fegt den Darm

Bärenlauch erhält jung und frisch

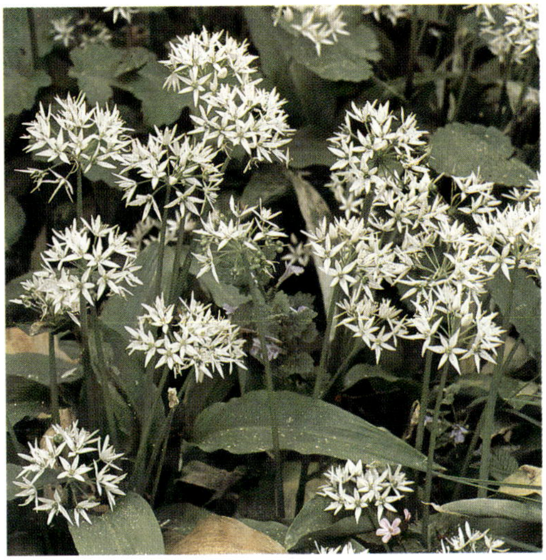

Den Bärenlauch *(Allium ursinum)* nennt man auch wilden Knoblauch, Waldlauch, Bärlauch, Zigeunerlauch und Waldknoblauch. Er gehört zu den Liliengewächsen (Liliazeen). Fast in ganz Europa und im nördlichen Asien, besonders in Gebirgsgegenden, findet er sich meist gesellig in schattigen, feuchten Wäldern, in Parkanlagen und unter Hecken, besonders auf fettem Boden.

Der Anbau ist nicht üblich und bei der verhältnismäßig weiten Verbreitung und der noch zu großen Unkenntnis seiner Heil- und Würzkraft nicht lohnend. Im Frühjahr sammelt man die jungen Blätter. Sowohl für Arzneizwecke als auch als Würzkraut wird der Bärenlauch am besten frisch verwendet, da er beim Trocknen viel von seiner Wirkung einbüßt.

Der wichtigste Inhaltsstoff ist das Bärenlauchöl, in dem bisher die schwefelhaltigen Kohlenwasserstoffe Vinylsulfid, Vinylpolysulfid, geringe Mengen Mercaptan und ein Aldehyd gefunden wurden *(Semmler)*.

Wirkungsweise

Der Bärenlauch wirkt auf die Drüsen des Magen-Darm-Kanals anregend, vermehrend auf alle Verdauungssäfte, besonders auch auf die Galle. Das Wachstum schädlicher Darmbakterien wird gehemmt und die Muskulatur des Verdauungskanals beruhigt. Bei Angehörigen bewegungsarmer Berufe werden Krämpfe und Koliken bei Verstopfung beseitigt. Da das Bärenlauchöl zum großen Teil durch die Lunge wieder ausgeschieden wird, wirkt es dabei lösend, auswurffördernd und beruhigend auf die Atmungswege.

Die angeführten Wirkungen bilden ferner die Grundlage für das Verständnis der allgemein umstimmenden, blutreinigenden Wirkung. Auf dem Wege über die Regelung der Verdauungsverhältnisse kommt außerdem eine blutdrucksenkende Wirkung bei zu hohem Blutdruck zustande. Gleichzeitig bessert sich dadurch die Durchblutung der Herzkranzgefäße, und die Herzleistung erfährt eine Steigerung, was für die Leistungsfähigkeit, das Allgemeinbefinden und das psychische Verhalten des Kranken nicht zu unterschätzen ist. Schließlich fand *Zaffron* eine Verbesserung der Säureverhältnisse des Magens. Die vielseitige Wirkung erklärt die zahlreichen Heilanzeigen.

Der Bärenlauch wirkt also

1. auf den Verdauungsapparat (Magen, Darm, Leber, Galle),
2. auf die Luftwege,
3. auf die Kreislauforgane und
4. auf die Körpersäfte.

Die Wirkungen decken sich weitgehend mit denen des Knoblauchs, so daß die Anwendung des wildwachsenden Bärenlauchs als Ersatz für Knoblauch durchaus gerechtfertigt ist. Er hat nur den einen

Nachteil, daß man ihn nicht so gut wie Knoblauch aufbewahren kann, sondern frisch verwenden muß.

Verwendung

Als **Heilpflanze:** Bei Verdauungsstörungen, Durchfall und Verstopfung auch infektiöser Natur, Lungenkatarrh, Bronchialkatarrh, Lungenerweiterung, hohem Blutdruck und Verkalkung, Leber- und Gallenleiden, Spul- und Madenwürmern, vorbeugend bei Infektionskrankheiten, zur Blutreinigung und Entgiftung des Organismus besonders bei Frühjahrskuren, bei Hautkrankheiten auf Grund eines krankhaften Stoffwechsels.

Als **Gemüse- und Salatpflanze:** Die im Frühjahr gesammelten frischen Blättchen werden einfach wie Salat hergerichtet und so verspeist. In dieser Form soll die blutreinigende Wirkung besonders kräftig sein. Wir haben damit einen typischen Wildsalat für die Blutreinigungskur im Frühjahr.

Als **Würzpflanze:** Kleingeschnitten besitzen die Blättchen gute Würzkraft in Salaten, Suppen, Tunken, Gemüsen und Rohkostgerichten. Überhaupt vermag der Bärenlauch den Knoblauch in jedem Falle voll und ganz zu ersetzen.

Obwohl der Bärenlauch eine wirksame Heil- und Würzpflanze darstellt und dem Knoblauch sehr ähnlich ist, hat er sich nicht durchgesetzt. Er hat auch den Nachteil, daß man ihn schlecht aufbewahren kann und daß er kaum zu kaufen ist. Wer in ländlichen Wohngegenden einen Standort kennt, sollte ihn dort aufsuchen und sich mit ihm anfreunden. Natürlich kann man ihn nicht in größeren Mengen verwenden. Rohkostsalate und Frischgemüse lassen sich gut mit ihm würzen.

Brennessel hilft aus vieler Not

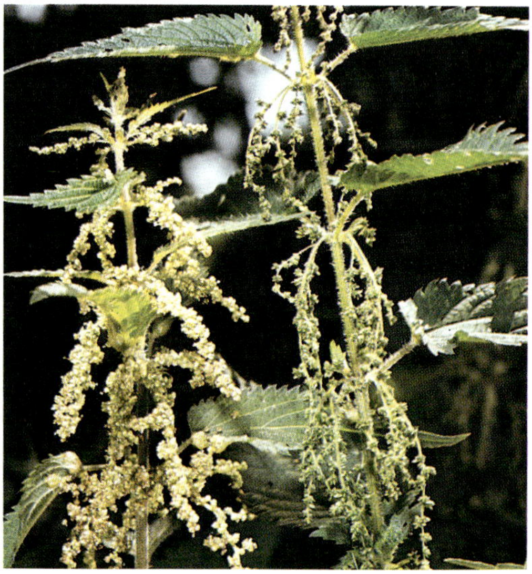

Donnernessel, Sengessel, Brennettel, Sennessel und Sönw-Neßle sind volkstümliche Namen für die fast über die ganze Erde verbreitete Brennessel *(Urtica dioica)*. Überall in Gebüschen, an Hecken, Zäunen und Waldrändern ist sie zu finden.

Besondere Kennzeichen gehören zum Sammeln nicht, da die Brennessel jedem bekannt ist. Man zupft die Blätter einzeln ab. Beim Sammeln sind Handschuhe zu empfehlen. Bei größeren Stengeln kann man auch die Blätter nach unten abstreifen, es dürfen jedoch keine Blütenrispen untermischt werden. Die zum Trocknen ausgelegten Blätter werden oft gewendet und trocknen dann rasch und leicht. Sie dunkeln etwas nach, dürfen aber weder schwarz noch brüchig werden. In Pappschachteln oder Blechdosen aufbewahren und öfter nachsehen!

Die bis heute bekannten Wirkstoffe sind:

Eisen, Chlorophyll, Lezithin, Gerbstoff, ein noch nicht näher bekanntes Glykosid, ein dem Spinatsekretin ähnliches Sekretin, Ameisensäure, Schleimstoffe, Wachs, Karotin, Vitamin A und zahlreiche Mineralien, besonders Kalk und Kalzium als Nitrate, Kieselsäure, Magnesium und Mangan. Nach *F. Fluri* soll die Brennwirkung durch eine den Harzsäuren nahestehende Substanz und nicht durch einen Eiweißkörper hervorgerufen werden.

Wirkungsweise

Die zahlreichen wertvollen Inhaltsstoffe lassen schon eine vielseitige Wirkung vermuten. Obwohl man diesem lästigen „Unkraut" meistens in großem Bogen aus dem Wege geht, um keine nähere Bekanntschaft mit seinen Brennhaaren zu machen, stekken gerade in dieser verachteten und so allgemein verbreiteten Pflanze unschätzbare Heil- und Nährkräfte. Leider ist die wissenschaftliche Forschung noch nicht näher in die Wirkungsweise dieser Heilpflanze eingedrungen, so daß wir lediglich auf Grund der Erfahrung und der Inhaltsstoffe, Vitamine und Mineralien ihre vielfältigen Wirkungen begreifen.

Die Brennessel hat eine entwässernde *(harntreibende)* Wirkung, die der des schwarzen Tees gleichwertig, wenn nicht überlegen ist. Das Sekretin wirkt *safttreibend auf Magen, Darm, Bauchspeicheldrüse und Galle.* Mit der Verbesserung der Absonderung der Verdauungssäfte geht gleichzeitig eine Anregung der Bewegung des Darmes einher.

Der Gehalt der Brennessel an organisch gebundenem Eisen und Chlorophyll befähigt sie zur Anregung der *Blutbildung.* Es kommt zur Vermehrung des roten Blutfarbstoffs und der roten Blutkörperchen. Die Wirkung ist ähnlich der des Spinatsaftes.

Wie die Heidelbeerblätter beeinflußt die Brennessel sehr günstig den *Zuckerstoffwechsel* bei Zuckerkranken, die auf diese natürliche Weise Insulinspritzen sparen können. Die Wirkung muß natürlich im Einzelfall ärztlich kontrolliert werden!

Die stopfende Wirkung der Brennessel macht sich bei einer Reihe von Durchfallserkrankungen bemerkbar. Umgekehrt kann sie aber auch leicht abführend wirken, so daß man ohne Übertreibung von einer *darmregulierenden Fähigkeit* sprechen darf.

Eine starke Durchblutung der Haut und der tieferen Organbezirke erzielt man, wenn die Haut mit älterem Brennesselkraut geschlagen wird (die „Urtikation" der Alten). Diese Durchblutungssteigerung wirkt sich günstig bei den verschiedensten rheumatischen Muskel- und Gelenkprozessen aus.

Verwendung

Als **Heilpflanze** ist Brennesseltee, den man durch fünf Minuten langes Kochen zerkleinerter Blätter in 200 ccm Wasser herstellt und dreimal täglich trinkt, angezeigt bei: Nierenkoliken mit Sand- und Steinabgang, Herzversagen mit Stauungen, Nierenentzündung, Gelbsucht, Darmkoliken, Magenkrämpfen, Magen-Darm-Katarrhen, Blutarmut (sek. Anämie). Hierbei ist der Rohsaft am besten! Weiterhin bei Blutharnen, Bluthusten, Blutbrechen, zu starker und zu häufiger Periode, Hämorrhoidalblutungen, wobei immer der Arzt zu Rate gezogen werden muß! Bei Stoffwechselleiden, wie Zuckerkrankheit, als unterstützendes Mittel, bei Rheuma, Gicht, auch bei äußerer Anwendung (Urtikation).

Als Brennesselessig bei Haarausfall.

Als **Salat- und Gemüsepflanze:** Die große arzneiliche Kraft, insbesondere die durchgreifende Wirkung auf den Stoffwechsel, läßt schon verständlich erscheinen, daß die Brennessel als Frühjahrsgemüse und -salat bei Blutreinigungskuren von wesentlicher Bedeutung ist. Im ersten Weltkrieg lernte man die Brennessel als ein dem Spinat sehr ähnlich schmeckendes Gemüse kennen und schätzen. Leider vergaß man das in heimischer Erde gefundene Gut nur allzuschnell wieder und glaubte, nur das sei gut, was auch etwas kostet. In ungeheuren Mengen wächst dieses gesunde und bekömmliche Gemüse; es könnte gut mancher Hausfrau viele Groschen ersparen, wenn sie dieses Gemüse im Haushalt mit verwenden würde.

Brennesseln schmecken nicht nur wie Spinat, sie werden auch ebenso zubereitet. Wir nehmen jedoch möglichst nur junge Sprossen und Blätter dazu. Da sie überall in großer Menge vorkommen, können wir schon etwas wählerisch sein. Man kann die Brennesseln auch mit Mangold, Spinat oder Melde mischen und so geschmackliche Veränderungen erzielen. Zunächst kocht man die ganzen Blätter in Salzwasser ein wenig weich, seiht ab, drückt sie aus und wiegt sie jetzt erst fein. Anschließend bereitet man eine helle Mehlschwitze, gibt die feingewiegten Zwiebeln und die Brennnesseln hinein und gießt wieder etwas Kochwasser und Milch hinzu. Das Ganze kocht man nochmals 15 Minuten. Wer lieber auf die Mehlschwitze verzichtet, bindet das Gemüse durch Zugabe einer geriebenen rohen Kartoffel.

Ähnlich verfährt man bei der Zubereitung einer *Brennesselsuppe.* Junge Brennesselblätter werden zunächst in Salzwasser weich gekocht, dann fein gewiegt, in Butter gedünstet, mit dem Kochwasser aufgegossen, mit Mehl gedickt und nach Zugabe von Borretsch, Dill und einigen Kartoffelscheiben fertiggekocht.

Brennesselsalat: Die jungen Sprossen und Blätter lassen sich gut zu Salat verarbeiten. Setzt man gleiche Teile Löwenzahn, Sauerampfer und Schafgarbe hinzu, so bekommt man einen Frühlingssalat von blutreinigender Kraft.

Als **Würzpflanze:** Eine besondere Würzkraft oder einen besonderen würzigen Geschmack haben die Brennesselblätter zwar nicht, dennoch verwendet man sie auch wie andere Gewürze wegen ihrer anregenden Wirkung auf die Drüsen der Verdauungsorgane fein geschnitten unter Salat, in Wildkräutermischungen, Gemüse- und Kartoffelsuppen.

Weitere Verwendungszwecke: Bekannt ist die günstige Wirkung der Brennesseltinktur bei Schuppen und Haarausfall. Man stellt sich eine Tinktur wie folgt her: 1 l Wasser und ½ l Weinessig werden mit 250 g feingeschnittenen Brennesselwurzeln eine halbe Stunde lang gekocht. Dann wird die Flüssigkeit abgegossen. Mit dieser Tinktur wird der Kopf einmal wöchentlich gewaschen und anschließend mit etwas reinem Olivenöl eingerieben.

Zur Zeit der Samenreife lassen sich auch aus den Stengeln, ähnlich wie aus denen des Hanfes und Flachses, recht haltbare *Bastfasern* gewinnen, die sich besonders zu Netzen und Stricken sowie zu Geweben verarbeiten lassen.

Die Brennessel ist auch der billige Rohstoff für die fabrikmäßige Gewinnung des Blattgrüns (Chlorophyll), das pharmazeutischen Zwecken und zur Farbverbesserung der Konserven dient. Neuerdings wissen wir das Blattgrün als Heilmittel und Kosmetikum wohl zu schätzen.

Als **Frischsaft:** Aus jungen Sprossen und Blättern frisch gepreßter Saft wird mit der fünf- bis zehnfachen Menge Wasser verdünnt und teelöffelweise eingenommen. Dieser Saft ist in kleinen Mengen (2–3 Teelöffel des unverdünnten Saftes) als Zusatzsaft zu anderen Grünblattsäften zu gebrauchen. Niemals mit Salz, Pfeffer, Essig oder Senf würzen! Man verwendet immer nur die obersten Triebe und die ersten darunter liegenden Blättchen. Brennessel ist im Frühjahr besonders wirkungsvoll.

Brunnenkresse verhütet Mangelkrankheiten

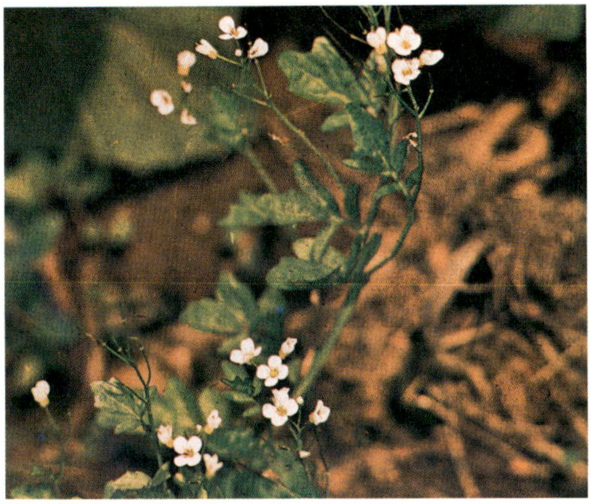

Leider ist die wertvolle Brunnenkresse *(Nasturtium officinale)* aus der Familie der Kreuzblütler (Kruziferen) den meisten Menschen völlig unbekannt. Auch die früher volkstümlichen Namen Bornkaß, Braunkersch, Wasserkresse und Bachsalat sind weithin vergessen. Als Heimat kann die gemäßigte nördliche Zone gelten, in der sie häufig an Bächen und klaren Quellen vorkommt.

Man sammelt die Blätter vom Februar bis zum Herbst. Die vor der Blütezeit gesammelten Blätter werden frisch zu Salat verwendet. Getrocknet weist die Brunnenkresse neutralen Geschmack auf.

Die bis heute bekannten Wirkstoffe sind: schwefelhaltiges ätherisches Öl, die Vitamine A, C, D und E, Jod, Kaliumnitrat, das Senfölglykosid Glykonasturtiin, das beim Zerfall Phenyläthylsenföl ergibt, ätherisches Öl mit Raphanolid (= Raphanol), Rhodanwasserstoff, Spuren Arsen und Diastase.

Wirkungsweise

Die zahlreichen wertvollen Inhaltsstoffe rechtfertigen die vielseitigen Verwendungsmöglichkeiten der Brunnenkresse. Ihr Vitaminreichtum (A, C, D, E) eignet sich außerordentlich gut für die *Verhütung von Vitaminmangelkrankheiten* im Vorfrühling, in dem uns nur wenig Frischkost zur Verfügung steht. Sie wurde daher früher häufig gegen Skorbut angewandt.

Der Gehalt an Senföl verursacht eine Steigerung der Absonderungen der Nasen-, Rachen- und Luftröhrenschleimhaut, was sich bei trockenem Husten und zähem, schleimig-eitrigem Auswurf angenehm bemerkbar macht. Der gleiche Wirkstoff führt auch am Magen-Darm-Kanal zu einer Steigerung der Tätigkeit der gesamten Einzeldrüsen und Drüsenorgane, wie Leber und Bauchspeicheldrüse. Darauf beruht die magenstärkende, verdauungsfördernde und den Gallenfluß anregende Wirkung. Ein zu reichlicher Genuß kann allerdings zu unangenehmen Entzündungszuständen der Magen- und Darmschleimhaut führen.

Da die Ausscheidung des Senföls zum Teil durch die Nieren erfolgt, bewirkt es hier eine Steigerung der Urinabgabe, die sich bei Krankheiten, die mit mangelhafter Urinabsonderung einhergehen, ausnützen läßt. Auch dabei darf die Zufuhr nicht übertrieben werden, weil sonst keine heilende, sondern eher eine schädigende Wirkung in Form einer entzündlichen Nierenreizung auftritt.

Auch die Eierstöcke bleiben von der Brunnenkresse nicht unbeeinflußt, die daher während der Schwangerschaft höchstens als Gewürz erlaubt ist. Der Gehalt an basischen Mineralien, an Eisen und Jod verleiht der Brunnenkresse einen wesentlichen Einfluß auf die Ernährungsvorgänge. Sie wird oftmals erfolgreich gegen Anschwellungen der Schilddrüse eingesetzt. Wieweit die immer wieder behauptete Senkung des Blutzuckerspiegels bei Zuckerkranken zu Recht besteht, muß noch nachgeprüft werden. Der ganze Komplex der Inhaltsstoffe übt einen durchaus erklärlichen, durchgreifenden Einfluß auf den Stoffwechsel aus, so daß die Brunnenkresse als gutes Blutreinigungsmittel angesprochen werden kann, das fast das ganze Jahr zur Verfügung steht.

Verwendung

Als **Heilpflanze:** Bei Vitaminmangelkrankheiten, Stoffwechselkrankheiten, Frühjahrsmüdigkeit, Ekzemen, Schilddrüsenerkrankungen. Ihre größte Bedeutung hat die Brunnenkresse als *Blutreinigungsmittel*. Dabei treibt man die Pflanze durch die Fruchtpresse und trinkt 3mal täglich 1 Eßlöffel Saft (täglich frisch zubereitet oder kalt aufbewahrt) verdünnt auf ein Glas Wasser, Mineralwasser, Molke oder Buttermilch. Auch bei Katarrhen der Atmungs- und Verdauungsorgane entfaltet der frische Saft eine gute Wirkung.

Als **Salat- und Gemüsepflanze:** Durch die gleiche blutreinigende Kraft wird die Brunnenkresse zum wertvollsten Bestandteil der Frühjahrsgemüse und -salate. Ihre alleinige Verwendung als Salat ist wegen der Gefahr der Nierenreizung nicht zu empfehlen. Am besten mischt man sie mit Brennessel, Löwenzahn, Sauerampfer und Wegericharten. Auch mit Löwenzahn, Erdrauch und Wegwarte ist sie recht gut zu verwerten. In der Gemüsesuppe läßt sich die Brunnenkresse ebenfalls gut verwenden.

Als **Würzpflanze** essen wir die Brunnenkresse fein gewiegt zu Butterbrot, Kräuterbutter, Bratkartoffeln, gekochten Eiern, Tomaten und Salaten. Wichtig ist, die Blätter vor Gebrauch sorgfältig zu reinigen, da sie mit Larven behaftet sein können. Am besten legt man sie vorher ½ Stunde in Salzwasser und spült sie dann mehrmals unter fließendem Wasser ab.

Guter Heinrich als Frühgemüse

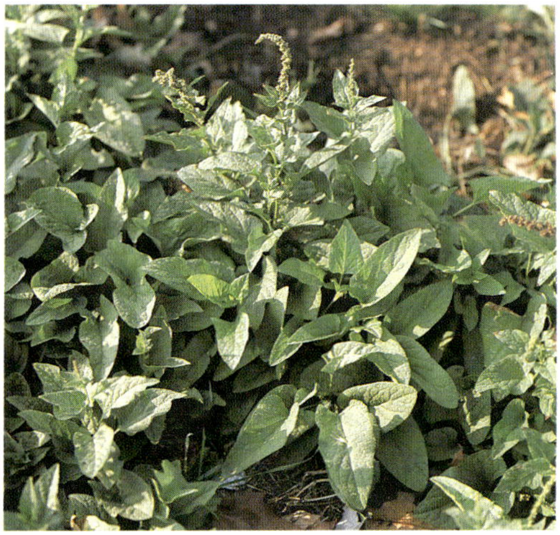

Zur Familie der Gänsefußgewächse (Chenopodiazeen) gehört der Gute Heinrich *(Chenopodium bonus Henricus)*, der auch die volkstümlichen Namen Stolzer Heinrich, Kuhfuß, wilder Spinat, Schmalzblätter, Hundszunge, Heinerle und schmieriger Mangold trägt. Er findet sich häufig auf öden Flächen, Schuttstellen, an Ställen, Zäunen und besonders an Düngerstätten. Verbreitet ist diese Pflanze über Vorderasien, Europa und Nordamerika.

Wirkungsweise und Verwendung

Als **Heilpflanze** ist die Verwendung zur Zeit wenig gebräuchlich und wohl auch kaum zu begründen.

Als **Nahrungsmittel:** Die Blätter, die schon gepflückt werden können, wenn noch wenig anderes Gemüse zur Verfügung steht, sind als Spinat und in Wildkräutersuppen zu verwenden.

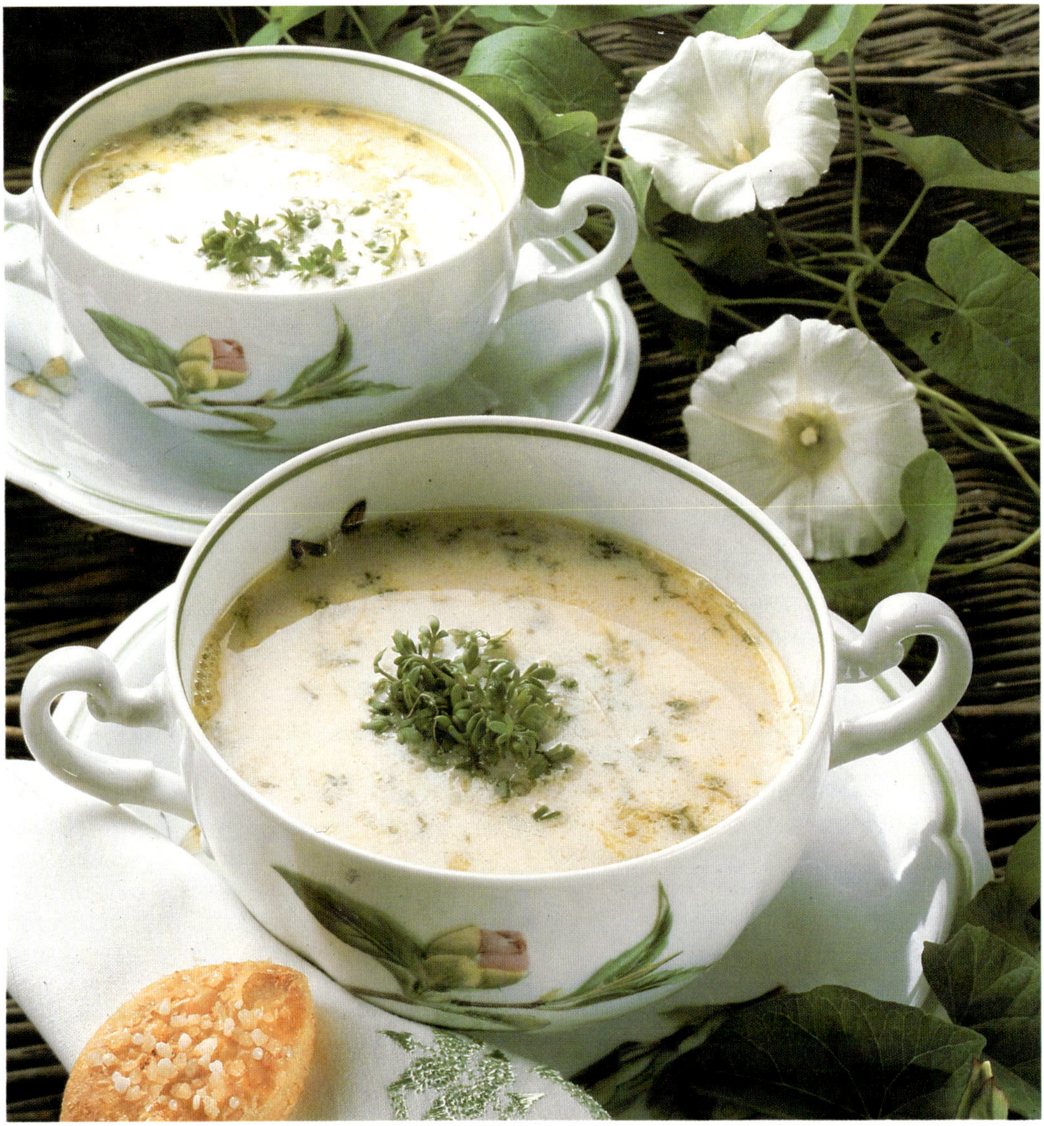

Feine Kresse-Rahmsuppe

(4 Portionen)

1 Kästchen Kresse · 2 junge Zwiebeln oder Schalotten · 1 EL Butter · ½ l körnige Brühe · 1 Becher (175 g) Sahne-Dickmilch · 1 TL Speisestärke · Meersalz · Pfeffer · Knoblauchpulver

Kresse waschen und grob hacken. Die Zwiebeln fein würfeln und in der Butter glasig dünsten. Körnige Brühe zugießen und zum Kochen bringen. Einen Teil der Kresse zugeben und die Suppe vom Feuer nehmen. Die Sahne-Dickmilch mit der Stärke glattrühren und in die Suppe geben. Restliche Kresse hinzufügen und die Suppe mit Meersalz und den Gewürzen abschmecken. Nach Belieben mit etwas Kresse garnieren. Als Beigabe eignen sich Kräkker oder geröstetes Stangenweißbrot.

1 Portion enthält: 7 g Eiweiß, 11 g Fett, 10 g Kohlenhydrate; 181 Kalorien (758 Joule)

Gundermann regt alle Drüsen an

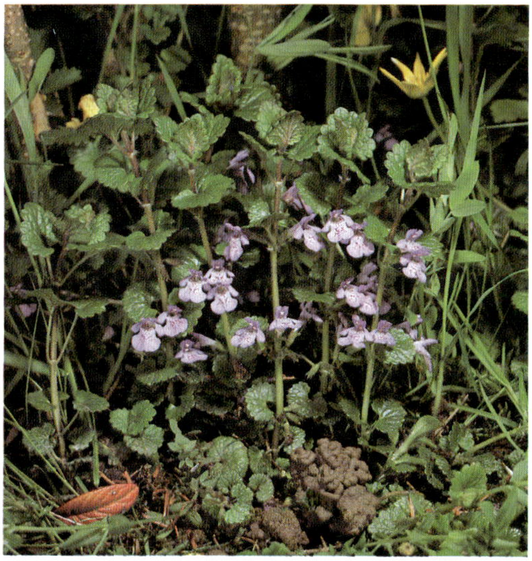

Der Gundermann *(Glechoma hederacea)*, auch Gundelrebe, Erdefeu, Gundelkraut, Gutermann oder Donnerrebe genannt, ist in ganz Europa und im gemäßigten Asien heimisch. Er findet sich meist an Wegrändern, Zäunen, Hecken, Rainen, in Feldern, Obstgärten und Laubwäldern, wo er nährstoffreichen und etwas feuchten Boden vorzieht. Er ist stets in größeren Beständen anzutreffen.

Von Mai bis Juli wird das blühende Kraut aus dem Boden gerissen, von Wurzeln und Erde befreit und in einem Korb gesammelt. Pflanzen, die Gallen tragen (fleischige Auswüchse), sind unbrauchbar. Die Trocknung geschieht auf luftigen, schattigen Dachböden, wo die Blätter in dünner Schicht ausgelegt werden. Die Farbe des Krautes muß weitgehend erhalten bleiben. Die Droge duftet würzig und schmeckt bitterlich. Aufbewahren läßt sie sich in Säckchen. Als Wirkstoff fanden sich bisher 0,06 % eines dunkelgrünen, ätherischen Öles, Harz, Wachs, 3 % Fett, 2,5 % Zucker und Gerbstoff *(Hager)*.

Wirkungsweise

Durch seinen Gehalt an ätherischem Öl, das besonders durch die Schleimhäute der Atmungswege ausgeschieden wird, verstärkt Gundermann die Absonderungen der Drüsen der Bronchien und begünstigt deren Ausstoßung *(Leclerć, Kahnt, Kneipp)*. Ferner werden die Schleimhäute und die großen Drüsen des Magen-Darm-Kanals in ihrer Tätigkeit angeregt, so die Salzsäurebildung des Magens und die Gallenabsonderung der Leber. Schließlich wird das Nierengewebe zur stärkeren Wasserabgabe gereizt.

Verwendung

Als **Heilpflanze:** Bei Erkrankungen der Atmungsorgane (Bronchialkatarrh, Lungenkatarrh, Keuchhusten, Asthma), bei Erkrankungen des Magen-Darm-Kanals (mangelhafte Säurebildung des Magens, Leberstörungen), bei Störungen der Kreislauf- und Harnorgane (Stauungen in den Extremitäten und im kleinen Becken, Blasenkatarrh).

Einen Aufguß bereitet man aus 1 Teelöffel der Droge auf 1 Tasse Wasser. Man trinkt täglich 1–2 Tassen. Preßsaft wird teelöffelweise mit Wasser verdünnt (1:10) getrunken.

Als **Gemüse- und Salatpflanze:** Die jungen Triebe und Blätter sammelt man vor oder während der Blüte. Sie lassen sich als Zusatz zu Gemüse, Gemüsesuppen und Wildsalaten verwenden. Fein zerhackt bilden sie eine eigenartige Würze für Butter und Weichkäse (Quark). Getrocknet ist Gundermann ein brauchbares Gewürz, das man öfter verwenden sollte.

Kerbel ist ein Frühjahrskraut

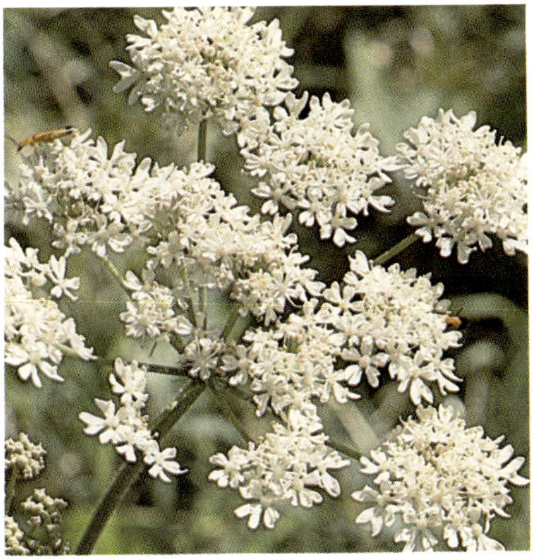

Die Familie der Umbelliferen (Doldenblütler) schenkt uns den Kerbel *(Anthriscus cerefolium)*, der auch als Gartenkerbel, Körbelkraut, spanischer Kerbel, Aniskerbel, Karweil, gemeiner Kerbel bekannt ist. Er wird bei uns in Gärten angebaut und kommt auch an Rainen, Hecken und auf Schutthalden verwildert vor. Die Pflanze ist nicht nur mit der Petersilie verwandt, sie gleicht ihr auch ein wenig.

In jedem Garten läßt sich Kerbel gut anbauen. Am besten macht man im Halbschatten von März bis zum Frühsommer mehrere Folgeaussaaten in Reihen von 15 bis 20 cm Abstand. Wo keine allzu kalten Winter herrschen, kann die Aussaat auch im August in leere Mistbeete erfolgen, wodurch man im Frühjahr eine zeitige Ernte erhält.

Wenn man den Kerbel getrocknet hat, wobei er allerdings stark an Aroma verliert, muß man ihn in gut schließenden Gefäßen aufbewahren. Als Wirkstoff fanden sich in den Blättern ätherisches Öl (0,27 %) sowie die Vitamine A und C.

Wissenschaftlich ist die Pflanze noch nicht sehr erforscht. Die Volksheilkunde schreibt ihr eine günstige Wirkung bei *Lungentuberkulose, Skrofulose* und *Hautleiden* zu, auch soll sie, besonders in Form des frischgepreßten Saftes, eine blutreinigende Kraft besitzen. Wieweit diese Wirkungen tatsächlich vorhanden sind, läßt sich noch nicht übersehen. Die Blätter haben beim Zerreiben einen anisartigen Geruch und Geschmack.

Verwendung

Als **Heilpflanze** ist die selbständige Verwendung des Kerbels kaum lohnend.

Als **Gemüse- und Salatpflanze:** Kerbel wird in einigen Gegenden Deutschlands vielfach allein oder in Verbindung mit Sauerampfer zu Frühlingssuppen, insbesondere zur sogenannten *Kerbelsuppe*, verwendet.

Als **Gewürzpflanze:** Allein oder mit anderen Gewürzkräutern dient Kerbel als Würze für Gemüse, Salate, Suppen, Diätspeisen und Frischkostplatten. Auch für Braten, Soßen und vegetarische Bratlinge, als Beigabe zu Käse und Tomaten, zu Kräuterbutter und mit Quark und Schnittlauch vermischt als Brotaufstrich kommt er in Frage. Bei Speisen, die gekocht werden, fügt man Kerbel erst am Schluß hinzu, da er durch längeres Kochen seine Würzkraft verliert.

Der wildwachsende Kerbel sollte nur dann gebraucht werden, wenn man ihn genau kennt, da er leicht mit dem giftigen Schierling *(Conium maculatum)*, einer Doldenpflanze, verwechselt werden kann. Es gibt auch eine nichtaromatische Art (Hundskerbel – *Anthriscus vulgaris)*, die durch ihren Geruch vom echten Gartenkerbel zu unterscheiden ist.

Löwenzahn braucht jedermann

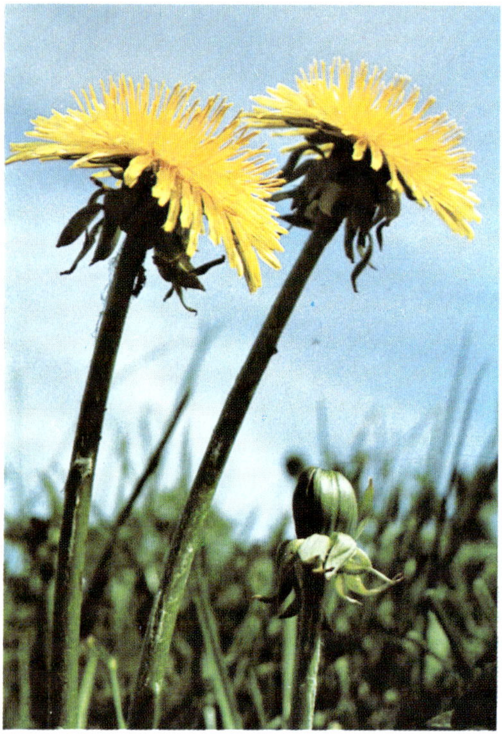

Der allbekannte und für uns wertvolle Löwenzahn *(Taraxacum officinale)* aus der Familie der Korbblütler (Kompositen) erfreut sich vieler volkstümlicher Namen, wie Butterblume, Kettenblume, Pfaffenröhrlein, Schmalzblume, Eierblume, Dotterblume, Maiblume und Pusteblume. Er kommt bei uns in großer Menge überall vor.

Vom Frühjahr bis in den Spätsommer hinein werden die Blätter einzeln abgepflückt und in Körben gesammelt. Druck muß vermieden werden. Die Blätter in dünner Lage auf luftigen Dachböden zum Trocknen ausbreiten.

Die Wurzeln werden im Frühjahr oder Herbst ausgegraben, von den noch verbliebenen Blättern und Faserwurzeln befreit, gründlich gewaschen und zehn bis zwölf Tage auf dem Boden vorgetrocknet. Dann ist zur völligen Trocknung die Anwendung künstlicher Wärme erforderlich. Die fertige Droge ist krachtrocken und bricht weiß.

Die im Herbst gesammelten Wurzeln liefern einen süßlichen Extrakt und enthalten reichlich Zucker, während die im Frühjahr gesammelten mehr Bitterstoff und Salz enthalten. Sowohl die Blätter als auch die Wurzeln bewahrt man in Säcken auf. Sie müssen wöchentlich nachgesehen werden.

Die bis heute bekannten Wirkstoffe sind 0,05 % Taraxacin, ein Bitterstoff, 40 % Inulin, Vitamin D, Cholin, p-Oxyphenylessigsäure, Dioxyzimtsäure, Weinsäure, Zukker, Fette, Wachs und in der Wurzel ätherisches Öl.

Wirkungsweise

Die zahlreichen Inhaltsstoffe, die sich in ihrer Wirkung gegenseitig unterstützen und ergänzen, erzielen

1. eine Anregung aller Drüsen und der Muskulatur des Magen-Darm-Kanals (Speicheldrüsen, Magendrüsen, Bauchspeicheldrüse, Leber, Darmdrüsen). Es kommt dadurch zu einer vermehrten Abgabe von Speichel, Magensaft, Galle, Saft der Bauchspeicheldrüse und der Dünndarmdrüsen. Am auffallendsten ist dabei die Verbesserung der Leber- und Gallenfunktion;

2. eine Anregung der Drüsen der Luftwege, so daß der Auswurf von zähem Schleim erleichtert wird;

3. eine Anregung der Nieren, die vermehrt Wasser ausscheiden, und eine Senkung des zu hohen Blutdrucks bei längerer Anwendung.

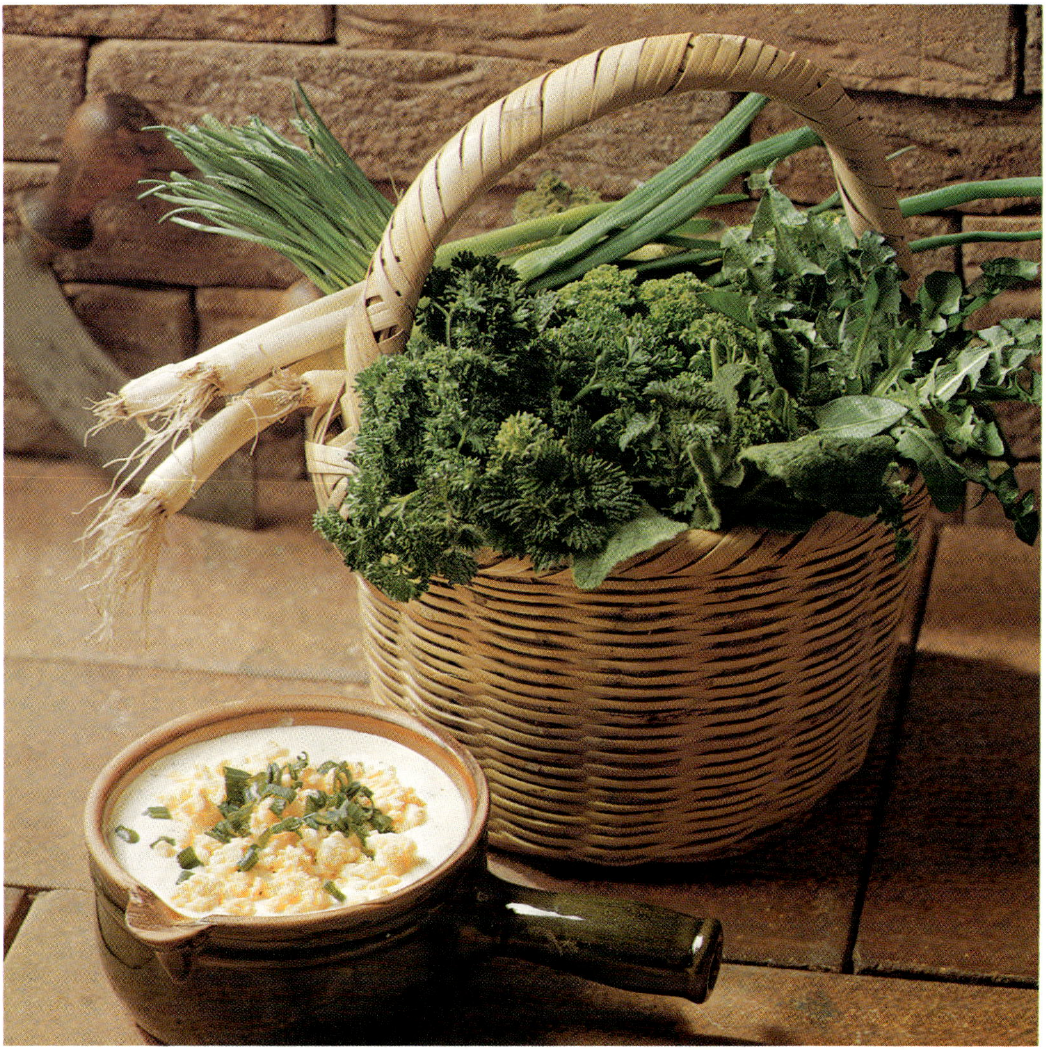

Grüne Sauce

⅛ l saure Sahne · ⅛ l Joghurt · 2 hartgekochte Eier · Meersalz · Zitronensaft · 1 Prise Zucker · 1 Tasse gehackte frische Kräuter (Petersilie, Schnittlauch, Kresse, Pimpernelle, Kerbel, Borretsch, Zitronenmelisse, Löwenzahn, Sauerampfer, Brennessel)

Alle Kräuter gut verlesen und fein hacken. Sahne und Joghurt mit fein zerdrücktem Ei, mit Kräutern, Meersalz, Zitronensaft und Zucker abschmecken. Diese Sauce schmeckt vortrefflich zu allen frischen und gekochten Salaten, jedoch auch zu hartgekochten Eiern, Pellkartoffeln oder gedünsteten Chirocéestauden.

31 g Eiweiß, 30 g Fett, 24 g Kohlenhydrate; 453 Kalorien (1894 Joule)

Verwendung

Als **Heilpflanze** wird der Löwenzahn mit Erfolg eingesetzt

- bei Lebererkrankungen, Gallenblasenleiden, Gelbsucht, Hämorrhoiden, Verdauungsbeschwerden, Magen- und Darmkatarrh, Blähungen und Wurmerkrankungen;
- zur Blutreinigung;
- zur Unterstützung bei chronischen Bronchialkatarrhen;
- bei Kreislaufstörungen und Nierenstörungen, besonders mit Blutdruckerhöhung.

Die Hauptwirkung richtet sich zweifellos auf die Leber und die Gallenblase und darüber hinaus auf den ganzen Stoffwechsel. Auf dem Wege über diese allgemeinen Stoffwechselwirkungen lassen sich dann auch günstige Wirkungen bei Gicht, Rheuma, Fettsucht, Verkalkung, Blutkrankheiten und manchmal auch bei der Zuckerkrankheit erzielen. In all diesen Fällen wendet man am besten frische Preßsäfte aus den Blättern und Wurzeln an und nimmt dreimal täglich einen Eßlöffel dieses Saftes drei bis sechs Wochen lang. Hat man im Winter nur getrocknete Blätter und Wurzeln, so mischt man gleiche Teile und bereitet jeweils aus 1 Eßlöffel dieses Gemisches mit 1 Tasse Wasser eine Abkochung, von der man mehrmals am Tage 1 Tasse trinkt.

Als **Salatpflanze:** Die im Frühjahr sprossenden jungen Blätter des Löwenzahns ergeben wegen ihrer stark appetitanregenden Wirkung einen vorzüglichen Salat. Wer im Frühjahr, bevor der Kopfsalat auf dem Markt erscheint, gewöhnt ist, mehrmals wöchentlich Löwenzahnsalat oder sonstigen gemischten Wildkräutersalat zu verspeisen, der wird gar nicht auf den Kopfsalat warten, ja, er wird den Geschmack des Kopfsalates gegenüber dem Wildsalat sogar als fade empfinden. Er wird sich auch dann noch Löwenzahnsalat bereiten, wenn schon die Blüten daran sind und dieser etwas herber und härter schmeckt.

Die Verwendung des Löwenzahns in Form von Frischsäften und Salaten kann für den „Frühjahrsputz" des Organismus nicht dringend genug empfohlen werden. Wir würden unserem Körper einen großen Dienst erweisen, wenn diese Verwendungsart wieder allgemeine Verbreitung fände.

Wenn man die Wurzeln im Herbst in Sand eingräbt und etwas feucht hält, so erhält man zeitig im Frühjahr zwar blasse, aber sehr zart schmeckende Salatblätter, die auch im Kopfsalat gut schmecken. Im Herbst gräbt man die Wurzeln aus, schneidet sie in kleine Scheiben und bereitet sie wie Selleriesalat zu. Dieser Salat hat eine stark harntreibende Wirkung.

Als **Gemüsepflanze:** Die Verwendung des Löwenzahns als Gemüse ist zwar weniger bekannt, aber durchaus möglich und absolut nicht neu, denn sie wird schon 1886 im Universal-Lexikon der Kochkunst beschrieben. Auch die Wurzel läßt sich zu Suppen und Gemüsen verarbeiten.

Etwas Besonderes ist *gebackener Löwenzahn.*

Junge Löwenzahnwurzeln kann man nach dem Waschen und Abtrocknen in heißem Öl backen, bis sie so knusprig sind wie hellbraune Pommes frites. Nach dem Herausnehmen mit dem Schaumlöffel salzt man sie leicht mit Meersalz und bringt sie mit einer Eierspeise und Kartoffelpüree sofort auf den Tisch.

Nachtkerze liefert uns Frühsalat

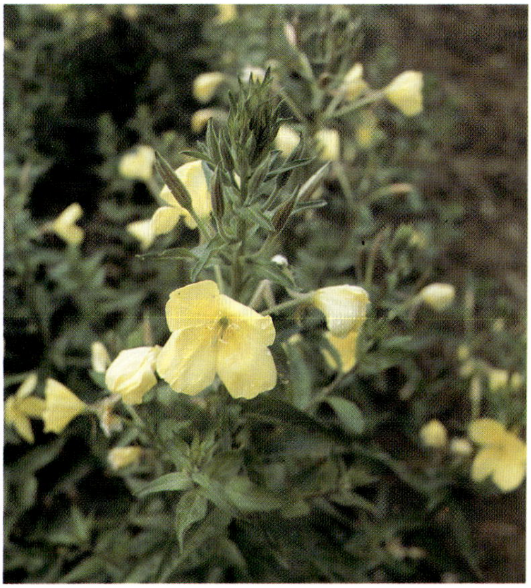

Auch die Familie der Nachtkerzengewächse (Oenotherazeen) liefert uns ein brauchbares Gewächs, das neben der Hauptbezeichnung Nachtkerze *(Oenothera biennis)* sehr verschiedene Namen trägt: Rapontika, Gelber Rapunzel, Rapunzelsellerie, Härekraut, Stolzer Heinrich, gemeine Nachtkerze, Nachtschlüsselblume, Weinblume, Weinkraut, gelber Nachtschatten, Eierblume, Rübenwurzel, Tag- und Nachtblume und Siebenschläfer.

Die Nachtkerze stammt aus Nordamerika und gelangte 1614 nach Europa, wo sie sich als Küchengewächs und Zierpflanze längst eingebürgert hat. Sie wird heute vielfach an Wegrändern, Dämmen, Gruben, Sandfeldern, Ufern und wüsten Plätzen angetroffen. Weil die gemeine Nachtkerze häufig an Bahndämmen gefunden wird, hat man sie auch „Eisenbahnpflanze" genannt. Ihr Samen wurde mit dem Bahnbau durch ganz Europa geschleppt, so daß heute an allen Schienensträngen die gelben Kerzen leuchten. Sie wird auch oft in Gärten kultiviert.

Als *Wirkstoffe* fand man in den Blättern Phytosterin, wahrscheinlich Arylalkohol, Paraffin, Harz, Phlobaphene, Gerbstoffe, Invertzucker, Pentosane, Schleim, Invertase u. a. In den Blüten Phytosterin, einen gelben Farbstoff u. a. *(Wehmer)*. Die bisherigen Analysen sind sehr dürftig.

Über die **Wirkungsweise** ist noch nichts bekannt.

Verwendung

Als **Heilpflanze:** Bei Durchfällen. Bisher hat die medizinische Wirkung noch keine besondere Bedeutung erlangt, obwohl in den letzten Jahren eine Reihe von Heilwirkungen entdeckt worden sind. So bringt das Öl der Nachtkerze Hilfe bei Neurodermitis-Kranken. Neurodermitis ist eine Hauterkrankung mit qualvoll juckenden Pusteln an den Gelenken, im Gesicht und am ganzen Körper, deren Heilungschancen bisher gering waren. Der helfende Wirkstoff ist die Gamma-Linolensäure, die im Nachtkerzenöl enthalten ist.

Rein erfahrungsgemäß werden in der Volksmedizin Blatt und Wurzel als auflösende, blutreinigende Mittel verwendet.

Als **Salat- und Gemüsepflanze:** Im Herbst des ersten oder im Frühjahr des zweiten Jahres wird die Wurzel ausgegraben, gewaschen, abgeschabt und in Salzwasser gekocht. Dann kann man sie mit Zitronensaft oder Weinessig, Zwiebel und Öl als Salat oder mit Fett gedünstet oder in einer Mehlschwitze als Gemüse zubereiten. Das Abkochwasser kann zu Suppe gebraucht werden. Früher wurden Rapontikagemüse und -salat gern gegessen.

Sauerampfer fegt den Darm

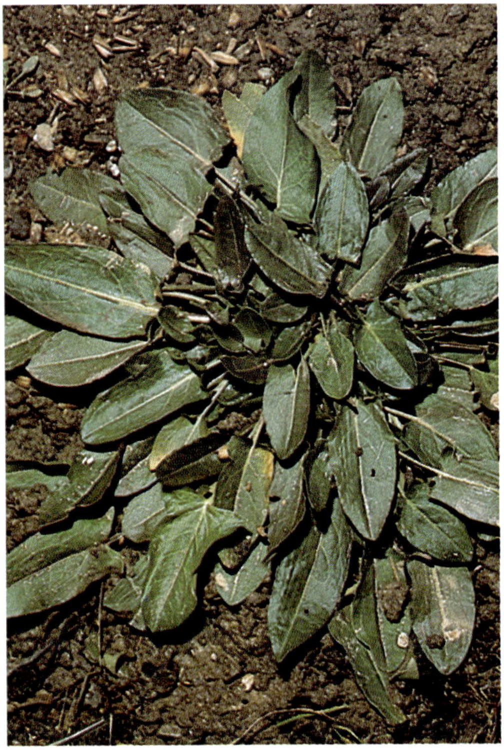

Aus der Familie der Knöterichgewächse (Polygonazeen) stammt der Sauerampfer *(Rumex acetosa)*, der volkstümlich auch Sauerhanf, Sauerkump, Roden Hinnerk, Saustampfer, Surhamfel, Sürlig, Buchampfer genannt wird. Er ist in ganz Europa und einem Teil Asiens heimisch und überall auf Wiesen und Grasplätzen, an Gebüschen, Wegrändern und Hecken zu finden.

Vor der Blüte werden die jungen Blätter einzeln gepflückt. Je öfter dieses Pflücken geschieht, desto kräftiger treibt die Pflanze neues Blattwerk. Man sammelt nicht auf Wiesen, die kurz vorher gedüngt wurden. Die Blätter verwendet man frisch, da sie beim Trocknen ihre Würzkraft zum großen Teil einbüßen.

Sauerampfer enthält etwa 1 % Oxalsäure, ferner Kleesalz, Fett, viel Vitamin C, Kieselsäure, Kalzium, Eisen, Mangan, Emodin, Emodinmonomethyläther, Chrysophansäure, Phytosterol, ätherisches Öl.

Wirkungsweise und Verwendung

Als **Heilpflanze:** Der hohe Vitamin-C-Gehalt macht die Pflanze, besonders in frischem Zustand, als Heilmittel geeignet bei Skorbut und sonstigen Vitamin-C-Mangelerscheinungen, wie Blutungen und Neigung zu Blutungen. Wegen des Emodin- und Chrysophangehaltes wirkt das Kraut auch anregend auf die Dickdarmtätigkeit, ist also bei *Darmerschlaffung mit Verstopfung* angebracht. Da die Pflanze organische Eisenverbindungen bildet, fördert sie die Blutbildung vor allem im roten Knochenmark. Ihre Verwendung bei Blutarmut ist erfolgversprechend. Bei längerem und zu häufigem Gebrauch kann Sauerampfer zu Schädigungen, besonders an Herz und Nieren, führen.

Als **Nahrungs- und Würzmittel:** Sauerampfer wird als Gemüse und in Frühlingssuppen verwendet. Ebenso bekannt und beliebt ist die Bereitung von Salat, oft in Verbindung mit Löwenzahn. Kleingehackt eignet sich Sauerampfer als Gewürz zu Fleischkost, Diätkost, Salaten, Fleisch- und Fischtunken.

Kalender der Wildgemüse und -salate

Name und botanische Bezeichnung	Verwendbarer Pflanzenteil	Erntezeit	Verwendungszweck
Bärenlauch (Allium ursinum)	Blätter	April–Mai	Salat, Gemüse, auch als Beigabe mit Spinat und Brennessel.
Brennessel, große (Urtica dioica)	junge Blätter	April–Mai	Als Gemüsebeigabe, auch allein zu verwenden.
Brunnenkresse (Nasturtium offic.)	junge Triebe, Blätter	Februar–Oktober	Salat, Gemüse, Blutreinigungskur.
Guter Heinrich (Chenopodium bonus Henricus)	junge Triebe, Blätter	April–Oktober	Salat, Gemüse, Suppe.
Gundermann (Glechoma hederacea)	junge Blätter	Mai–Juli	Salat, Gemüsebeigabe, Suppe.
Kerbel (Anthriscus cerefolium)	ganzes Kraut	April–Juni	Salat, Salatbeigabe, zur Suppe mit Sauerampfer.
Löwenzahn (Taraxacum offic.)	junge Blätter	April–Juli	Salat, Gemüse.
Nachtkerze (Oenothera biennis)	Wurzeln	Frühjahr–Herbst	Salat, Gemüse.
Sauerampfer (Rumex acetosa)	Blätter	April–Mai	Salat, Gemüse und Beigabe.

Einige Tips für den Umgang mit Kräutern

- Frische Kräuter lassen sich gut einfrieren. Man hackt sie am besten klein, legt kleine Portionen – gemischt oder nur eine Sorte – in Gefrier-Alufolie, faltet sie wie ein Briefchen und gibt sie in die Gefriertruhe. So hat man immer die passende Portion.
- Oder aber man füllt die gehackten Kräuter in die Fächer der Eiswürfelschale, gibt frisches Wasser darüber und läßt es zu Würfeln vorfrieren. Anschließend werden sie einzeln in Beutel verpackt und eingefroren. Diese Kräuterwürfel werden unaufgetaut ins Essen gegeben.
- Kräuter können auch sehr gut getrocknet werden. Man breitet sie locker auf Papier aus oder bündelt sie und läßt sie trocknen (Blüte nach unten), allerdings niemals in der prallen Sonne. Danach kommen sie in fest schließende Gefäße, damit kein Aroma verlorengeht. Kresse und Sauerampfer eignen sich nicht für diese Prozedur.
- Kräuter kann man auch in Essig oder Öl einlegen. Dazu müssen sie sehr fein gehackt in ein Gefäß gepreßt und mit so viel Weinessig oder gutem Öl begossen werden, daß sie einen Finger breit davon bedeckt sind. Mit Einmachzellophan verschlossen im Kühlschrank aufbewahren. Eingelegte Kräuter passen in Salate, Frischrahmkäse, Quark und natürlich in Gerichte, die man mit Kräutern anreichern möchte. Als Kapern-Ersatz dienen auch zarte Knospen von Gänseblümchen und Löwenzahn in Essig eingelegt.
- Besonders aromatisch schmecken Gerichte, wenn sie mit viel frischen Kräutern, aber wenig Salz abgeschmeckt werden.

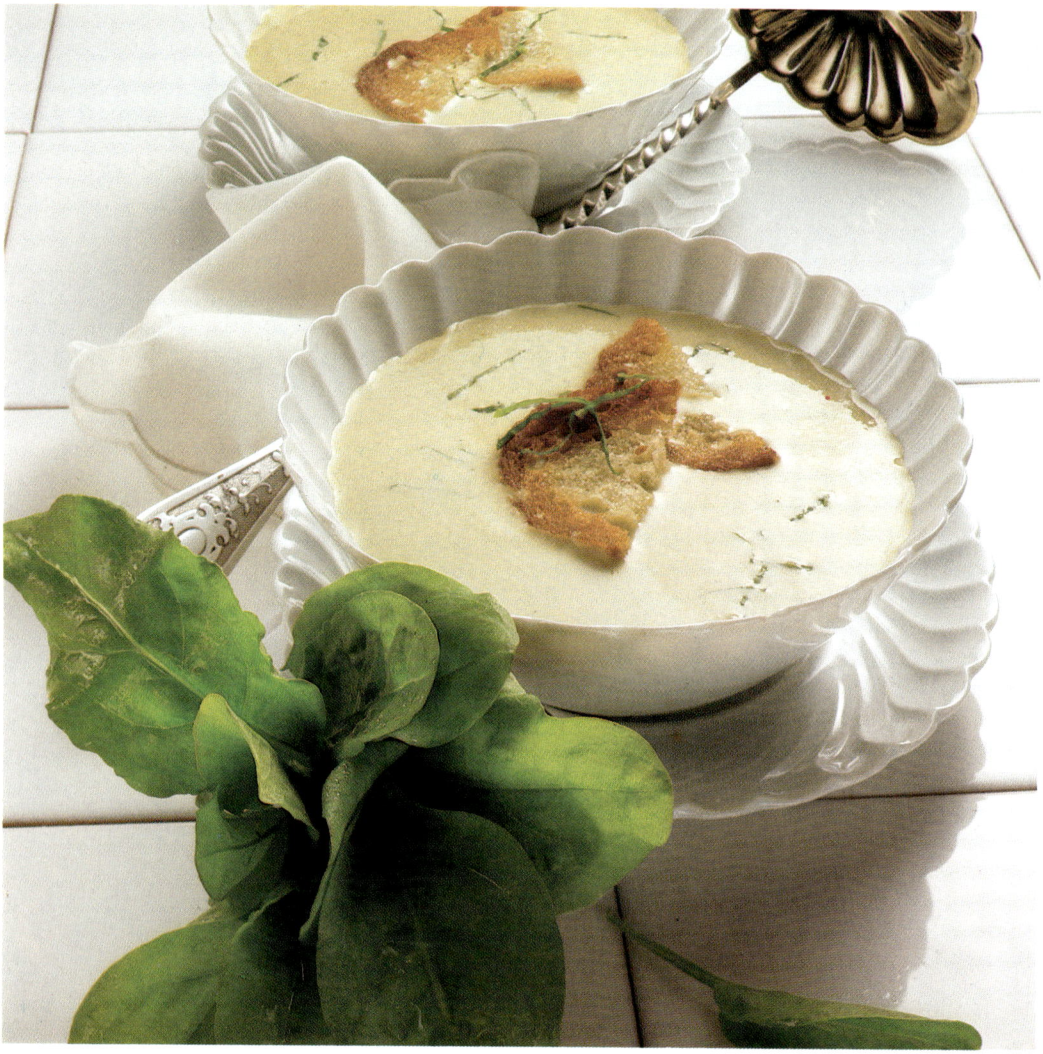

Sauerampfersuppe (4 Personen)

200 g frischer Sauerampfer · 40 g Pflanzenmargarine · 1 l Gemüsebrühe · 5 Eigelb · ⅛ l Sahne · 1 Prise weißer Pfeffer · Meersalz · 1 EL gehackter Kerbel · 2 Scheiben gerösteter Vollkorntoast

Verlesenen Sauerampfer gut waschen und abtropfen lassen, dann in feine Streifen schneiden. Fett zerlassen, Sauerampfer bei milder Hitze andünsten, mit der Brühe aufgießen und etwa 15 Minuten leise köcheln lassen. Eigelb mit Sahne und Pfeffer verquirlen und unter kräftigem Rühren mit dem Schneebesen zur Suppe geben. Diese unter Weiterrühren nochmals bis kurz vor dem Siedepunkt erhitzen und eventuell nachwürzen. Wer die Sauerampfersuppe besonders fein wünscht, passiert sie nun durch ein Sieb. Die Suppe wird mit Kerbel bestreut und Toastbrotecken belegt serviert.

7 g Eiweiß, 25 g Fett, 10 g Kohlenhydrate; Kalorien: 313 (1473 Joule)

Getreidefrüchte und andere Gräser

Weizenkörner bildeten bei allen Kulturvölkern und zu allen Zeiten die Basis der Ernährung, wenn auch Bewertung und Verwendung der einzelnen Getreidearten im Laufe der Zeiten einem häufigen Wandel unterworfen waren. Genauso wechselvoll war und ist auch heute noch die Art der Zubereitung der Körnerfrüchte.

IN DIESEM KAPITEL:

- Vollgetreide als Lebens- und Gesundheitsquelle
- Hafer und Haferflocken als hochwertige Nahrungsmittel
- Buchweizen senkt den Cholesterinspiegel
- Dinkel gehört zur gesunden Vollkostküche
- Mais ist unentbehrlich für Darm- und Nierenkranke
- Brei – Fladen – Brot
- Weizenkeime schenken Gesundheit
- Getreidebrei – Getreidefrischbrei wertvoller als Brot
- Keimgemüse als wahrhaftes Lebensmittel
- Getreidekeimöle sind wertvolle Heilmittel
- Leinsamen als Heilkost für Leber und Darm
- Zucker ist süß, aber gefährlich
- Melasse – ein gesundes Energetikum und Heilmittel

Die meisten und wichtigsten gehören zur Familie der echten Gräser (Gramineen), so die beiden besten Brotgetreidearten *Roggen* oder *Korn (Secale cereale)* und *Weizen (Triticum vulgare)*, ferner *Dinkel (Triticum spelta)*, *Gerste (Hordeum distichum)*, *Hafer (Avena sativa)*, echte *Hirse (Panicum miliaceum)* und *Mais (Zea mays)*. Als nicht einheimische Getreidepflanze kommt der *Reis (Oryza sativa)* hinzu. Geringe Bedeutung haben für uns die besonders für afrikanische Volksstämme wesentliche *Durrha (Andropogon arundinaceus)*, auch Neger- oder Kaffernkorn genannt, das mit den Hirsegräsern verwandt ist, und die *Negerhirse* oder *Mawele (Pennisetum spicatum)*. Der *echte* oder *indische Sago* spielt für uns keine Rolle. Er wird aus dem Mark der Stämme verschiedener Sagopalmen gewonnen, während der deutsche Sago aus Kartoffelmehl hergestellt wird. Der noch ab und zu auf mageren, sandigen Böden angebaute *Buchweizen (Fagopyrum esculentum)* gehört nicht zu den Gräsern, sondern zur Familie der Knöterichgewächse (Polygonazeen). Dennoch soll der Buchweizen im Rahmen dieses Kapitels besprochen werden ebenso wie der Leinsamen und das Zuckerrohr, eine Gräserart, mit seinen daraus entwickelten Haupt- und Nebenprodukten (Zukker und Melasse), die im positiven wie im negativen Sinne eine entscheidende Rolle in unserer Ernährung spielen.

Vollgetreide als Lebens- und Gesundheitsquelle

Im wesentlichen sind es nur wenige Pflanzen, die den Menschen seit Jahrtausenden zur Bereitung von Mehl, Brei, Brot und ähnlichen Speisen zur Verfügung stehen. Die wichtigsten sind heute in allen klimatisch günstigen Ländern der Erde verbreitet. Das war nicht immer der Fall. Früher wurden im mitteleuropäischen Raum vorzugsweise Weizen, Hirse und Gerste angebaut. Heute ist die Hirse fast völlig und die Gerste weitgehend zurückgedrängt, während Hafer und Roggen, neben der stets unveränderten Wertschätzung des Weizens, an Bedeutung gewonnen haben. Früher herrschte die Zubereitung als Brei und Fladen, heute herrscht die Brotnahrung vor.

Der **Roggen** stammt von einer heute noch in Zentralasien wild wachsenden Art ab, dem *Secale montanum*. Südrußland wird als Heimat der Roggenkultur angegeben, heute dehnt sie sich in Europa bis zu 69½ Grad nördlicher Breite aus, in den Alpen bis zu einer Höhe von 1900 Metern.

Die wilde Stammform des **Weizens** ist uns nicht bekannt. Der Anbau einer großen Zahl von Weizenarten ist jedoch uralt, wie viele vorgeschichtliche Funde beweisen. Chinesen und Ägypter aßen schon Weizen im dritten vorchristlichen Jahrtausend. Bei uns wird er überall angebaut, im Norden Europas bis zu 64 Grad nördlicher Breite. In den Alpen läßt er sich noch bis zu einer Höhe von 1600 Metern anbauen und zur Reife bringen.

Die Heimat des **Dinkels** (Spelzes oder Schwabenkorns) kann nicht genau ermit-

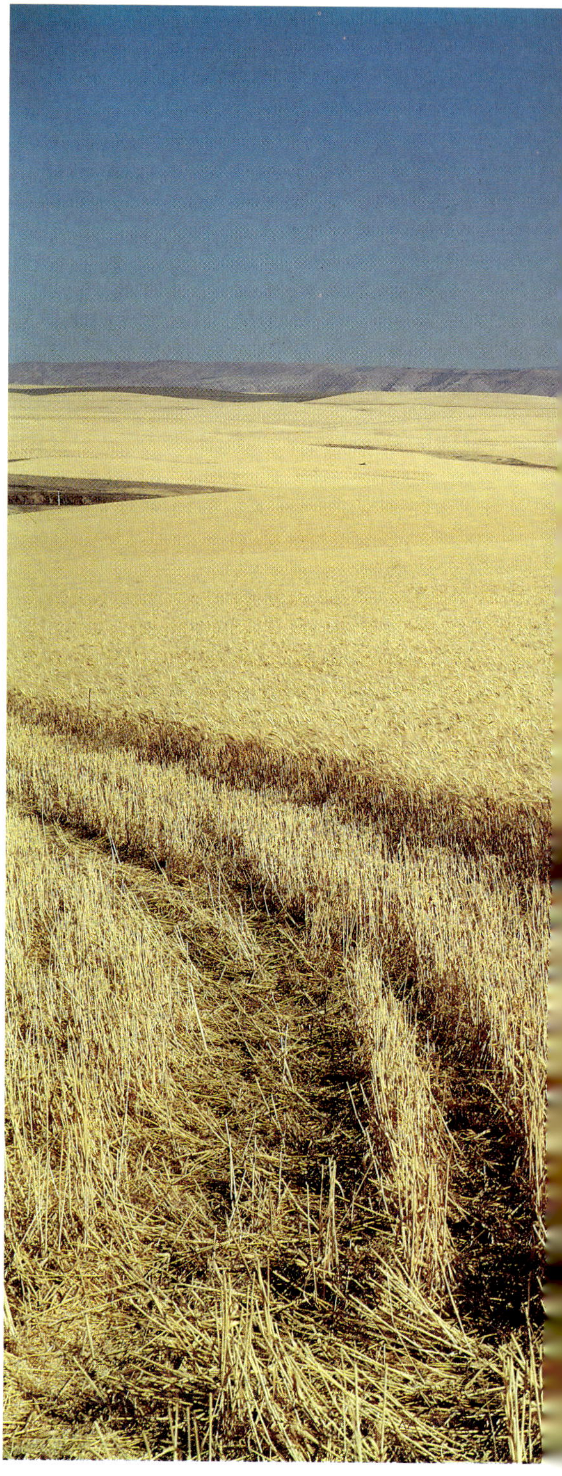

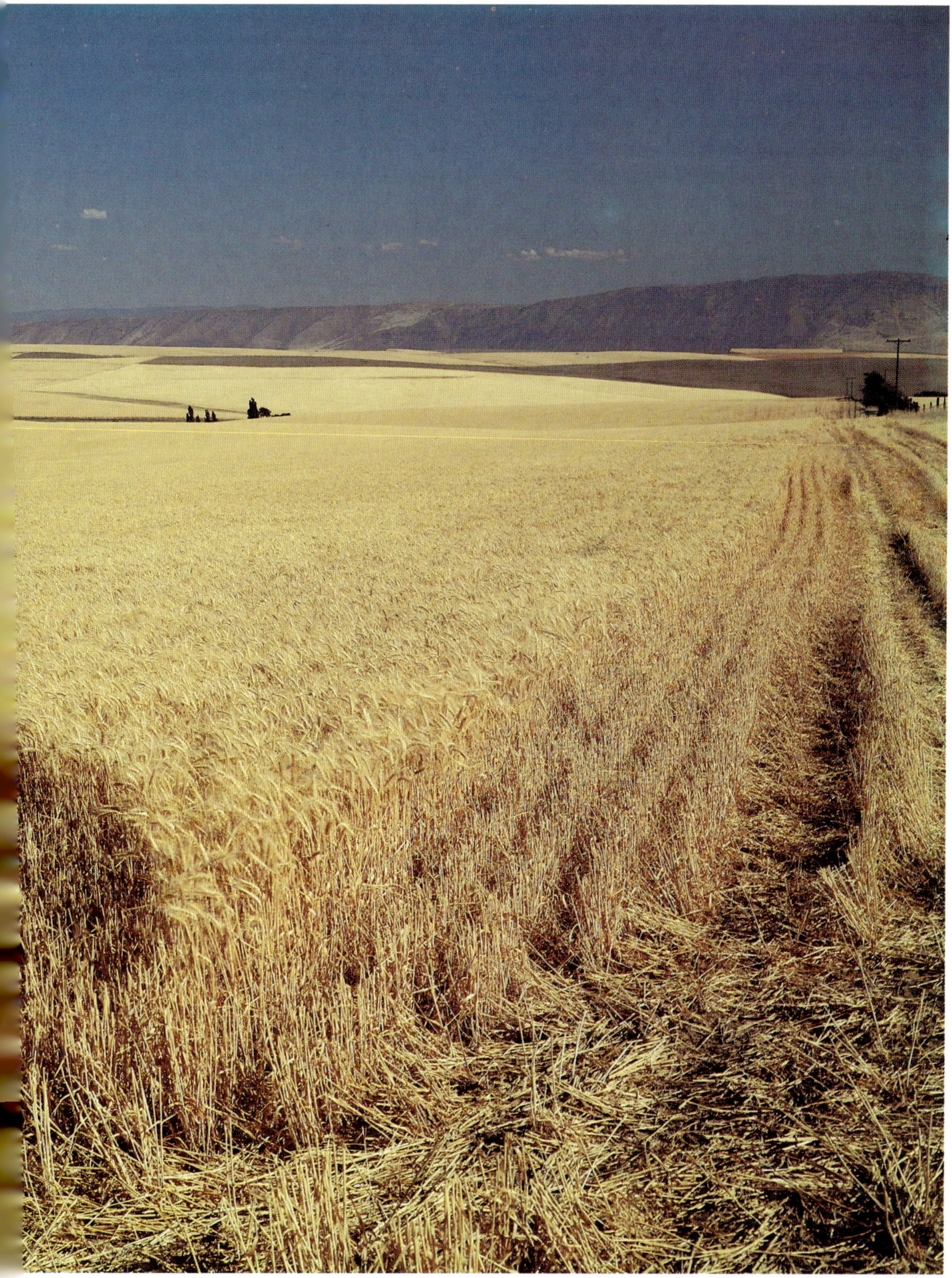

telt werden. Sie wird in Zentralasien, Südeuropa oder in den Mittelmeerländern gesucht. In der Bronzezeit soll er im ganzen Mittelmeerraum heimisch gewesen sein. Heute wird er noch in Schwaben und in der Schweiz angebaut. Der im Juni blühende Dinkel weist später 2–3 Körner in den Ähren auf, die von Spelzen fest eingeschlossen sind. Während sich aus den reif geernteten Spelzkörnern ein vorzügliches Mehl herstellen läßt, dienen die unreifen, gedörrten und geschälten Spelzfrüchte oder „Grünkerne" vor allem als Suppeneinlage.

Heute noch trifft man im Kaukasus, in Persien und in Palästina die Wildgerste *(Hordeum spontaneum)* an, von der alle Kulturarten der **Gerste** abstammen. Auch der Gerstenanbau ist uralt und schon in Altägypten nachgewiesen. Für den indogermanischen Raum wird sie als ältestes Brotgetreide angesehen. Dieses außerordentlich widerstandsfähige Getreide gedeiht bis zum 70. Grad nördlicher Breite und in den Alpen bis zu einer Höhe von 2000 Metern. Die von Spelzen umgebenen Körner liefern Mehl, Graupen, Grieß, Malz (geröstet Malzkaffee) und Malzextrakte (die als Bierwürze hergestellt werden).

Die **Hirse** galt im Mittelalter als beliebtes Volksnahrungsmittel. Als Heimat der Hirse wird Indien genannt. In Deutschland ist der Anbau sehr alt und reicht wahrscheinlich bis in die ältere Eisenzeit zurück. Heute ist die Hirse bei uns leider nahezu völlig verschwunden. Ihr hoher Siliziumgehalt leistet in der Tuberkulose-Diät besonders wertvolle Dienste.

Der **Reis** gehört, wie unsere einheimischen Getreidepflanzen, zu den echten Gräsern. Er gedeiht am besten in sumpfigen Flußniederungen oder auf Böden, die zeitweilig künstlich unter Wasser gesetzt werden können. Für die tropischen Länder bildet der Reis das unentbehrliche Getreide sowohl für den eigenen Bedarf als auch für den Export. Ausgeführt werden die ausgedroschenen, ungeschälten und noch mit den Spelzen umhüllten Reiskörner (Paddy-Reis). Erst in den europäischen Fabriken werden sie geschält und geschliffen und dabei leider wesentlicher Gesundheitswerte, wie wichtiger Mineralien und Vitamine, beraubt. Der hohe Stärkegehalt bedingt den hohen Nährwert, das aus den Körnern bereitete Mehl läßt sich jedoch wegen des geringen Klebergehaltes zur Brotbereitung nicht verwenden.

Am beliebtesten ist bei uns die Verwendung der ganzen Körner zu Reisbrei, ebenso werden Reismehl und Reisstärke im Haushalt gebraucht, während Reispuder kosmetische und pharmazeutische Verwendung findet. Aus Reisstroh können Geflechte und einige Papiersorten hergestellt werden.

Längsschnitt durch ein Weizenkorn

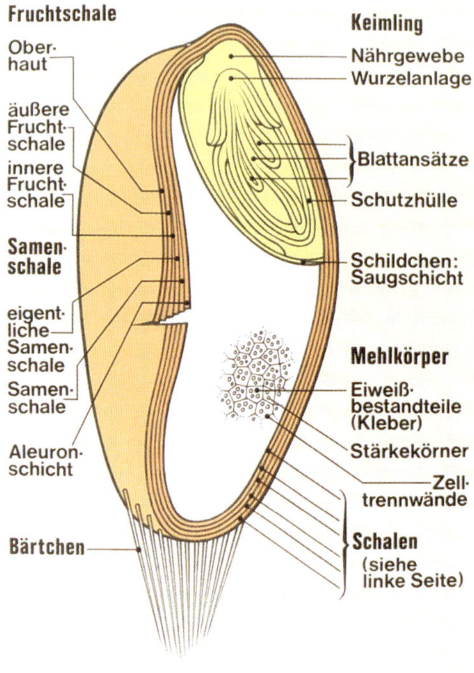

Hafer und Haferflocken als hochwertige Nahrungsmittel

Der *echte* Hafer wurde vermutlich in Kleinasien oder Zentralasien zuerst angebaut, bei uns war er schon zur Bronzezeit bekannt. Das Anbaugebiet reicht bis zum 70. Grad nördlicher Breite, in den Alpen bis zu 1600 Metern Höhe (Gebirgshafer).

Der Hafer hat immer eine große Bedeutung als Volksnahrungsmittel gehabt. Er war auch stets Bestandteil der Kinder- und Krankenernährung. Doch selbst für gesunde Erwachsene ist er außerordentlich wertvoll. Die Haferkörner können wegen der Spelzen nicht ohne weiteres verwendet werden. Man verarbeitet sie daher meistens zu Haferflocken, die frei von Spelzen sind.

Wenn man sich die Palette der Nähr- und Wirkungsstoffe näher ansieht, wird verständlich, daß sich der menschliche Nähr- und Wirkstoffbedarf von allen pflanzlichen Nahrungsmitteln durch Hafer am besten decken läßt.

Die **Haferflocken** sind mit ihrem *Eiweißgehalt* (13,8 mg%) allen anderen Getreidearten zumindest mengenmäßig überlegen. Die biologische Qualität wird als nicht ganz vollwertig angesehen, ist aber durch Zugabe von Milch oder Soja ohne weiteres zu erreichen. Haferflocken werden ohnehin meist mit Milch zubereitet. Da der Eiweißfaktor Gliadin fast völlig fehlt, eignet sich Hafer nicht zum Backen. Aber gerade das Fehlen des Gliadins macht Hafer für Erkrankungen, die auf einer Überempfindlichkeit (Allergie) gegen Gliadin beruhen, zu einem unschätzbaren Diätmittel. Das ist der Fall bei der oft schwer oder sogar tödlich verlaufenden Herter-Heubnerschen Krankheit (Coeliakie), einer Darmerkrankung, die im Kindesalter auftritt, und bei der Sprue, die man als die Hertersche Erkrankung des Erwachsenen bezeichnet.

Das Hafereiweiß wird vom Darm der Gesunden und Kranken recht gut aufgenommen. Auch das kommt seinem Nähr- und Heilwert zugute.

Der *Fettgehalt* ist beim Hafer ungewöhnlich hoch. Er liegt bei den anderen Getreidearten zwischen 0,6 % (Maisflocken) und 3,9 % (Hirseflocken), beim Hafer (Vollkorn) bei bis zu 7,9 %. Diese Menge allein würde aber ihren Wert nicht ausmachen, wenn nicht auch noch ein sehr günstiges Verhältnis von ungesättigten (80 %) zu gesättigten Fettsäuren (20 %) vorläge, was für die diätetischen Wirkungen besonders bedeutungsvoll ist. Durch außerdem im Hafer vorkommende Wachse werden die ungesättigten Fettsäuren vor der Zerstörung durch vorzeitige Verbrennung (Oxydation) geschützt. Zu guter Letzt kommen auch noch sogenannte Phytosterine vor, die eine Aufnahme des Cholesterins aus der Nahrung im Darm verhindern. Der Hafer kann sich mit seiner Fettstoffausrüstung also sehen lassen.

Auch der *Kohlenhydratgehalt* des Hafers ist sehr interessant. Rein mengenmäßig liegt er zwar etwas unter dem Gehalt der anderen Getreidearten, dafür ist die qualitative Ausstattung äußerst wichtig. Zunächst ist es die Stärke, die als reine Energiequelle in Frage kommt. Daneben liegen Stärkeabbauprodukte vor, nämlich Dextrine, Maltose und Glukose. Es sind vom Darm leicht aufsaugbare Nährstoffe, die für die Säuglings- und Kinderernährung von Bedeutung sind. Darüber hinaus gibt es im Hafer auch aus Glukose aufgebaute Kohlenhydrate (Haferglukane), die zwar unverdaulich sind, aber durch ihr starkes

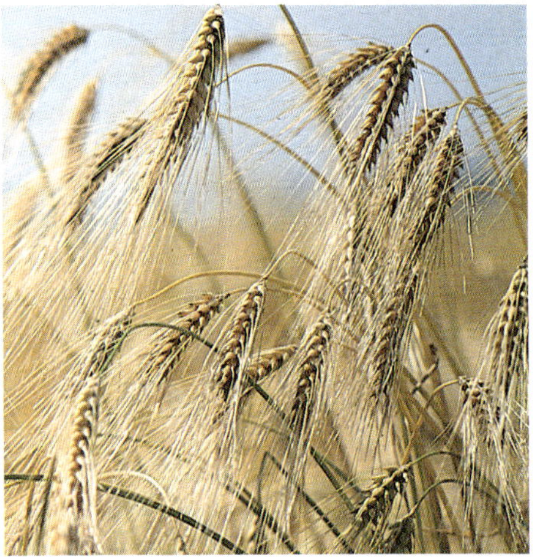

Gerste

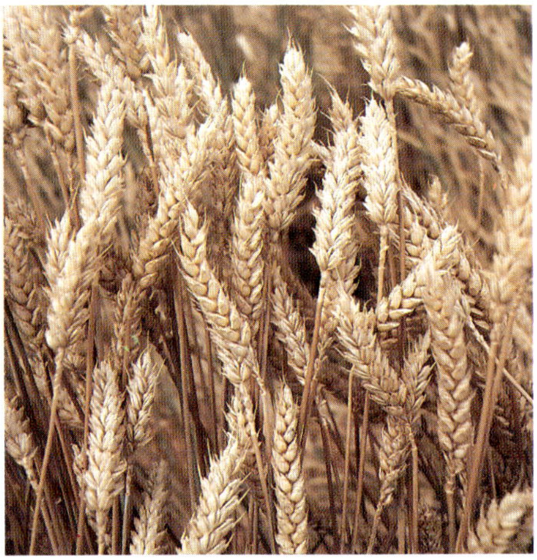

Weizen

Roggen

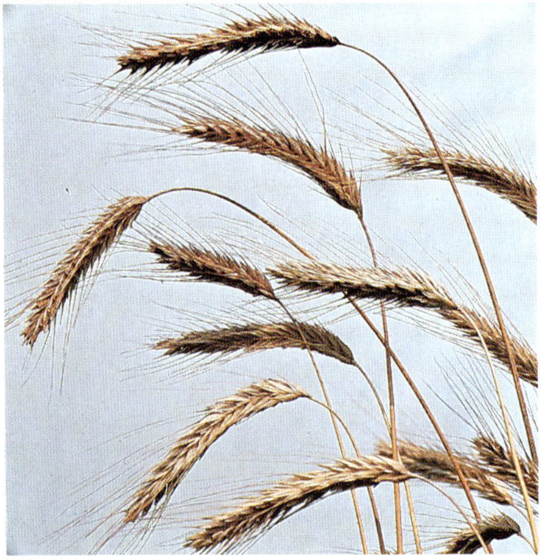

Hafer

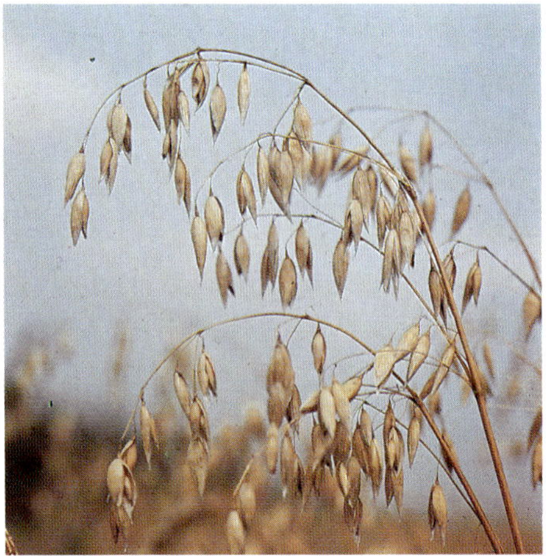

Quellvermögen die Hafer*schleim*bildung verursachen. Haferschleim wirkt bekanntermaßen heilend bei Magen- und Darmerkrankungen.

Nicht genug damit, der Hafer beherbergt auch noch eine Reihe aus Fruktose aufgebauter Kohlenhydrate, die nur langsam in freie Fruktose (Fruchtzucker) zerfallen, welche die besonders für Zuckerkranke gute Eigenschaft hat, ohne Mitwirkung von Insulin verwertbar zu sein. Das ist wohl der Grund für die günstige Wirkung einer Haferkur bei Diabetikern. Die *von Noordensche Haferkur* hat sich bei schweren und mittelschweren Fällen von Zuckerkrankheit bewährt. Der Vollständigkeit halber muß schließlich auch noch die Zellulose (Faserstoff) des Hafers erwähnt werden, die zwar völlig unlöslich ist, aber die Verdauung im Sinne einer Funktionssteigerung des Dar-

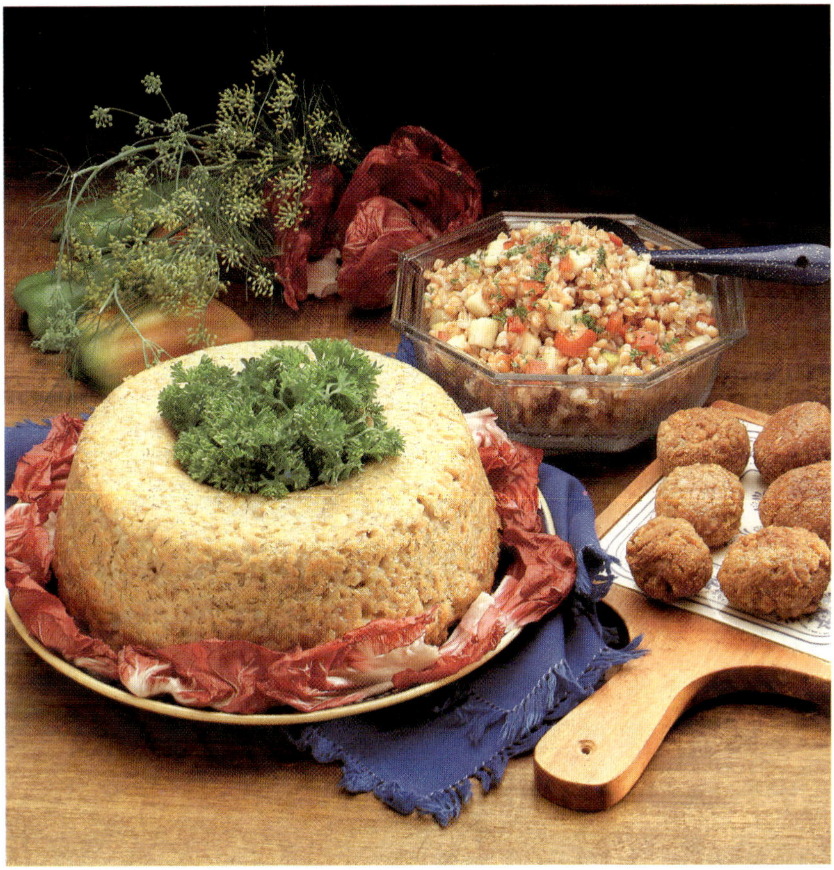

Schmackhafte Gerichte aus dem vollen Korn der Gerste – und hier ißt auch das Auge mit.

mes beeinflussen und damit die Darmträgheit verhüten kann.

Die Besprechung bliebe lückenhaft, würde ich nicht noch darauf hinweisen, daß der Hafer auch ein ausgezeichneter Lieferant für Vitamine, Mineralien und Spurenstoffe ist. Unter den Vitaminen ragen das Vitamin B_1 und die Pantothensäure hervor, bei den Mineralien und Spurenstoffen sind es vor allem Kalzium, Magnesium, Mangan, Zink und eine nicht unbeträchtliche Menge Eisen. Stoffe also, die den Stoffwechsel, die Blutbildung, das Wachstum bzw. die Regeneration, die Knochenbildung und die Nervenfunktionen aktivieren.

In der *Küchenpraxis* wird man Haferflokken als Schleim, Suppe oder Brei ohne oder mit Milch, mit Obst oder Obstsaft oder auch in Milch-Gemüse-Mischungen verwenden. Vorgequollen eignen sich Haferflocken vorzüglich zu Müsli-Zubereitungen.

Diätetisch gesehen sind Hafer-Zubereitungen wichtig bei Magen-Darm-Erkrankungen, Appetitmangel, Untergewicht, Zuckerkrankheit (in Form von Hafertagen; Hausarzt befragen!), bei Leistungsschwäche, Blutbildungsstörungen (zur Unterstützung eventuell erforderlicher Medikamente), verminderter Widerstandskraft gegen Infekte, Klima- und Wettereinflüsse, zur Steigerung körperlicher Leistungsfähigkeit und zur Anregung der geistigen Leistungsfähigkeit bei Kindern.

Buchweizen senkt den Cholesterinspiegel

Botanisch gesehen gehört der Buchweizen *(Fagopyrum esculentum)* nicht zu den Getreidearten. Er ist ein Knöterichgewächs wie der Rhabarber und der Sauerampfer. Im 14. Jahrhundert soll er mit den Mongolen nach Mitteleuropa gelangt sein. Buchweizen ist wie alle Knöterichgewächse ziemlich anspruchslos. Er gedeiht schon auf armen, sandigen Böden, zum Beispiel in Heidegebieten. Daher mag wohl auch die Bezeichnung Heidekorn herrühren. Leider geht der Anbau von Buchweizen in jenen Ländern, in denen er bisher seit langem angebaut worden war, stark zurück.

Aus der einjährigen, schnell wachsenden Pflanze gehen schließlich 4–6 mm lange Nüsse hervor, die wie Bucheckern aussehen. Vielleicht stammt daher der Name Buchweizen.

Obwohl der Buchweizen also kein Getreide ist, wird er dazu gezählt, weil er die meisten Eigenschaften der Getreidearten aufweist. Er enthält Mineralien und Vitamine und kann sich auch wegen seines Hauptnährstoffgehaltes neben den Getreidearten sehen lassen, wie aus der Nähr- und Wirkstoffübersicht der wichtigsten Getreidearten am Ende dieses Kapitels ersichtlich ist.

Außer mit Mineralien und Spurenelementen kann der Buchweizen auch mit einem Eiweiß aufwarten, das sämtliche essentiellen Aminosäuren enthält. Das Fett schenkt uns auch die sehr erwünschten ungesättigten Fettsäuren (Öl- und Linolsäure) und das cholesterinsenkende Beta-Sitosterin.

Buchweizen läßt sich in der Küche ausgezeichnet als Nähr- und Stärkungsmittel gebrauchen. Er hat eine geringere Kochzeit als die Getreidekörner und kann zu Suppen, Brei, Klößen, Omeletts, Aufläufen und zum Backen verwendet werden.

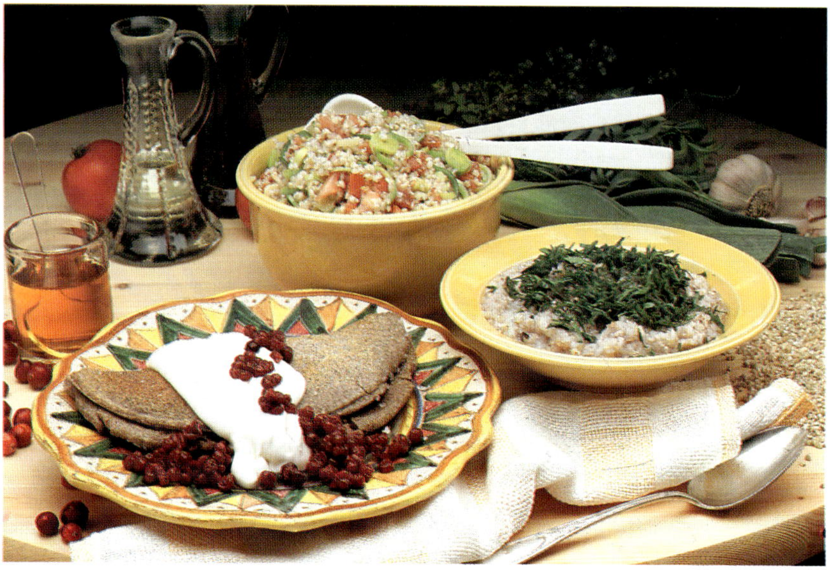

Buchweizen, der sich in der Küche gut verarbeiten läßt, eignet sich zu vielerlei Gerichten.

Dinkel gehört zur gesunden Vollkostküche

Der zur Familie der echten Gräser zählende Dinkel *(Triticum spelta)* wurde früher viel in Süddeutschland und in der Schweiz angebaut. Heute ist er nur noch auf der Schwäbischen Alb zu finden. Aber er scheint doch langsam wieder „entdeckt" zu werden – mit vollem Recht.

Woher er ursprünglich stammt, weiß man nicht genau. Die einen nehmen Zentralasien, andere die Mittelmeerländer oder Südosteuropa an. Jedenfalls ist er schon lange im Mittelmeergebiet heimisch. Der Ortsname Dinkelsbühl in Mittelfranken erinnert daran, daß er dort sehr geschätzt wurde. Jedenfalls führt das Stadtwappen drei Dinkelähren im Schild. Die Volksmeinung hat früher den Dinkel hoch geachtet. Er diente oft nicht nur als einziges Nahrungsmittel, auch unreif, das heißt in der Milchreife geerntet und dann als „Grünkern" bezeichnet, sondern – im ausgereiften Zustand – auch zur Zubereitung von Suppen, Breien und Brot. Die Backfähigkeit des Dinkels ist ausgezeichnet. Vielleicht geriet der Dinkel deshalb in Vergessenheit, weil er schwerer anzubauen ist als anderes Getreide. Man muß heute seine Qualitäten erst wieder erkennen lernen.

Die bisher vorliegenden Analysen der Hauptwirkstoffe zeigen schon, daß der Dinkel ein sehr wertvolles Nahrungsmittel mit einem ansehnlichen Eiweißgehalt und einem reichen Mineralgehalt darstellt.

Man sollte sich der alten Verwendung als Dinkelgrieß- und Dinkelbrotsuppe wieder erinnern und auch das Selbstbacken von Dinkelbrötchen, Dinkelbrot und Mischbrot aus gleichen Teilen Weizen- und Dinkelschrot versuchen. Es macht viel Freude.

Einige erprobte Rezepte finden sich im zweiten Band dieses Buches. Grünkernmehl ist heute wieder in jedem Reformhaus erhältlich. Es hat wesentliche gesundheitliche Vorteile.

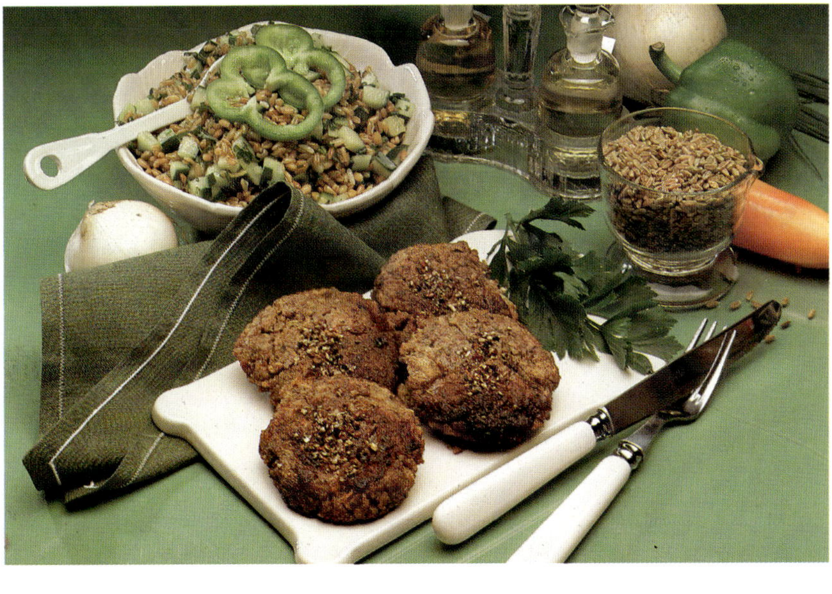

Vegetarische Klopse aus Grünkern, wie der Dinkel im nicht ausgereiften Zustand heißt – und auch sonst ist der Dinkel vielseitig verwendbar.

Mais ist unentbehrlich für Darm- und Nierenkranke

Der Mais *(Zea mays)* ist eine uralte amerikanische Kulturpflanze. Kolumbus brachte 1493 die ersten Maiskörner aus Kuba mit nach Spanien. Dem Botaniker *Hieronymus Bock* verdanken wir die erste botanische Beschreibung der Maispflanze in seinem Kräuterbuch. Die Kultur des Mais entspricht bei den Indianervölkern einer sehr alten Tradition.

Im westlichen Tiefland von Guatemala haben es vor 4600 Jahren die Mayas verstanden, Mais zu züchten und 86 verschiedene Arten zu kultivieren. Diese Mais- und dazu 15 verschiedene Bohnenarten bildeten ihre Grundnahrung. Wir verstehen heute erst die überlegene biologische Wertigkeit der Mais-Bohnen-Eiweißkombination.

Man war früher der Meinung, daß einige Eiweißbausteine, nämlich die Aminosäuren Lysin, Methionin und Tryptophan, im Mais nur unterwertig vorhanden seien. Auch heute noch liest man in einem der neuesten Handbücher der Ernährungslehre und Diätetik wörtlich: „Auch der biologische Wert des Eiweißes ist wegen des niedrigen Gehaltes an essentiellen (d. h. unentbehrlichen) Aminosäuren (Lysin und Tryptophan) *gering.“ (Cremer/Hötzel)* Neue Versuche, wahrscheinlich mit Neuzüchtungen von Mais, erwiesen jedoch, daß diese Aminosäuren im Mais-Eiweiß ausreichend vorkommen. Es ist heute geklärt, daß der Mais so hochwertiges Eiweiß enthält, daß mit einer Zufuhr von täglich 35 g (für eine 70 kg schwere Person) volles Stickstoffgleichgewicht zu erzielen ist.

Ferner enthält der Mais neben Eiweiß (7,8 g) auch Fett (2,6 g) und Kohlenhydrate (76,8 g). Unter den Mineral- und Spurenstoffen fällt der hohe Gehalt an Fluor auf (je nach Sorte 0,013–0,740 mg in 100 g Maisvollmehl). Die übrigen Mineral- und Spurenstoffe sowie die Vitaminwerte liegen im Rahmen unserer Getreidearten.

Als **Nährmittel** besonders in Form von Vollmehl sollte der Mais nicht vernachlässigt werden, zumal der hohe Fluorgehalt, wie er auch in der Hirse und in den Weizenkeimen zu finden ist, das nötige Fluor zum Schutz vor Zahnkaries liefern kann.

Mais wird unter anderem auch zu *Grieß* verarbeitet. Dazu muß er aber entkeimt werden. Die *Maiskeime* enthalten 17–40 % Fett. Das aus den Keimen gepreßte Maiskeimöl enthält zu 34,3–60 % Linolsäure, eine ungesättigte Fettsäure, der heute große ernährungsphysiologische Bedeutung zukommt. Im Maisgrieß sind also nicht mehr alle Nähr- und Ergänzungsstoffe vorhanden. Er wird als Brei verzehrt. Der Fettgehalt ist der Maßstab für seine Qualität.

In Südeuropa und zahlreichen amerikanischen Gebieten spielen *Maismehl* und *Maisschrot* die gleiche Rolle wie bei uns Roggen- und Weizenmehl. Wir kennen ein feines Schwingmehl aus Mais unter dem Namen Maizena sowie Maisstärke als Mondamin.

Gesundheitlich besonders wertvoll ist die Verwendung von Maismehl und Maisschrot in Form der italienischen Polenta und Mamaliga (Maisbrei mit Butter und Parmesankäse), der mexikanischen Tortilla (Omelett) oder als Fladen. Zur Brotbereitung eignet sich Mais wegen des fehlenden Klebergehaltes nicht.

Maisflocken (Corn-flakes) stellt man aus gebrochenem und gequetschtem Mais durch Trocknen bei 70°C und Kochen mit Malzsirup her.

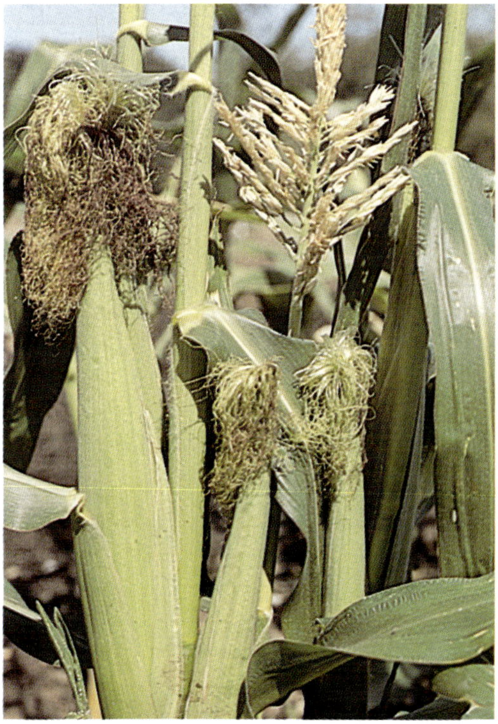

Blühende Maispflanze

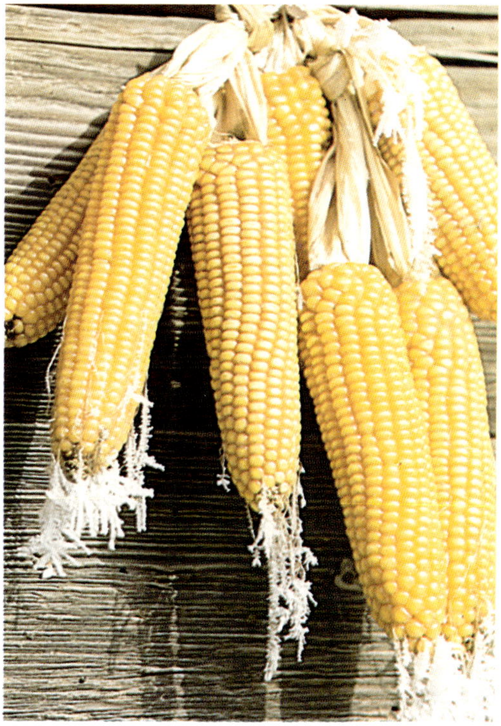

Reife Maiskolben

Für die Diätetik besitzen Maiskorn, Maisschrot und Maisvollmehl eine ganz besondere Bedeutung, und zwar gerade wegen des fehlenden Klebergehaltes, der zum Brotbacken notwendig ist.

Es gibt Menschen, die das in unseren wichtigsten Getreidearten vorkommende sogenannte Klebereiweiß (Gluten) nicht vertragen können und bei Zufuhr dieses Eiweißes (Roggen, Weizen, Hafer oder Gerste) an der *einheimischen Sprue* erkranken. Diese Erkrankung spielt sich im Dünndarm ab und zeigt sich durch massige, breiige bis dünnflüssige Durchfälle, die dann wieder einmal durch Verstopfung abgelöst werden. Durch den andauernden Nähr-, Wirkstoff- und Wasserverlust verschlechtert sich rasch der Allgemeinzustand, die Abwehrfähigkeit läßt nach, und es tritt ein lebensbedrohender Zustand ein. Zeigt sich die Erkrankung bei Kindern, so nennt man sie Coeliakie oder Hertersche Krankheit.

Ursache der Erkrankung ist das Fehlen eines Enzyms, das für die Aufspaltung des Gluteneiweißes unerläßlich ist. Eigentlich ist es nur eine im Klebereiweiß enthaltene Substanz mit dem Namen *Gliadin,* die der Darm des Spruekranken nicht aufspalten kann und die das Krankheitsbild der einheimischen Sprue hervorruft. Es ist verständlich, daß die einzige wirksame Behandlung in einer Kost besteht, die frei ist von Klebereiweiß (Gluten, speziell Gliadin). Man nennt sie *glutenfreie Kost.* An die Stelle der üblichen Brotsorten, Breie und Teigwaren müssen daher Zubereitungen von Mais treten. Es können aber auch Gerichte mit Buchweizen und Reis verwendet werden, die ebenfalls glutenfrei sind.

Die glutenfreie Kost muß über lange Zeit durchgeführt werden. Wird sie konsequent gehandhabt, kann sich die Heilwirkung schon nach zwei bis drei Wochen bemerkbar machen. Wenn die Krankheit schon länger bestand, tritt die Wirkung erst nach einigen Monaten ein.

Bei den chronischen Nierenerkrankungen (Niereninsuffizienz, Schrumpfniere, chronische Nierenentzündung) vermögen die Nieren nur noch eine begrenzte Menge von Eiweißabbauprodukten, die sogenannten harnpflichtigen Stoffe, auszuscheiden, so daß sich diese im Körper anhäufen und schwere Schäden anrichten. Um die Anhäufung der harnpflichtigen Stoffe zu vermeiden, muß man also möglichst wenig Eiweiß geben, aber doch noch soviel, daß die täglich abgebaute und unbedingt zu ersetzende Eiweißmenge verabreicht wird.

Dieser Grenzwert – so wenig wie möglich, so viel wie unbedingt nötig – liegt zwischen 0,3–0,4 g je Kilogramm Körpergewicht. Bei einem 70 kg schweren Mann z. B. darf die tägliche Eiweißmenge 21–28 g nicht unterschreiten. Man kommt auch mit dieser niedrigen Eiweißmenge aus, wenn man zugleich die eiweißsparende Wirkung vollwertiger Kohlenhydrate mit niedrigem Eiweißgehalt ausnutzt, wie das bei Mais und Reis der Fall ist. Wie die eiweißarme Nierendiät praktisch durchzuführen ist, siehe in dem Kapitel „Heilkost bei Nieren- und Harnwegserkrankungen" (Teil II).

Insgesamt ist der Mais ein ausgesprochen gutes und vielseitiges Nährmittel und unentbehrlich für die Kost bei einheimischer Sprue und der Dauer-Diätbehandlung chronischer Nierenleiden, die nur eine geringe Eiweißzufuhr erlauben.

Maiskeimöl schützt und heilt

Das aus den Maiskeimen gepreßte *Maiskeimöl* weist einen hohen Gehalt an ungesättigten Fettsäuren auf und muß daher für eine gesunde Ernährung wie für die Diätetik die gleiche Wertschätzung erfahren wie z. B. das Leinöl, das Sonnenblumen- und das Olivenöl.

Das Maiskeimöl gehört zu den wertvollen Pflanzenölen, weil es – neben dem Sojaöl – den höchsten Vitamin-E- und β-Sitosteringehalt hat. β-Sitosterin ist eine Vorstufe des Vitamins D (Provitamin D).

Abgesehen von der großen Bedeutung des Maiskeimöls in der Küche hat es auch große Vorteile für die Gesundheitspflege und Diätetik. Der hohe Vitamin-E-Gehalt (84 mg) besitzt einen Sauerstoff sparenden Effekt und hat damit Einfluß

1. auf die Herzkranzgefäße, die peripheren Kreislauforgane, vor allem die Arterien,
2. auf Erkrankungen des Stütz-Muskelsystems (Hexenschuß, Bandscheibenschäden, Muskelschmerzen),
3. auf neurologische Erkrankungen wie progressive Muskeldystrophie und
4. Fruchtbarkeitsstörungen.

Um bei diesen Erkrankungen eine ausgesprochene Heilwirkung zu erzielen, benötigt man allerdings wesentlich höhere Vitamin-E-Mengen, die man aber durch die Ölverwendung allein nicht erreichen kann. Es ist deshalb eine Vitamin-E-Ergänzung über eine ärztliche Verordnung erforderlich, damit täglich etwa 300 mg erreicht werden.

Das β-Sitosterin bedeutet eine sehr gute Unterstützung in der diätetischen Behandlung eines zu hohen Blutcholesteringehaltes. Ein zu hoher Blutcholesteringehalt führt zu Ablagerungen des Cholesterins in den Arterien und damit zu Durchblutungsstörungen hauptsächlich im Herzen, im Gehirn, in den Nieren und in den Beinen. Regelmäßige Verwendung des Maiskeimöls bei der Nahrungszubereitung übt eine vorbeugende Wirkung aus unter der Voraussetzung, daß man dieses Öl nicht erhitzt.

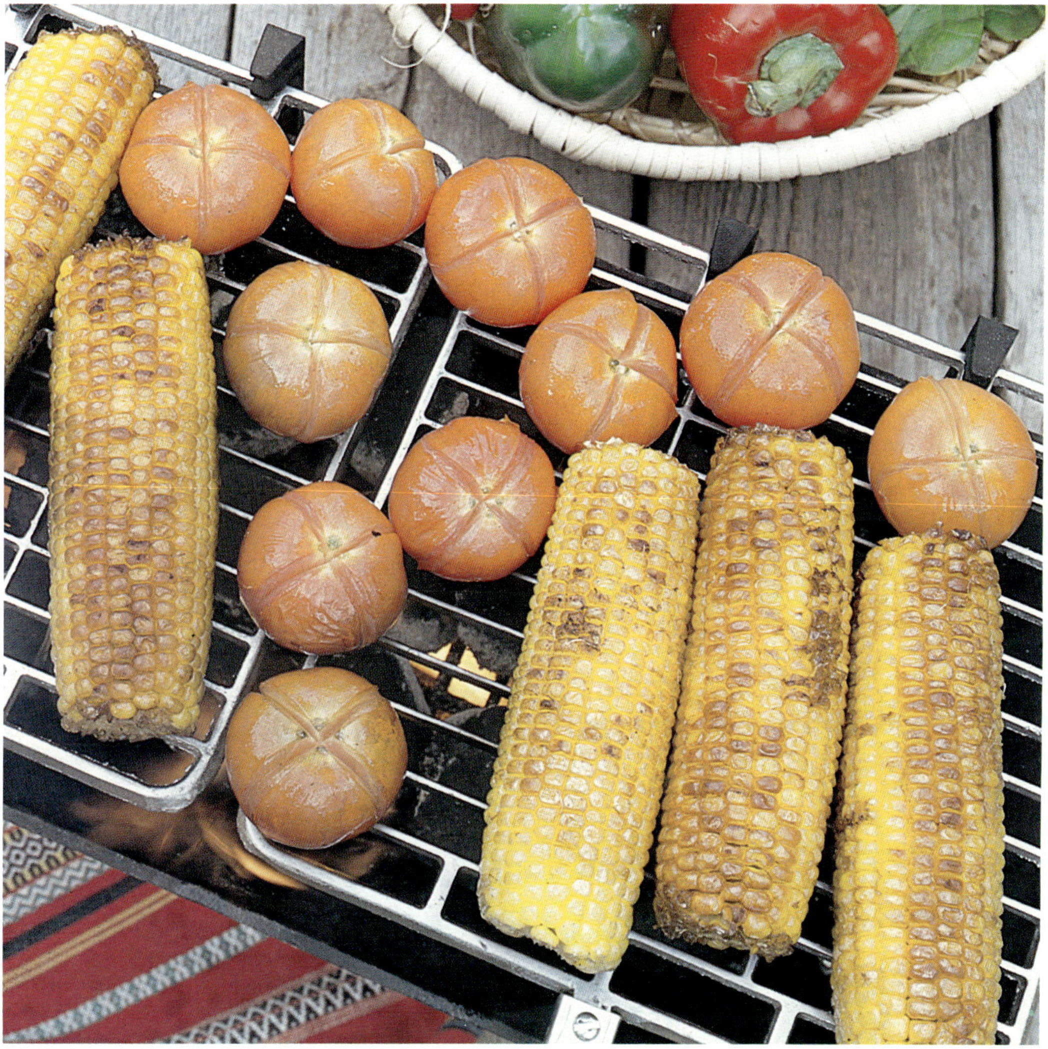

Gegrillte Maiskolben und Tomaten

Maiskolben · Pflanzenmargarine · Tomaten · Meersalz · Oregano · Knoblauchsaft

Maiskolben (Gefrier- oder Dosenware) mit Pflanzenmargarine bestreichen, etwa 20 Minuten grillen, dabei mehrmals umdrehen. Vor dem Verzehr leicht salzen, mit Pflanzenmargarine bestreichen. Tomaten halbieren und die Haut leicht zurückziehen, mit Meersalz, Oregano und Knoblauchsaft würzen, mit Pflanzenmargarine bestreichen. Etwa 8–10 Minuten grillen.

100 g Maiskolben enthalten: 3 g Eiweiß, 1 g Fett, 19 g Kohlenhydrate; Kalorien: 125 (525 Joule)

100 g Tomaten enthalten: 1 g Eiweiß, 4 g Kohlenhydrate; Kalorien: 20 (82 Joule)

Brei – Fladen – Brot

Alle Getreidearten, das sei wiederholt, lassen sich vorzüglich zur Herstellung von Brei und Fladen verwenden, wobei auch die natürliche Zusammensetzung, bis auf die Verluste durch die Hitzeeinwirkung, weitgehend erhalten bleibt. Vor etwa zweitausend Jahren wurden Breie und Fladen allmählich durch das Brot verdrängt, was zwangsläufig eine Bevorzugung des für seine Herstellung besonders geeigneten eigentlichen Brotgetreides, des Weizens und des Roggens, mit sich brachte. Fladen kennen wir heute vorwiegend noch als Knäckebrot. Solange das Brotmehl aus dem vollen Korn hergestellt und auch so verbakken wurde, blieb das Brot ein vollwertiges, natürliches Lebensmittel. Jedoch mit der zunehmenden Technisierung unseres ganzen Daseins und damit auch der Lebensmittel und der Entwicklung des Mahlverfahrens bis zur Hochmüllerei kam es zur Abtrennung mehrerer Bestandteile des Getreidekorns, die nicht mehr zur Brotbereitung, sondern nur noch zur Viehfütterung dienten. Es handelt sich hierbei um den Keim und die Randschichten, Bestandteile, von denen wir heute wissen, daß sie Träger hochwertiger Gesundheitsfaktoren sind und daß der Keim eine kleine Schatzkammer hochwertiger Lebensstoffe darstellt.

Die Hochmüllerei führte zwar zu einem hochfeinen, blütenweißen, lagerfähigen und (nach gewissen Zusätzen) gut und gleichmäßig backfähigen Mehl, das auch in Aussehen und Geschmack dem meist verwöhnten Gaumen der Verbraucher entsprach, aber es hatte – das muß hervorgehoben werden – an Gesundheitswert ganz erheblich eingebüßt.

Die Vitaminverluste bei zu 60 % ausgemahlenem Mehl betrugen:

Vitamin B_1	84 %
Vitamin B_2	70 %
Vitamin B_6	50 %
Niacin	85 %
Pantothensäure	54 %
Vitamin E	100 %

Die heutigen Erkenntnisse der Ernährungs- und Vitaminforschung lassen uns daher die dringende Forderung erheben: *Möglichst viel Vollkornbrot aus Vollkornmehl!*

Brot und Mehl stehen an der Spitze der pflanzlichen Nahrungsmittel. Es lohnt sich schon, ein wenig darüber nachzudenken. Im Korn sind alle Nährstoffe in einer Zusammensetzung enthalten, daß wir uns allein damit lange Zeit erhalten könnten, allerdings unter der Bedingung, daß das daraus gewonnene Brot nicht denaturiert, sondern vollwertig ist.

Schon seit Jahren setzen sich die bekanntesten Ernährungsfachleute für das Vollkornbrot ein, weil die Vorteile des Vollkornbrotes gegenüber dem Weiß-, Mittel- oder Graubrot weit größer sind, als man allgemein annimmt. *Wegener* faßte diese bereits 1939 in seiner Arbeit „Die internationale Entwicklung im Brotverzehr" in folgenden Sätzen zusammen:

1. Das Eiweiß des Vollkornbrotes ist biologisch viel hochwertiger als das Eiweiß beim Fein- und Mittelbrot, das unvollständig und minderwertig ist. Sowohl das Eiweiß des Keimlings als auch dasjenige der Kleberschicht wird vom Menschen gut verwertet.

2. Das Vollkornbrot ist die wichtigste Vitamin-B-Quelle und steht unter den Lebensmitteln an erster Stelle. Bei einem täglichen Verzehr von etwa 250 g ist daher im allgemeinen die Deckung der benötigten Vitamin-B-Menge gesichert. Dies ist auch wirtschaftlich von großer Bedeutung.

3. Das Brot aus dem ganzen Korn regelt durch seinen großen Gehalt an Zellwand-

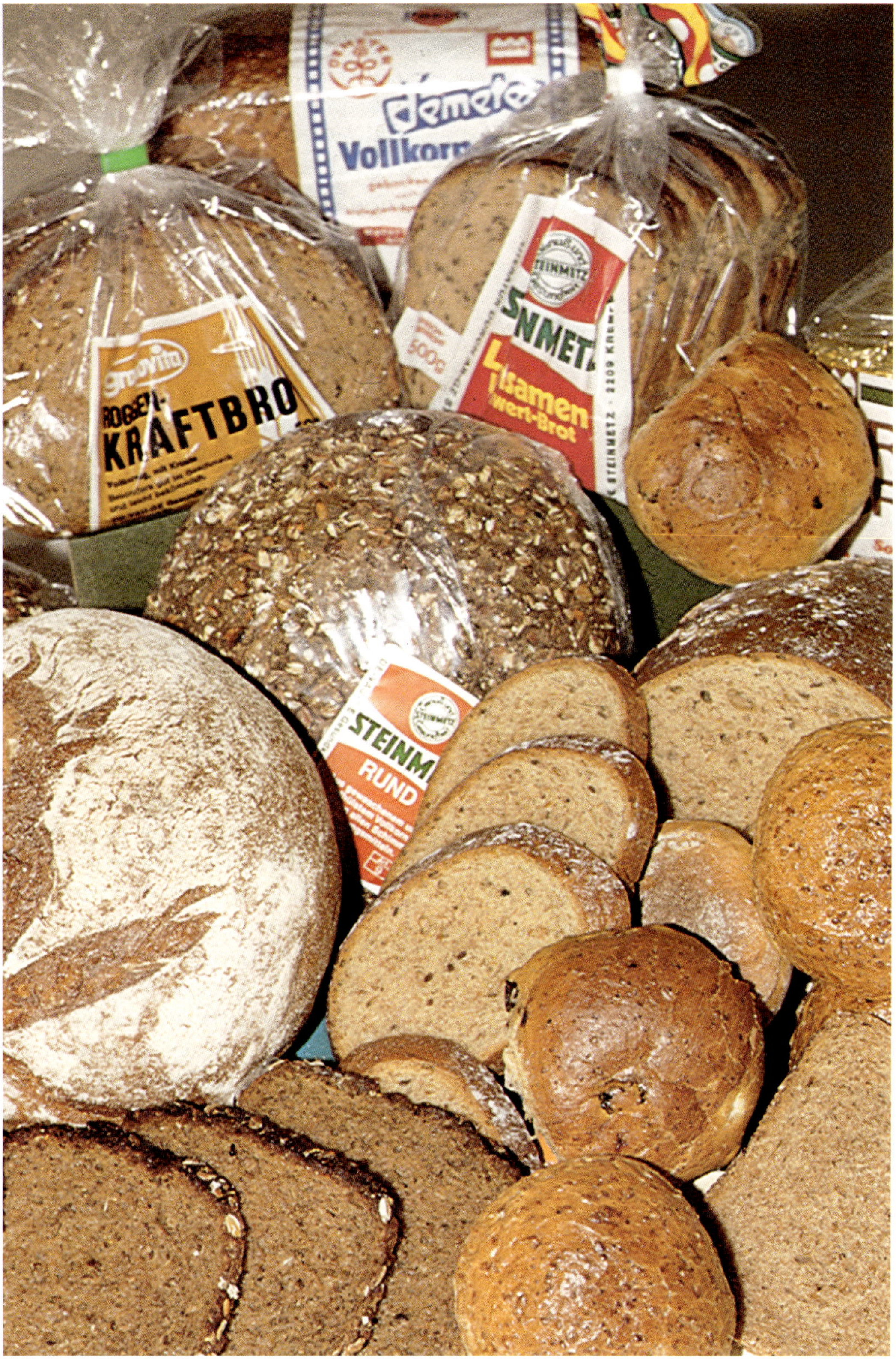
Vollkorn
RUND
500g

Selber backen mit Vollkornmehlen ist für Ernährungsbewußte fast schon zum Hobby geworden. Wer es sich leisten kann und ein entsprechend großes Grundstück besitzt, hat sich schon einen eigenen Backofen im Freien errichten lassen.

bestandteilen die Darmtätigkeit und arbeitet der Stuhlverstopfung entgegen.

4. Die immer mehr um sich greifenden Zahnschäden, die sich gerade bei der Jugend in erschreckender Weise bemerkbar machen, werden durch vermehrten Genuß des groben Brotes nicht nur bekämpft, sondern können von Anfang an mehr verhütet werden.

Die Verwendung des ganzen Korns trüge wesentlich dazu bei, der langsamen Degeneration und dem vorzeitigen Verfall unseres Körpers entgegenzuwirken. Gerade die Brotfrage sollte ständig als Lebensfrage eines Volkes gewertet werden, weil von ihr weitgehend die Erhaltung und Stärkung der Volksgesundheit abhängt.

Sicher sind nicht die Vitamine allein für die Aufrechterhaltung der Gesundheit verantwortlich, aber soviel geht aus der Ernährungsforschung der letzten Jahrzehnte hervor, daß die Mitglieder der Vitamin-B-Familie, die wir hauptsächlich mit dem Brot aufnehmen, zu den wichtigsten Bestandteilen der menschlichen Nahrung gehören. Wenn wir erfahren, wie wesentlich allein das Vitamin B_1 – ein einzelner Faktor aus der großen Vitamin-B-Familie – für gesunde Nerven, guten Appetit, normale Verdauung, geregelte Herzfunktion und das allgemeine Wohlbefinden ist, können wir leicht ermessen, welchen Schädigungen der Körper ausgesetzt ist, wenn er einen langandauernden Mangel an den Wirkstoffen des Vitamin-B-Komplexes erleidet. Wir sind diesem aber selbstverschuldet unterworfen, wenn wir ausschließlich Weißbrot und Weißmehlprodukte verwenden.

Da die Forderung nach überwiegender Verwendung von Vollkornbrot bei vielen Menschen auf eine Reihe von Schwierigkeiten stößt, wie mangelhafte Kaufähigkeit bei Zahn-, Zahnfleisch-, Magen- und Darmkrankheiten, muß in diesen Fällen die Forderung dahingehend abgeändert werden, daß die meist an einer Reihe von Gesundheitsfaktoren unterwertige Kost durch den Genuß von *Weizenkeimen,* wie sie beim Prozeß der Hochmüllerei abfallen und in Fertigpackungen im Handel, besonders in Reformhäusern, Drogerien und Apotheken, erhältlich sind, zur vollwertigen Nahrung ergänzt wird. Über Weizenkeime als notwendige Nahrungsergänzung muß daher im nächsten Kapitel noch einiges gesagt werden.

Gehalt an Vitaminen und Mineralien im Vergleich von Vollkornbrot zu Weißbrot

100 g eßbarer Substanz enthalten im Durchschnitt in Milligramm	Vollkornbrot	Weißbrot
Vitamin B_1	0,18	0,086
Vitamin B_2	0,15	0,06
Niacin	1,0	0,85
Vitamin B_6	0,22	0,14
Vitamin E	0,3	—
Kalium	291	132
Kalzium	56	58
Magnesium	—	24
Eisen	3,0	0,95
Kupfer	0,28	0,22
Mangan	1,28	0,3

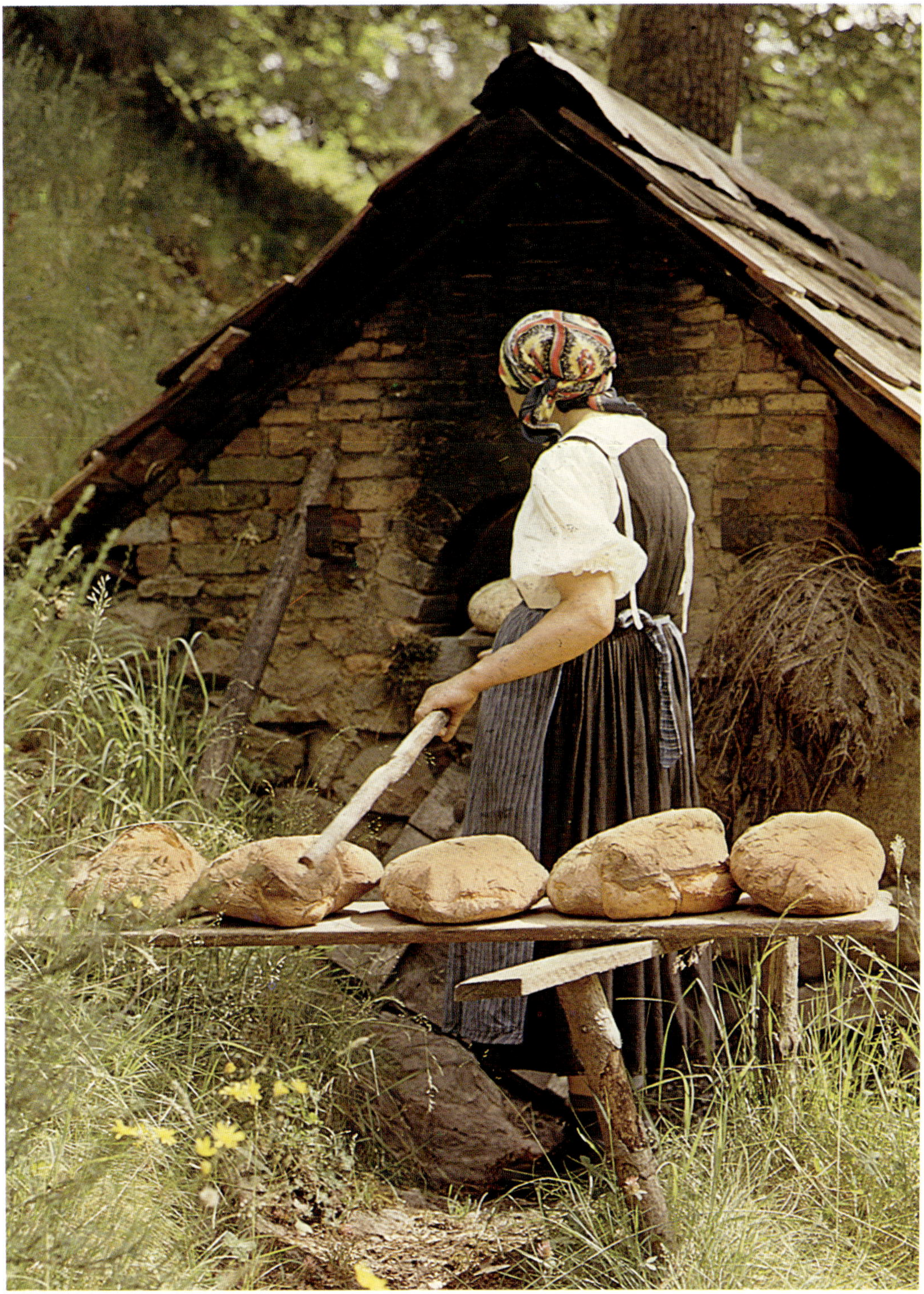

Weizenkeime schenken Gesundheit

Der Weizenkeim wird bei der Vermahlung des gereinigten Weizens als unverändertes Naturprodukt gewonnen. Die käuflichen Weizenkeime sind meist besonders präparierte, reine Weizenkeime, in denen jedoch die Wirkstoffe in ihrer natürlichen Zusammensetzung praktisch unverändert erhalten sind.

Weizenkeime sind natürliche kleine Vitaminspeicher mit hohem Gehalt an allen Vitaminen der B-Gruppe und an Vitamin E (α-Tokopherol). Sie enthalten ferner als bemerkenswerte Wirkstoffe die Provitamine von A und D, den Hautfunktionsstoff F (ungesättigte Fettsäuren) und das antianämische Vitamin Hämogen sowie hochwertige Aminosäuren, Mineralstoffe in leicht resorbierbarer organischer Bindung, darunter 50% Phosphate, ferner Magnesium, Mangan, Kobalt und Kupfer als Spurenelemente.

Was hat uns diese Analyse der Hauptwirkstoffe zu sagen? Die internationale Literatur allein über die Vitamin-B-Faktoren hat schon einen kaum mehr übersehbaren Umfang angenommen, aber gerade das beweist, welchen Wert man heute einer guten Vitamin-B-Versorgung beimißt. Ganz allgemein ausgedrückt weiß man jedenfalls, daß die Vitamin-B-Faktoren entscheidende Regulatoren im gesamten Stoffwechsel darstellen und daß ihr Mangel oder gar Fehlen zu hartnäckigen Stoffwechselstörungen, zu Wachstumsstörungen, vorzeitigen Alterungsprozessen und Abnutzungserscheinungen führt, wobei sich Veränderungen an fast sämtlichen Organsystemen, wie Nervensystem, Schilddrüse, Leber, Blutbildungssystem, Haut, Schleimhäute, Verdauungsorgane und Augen, bemerkbar machen können. Der Weizenkeim als natürlicher Vitamin-B-Komplex kann daher die Notwendigkeit der Anwendung teurer Arzneien von vornherein verhindern. Auch für das Vitamin E ist der Weizenkeim eine unserer wichtigsten Quellen.

Prof. *Stepp*, der bekannte deutsche Vitaminforscher, hält die Verwendung des Vitamins B_1 bei Zuckerkranken für zweckmäßig, weil es eine insulinähnliche Wirkung entfaltet. Es vermag zwar nicht das Insulin zu ersetzen, bewirkt aber höchstwahrscheinlich das leichtere Eindringen des Insulins in die Körperzellen. Auch das Vitamin E hat eine blutzuckersenkende Wirkung, wie Experimente ergaben, wenn auch der eigentliche Wirkungsmechanismus noch nicht geklärt werden konnte.

Da Weizenkeime eine natürliche Verbindung dieser Wirkstoffe darstellen, ist ihr diätetischer Wert bei Zuckerkrankheit außerordentlich groß. Bei regelmäßigem, täglichem Gebrauch von etwa vier bis fünf gehäuften Eßlöffeln Weizenkeime läßt sich der überhöhte Zuckergehalt des Blutes und die Harnzuckerausscheidung deutlich herabsetzen. Weizenkeime wirken nicht nur bei leichtem, sondern auch bei mittelschwerem Diabetes insulinsparend; außerdem normalisieren sie den Stoffwechsel des Zuckerkranken.

Ohne auf die weiteren obengenannten Wirkstoffe einzugehen, dürfte hieraus schon ersichtlich sein, daß wir in der täglichen Nahrung auf den Weizenkeim keinesfalls verzichten können, wenn wir Schäden verhindern wollen.

Weizenkeime für Säuglinge und Kleinkinder

Die hochkonzentrierte natürliche Wirkstoffkombination, wie sie unter den Natur-

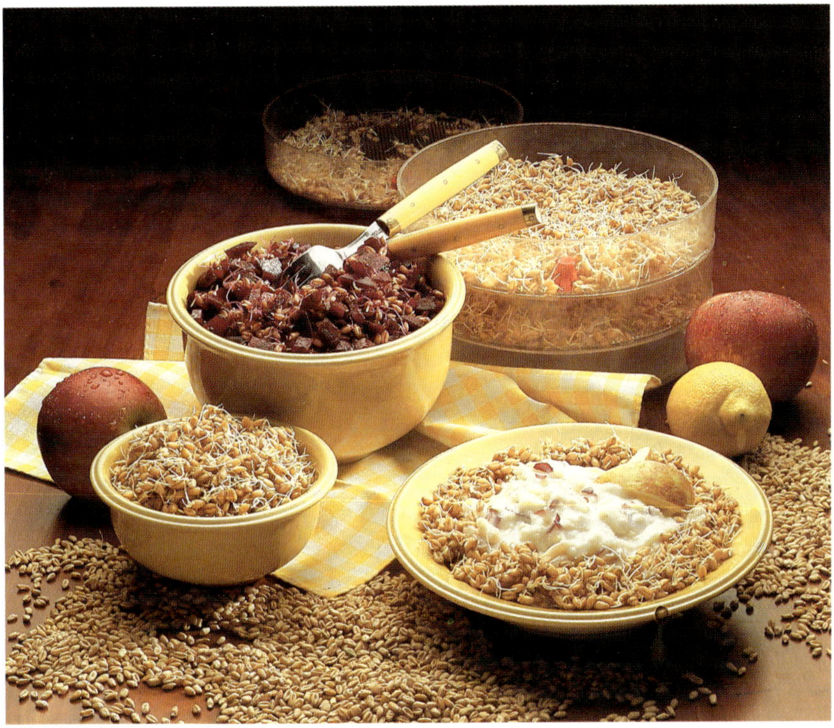

Weizenkeime und Keimlinge sind von höchstem Gesundheitswert. Keine Hausfrau sollte auf sie in der Küche verzichten. Das bißchen Mehrarbeit an Zeit und Überlegung lohnt sich!

Hauptwirkstoffe in 100 g Handelsware

Eiweiß	26,6 g
Fett	9,2 g
Kohlenhydrate	46 g
Natrium	5 mg
Kalium	837 mg
Kalzium	69 mg
Magnesium	336 mg
Phosphor	1100 mg
Eisen	8,1 mg
Vitamin A	160 µg
Vitamin B_1	2 mg
Vitamin B_2	0,72 mg
Niacin	4,5 mg
Vitamin B_6	0,92 mg
Vitamin E	27,5 mg
Kalorien	373
Joule	1567

produkten nur der ruhende Getreidekeim, insbesondere der Weizenkeim, aufweist und wie sie nach den Ergebnissen der modernen Vitaminforschung zum ungestörten Ablauf des Stoffwechsels, besonders des wachsenden Organismus, unbedingt erforderlich ist, macht die Weizenkeime zu einem hervorragenden Faktor der Kinder- und Säuglingsernährung. Wenn heute von Fachärzten immer wieder darauf hingewiesen wird, daß der Nahrung der Säuglinge und Kleinkinder Wuchsstoffe und Vitamin-B-Faktoren zugesetzt werden müssen, so gibt es dazu kein natürlicheres und bekömmlicheres Produkt als den Weizenkeim. Zu jedem Säuglingsbrei gehört die hochwertige Keimsubstanz, um eine vollwertige, Wachstum und Entwicklung fördernde Nahrung zu erzielen. Weizenkeime führen dem in der Entwicklung begriffenen Organismus Nähr- und Lebensstoffe zu und schützen ihn damit vor Krankheit.

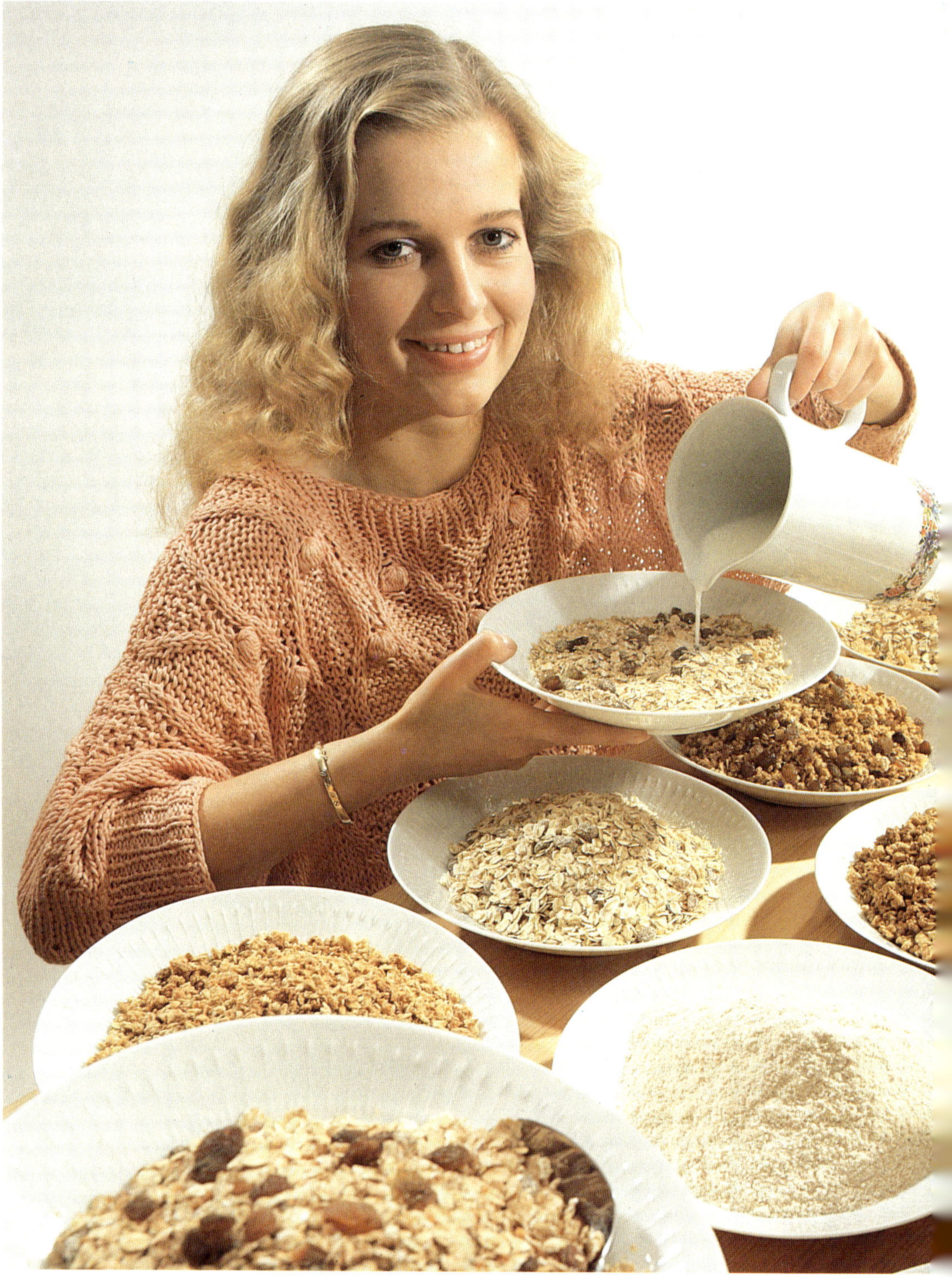

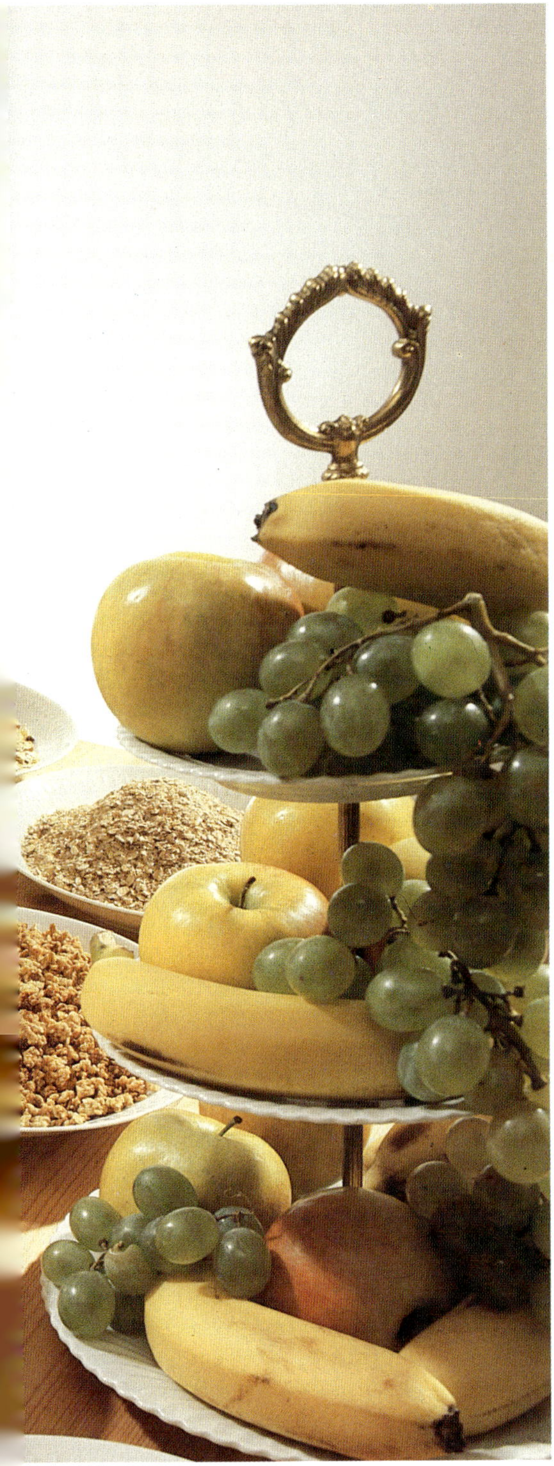

Getreidebrei – Getreidefrischbrei wertvoller als Brot

Seit einiger Zeit besinnt man sich wieder auf den Wert des *Getreidebreies,* weil man herausgefunden hat, daß die Brot essende Bevölkerung stärker an Zahnfäule (Karies) leidet als diejenigen, deren Ernährungsgrundlage vornehmlich Breinahrung bildet. Erstaunlicherweise wird Brei bereits von der Mehrzahl der Menschen bevorzugt.

Die Breikost, die meist mit Milch zubereitet wird, hat die schätzenswerte Eigenschaft, daß sie den Mangel des Getreides an Kalzium, Vitamin A und Vitamin C ausgleicht. Den größten Nährwert besitzt ohne Zweifel ein Körnergemisch, weil sich hier die einzelnen Getreidearten in ihren Wirkungen ergänzen können. Außerdem wird dadurch nicht nur das ohnehin schon wertvolle Getreideeiweiß noch vervollständigt, sondern auch das Fehlen einiger Eiweißbausteine (die Aminosäuren Tryptophan, Cystin, Lysin) in einzelnen Getreidearten aufgehoben. Bei der Einzelverwendung bildet jedoch auch die Milch die notwendige Ergänzung.

Zur Breibereitung sind besonders die nicht oder weniger zur Brotherstellung verwendeten „Breigetreide" zu benutzen, also Dinkel, Gerste, Hafer, Hirse, Mais, Reis und der nicht zum Getreide zählende, aber dennoch wertvolle Buchweizen. Man sollte die in vielen Familien noch geübte alte und gute Gewohnheit, morgens einen Teller kräftigen Getreidebrei zu verzehren, nicht aufgeben oder durch Tee oder Kaffee mit Weißbrötchen und Marmelade verdrängen lassen.

Getreidefrischbrei

Ganz besondere Bedeutung erhält nach den Forschungen und Ernährungsversuchen Prof. *W. Kollaths* die Verwendung von *Getreidefrischbrei* aus Weizen, Roggen und Gerste. Seine Versuche ergaben, daß die Ernährung mit Frischbrei aus Weizen und Roggen die „wirkungsvollste und sparsamste Verwendungsart" darstellt, weil der nur wenige Stunden eingeweichte Schrot „so natürlich wie möglich" ist, eine anregende Wirkung auf die Verdauung ausübt, die Arbeitsfähigkeit steigert, Ermüdung beseitigt, sich günstig bei beginnender Parodontose, Tuberkulose und in der sonstigen Krankenernährung auswirkt. *Kollath* hebt dabei die im Getreidefrischbrei besonders reich vorkommenden Wuchs- und Zellgenerationsstoffe (sog. Wirkstoffe, Pantothensäure) und die erhaltenen Eigenfermente hervor und ist der wohlbegründeten Meinung, daß die außerordentliche Wirkstoffverarmung der Nahrung mit größter Wahrscheinlichkeit an dem Niedergang der Gebisse mitbeteiligt ist.

Prof. *Kollath* fordert daher als notwendige Maßnahme zur Gesunderhaltung und Wiedergesundung den täglichen Genuß von 40 bis 50 g Getreidefrischbrei. Die von ihm in seinem Buch „Die Ordnung unserer Nahrung" angegebene Zubereitungsvorschrift lautet:

Getreidefrischbrei (Kollath-Frühstück): Man nehme pro Person etwa 50 g frisch geschroteten Weizen (3 Eßlöffel), 5 Eßlöffel Wasser, 15 g süße Trockenfrüchte, 100 g Äpfel oder frisches reifes Obst, 10 g frisch gemahlene Mandeln oder 1 Teelöffel Nußmus oder 1 Eßlöffel Sahne.

Der Weizen wird jeden Abend mit einer Schrotmühle oder grobgestellten Kaffeemühle zu einem flockigen Schrot vermahlen, mit 5 Eßlöffeln Wasser verrührt und über Nacht (Zimmertemperatur) stehengelassen. Gleichzeitig weicht man die Trokkenfrüchte ein.

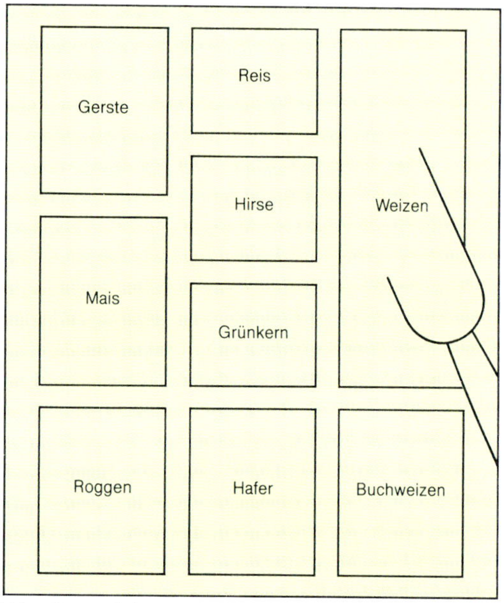

Die Getreidearten der Vollkornküche

Zubereitung: Am Morgen mischt man die Trockenfrüchte mit dem Einweichwasser in den eingeweichten Schrot und fügt nach Belieben etwas frischen Zitronensaft oder etwas Nußmus oder Sahne hinzu. Unmittelbar vor dem Frühstück reibt man mit einer Chromstahlraffel nach *Bircher-Benner* einen gesunden Apfel (mit Schale) und rührt sofort unter. Der Apfel darf sich nicht verfärben, das fertige Gericht muß weiß und aromatisch bleiben. Statt der Äpfel kann man alle Obstsorten, insbesondere auch Beerenobst, verwenden. Im obstarmen Frühjahr hilft man sich mit Rhabarberkompott. Über das Gericht streut man die 10 g verriebener Mandeln.

Man ißt den Frischbrei unerhitzt als erste Frühstückskost und kaut ihn gut, damit die natürlichen Stoffe in den nüchternen Magen gelangen und ihre volle Wirkung entfalten können. Aufnahme von warmen Getränken erfolgt nach Belieben, am besten nach etwa ein bis zwei Stunden. Das Korn stets frisch zubereiten, nicht länger als 24 Stunden lagern!

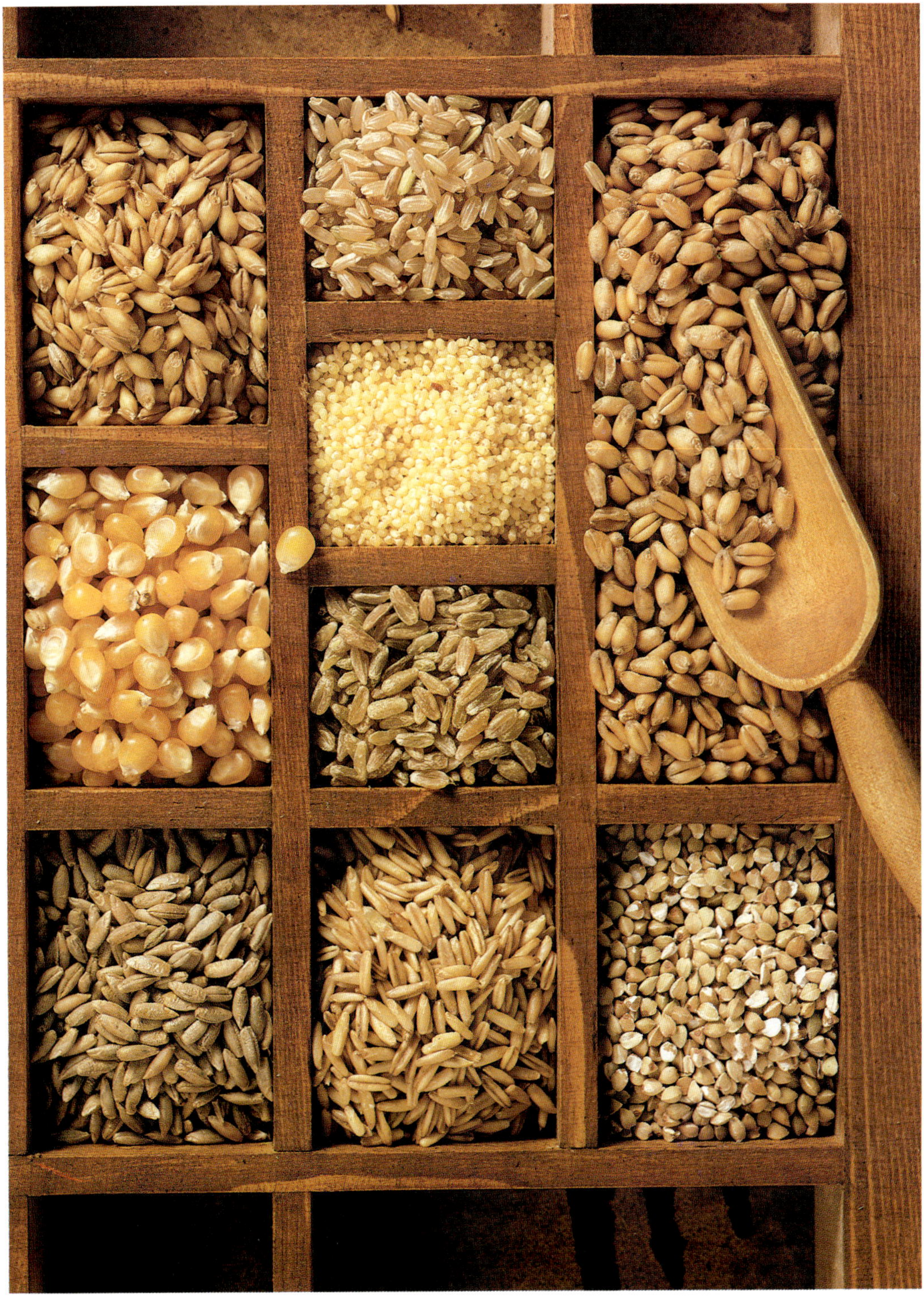

Keimgemüse als wahrhaftes Lebensmittel

Neben den ruhenden Keimen oder Samen wird auch den ausgekeimten Getreidekörnern und Hülsenfrüchten ein besonderer gesundheitlicher und heilender Wert beigemessen. *Kollath* bezeichnete diese *Keimgemüse* als wahrhafte Lebensmittel.

Dr. *Evers* verwandte die gekeimten Körner in seiner Diät gegen *multiple Sklerose.* Für die Zubereitung gibt er folgende Vorschrift: Der gereinigte Roggen und Weizen von der letzten Ernte wird zu gleichen Teilen gemischt und abends in einem Dessertschüsselchen oder ähnlichem mit Wasser übergossen, so daß alles bedeckt ist. Am nächsten Morgen das Wasser ganz abgießen und dann die Körner tagsüber ohne Wasser stehenlassen, am Abend wieder frisches Wasser daraufgießen usw. . . . Das geschieht so lange, bis der Keimling deutlich sichtbar, d. h. ungefähr ½ cm lang ist. Man soll den Keimungsprozeß nicht so weit gehen lassen, daß die Keimlinge ganz lang werden; denn dann schmecken sie nicht. Am besten stehen die Körner bei 12 bis 18 Grad Wärme und mit einem dicken Mulltuch oder ähnlichem zugedeckt. Durch den Keimungsprozeß werden die Körner weicher.

Der Keimungsprozeß soll drei bis fünf Tage dauern. Morgens und abends (eventuell im Sommer auch mittags) schüttet man die Körner auf ein Sieb und spült sie mit frischem Wasser tüchtig ab, damit die entstehenden Hefe- und Säurebazillen entfernt werden, da diese sonst den Geschmack beeinträchtigen. Morgens nach dem Abspülen gut abtropfen lassen. Wenn der Weizen langsamer keimt, ist es praktisch, den Weizen 24 Stunden früher als den Roggen anzusetzen. Stellt man die Körner in die warme Stube (Temperatur über 20 Grad), dann keimen sie schon nach zwei Tagen, sind aber dann noch nicht weich genug. Stellt man umgekehrt die Körner in einen Raum, dessen Temperatur weniger als 12 Grad beträgt, dann keimen sie erst in sieben bis zehn Tagen oder überhaupt kaum; sie sind dann trotz des Abspülens so versäuert, daß man sie nicht genießen kann. Der Keimungsprozeß schwankt jahreszeitlich etwas, sommertags geht er schneller, wintertags langsamer vor sich. Auch gibt es Unterschiede in der Keimfähigkeit der Körner. Das muß aber selbst ausprobiert werden. Wenn die Körner zu langsam keimen (also länger als vier bis fünf Tage), dann soll man sie kürzere Zeit ins Wasser tun und längere Zeit trokken stehenlassen; also z. B. abends erst gegen 22 Uhr ins Wasser legen und morgens schon um 6 Uhr das Wasser abgießen. Werden andererseits die Körner nicht weich genug, dann soll man sie längere Zeit ins Wasser tun und kürzere Zeit trocken stehenlassen. Peinlich sauber vorgehen! Auf jeden Fall müssen die gekeimten Körner folgende drei Eigenschaften haben: sie müssen gut schmecken, der Keimling muß durchschnittlich ½ cm lang sein, die Körner müssen so weich sein, daß man sie zwischen den Fingerspitzen zerdrücken kann. Sollten die Körner dennoch einen säuerlichen Geschmack haben, ist ihr Genuß nicht zu empfehlen.

Man kann die gekeimten Körner ohne Zutaten essen; man kann aber auch, kurz vor der Mahlzeit, etwa zur Hälfte grobe Haferflocken und ein wenig Milch zusetzen, das Ganze gut durcheinanderrühren und im Wasserbad bis 37 Grad erwärmen (auf keinen Fall höher als 37 Grad). Viele nehmen gern Honig oder Korinthen und Rosinen zu den Körnern, was ihren Geschmack nur verbessert.

Getreidekeimöle sind wertvolle Heilmittel

Im Kapitel „Unsere Gesundheitsschäden und ihr natürlicher Ausgleich" wurde bereits auf die Bedeutung der Fettfrage in der Gesundheitskost aufmerksam gemacht und darauf hingewiesen, daß Weizenkeimöl zu den Ölen gehört, die einen hohen Gehalt an ungesättigten Fettsäuren aufweisen, sofern es kalt gepreßt wird. Wir müssen die Wirkstoffe mit der Nahrung aufnehmen, da der Körper sie selbst nicht aufzubauen vermag. Keimöl ist daher ein Öl mit höchsten Gesundheitswerten. Man sollte es allen festen Fetten vorziehen, soweit das durch den hohen Preis nicht unmöglich ist. Auch die üblichen Speiseöle von heller Farbe und völlig neutralem Geschmack sind vom Standpunkt der natürlichen Ernährung entwertete Nahrungsmittel, da sie eine Reihe von chemischen Prozessen hinter sich haben, wodurch die natürliche Schutzwirkung verlorengeht. Den langjährigen Genuß dieser „Industrienahrung" müssen wir heute für die Entstehung der zahlreichen Volkskrankheiten, die in ihrer ersten Ursache auf Mangelerscheinungen und Funktionsstörungen an Magen, Darm, Leber und Kreislauf zurückgehen, als mitverantwortlich ansehen.

Die Getreidekeimöle sind jedoch in ihrem natürlichen Zustand nicht nur reine Kalorienträger, sondern auch Träger biologisch hochwirksamer Fettsäuren und deren Glyzerinverbindungen (Glyzeride), des Lezithins, das als hochwertiges Pflanzenlezithin anzusprechen ist, und der ganzen breiten Skala von Vitaminen, Mineralien und Wuchsstoffen.

Die Getreidekeim*öle* besitzen daher mehr noch als die Weizen*keime* den Charakter eines Heilmittels, da sie eine Reihe von Wirkstoffen in der größtmöglichen Konzentration in sich vereinigen. Praktisch stehen für die Ernährung und Krankenbehandlung bisher fast ausschließlich Weizenkeimöl und Maiskeimöl zur Verfügung. Aus volksgesundheitlichen Gründen müßten die Getreidekeimöle weitaus stärkere Verwendung finden.

In der Diätetik hat das Weizenkeimöl längst Eingang gefunden, auch spielt es als Medikament wegen des hohen Vitamin-E-Gehaltes und der hautwirksamen F-Faktoren (ungesättigte Fettsäuren) eine wesentliche Rolle.

Der Gehalt des Weizenkeimöls an der Vorstufe des Vitamins A, des *Carotinoids,* gibt ihm die Fähigkeit, vorbeugend gegen Vitamin-A-Mangelerscheinungen wirksam zu werden, die bei der üblichen Art der heutigen Ernährung leicht eintreten können. Vitamin-A-Mangel führt zu Wachstumsstillstand mit Gewichtsverlust und Appetitlosigkeit, zu Störungen an der Augenhornhaut, zu Nachtblindheit, mangelhafter Abwehr gegen Haut- und Schleimhautinfektionen, Steinbildung in den Harn- und Gallenwegen, Krämpfen, Lähmungserscheinungen und Störungen der Geschlechtsfunktionen.

Die regelmäßig vorhandene Vorstufe des Vitamins D, das *Ergosterin,* wird nach der Aufnahme in der Haut gespeichert und dort unter Einwirkung der ultravioletten Strahlen der Sonne in das eigentliche Vitamin D_2 umgewandelt, das als solches in der Natur bisher noch kaum aufgefunden wurde. Vitamin D_2 ist der Schutzstoff gegen Rachitis. Da zur Bildung des Vitamins D im Organismus die Bestrahlung mit ultraviolettem Licht erforderlich ist, muß daran erinnert werden, daß diese Bestrahlung in unserer gemäßigten Zone nur im Sommer vorhanden ist, während bei einer Sonnenhöhe unter 35 Grad nicht mehr genügend ultraviolette Strahlen die Erdoberfläche treffen. Zahlreiche Kinder vor allem, aber auch die Erwachsenen werden also meistens an Vitamin-D-Mangel leiden, auch wenn eine ausreichende Menge der Vitaminvorstufe mit der Nahrung zugeführt wird, die jedoch nicht genügend umgewandelt werden kann.

Die im Weizenkeimöl vorhandene Menge an *Vitamin K* ist relativ gering, dürfte aber als Schutzstoff genügen, zumal wir es mit anderen Nahrungsmitteln, wie Tomaten, Weiß- und Blumenkohl, aufnehmen und es auch im gesunden Darm durch die Colibakterien gebildet wird, selbst wenn es in der Nahrung fehlt. Fehlt Vitamin K in der Nahrung jedoch bei kranken Darmfunktionen und bei mangelhafter Gallenabsonderung in den Darm, so entwickelt sich ein echter Vitamin-K-Mangel in der Leber, der eine Störung der Blutgerinnungsfähigkeit zur Folge hat.

Bedeutungsvoll ist der Vitamin-E-Gehalt des Weizenkeimöls, da Vitamin E nur mangelhaft zugeführt wird, während der Bedarf im Sommer durch den Genuß grüner Pflanzenteile meist gedeckt erscheint. Die Notwendigkeit der Vitamin-E-Zufuhr beim Menschen war lange Zeit unentschieden, heute wissen wir jedoch, daß Vitamin-E-Mangel zu einer Reihe von krankhaften Erscheinungen an den Fortpflanzungsorganen, der Muskulatur und dem Nervensystem führt, so daß auf eine regelmäßige Zufuhr mit unserer Nahrung nicht verzichtet werden kann.

Auch die Notwendigkeit der Zufuhr der im Keimöl reichlich vorhandenen *Fettsäurefaktoren*, der Wirkstoff F, wurde für den Menschen lange Zeit nicht erkannt. Heute ist das Keimöl gerade wegen dieser Wirkstoffe ein wichtiger Bestandteil der Diät bei einer Reihe von Hauterkrankungen.

Getreidekeime und Keimöle sind also ein eindrucksvolles Beispiel dafür, wie nahe in unseren Lebensmitteln die Schutz- und Heilwirkungen beieinanderliegen.

Leinsamen als Heilkost für Leber und Darm

Das durch Kaltpressen aus dem Samen des Leins oder Flachses *(Linum usitatissimum)* gewonnene Leinöl *(Oleum Lini)* bildet mit den festen und flüssigen Glyzeriden der Palmitin-, Stearin-, Myristin-, Arachin-, Öl-, Linol-, Linolen- und Isolinolensäure, neben Wachs, Harz, Salzen und Eiweißkörpern, die Grundlage zahlreicher Heilwirkungen.

Das *fette Öl* in Verbindung mit dem *Schleim* des geschroteten Samens macht diesen zu einem vorzüglich wirkenden Stuhlregulierungsmittel. Dabei wirkt der Leinsamenschrot nicht nur als Gleit- und Quellmittel, sondern auch als Reiz auf die Darmwand und durch Beeinflussung der bei den meisten Menschen kranken Bakterienbesiedlung des Darmes. Die Fäulnis- und Gärungsprozesse werden normalisiert, was jedem schon dadurch leicht erkennbar wird, daß der Stuhl seinen üblen Geruch verliert. Diese Beeinflussung der Darmbakterien kann gar nicht hoch genug veranschlagt werden. So wies Prof. Dr. med. et phil. *Fr. Baumgärtel* mit seinen Mitarbeitern nach, daß es durch die stark vermehrte Anwendung der modernen Chemotherapeutika (Sulfonamide wie auch die neuesten Antibiotika) zu einer so starken, hemmenden Wirkung auf die normale Bakterienflora kommt, daß sich nach mehrtägiger Verwendung dieser Mittel der Stuhl in bakteriellen Untersuchungen als keimfrei erweist. Diese Entkeimung des Darmkanals darf nicht unterschätzt werden, denn wir wissen, daß die normalen Darmbakterien noch gar nicht voll zu übersehende biologische Funktionen zu erfüllen haben, so den Aufbau wichtigster Vitamine.

Nach meinen bisherigen Erfahrungen erholt sich die Darmflora nach einem chemotherapeutischen Schock schneller durch regelmäßigen Genuß von frischem Leinsamenschrot (je 1 Eßlöffel morgens nüchtern und abends vor dem Schlafengehen).

Vielfältige praktische Erfahrungen haben auch eine krampflösende, schmerzstillende und entzündungswidrige Wirkung des Leinsamens, besonders in Form des frischen Schrotes, gezeigt. Bei allen katarrhalischen und entzündlichen Zuständen des Magen-Darm-Kanals kann man davon leicht Gebrauch machen. So unterstützt frischer Leinsamenschrot bei Magenkatarrh (Gastritis), Zwölffingerdarmkatarrh (Duodenitis), Magen- und Zwölffingerdarmgeschwüren (Ulcus ventriculi et duodeni), Dünn- und Dickdarmkatarrh die Heilung außerordentlich. Wird jedoch nicht völlig frisch geschroteter Leinsamen verwendet, so kann man üble Reizwirkungen auf die Schleimhäute erleben, da das beim Schroten frei werdende Leinöl schnell ranzig wird.

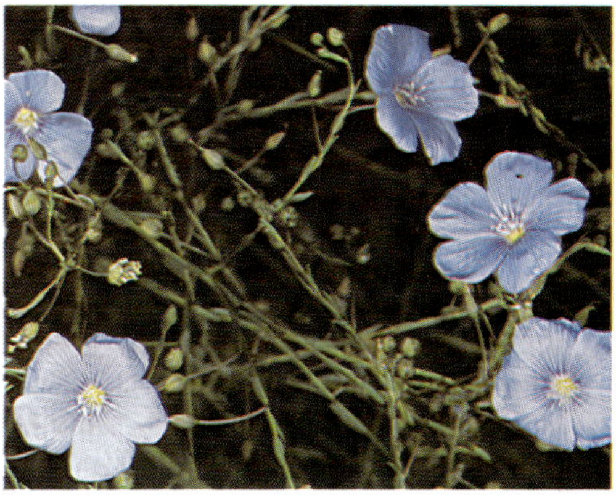

Blühender Lein oder Flachs

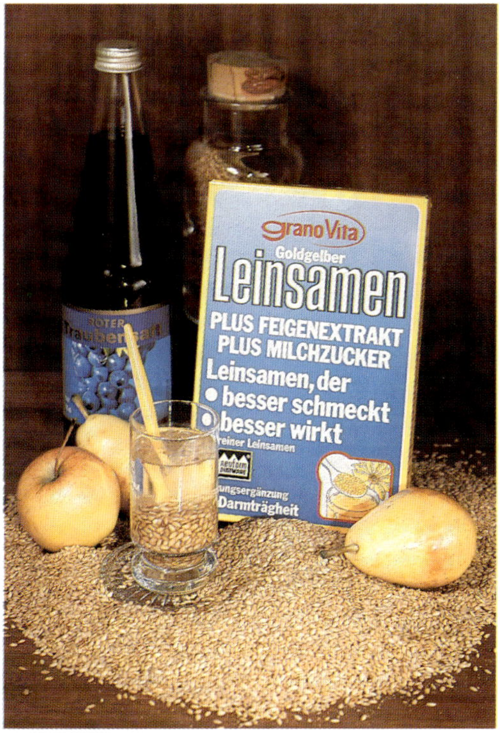

Der Leinsamen ist kein Allheilmittel, er sollte aber doch wegen seiner hohen gesundheitlichen Bedeutung regelmäßig in der Küche verwendet werden.

Äußerlich ist die Anwendung des Leinsamens in Form von Breiumschlägen und Breiauflagen wegen des großen Wärmebindungsvermögens bei Entzündungen, Magen-Darm-Krämpfen, Menstruationsbeschwerden, Leberstauungen, wie überhaupt bei allen Zuständen, wo die Anwendung intensiver Wärme angebracht ist, von guter Wirksamkeit. Man stellt den Brei zu Umschlägen, Auflagen oder Pflastern her, indem man gemahlenen Leinsamen mit heißem Wasser zu einem dicken Brei verrührt und diesen sofort verwendet. Leinsamen gibt es in Apotheken, Reformhäusern und Drogerien.

Zuweilen wird auf den – freilich nur geringen – Blausäuregehalt des Leinsamens und eine sich daraus möglicherweise ergebende „Leinsamenvergiftung“ hingewiesen. Untersuchungen in dieser Richtung ergaben, daß das im Leinsamen enthaltene Blausäureglykosid Linamarin im

Hauptwirkstoffe in 100 g Frischsubstanz

Eiweiß	20,7 g
Fett	45,1 g
Kohlenhydrate	13 g
Natrium	46 mg
Kalium	590 mg
Kalzium	260 mg
Magnesium	350 mg
Phosphor	700 mg
Eisen	12,5 mg
Chlor	43 mg
Mangan	2,8 mg
Kupfer	1,5 mg
Schwefel	210 mg
Vitamin A	0,5 mg
Vitamin B_1	0,41 mg
Vitamin B_2	0,96 mg
Niacin	4,9 mg
Vitamin C	9 mg
Vitamin E	2 mg
Kalorien	558
Joule	2029

Magen und Darm gar nicht frei wird und deshalb auch bei Verzehr größerer Mengen unschädlich bleibt. Bei Mengen bis zu 300 g geschrotetem Leinsamen am Tag traten bei Erwachsenen und Kindern keinerlei Vergiftungserscheinungen auf.

Kaltgepreßtes, unraffiniertes *Leinöl* ist ein Nahrungs- und Heilmittel ersten Ranges. Als Nahrungsmittel hat es nicht nur einen hohen Brennwert, sondern auch einen reichen Vitamingehalt sowie einen hohen Gehalt an ungesättigten Fettsäuren, die vor allem im Fettstoffwechsel eine beachtliche Rolle spielen und denen seit einiger Zeit auch unter der Bezeichnung *Vitamin F* größere Bedeutung als Heilmittel bei einer Reihe von *Hautkrankheiten* zukommt, so bei Ekzemen, Furunkulose, offenen Beinen und Milchschorf.

Wachsende Bedeutung gewinnen die kaltgepreßten, unraffinierten Öle, darunter auch das Leinöl, in der diätetischen Behandlung der Geschwulstkrankheiten, vor allem des Krebses. Die in diesen Ölen enthaltenen ungesättigten Fettsäuren hemmen nämlich das Wachstum der Krebszellen.

Die noch vielfach übliche Verwendung raffinierter und gehärteter Öle führt zwangsläufig zu einem Mangel an ungesättigten Fettsäuren in der täglichen Nahrung und damit zu einer Schwächung der Widerstandskraft des Körpers gegen Hautkrankheiten, zu Leber-, Darm- und Drüsenfunktionsstörungen, denen man nur durch Verwendung naturbelassener, kaltgepreßter Saatöle, also auch Leinöl, begegnen kann. Man nennt die kaltgepreßten Öle zuweilen auch „lebendige Öle“, um damit anzudeuten, daß sie im Körper leichter umsetzbar und viel stoffwechselaktiver sind als die industriell bearbeiteten Öle und Fette. **Ölkuren bei Gallensteinen** lassen sich mit Leinöl vorzüglich ausführen, da es besser verträglich ist als Olivenöl. Man nimmt dazu bis zu 50 g. Bei Gallenkoliken gibt man 2–3mal täglich 1 Eßlöffel.

Zucker ist süß, aber gefährlich

Das Zuckerrohr *(Saccharum officinarum)* aus der Familie der Gräser gehört zu den wirtschaftlich wichtigsten Kulturpflanzen. Mit größter Wahrscheinlichkeit ist es aus Kreuzungen zwischen in Südostasien oder Ostindien heimischen Wildgräsern hervorgegangen. Die Wildformen sind aber nicht bekannt. Um 300 v. Chr. war die Pflanze in Indien bereits eine geschätzte Kulturpflanze. Im 7. Jahrhundert n. Chr. erreichte sie die arabischen Völker. Diese verbreiteten das Zuckerrohr zwischen 700 und 900 n. Chr. im ganzen Mittelmeerraum. Die Spanier und Portugiesen führten sie von den Kanarischen Inseln schließlich nach Mittel- und Südamerika aus. Die Niederländer wiederum nahmen sie mit nach Indonesien.

Die Zuckerrohrpflanze ist mehrjährig und hat bis 7 m hohe Halme. Die sich aufstockenden, 2 bis 5 cm dicken Halme enthalten in ihren Teilstücken, die durch „Knoten" (Nodien) verbunden sind, ein weiches, zuckerhaltiges Mark. Legt man Teilstücke in den Boden, so sprossen von den Knoten, die jeweils einen Wurzelring führen, neue Wurzeln.

Zuckerrohr wächst nur in den Tropen und benötigt eine Temperatur von 28°C. Größere Temperaturschwankungen wirken schädlich, Frost vernichtet die Pflanze. Die Zuckerspeicherung beginnt erst nach dem Auswachsen der Teilstücke (Internodien). In den obersten Abschnitten findet die Zuckerkristallbildung noch nicht statt.

Der Hauptverwendungszweck des Zuckerrohrs ist die Kristallzuckergewinnung. Die Raffination des Zuckers wurde übrigens von den Arabern erfunden.

Die *Zuckergewinnung* beginnt mit einer Zerkleinerung der Halme. Das zerkleinerte Material wird dann zwischen Walzen zerquetscht und ausgepreßt. Dadurch erhält man den *Zuckerrohrsaft*, der ungefähr 96 % des Ausgangsmaterials ausmacht. Das aus der Pressung zurückbleibende Material besteht fast nur noch aus Zellulose, die zur Herstellung von Papier, Karton oder Preßholzplatten verarbeitet wird.

Nachdem der Zuckerrohrsaft mechanisch gereinigt, geklärt und von Nichtzuckerstoffen befreit worden ist, dickt man ihn durch Kochen so lange ein, bis der entstehende Sirup kristallisiert. Der kristallisierende Zucker wird dann durch Zentrifugieren von dem Sirup getrennt. Der dadurch erhaltene, zunächst noch gelbbraune *Rohzucker* muß in der Weiterverarbeitung noch einige chemische Prozesse durchmachen, bis als Endprodukt der *weiße Kristallzucker* gewonnen worden ist. Dieser so sehr beliebte Weißzucker besteht zu 96–99 % aus Saccharose. Das ist ein Doppelzucker (Disaccharid) aus Traubenzucker (Glukose) und Fruchtzucker (Fruktose).

Es besteht kein Zweifel, daß der reine Kristallzucker ein hoher Kalorienträger ist, denn 100 g liefern praktisch 400 Kalorien, und daß er das beste und stärkste Süßungsmittel darstellt (wenn man von chemischen Präparaten absieht).

Alles das muß nicht näher erörtert werden. Aber der Zucker bringt auch *medizinische Probleme* mit sich.

Im westlichen Europa und in den USA werden 100–150 g Zucker pro Tag und Person verbraucht, das heißt, daß 15–20 % des Kalorienbedarfs durch Zucker gedeckt werden. Und das ist mindestens um die Hälfte zuviel. Denn enge Zusammenhänge des viel zu hohen Zuckerverbrauchs bestehen nämlich mit folgenden Krankheiten:

- Übergewicht
- Zuckerkrankheit (Diabetes mellitus)
- Vitamin- und Mineralmangelkrankheiten

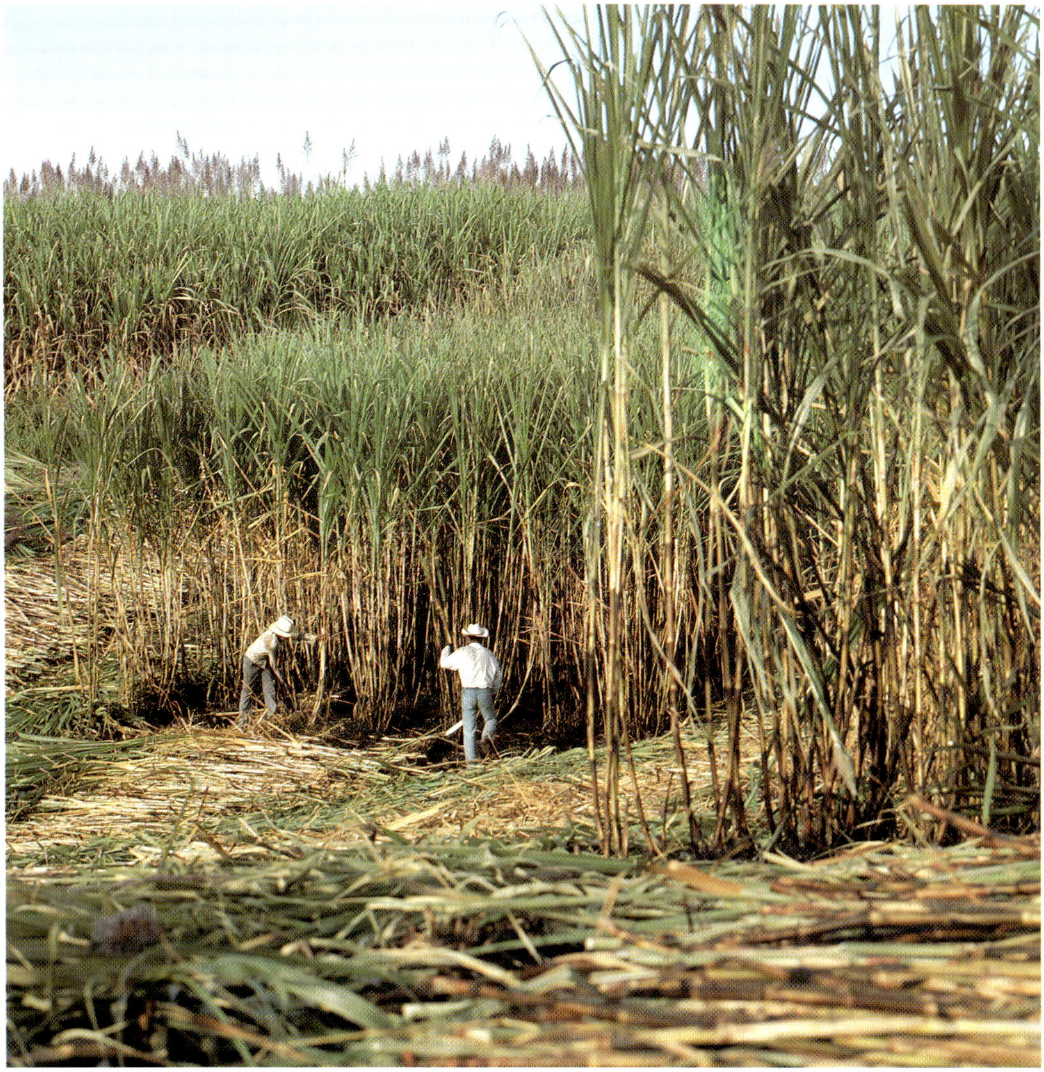

Die Zuckerrohrpflanze kann bis zu sieben Meter hohe Halme bekommen. Sie wächst nur in tropischen Regionen und war bereits in der Antike als Kulturpflanze geschätzt.

- Infektionen, besonders Virusinfektionen (Kinderlähmung)
- Arteriosklerose und Herzinfarkt
- Krebs
- Hauterkrankungen
- Gicht und Rheumatismus

Enge Zusammenhänge heißt nicht, daß der Zucker die alleinige Ursache der sehr verschiedenen Krankheiten und Gesundheitsstörungen ist, aber daß er dabei eine wesentliche Rolle spielt.

Zucker bei Übergewicht, Fettsucht und Diabetes

Der um mindestens 50 % überhöhte Zuckerverbrauch führt zwangsläufig zu einer Überernährung. Diese wiederum überbeansprucht die Insulin produzierenden Zellen der Bauchspeicheldrüse bis zur Erschöpfung. Wenn nicht genügend Insulin produziert wird, kann der ins Blut gelangte Zucker nicht mehr ausreichend zur Energiegewinnung verarbeitet werden. Die zu hohe Zuckermenge im Blut – es besteht ein zu hoher Blutzuckerspiegel – kann jetzt nur noch in Fett verwandelt oder über die Nieren ausgeschieden werden (Harnzucker).

Die Folgen sind *Fettsucht* und/oder *Zuckerkrankheit* (Diabetes mellitus). Beide Erkrankungen bedeuten beträchtliche Risiken für Leben und Gesundheit.

Zucker und Zahnfäule (Karies)

Alle Zahnärzte, insbesondere die Schulzahnärzte, sind sich einig darüber, daß ein enger Zusammenhang zwischen Zucker und Zahnfäule besteht. Nur eine drastische Senkung des Zuckerverbrauchs würde die ungeheure Zahl der durch Zucker erzeugten Zahnlöcher bei den Schulkindern ebenso drastisch senken. Das konnte in Großversuchen nachgewiesen werden.

Dazu ein Zitat aus der „Neuen Zürcher Zeitung": „Die südatlantische Insel Tristan da Cunha war sicher nie ein Paradies, doch die Inselbewohner hatten noch vor wenigen Jahrzehnten die Gewähr, bis ins höchste Alter ihre Zähne in perfekt gesundem Zustand zu erhalten. Dies nicht etwa, weil auf Tristan eine besonders raffinierte Art der oralen Hygiene (Mundhygiene) betrieben wurde – ganz im Gegenteil! Vielmehr waren die alimentären Voraussetzungen zur Ausbildung der Zivilisationskrankheit Zahnkaries nicht gegeben. Es gab nämlich kein Geld, um die gesundheitsschädigenden Lebensmittel zu kaufen, mit denen sich der Rest der westlichen Welt seit längerem unter anderem die Zähne zerstört. Heute werden jährlich pro Person 30 kg Zucker, 45 kg Weißmehl und 10 kg Konfitüre konsumiert."

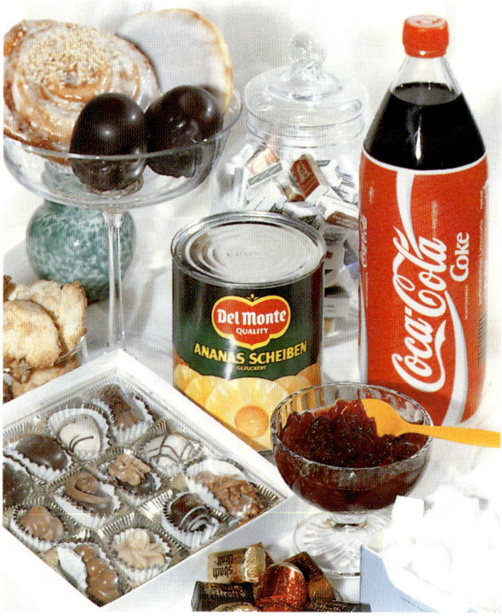

Unser Zuckerverbrauch – ob offen oder versteckt – muß radikal eingeschränkt werden.

Zucker als Mineral- und Vitaminräuber

Für den normalen Ablauf des Kohlenhydrat- und damit auch des Zuckerstoffwechsels ist das Vitamin B_1 (Thiamin) unentbehrlich. Je mehr Zucker oder andere Kohlenhydrate verzehrt werden (Weißmehl, Kuchen, Pralinen und andere Zuckerwaren), um so höher ist der Vitamin-B_1-Bedarf. Reiner Kristallzucker enthält aber fast keine Vitamine, insbesondere kein Vitamin B_1 mehr. Der Kohlenhydratstoffwechsel ist allein dadurch schon gestört, weil der Zuckerabbau leidet und eine krankhafte Fettbildung begünstigt wird.

Das fehlende Vitamin B_1 wirkt sich aber auch auf die männlichen und weiblichen Keimdrüsen (Geschlechtsdrüsen) ungünstig aus. Normalerweise werden die Geschlechtshormone in der Leber inaktiv gemacht. Das kann aber nur unter der Mitwirkung von Aneurin (Thiamin), Laktoflavin

(Vitamin B_2) und Folsäure geschehen. Bei Vitamin-B_1-Mangel ist die „Leberschutzwirkung“ gestört, so daß es zur Anhäufung von östrogenen Hormonen kommt. Das kann eine unregelmäßige Menstruation, die Entstehung von Brustknoten (Mastopathie, Präkanzerose) und eine Atrophie der Hoden (Verkümmerung) zur Folge haben. Aber auch zu anderen Hormondrüsen bestehen enge Beziehungen.

Zucker als Kalkräuber

Der japanische Pathologe *Katase* aus Osaka schilderte sehr eindrucksvolle Versuche über die Wirkung des isolierten Zuckers auf den jungen, noch wachsenden Organismus. Er führte diese Versuche mit 40 Mitarbeitern zehn Jahre lang sehr sorgfältig an jungen Kaninchen durch.

Die Tiere erhielten täglich 2–4 g Rohrzucker pro Kilogramm Körpergewicht zusätzlich zur gewöhnlichen Nahrung. Andere Tiere erhielten 2 ccm einer sterilen Rohrzuckerlösung intravenös (in die Blutbahn) injiziert.

Die Zuckermenge entsprach einem Tagesquantum von 40–60 g für ein Kind von 20–30 kg Körpergewicht.

Dieser Zusatz führte in 146 Tagen zu schweren krankhaften Veränderungen des ganzen Knochensystems, und zwar in Form von Erweichungen, Verbiegungen, Knickungen und Brüchen. Man konnte die Knochensubstanz mit dem Messer leicht schneiden. Außerdem wurde eine krankhafte Nebenschilddrüsenvergrößerung gefunden. Das deutet auf Kalkstoffwechselstörungen.

Mikroskopisch zeigte sich eine Kalkauslaugung der Knochen, daneben eine verstärkte Zelltätigkeit, wohl als Reparaturversuch des Körpers. Im ganzen gesehen war auch eine Verlängerung der langen Röhrenknochen zu verzeichnen. Das erinnert an das gesteigerte Größenwachstum unserer akzelerierten Jugend in den letzten Jahrzehnten.

Nach zahlreichen weiteren Versuchen mit der Fragestellung, bei welcher kleinsten Menge die Knochenerkrankungen gerade beginnen, kam man zu dem Ergebnis, daß ¼ g Zucker pro Tag und Kilogramm bei den Kaninchen noch keinen Schaden erzeugte, ½ g aber bereits am 7. Tag, 1 g am 5. Tag und 1½ g am 3. Tag zu den ersten nachweisbaren Veränderungen im Knochensystem führten.

Wenn die Toleranzgrenze beim Menschen ähnlich oder genau dieselbe wäre wie bei den Kaninchen, so würde eine Zuckermenge von nur 6 g täglich für Kinder von 5–6 Jahren und 20 kg Körpergewicht noch ohne Schaden vertragen werden.

Ich meine – auch wenn wir für den Menschen eine wesentlich höhere Toleranzbreite annehmen –, daß es berechtigt ist, den reinen weißen Zucker als Kalkräuber zu bezeichnen. Wir müssen – das gilt besonders für Kinder – äußerst sparsam damit umgehen!

Zucker und Kinderlähmung (Poliomyelitis)

Zwischen Zuckergenuß und Kinderlähmung besteht ebenfalls eine enge Beziehung. Das gilt aber auch für andere Virusinfektionen.

Verabreicht man täglich erhöhte Mengen von Zucker- und Weißmehlerzeugnissen, so entsteht schnell ein hoher Blutzuckerspiegel. Dieser regt eine hohe Insulinausschüttung an, dem folgt ein Abfall des Blutzuckers unter die Norm, und nun kommt das Dilemma: Für die Zeit der Unterzuckerung besteht die höchste Gefahr einer der zahlreich möglichen Virusinfektionen, insbesondere auch an Kinderlähmung. Das heißt aber für die tägliche Praxis: In Zeiten erhöhter Infektionsgefahr darf kein Zucker gegeben werden!

Zucker – schuld an Arteriosklerose und Herzinfarkt

Prof. *John Yudkin*, der Leiter des Ernährungswissenschaftlichen Instituts der Londoner Universität, hat nach umfangreichen Untersuchungen festgestellt, daß der übermäßige Konsum von Fabrikzucker für die *Zunahme des Herzinfarktes* verantwortlich ist, und zwar ist es vor allem jener Zucker, der in Kaffee, Tee, Kuchen, Süßigkeiten, süßen Getränken, Schokolade und Speiseeis genossen wird. *Yudkin* ist der Meinung, daß in England 100 000 Menschen jährlich weniger stürben, wenn niemand mehr als 125 g Zucker wöchentlich zu sich nehmen würde.

Der dänische Nobelpreisträger Prof. *Dam* konnte im Experiment an Goldhamstern Cholesteringallensteine erzeugen, wenn er den Tieren kein Fett, sondern reine Kohlenhydrate (verschiedene Zucker) und Feinmehlprodukte verabreichte. Fettzulagen verhinderten die Cholesterinsteinbildungen. Die isolierten Kohlenhydrate und nicht die Fette waren hier die Übeltäter. Im Prinzip handelt es sich bei der Gallensteinbildung um den gleichen Vorgang wie bei der Arteriosklerose.

Auf dem internationalen Kongreß „Ernährung und koronare Herzkrankheiten" im Jahre 1982 in München wurde erklärt, daß sich in Versuchen mit zuckerreichen Diäten nachweisen läßt, daß die Blutfette durch Zucker beeinflußt werden, daß man mit ihnen einen Erwachsenen-Diabetes auslösen kann und daß bei ihnen sämtliche Vorbedingungen, Symptome und Risikofaktoren der koronaren Herzkrankheiten zu reproduzieren sind.

Von dem österreichischen Kliniker Dr. *W. Lutz* wissen wir schon aus den Jahren 1962 und 1963, daß kohlenhydrat*arm* ernährte Hühner auch im hohen Alter keine Arteriosklerose bekamen. Bei kohlenhydrat*reich* ernährten Hühnern lag der Cholesteringehalt der Hauptschlagader wesentlich höher als bei normal ernährten Kontrolltieren.

Ich bin überzeugt, daß frei herumlaufende Hühner auch viel besser abschneiden würden als die fast unbeweglich in Batterien sitzenden Hühner. Aber diese werden sowieso geschlachtet, wenn sie nicht mehr jeden Tag ein Ei produzieren. Sie können dann „ihre" Arteriosklerose nicht mehr erleben.

Daß zwischen dem Zuckerstoffwechsel und den arteriosklerotischen Gefäßschäden – von denen man weiß, daß sie heute schon mit dem 20. Lebensjahr beginnen – ein Zusammenhang besteht, geht auch aus der Tatsache hervor, daß

- 70 % aller Zuckerkranken an arteriosklerotischen Komplikationen sterben und daß
- 90 % aller Zuckerkranken, deren Erkrankung länger als zehn Jahre besteht, eine Arteriosklerose aller Gefäße aufweisen.

Beim schlecht eingestellten Zuckerkranken wird aus dem Zuckerüberschuß sehr schnell eine Fettvermehrung im Blut, die zurückgeht, wenn man die Kohlenhydrate entzieht. Das kann man leicht verstehen, wenn man weiß, daß sich Eiweiß in Kohlenhydrate und diese in Fett verwandeln können und Fett sich wieder in Kohlenhydrate umzusetzen vermag.

Zucker und Krebs

In verschiedenen Untersuchungen bei mehreren Tierarten konnte eine gesicherte (signifikante) Tumorbildung in der Leber und in den Nieren durch ein Futter mit nur 20 % Zucker nachgewiesen werden.

Aus einem Ernährungsbericht und dem Gesundheitsbericht der Bundesregierung geht hervor, daß der Zuckergehalt der Ernährung in der Bundesrepublik auf 13 % angestiegen ist. Andere Berichte sprechen sogar von 15–20 %. Wir befinden uns damit einer ganz bedrohlichen Nähe des Prozentsatzes, mit dem sich im Tierversuch Krebs erzeugen läßt!

In einem neuen amerikanischen Gutachten wurde festgestellt, daß der Genuß des reinen Fabrikzuckers ein mehrfach höheres Krebsrisiko mit sich bringt. Britische und kanadische Wissenschaftler haben durch eine Studie gezeigt, daß eine statistisch gesicherte Korrelation zwischen dem Zuckerkonsum und dem Auftreten von Brustkrebs besteht. In Japan ist das nicht der Fall, weil hier ein Schutzfaktor in Sojabohnen und anderen Hülsenfrüchten vorhanden sein soll. Japaner essen bekanntlich viel Soja.

Nach exakten Untersuchungen des Lebensmittelchemikers *Preußmann* vermag der Kristallzucker das hoch krebserzeugende Benzpyren so fest zu binden, daß es nicht mehr herauslösbar ist. Dieses Benzpyren und andere sogenannte aromatische Kohlenwasserstoffe gehen bei der Reinigung des Zuckers durch Behandlung mit Benzin und Aktivkohle in den Zucker über. So wird verständlich, daß solche Produkte krebserregend wirken.

Zucker und Haut

Für unsere Jugendlichen, die an einer Akne (Bildung von Eiterpusteln am Hals, im Gesicht und am Nacken) leiden, möchte ich darauf hinweisen, daß es sehr günstig für eine Abheilung ist, auf Zucker, Süßigkeiten, Schokolade und zuckergesüßte Getränke zu verzichten, bis die Herde völlig abgeheilt sind.

Zucker als Mitursache von Rheuma und Gicht

Verschiedene Wissenschaftler haben auf die Möglichkeit hingewiesen, daß auch chronisch-rheumatische Erkrankungen von durch Vitamin-B_1-Mangel bedingten Magen-Darm-Störungen verursacht werden können.

Der Jenaer Prof. *Veil* brachte schon im Jahre 1929 die Verbreitung der rheumatischen Erkrankungen mit einen hohen Konsum an Süßigkeiten in Zusammenhang. Eindeutig ist heute auch, daß Vitamin-B_1-Mangel Gicht auslösen kann, da Vitamin B_1 für die Steuerung des Eiweißstoffwechsels (Purinstoffwechsel) unentbehrlich ist. Daher die diätetische Forderung: Bei Rheuma und Gicht auf jeden Fall nur zuckerarme Kost!

Wenn man eine zuckerarme Kost durchführen will, muß man unbedingt an die *versteckten Zuckerquellen* denken. Jeder muß sich bewußt machen, wo der Zucker „versteckt" ist, zum Beispiel

- im käuflichen Apfelmus bis zu 24 %,
- in 0,3 l Limonade, Fruchtsaft oder Cola bis zu 36 g (2½ Eßlöffel), man beachte die Deklaration der Ware,
- in jedem Becher Frucht-Joghurt à 150 g bis zu 24 g (1½ Eßlöffel),
- in 100 g Schokolade 28–35 g (fast 3 Eßlöffel).

Zucker ist süß, aber gefährlich!

Es genügt selbstverständlich nicht, die Zuckerfrage nur medizinisch zu erklären. Entscheidend ist, daß sich unsere fehlerhaften Gewohnheiten *ändern.* Dafür sind neben den Ärzten auch die Psychologen, insbesondere die Verhaltenspsychologen, zuständig.

Der Mensch ist, was er ißt. Und jeder brütet die Krankheiten aus, die er durch seine Ernährung und Lebensweise (Verhaltensweise) selbst programmiert.

Melasse ein gesundes Energetikum und Heilmittel

Der sirupartige Rückstand, der nach Abtrennung des auskristallisierenden Zuckers von der Mutterlauge übrigbleibt, wird Melasse genannt. Sie enthält keinen kristallisierbaren Zucker mehr, jedoch immer noch 30–40% Saccharose und viel Glukose.

Meist dient Melasse als Futtermittel, sie wird aber auch zur Alkoholgewinnung und zur Hefezucht gebraucht. Inzwischen hat man aber gelernt, die Melasse auch für die menschliche Ernährung und für medizinische Zwecke aufzubereiten.

Es ist außerordentlich erstaunlich, daß der anfänglich aus den Zuckerrohrhalmen gepreßte Zuckerrohrsaft, der bis zur Gewinnung von Kristallzucker und Melasse eine Reihe von chemischen Prozessen und starke Hitzeanwendung hinter sich hat, am Ende in Form der Melasse immer noch ein ernährungsphysiologisch und medizinisch interessantes Produkt hinterläßt.

Beim weißen Fabrikzucker fällt das völlige Fehlen von Vitaminen und die fast völlige Abwesenheit von Mineralien und Spurenstoffen auf. Dagegen weisen diese Stoffe in der Melasse hohe bis sehr hohe Werte auf. Sie übertreffen darin sogar noch den Honig um ein Vielfaches. Wir haben kein Lebensmittel mit einer so hochwertigen Ausstattung an lebenswichtigen Wirkstoffen.

Die Unzweckmäßigkeit, ja sogar Schädlichkeit des raffinierten Fabrikzuckers wurde an einer ganzen Reihe von Beispielen gezeigt. Wir wissen heute mit Sicherheit, daß die in einer Frucht gewachsenen, natürlichen Wirkstoffkomplexe ganz anders und meist viel besser wirken als einzelne, isolierte oder synthetisch hergestellte Wirkstoffe, seien es nun Vitamine oder Mineral- und Spurenstoffe.

Im Gegensatz zum reinen Industriezukker ist der unveränderte und ungeschwefelte Zucker in der Melasse ein *Kraft- und Wirkstoffpaket* ersten Ranges. Es ist erstaunlich, wie lange man den Wert dieser Nähr- und Wirkstoffquelle für die menschliche Ernährung nicht erkannt hat und die Melasse lediglich als Abfallprodukt der Weißzuckergewinnung behandelt und nur als Tierfuttermittel benutzt hat.

Heute ist die Melasse als *Brotaufstrich* und *Nährmittel* in Reformhäusern und anderen Lebensmittelgeschäften in bester Qualität und zu erschwinglichen Preisen erhältlich. Die Bedeutung der Melasse als Nahrungsmittel und Energetikum ist nicht mehr zu bezweifeln.

Immer mehr ist auch von einer *medizinischen Bedeutung* der Melasse die Rede. Allein schon auf Grund der ungewöhnlich hohen Wirkstoffwerte ist eine medizinische Anwendung und Wirksamkeit anzunehmen. Tatsächlich liegt auch eine Reihe von Erfahrungsberichten über die Anwendung der Melasse in Krankheitsfällen vor, in denen gute Heilwirkungen erzielt wurden.

In einer Broschüre des Engländers *Cyrill Scott* wurden die Erfahrungen unter dem Titel „Die schwarze Melasse" (Titel des englischen Originals: „Crude Black Molasses – Nature's Wonder Food") zusammengefaßt.

Während man heute sagen muß, daß der weiße Industriezucker mit größter Wahrscheinlichkeit bei zahlreichen Krankheiten als ursächlicher Faktor mitwirkt, ist die unraffinierte schwarze Melasse ein natürliches, wirksames, heilend oder zumindest bessernd wirkendes Mittel in zahlreichen Krankheitsfällen.

Ein Zuckerrohr-Verarbeitungsbetrieb auf Haiti. Natürlich wird dort in erster Linie Alkohol destilliert, das gehaltvollste Zuckerrohrprodukt jedoch, die Melasse, wird zum Viehfutter.

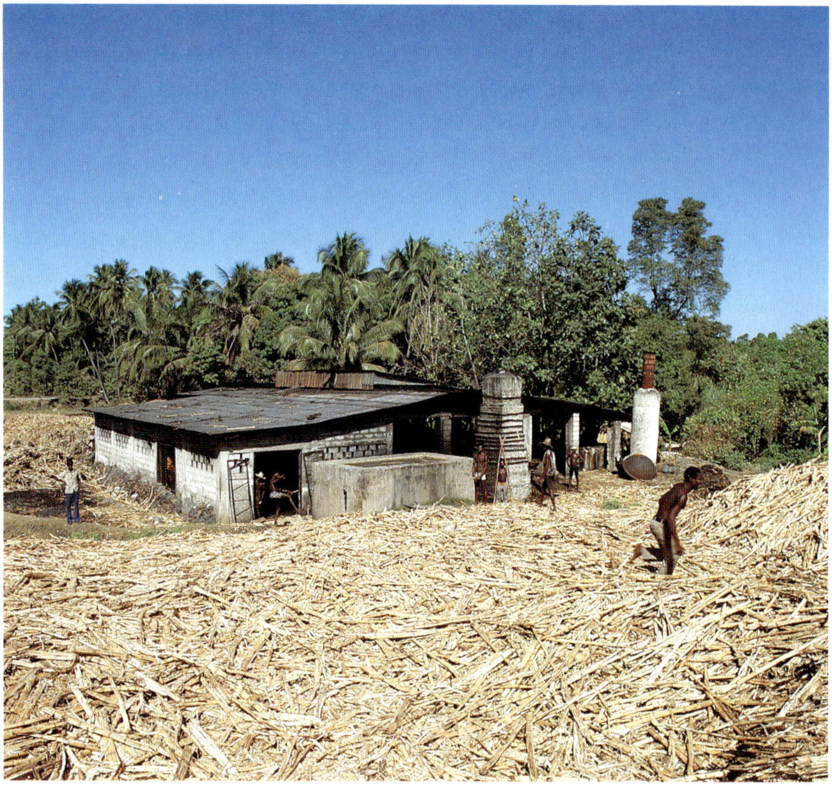

Cyrill Scott berichtet in seiner Broschüre über Heilwirkungen durch die Melassetherapie bei folgenden Krankheitszuständen:

- Anämien verschiedener Ursachen
- Blasenleiden, Gallensteine
- Dermatitis, Ekzeme, Psoriasis
- Herz-Kreislauf-Störungen (Hypertonie, Angina pectoris)
- Arthritis, Geschwüre (bis zur Bösartigkeit)
- Fingernägel-, Haut- sowie Haarstörungen
- Nervenstörungen (Neurosen, Nervenschwäche)
- Verstopfung und Colitis

Die Vielfalt der Krankheiten, auf die die Melasse wirken soll, fordert natürlich den Vorwurf der „Unwissenschaftlichkeit" heraus. Man muß jedoch bedenken, daß alle „Wissenschaftlichkeit" zunächst mit Erfahrungen beginnt.

Auf eine wissenschaftliche Arbeit über die rohe Melasse macht *Cyrill Scott* aufmerksam. Sie wurde von der „Sugar Research Foundation Inc." in New York veröffentlicht. An der Staatsuniversität von Ohio (USA) sollen Untersuchungen über die Inhaltsstoffe die stattliche Zahl von 64 verschiedenen Bestandteilen im Zuckerrohrsaft und in der rohen Melasse ergeben haben. Eine wissenschaftliche Auswertung liegt noch nicht vor.

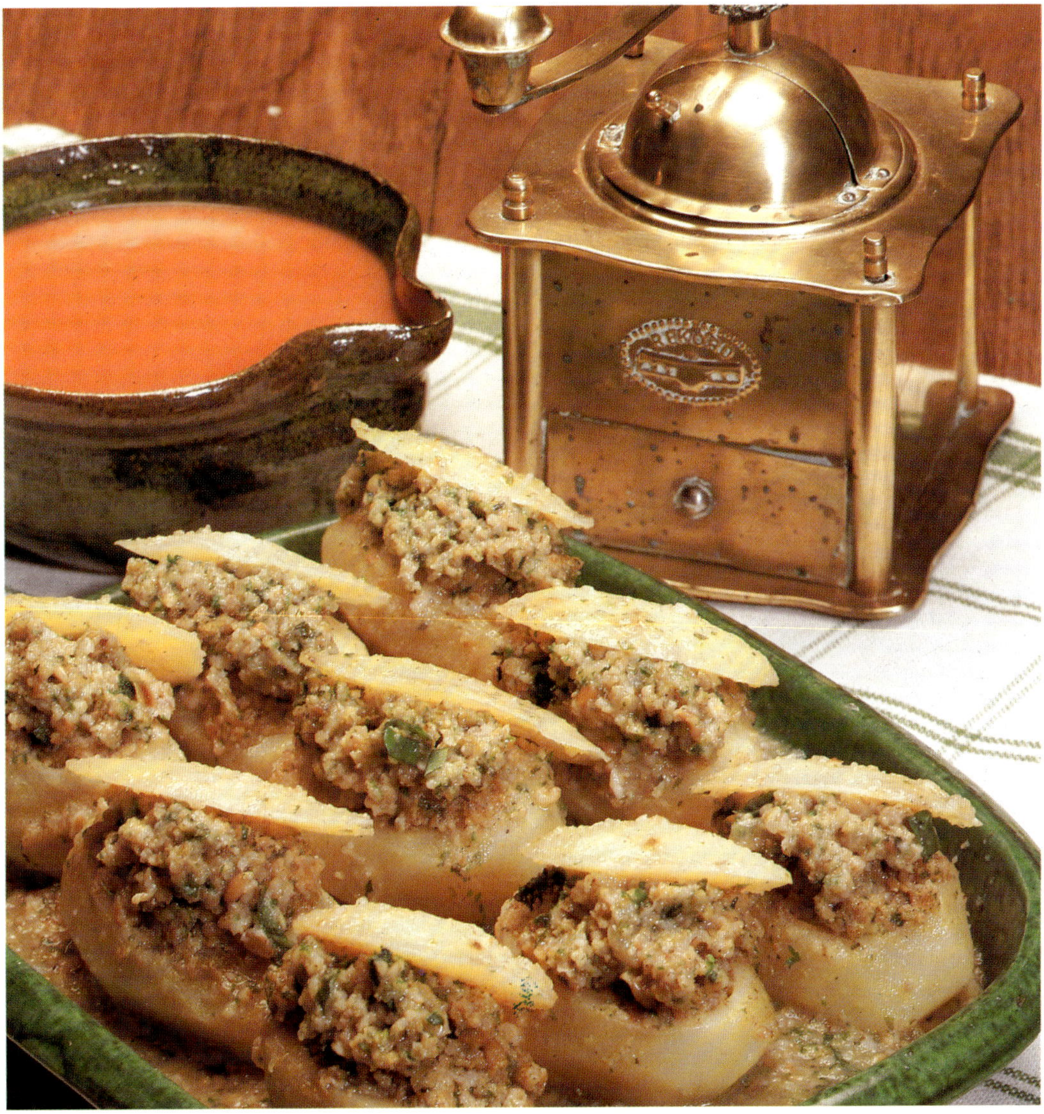

Gefüllte Grünkern-Kartoffeln

(4 Personen)

½ l Wasser · Meersalz · 120 g Grünkerngrütze · 1 Zwiebel · 1 TL Sojaöl · 1 EL saure Sahne · 1 EL gemischte gehackte Kräuter · *Für die Kartoffeln:* 12 mittelgroße Kartoffeln · 6 EL Sojaöl · ¼–½ l Gemüsebrühe

Für die Füllung das Wasser mit etwas Salz zum Kochen bringen, Grünkerngrütze einstreuen (dabei kräftig rühren) und die Grütze bei schwacher Hitze ausquellen lassen. Zwiebel schälen, würfeln und im heißen Sojaöl andünsten. Gedünstete Zwiebel mit Grünkerngrütze, Sahne und Kräutern verrühren.

Kartoffeln schälen und die obere Kappe abschneiden. Das Innere vorsichtig aushöhlen (man kann es für eine Suppe verwenden). Die Grünkernfüllung hineingeben und die Kappe jeweils wieder aufsetzen. In einem flachen Topf das Sojaöl erhitzen, Kartoffeln hineingeben und leicht anbräunen. Brühe nach Bedarf angießen und die Kartoffeln zugedeckt etwa 30–40 Minuten schmoren. Dazu schmeckt eine Tomatensauce oder aber auch grüner Salat.

Nähr- und Wirkstoffübersicht der wichtigsten Getreidearten

100 g eßbarer Substanz enthalten im Durchschnitt		Weizen Vollmehl	Weizenmehl, weiß 70 %	Roggen Vollmehl	Roggenmehl 70 %	Hafer Vollkorn	Haferflocken	Reis Vollreis
Eiweiß	in Gramm	12,1	10,7	10,4	7,5	12,6	13,8	7,5
Fett		2,1	1,7	1,4	1,2	7,9	6,6	1,9
Kohlenhydrate		71,5	71,7	61,6	74,9	62,9	67,6	75,4
Kalorien		362	353	308	349	383	395	357
Joule		1513	1476	1287	1459	1601	1651	1492
Natrium	in Milligramm	2	8,3	2	10	8	2	9
Kalium		290	324	439	330	400	340	150
Kalzium		41	37	23	18	250	53	23
Magnesium		131	122	83	69	129	145	119
Phosphor		372	87	362	175	342	407	325
Eisen		3,3	0,8	4	1,1	—	3,6	2,6
Chlor		—	—	55	—	—	49	—
Mangan		—	4,4	1,94	3,065	4,83	4,9	1,7
Kupfer		0,17	0,26	0,42	0,66	1	0,74	0,36
Schwefel		124	—	132	—	—	199	121
Vitamin A	in µg	—	—	45	—	—	—	—
Vitamin B_1	in Milligramm	0,55	0,18	0,34	0,15	0,6	0,55	0,41
Vitamin B_2		0,12	0,07	0,14	0,1	0,2	0,14	0,09
Niacin		6,2	2	2,9	0,8	1,3	1,1	5,2
Vitamin B_6		0,56	0,38	—	—	0,2	0,75	—
Pantothensäure		1,6	0,35	1,1	0,7	0,135	0,78	—
Vitamin C		—	—	—	—	1,25	—	—
Vitamin E		2,5	1,7	10	—	3,2	0,25	1,2
Vitamin K		—	—	—	—	—	—	—

Anmerkungen zur Tabelle

Der Schwerpunkt der Nährstoffe liegt bei den Getreidearten im Kohlenhydrat- und Eiweißgehalt. Die Kohlenhydrate, von denen wir täglich 250–350 g verzehren, sind immer die Träger der lebenswichtigen Nervenvitamine (B_1, B_2, Niacin, B_6, Pantothensäure), das aber nur so lange, als sie nicht durch Verfeinerung entwertet werden. So treten z. B. durch Ausmahlen des Vollkorns bis zu 60 %igem Mehl erhebliche Vitaminverluste ein.

Das gleiche gilt für den Ausmahlungsverlust an Mineralien; der Mineralgehalt sinkt zum Teil bis auf weniger als ⅙ des ursprünglichen Wertes.

Man muß hier mit Recht eine der Hauptursachen der Zivilisationskrankheiten sehen. Vollkornprodukte sind daher für eine gesunde Ernährung unbedingt erforderlich.

Reis, poliert und gekocht	Mais Vollmehl	Maisflocken (Cornflakes)	Buchweizen Vollmehl	Grünkern (Dinkel)	Gerste	Hirse	Weizenkleie	Reiskleie
2	9,2	7,7	11,7	11,6	10,6	11	16	12,5
0,1	3,8	0,6	2,7	2,7	2,1	3,9	5	13,5
24,2	78	82,5	70	69,4	72	70,7	10	39,4
108	393	375	360	357	358	371	149	338
449	1643	1568	1505	1492	1497	1552	623	1414
2	1	660	1	3	20	3	2	—
38	120	160	680	447	444	—	1,4	—
10	18	10	33	22	38	—	43	60
8	—	17	—	130	119	170	590	—
28	256	45	203	411	342	310	1240	—
0,2	2,4	1,4	2,2	4	2,8	9	3,6	16
9	—	—	—	—	105	—	—	—
—	—	0,05	2,09	—	1,68	1,1	—	26
—	—	0,17	0,7	—	0,4	0,04	1,55	—
27	—	93	—	—	116	—	—	—
—	80	—	—	—	0,25	—	5	—
0,02	94	0,42	0,58	—	0,43	0,26	0,65	2,25
0,01	0,1	0,1	0,15	—	0,18	0,14	0,51	0,3
0,4	1,9	2,1	2,9	—	4,8	1,8	17,7	37,3
—	0,06	—	—	—	—	0,8	2,5	3,6
—	0,55	0,19	1,5	—	0,5	—	—	3
—	—	—	—	—	—	—	—	—
—	0,7	—	—	—	—	—	2,7	—
—	—	—	—	—	—	—	—	—

Eine weitere Möglichkeit, Getreide in eine hochwertige Kost zu verwandeln, ist die Herstellung von Auskeimgerichten. Man läßt dabei ungemahlenes Korn in Glasschalen mit feucht gehaltenem Filtrierpapier fünf Tage lang bei 19–22° C auskeimen.

Bei der Sproßentwicklung bilden sich aus den im Korn vorhandenen Nähr- und Wirkstoffen Eiweißbausteine (Aminosäuren), die für eine um 10 % bessere Eiweißausnutzung sorgen.

Bei einer Sproßlänge von 8–10 mm sind die Wuchsstoffe und Vitamine am besten entwickelt. Sprossen eignen sich roh als Salat oder kurz erhitzt als Gemüse oder Suppenbeilage. Auf diese Weise lassen sich auch Hülsenfrüchte auskeimen. Eine große technische Erleichterung bilden Auskeimapparate (z. B. Bio-Snacky).

Bei der Bewertung der Vollgetreide darf auch nicht der Gehalt an Faserstoffen (Hemizellulosen) vergessen werden.

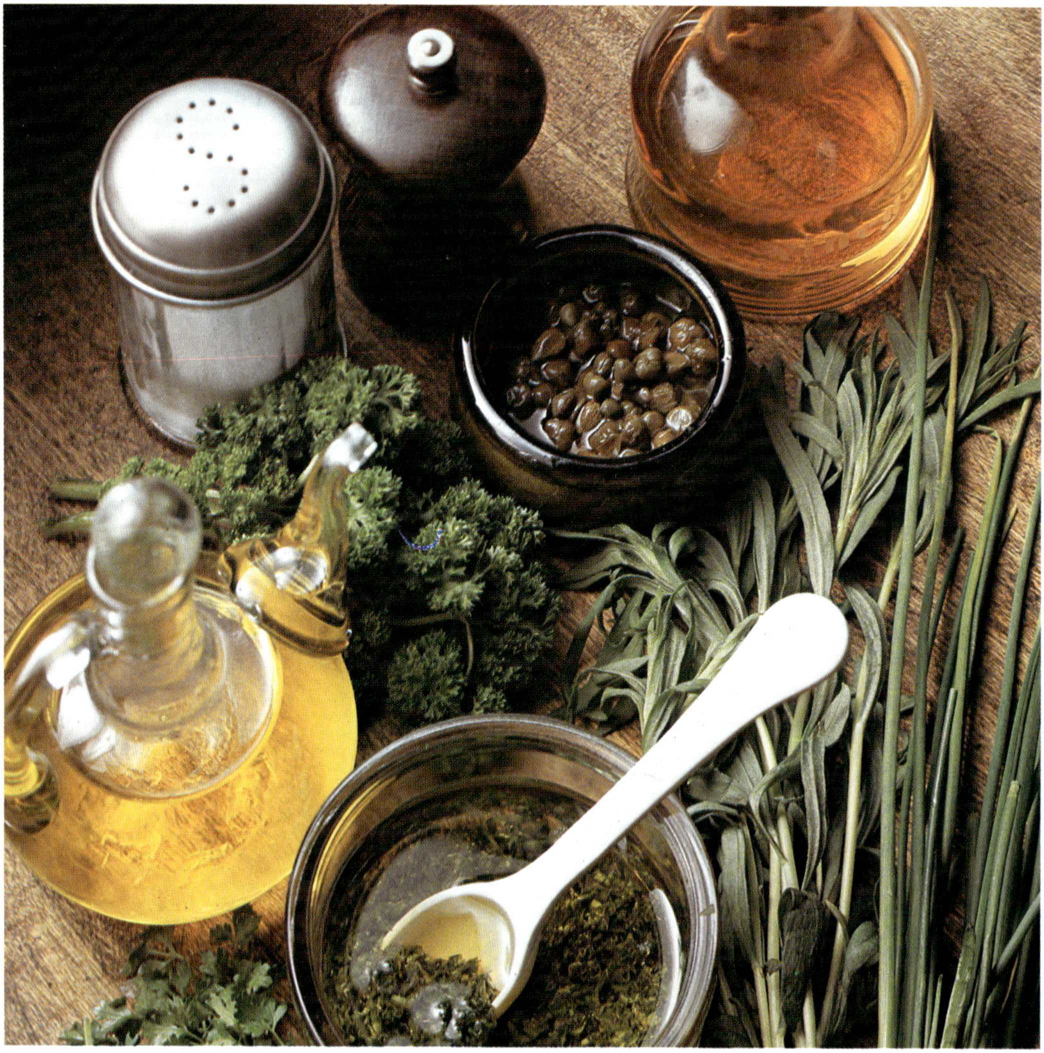

Kräuter-Vinaigrette

5 EL Pflanzenöl · 2 EL Apfelessig · 1 Schalotte · 1 TL Kapern · je 2 EL Estragon, Kerbel, Petersilie und Schnittlauch · ½ TL Meersalz

Pflanzenöl und Apfelessig mit einem kleinen Schneebesen gut verquirlen. Feingehackte Schalotte, Kapern und Kräuter hinzufügen. Mit Meersalz und nach Belieben mit einer Prise Zucker abschmecken. Mit Kräuter-Vinaigrette alle frischen Salate anmachen (Tomaten, Blattsalate, Gurken). Oder Gemüsesalate darin schwenken, z. B. Artischocken, Kohlrabi, Möhren, Weißkraut, Schwarzwurzeln, Sellerie und Spargel, die man zuvor gegart hat.

Gewürzpflanzen bereichern die Kochkunst

„Heute wissen wir, daß mit bestimmten Gewürzen in bestimmten Mengen die Leistungsfähigkeit bestimmter Organe und Funktionen gezielt gesteigert und gesteuert werden kann. Die Forschung wird gewiß noch mehr solche Steuerungs- und Steigerungsmöglichkeiten entdecken. Die Menschen sollen erfahren, daß sie mit überlegter Gewürzwahl ihre Gesundheit und Leistungsfähigkeit in vielerlei Richtung fördern, ihre Krankheitsneigungen und Krankheiten bekämpfen können . . . Unerkannte und ungenutzte Möglichkeiten liegen in den Gewürzen – an uns liegt es, sie zu erkennen und praktisch nutzbar zu machen.“

Professor Dr. med. Hans Glatzel

Gewürze von Anis bis Zimt

Gewürzpflanzen nennen wir frische, oft auch getrocknete Pflanzenteile verschiedenster Art, die alle einen mehr oder weniger hohen Gehalt an stark riechenden und scharf schmeckenden Inhaltsstoffen aufweisen. Die meisten „scharfen" Gewürze stammen aus den Tropen. Die in West- und Mitteleuropa heimischen Gewürzpflanzen dagegen, die oft auch Küchenkräuter genannt werden, sind zumeist wesentlich milder im Geschmack und bedeutend schwächer in der Würzwirkung.

Die *Würzstoffe* sind in den verschiedensten Pflanzenteilen enthalten, und danach unterscheidet man sie auch. Aus *Blüten* stammen die Gewürznelken, der Safran, die Zimtblüte und die Kapern (Blütenknospen). Aus *Früchten* stammen zahlreiche

IN DIESEM KAPITEL:

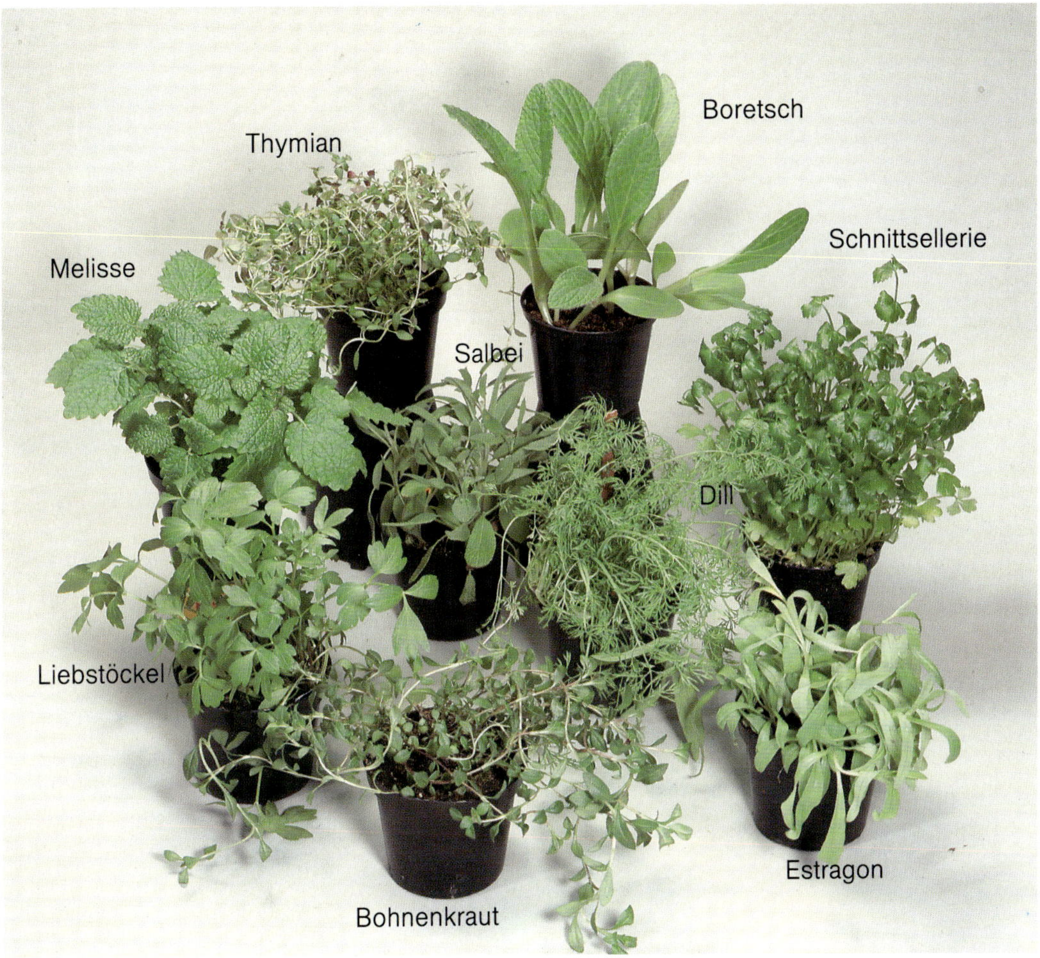

Beeren (z. B. Piment und Wacholder), Kapseln (z. B. Vanille) und Spaltfrüchte (z. B. Anis). Vom Muskatnußbaum stammt die bekannte Muskatnuß.

Lorbeer, Majoran, Thymian, Salbei, Estragon, Basilikum und zahlreiche andere werden von *Blättern* geliefert. Aus dem Boden müssen wir die langen starken Meerrettich*wurzeln* holen. Ingwer und Kalmus stammen von Wurzelstöcken.

Die Gewürze und Würzkräuter haben recht vielseitige Wirkungen. Ohne sie wären zahlreiche Speisen fad und langweilig. Gut gewürzte Lebensmittelzubereitungen haben dagegen nicht nur einen besonderen, oft pikanten Geschmack; sie sind auch bekömmlicher und appetitanregend – die Gewürze aktivieren alle Drüsen der Verdauungsorgane. Überdies kommt auch die Abwechslung im Speiseplan mit ihrer Hilfe nicht zu kurz.

Durch ihre appetitanregende und verdauungsfördernde Wirkung kommen die Gewürze nicht nur in die Nähe der Heilmittel, viele von ihnen sind sogar echte Heilmittel.

Anis fördert die Verdauung

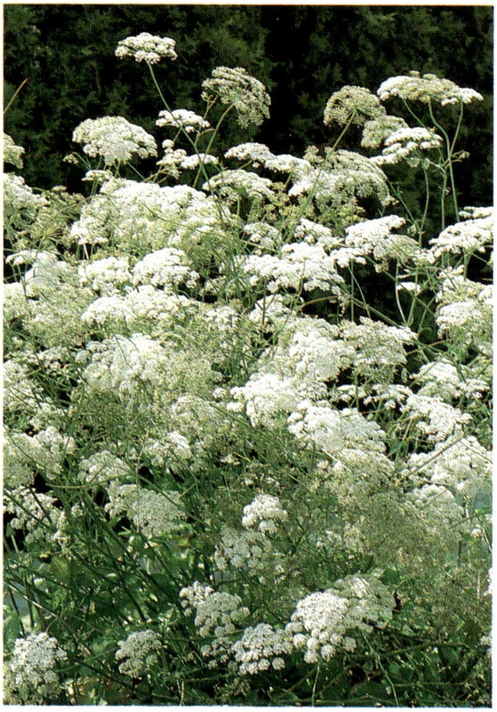

Die Familie der Doldengewächse (Umbelliferen) liefert uns den von Juli bis August mit weißen Dolden blühenden Anis *(Pimpinella anisum)*, den man auch mit Anis-Bibernelle, Römischer Fenchel, süßer Kümmel bezeichnet. Er ist in den südöstlichen Mittelmeerländern beheimatet. Bei uns wird er in Thüringen, Sachsen und Nordbayern im großen angebaut. Gelegentlich findet man ihn verwildert auf Schutt- und Lagerplätzen.

Anis gehört zu den ältesten Arzneimitteln. Bereits *Pythagoras* rühmte seine Kräfte. In den hippokratischen Schriften begegnet man ihm häufig. Zur Zeit Karls des Großen war die Pflanze schon in Deutschland bekannt.

Sobald sich von August bis September die Stengel gelb färben, schneidet man die Dolden ab, bündelt sie und hängt sie an der Luft zum Trocknen auf. Nach einiger Zeit kann man die Früchte herausklopfen.

Aus den Früchten gewinnt man ein angenehm süßlich-aromatisch riechendes Öl (etwa 2–3 %), das in reinem Zustand bei Kälteeinwirkung zu einer weißen Kristallmasse erstarrt *(Schulz)*. Schon 1820 fanden die ersten Untersuchungen über die Zusammensetzungen des Öles statt. Bis heute kennen wir als wichtigste Inhaltsstoffe Anethol, Methylchavicol, Anissäure, Anisaldehyd, Anisketon, ferner Begleitstoffe wie fettes Öl, Protein, Zucker.

Wirkungsweise

Für die *Wirkung* ist in erster Linie das ätherische Öl von Bedeutung, das teilweise durch die Lunge ausgeschieden wird und dabei auf die Flimmertätigkeit in den Atemwegen fördernd wirkt. Es ist deshalb als auswurfförderndes Mittel brauchbar. Wir unterstützen die Wirkung durch andere Heilkräuter und stellen folgende Mischung (nach *Meyer)* zusammen: je 20 g Anis, Ehrenpreiskraut, Seifenwurzel, je 15 g Huflattichblätter, Holunderblüten, 10 g Veilchenwurzel. Davon 1 Eßlöffel auf 1 Tasse Wasser, abkochen und heiß trinken. Die Droge findet man häufig in Brust-, Lungen- und Asthmatees.

Weitere Wirkungen entfaltet das Öl auf die Drüsen des Magen-Darm-Kanals, die in ihrer Tätigkeit angeregt werden, so daß der Appetit gesteigert, die Verdauung erleichtert und die Galle besser abgeschieden wird. Die Anwendung der Droge als Magentee und in blähungstreibenden Tees ist daher berechtigt. Gemahlener Anis sollte bald verbraucht werden, weil er seine Würzkraft schnell verliert.

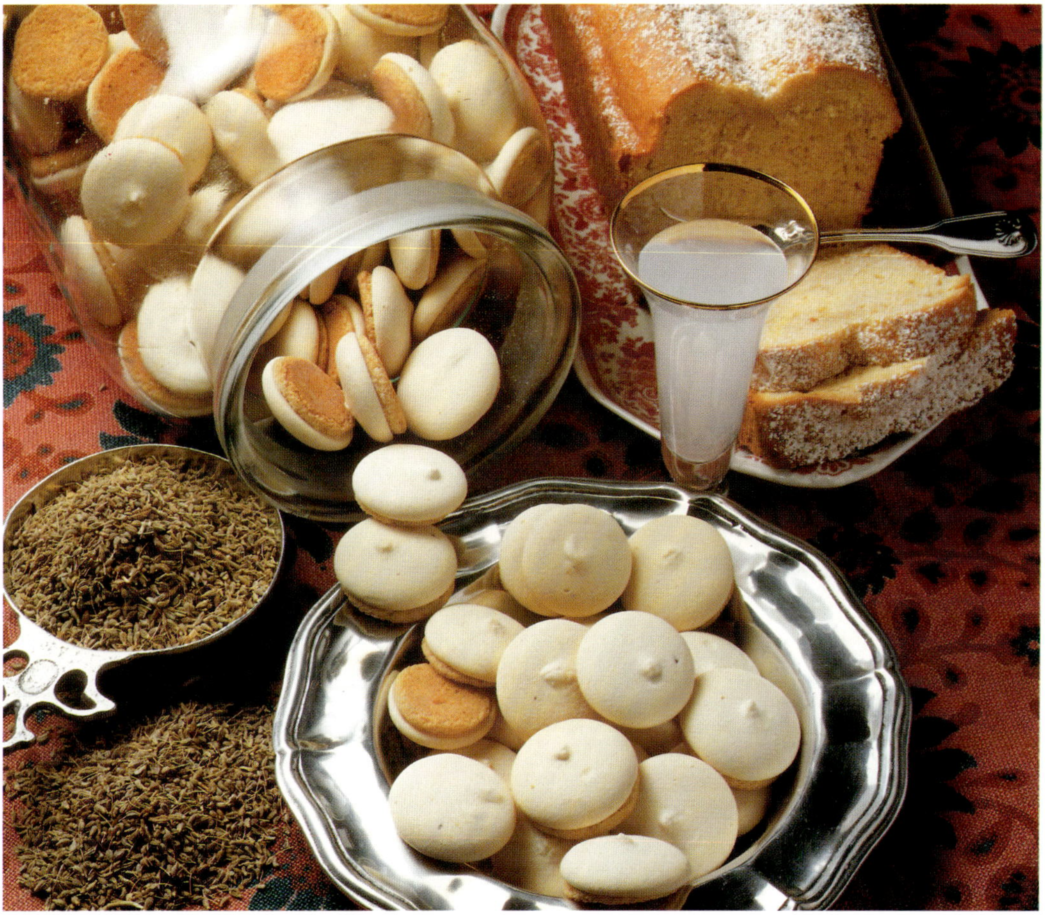

Die Früchte der Anispflanze sind seit Jahrtausenden Heilmittel und Gewürz zugleich. Anisgebäck ist eine beliebte Anwendungsform dieser alten Heilpflanze.

Verwendung

Als **Heilpflanze:** Bei Husten, Bronchialkatarrh, Asthma, Appetitlosigkeit, Magen-Darm-Katarrh, Krampfzuständen der Atmungs- und Verdauungsorgane (Koliken).

Als **Würzmittel** werden die kleinen, reifen Früchte *(Fructus Anisi)* verwendet, die 2–3 % ätherisches Öl enthalten.

Der deutsche Anis ist leicht von dem in Japan und China heimischen Sternanis zu unterscheiden. Die deutschen Anisfrüchte sind von süß-aromatischem Geschmack und angenehm-würzigem Duft. Sie dienen als vorzügliches Gewürz für alle Backwaren. Weit verbreitet sind Aniszwieback, Aniskuchen, Anisschnitten und Anisplätzchen. In Süddeutschland wird heute noch Anis im Brot verbacken. Anispulver hilft, unter geriebene Mohrrüben gemischt, den Kindern als Wurmmittel. Auch beim Einmachen von Früchten, insbesondere Birnen, eignet sich Anis zum Würzen, ebenso bei süßsauren Speisen, Rotkraut und Gurken. Aus den Früchten wie aus dem getrockneten Kraut kann durch Destillation Anisöl oder Anisessenz gewonnen werden.

Basilikum das aromatische Würzkraut

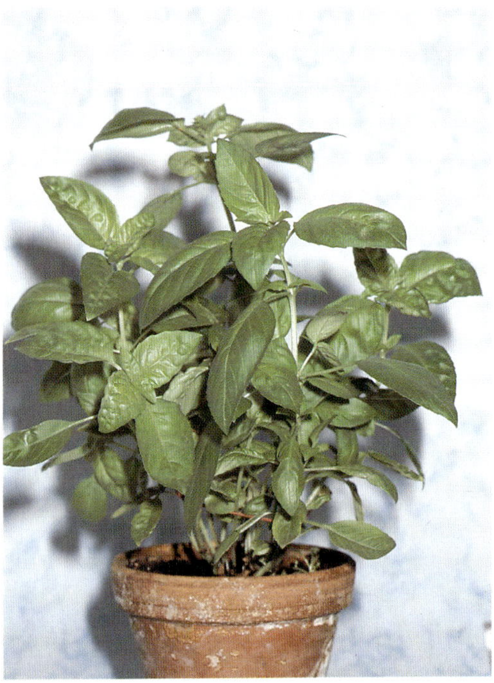

Baselguem, Basilien, Brunsilgenkraut, Braunsilge, Herrenkraut, Hirnkraut, Königsbalsam, Königskraut und Nelkenkraut sind volkstümliche Bezeichnungen für das aus der Familie der Lippenblütler (Labiaten) stammende Würzkraut Basilikum *(Ocimum basilicum)*. Als Heimat werden Ägypten, die griechische Inselwelt, Persien und das tropische Asien (Indien) angegeben. Es wird in allen Ländern in mäßigem Umfang, seit langem auch bei uns, kultiviert. Die Pflanze kann man sogar in Töpfen auf dem Balkon ziehen, um immer einige Blättchen sofort zur Hand zu haben.

Während der Blüte wird das Kraut zweimal geschnitten. Die Blättchen streift man ab, sortiert und trocknet sie an einem luftigen, schattigen Ort unter öfterem Umwenden. Da die Pflanze nur selten verwildert vorkommt, spielt das Sammeln des wildwachsenden Krautes keine wesentliche Rolle.

Die getrockneten Blätter müssen in gut schließenden Behältern aufbewahrt werden, damit sie ihre Duftstoffe nicht verlieren. Die bis heute bekannten Wirkstoffe sind ätherisches Öl (etwa 1,5 %) und Gerbstoff. Das ätherische Öl ist wohl der wertvollste Stoff dieser Pflanze, das, wie fast alle ätherischen Öle, anregend auf die Tätigkeit der Schleimhäute der Luftwege, des Verdauungskanals, der Nieren und der Nerven wirkt, aber keinen besonderen Heilwert aufweist.

Verwendung

Als **Heilpflanze:** Tee aus Basilienkraut soll die Milchbildung der stillenden Frauen fördern (unsicher). Chronische Verstopfung wird meist zusammen mit anderen, gleichartig wirkenden Kräutern günstig beeinflußt. Die von *Schulz* erwähnte Anwendung bei Entzündungen der Harnwege hat noch wenig Bestätigung gefunden. Überhaupt tritt die medizinische Verwendung gegenüber dem Gebrauch als feines Würzkraut weit zurück.

Als **Würzpflanze:** Das stark duftende Kraut *(Herba Basilici)* wird mit seinem ätherischen Ölgehalt von 1,5 % als Würze in Suppen, Tunken, dicken Bohnen, Gurken (Kräutergurken), zur Wurst- und Pastetenbereitung, zu Fleisch- und Fischgerichten verwendet. Wenige Blättchen schon geben Wildkräutersalaten, Salattunken und Suppen ein ansprechendes Aroma. Auch im Kräuteressig und in der Kräuterbutter darf Basilikum nicht fehlen. Es kann ebensogut getrocknet wie frisch verwendet werden.

Bohnenkraut befreit von Durchfällen

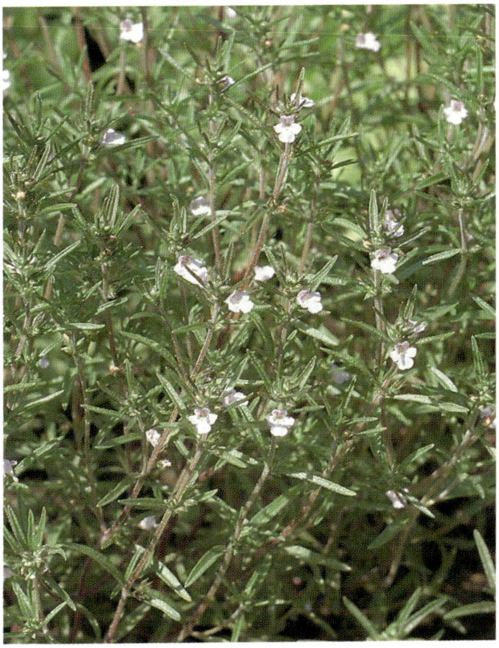

Das Bohnenkraut *(Satureja hortensis)* aus der Familie der Lippenblütler (Labiaten) heißt auch Pfefferkraut, Wurstkraut, Fleischkräutchen, Suppenkraut, Küchenkraut, Käsekraut, Gartenquendel, Sommersaturei und Weinkraut. Die Länder am Schwarzen Meer und am östlichen Mittelmeer werden als Heimat angegeben. Das einjährige Kraut ist jedoch heute in ganz Mitteleuropa, West- und Ostasien sowie Nordamerika verbreitet.

Während der Blüte wird das Kraut geschnitten, in Bündeln aufgehängt und an einem luftigen Ort getrocknet. Die Würzkraft ist stärker, wenn man nur die von den Stengeln abgestreiften Blätter trocknet und verwendet. Bohnenkraut bewahrt man in Bündeln an einem trockenen Platz oder geschnitten in gut schließenden Blechdosen auf.

Die bis heute bekannten Wirkstoffe sind 0,166–1,322 % Carvacrol, 4,17–7,97 % Gerbstoff, Cymol, Terpen und Phenol.

Der verhältnismäßig starke Gerbstoffgehalt verursacht eine stopfende Wirkung, die von der neueren heilpflanzenkundlichen Forschung bestätigt werden konnte. Man rechnet daher heute das Bohnenkraut bei Anwendung als Heilmittel zu den stopfend wirkenden Gerbstoffdrogen.

Verwendung

Als **Heilpflanze:** Bohnenkraut wird bei leichten *Durchfällen* und akuten *Magen-Darm-Katarrhen* gebraucht. Auch Darmkoliken werden günstig beeinflußt. Man bereitet in diesen Fällen aus dem frischen oder besser noch getrockneten Kraut einen Tee, indem man mehrmals täglich auf 1–2 Eßlöffel des trockenen Krautes 1 Tasse kochend heißes Wasser aufgießt, 15 Minuten zugedeckt ziehen läßt, dann abseiht und warm trinkt.

Als **Würzpflanze:** Überall da, wo die alte Küche Pfeffer empfiehlt, ist Bohnenkraut angebracht, das deswegen ja auch Pfefferkraut genannt wird. Es wird häufig zu frischen grünen Bohnen (Schniffel- oder Schnitzelbohnen), eingesäuerten oder auch getrockneten Bohnen, Salz- und Essiggurken, Fisch, Fleisch, vegetarischen Bratlingen, Grünkernbraten, Klößen und Tunken verwendet. Bei Hülsenfrüchten und Kohlarten wirkt das Bohnenkraut blähungswidrig.

An Kartoffelsalat, Bohnen- und Kartoffelsuppen nimmt man das feingehackte frische Kraut. Getrocknet und gepulvert ist es in Tomatentunken, Kräutertunken, Mayonnaisen, Pilzgerichten und grünen Salaten anwendbar. Auch bei Wildsalaten und Rohkost sollten einige Blättchen nicht fehlen.

Borretsch ein vorzügliches Salatgewürz

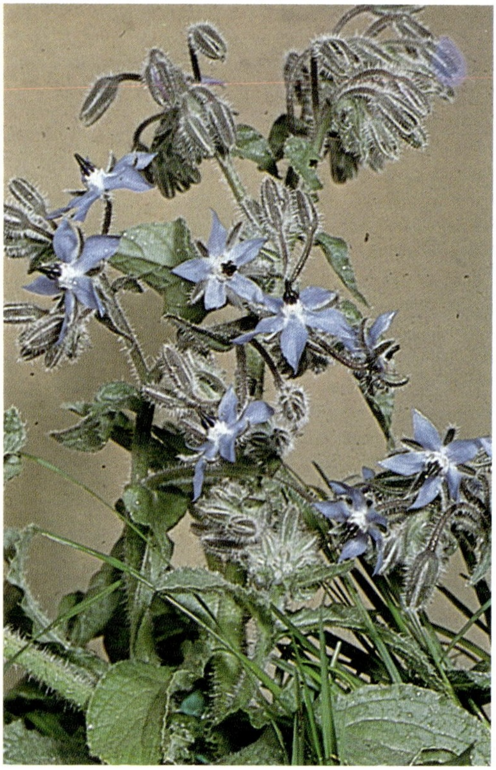

Die Familie der Rauhblattgewächse (Boraginazeen) liefert uns als köstliches Würzkraut den Borretsch *(Borrago officinalis)*, der auch unter den Namen Borasch, Boretsche, Borres, Borrig, Borratz, Borrose, Gurkenkraut, Garbenkraut, Herzblümlein und Wohlgemut bekannt ist. Die Pflanze stammt aus den Mittelmeerländern und wird im Garten angebaut. Auf Schutt, freien Plätzen und Ödland kommt sie auch häufig verwildert vor.

Vor und während der Blüte schneidet man die Blätter mit der Schere und verwendet sie meist nur frisch als Gewürz und zu Salat. Getrocknetes Kraut verliert an Geschmack und ist schlecht haltbar. Man schneidet es von Juni bis August und trocknet es möglichst rasch. Die Blüten werden ausgezupft.

Über die Wirkstoffe können wir vorläufig nur wenig aussagen. *Kroeber* gibt an, daß Gerbstoffe reichlich vorhanden sind; in der Asche des Borretsch findet sich Mangan.

Ältere Autoren sprechen von Schleim, Harz, freier Essigsäure, vielen Salzen, namentlich Salpeter, und Spuren eines riechenden Stoffes (ätherisches Öl). Im „Rezeptbuch der Pflanzenheilkunde" führen *Flamm-Kroeber-Seel* den Borretsch als schleimhaltige Droge auf.

Da die Wirkstoffe im einzelnen noch unbekannt sind, läßt sich auch über ihre *Wirkungsweise* nichts Bestimmtes sagen. Die in den heutigen Kräuterbüchern angeführten Wirkungen stützen sich meist auf die bereits 1563 von *P. A. Matthiolus* gemachten Angaben. Wie dieser empfiehlt auch in neuerer Zeit *Bohn* den Borretsch bei Schwermut, Brust- und Bauchfellentzündung und beginnendem Gelenkrheumatismus. Er nimmt an, daß die Pflanze auf die feinen Blutgefäße (Kapillaren) wirkt.

Verwendung

Als **Heilpflanze:** Borretsch kann vorerst noch nicht bei bestimmten Krankheiten empfohlen werden, da seine Wirkung zuwenig bekannt ist. Insbesondere entbehrt auch die immer wieder, selbst in Kräuter- und Würzpflanzenbüchern der letzten Jahre, angegebene harn- und schweißtreibende sowie herzstärkende Wirkung vorläufig einer objektiven Grundlage. Die Volksheilkunde empfiehlt die Pflanze zu Blutreinigungstees.

Als **Salat- und Gemüsepflanze:** Hierzu ist Borretsch mehrfach empfohlen worden.

Junge, zarte Blättchen werden fein geschnitten und mit Zwiebeln, Zitronensaft, Öl und etwas Salz allein als Salat zubereitet oder in geringerer Menge Salaten und Rohkost beigemischt, die dann einen gurkenartigen Geschmack bekommen. Alt ist ferner die Verwendung als Gemüse. „Die Blätter werden in Streifen geschnitten, nachdem sie einmal in kochendem Wasser gebrüht wurden. Dann kocht man sie in Fleischbrühe weich und dünstet sie kurz mit etwas Butter, Zucker, Salz und gerösteter Semmel und garniert sie beim Anrichten mit in Butter gerösteten Semmelschnitten." (Universal-Lexikon der Kochkunst, 1886.) Ältere Blätter können auch Spinat und Mangold verbessern.

Als **Gewürzkraut** hat Borretsch seine größte Bedeutung. Durch seinen gurkenähnlichen Geruch und Geschmack wird er zu Salat, besonders Kartoffelsalat und Wildsalat, Diät- und Rohkost, Suppen und Tunken sehr begehrt. Zusammen mit Dill sollte er an keinem Gurkensalat oder grünem Salat fehlen. Er wird in Verbindung mit anderen Gewürzen nur sparsam verwendet, da er diese sonst leicht überdeckt. Mit feingewiegten Blättern stellt man eine Tunke zu kaltem Rindfleisch und Kohlgemüse her.

Die blauen, recht angenehm schmeckenden Blüten kann man auch vorteilhaft als Verzierung von kalten Platten und Kartoffelsalat verwenden. Dem Kräuteressig verleihen die Blüten eine schöne, blaue Farbe.

Da die Blätter beim Trocknen meist schwarz-braun werden, stellt man sich für den Winter einen Kräutersaft her, der allerdings sterilisiert werden muß. Zur Kräutersoße nimmt man am besten Borretsch, Sauerampfer, Petersilie, Thymian und Liebstöckel.

Dill regt den Appetit an

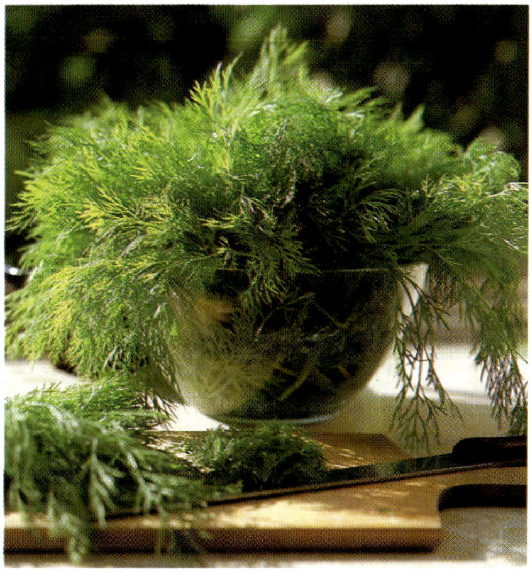

Der Dill *(Anethum graveolens)* gehört zur Familie der Doldengewächse (Umbelliferen). Erwähnt seien auch die volkstümlichen Namen Dillscheiben, Gurkendill, Murkenkräutl, Kapperkraut, Tille, Hochkraut und Kümmerlingskraut. Er stammt aus den Mittelmeerländern und Vorderasien, wird bei uns, wie in den meisten anderen Ländern, vielfach in Gemüsegärten angebaut und kommt gelegentlich verwildert an Wegrändern, Zäunen und Schutthaufen vor, da er sich selbst leicht ausbreitet.

Der Anbau ist bei der Anspruchslosigkeit der Pflanze in jedem Gartenboden möglich. Die Früchte (Samen) sammelt man unmittelbar nach der völligen Reife.

Bis heute bekannte Wirkstoffe sind ätherisches Öl mit Carvon (30–60 %), Dill-Apiol und Myristicum *(Schimmel).*

Dill wirkt *blähungswidrig (karminativ),*

wassertreibend, beruhigend, milchvermehrend, menstruationsfördernd. Alle diese Wirkungen beruhen auf Erfahrungen der Volksmedizin. Von der wissenschaftlichen Forschung sind diese noch sehr wenig oder auch gar nicht nachgeprüft worden. Die Nachprüfung wäre zur Sicherung der Erfahrung sehr erwünscht.

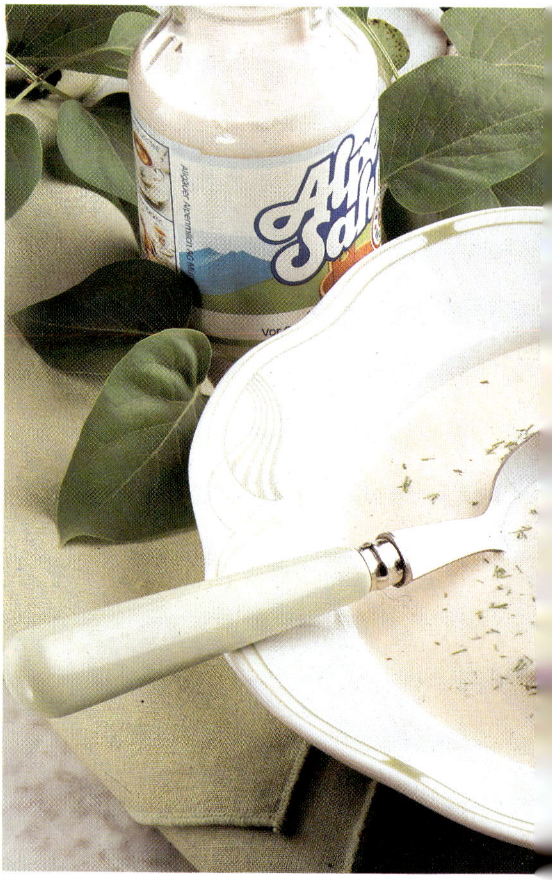

Verwendung

Als **Heilpflanze** bei Blähungen, Harnstauungen infolge Herz- und Nierenerkrankungen, zur vermehrten Milchabgabe bei Wöchnerinnen, zur Appetit- und Verdauungsförderung und bei Schlafstörungen.

Rezept bei Blähungen: 2 Teelöffel Dillsamen übergießt man mit 2 Tassen kochendem Wasser, läßt 15 Minuten ziehen, trinkt tagsüber 1 Tasse, abends die zweite.

Bei *Schlaflosigkeit* wendet man das gleiche Rezept an oder mischt zu 20 g Dillsamen noch 20 g Anissamen und je 30 g Melissenblätter und Holunderblüten. Ein Eßlöffel dieser Mischung wird mit 1 Tasse kochenden Wassers aufgebrüht. Abends trinkt man 1–2 Tassen dieses Aufgusses.

Zur *Vermehrung der Milchmenge* wählt man folgendes Rezept: je 25 g Anis-, Fenchel- und Dillsamen sowie Majorankraut. Zweimal täglich 1 Tasse des Aufgusses, den man aus 1 Eßlöffel der Mischung mit 1 Tasse kochenden Wassers herstellt.

Als **Salat- und Gemüsepflanze** kommt der stark riechende Dill nicht in Frage; um so mehr aber als **Gewürzpflanze** läßt sich das junge Kraut durch seine blähungswidrige Wirkung zu dem oft blähend wirkenden Gurkensalat, aber auch zu Kopf- und Kartoffelsalat gut verwenden. Zum Einlegen von sauren Gurken und Gewürzgurken und zur Bereitung des Dillessigs (feingeschnittenes Kraut in Weinessig ausziehen lassen), der bei Salaten und Tunken gebraucht wird, nimmt man das ganze blühende Kraut. Frische Blättchen geben vielen Salaten, mit Tomatenscheiben oder Quark belegten Broten, Suppen und Rohkostspeisen einen würzigen Geschmack. Auch bei gekochtem oder gebratenem Fisch oder vegetarischem Braten finden die Blättchen frisch oder getrocknet Verwendung.

Dillsamen wird allgemein zum Gurkeneinlegen, aber auch zu Bohnensalat und zu rohem Weiß- oder Rotkrautsalat sehr geschätzt. Dill mit Kümmel und etwas Knoblauch ist eine glückliche Zusammenstellung für ein Gewürz zu Quark, da diese drei Gewürze sich in ihrer Wirkung hervorragend ergänzen.

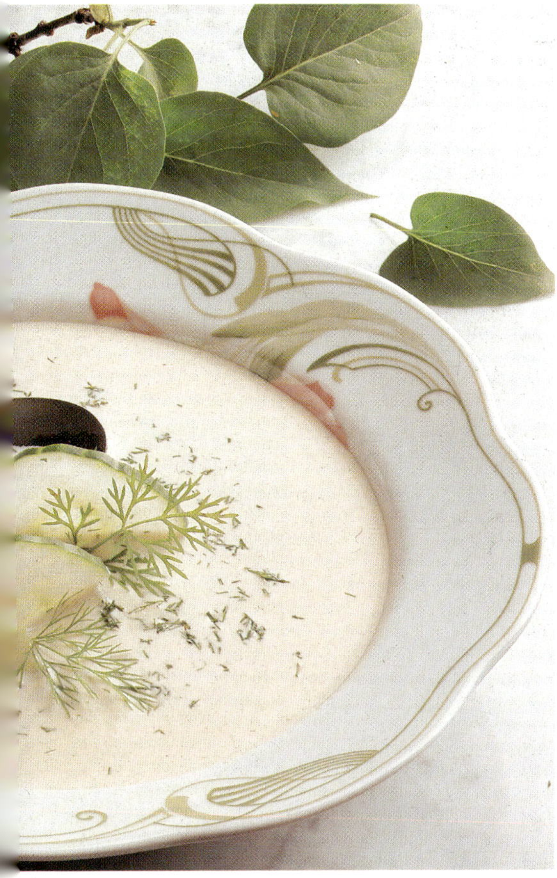

Als Salat- und Gemüsepflanze kommt der Dill nicht in Betracht, doch als Würzpflanze ist er vielseitig verwendbar. Köstlich schmeckt eine eisgekühlte Dill-Gurken-Suppe. Das muß man ausprobieren! Das genaue Rezept finden Sie im zweiten Band dieses Buches.

***

Der Dill ist ein würdiger Vertreter aus der Reihe der Heilpflanzen. Besonders seine blähungswidrige Wirkung läßt sich vorzüglich ausnützen, während seine feine Würzkraft vielen Gerichten zugute kommt, die ohne ihn schwer verdaulich wären.

Estragon an jeden Salat

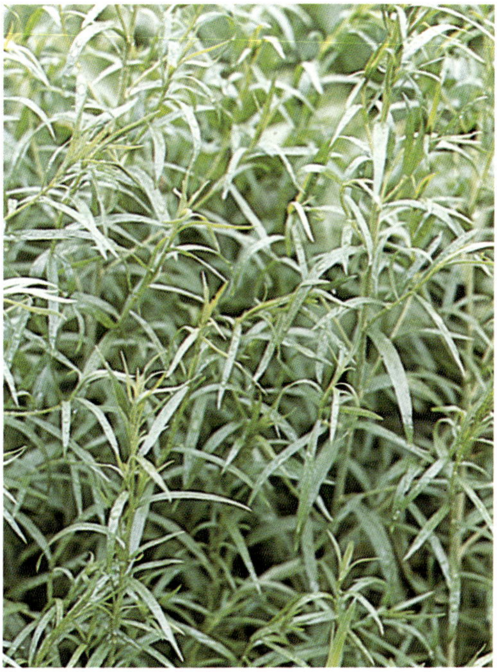

Estragon *(Artemisia dracunculus)* ist ein Vertreter aus der Familie der Korbblütler (Kompositen). Man nennt ihn auch Schlangenkraut, Kaisersalat und Dragunbeifuß. Die Pflanze stammt aus Südrußland und aus der Mongolei. Sie kommt selten verwildert vor.

Estragon wird in Deutschland nur in geringem Umfang feldmäßig angebaut, aber sehr viel in Gärten gezogen. Die Vermehrung geschieht ausschließlich durch Ausläufer und Stecklinge unter Glas. Zu unterscheiden ist deutscher und russischer Estragon. Da der deutsche dem russischen im Aroma weit überlegen ist, sollte nur der deutsche angebaut werden. Nach vier Jah-

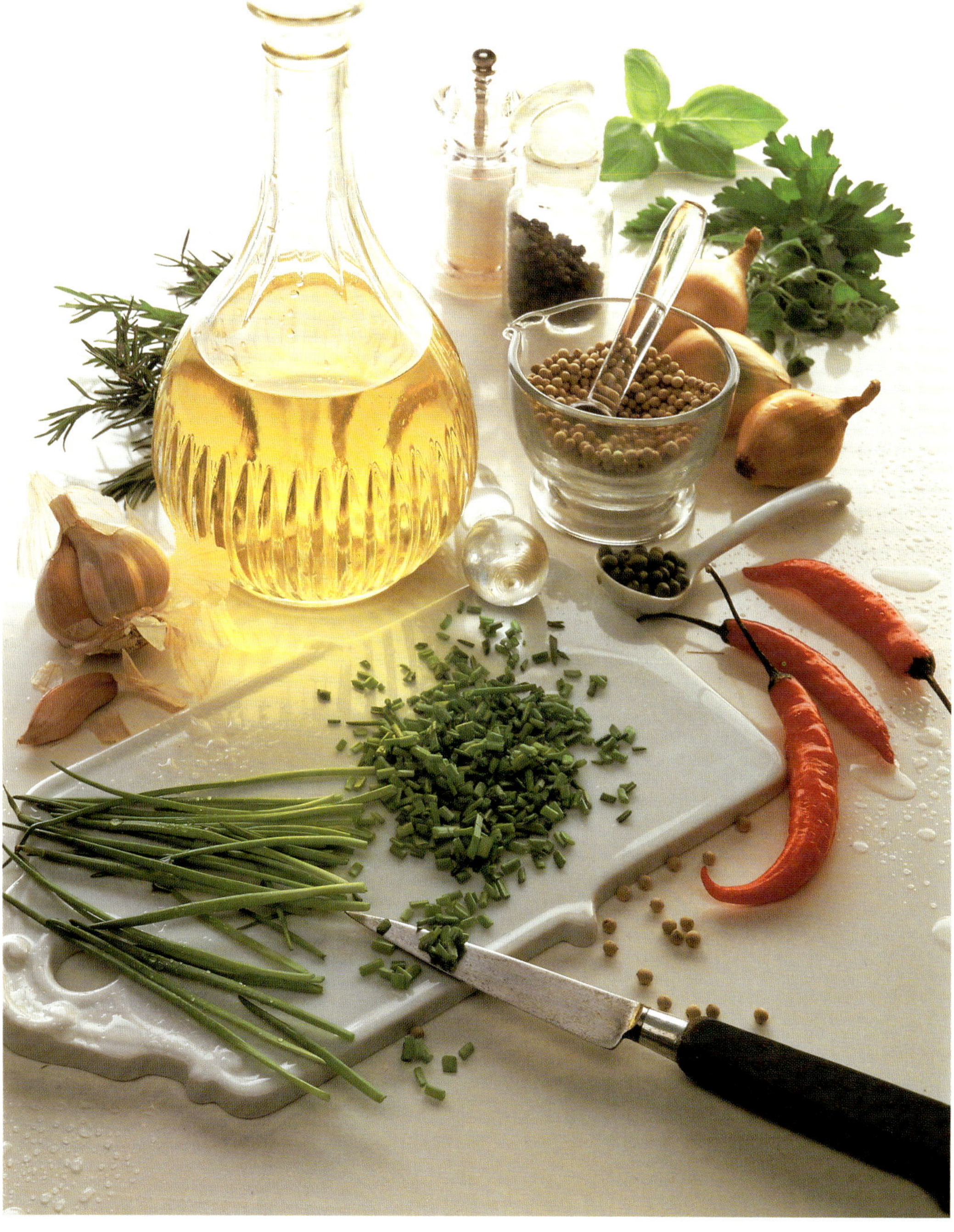

ren muß die Pflanzung auf einem anderen Feld erneuert werden. Die Pflanze kann auch aus Samen gezogen werden, ist dann aber meist nicht so aromatisch.

Bei Beginn der Blüte schneidet man das Kraut über dem Erdboden ab, bündelt und trocknet es, soweit es nicht frisch zur Verwendung gelangt. Einzelne Blättchen kann man schon das ganze Jahr hindurch schneiden. Die Blätter werden in einem warmen Raum (etwa 35° C) unter öfterem Umwenden getrocknet. Sie behalten auch dann lange Zeit ihre Würzkraft.

An Wirkstoffen sind im wesentlichen nur ein geringer Jodgehalt sowie Gerbstoffe und Bitterstoffe bekannt.

Über die *Wirkungsweise* ist bei der fehlenden Kenntnis der Inhaltsstoffe nichts Endgültiges zu sagen. Es wird ihm aber eine verdauungsfördernde und harntreibende Wirkung zugeschrieben.

Verwendung

Als **Heilpflanze** spielt Estragon kaum noch eine Rolle, ebensowenig als **Gemüse- und Salatpflanze.** Um so größer ist seine Bedeutung als

Gewürzpflanze. Meistens wird Estragon nur zum Würzen von Gurken und Salaten verwendet, er ist aber ebenso geeignet zum Würzen von Fleischtunken, Mayonnaisen, Gemüsen, Diät- und Rohkost, Kräutertunken und Spargelsoßen. Die Bereitung von Estragonessig ist allgemein bekannt: zwei Handvoll Estragonblätter und die gleiche Menge eines Gemisches aus Dill, Majoran, Basilikum, Bohnenkraut, Thymian, einige Zwiebeln oder Schalotten werden fein gewiegt und in einem gut schließenden Gefäß mit etwa 1 l Weinessig übergossen. Später füllt man ihn in eine Flasche ab.

Soja-Öl mit Gewürzkräutern – einheimische Würzpflanzen verdienen viel mehr Beachtung.

Gewürznelken würzig und desinfizierend

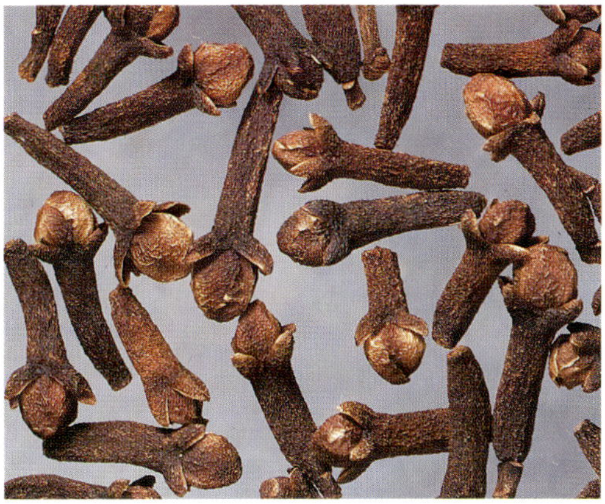

Die Gewürznelke *(Eugenia caryophyllata)*, die auch einfach Nelke oder Nägelchen genannt wird, war schon Jahrhunderte vor Christi Geburt bekannt. Ihre Heimat sind die Molukken. Mit den Portugiesen, die im Jahre 1511 die Molukken entdeckten, kam die Gewürznelke nach Europa. Sie gehört zu den klassischen Universalgewürzen, aber gerade deshalb sollte man recht sparsam damit umgehen. Eine einzige Nelke genügt meistens für ein ganzes Gericht.

Mit der Bezeichnung Gewürznelken meint man die noch nicht aufgeblühten, getrockneten *Knospen* des immergrünen Nelkenbaumes aus der Familie der Myrtengewächse. Er wächst in den Tropen, bildet schließlich 10–20 m hohe Bäume, die nach sechs Jahren erstmals leuchtend-rote Blütenknospen tragen. Diese werden geerntet und an der Sonne getrocknet, bis sie bräunlich-schwarz verfärbt sind. Die getrockneten Knospen strömen einen nelkenartigen

Duft aus. Der Geschmack ist brennend-würzig.

Die Gewürznelken werden ganz oder gemahlen in der Küche und in der Nahrungsmittelindustrie vielseitig verwendet. Fast allgemein würzt man damit verschiedene Gemüse (Kohl), Saucen, eingelegtes Obst, Gurken und Kürbis.

Die – meist einzige – ganze Nelke kocht man mit, läßt sie mitziehen und entfernt sie vor dem Anrichten. Die Haltbarkeit beträgt zwei Jahre. Gemahlen muß man sie sofort verbrauchen.

Die Gewürznelke ist auch medizinisch interessant. Ein Nelken*korn,* in einen schmerzenden Zahn gelegt, lindert meist schnell die Schmerzen. Das kann den Zahnarzt natürlich nicht ersparen. Das Nelken*öl* hat eine antiseptische, bakterienhemmende Wirkung und wird deshalb in Salben verwendet. Weiteren Gebrauch findet das Nelkenöl mit seinem ätherischen Wirkstoff Eugenol bei der Herstellung von Mundwässern, Zahnpasta, Parfüms und vor allem in der Zahnheilkunde als Antiseptikum.

Das ätherische Öl hat außerdem eine anregende Wirkung auf den Appetit, die Verdauung und das Blutgefäßsystem. Gerade für die Nelken und das Nelkenöl gilt, daß es die Dosis macht, ob ein Stoff zum heilenden oder schädigenden Mittel wird.

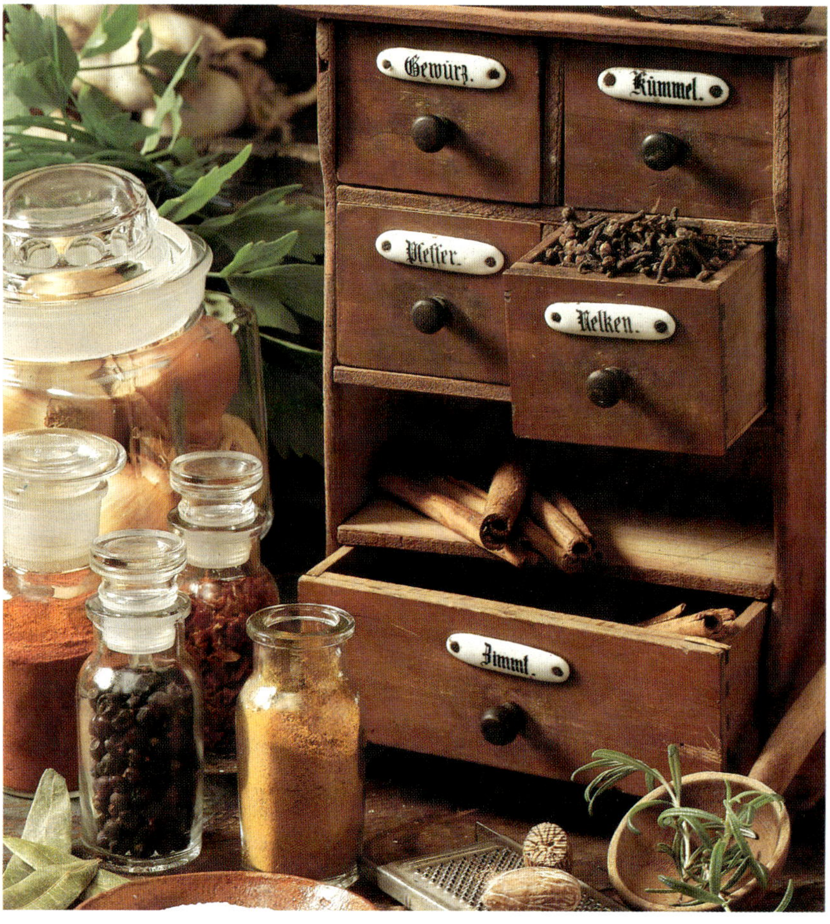

Viele exotische Gewürze erreichen uns erst nach abenteuerlichen Weltreisen. Die Kunde von den sagenhaften Gewürzländern ermunterte Kolumbus, Vasco da Gama und Magellan zu ihren Entdeckungsreisen.

Kapern würzen kräftig-herb und pikant

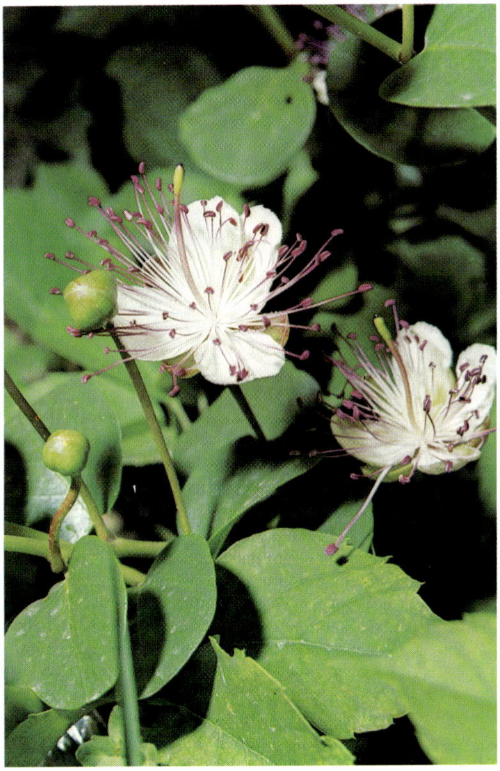

Der in Nordafrika verbreitete, dornige, bis 1 m hoch werdende Kapernstrauch *(Capparis spinosa)* liefert uns mit seinen *Blütenknospen*, die man nach dem Abpflücken etwas antrocknen läßt, um sie dann in Salzwasser, Öl oder Essig einzulegen, die kleinen herb-würzig schmeckenden Kapern. Die Knospen müssen geerntet werden, bevor sie ihre weiße oder rosafarbene Blütenpracht entfalten.

Die Kapuzinerkresse-Samen werden auch oft fälschlich als Kapern bezeichnet. Sie stellen bestenfalls einen gewissen Kapernersatz dar.

Die echten Kapern spielen wegen ihres pikanten Geschmacks in der Küche eine nicht unwesentliche Rolle. So werden sie verwendet bei hellen Saucen, Pasteten, Aufläufen und Tomatengerichten. Bei einigen international bekannten Saucen (z. B. Remouladensauce, Vinaigrette und Ravigote-Sauce) bilden sie einen typischen Bestandteil.

Kapern passen auch zu Eiern, würzig angemachtem Quark und Kartoffelsalat. Kalte Platten mit Appetithäppchen werden damit reizvoll verziert.

Über irgendwelche Heilwirkungen läßt sich aus der Sicht der Naturheilkunde nichts berichten.

In Frankreich werden die in Essig eingelegten Kapern als „Cornichons de caprier" angeboten.

Vorzügliche Kapern kommen aus Südfrankreich, Spanien, Mallorca und Algerien. Angebrochene Packungen sind im Kühlschrank aufzubewahren. Die Kapern müssen immer mit Flüssigkeit bedeckt sein.

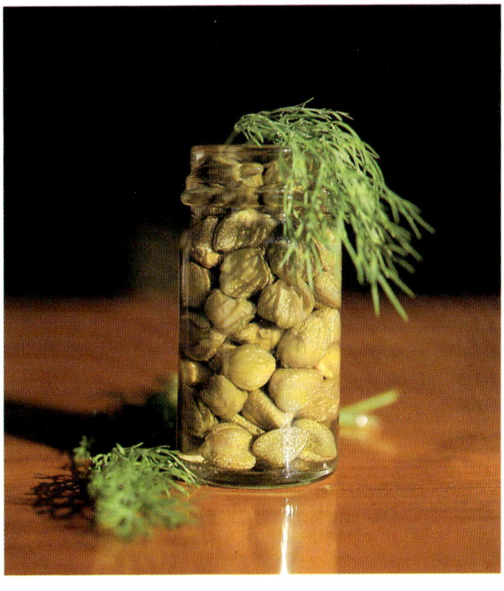

Knoblauch – ein vielseitiger Helfer

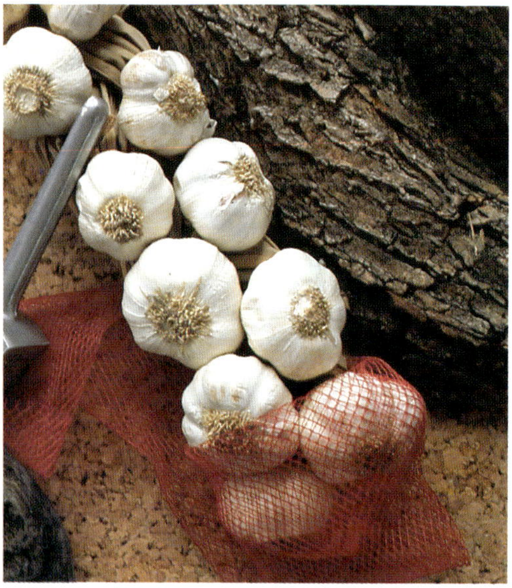

Der zu den Liliengewächsen (Liliazeen) zählende Knoblauch *(Allium sativum)* hat zahlreiche volkstümliche Namen, so stark riechender Lauch, Knoblauch, Knöblich, Knuflook, Knuflauk und Knofel. Seine Heimat sind Südeuropa und der Orient. Er ist jedoch eine uralte Kulturpflanze und wurde schon in der altindischen Medizin als wertvolles Arzneimittel hoch geschätzt. Er kommt bei uns verwildert vor, wird aber vielfach angebaut.

In der ganzen Pflanze findet sich zu etwa 0,005 bis 0,009 % das schwefelhaltige, ätherische Knoblauchöl, das 6 % Allylpropyldisulfid, 60 % Allyldisulfid (das den bekannten Geruch verursacht), 20 % Allyltrisulfid sowie geringe Mengen Allyltetrasulfid enthält. Diese Schwefelverbindungen sind für die Wirkung des Knoblauchs verantwortlich zu machen.

Der *Hauptwirkstoff* des Knoblauchs ist erst seit wenigen Jahrzehnten bekannt. Im Jahre 1944 wurde er als eine ölige Substanz erkannt und Allicin genannt. Dieses Allicin weist den charakteristischen Knoblauchgeruch auf und besitzt eine starke bakterienhemmende Wirkung.

Es ist uns allen bekannt, daß der typische Geruch der frischen und unverletzten Knoblauchzehen nur schwach ist. Zerschneidet oder zerreibt man die Zehen jedoch, so tritt der Geruch sofort in intensiver Form hervor.

Neben diesem Hauptstoff mit seinem meist verabscheuten Geruch spielen für die Gesamtwirkungen des Knoblauchs natürlich noch eine Reihe weiterer teils bekannter, teils wohl auch noch unbekannter Faktoren eine Rolle, die hier jedoch nicht aufgezählt und besprochen werden können.

Wirkungsweise

1. Auf die unverletzte Haut gebracht, bewirkt das Öl Rötung, Entzündung und Blasenbildung, auf die Schleimhaut gebracht Rötung und vermehrte Sekretabsonderung, besonders bei den Schleimhäuten des Magen-Darm-Kanals. Außer einer vermehrten Sekretion der Verdauungsdrüsen ergibt sich auch eine Vermehrung der Gallenabsonderung. Darüber hinaus tötet Knoblauch krankhafte Darmbakterien, während die Ausbreitung der Colibakterien, der normalen Darmbewohner, gefördert wird. Wir stellen also eine *ausgesprochene Wirkung auf den Magen-Darm-Kanal fest.*

2. Knoblauch wirkt darmberuhigend, durchfallstillend und bakterientötend. Der alte Volksglaube, daß Knoblauch krebsfeindlich wirke, hat sich im Tierexperiment soweit bestätigen lassen, als man bei überpflanzten Krebszellen nach Knoblauchbehandlung eine deutliche Wachstumshemmung beobachtete. Diese Wirkung ist verständlich, zumal wir langsam dahin kom-

men, den Krebs als schwere Stoffwechselentgleisung, vielfach ausgehend vom Magen-Darm-Kanal, anzusehen. Wir vermerken also eine *krebsfeindliche Wirkung*.

3. Die Wirkstoffe des Knoblauchöls werden, wie sich allein schon am Geruch schnell feststellen läßt, sehr bald durch Haut und Lunge ausgeschieden. Diese Art der Ausscheidung ist wichtig, da die Stoffe dabei auch an den Luftwegen ihre Wirkung entfalten, die als krampflösend, sekretionssteigernd und desinfizierend zu bezeichnen ist. Wir erkennen hier also eine *Wirkung auf die Luftwege*.

4. Die Wirkung auf Blutdruck und Verkalkung ist oft geprüft, verworfen und in letzter Zeit wieder häufig bestätigt worden. Augenblicklich scheint jedenfalls festzustehen und auch genügend experimentell begründet zu sein, daß der Blutdruck gesenkt und der Puls langsamer und ruhiger wird, daß sich die Herzkranzgefäße erweitern, wodurch der Herzmuskel eine bessere Ernährung, also Kräftigung, erfährt. Da auch eine günstige Wirkung des Knoblauchs auf die Venen beobachtet wurde, verdient die *Wirkung auf das Kreislaufsystem* unsere besondere Aufmerksamkeit.

5. Schließlich tritt – erfahrungsgemäß und auch experimentell bewiesen – eine *Steigerung der Widerstandskräfte gegen Infektionen* ein.

6. Verbreitet ist ferner die erfolgreiche Bekämpfung von Faden- und Spulwürmern durch Knoblauch in Form von Knoblauchklistieren, so daß die *wurmabtreibende Wirkung* zumindest erwähnt werden kann.

Verwendung

Als **Heilpflanze:** Die Wirkungsweise des Knoblauchs läßt erkennen, daß wir es bei dieser Pflanze mit einem gütigen Geschenk der Natur zu tun haben. Schon von alters her wird sie deshalb von zahlreichen Völkern nicht nur in den Speisezettel einbezogen, sondern geradezu als Heil- und Stärkungsmittel verwendet. Auch bei uns verdient der Knoblauch durchaus stärkere Beachtung, so unangenehm der Geruch auch sein mag. Jedenfalls können wir ihn als Heilpflanze bei zahlreichen Krankheiten verwerten:

- Bei Erkrankungen des Magen-Darm-Kanals: Magen- und Darmkatarrh mit Durchfällen und Verstopfung, Darmtuberkulose, Blähungen, akute und chronische infektiöse Darmkatarrhe, Koliken, Dick- und Mastdarmentzündungen, Diarrhoe, Gärungsdyspepsie, nervöse Darmkatarrhe, Appetitlosigkeit, Leber- und Gallenleiden, Amöbenruhr, Cholera nostras, Cholera asiatica, Typhus und Paratyphus.
- Bei krebsigen Geschwülsten, obwohl dabei der Knoblauch nur die Rolle eines zusätzlichen Hilfsmittels spielt und keinesfalls andere, ärztlich vorgeschlagene Maßnahmen ersetzen oder auch nur verzögern soll. Als Krebsvorbeugungsmittel aber jederzeit zu empfehlen.
- Bei Erkrankungen der Luftwege: Luftröhrenkatarrh, Lungenblähung, Lungentuberkulose und Lungengangrän als zusätzliches Hilfsmittel, Lungenasthma, Bronchiektasen.
- Bei Erkrankungen des Kreislaufsystems: Bluthochdruck, Arterienverkalkung, Herzkranzgefäßverkalkung, Herzmuskelschwäche und Nikotinvergiftung.
- Bei allgemeinen Schwächezuständen nach schweren Infektionskrankheiten und nach Krebs.
- Bei Spul- und Fadenwürmern (Oxyuren und Ascariden).

Bei all diesen Krankheiten ist die beste Form der Anwendung die frische Zehe. Man genießt täglich eine halbe bis eine Zehe auf Butterbrot mit Petersilie zusammen oder in Milch gekocht. Die Geruchsbelästigung läßt sich nicht ganz vermeiden.

Bei Würmern stellt man sich außerdem eine Einlaufflüssigkeit her, indem man

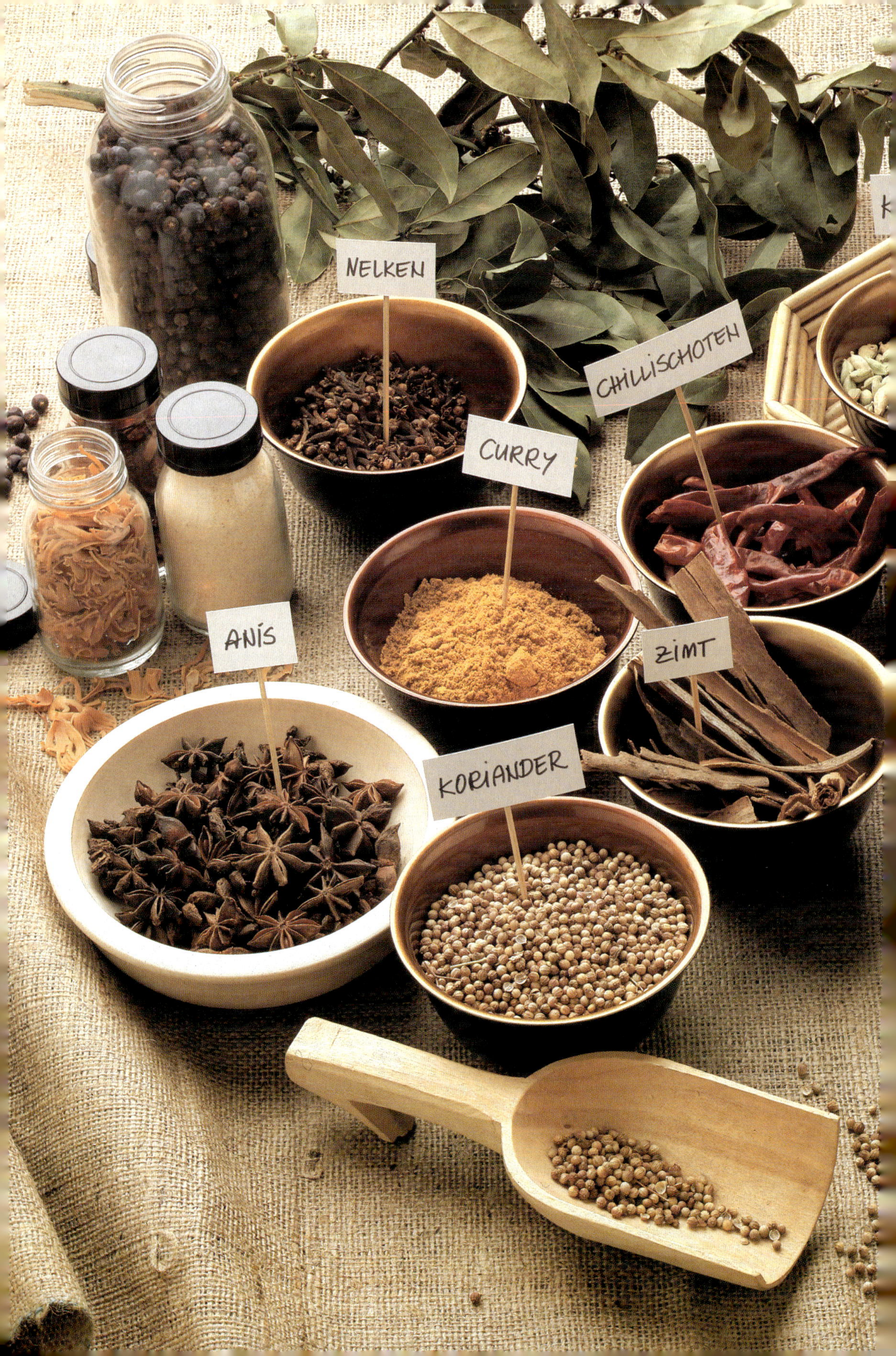
NELKEN
CHILLISCHOTEN
CURRY
ANIS
ZIMT
KORIANDER

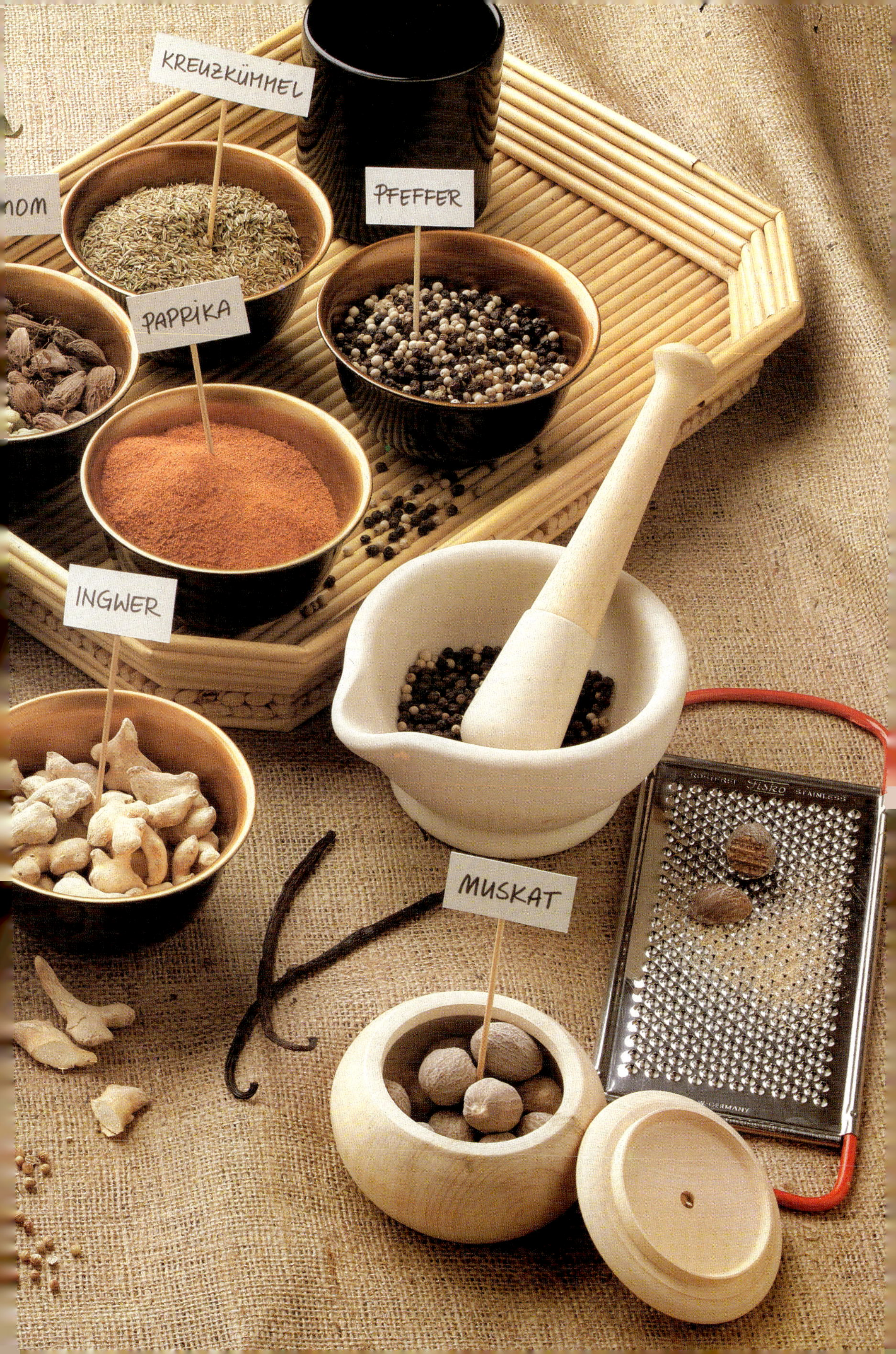
KREUZKÜMMEL
MOM
PFEFFER
PAPRIKA
INGWER
MUSKAT

100 g Knoblauch in 1 l Wasser aufkocht und nach dem Abkühlen verwendet. Nach der Vorschrift des bekannten Heilpflanzensachverständigen und Apothekendirektors *Kroeber* läßt sich auch ein jahrelang haltbarer Knoblauchsaft nach folgendem Rezept gut selbst herstellen:

40 g geschälte und zerkleinerte Knoblauchzehen läßt man in 100 g Alkohol unter häufigem Schütteln mindestens zehn Tage stehen. Dann gießt man die Flüssigkeit ab und fügt zur Geruchsdeckung zwei Tropfen Angelikawurzelöl hinzu. Davon nimmt man täglich 15 bis 20 Tropfen.

Als **Gewürzpflanze:** Verwendung des Knoblauchs als Gewürz ist deshalb von besonderer Bedeutung, weil er appetitanregende, blähungswidrige, darmreinigende und die Verdauungsdrüsen anregende Kräfte hat.

Man verwendet ihn als Gewürz in kleinen Mengen zu Salaten, Hülsenfrüchten, Rohkost, Tunken und Braten, besonders zu Hammelfleisch. Gerade bei Bratentunken empfiehlt sich ein weiterer Zusatz von Wacholderbeeren und etwas Rosmarin. Bei Salaten genügt es oft, wenn die Schüssel mit einer Knoblauchzehe ausgerieben wird.

Viele bevorzugen auch frischen Knoblauch in Scheiben geschnitten auf Butterbrot. Die Gerichte des Balkans sind ohne Knoblauch nicht denkbar.

Obwohl es wegen der Ausscheidung durch Lunge und Haut nicht vollständig gelingt, kann man versuchen, den unangenehmen Geruch mit Milch, Petersilie und Rautenblättern zu bekämpfen. Feingehackter Knoblauch gibt mit Kümmel und Majoran eine feine Würze für Erbsen-, Linsen-, Bohnensuppe und Bratentunke.

Für die praktische Anwendung des geruchsärmeren Knoblauchsaftes, insbesondere zum Würzen und zur Durchführung von Heilkuren, stehen heute kleine, handliche Knoblauchpressen für wenig Geld zur Verfügung.

Koriander nimm zum Backwerk

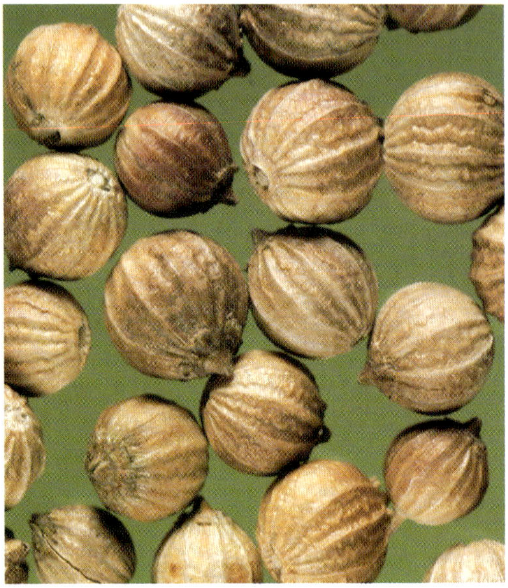

Unter den Doldengewächsen (Umbelliferen) findet sich auch der Koriander *(Coriandrum sativum)*. Seine volkstümlichen Namen sind Kaliander, Wanzendill, Wanzenkraut, Gartenkoriander. Er ist vor allem in den Mittelmeerländern beheimatet, wird aber auch bei uns schon lange angebaut. Seltener wächst er verwildert auf Feldern, Dämmen und Hängen.

Die bis heute bekannten Wirkstoffe sind das in den Früchten zu 0,8–1,0 % enthaltene ätherische Korianderöl, fettes Öl, apfelsaure Salze, etwas Gerbstoff, Zucker, Pektin, Vitamin C und Stärke.

Die *Wirkungsweise* ist nur rein erfahrungsgemäß bekannt. Danach soll Koriander *magenstärkend, krampfstillend, blähungstreibend, durchfallhemmend* und *wurmabtreibend* wirken. Eine wissenschaftliche Bearbeitung fand die Pflanze noch kaum.

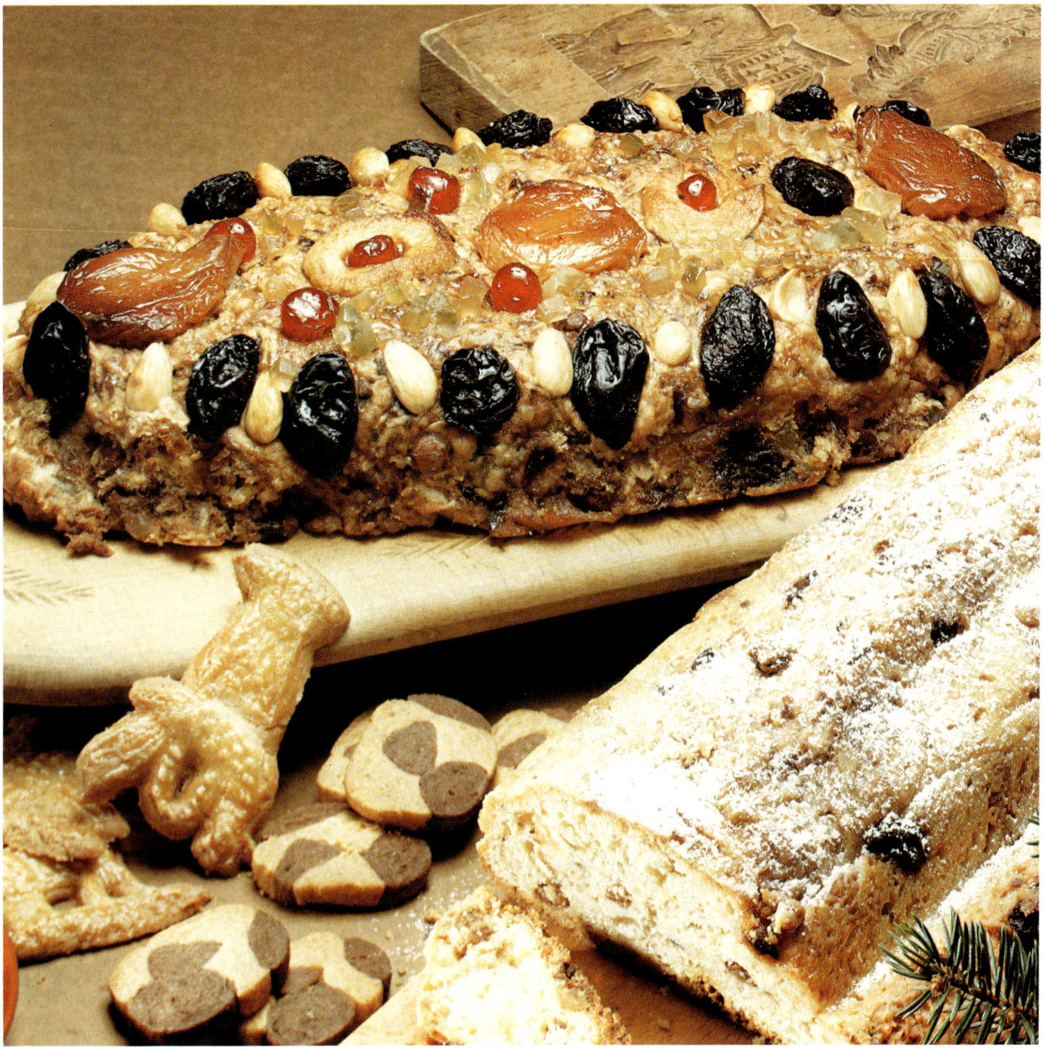

Verwendung

Als **Heilpflanze:** Er spielt in der wissenschaftlichen Medizin keine wesentliche Rolle, kann allerdings bei Magenkatarrh, Darmkatarrh mit ruhrartigen Durchfällen, Blähungen und Verwurmung mit herangezogen werden. Bei Blähungen mischt man gleiche Teile Koriander- und Kümmelpulver und nimmt eine halbe bis eine Messerspitze nach jeder Mahlzeit ein.

Als **Gewürz:** Der wanzenartige Geruch der frischen Früchte weicht nach dem Trocknen einem angenehm würzigen. Ihre hauptsächliche Verwendung finden sie in allerlei Backwaren, vom Kleingebäck bis zum Brot, in Essigfrüchten und Gewürzessig. Verzuckert werden die Früchte zu einer Nascherei. Gemahlen wird Koriander zu Gemüsen, wie Kohl, Wirsing und Spinat, aber auch zu Fleisch- und Diätkost gebraucht. Ganze Körner gibt man zu Fleischspeisen und zum Einlegen von roten Rüben und Heringen.

Kümmel reguliert Magen und Darm

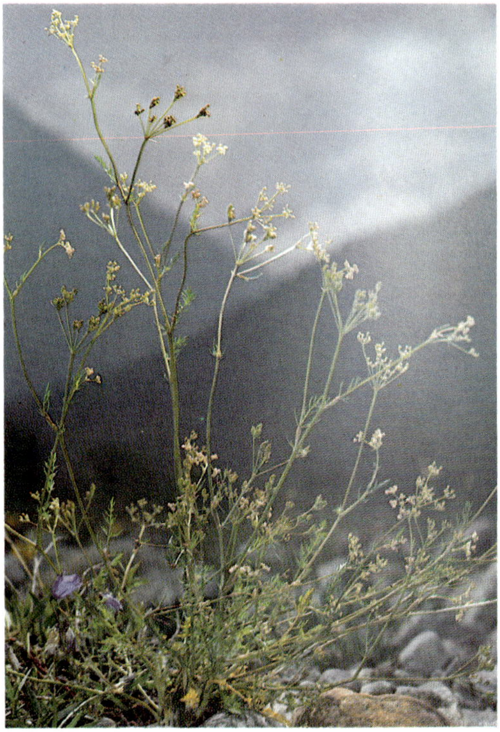

Der Kümmel *(Carum carvi)* gehört wie der Koriander zur Familie der Doldengewächse (Umbelliferen). Feldkümmel, Wiesenkümmel, Garbe, Kimm und Memmich sind seine volkstümlichen Bezeichnungen. Er kommt bei uns verwildert vor und wird auch häufig angebaut.

Unter dem Begriff „Kümmel bester Qualität" wird mindestens zu 98 % reiner Kümmel, der auch höchstens 14 % Feuchtigkeit haben darf, verstanden. Verteiler, die vom Erzeuger kaufen, dürfen Kümmel zu pharmazeutischen und zu Genußzwecken nur mit einer Reinheit von mindestens 98 % und einem Feuchtigkeitsgehalt von höchstens 14 % in den Handel bringen. Kümmel, der nicht oder nur schwer auf eine Reinheit von 98 % gebracht werden kann, darf nur zu technischen Zwecken verwendet werden.

Die bis heute bekannten Wirkstoffe sind 3,1–7 % ätherisches Kümmelöl, das d-Carvon, d-Limonen, wenig Dehydrocarvon, Dehydrocarveol, Carveol und eine narkotisch riechende Base, ferner Acetaldehyd, Methylalkohol, Furfurol und Diacethyl enthält. Neben dem ätherischen Öl finden sich fettes Öl, Wachs, Gerbstoffe, Harz, Eiweißsubstanzen u. a.

Die *Wirkung* des Kümmels beruht in der Hauptsache auf dem im ätherischen Öl enthaltenen Carvon, das auf den Magen anregend, auf den Darm jedoch beruhigend und blähungswidrig wirkt.

Verwendung

Als **Heilpflanze** bei Magenschwäche, Magenkrämpfen, Darmblähungen und

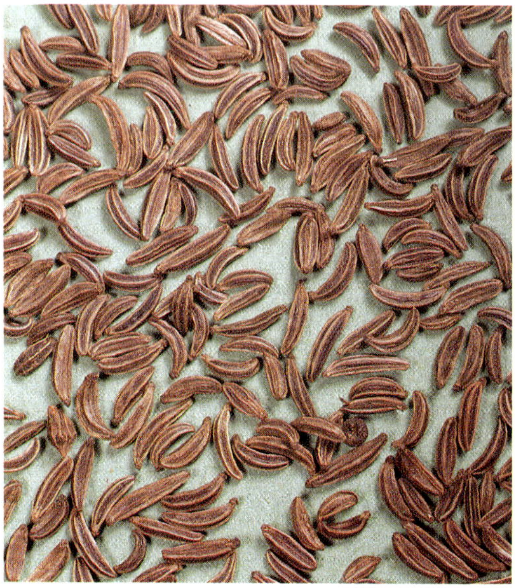

Vielseitig sind die Anwendungsmöglichkeiten des Kümmels in der Küche.

Darmstörungen, besonders bei Kindern anzuwenden.

Man mischt je 20 g gepulverte Kümmel- und Korianderfrüchte und nimmt von diesem Pulver eine halbe bis eine Messerspitze nach dem Essen *(Meyer)*. Oder man mischt nach einer offizinellen Rezeptvorschrift 10 g Kümmel mit je 30 g Kamillenblüten, Pfefferminzblättern und Baldrianwurzeln, überbrüht jeweils 1 Eßlöffel dieser Mischung mit 1 Tasse kochenden Wassers, läßt 15 Minuten ziehen und trinkt täglich 2–3 Tassen *(Species deflatulentes)*.

Für Kinder kann man Kümmel bei Leibschmerzen, Darmkoliken, Darmkrämpfen, schlechter Verdauung und Blähungen auch vorteilhaft in Milch kochen. Man nimmt dazu 4 g auf 1 Liter.

Als **Würzpflanze:** Kümmel ist wegen seiner verdauungsfördernden Eigenschaft ein außerordentlich geschätztes und wertvolles Gewürz. In vielen Gegenden setzt man ihn dem Brotteig zu. Für fast jede Käsesorte ist er angebracht (Kümmel-Käse). Viele Gemüsearten, besonders die Kohlarten, die leicht Blähungen verursachen (Grünkohl, Weißkohl, Sauerkraut, Rotkohl, Wirsing), sollte man stets mit Kümmel würzen; denn Kümmel macht den Kohl bekömmlich. Salaten, Bratentunken, Suppen, Diät- und Rohkost gibt er mit anderen Gewürzen einen guten Geschmack. Auch in allerlei Backwaren läßt sich Kümmel vorteilhaft verwenden, ebenso fördert er die Verdaulichkeit des Hammelfleisches. Es ist zweckmäßig, den Kümmel nicht mitzukochen, sondern ihn gemahlen oder zerstoßen nach Beendigung des Kochens zuzusetzen, da sonst die Würzkraft weitgehend verlorengeht.

Die frischen, jungen Blätter der Pflanze haben den gleichen Geruch wie die Früchte. Man kann sie Frischkost und Salaten beifügen.

Liebstöckel wirkt wassertreibend

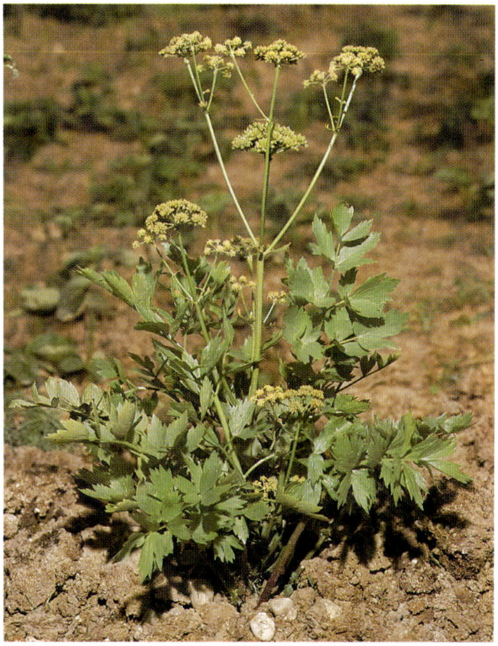

Das Liebstöckel *(Levisticum officinale)*, ein Vertreter der uns zahlreiche Gewürze liefernden Familie der Doldengewächse (Umbelliferen), nennt man auch Rübstöckel, Luststock, Laubspikel, Laubstöck, Badekraut, Maggikraut. Südwesteuropa wird als Heimat des Liebstöckels angesehen. In Deutschland wird es als alte Kulturpflanze betrachtet, die nach und nach verwilderte.

In der getrockneten Pflanze findet sich 0,6–1,0 % ätherisches Öl, das außer Terpineol und anderen Terpenen Essigsäure, Baldriansäure, Benzoesäure und Myristicinsäure enthält. Außer diesem Öl finden sich in der Pflanze noch Fette, Gummi, Harze, Gerbstoffe, Apfel- und Angelikasäure.

Nach den bisher vorliegenden wissenschaftlichen Arbeiten und Angaben moderner Autoren *(Hertwig, Leclerc, Bonsmann, Hauschild, Schulz, Vogel, Flamm, Kroeber, Seel)* kann die harntreibende Wirkung des ätherischen Öls unter besonderer Austreibung von Chlor und Stickstoff als hinreichend gesichert angesehen werden. Völlegefühl, Druck und andere Verdauungsstörungen, besonders wenn sie von einem Mangel an Säure im Magensaft herrühren, werden günstig beeinflußt. Weiterhin angegebene Einflüsse auf das Herz, die Menstruation und die Leber sind noch zuwenig gesichert.

Wir halten daher *folgende Wirkungen* zunächst fest:

1. auf den Wasserhaushalt bei Herz- und Nierenleiden,
2. auf den Magen-Darm-Kanal bei Magensäuremangel.

Verwendung

Als **Heilpflanze:** Bei Nierenleiden, auch leichten Entzündungen, Wassersucht (wegen Herz- und Nierenerkrankungen) und Magenschleimhautentzündung mit Salzsäuremangel.

Als **Würzpflanze:** Sowohl die frischen als auch die getrockneten Blätter sind, genau wie Sellerieblätter, ein gern gebrauchtes Gewürz für Suppen, Salate, Gemüse, Braten, Geflügel und Tunken. Wegen seiner großen Würzkraft genügen jeweils einige Blättchen. Größere Mengen sollten insbesondere nicht roh genossen werden. Die Würzkraft bleibt auch beim Kochen erhalten. Den gleichen Zwecken dient die getrocknete und pulverisierte Wurzel.

Majoran gegen Verdauungsschwäche

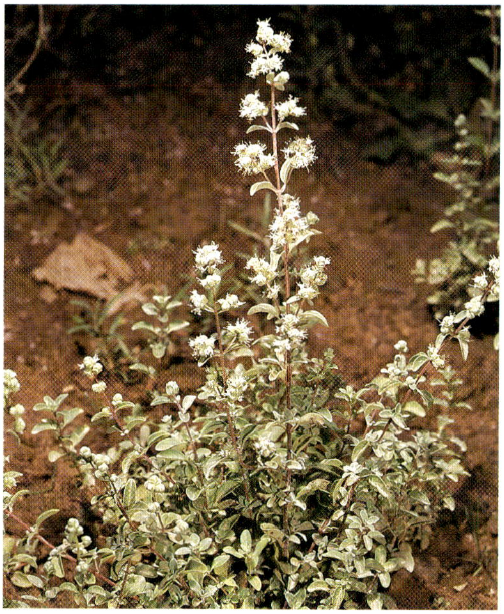

Majoran *(Origanum majorana)*, aus der Familie der Lippenblütler (Labiaten), weist auch die landschaftlich bedingten Namen Meiran, Wurstkraut, Meran, Maigron auf. Er ist in Nordafrika beheimatet. Bei uns kommt er ab und zu verwildert vor, meist wird er aber angebaut.

Der Majoran eignet sich auch zum Anbau in Blumentöpfen und im Balkonkasten. Die *Sammelzeit* kurz vor der Blüte muß deshalb eingehalten werden, weil die Pflanze in dieser Zeit die größte Würzkraft besitzt. Nach richtiger Trocknung darf Majoran nicht braunfleckig werden. Die Aufbewahrung des getrockneten Krautes geschieht am besten in dicht schließenden Gefäßen, damit die Duftstoffe nicht entweichen.

Wirkungsweise und Verwendung

Die bis heute bekannten *Wirkstoffe* sind 3,5 % ätherisches Öl im getrockneten Kraut, 4,5 % Gerbstoff, Bitterstoff und Pentosane. Das ätherische Öl enthält bis zu 60 % Terpineole und bis zu 40 % Terpene (nach *Flamm-Kroeber-Seel).*

Nach unseren heutigen Kenntnissen und Erfahrungen besitzt der Majoran infolge seines ätherischen Öles und seiner Bitterstoffe

1. eine schleimlösende (expektorierende),
2. eine wassertreibende (diuretische),
3. eine schweißtreibende (diaphoretische),
4. eine magenstärkende (stomachale) und
5. eine beruhigende (karminative) Wirkung auf Magen und Darm,
6. eine schmerzstillende Wirkung bei Nervenschmerzen in äußerer Anwendung.

Als **Heilpflanze:** Majoran stellt ein zusätzliches Hilfsmittel dar bei Verdauungsschwäche, Blähungen, Magen- und Darmkoliken, mangelhafter Regel, Störungen der Urinabgabe und Erkältungskrankheiten. Bei chronischem Schnupfen (Stockschnupfen) und zur Behandlung von Wunden kann man sich der Majoransalbe *(Unguentum majoranae),* wie sie der Apotheker herstellt, bedienen. Volkstümlich gebraucht wird das Majoranöl bei Krampfadern, Gicht und Rheuma.

Als **Würzpflanze:** Majoran besitzt einen stark aromatischen Geruch und stark würzigen Geschmack. Er wird gern als Gewürz gebraucht in Kartoffeln-, Erbsen- und Bohnensuppe zusammen mit Thymian und Basilikum, zur Wurstbereitung sowie an Braten und Tunken.

Aber auch zu Salaten und Gemüsen in der Frischkost- und Diätküche findet er nicht selten Verwendung. Er darf aber jeweils nur in kleinen Mengen verwendet werden, da sonst der Geschmack zu streng ist. Nicht zu vergessen ist Majoran an Fischsalat, italienischem Salat, Selleriesalat und an vegetarischen Bratlingen.

Melisse gut für Frauen und Mädchen

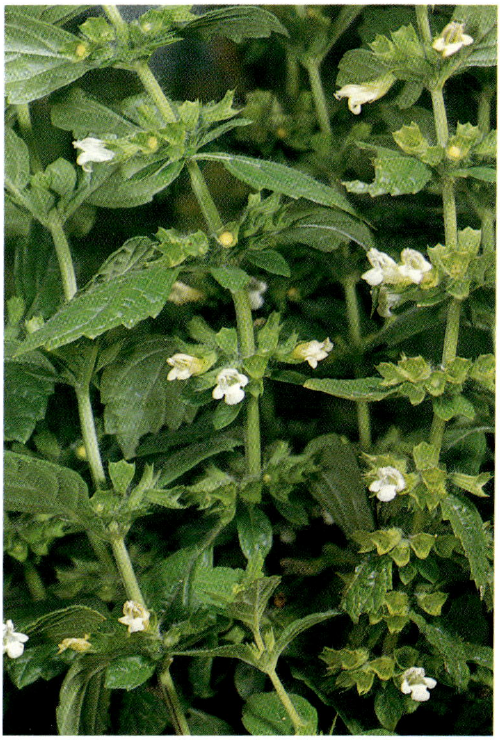

Die Melisse *(Melissa officinalis),* eine Vertreterin der Lippenblütler (Labiaten), ist auch unter den Bezeichnungen Bienenkraut, Frauenkraut, Frauenwohl, Gartenmelisse, Herzkraut, Honigkraut, Zitronenkraut und Zitronenmelisse bekannt. Südeuropa gilt als ihre Heimat. Bei uns kommt sie selten verwildert vor. Sie wird jedoch recht viel kultiviert.

Die bis heute bekannten *Wirkstoffe* sind 0,15–0,25 % ätherisches Öl, das Citral, Citronellal, Geraniol und Linalool enthält, Bitterstoff, Gerbstoff, Harz und Schleim.

Das offizinelle Melissenöl ist nicht rein; es besteht hauptsächlich aus dem *Oleum Citronellae* einer ostindischen Grasart. Die Droge hat einen zitronenartigen Geruch und einen bitterlich-zusammenziehenden Geschmack.

Wirkungsweise und Verwendung

Als **Heilpflanze:** Das ätherische Öl besitzt die Fähigkeit, *krampflösend* und *schmerzstillend* zu wirken, und gleicht in seinen Wirkungen vielfach dem Pfefferminzöl. Die Melisse eignet sich besonders für zarte und schwächliche Frauen sowie für Kinder.

Melissenöl oder Melissengeist dämpfen, äußerlich angewandt, *Zahn-, Ohren-, Kopfschmerzen* und *Migräne.* Für den inneren Gebrauch 20 g Kraut am Tag als Aufguß verwandt, beruhigt nervöse, schmerzhafte, *kolikartige Magen- und Darmzustände* und stillt das nervöse Erbrechen bei Schwangeren. Besonders bei schwächlichen Mädchen und Frauen wird durch Melisse die meist zu schwache und schmerzhafte Periode günstig beeinflußt. Die Wirkung ist wohl auf eine Besserung der Durchblutung der kleinen Beckenorgane zurückzuführen.

Die beruhigende bis schlaffördernde Wirkung dieser Pflanze auf Nerven und Gehirn und die krampflösende, stärkende Wirkung auf den Magen-Darm-Kanal, das Herz und die Gebärmutter stehen im Vordergrund des Wirkungsbildes der Melisse. Entscheidend ist, daß man die Melisse kurmäßig über einige Wochen anwendet.

Als **Würzpflanze:** Zu allen Gerichten, zu denen man Zitronen braucht, kann man auch frische Melissenblätter verwenden, besonders zu Salaten, Suppen, Tunken, ferner zu Frisch- und Diätkost, Milchspeisen und Maigetränken. Die Melisse darf auf keinen Fall mitgekocht werden, da sie dann ihren Geschmack verliert.

Petersilie steigert Nierentätigkeit

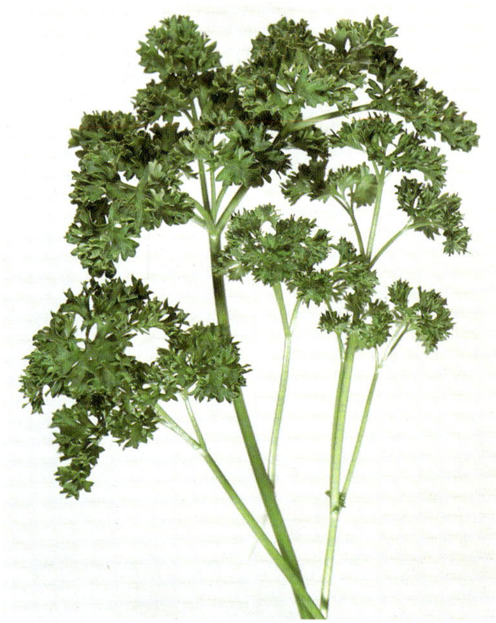

Die Petersilie *(Petroselinum sativum)* zählt zu den Doldengewächsen (Umbelliferen) und heißt auch Grönte, Peterzilg, Petele, Peterling oder Bittersilge. Südeuropa wird als Heimat bezeichnet. Sie kommt nur selten wild vor und wird daher in ganz Europa häufig angebaut.

Man muß zwischen der Kraut- oder Schnittpetersilie und der Wurzelpetersilie unterscheiden. Eine Verwechslung mit der Hundspetersilie, dem Wasserschierling und dem gemeinen Schierling kommt in der Pflanzenkultur kaum in Frage. Der hauptsächlich arzneilich verwandte Petersiliensamen enthält ein ätherisches Öl mit Terpenen und Apiol und 20 % fettes Öl. Kraut und Wurzel sind ebenfalls reich an ätherischem Öl.

Wirkungsweise und Verwendung

Als **Heilpflanze:** Der Apiolgehalt der Petersilie bewirkt, abgesehen von einer leichten *Anregung der Verdauungsvorgänge* und *der Menstruation,* eine kräftige *Steigerung der Nierentätigkeit,* die durch eine Erweiterung der Nierengefäße zustande kommt. Wahrscheinlich werden aber auch die Nierenzellen direkt gereizt. Die Anwendung der Petersilie ist daher vor allem bei durch Herzschwäche und Stoffwechselstörungen bedingten wassersüchtigen Ansammlungen in den Beinen, in der Bauch- und Brusthöhle und im Herzbeutel, ferner bei mangelhafter Nierenfunktion, wenn keine akut entzündlichen Prozesse vorliegen, von Nutzen.

Der Petersiliensamen (auch Wurzeln und Kraut) wird als Abkochung zubereitet. Man nimmt 1 Teelöffel Samen auf 1 Tasse Wasser und trinkt täglich 3 Tassen. Falls darauf keine Steigerung der Harnabsonderung erfolgt, ist es zwecklos, die Menge zu erhöhen, da sonst eine Nierenreizung auftreten kann.

Der Saft des frischen Petersilienkrautes ist ein recht gutes und völlig unschädliches *Mittel gegen Insektenstiche.* Es ist sogar bei kleinen Kindern anwendbar. Man nimmt einfach eine Handvoll frisches Petersilienkraut und reibt damit die unbedeckten Körperstellen ein.

Aber nicht nur zur Verhütung, sondern auch zur Behandlung von Stichen ist es zu empfehlen, wobei man dem darin enthaltenen Apiol eine antiseptische und blutanreichernde Wirkung zuschreibt. Durch den vermehrten Blutstrom wird das Insektengift schnell entgiftet.

7 g Petersilie oder 150 g Kopfsalat vermögen, wenn sie frisch sind, den täglichen Vitamin-C-Bedarf unseres Körpers zu decken.

Als **Würzpflanze** ist die Petersilie in ihrer vielseitigen Verwendungsmöglichkeit jeder Hausfrau geläufig.

Piment gehört in jede Küche

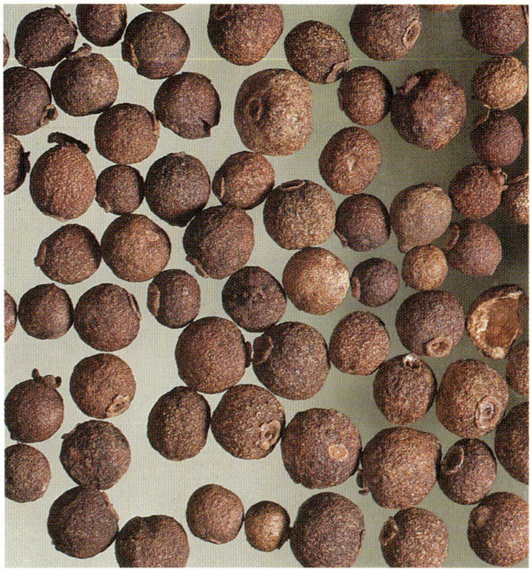

Das beste Piment-Gewürz *(Pimenta officinalis)* stammt von den Pimentbäumen, die in Jamaika wachsen. Man spricht deshalb auch von Jamaika-Pfeffer. Hier ist der Baum auch beheimatet, und hier gedeiht er auch am besten. Jamaika liefert zwei Drittel des Weltbedarfs.

Der zu den Myrtengewächsen zählende, immergrüne Baum wird bis zu 10 m hoch. Er bildet lanzettlich-ovale, auf der Oberseite leuchtend-grüne Blätter und treibt achselständige Rispen mit zahlreichen kleinen, weißen Blüten. Die daraus hervorgehenden kugeligen Früchte werden in der Reifezeit purpurrot. Man pflückt sie aber vor der Reife und trocknet sie. Die getrockneten Früchte bilden Körner, die etwas größer sind als Pfefferkörner, einen nelkenähnlichen Duft verbreiten, würzig-scharf und aromatisch schmecken und Piment oder auch Nelkenpfeffer genannt werden.

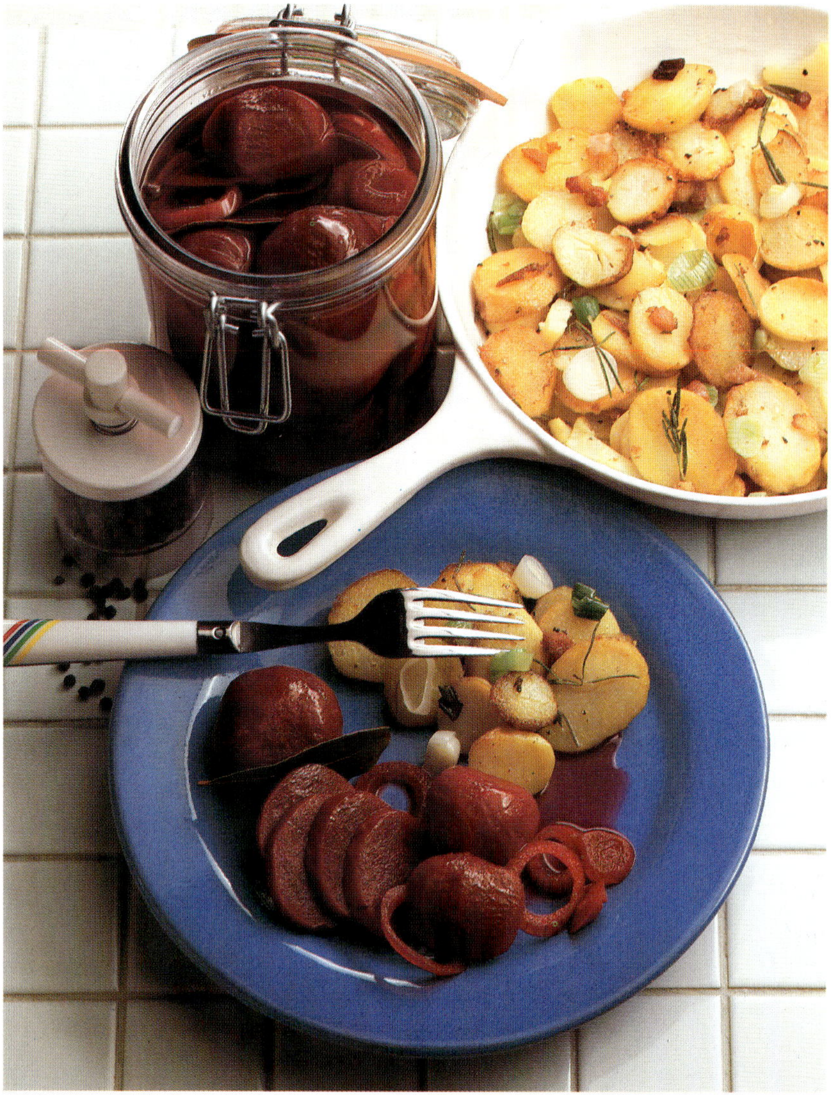

Auch dieses wunderbare Rote-Bete-Gericht erhält durch Pimentkörner seine besondere Note. Das ausführliche Rezept findet sich im zweiten Band dieses Buches.

Der würzig-scharfe Geruch stammt von dem Hauptanteil des ätherischen Öles, nämlich dem Eugenol, das zu 65–80% im Öl enthalten ist. Über das ätherische Öl hinaus spielt auch der hohe Vitamin-C-Gehalt eine Rolle.

Als Gewürz ist Piment sehr beliebt und wird viel verwendet. Man bezeichnet es als ein „Allround-Gewürz", was ja besagt, daß sich fast alles damit würzen läßt.

Man sollte Piment dennoch zurückhaltend verwenden. Fast allgemein bekannt ist seine Verwendung zum Würzen bei Suppen, Saucen, Gemüsegerichten, Kompotten, Pflaumenkuchen, Puddings, Obstsalaten und Sojagerichten.

Häufig findet man Piment auch in fertigen Gewürzmischungen und Dressings.

Medizinisch gesehen wirkt Piment appetitanregend und verdauungsfördernd.

Rosmarin die Frauenmedizin

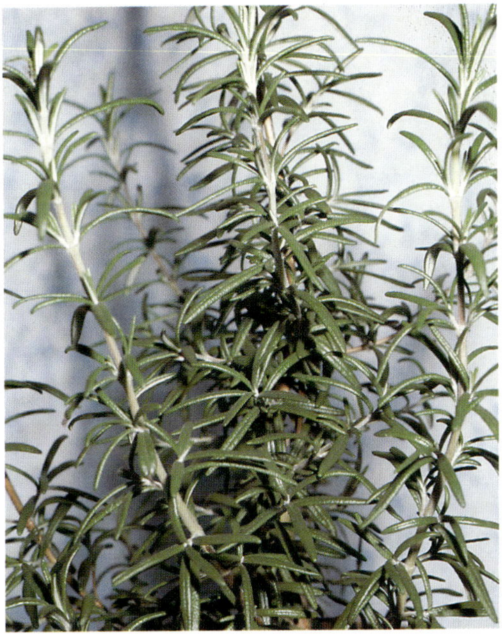

Die Heimat des Rosmarins *(Rosmarinus officinalis)* aus der Familie der Lippenblütler (Labiaten) ist in den Mittelmeerländern zu suchen. In Tirol kommt er verwildert vor, bei uns wird er häufig in Gärten gezogen. Man kennt ihn auch unter den Namen Anthoskraut, Kranzenkraut, gemeiner Rosmarin und Meertau.

Kurz vor der Blüte werden die Triebe vorsichtig abgeschnitten und die Blätter abgestreift. Auf einem luftigen, schattigen Dachboden trocknet man sie schnell. Sie behalten das ganze Jahr hindurch ihre Würzkraft. In dicht schließenden Behältern werden sie aufbewahrt.

Das ätherische Öl (1–2,5 %), das Terpene, Gerbsäure und Bitterstoff enthält, bildet den Hauptwirkstoff des Rosmarins.

Wirkungsweise und Verwendung

Als **Heilpflanze:** Rosmarin hat einen vierfachen Wirkungskreis auf

a) *den Magen-Darm-Kanal,* dessen Drüsen er zu gesteigerter Tätigkeit anregt, dessen krampfartige und kolikartige Zustände er löst und dessen schädliche Bakterien er im Wachstum hemmt. Die Anwendung bei schlechter Verdauung, Blähsucht und bei Magen-Darm-Katarrh ist berechtigt und empfehlenswert;

b) *das Kreislaufsystem* und, eng damit verbunden und in der Wirkung sich meist ergänzend,

c) *das Nierensystem.* Dabei wird eine leichte Kreislaufschwäche, besonders die Kreislaufschwäche nach Infektionskrankheiten, günstig beeinflußt und gleichzeitig wegen der harntreibenden Wirkung auch die Kreislaufwirkung unterstützt. Man kann natürlich ebenso annehmen, daß die Besserung der Kreislauffunktion die Urinausscheidung begünstigt, da ja diese beiden Funktionen stark voneinander abhängig sind;

d) *die weiblichen Geschlechtsorgane,* die in ihrer Durchblutung gefördert werden, so daß es dadurch zu einer Steigerung der Blutabsonderung während der Regel kommt.

Erfolgreich ist auch oft die äußerliche Anwendung einer Abkochung und die Anwendung von Rosmarinsalbe bei hartnäckigen, schlechtheilenden, geschwürigen Hautausschlägen.

Als **Würzpflanze:** Frisch und getrocknet bildet Rosmarin ein gutes Gewürz bei fast allen Fleisch- und Fischspeisen, bei Wild, Tunken, Salaten, Diät- und Rohkost. An Fisch verwendet man ihn mit Salbei und Zwiebeln, wodurch auch der Fischgeruch verschwindet, bei Wild- und Hammelbraten mit Wacholderbeeren.

Safran „macht den Kuchen gehl"

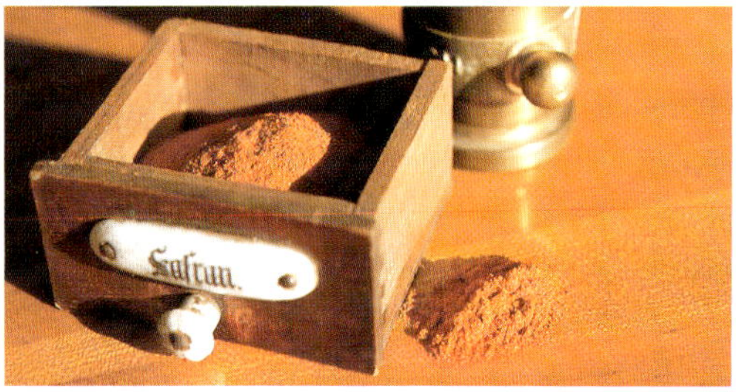

Ursprünglich war der Safran *(Crocus sativus)* aus der Familie der Schwertliliengewächse (Iridazeen) im Orient heimisch. Er wurde dann in Österreich, der Schweiz und in Lothringen kultiviert. Die Haupterzeugungsländer sind Spanien und Südfrankreich.

Das, was man offizinell als Safran *(Crocus)* bezeichnet, sind die getrockneten, rot gefärbten Narben, die lang aus der Blüte heraushängen. Zu 1 kg trockenem Safran sind rund 100 000 Blüten nötig. Der Safran steht daher hoch im Preis und wird häufig verfälscht.

Die bis heute bekannten *Wirkstoffe* sind Crocin, das ein ätherisches Öl – Safranal genannt – abspaltende Picrocrocin, ferner α-, β- und γ-Carotin, Lycopin, Zeaxanthin, Xanthophylle und Kohlenwasserstoffe.

Safran zeigt eine ausgesprochene *Wirkung auf die Gebärmutter.* Er wird in entsprechender Dosierung bei zu schmerzhafter, aber auch bei ausbleibender Monatsblutung verordnet. Er wirkt gleichzeitig auf nervöse und krampfartige Erscheinungen.

Als **Heilpflanze:** Nur durch ärztliche Verordnung bei zu schmerzhafter Regel.

Als **Würzpflanze:** In Kuchen und Suppen ist Safran nur in ganz geringer Menge zu verwenden. (Nur einige Fäden.)

Salbei tötet Bakterien

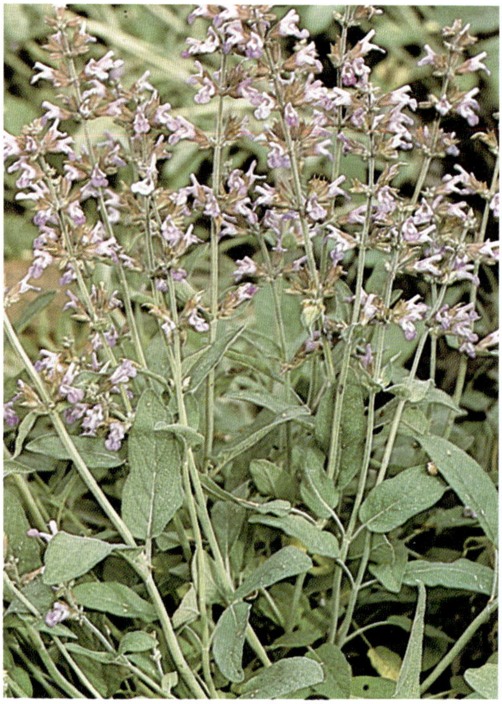

Der Salbei *(Salvia officinalis),* ein typischer Vertreter der Familie der Lippenblütler (Labiaten), besitzt auch die volkstümlichen Namen Gartensalbei, Salfer, Salbet, Selwe und Sälfli. Seine Heimat ist in den westlichen Mittelmeerländern zu suchen. Er wird bei uns überall in den Gärten gezogen. Verwildert kommt er seltener vor. Einzelne Pflanzen lassen sich leicht in Töpfen oder Kästen ziehen.

Nach der Blüte entwickeln sich von unten her kräftige Laubtriebe, die bei trockenem Wetter geschnitten werden. Die Blätter werden abgestreift, in dünner Schicht auf einem luftigen und schattigen Bodenraum ausgebreitet und unter öfterem Umwenden getrocknet. Die getrockneten Blätter müssen von graugrüner Farbe sein und würzig riechen. Man bewahrt sie in gut schließenden Behältern auf.

Die bis heute bekannten *Wirkstoffe* sind ätherisches Öl mit Salviol (= Thujon = Absinthol = Tanaceton) und Kineol (= Eukalyptol), Pinenen, Borneol, etwas d-Campher, 5% Gerbstoff, 5,6% Harz, 9–10% Asche, gummiähnliche Stoffe und Eiweißstoffe.

Wirkungsweise und Verwendung

Als **Heilpflanze:** Der Salbeiaufguß besitzt eine bakterientötende Wirkung, er ist daher als Vorbeugungs- und Heilmittel bei *Mundhöhlen- und Zahnfleischerkrankungen*, insbesondere entzündlicher Natur, zu gebrauchen. Dabei ist eine Kombination mit der entzündungswidrigen Kamille vorteilhaft.

Die wichtigste Wirkung bei innerlicher Anwendung ist die schweißhemmende, eine Wirkung, die bereits *van Swieten* (1717) bekannt war und durch die moderne pharmakologische Forschung bestätigt wurde. Falls sich also eine *übermäßige Schweißabsonderung* als Begleitsymptom bei Tuberkulose, bei oder nach Infektionskrankheiten, bei Überfunktion der Schilddrüse oder auf rein nervöser Grundlage zeigt, ist Salbeitee am Platze und meist dem sonst verwandten Atropin vorzuziehen. Als schweißhemmenden Tee kann man 80 g Salbei mit je 10 g Ackerschachtelhalm und Baldrianwurzeln mischen und 1 Eßlöffel auf 1 Tasse Wasser zum Aufguß verwenden.

Als **Würzpflanze:** Salbeiblätter bilden eine feine Einlage für Pfannkuchen und sind ein beliebtes Gewürz zu Fleischspeisen, Tunken, Bohnen, Erbsen, Suppen, Salaten, Kräuterbutter, Diät- und Frischkost. Der getrocknete Salbei ist stärker als der frische. Auch gemahlen wird er vielfach verwendet.

Schnittlauch macht Appetit

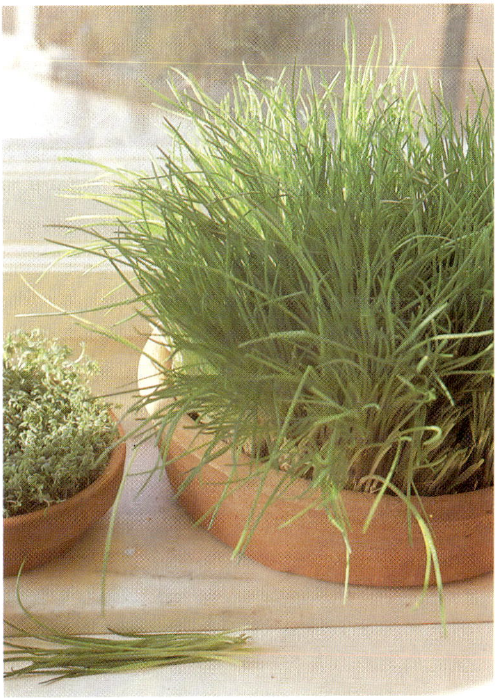

Der Schnittlauch *(Allium schoenoprasum)* entstammt der Familie der Liliengewächse (Liliazeen). In Deutschland kommt er überall verstreut vor, besonders auf feuchten Wiesen, doch wird er vornehmlich angebaut.

Den wildwachsenden Schnittlauch kann man vom Frühjahr bis zum Herbst in kleinen Büscheln dicht über dem Boden abschneiden. Man verwendet ihn möglichst frisch, da er beim Trocknen seine Würzkraft weitgehend einbüßt. Da sich Schnittlauch auch im Winter gut entwickelt, setzt man ihn im Herbst in Töpfe, die in hellen frostfreien Räumen untergebracht werden.

Der Schnittlauch spielt eine große Rolle in der Küche. Er hat eine ausgesprochen appetitanregende und verdauungsfördernde Wirkung. Unser Bild zeigt eine pikant schmeckende Joghurt-Sauce mit Schnittlauch.

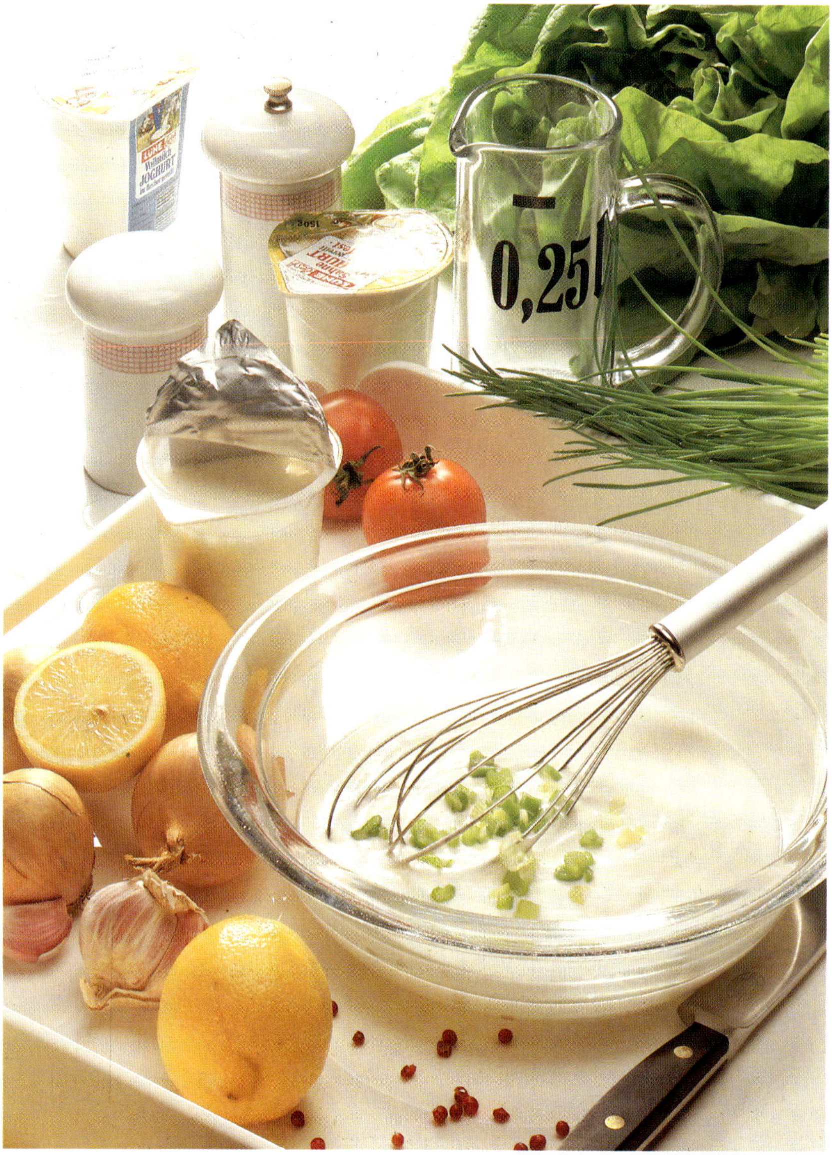

Außer ätherischem Öl (Lauchöl) und Vitamin C sind die *Wirkstoffe* des Schnittlauchs noch weitgehend unbekannt. Die Wirkungsweise ist, rein erfahrungsgemäß, außerordentlich appetitanregend und verdauungsfördernd.

Als **Heilpflanze:** In dieser Hinsicht spielt Schnittlauch bis heute keine Rolle. Eine genauere Bearbeitung wäre wünschenswert.

Als **Würzpflanze:** Hier erfreut sich Schnittlauch allgemeiner Beliebtheit. Man gibt ihn feingeschnitten zu Käse, besonders auch zu Quark, Eierspeisen, Butterbroten, ferner zu Salaten, Tunken, Suppen, Diät- und Frischkost.

Senf verbessert den Stoffwechsel

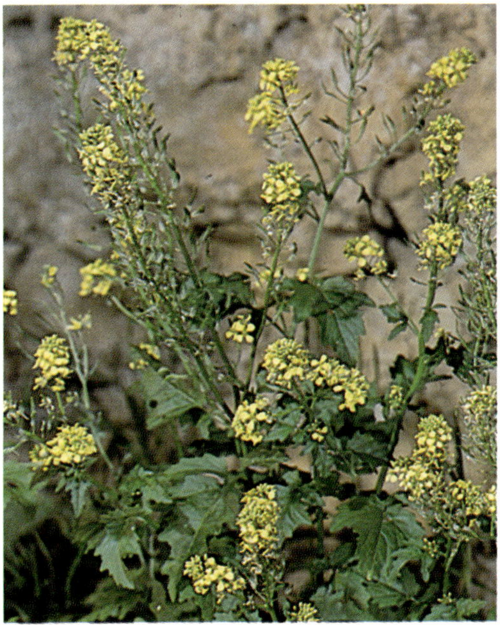

Den schwarzen Senf *(Brassica nigra)* aus der Familie der Kreuzblütler (Kruziferen) nennt man eigenartigerweise auch grünen Senf und schwarzen Kohl. Die Mittelmeerländer und Westeuropa werden als die Heimat des schwarzen Senfs angesehen. In Deutschland kommt er zwar manchmal an Rainen, Gräben, Bächen, Fluß- und Teichufern, auf Äckern, Dämmen, Schutt- und Brachfeldern verwildert vor, wird jedoch meistens in großen Mengen kultiviert.

Der Samen enthält ein ätherisches Öl, das zu 90 % aus Allylsenföl besteht, daneben aus geringen Mengen anderer organischer Schwefelverbindungen, ferner aus 26–28 % fettem Öl mit Eruca-, Öl-, Linol-, Linolen-, Palmitin- und Lignocerinsäure, Glykosidsinigrin, dem Alkaloid Sinapin, Pentosen und organischen Säuren.

Wirkungsweise und Verwendung

Als **Heilpflanze:** In der wissenschaftlichen Medizin wird der schwarze wie der weiße Senf wenig beachtet. Aus der Erfahrungsheilkunde kennen wir aber seine besondere Wirksamkeit bei den verschiedensten *Erkrankungen der Verdauungsorgane,* wobei katarrhalische Zustände zur Norm zurückgeführt, Unterfunktionen ausgeglichen und ebenfalls auf ein normales Maß gebracht werden, was nach meinem Dafürhalten nicht nur für die Drüsen von Magen und Darm, sondern insbesondere auch für die Leber und für die Bauchspeicheldrüse gilt. Die Wirkung beruht hierbei auf einer Steigerung der Durchblutung der Magen- und Darmschleimhaut und der drüsigen Organe. Darüber hinaus verbessert Senfsamen den Stoffwechsel.

Eine *Senfsamenkur ist bei allen Funktionsstörungen der Verdauungsorgane* zu empfehlen, also bei saurem Aufstoßen, Magenschmerzen und -krämpfen, Sodbrennen, Magenkatarrh, geschwürigen Veränderungen des Magens und Zwölffingerdarms, Leberschmerzen und -koliken, Leberstauungen und -verhärtung, chronischen Entzündungen der Gallenwege, Gallensteinbeschwerden, Blähungen, Darmkatarrh, Verstopfung, Hartleibigkeit und Wurmkrankheiten. Aber auch bei allen Erkrankungen, die durch eine Selbstvergiftung vom Darm aus bedingt sind und sich meist in Schwindel, Kopfschmerzen, Blutandrang zum Kopf, Müdigkeit, Herzbeschwerden u. a. äußern, ist diese Kur hilfreich. Dabei nimmt man dreimal täglich jeweils eine Stunde vor der Mahlzeit 1 Teelöffel der ganzen Senfkörner mit etwas kaltem Wasser. Man steigert die Menge in den nächsten Tagen, bis eine milde Abführwirkung erzielt wird, eventuell bis 3mal täglich 3 Teelöffel. Bei dieser Dosis bleibt man mindestens eine Woche und geht dann wieder zurück auf 3mal täglich 1 Teelöffel. Diese Dosis kann mehrere Wochen beibehalten werden.

Äußerlich verwendet man den Senf in Form des Senfmehls zu Teilbädern (Senffußbädern) oder Senfpackungen. Dabei umwickelt man den ganzen Körper mit einem Laken, das in heißes Wasser getaucht wird, dem man 2–3 Eßlöffel Senfmehl zugesetzt hat. In Form eines Senfpflasters oder einer Senfpackung bringt man den gepulverten Senfsamen (Senfmehl), mit Wasser angerührt, auf die zu behandelnden Körperstellen. In Form von Senföl oder Senfspiritus benutzt man ihn zu Einreibungen.

Das Senfölglykosid hat bei äußerlicher Anwendung eine stark hautreizende Wirkung, die sich bereits nach kurzer Zeit durch starkes Brennen bemerkbar macht und zu intensiver Rötung führt. Senfmehl und Senföl sind daher wichtige Mittel für ableitende Heilverfahren, die bei Gelenk- und Nervenrheumatismus sowie bei Rippenfellentzündungen zur Anwendung kommen. Auch bei heftiger Bronchitis, fieberhaften Infektionen und Lungenentzündungen führt eine Senfmehlpackung schnell zur Entlastung der gestauten Organe.

Alle diese Anwendungen dürfen nur nach Anweisung des Arztes durchgeführt werden, welcher deren Dauer nach der individuellen Verträglichkeit bemißt. Als **Würzpflanze:** Der weiße Senf wird wie der schwarze zum Einmachen von Gurken, Mixed Pickles, gelben Rüben (Karotten), zur Herstellung von Speisesenf, scharfen Salaten, Gemüsekonserven, Suppen, Tunken und Fleischspeisen gebraucht. Die jungen, frischen Blätter und Stengel beider Senfarten dienen, fein gehackt, als Salat- und Frischkostwürze.

Als **Salat- und Gemüsepflanze:** Aus den schon etwas größeren Blättern kann man ein spinatartiges Gemüse bereiten.

Tamarinde verfeinert Fruchtgetränke

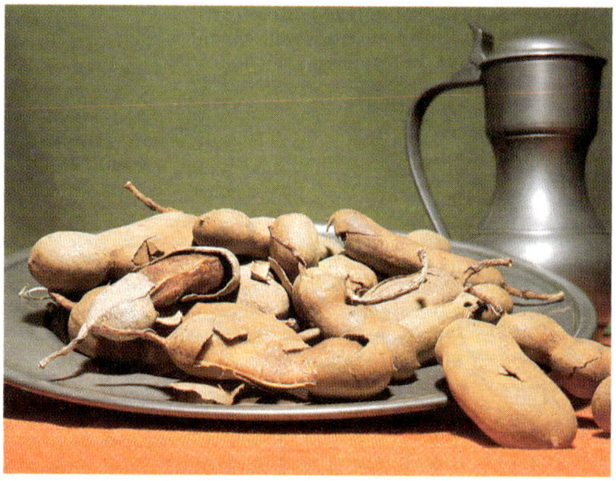

Der Tamarindenbaum *(Tamarindus indica)* kann eine Höhe bis zu 25 m bei einem Stammdurchmesser von 1 m erreichen. Er ist besonders in Indien, im tropischen Afrika und in der Karibik verbreitet, findet sich aber auch in den Subtropen. Ob der Tamarindenbaum aus dem tropischen Ostafrika oder aus Südasien stammt, ist noch ungeklärt.

Als *Frucht* bringt der Baum etwas krumme, im Reifezustand dunkelbraune, etwa 15–20 cm lange Schoten hervor. Sie enthalten in dem klebrigen, braunen Fruchtfleisch (Tamarindenmus) bis zu zehn harte braune Samen. Das *Fruchtfleisch* schmeckt sauer, obwohl es bis zu 60 % Zucker enthalten kann. Es enthält aber auch etwa 12–14 % Weinsäure und nur in geringer Menge Apfelsäure. Wichtig ist aber auch eine Reihe von flüchtigen Aromastoffen. Der Vitamin-C-Gehalt ist gering. Im übrigen ergaben die verschiedenen Analysen einzelner Untersuchungen sehr unterschiedliche Werte.

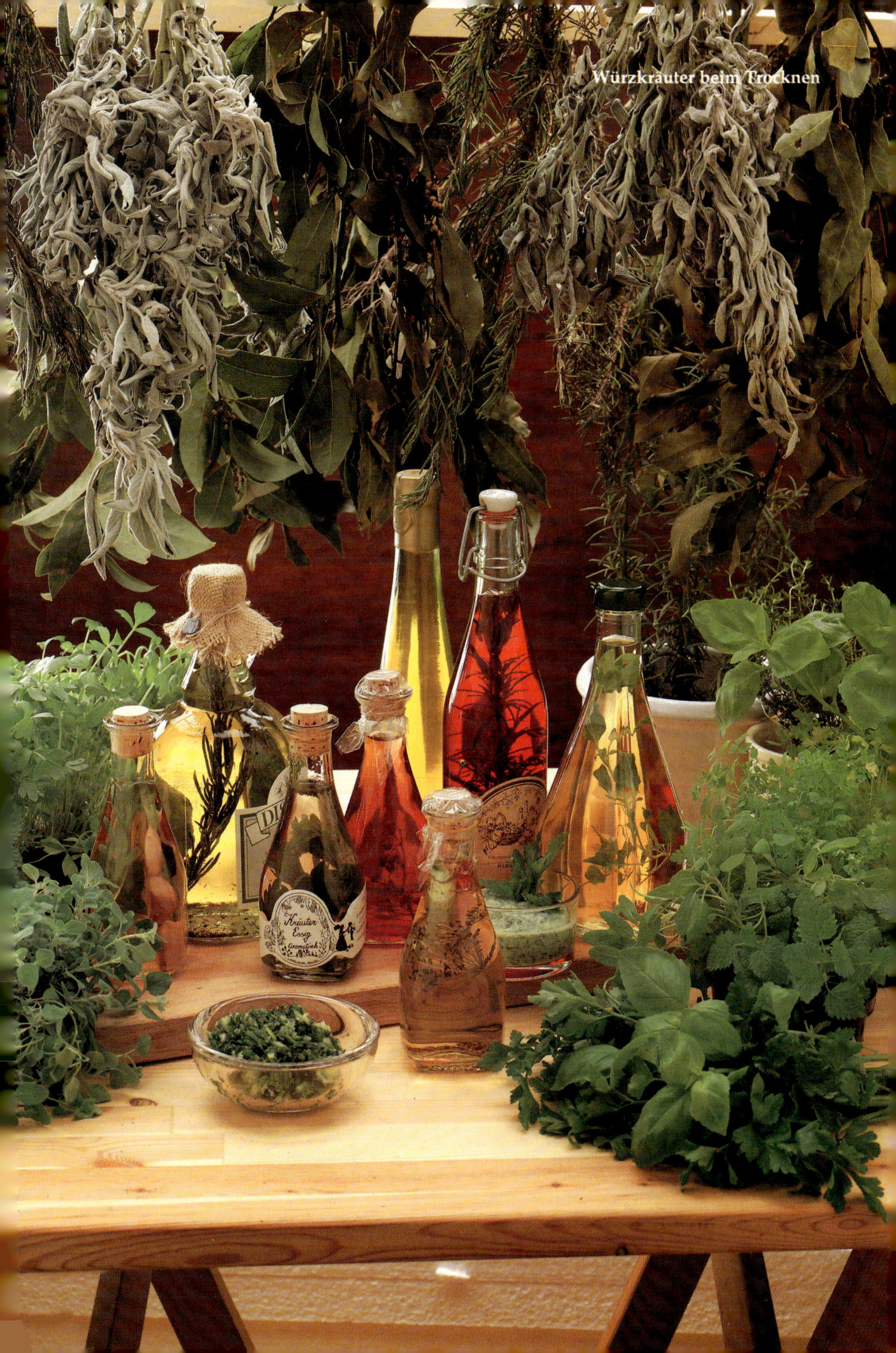

Würzkräuter beim Trocknen

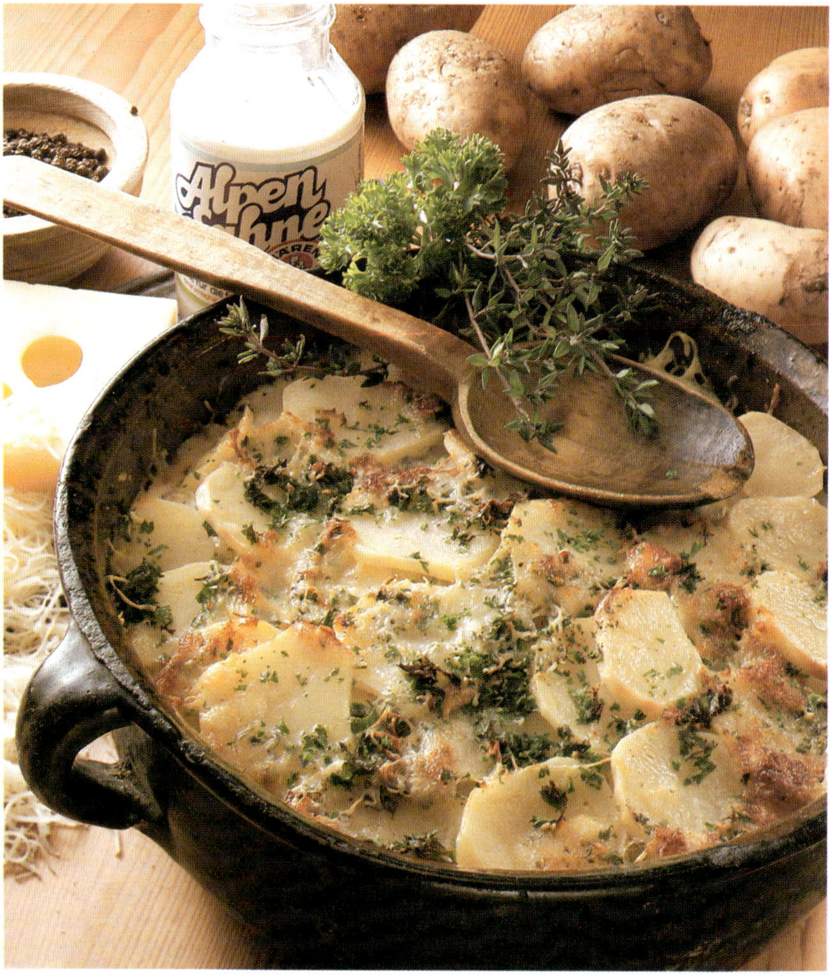

Thymian verwendet man frisch oder getrocknet zu zahlreichen Gerichten. Wegen seiner hohen Würzkraft ist er sehr beliebt. Das Gericht auf unserem Bild heißt Pommes Gratin „Dauphinois". Das genaue Rezept findet sich im zweiten Band dieses Buches.

Praktisch verwendet wird das Fruchtfleisch, auch Mark genannt, das man aus den Hülsen herausquetscht. Mit heißem Wasser übergossen und gesüßt, ergibt sich ein erfrischendes, aber auch leicht abführendes Getränk. Man kann das Mark auch zu Sirup oder Marmelade eindicken. Das Mark dient ferner als Gewürz und Abführmittel.

Tamarindenmus ist immer ein wesentlicher Bestandteil der international bekannten Produkte Worcester- und Barbecue-Sauce. Es gehört auch stets als Gewürz zur indischen Reistafel.

Das Tamarindenmus ist auch unter der Bezeichnung „Pulpa Tamarindorum cruda" und „depurata" aus Apotheken als mildes, natürliches Abführmittel zu beziehen.

Die abführende Wirkung wird durch den hohen Fruchtsäuregehalt hervorgerufen. Unterstützt wird die Wirkung durch die in den Früchten enthaltenen Quellsubstanzen wie Pektin. Man sollte diesem seit alters bekannten, unschädlichen und mild wirkenden Stuhlregulierungsmittel wieder viel mehr Aufmerksamkeit widmen und dadurch chemische Mittel ersetzen.

Thymian der pflanzliche Bakterienvernichter

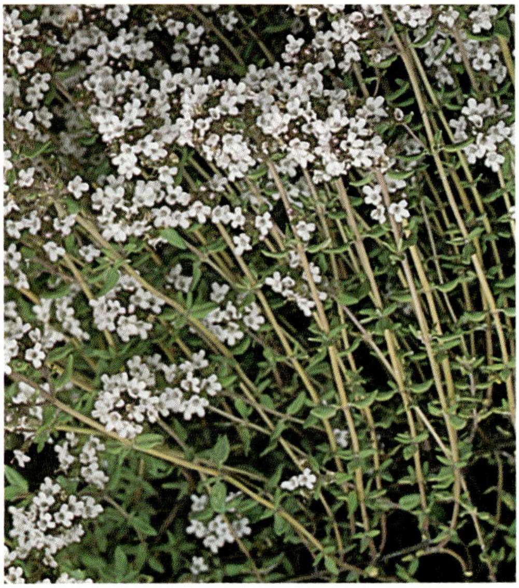

Die Familie der Lippenblütler (Labiaten) liefert uns den Thymian *(Thymus vulgaris)*, auch Gartenthymian, römischer Thymian, römischer Quendel, Bienkraut und Wurstkraut genannt. Die Heimat des Thymians ist in den Mittelmeerländern zu suchen. In Deutschland kommt er nur selten verwildert vor, meist wird er in Gärten – manchmal auch im großen – angebaut.

Kurz vor dem Aufblühen schneidet man das Kraut an warmen, sonnigen Tagen von mittags an dicht über dem Boden ab. Für die Verwendung in der Küche genügt es in der Regel, einzelne Blättchen abzupflükken. Auf einem luftigen Dachboden werden die Blätter, die man von den Stengeln gestreift hat, unter öfterem Umwenden möglichst rasch getrocknet. Das Trockengut hat eine kräftig grüne Farbe und einen würzigen Geruch. Die Aufbewahrung erfolgt in dicht schließenden Kästen, Büchsen oder Glasgefäßen.

Die bis heute bekannten *Wirkstoffe* sind bis zu 1,7 % ätherisches Öl, das vor allem bis zu 50 % Thymol enthält, ferner Bitterstoff, Gerbstoff, Harz, Saponin und Pentosane.

Wirkungsweise und Verwendung

Als **Heilpflanze:** Das in Wasser schwer lösliche Thymol besitzt starke desinfizierende Kraft. Es entfaltet im Thymian daher seine Wirksamkeit bei infektiösen Prozessen a) des Magen-Darm-Kanals, b) der Lunge und c) der Harnorgane.

Im einzelnen ist also seine Verwendung zu empfehlen bei akuten fieberhaften Erkrankungen der Luftröhren (Bronchitis), der Lunge (peribronchitische Pneumonie, Bronchiektasen, Keuchhusten), wobei er gleichzeitig sekretionseinschränkend und krampflösend wirkt, bei infektiösen Prozessen der Niere und des Nierenbeckens (Pyelonephritis, Pyelitis, Cystitis) und bei infektiösem Magen-Darm-Katarrh, aber auch bei Wurmerkrankungen (auch Hakenwurm). Bei Keuchhusten bereitet man einen Aufguß von 1 Eßlöffel Kraut auf 1 Tasse Wasser. Mit Honig gesüßt und viertelstündlich 1 Eßlöffel gereicht, bringt er bald große Erleichterung.

Äußerlich verwendet man Thymian in Mundwasser und Zahnpasta.

Als **Würzpflanze:** Sowohl frisch als auch getrocknet verwendet man den Gartenthymian zu Fleisch- und Fischgerichten, zum Einlegen von Fisch, Wild- und Hammelfleisch, zu Frischkost, Salaten, Tunken und zur Wurstbereitung. Man verbraucht wegen der starken Würzkraft jedoch nur kleine Mengen, z. B. bei dicken Bohnen, Erbsensuppen, Kartoffelsuppen, in Bratlingen und Kräuterbutter, am besten mit reichlich Petersilie.

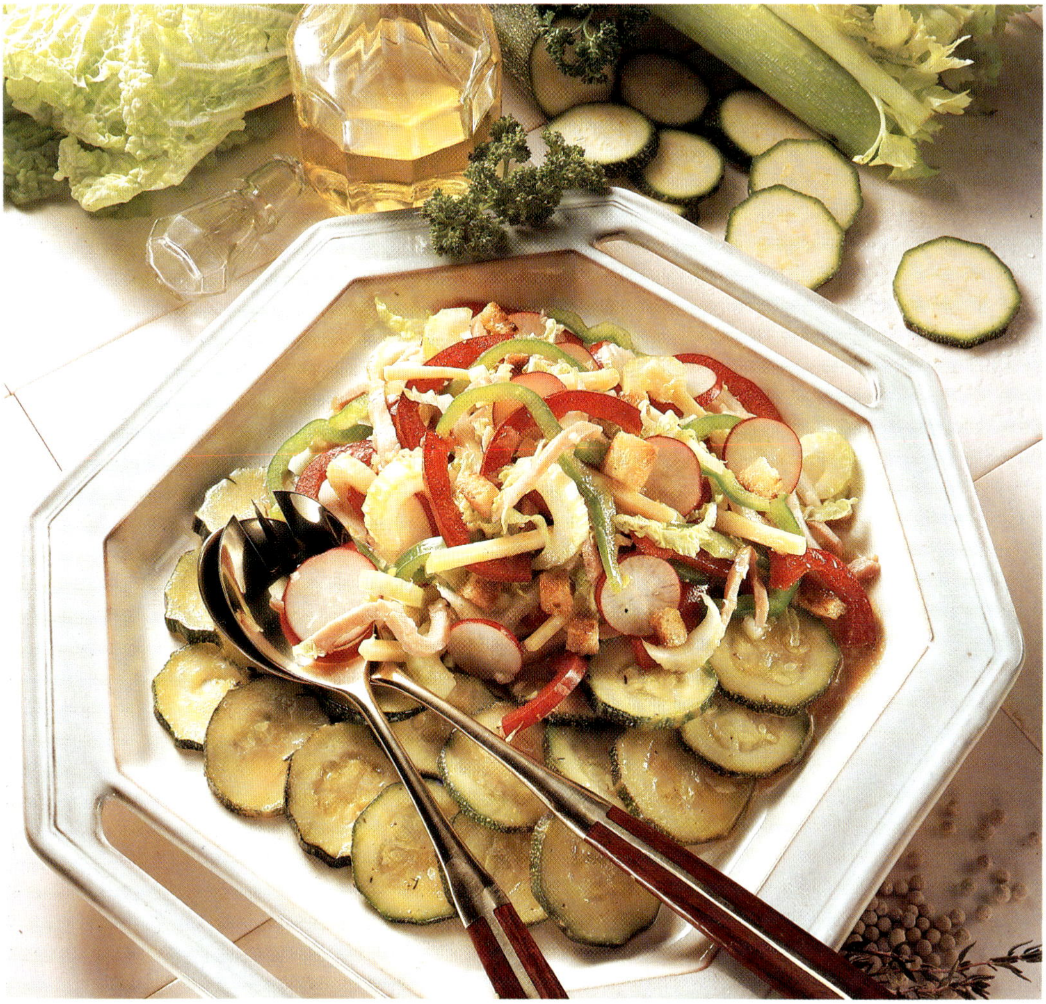

Zucchinisalat „Miriam"
(4 Personen)

3 Zucchini · 8 EL kaltgepreßtes Olivenöl · 1 Messerspitze gerebelter Thymian · Meersalz · weißer Pfeffer · etwas Honig · 2 Scheiben entrindetes Toastbrot · 30 g Butter · 1 rote Paprikaschote · 2 grüne Paprikaschoten · 10 Radieschen · ½ kleiner Chinakohl · 150 g Emmentaler oder Gouda · 2 Schalotten · 3 EL Weinessig · 1 TL scharfer Senf · 1 EL gehackte Petersilie

Zucchini in gleichmäßige Scheiben von ca. 3 mm schneiden. 2 EL Öl mit dem Thymian in eine große, beschichtete Pfanne mit Deckel geben. Die Zucchinischeiben einlegen, leicht salzen und pfeffern und mit einer Prise Zucker bestreuen. Zugedeckt etwa 3 Minuten dünsten, bis die Scheiben beginnen, weich zu werden. Die Scheiben in dem Sud abkühlen lassen. Toastbrot in sehr kleine Würfel schneiden und in der heißen Butter unter häufigem Wenden bei nicht zu starker Hitze langsam goldgelb rösten. Die Paprikaschoten in feine Streifen, Radieschen in Scheiben schneiden. Den Chinakohl streifig schneiden. Käse in streichholzstarke Stifte schneiden. Die geschälten Schalotten ganz fein hacken. Essig und Senf verrühren, dann tropfenweise das restliche Öl zufügen. Die Sauce mit Salz, Pfeffer und Honig abschmecken. Zusammen mit den Schalotten unter die vorbereiteten Salatzutaten mischen. Die Zucchinischeiben auf einem Teller anrichten, daneben den Salat arrangieren.

Waldmeister füg den Getränken bei

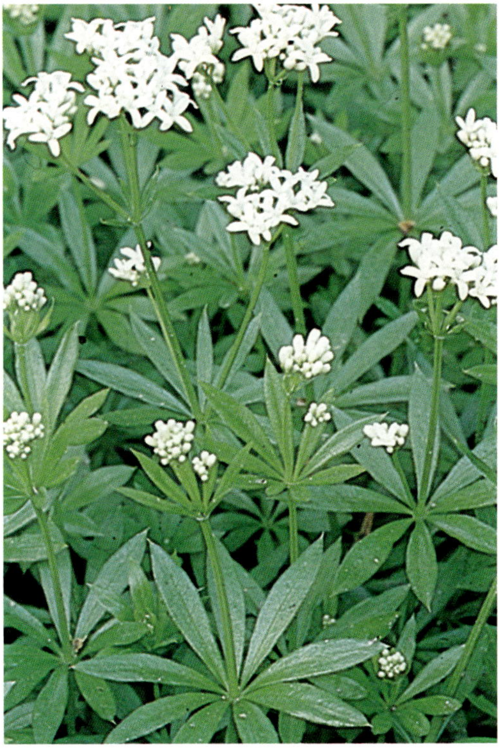

Die Rötegewächse (Rubiazeen) liefern uns den Waldmeister *(Asperula odorata)*, der auch die vielen volkstümlichen Namen Maikraut, Herzfreund, Leberkraut, Mösch, Waldmannl, Waldmeier, Gliedkraut und Meserig aufweist. Waldmeister ist in ganz Europa und im nordwestlichen Asien beheimatet und findet sich häufig in schattigen Buchenwäldern, besonders in Gebirgsgegenden. Die ganze Pflanze riecht angenehm aromatisch, überdauert den Winter und blüht von Mai bis Juni.

Wirk- und Inhaltsstoffe: Das Kraut enthält Gerbstoff, Bitterstoff, das Glykosid Asperulosid, ferner Cumarin in glykosidischer Bindung.

Wirkungsweise und Verwendung

Als **Heilpflanze:** In der offizinellen Medizin spielt Waldmeister bis jetzt keine Rolle. Über eine besondere Wirkungsweise ist nicht viel bekannt. Er wird manchmal als leichtes *Beruhigungsmittel* bei Leibschmerzen und Schlaflosigkeit gebraucht. Die Volksmedizin verwendet Waldmeister als mild harntreibendes, blutreinigendes und schweißtreibendes Mittel, ohne daß diese Wirkungen bis heute als genügend gesichert erscheinen.

In Tierversuchen ließen sich bei langdauernder Verfütterung mit hohen Dosen, die normalerweise beim Menschen nicht vorkommen, Leberschädigungen und Gallengangsveränderungen nachweisen. Cumarinhaltige Drogen und daraus gewonnene Essenzen sind daher in einer Reihe von Ländern, darunter auch in der Bundesrepublik, als Zusatz zu Lebensmitteln und zur Aromatisierung seit 1970 verboten.

Als **Würzpflanze:** Der frische Waldmeister ist ein beliebtes Gewürz für Maigetränke, Süßspeisen, Limonaden, Gebäck und Familientees.

* * *

Man verwendet den Waldmeister als mild harn- und schweißtreibendes, blutreinigendes, beruhigendes Mittel und würzt gern seine Getränke mit ihm. Meist ist er Bestandteil verschiedener Teemischungen. Allerdings muß darauf aufmerksam gemacht werden, daß eine Überdosierung zu Kopfschmerzen führen kann.

Zimt für den schwachen Magen

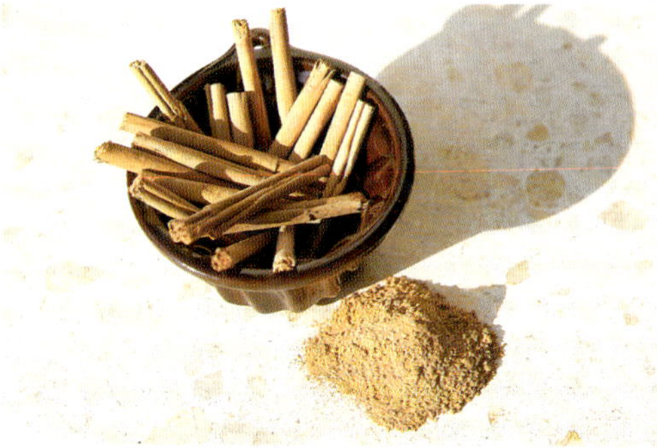

Mit dem Namen Zimt oder Kaneel bezeichnet man verschiedene im Handel befindliche Gewürzrinden, welche von mehreren Lorbeergewächsen gewonnen werden. Die beste und beliebteste Sorte stammt von der Art *Cinnamomum ceylanicum.* Sie wächst auf Sri Lanka (früher Ceylon) und wird dort auch kultiviert. Andere Anbaugebiete sind Java, Sumatra und Südamerika. Die von den jungen Zweigen abgeschälte, von den äußeren Schichten befreite Rinde wird in den bekannten dünnen, mehrschichtigen braunen Röhrchen in den Handel gebracht. Sie haben einen scharf aromatischen, etwas brennenden und zugleich süßen Geschmack, der vom Gehalt an ätherischem Öl herrührt.

Wirk- und Inhaltsstoffe: Außer dem ätherischen Öl fand man bisher ein weiches aromatisches Harz, einen eisengründenden Farbstoff und Gummi.

Wirkungsweise und Verwendung

Als **Heilpflanze:** Zimt hat eine appetitanregende, magenstärkende, belebende und stopfende Wirkung. Er ist ein altes, wirksames Mittel gegen Verdauungsschwäche, Magenschwäche mit zu geringer Säure- und Saftbildung (subacide Gastritis) und Durchfall. In der Apotheke wird Zimtwasser *(Aqua cinnamomi),* Zimttinktur *(Tinctura cinnamomi),* Zimtsirup *(Sirupus cinnamomi)* und Zimtöl *(Oleum cinnamomi)* vorrätig gehalten. Leider werden diese Zubereitungen meist nur noch zur Geschmacksverbesserung anderer Arzneien verwendet, obwohl sie auch selbständig eine ausgezeichnete Wirkung entfalten. Am vorteilhaftesten gebraucht man die Zimttinktur, dreimal täglich einen Teelöffel voll in Wasser. Sie ist zweckmäßig gegen Nervenschwäche, Magenschwäche, Blähungen und Brechreiz.

Als **Gewürz:** Hierbei verwendet man die ganzen Stangen oder das Pulver, das möglichst fein sein muß. Will man die stopfende Wirkung vermeiden, muß das Zimtpulver sparsam verwendet werden. Geringe Mengen regen die Speichelsekretion und die Drüsentätigkeit an. Zimt paßt gut zu Reis, Mehlspeisen, Dickmilch und in Gebäck.

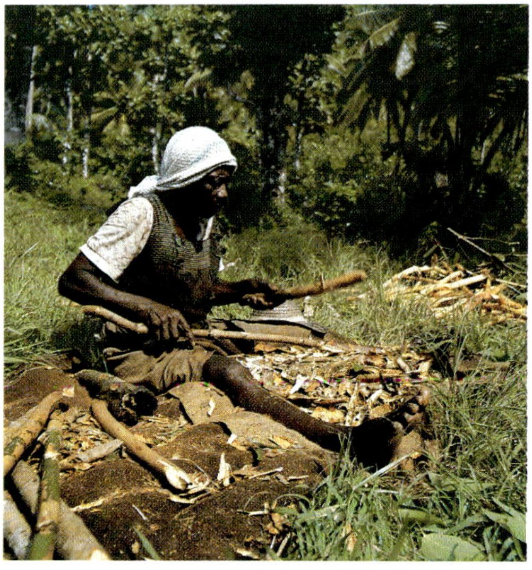

Eingeborenenfrau beim Ablösen der Zimtrinde von den Ästen des Zimtstrauchs. ■ Rechts: Heidelbeer-Kaltschale mit Zimt.

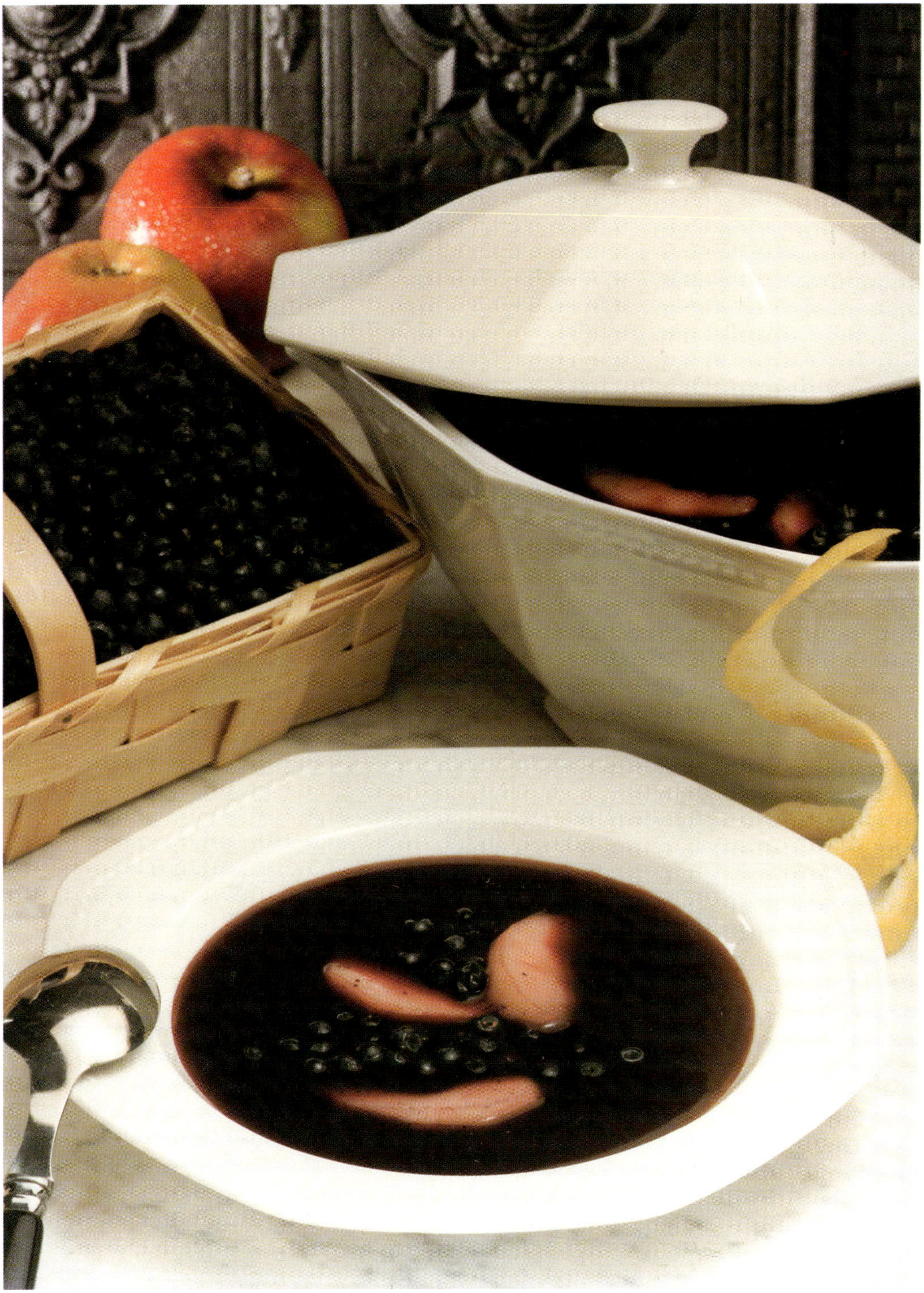

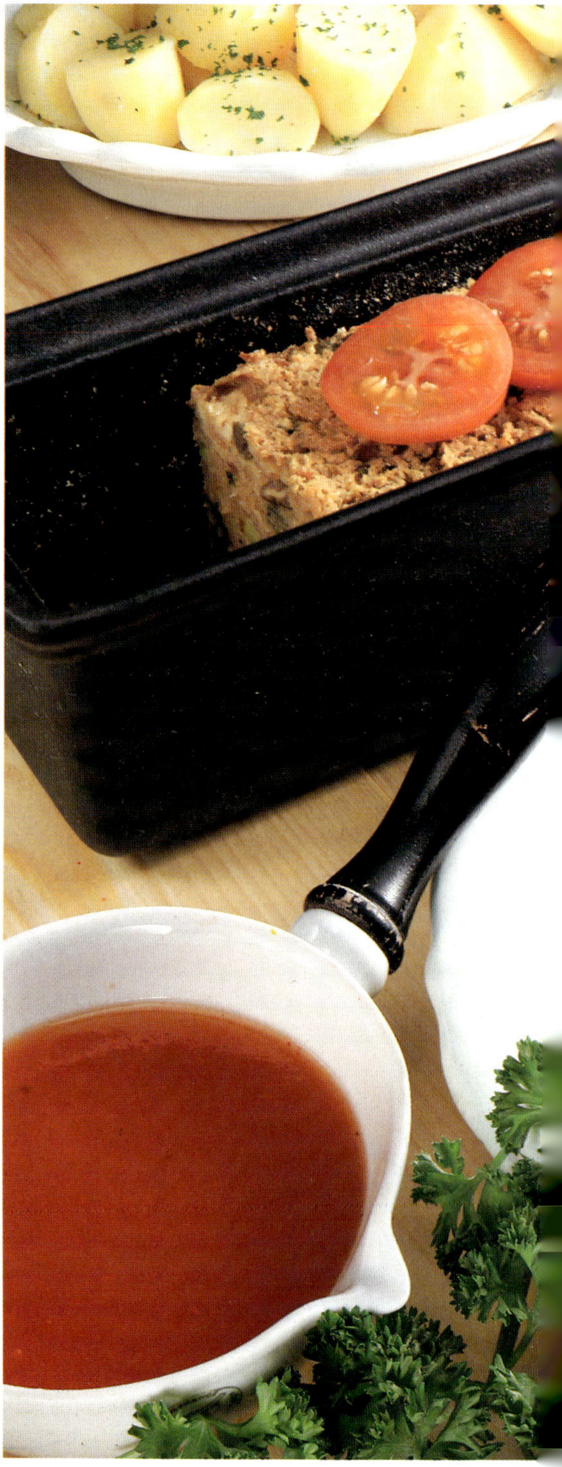

Vegetarischer „Falscher Hase"
(4 Personen)

250 g altes Brot · ca. ¼ l Gemüsebrühe · 1 Zwiebel (100 g) · 100 g Kapern aus dem Glas · 2 Cornichons (25 g) · 2 Tomaten · 200 g Egerlinge · Meersalz · 1 EL Zitronensaft · 62,5 g Kräuterbutter · 2 Eier · 6–8 EL Semmelbrösel

Das Brot in Brühe einweichen und danach ausdrücken. Zwiebel fein würfeln, Kapern abtropfen lassen, Tomaten würfelig schneiden. Egerlinge putzen, kurz waschen, trokkentupfen, salzen, mit Zitronensaft beträufeln und in dünne Scheiben schneiden. Etwa 40 g Kräuterbutter erhitzen, Zwiebelwürfel anrösten, Kapern, Cornichons, Tomaten und Egerlinge hinzufügen und kurz garen lassen. Die abgekühlte Masse mit den verquirlten Eiern, Brot und 6 EL Semmelbröseln vermischen. Eine Kastenform (ca. 28 cm Länge) mit restlicher Kräuterbutter einfetten, mit Semmelbröseln ausstreuen, Masse hineinfüllen und im vorgeheizten Backofen bei 200° auf mittlerer Schiene etwa 30 Minuten braun backen.

13 g Eiweiß, 16 g Fett, 70 g Kohlenhydrate; Kalorien: 486 (2033 Joule)

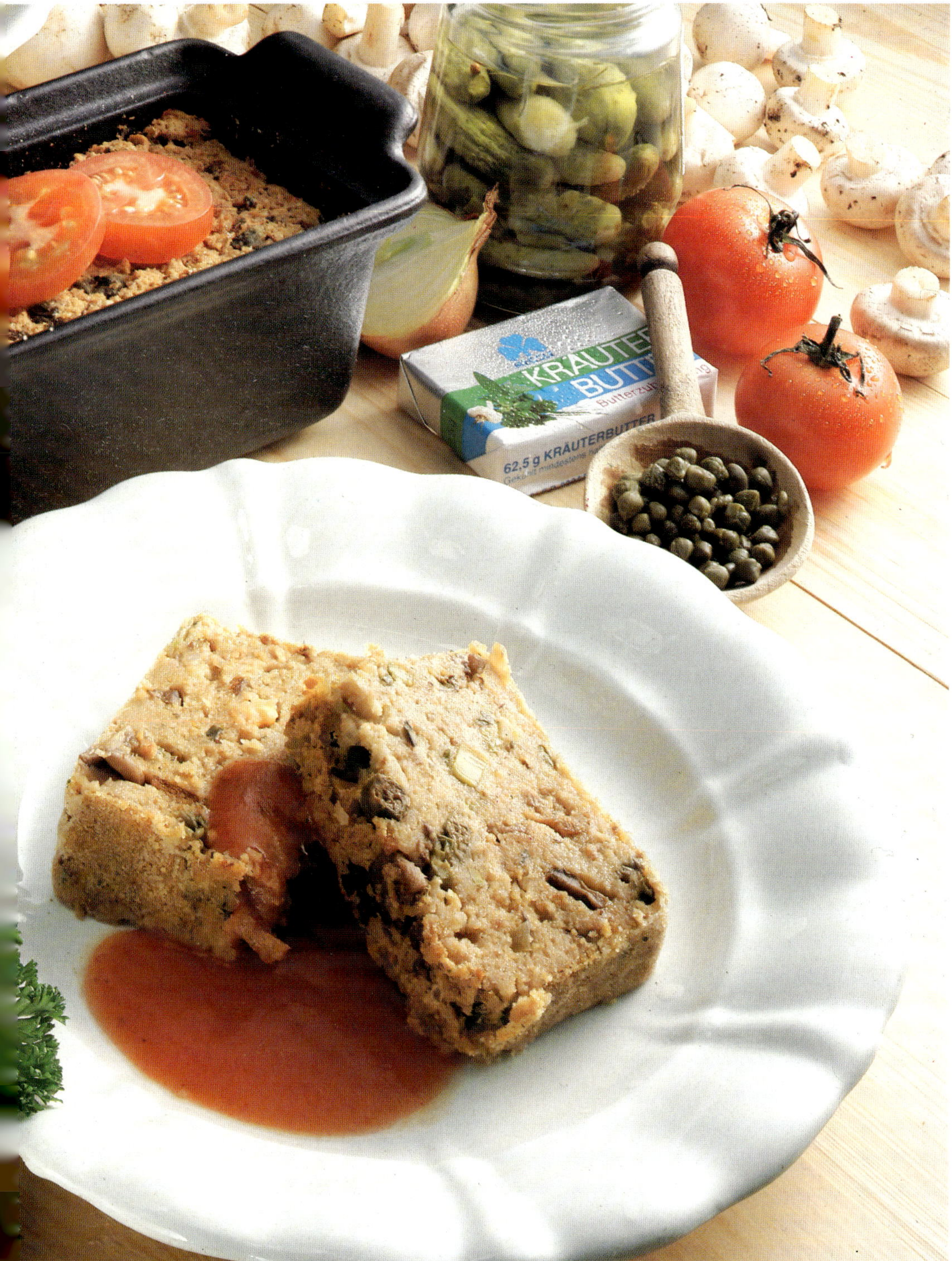
62,5 g KRÄUTERBUTTER

Haltbarmachen und Aufbewahren von Gewürzen

Trocknen

Die meisten Kräuter, Wildgemüse und Wurzeln lassen sich durch Trocknen haltbar machen und behalten dabei ihre Würzkraft, oder sie wird durch den Trockenprozeß sogar verstärkt. Folgende Pflanzen eignen sich nicht oder sehr schlecht und nur unter starkem Wirkstoffverlust zum Trocknen und müssen daher möglichst frisch verwendet werden: Bärenlauch, Borretsch, Brunnenkresse, Gartenkresse, Kerbel, Lauch (Porree) und Schnittlauch.

Sämtliche Kräuter werden an schattigen und luftigen Orten (meist Dachböden) entweder in kleinen Bündeln aufgehängt oder in einfacher Lage, auf einer Papierunterlage ausgebreitet, getrocknet. Sonnenbestrahlung während des Trockenprozesses läßt die Kräuter bald mißfarbig werden und verringert das Aroma. Nach einwandfreier Trocknung zerschneidet, zerbröckelt oder zerreibt (Mörser) man die Kräuter und bewahrt sie in dicht schließenden Blechbehältern oder Porzellangefäßen einzeln oder in bestimmten Mischungen auf.

Einsalzen

Durch Einsalzen in Kräutertöpfen können wir Kräuter auch in frischem Zustand haltbar aufbewahren. Die frischen Gewürzkräuter oder -wurzeln werden fein gewiegt, wobei das Schneiden nicht auf einem Holzbrett, sondern möglichst auf einer Porzellan- oder Steingutunterlage zu geschehen hat. Die geschnittenen Kräuter werden dann mit Salz vermischt (auf 1 kg Kräuter 150 g Meersalz) und fest in Gläser oder Steintöpfe eingedrückt und mit einer Schicht Salz bedeckt. Die Gefäße verschließt man mit Cellophan oder Pergamentpapier und bewahrt sie kühl und trokken auf. Auf diese Weise stehen den ganzen Winter über Salzkräuter zum Würzen von Salaten, Suppen und Tunken zur Verfügung. Die Speisen dürfen dann aber bei der Zubereitung vorher nicht gesalzen werden.

Es ist zu empfehlen, nicht alle Gewürz-

Würz-Essig

½ l Weinessig · 3 TL Diätsüße, flüssig · ½ TL Meersalz · 3 gehackte Knoblauchzehen · 2 kleine Lorbeerblätter · 2 kleine, getrocknete Chilischoten · einige getrocknete Zweige Thymian · 1 kleine Zwiebel in Scheiben · 1 TL Senfkörner · ½ TL weiße Pfefferkörner

Weinessig einmal erhitzen. Mit Meersalz und Diätsüße abschmecken und erkalten lassen. Die Gewürze in ein Glasgefäß füllen, mit dem Essigsud übergießen, verschließen und 10–14 Tage durchziehen lassen. Dann durch ein feines Sieb (oder Filterpapier) gießen, in eine Flasche füllen und kühlstellen. Den Würz-Essig kann man mit frischen Kräutern verfeinern. Er ist ideal zum Würzen von grünen Salaten, Tomaten, Gurken oder Wurst- und Rohkostsalaten.

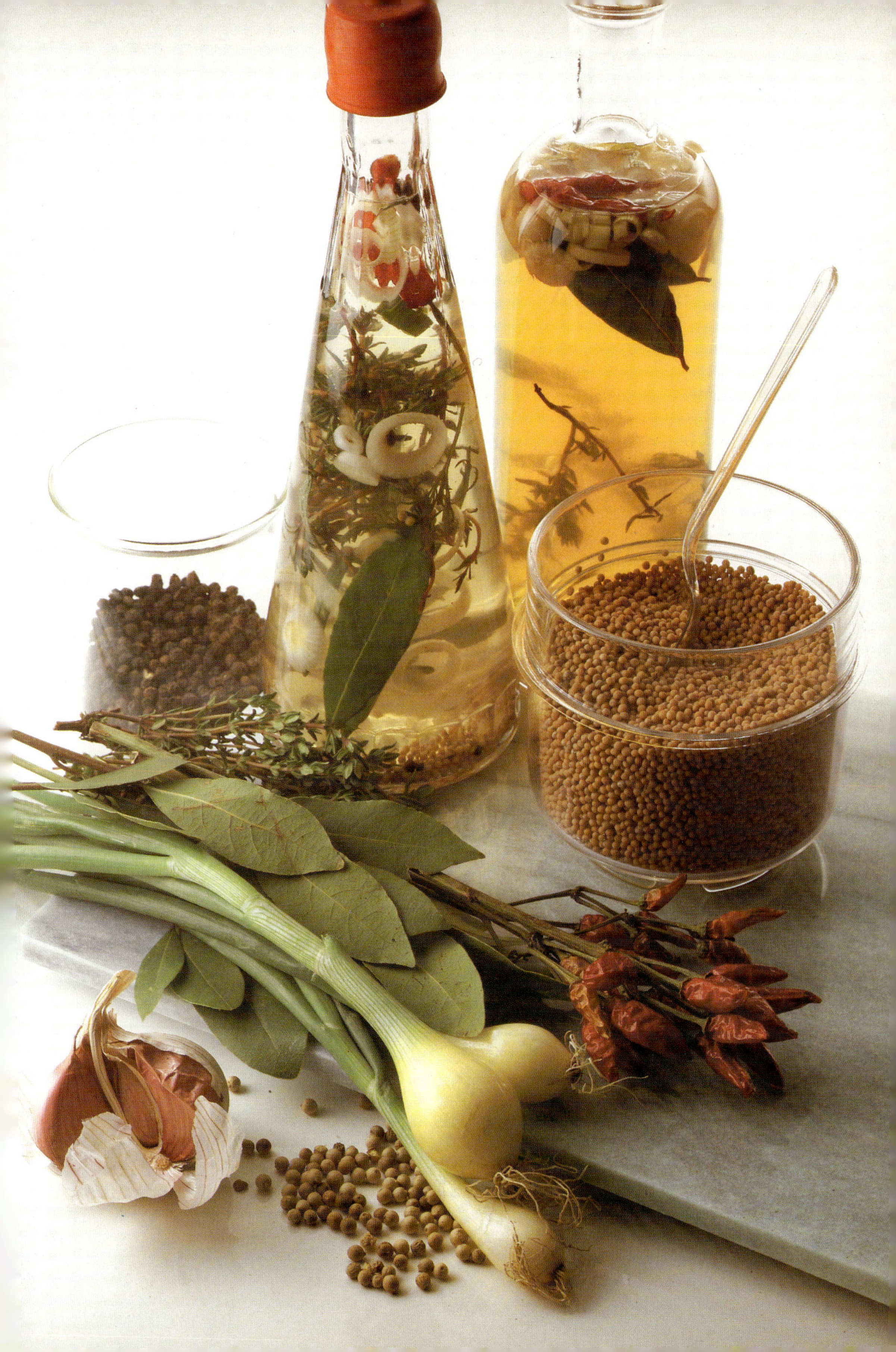

kräuter und -wurzeln in *einen* Topf einzulegen, sondern die wichtigsten einzeln oder aber in bestimmten Mischungen, zum Beispiel einen Topf mit Salatkräutern, wie Borretsch, Pimpinelle, Dill, Estragon, Gartenkresse, Zitronenmelisse und Basilikum, einen anderen mit Suppenkräutern, wie Petersilie, Kerbel, Majoran, Thymian, Sellerieblättern Liebstöckel, Bohnenkraut, und einen dritten mit Wurzeln, wie Möhren, Sellerie, Petersilienwurzeln u. a. Darüber hinaus gibt es noch viele Kombinationsmöglichkeiten, die jede Hausfrau, ihrem eigenen Geschmack folgend, ausprobieren kann, um so zu einer völlig persönlichen Würzkunst zu gelangen.

Sterilisierte Wildgemüse und Kräutersäfte

Durch die Methode des Sterilisierens lassen sich Wildgemüse und Kräutersäfte konservieren. Wildgemüse werden genau wie Spinat und andere Gemüse sterilisiert. Die Würzkräuter preßt man in einer Saftpresse aus oder dreht sie wenigstens – falls eine Saftpresse nicht zur Verfügung steht – mehrere Male durch den Fleischwolf und läßt den Saft durch ein Tuch ablaufen. Natürlich geht es mit einer modernen elektrischen Frucht- und Gemüsesaft-Zentrifuge am schnellsten und besten. Nachdem sich der Saft durch Absetzen geklärt hat, füllt man ihn vorsichtig in Flaschen und Gläser, die in üblicher Weise verschlossen und wie Obstsäfte sterilisiert werden (mindestens 20 Minuten bei 80° C). Da es sich hierbei um einen stark konzentrierten Saft handelt, braucht man ihn im Winter als Gewürz nur tropfenweise zu verwenden.

Verschiedene Konservierungsarten

Essigkräuter: In Essig lassen sich auch Kräuter haltbar aufbewahren. Es eignen sich dazu alle Kraut- und Blattgewürze, die allein oder in bestimmten Mischungen eingelegt werden können. Am meisten konserviert man auf diese Weise Dill, Estragon, Fenchel, Kerbel und Schnittlauch. Die Kräuter werden nach gründlichem Waschen fein gewiegt und locker in kleine Flaschen und Gläser gefüllt. Dann gießt man so viel feinen Weinessig darüber, daß die Kräuter durchtränkt werden und mit Essig bedeckt sind. Die Flaschen werden durch Kork, mit Cellophan oder Patent-Gummikapseln verschlossen.

Einlegen in Öl: Ebenso wie die Kräuter in Essig eingelegt werden, kann man sie auch in Öl einlegen und haltbar machen. Die Zubereitung entspricht genau der der Essigkräuter, nur verwendet man anstelle des Essigs Öl. Man muß allerdings Olivenöl nehmen, da anderes Öl zu leicht ranzig wird.

Kandieren (Verzuckern): Die Blüten des wohlriechenden Veilchens können wie die Borretschblüten kandiert werden. Die Blüten werden gewaschen, getrocknet und in heiße Zuckerlösung getaucht, dann auf Pergamentpapier oder auf einem Porzellanteller zum Trocknen nebeneinandergelegt.

Eintopfen: Eine kleine Anzahl von Würzpflanzen können wir den Winter hindurch frisch erhalten, wenn wir sie im Herbst in Blumentöpfe pflanzen (eintopfen) und während des Winters in einem hellen, warmen Raum am Fenster treiben lassen. Es eignen sich dazu: Bohnenkraut, Gartenkresse (öfter nachsäen), Petersilie, Rosmarin, Schnittlauch, Schnittsellerie und Sellerie.

Einlegen in Honig: Das Einlegen frischer Früchte mit Stiel in Honig oder konzentrierte Zuckerlösungen ist eine der ältesten, dabei aber auch schonendsten Konservierungsmethoden. Von dieser Methode sollte insbesondere bei der Konservierung von Beeren- und Steinobst Gebrauch gemacht werden.

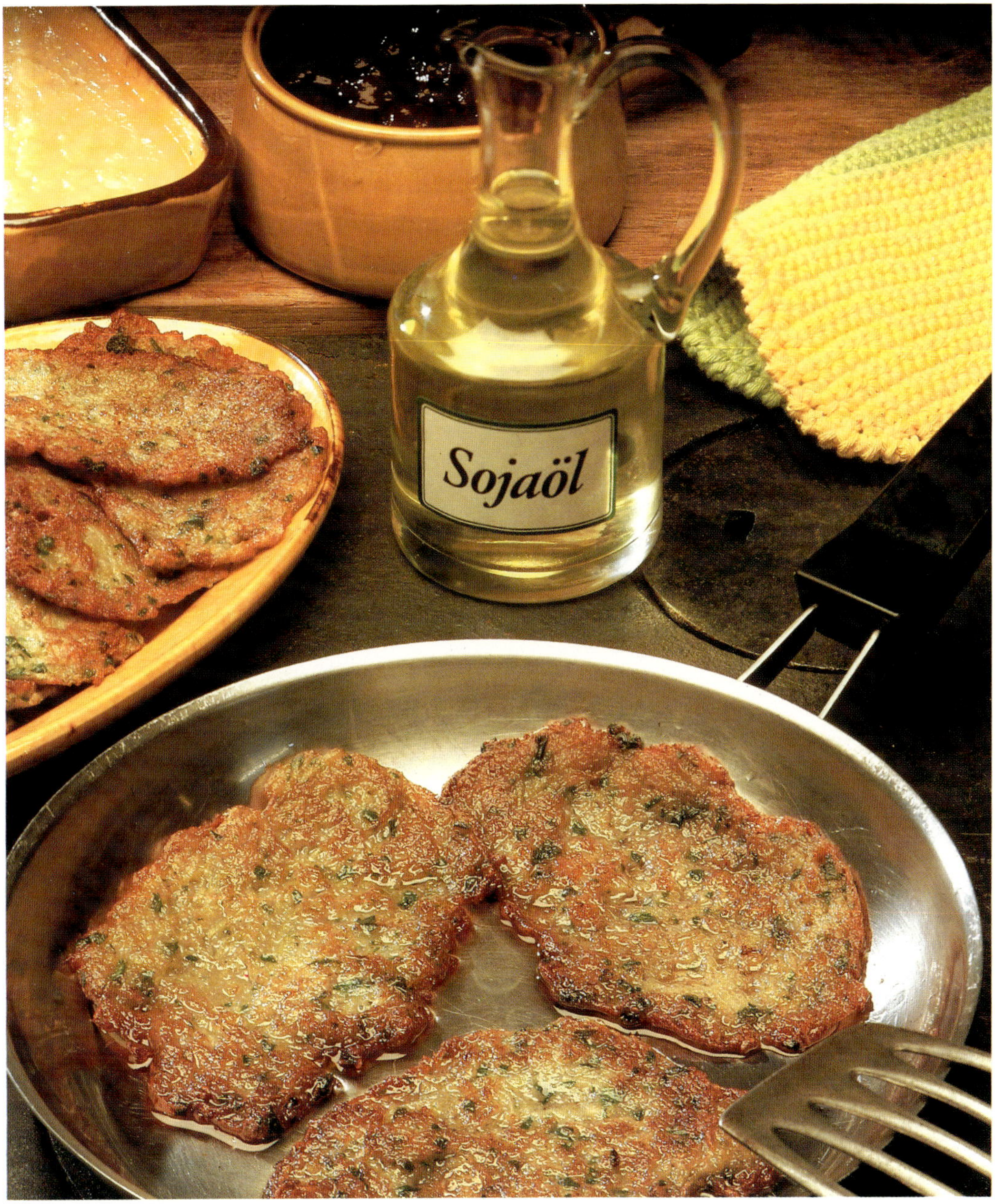

Reibekuchen mit Basilikum

1,5 kg Kartoffeln · 3 große Zwiebeln · 2–3 Eier · 2 gehäufte EL Grieß · Meersalz · 1 Bund frisches oder 1 EL getrocknetes Basilikum (oder 1 Bund Kräuter nach Wahl) · Sojaöl zum Braten

Kartoffeln und Zwiebeln schälen, mittelfein reiben und mit Eiern, Grieß (damit die Reibekuchen schön knusprig werden), Meersalz, frischen gehackten Kräutern schnell verrühren. Je 1 EL Teig abnehmen, Häufchen in die Pfanne mit heißem Sojaöl geben, flachdrücken und die Kartoffelpuffer von beiden Seiten knusprig braun braten.

Dazu Preiselbeeren oder Apfelmus geben.

Kleiner Gewürzkalender

Name und botanische Bezeichnung	Verwendbarer Pflanzenteil	Verwendungszweck
Anis (Pimpinella anisum)	Reife Frucht	Brot, Backwerk, Gemüse, Gurken, Tunken
Basilikum (Ocimum basilikum)	Blätter, frisch und getrocknet	Frischkost, Salat, Gurken, Tunken, Fleisch
Bohnenkraut (Satureja hortensis)	Kraut vor der Blüte, frisch und getrocknet	Suppen, Tunken, Salat, Käse, Fleisch, Wurst
Borretsch (Borago officinalis)	Blätter und Blüten, frisch	Frischkost, Salat, Gurken, Tunken
Dill (Anethum graveolens)	Kraut, Blätter, Früchte, frisch	Frischkost, Salat, Fisch, Pilze, Tunken, Gurken
Estragon (Artemisia dracunculus)	Kraut zu Beginn der Blüte, frisch und getrocknet	Suppen, Tunken, Salat, Gurken, zum Einmachen
Fenchel (Foeniculum officinale)	Halbreife Früchte, frisch; reife Früchte, getrocknet	Frischkost, Backwerk, zum Einmachen
Gewürznelke (Eugenia caryophyllata)	Blütenknospen und Fruchtstiele, getrocknet	Gemüse, Fleischspeisen, Kompott, Gebäck, zum Einmachen (eingelegte Früchte)
Ingwer (Zingiber officinale)	Wurzelstock, getrocknet, geschält, ungeschält, eingemacht	Kuchen, Gebäck, Gemüse, Eingemachtes (Birnen, Kürbis), Obstsalat
Kapern (Capparis spinosa)	Grünliche Blütenknospen, gewöhnlich eingemacht	Salate, Gemüse, Tunken, Ragouts
Kardamom (Elettaria cardamomum)	Kapseln und Früchte	Gebäck (Lebkuchen, Gewürzplätzchen)
Knoblauch (Allium sativum)	Blätter, Zwiebel, frisch	Suppen, Salat, Gemüse, Fleisch
Koriander (Coriandrum sativum)	Früchte, getrocknet	Tunken, Frischkost, Backwaren, Wurst
Kümmel (Carum carvi)	Kraut, frisch; Früchte, getrocknet	Suppen, Tunken, Salat, Gemüse, Käse, Fleisch, Backwaren
Liebstöckel (Levisticum officinale)	Kraut, Wurzel, frisch und getrocknet	Suppen, Tunken, Salat, Gemüse, zum Einmachen
Lorbeer, edler (Laurus nobilis)	Blätter	Fleisch, Fisch, Kartoffelsuppe, Wild, zum Einmachen
Macis (fälschlich -blüte) (Arillus myristicae)	Samenmantel der Muskatfrucht	Gebäck (Stollen)
Majoran (Origanum majorana)	Kraut zu Beginn der Blüte, getrocknet	Tunken, Salat, Gemüse, Fleisch, Wurst

Name und botanische Bezeichnung	Verwendbarer Pflanzenteil	Verwendungszweck
Melisse (Melissa officinalis)	Blätter, frisch und getrocknet	Salat, Suppen, Tunken, Frisch- und Diätkost
Muskatnuß (Myristica fragrans)	Samenkerne der Muskatfrucht	Suppen, Gemüse, Klöße, Tunken (besonders zu Blumenkohl, Rosenkohl, Stollen, Striezel). Sehr sparsam verwenden!
Nelkenpfeffer (Piment) (Pimenta officinalis)	Beerenartige Früchte, ganz oder gemahlen	Verschiedene Speisen, besonders in Lebkuchen, Gewürz für Suppen, Tunken, Braten, Gebäck
Paprika, spanischer Pfeffer (Capsicum annuum)	Schoten, Samen, getrocknet und gepulvert	Fleischspeisen, Eintopf, Kartoffelsalat, zum Einmachen
Petersilie (Petroselinum sativum)	Kraut, frisch und getrocknet; Wurzel, frisch	Suppen, Tunken, Salat, Gemüse, Kartoffeln, Fleisch, Fisch
Pfeffer (Piper nigrum)	Reife Früchte liefern den weißen Pfeffer, unreife, grüne Früchte liefern getrocknet schwarzen Pfeffer	Verschiedene Speisen. Sparsam verwenden!
Rosmarin (Rosmarinus officinalis)	Blätter, frisch und getrocknet	Tunken, Frischkost, Salat, Fisch, Geflügel, Wild
Safran (Crocus sativus)	Narben, getrocknet	Suppen, Nudeln, Backwaren, Käse, Butter
Salbei (Salvia officinalis)	Blätter vor der Blüte, frisch und getrocknet	Salat, Fisch, Wild, Geflügel
Schnittlauch (Allium schoenoprasum)	Kraut, frisch	Suppen, Tunken, Salat, Kartoffeln, Quark, Butterbrot
Senf, schwarzer (Brassica nigra)	Samen in der Reife	Suppen, Tunken, Fleisch, Gurken
Thymian (Thymus vulgaris)	Kraut in der Blüte, frisch und getrocknet	Tunken, Salat, Kartoffeln, Fisch, Fleisch, Wurst
Vanille (Vanilla planifolia)	Früchte (Schoten), noch grün geerntet	Süßspeisen, Gebäck, Eis
Waldmeister (Asperula odorata)	Kraut vor der Blüte, frisch und getrocknet	Salat, Süßspeisen, Getränke, Backwerk
Wacholderbeere (Juniperus communis)	Früchte, reif und getrocknet	Gemüse, Wild, Fleisch, zum Einmachen
Zimt, Kaneel (Cinnamomum ceylanicum)	Rinde, getrocknet in Röhren oder gepulvert	Süßspeisen, Dickmilch, Gebäck, Obstkuchen, als Wasser-Tinktur, Sirup oder Öl zur Magenstärkung und Drüsenanregung

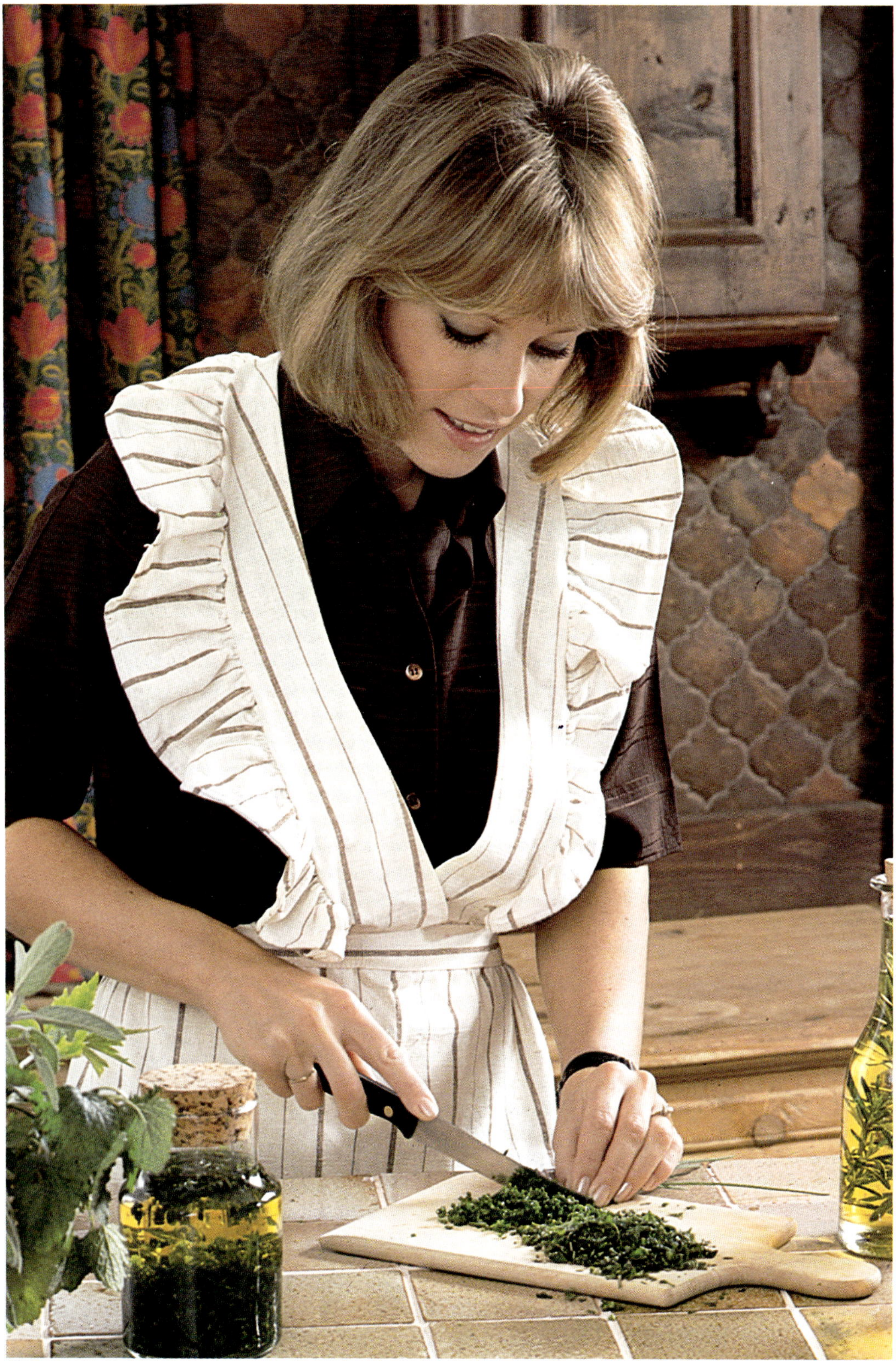

Pilze –
das Fleisch des Waldes

„Die Beschäftigung mit den Pilzen lohnt sich nicht nur aus ernährungswissenschaftlichen Gründen, sondern auch wegen ihrer Vielgestaltigkeit und Schönheit. Wir stehen hier vor einem Pflanzenkreis von unermeßlicher Größe, in dem es noch vieles Neue zu entdecken gibt." Werner Bötticher

„So ist es denn unserem Wissen vom Leben von vornherein bestimmt, Stückwerk zu bleiben. Doch auch das Stückwerk ist wertvolles Wissen, wenn unablässige Bemühung sich seiner bedient, um es zum Ganzen zusammenzufügen." Max Bircher-Benner

Pilze führen zur Natur zurück

Schon in grauer Vorzeit haben sich Menschen von Pilzen ernährt. Besonders in Kriegszeiten oder in Hungerperioden galten sie als „das Fleisch des Waldes". Heute haben sich die Pilze als Nahrungsmittel durchgesetzt.

Die Pilze kann man in einem weiteren Sinne auch zu den Gemüsearten zählen. Sie rangieren hier hinter den Gewürzen, weil ihr ernährungsphysiologischer Wert meist nicht so groß ist, wie vielfach angenommen wird. Die frühen Pilze enthalten zwischen 1,5 g (Pfifferlinge) und 5,5 g (Trüffeln) Eiweiß in 100 g eßbarer Substanz, wobei es je nach Pilzart von sehr unterschiedlichem biologischen Wert ist. Am höchsten wird das Steinpilzeiweiß bewertet. Einzelne Vitamin- und Mineralwerte sind jedoch beachtenswert.

Nach neueren Forschungen übertrifft der Eiweißgehalt des *gedörrten* Pilzes (36,7 %) den des frischen Fleisches (21 %) erheblich. Auch der Gehalt an Mineralstoffen ist beim gedörrten Pilz mit 6,4 % höher als bei frischem Rindfleisch (1 %).

Wichtiger als die niedrigen Hauptnährstoff- und damit auch Brennwerte (Kalorien) der Pilze sind ihr Geschmackswert und ihre ausgesprochen vielseitige Verwendbarkeit. In Westeuropa werden trotz der Vielzahl von eßbaren Pilzen hauptsächlich nur Steinpilze, Maronen, Champignons und Pfifferlinge verzehrt. Der Verbrauch dieser Pilze nimmt ständig zu.

Botanisch gesehen sind die Gebilde, die wir als Pilze oder Schwämme bezeichnen, lediglich die Fruchtkörper eines meist unterirdisch wachsenden Gezweiges oder Geflechtes, das die eigentliche Pflanze darstellt und fachlich als Myzel oder Myzelium bezeichnet wird. Aus diesen Myzelen oder Geflechten sprossen fortgesetzt die Pilze hervor. Wir können diese daher ganz grob mit den Früchten der Sträucher oder Bäume vergleichen.

Wie die Algen, Flechten und Moose gehören die Pilze zu den Verborgenblütlern (Kryptogamen). Ihre Fortpflanzungsorgane heißen Sporen. Die Pilze treten in zahlreichen Formen und Arten auf. Allein in Deutschland gibt es davon mehr als 2500 Arten. Sie können sich nicht wie die grünen Pflanzen selbständig ernähren, d. h. organische Substanz mit Hilfe des Blattgrüns aus Wasser, den anorganischen Bodensalzen und der Kohlensäure der Luft aufbauen. Sie benötigen zum Leben und Wachsen vielmehr Fertigprodukte, wie sie in verwesenden Stoffen zahlreich vorkommen. Die Pilze finden sich daher im Humus des Waldbodens als Zersetzungsnutzer oder als Schmarotzer (Parasiten) an Baumstümpfen oder -wurzeln oder gar an lebenden Bäumen. Wir kennen auch Arten, die mit Flechten zu gegenseitigem Nutzen zusammenleben (Symbiose).

Die meisten der über 2500 Pilzarten, nämlich vier Fünftel, sind für uns ungenießbar. Entweder sind sie zu klein, zu holzig, von unangenehmem Geschmack oder giftig. Ungefähr 500 Arten gelten als Speisepilze, und nur etwa 30 Arten sind mehr oder weniger giftig.

Der reine Nährwert der Pilze, also ihr Gehalt an Fett, Eiweiß oder Kohlenhydraten, ist nicht sehr bedeutend. Die Pilze mit dem Fleisch zu vergleichen erscheint daher unberechtigt.

Wenn die Pilze auch zur Energiegewinnung wenig beitragen können, so dürfen wir sie immerhin als Mineral- und Vitaminlieferanten in Anspruch nehmen. Ihr Mineralgehalt übertrifft den der Gemüsearten und steht dem des Fleisches kaum nach. An Vitaminen fand man bisher, und das ist nicht gering zu veranschlagen, das

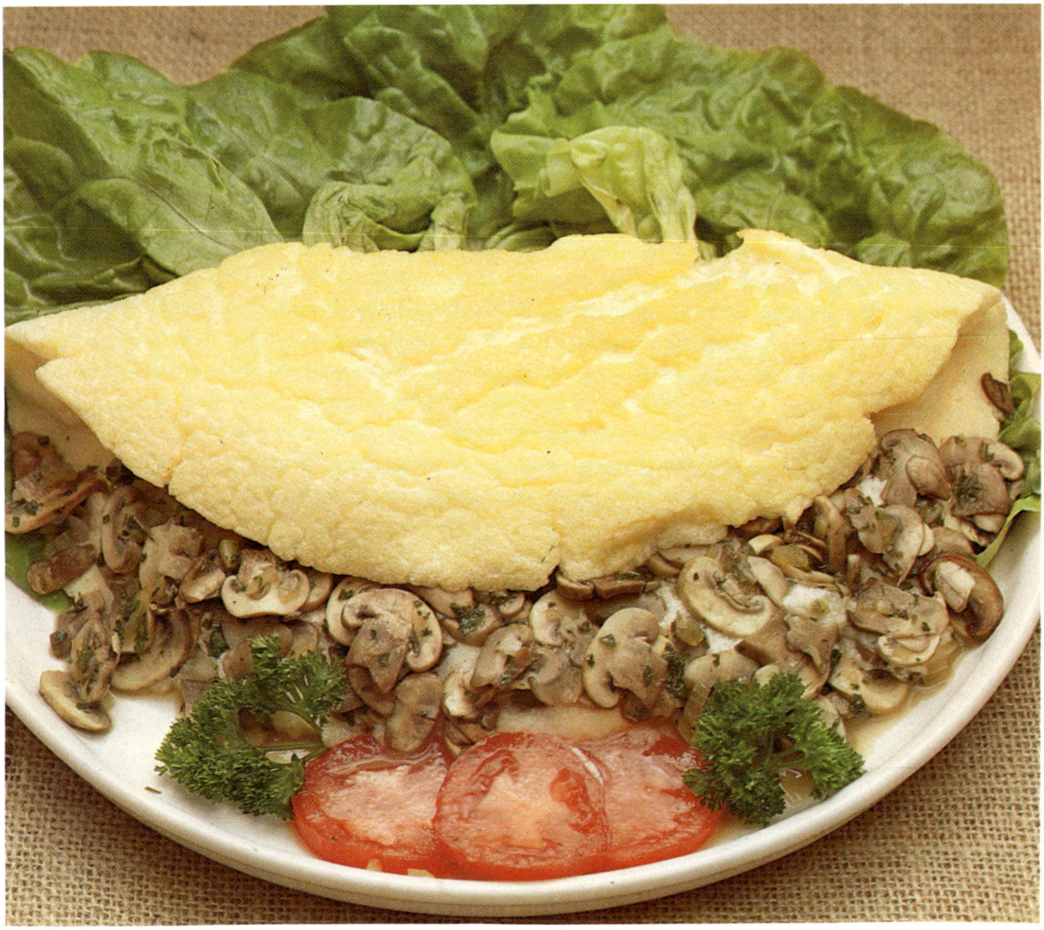

Champignon-Omeletts

(2 Personen)

250 g frische Champignons · 30 g Pflanzenmargarine · 1 kleine Zwiebel · ½ TL Meersalz · ½ TL Basilikum, gerebelt · Schnittlauchröllchen

Omeletts: **4 Eier · 2 EL Sojamehl (20 g) · 2 EL Wasser · ½ TL Meersalz · Pflanzenmargarine**

Champignons in Scheiben, Zwiebel in kleine Würfel schneiden. Zwiebel in Pflanzenmargarine glasig dünsten, Champignonscheiben dazugeben und etwa 10 Minuten mitschmoren. Mit Meersalz, Schnittlauchröllchen und Basilikum abschmecken. Warm stellen. Eiweiß vom Eigelb trennen, Eiweiß zu steifem Schnee schlagen. Eigelb, Sojamehl, Wasser und Meersalz verquirlen. Eischnee und Eigelbmasse mischen. Daraus nacheinander 2 Omeletts backen: Pflanzenmargarine in glatter Pfanne schmelzen lassen, Eimasse hineingeben und stocken lassen. Omeletts jeweils mit einem Pfannenmesser vom Pfannenrand lösen, auf eine Platte gleiten lassen. Eine Hälfte mit Pilzen belegen, die andere Hälfte darüberklappen. Das Ganze mit Salatblättern und enthäuteten, in mittelstarke Scheiben geschnittenen Tomaten garnieren.

1 Portion enthält (ohne Fett zum Ausbacken): 21 g Eiweiß, 26 g Fett, 8 g Kohlenhydrate; Kalorien: 375 (1568 Joule)

nervenschützende Vitamin B_1 und das rachitisschützende Vitamin D, in einigen Arten auch Pantothensäure (Leberschutz), Biotin (Hautschutz), Folsäure (Blutbildung) sowie einige andere Vitamine, wie in der folgenden Tabelle übersichtlich gezeigt ist.

Pilze sind wegen des hohen Gehaltes an unverdaulichen Zellwandbestandteilen schwer genießbar. Ihr Nährwert ist bei dem hohen Wassergehalt nur gering und ihre Ausnutzbarkeit nur mäßig. Besser verwertet wird das aus dem Vermahlen getrockneter Pilze entstehende *Pilzpulver.* Es schmeckt würzig, quillt im Wasser stark auf und ist durch riesige Oberflächenvergrößerung im gequollenen Zustand für die Verdauungssäfte besser angreifbar. Aus 100 g gewinnt man 310–320 Kalorien (1296–1338 Joule).

Vielleicht sind die Begleitumstände, die uns zu einer Pilzmahlzeit verhelfen, manchmal noch wichtiger und der Gesundheit förderlicher als die genannten Ergänzungsstoffe. Für den Fall nämlich, daß wir die Pilze selbst kennenlernen und sammeln wollten, würden Leib und Seele ohne Zweifel beim Durchwandern der Wälder gestärkt und erfrischt. Wenn unsere Pilzwanderungen uns Stadt und Straße, Lärm und Verkehr, Zeitung und Radio, Geschäft und Politik wenigstens für Stunden vergessen lassen und uns zu den eigentlichen natürlichen Quellen unseres Lebens, zu denen auch der Wald gehört, zurückführen, dann erhalten sie allein schon dadurch einen großen Nähr- und Heilwert für Leib und Seele.

Aber auch rein medizinisch und diätetisch gesehen können wir die Pilze besonders gut in der Fettsuchtdiät anwenden, da uns dabei der ausreichende Sättigungswert bei geringer Kalorienzahl sehr willkommen ist.

Von großem Nutzen erweist sich vor allem das Pilzpulver für die salzlose Kost; denn es bringt Abwechslung und Wohlgeschmack in die von vielen sonst häufig als zu fade empfundenen Mahlzeiten.

Pilze kennen und Pilze sammeln ist eine schöne, gesunde und nützliche Liebhaberei und Nebenbeschäftigung, die immer ihren eigenartigen Reiz und ihren Wert behalten wird. Zahlreiche kleine und größere Pilzbücher und praktische Sammelanweisungen stehen als willkommene Hilfsmittel zur Verfügung.

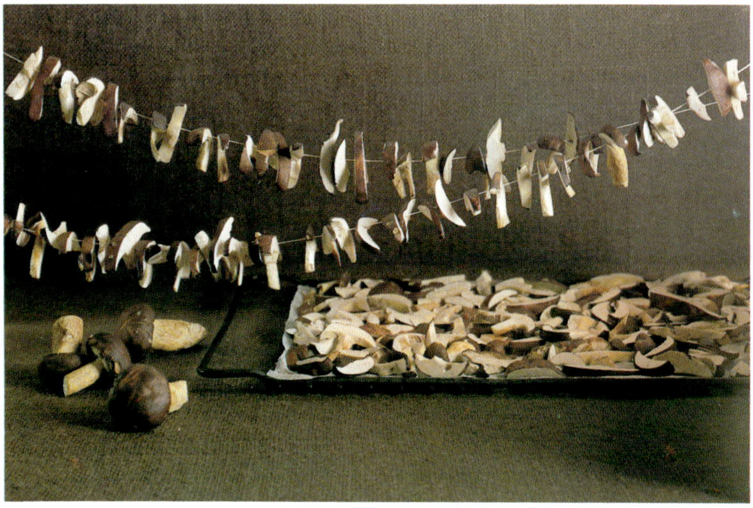

Das Trocknen von Pilzen ist sehr beliebt. Die Pilze sauber putzen, in Scheiben schneiden und auf Fäden ziehen. Nach dem Trocknen in dicht schließenden Gefäßen aufbewahren.

Vitamingehalt wichtiger Speisepilze

100 g eßbarer Substanz enthalten im Durchschnitt in Milligramm	Steinpilz	Pfifferling	Champignon	Morchel
Vitamin A	—	—	—	—
Karotin	—	—	—	—
Vitamin B_1	0,033	0,02	0,1	0,13
Vitamin B_2	0,37	0,23	0,44	0,06
Niacin	4,7	6,5	6,2	—
Vitamin B_6	—	—	0,05	—
Vitamin B_{12}	—	—	—	—
Pantothensäure	2,7	—	2,1	—
Vitamin C	2,5	6	5	5
Vitamin D (in µg)	8,3	8,25	4,18	13,0
Vitamin E	0,63	0,06	0,83	0,58
Vitamin K	—	—	0,01	—
Biotin	—	—	0,016	—
Folsäure	—	—	0,03	—

Jüngst haben japanische Forscher in Pilzen eine krebshemmende Substanz gefunden, die sich mit Aceton und Methylalkohol aus Pilzen in Pulverform gewinnen ließ. Sie stellten fest, daß fast 700 bisher untersuchte Pilzarten diese Substanz enthielten, und sie meinen, daß der regelmäßige Verzehr von Pilzen die Krebsbildung beim Menschen weitgehend verhüten könnte. Die Wissenschaftler des Forschungsinstituts für epidemische Krankheiten, der Biologischen Abteilung und des Hygienischen Instituts der Tokioter Universität fanden in dreijähriger Forschungsarbeit, daß von 591 krebskranken Mäusen, denen die Substanz eingeimpft wurde, 84 Mäuse wieder gesundeten und bei 146 weiteren der Krebs zum Stillstand kam. Ein immerhin recht beachtliches Ergebnis. Die Wissenschaftler sind bemüht, die Substanz in kristallisierter Form zu erhalten, um ihre chemische Struktur bestimmen und klinische Versuche durchführen zu können.

Durch diese Versuche sehen wir unsere Pilze plötzlich in einem ganz neuen Licht. Vielleicht bekommen sie noch eine wesentliche diätetische Bedeutung.

Allerdings sei nicht verschwiegen, daß das Bundesgesundheitsamt bei einer Untersuchung in heimischen Wildpilzen erhebliche Schwermetallgehalte (Cadmium, Quecksilber) fand und empfohlen hat, daß Pilzliebhaber wöchentlich nicht mehr als 200 bis 250 g Pilze verzehren sollten; Kinder entsprechend weniger. Ganz gemieden werden sollten der dünnfleischige Anisegerling, der Schafegerling und der Riesenchampignon.

PILZKALENDER

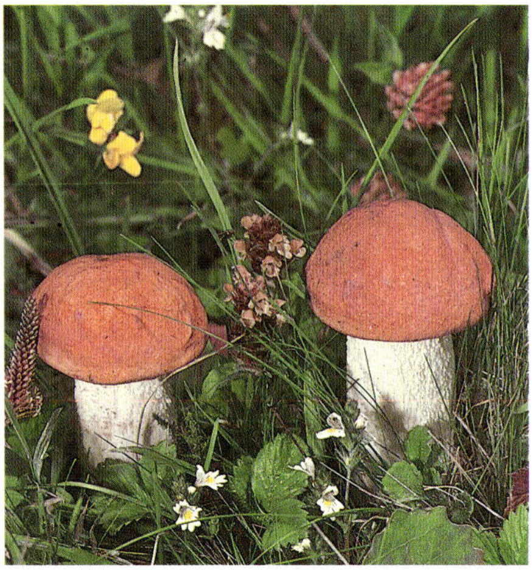

Rotkappe
Boletus versipellis

In Nadelwäldern, unter Gebüsch, Birken, Tannen, Erlen
Sammelzeit: Juni–Oktober

Kennzeichen: Kräftig, mit rotbrauner bis ziegelroter Oberhaut, Röhren weißlich bis grau, Stiel schuppig-faserig, Fleisch grauschwärzlich anlaufend

Verwendung: Schmackhaft, ergiebig, wird beim Schmoren schwarz

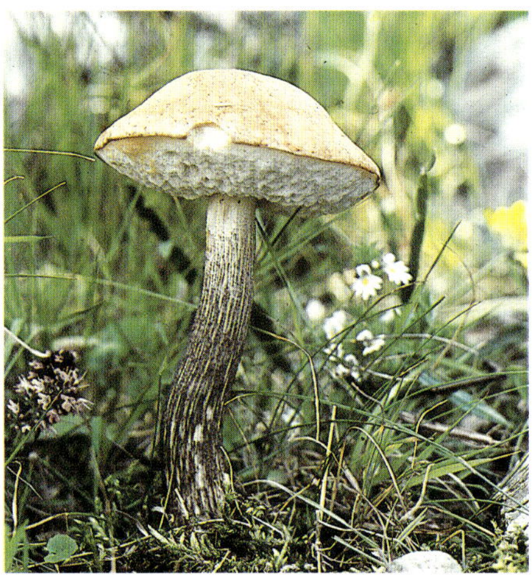

Birkenpilz
Boletus scaber

Unter Birken, in Wäldern, Gebüschen, Torfsümpfen, in der Heide
Sammelzeit: Juni–Oktober

Kennzeichen: Graubrauner, kahler Hut, faserig, flockiger, schlanker Stiel, lange, schmutziggraue Röhren

Verwendung: Nur jung und frisch verwenden, wird beim Schmoren grau bis grauschwarz und schleimig

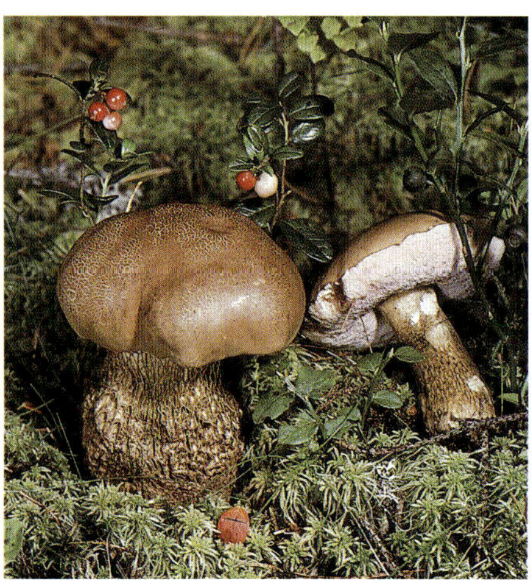

Gallenröhrling
Ungenießbar

Boletus fellens

Häufig im Nadelwald
Juni–Oktober

Kennzeichen: Steinpilzähnlich, bräunlichweißliche bis zartrosa gefärbte Röhren, Stiel stark genetzt, bräunlich, Fleisch intensiv bitter

Verwendung: Nicht giftig, aber wegen seines bitteren Geschmacks völlig ungenießbar, wird leicht mit Steinpilz und Marone verwechselt

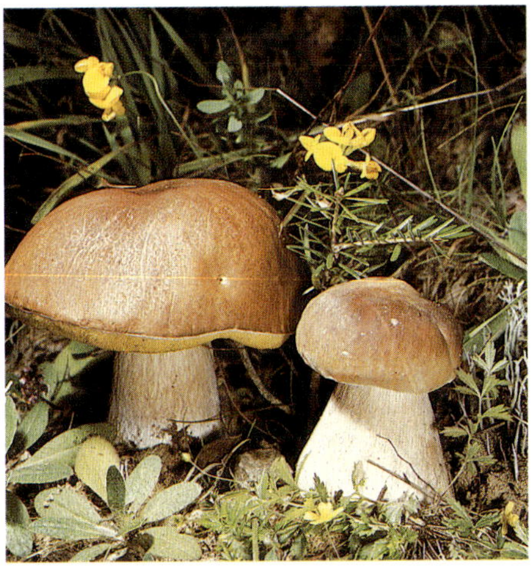

Steinpilz
Boletus edulis

Überall in Laub- und Nadelwäldern
Sammelzeit: Juni–November
Hauptzeit: August–September

Kennzeichen: Hell- bis dunkelbraun, auch rotbraun (kastanienbraun), Röhren weiß, gelblichgrün bis olivgrün, Stiel kräftig, walzenförmig bis knollig, oft recht groß

Verwendung: Für alle Pilzzubereitungen sehr geschätzt, vorzüglicher Geschmack, etwas weichlich-schlüpfrig

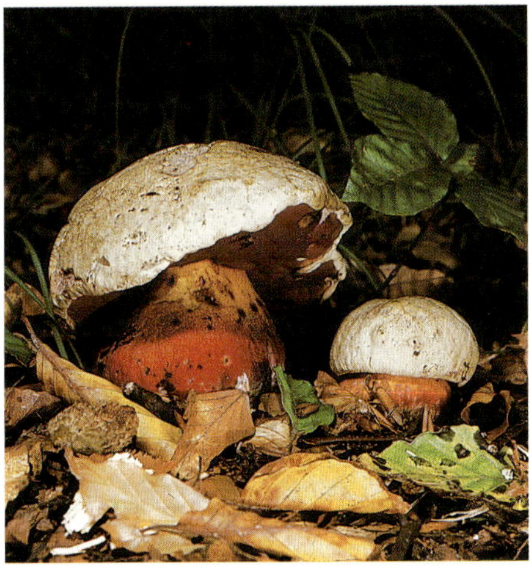

Satanspilz
Giftig

Boletus satanas

In lichten Laub-, insbesondere Buchenwäldern, liebt Kalkboden
Juli–September

Kennzeichen: Weißlich-, blaß- bis olivgrau, dickfleischig, polsterförmig, Oberhaut nicht abziehbar, trocken

Verwendung: Giftig, wenn auch noch keine tödliche Vergiftung vorgekommen ist. Roh sehr giftig!

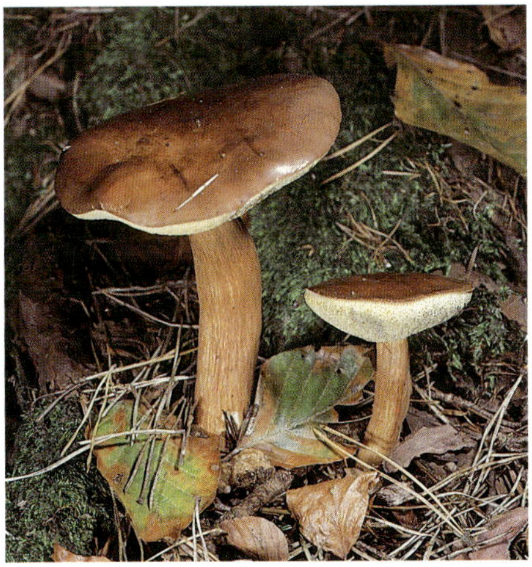

Maronenröhrling
Boletus badius

In Nadel- und Laubwäldern
Sammelzeit: Juli–November

Kennzeichen: Hut kastanienbraun, Röhren grüngelb, nach Druck grünblau, Stiel braungelblich, glatt, gleichmäßig dick, Fleisch weißgelblich, auf Druck blau anlaufend

Verwendung: Guter Speisepilz, wird als „Vetter des Steinpilzes“ bezeichnet, ist noch fester im Fleisch als dieser und auch gut zum Trocknen geeignet

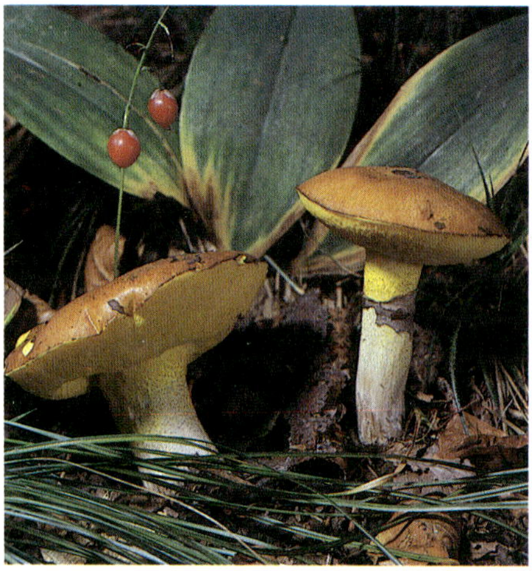

Butterpilz
Boletus luteus

Auf Waldwiesen und in sandigen Nadelwäldern
Sammelzeit: Juni–Oktober

Kennzeichen: Hut braungelb bis dunkelbraun, feuchtglänzend, Haut abziehbar, häutiger Schleier zwischen Hutrand und Stiel, später als herabhängender Ring von dunkelbrauner bis violetter Farbe. Fleisch gelblichweiß, butterweich

Verwendung: Wohlschmeckend, wie Steinpilz zu verwenden. Oberhaut abziehen!

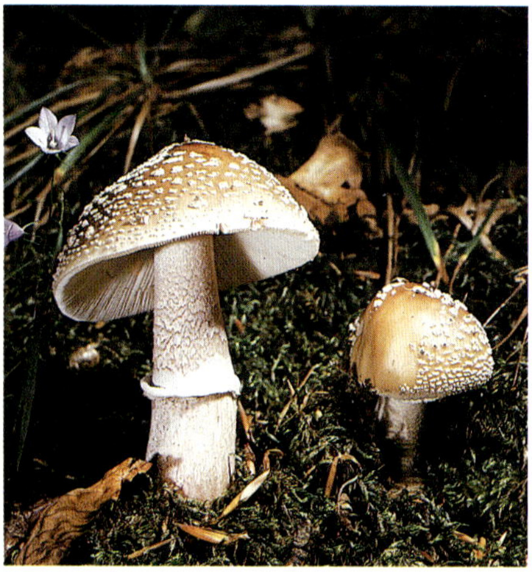

Perlpilz
Amanita rubescens

Häufig in Laub- und Nadelwäldern
Sammelzeit: Juli–Oktober

Kennzeichen: Hut braunrot mit blassen, perlartigen Hüllresten, Stiel derb, rötlichweiß, mit weißer, geriefter Manschette und einer kaum abgesetzten Stielknolle. Fleisch rosaweinrötlich verfärbend

Verwendung: Guter Speise- und Salatpilz, als Würze geeignet

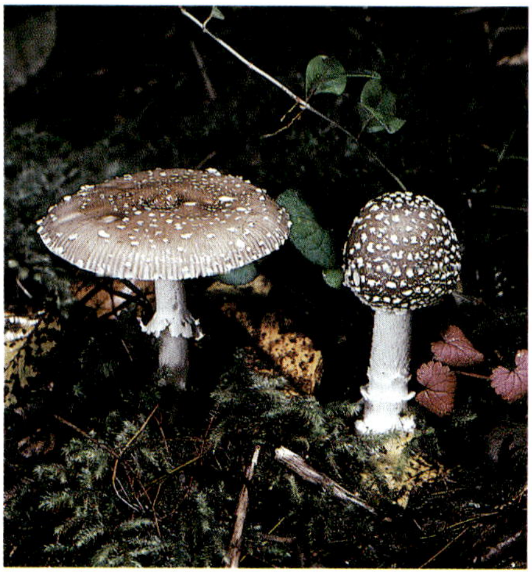

Pantherpilz
Giftig

Amanita pantherma

In Laub-, Nadel- und besonders Kiefernwäldern, oft schmächtig
Juli–Oktober

Kennzeichen: Hut braun mit gerieftem Rand und vielen kleinen, weißen Hüllresten auf der Oberhaut, die vom Regen leicht abgespült werden. Stiel weiß mit hängendem, ungerieftem Ring und in stumpf gerandeter Knolle steckend. Fleisch weiß, von schwach rettichartigem Geruch

Verwendung: Giftig! Nicht verwendbar! Wird häufig mit dem Perlpilz verwechselt. Pantherpilz hat immer rein weißes Fleisch und immer rein weißen Stiel!

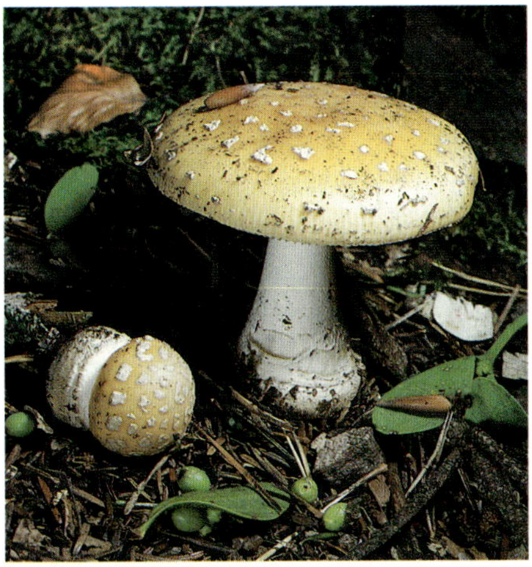

Brauner Fliegenpilz Giftig
Amanita muscaria var. umbrina

Besonders in Fichtenwäldern
Juni–Oktober

Kennzeichen: Hut lederbraun bis ockerbraun verblassend. Fleisch dicht unter der Oberhaut bräunlichgelb, dann hellgelb bis weiß. Schmutziggelbe Hüllreste, an der Knolle zahlreiche Schuppengürtel

Verwendung: Giftig! Unverwendbar! Roter und brauner Fliegenpilz stehen oft zusammen

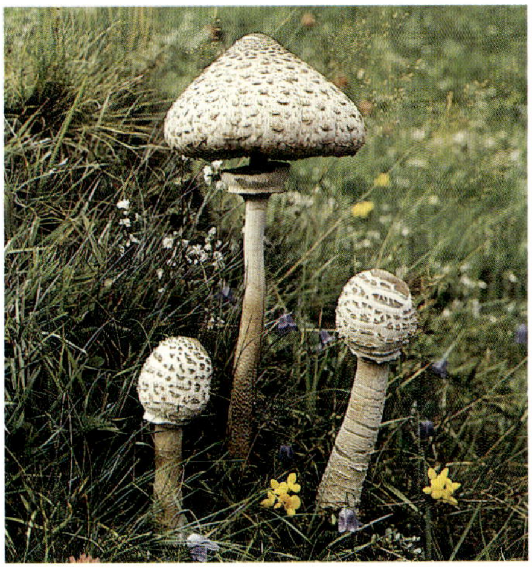

Schirmpilz (Parasol)
Lepiota procera

In sonnigen Wäldern, auf grasigen Abhängen, auf Äckern, in Gärten züchtbar
Sammelzeit: Juli–November

Kennzeichen: Hut anfangs eiförmig bis kugelig, hellbraun, später flach schirmförmig, anfangs glatt, später abstehende Schuppen. Breite, weiße, engstehende Lamellen, am Stiel frei. Stiel rauh, schuppig-geringelt, zäh, am Grunde knollig, verschiebbarer, dicker Ring. Fleisch zart, weiß, haselnußartig

Verwendung: Guter Speisepilz, jung roh, später als Schnitzel gebraten

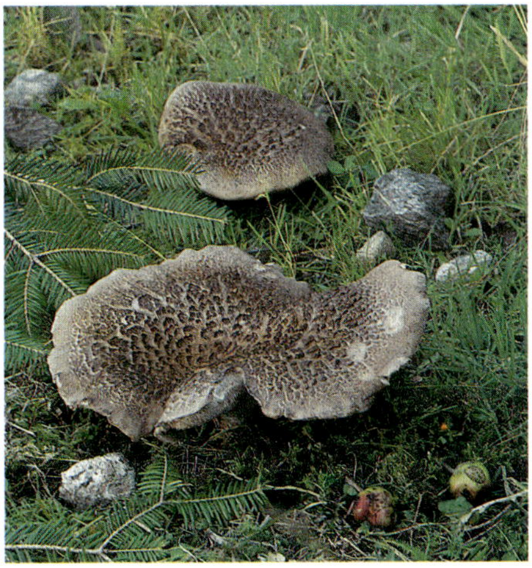

Habichtspilz (Rehpilz)
Sarcodon imbricatum

In Kiefernwäldern, meist in Gruppen
Sammelzeit: August–November

Kennzeichen: Schwarzbrauner, runder Hut mit dachziegelartig und kreisförmig angeordneten Schuppen, an Habichtsgefieder erinnernd. Unterseite weist weißlichgraue Stacheln auf, an Rehfell erinnernd

Verwendung: Nur jüngere Exemplare verwenden, kräftiger, würziger Geschmack, besonders geeignet zu Sülzen, Suppen und in Klopsen, zum Trocknen und Würzen

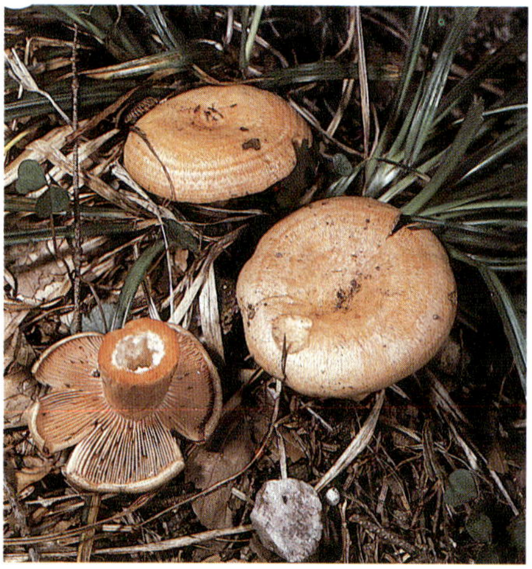

Echter Reizker

Lactarius deliciosus

Im Nadel- und Laubwald, auf Weiden, an Graben- und Wegrändern
Sammelzeit: Juli–November

Kennzeichen: Orangeroter Hut mit helleren und dunkleren Zonen, am Rande etwas eingerollt, später flach und in der Mitte eingedellt. Orangerote, empfindliche, auf Druck und Verletzung stark milchende, grünspanig werdende Blätter

Verwendung: Guter Brat-, Suppen- und Saucenpilz, zum Einlegen in Essig

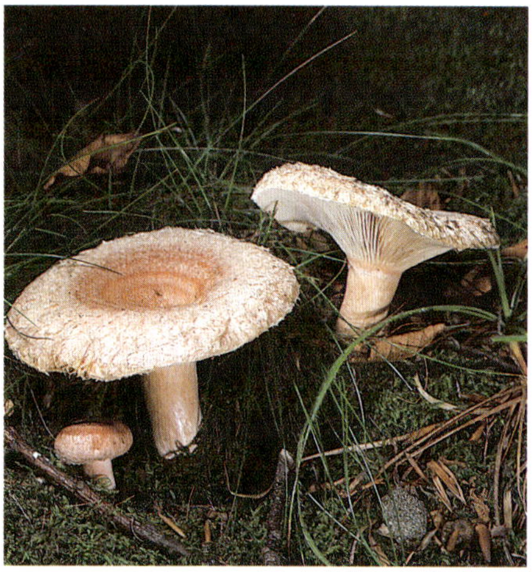

Birkenreizker

Giftig

Lactarius torminosus

Im Heide- und Sandboden, besonders unter Birken
August–Oktober

Kennzeichen: Fleischfarbig, rötliche Zonen, anfangs flach gewölbt, am Rande angerollt, später trichterförmig eingedellt, am Rande filzig-zottig. Bei Verletzung reichlich weiße, unveränderliche, brennend schmeckende Milch

Verwendung: Giftig! Nach Abkochung und Fortgießen des Kochwassers eßbar. In Nord- und Osteuropa geschätzt

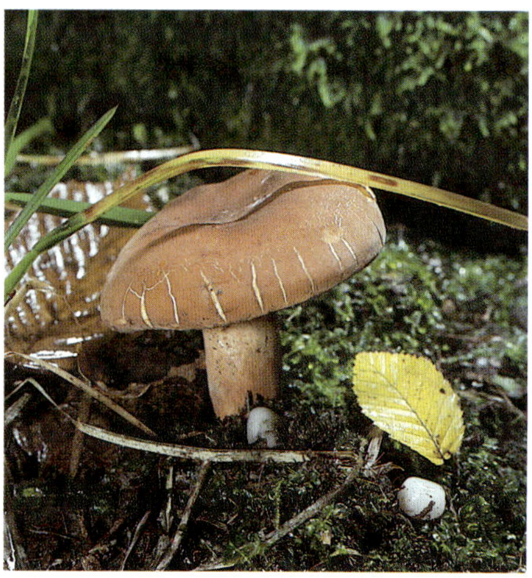

Brätling

Lactarius volemus

In Laub- und Nadelwäldern, besonders im Gebirge
Sammelzeit: Juli–November

Kennzeichen: Oberhaut trocken, glanzlos, orangebraun, zuerst flach mit eingerolltem Rand, später in der Mitte eingedellt. Gelbliche, auf Druck braunfleckig werdende, bei Verletzung stark Milch absondernde Blätter. Blasses, derbes Fleisch, Milch wird an der Luft braun

Verwendung: Schmackhafter Speisepilz, wenn schnell und kurz als Schnitzel gebraten, beim Kochen wird er leimartig und unschmackhaft. Kann roh genossen werden

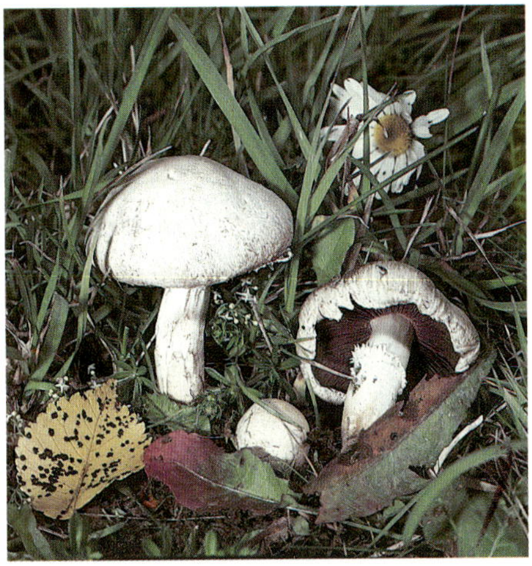

Wiesenchampignon
Psalliota campestris

Auf Wiesen, Pferdekoppeln
Sammelzeit: Mai–Oktober

Kennzeichen: Weißliche bis gelbbräunliche Oberhaut, zuerst rosa, später dunkelbraune Blätter, weißliches, an den Bruchflächen rosa anlaufendes Fleisch. Oberhaut leicht abziehbar, Stiel trägt dünnen, weißen, oft zerrissenen Ring

Verwendung: Wertvoller Speisepilz

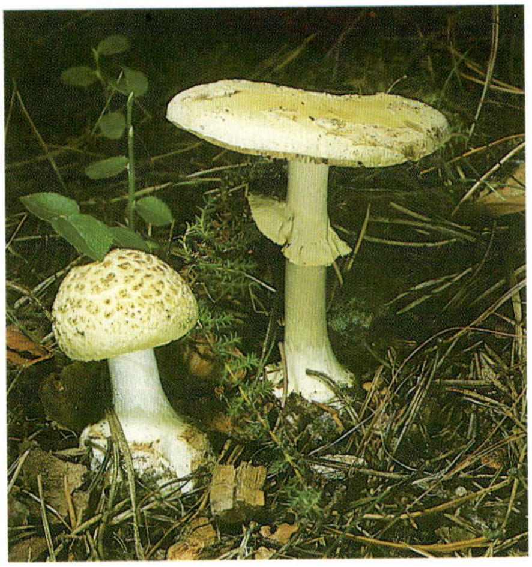

Gelber Knollenblätterpilz Giftig
Amanita phalloides var. verna

In großer Menge im Nadelwald
Mai–November

Kennzeichen: Hut reinweiß, später gelblich-grau. Blätter weiß, Stiel weiß, schlank, Stielende knollig und in scheidenartiger Hüllhaut steckend

Verwendung: Wie der grüne tödlich giftig!

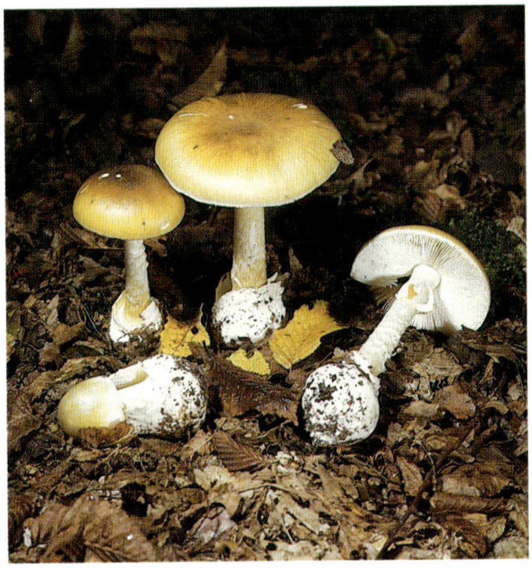

Grüner Knollenblätterpilz Giftig
Amanita phalloides

Unter Eichen, Buchen, sehr selten im Nadelwald
Juli–Oktober

Kennzeichen: Hut grünlich (olivgrün), die weißen Blätter stehen dicht, Stiel weiß, schlank, biegsam, trägt hängende Manschette, Stielende in scheidenartiger, lappiger Hüllhaut, die beim Abschneiden mit dem knolligen Stielende meist in der Erde bleibt. Dieses Hauptkennzeichen nicht übersehen!

Verwendung: Tödlich giftig, völlig unverwendbar!

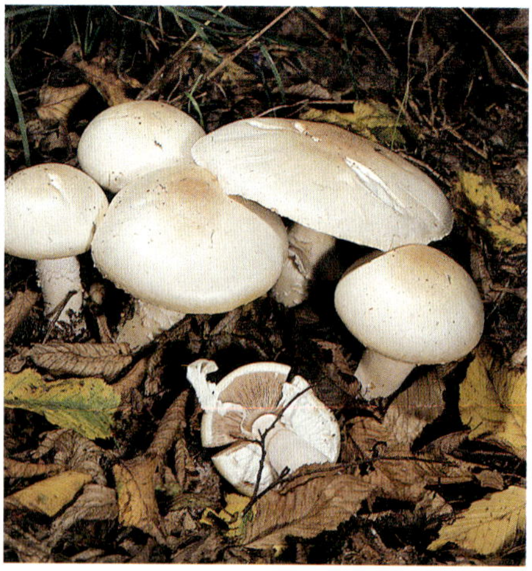

Schafegerling
Psalliota arvensis

An Waldrändern, in Gärten, auf gedüngten Wiesen, in Parkanlagen
Sammelzeit: Juni–Oktober

Kennzeichen: Weiße, seidige, gelbfleckende Oberhaut, schmale, blasse, später braune Lamellen. Weißes bis hellgelbes, anisartig riechendes, zartes Fleisch. Der ebenfalls weiße, zuweilen gelblich gefleckte, schlanke Stiel trägt einen oft zweischichtigen Ring

Verwendung: Der beste Champignon, der auch am meisten auf Märkten verkauft wird. Als Gemüse, zum Braten und Backen geeignet

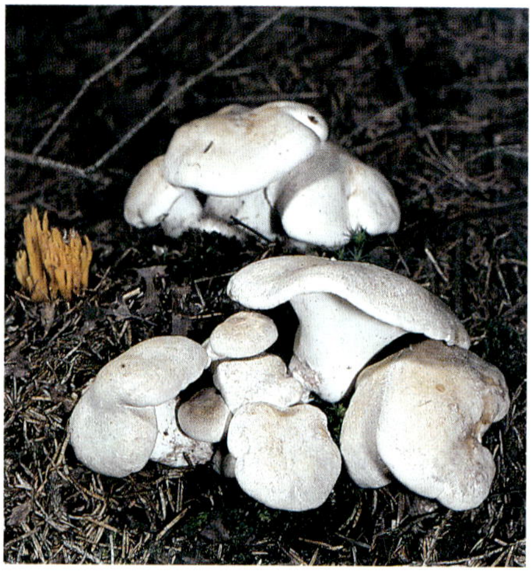

Schafporling
Polyporus ovinus

Oft gruppenweise in Nadelwäldern
Sammelzeit: Juli–Oktober

Kennzeichen: Hut weißlich, graugelblich, blaßbraun, meist wellig, später rissig gefeldert und gelappt. Kurze, anfangs weißliche, später gelbliche Röhren mit feinen Mündungen. Stiel häufig nicht zentral und verwachsen

Verwendung: Schmackhafter Pilz, der sich wegen des etwas härteren Fleisches am besten zu Pilzklopsen eignet

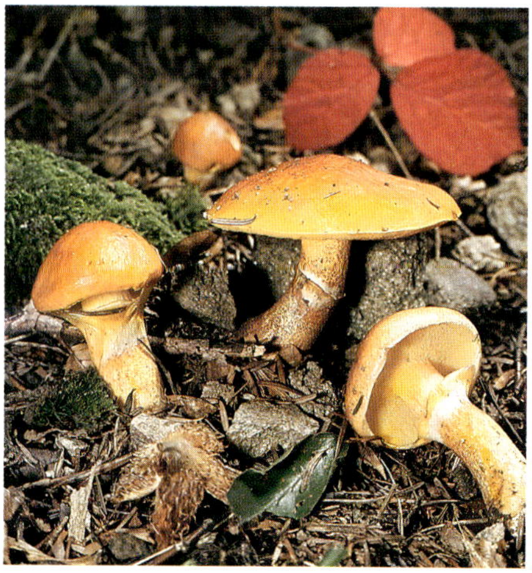

Goldröhrling
Suillus grevillei

Nur unter Lärchen, vorwiegend im Gebirge
Sammelzeit: September–Oktober

Kennzeichen: Hut zunächst kugelig, später ausgebreitet, alt auch flach, stark schmierig, weichfleischig, Röhren blaß- bis olivgelb. Stiel schlank, orangebraun gefärbt, jung mit einem die Röhren bedeckenden, schleimigen, später verschwindenden gelben Ring

Verwendung: Milder Speisepilz, der jedoch bei einigen Menschen allergische Reaktionen hervorrufen kann

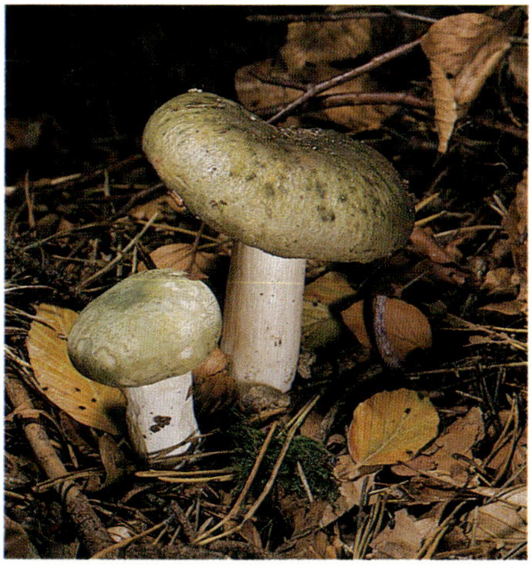

Grünschuppiger Täubling
Russula aeruginea

Meist unter Birken, aber auch im Nadelwald
Sammelzeit: Juli–Oktober

Kennzeichen: Grüner, oft stark abgeblaßter Hut mit teilweise abziehbarer Oberhaut, anfangs weiße, dann gelb werdende Blätter. Stiel weiß, fest, ohne Knolle. Fleisch jung, fest, später krümelig, weiß, geruchlos. Vorsicht vor Verwechslung mit dem grünen Knollenblätterpilz! Dieser trägt einen Ring und weist eine Knolle auf!

Verwendung: Guter Gemüse- und Suppenpilz, am besten in Verbindung mit anderen

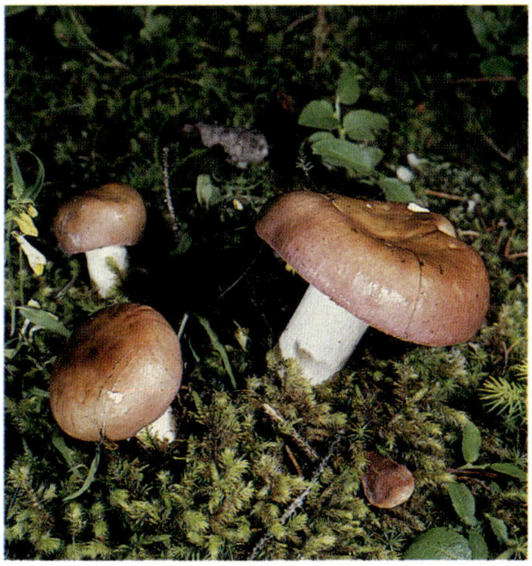

Speisetäubling
Russula vesca

Unter Buchen, Eichen, Nadelbäumen
Sammelzeit: Juni–Oktober

Kennzeichen: Hut ist fleischrötlich oder fleischbräunlich, später ins Gelbliche ausbleichend, zuerst gewölbt, dann verflacht mit eingedellter Mitte, Blätter weiß, dicht und spröde, teilweise gegabelt. Stiel weiß, später grauweiß. Fleisch weiß und fest, geruchlos, angenehmer Geschmack nach Haselnüssen

Verwendung: Wohlschmeckender Speisepilz, der sich auch zum Rohessen und als Salat eignet

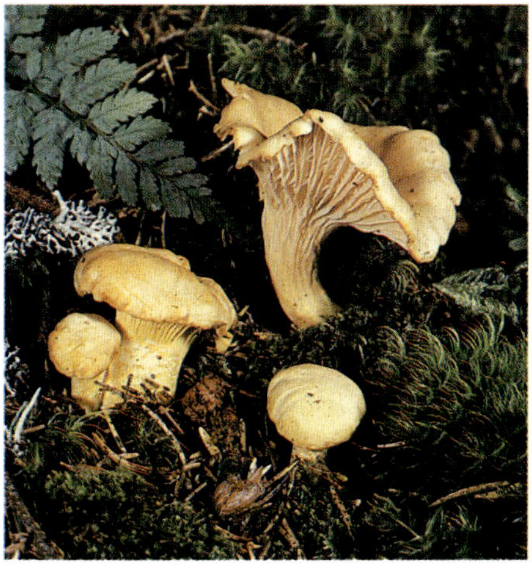

Echter Pfifferling
Cantharellus cibarius

In Gruppen im Laub- und Nadelwald
Sammelzeit: Juni–November

Kennzeichen: Hut helldottergelb bis blaßgelb, anfangs eingerollter, später welligbuchtiger Rand, trichterförmig. Blätter gelb, falten- oder leistenförmig, gabelig, aderig verbunden, am Stiel weit herablaufend. Fleisch weißlichgelb, längsfaserig, fest, selten madig. Geruch angenehm, würzig. Geschmack erst mild, dann pfeffrig

Verwendung: Vorzüglicher Speisepilz. Zubereitung wie Steinpilz zu Gemüse, Extrakt und zum Einmachen

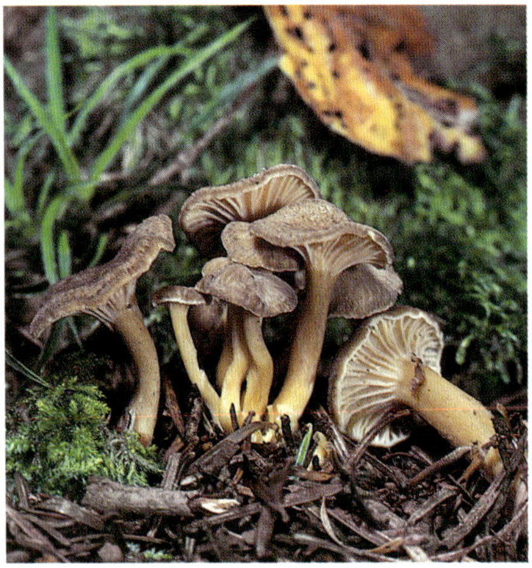

Trompetenpfifferling
Cantharellus tubaeformis

In Gruppen im Nadelwald, besonders unter dem Reisig
Sammelzeit: Juli–November

Kennzeichen: Hut braungrau, schwarzgrau bis gelbgrau. Anfangs gewölbt, später trichterförmig, am Rande gewellt. Blätter blaßgelbgrau, gegabelt, leistenförmig, aderig, weit herablaufend. Stiel glatt, röhrig, unten gelb. Fleisch dünn und weißlich. Geruch würzig, Geschmack mild

Verwendung: Guter Speisepilz, besonders zu Suppen geeignet und als Mischpilz

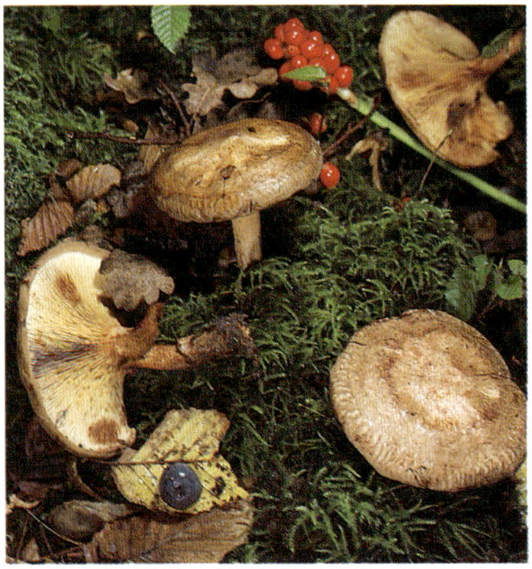

Kahler Krempling Ungenießbar
Paxillus involutus

In Wäldern, auf Grasplätzen, auch an Baumstümpfen
Juni–November

Kennzeichen: Hut bräunlich bis gelbbräunlich, am Rande stark gerollt, später verbogen, sehr empfindlich, sofort dunkle Druckstellen, bei feuchtem Wetter schleimig. Blätter ockergelb bis schmutzigbraun, herablaufend mit Queradern. Stiel schmutziggelb, dick. Fleisch gelb-bräunlich, gekocht braunschwarz, zart, saftig, gut riechend, obstartig schmeckend

Verwendung: Ungenießbar! Der Pilz enthält eine Substanz, die sich im Organismus ansammelt, also nicht abgebaut wird. Durch diese Summationswirkung kann es zu schweren Kreislaufschäden kommen. Auch Fälle von Anämie wurden beobachtet

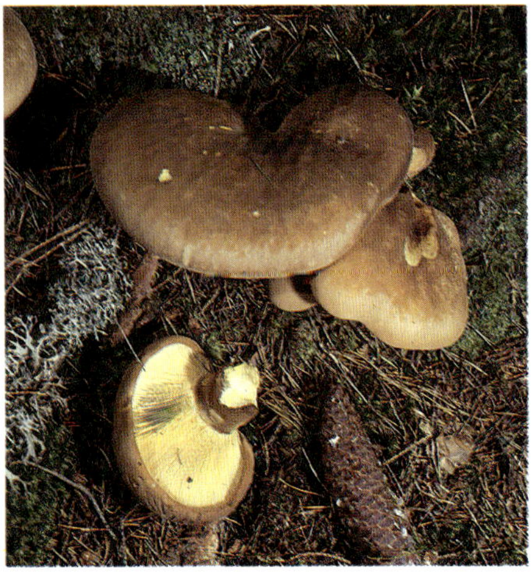

Samtfußkrempling
Paxillus atrotomentus

In Wäldern, an Baumstümpfen
Sammelzeit: Juli–November

Kennzeichen: Ähnlich wie kahler Krempling, aber mit kurzem, dickem, dunkelbraunem, samtenem Stiel. Dumpfer Geschmack

Verwendung: Nur abgebrüht zu verwenden, geringwertig!

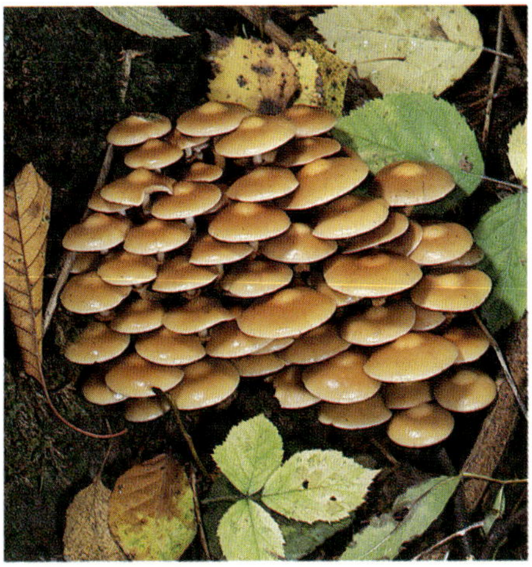

Stockschwämmchen
Pholiota mutabilis

An morschen Laubhölzern und Stümpfen, oft in großen Büscheln
Sammelzeit: April–Dezember

Kennzeichen: Hut zimtbraun, Mitte dunkler, glatter Rand, Blätter bräunlich, ungleich, lang, dünn, am Stiel etwas herablaufend. Stiel unten schwarzbraun, oben gelblich, flockige Schuppen, büschelig, verwachsen. Fleisch wäßrig, bräunlich. Geruch würzig, Geschmack obstartig, mild

Verwendung: Vorzüglicher Speisepilz. Für Suppen, zum Würzen und zum Mischen geeignet

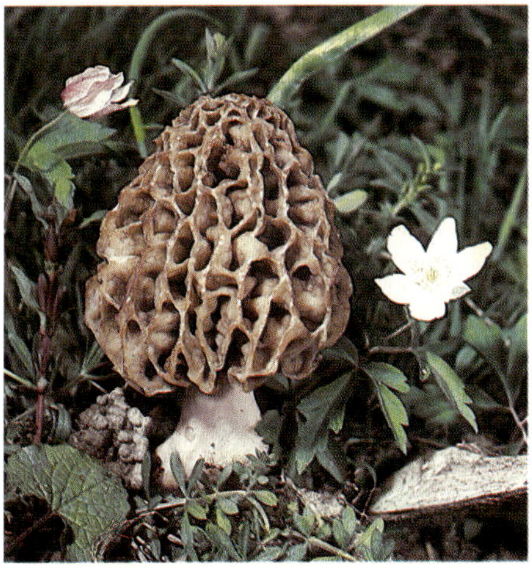

Speisemorchel
Morchella esculenta

In Parkanlagen, Flußauen, Gärten, an grasigen Waldrändern, unter Eschen, jedoch nicht auf gedüngten Böden
Sammelzeit: April–Mai

Kennzeichen: Hut ist fast rund, selten länglich, mit weiten, wabenartigen Vertiefungen, hellgelb bis hellbraun und hohl. Stiel weiß, unregelmäßig eingedrückt, an der Basis meist knollig verdickt und faltig gefurcht, bis zu 6 cm lang und 3 cm dick, ebenfalls hohl

Verwendung: Wertvoller Speisepilz. Für alle Pilzgerichte zu verwenden

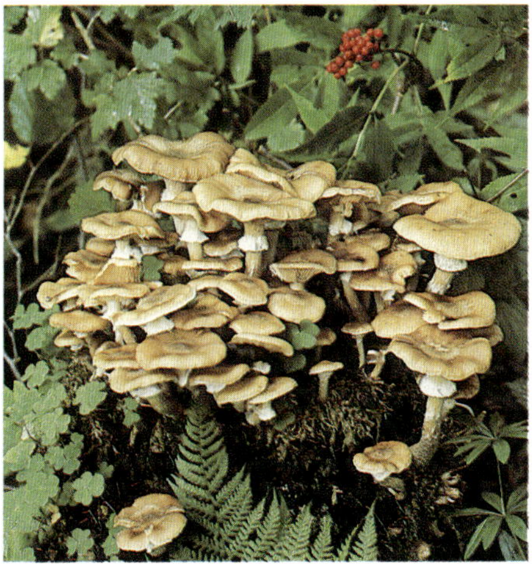

Hallimasch
Armillariella mellea

An Bäumen, Baumstümpfen, Wurzeln, meist in Massen
Sammelzeit: August–November

Kennzeichen: Hut honigbraun bis rötlichbraun mit dunklen Schuppen, anfangs kugelig gewölbt, später ausgebreitet, Rand meist etwas eingerollt. Blätter blaßgelb bis rötlichbraun. Stiel verdickt, zäh, innen schwammig, gerillt. Fleisch zart, blaßbräunlich, im Alter zäh. Geruch herb. Geschmack säuerlich, herb, zusammenziehend

Verwendung: Guter Speisepilz. Für Gemüse und zum Backen

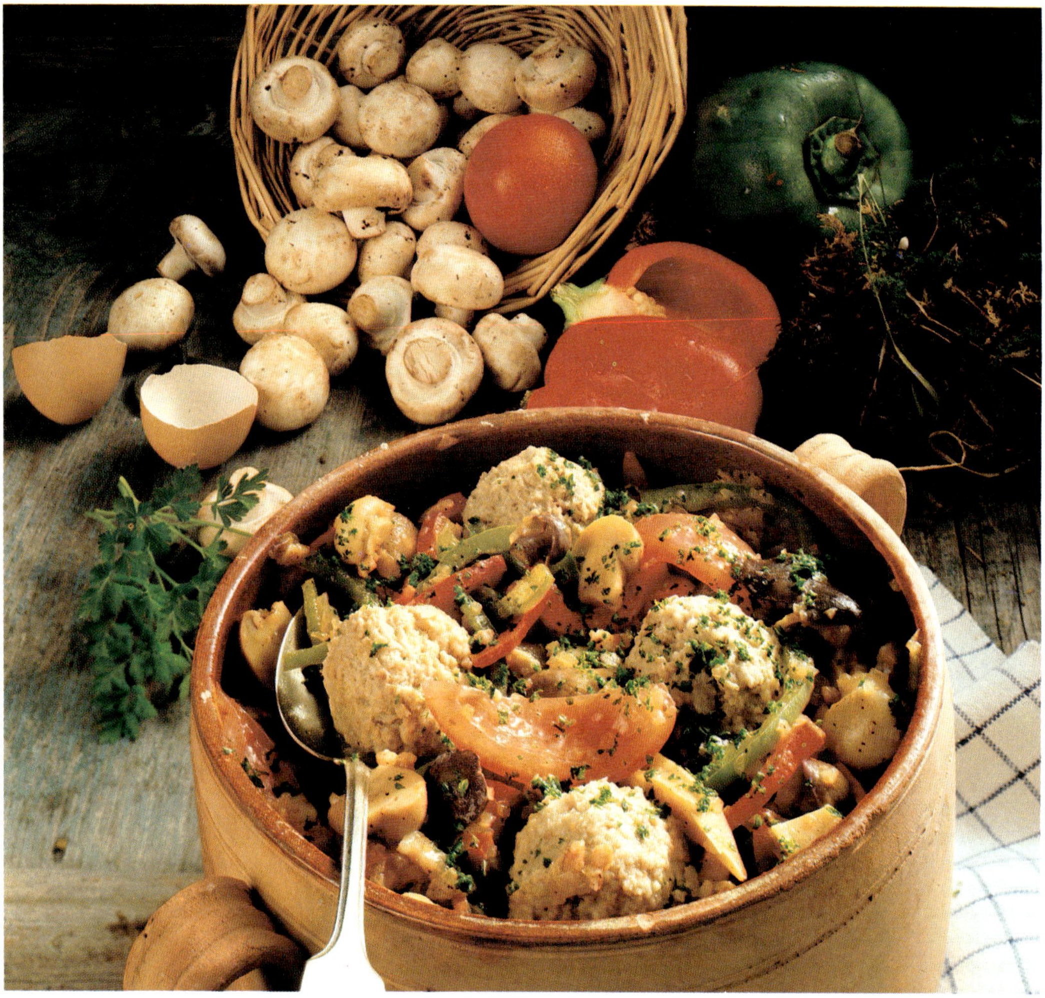

Pilztopf mit Soja-Klößchen

(4 Personen)

1 kg frische Mischpilze oder 600 g aus der Konserve · 100 g Pflanzenmargarine · 100 g Zwiebeln · je 1 grüne und rote Paprikaschote (200 g) · ½–¾ l Gemüsebrühe · 4 Tomaten · Meersalz · je 1 Messerspitze weißer Pfeffer und Paprika · 1 EL gehackte Petersilie
Soja-Klößchen: **½ Päckchen Soja-vita · 1 Ei · 2–3 EL Semmelbrösel**

Pilze gründlich putzen, waschen, eventuell kurz brühen und in mundgerechte Stücke teilen. Die gewürfelte Zwiebel glasig dünsten. Pilze und Paprika ebenfalls andünsten, mit heißer Brühe auffüllen und auf kleiner Flamme garen. Inzwischen Soja-Klößchen unter Zugabe von Ei und Semmelbröseln vorbereiten und in siedendes Salzwasser geben, bis sie oben schwimmen. Tomaten häuten, achteln und entkernen. Soja-Klößchen mit den Tomaten unter das Pilzgemüse mischen, kurz ziehen lassen, abschmecken und mit Petersilie bestreut servieren.

1 Portion enthält: 20 g Eiweiß, 24 g Fett, 32 g Kohlenhydrate; Kalorien: 430 (1782 Joule)

Was wir an tierischen Produkten brauchen

„Neun Zehntel unseres Glückes beruhen allein auf der Gesundheit. Mit ihr wird alles eine Quelle des Genusses, hingegen ist ohne sie kein äußeres Gut, welcher Art es auch sei, genießbar, und selbst die übrigen subjektiven Güter, die Eigenschaften des Geistes, Gemütes und Temperamentes, werden durch Kränklichkeiten herabgestimmt und sehr verkümmert. Demnach geschieht es nicht ohne Grund, daß man, vor allen Dingen, sich gegenseitig nach dem Gesundheitszustand befragt und einander sich wohlzubefinden wünscht; denn wirklich ist dieses bei weitem die Hauptsache zum menschlichen Glück. Hieraus aber folgt, daß die größte aller Torheiten ist, seine Gesundheit aufzuopfern, für was es auch sei, für Erwerb, für Beförderung, für Gelehrsamkeit, für Ruhm, geschweige für Wollust und flüchtige Genüsse: vielmehr soll man ihr alles nachsetzen.“ Arthur Schopenhauer

Von Milch und Honig bis Fisch und Fleisch

Das Argument, daß nur tierische Produkte, und zwar besonders die Fleischarten, eine hochwertige Eiweißversorgung gewährleisten, ist hinfällig, seitdem wir wissen, daß Getreidekombinationen und zahlreiche Sojaprodukte einen ausgesprochenen Sicherheitseffekt in bezug auf die Vollwertigkeit des Eiweißes darstellen. Die UNICEF hat in Indonesien verschiedene Sojaprodukte für die Ernährung von Säuglingen und Kleinkindern mit vollem Erfolg eingesetzt.

Man muß sagen, daß tierische Eiweißquellen heute voll und ganz durch richtig verarbeitete Sojaprodukte ersetzt werden können. Durch Weizen-Sojamischungen läßt sich der Nährwert sogar über den des tierischen Eiweißes steigern.

Es spricht manches dafür, daß der moderne Mensch mit seinem Mangel an Bewegung und körperlicher Arbeit, aber stärkerer geistiger Belastung eher verhältnismäßig mehr Eiweiß benötigt als die Menschen früherer Generationen. Dieser Forderung ließe sich durch die Verwendung pflanzlicher Eiweißträger besser entsprechen als mit tierischen, weil eine Steigerung der Menge tierischen Eiweißes auch eine höhere Harnsäurebelastung (Purinkörperbelastung) bedeutet, die z. B. bei Soja- und Grünblatteiweiß ausgeschlossen ist.

Wenn immer wieder geschrieben wird, der Mensch müsse seinen Eiweißbedarf durch Fleisch und Fleischwaren decken, so muß gesagt werden, daß das bei vernünftiger Auswahl genauso mit Vegetabilien möglich ist.

Ich brauche hier nur daran zu erinnern, daß pflanzliche Öle und Fette den tierischen durch das fehlende Cholesterin und wegen des höheren Gehaltes an ungesättigten Fettsäuren an Gesundheitswert und diätetischer Verwendbarkeit erheblich überlegen sind.

Die heutige Küche wird in den Industrieländern noch weitgehend vom Fleisch beherrscht, während die Vegetabilien lediglich als Beilagen betrachtet werden. Vom gesundheitlichen Standpunkt müßte es genau umgekehrt sein, weil keine Ernährungsform so schnell in schädliche Ernährungsgewohnheiten hineinführt – besonders in die Vielesserei – wie die Fleischkost.

Es soll hier aber auch daran erinnert werden, daß es neben den gesundheitlichen Erwägungen noch eine Reihe von durchaus ernstzunehmenden Beweggründen gibt, Fleisch und Fleischprodukte als Nahrungsmittel zu meiden. Es sind dies religiöse, ökologische, ethische, naturphilosophische oder rein emotionale Faktoren.

IN DIESEM KAPITEL:

- Milch – ein hochwertiges Grundnahrungsmittel
- Honig – die „süße Medizin"
  Pollen – Propolis – Gelée Royale
- Hefe als Vitaminschatzkammer
- Eier sparsam verwenden!
- Fische sind nahrhaft
- Fleisch – eine Zusatzkost

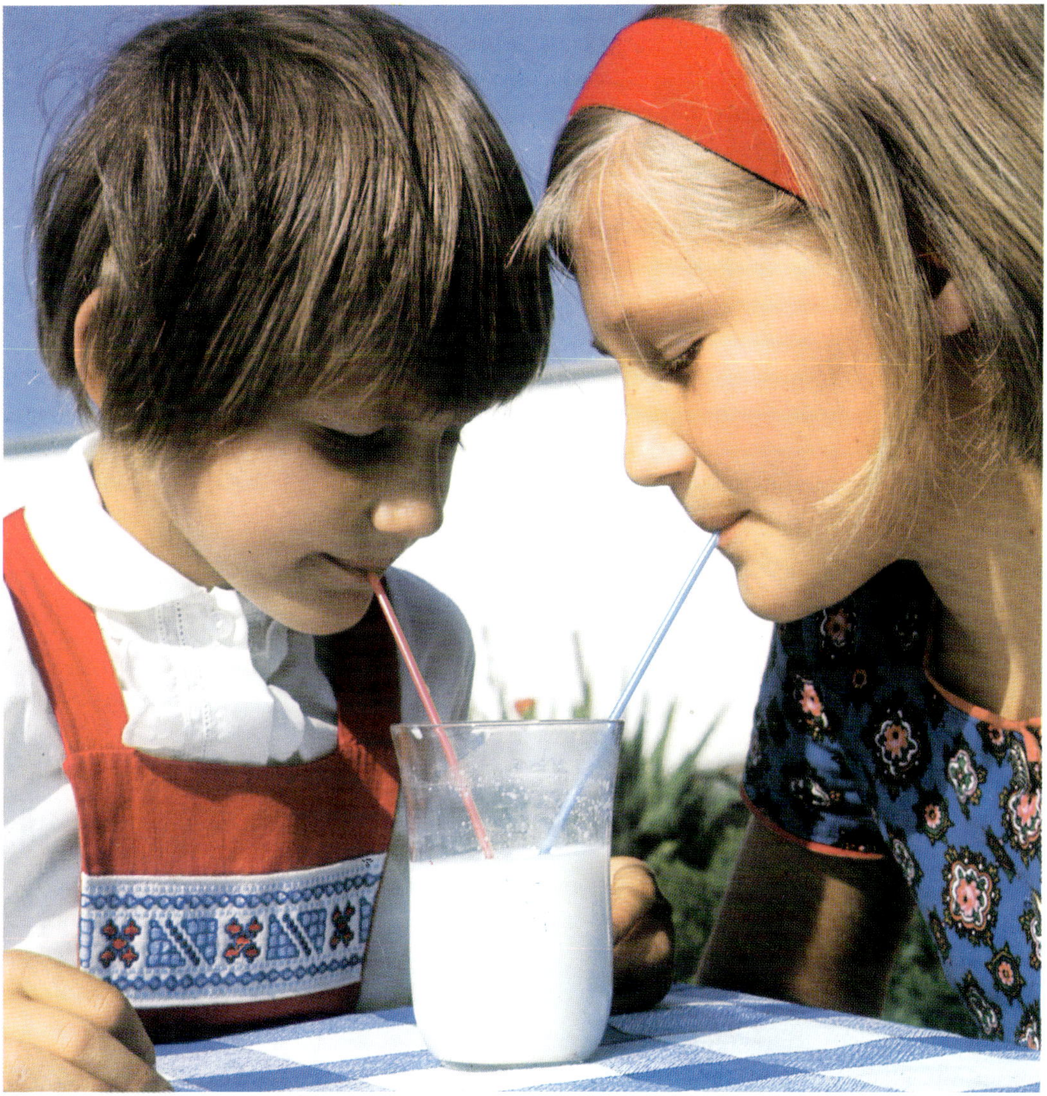

Im Vordergrund steht aber meist die Überzeugung, durch fleischlose Kost eine stabilere Gesundheit zu erreichen. Darüber liegen heute schon zahlreiche beachtliche wissenschaftliche Untersuchungen vor (*Rottka, Hardinge, Carroll, Kay, Lemon, Walden, Woods, Burkitt, Sinclair* und andere).

Milch und Milchprodukte bilden, insbesondere wenn es sich um roh trinkbare Vorzugsmilch handelt, sehr wertvolle Nahrungsmittel mit hochwertigem, leichtverdaulichem Eiweiß und hohem Mineral- und Vitamingehalt. Frische Butter ist, neben den Pflanzenfetten, in bescheidenem Maße verwendet, zur Verfeinerung mancher Vollwert- oder Diätrezepte geeignet, aber auch zu entbehren.

Gegen Eier bestehen einige Bedenken, während Honig, wenn auch mengenmäßig begrenzt, ein tierisches Produkt mit mancherlei heilkräftiger Wirkung darstellt, wie es in den folgenden Abschnitten beschrieben wird.

Milch – ein hochwertiges Grundnahrungsmittel

Es braucht nicht gesagt zu werden, was Milch ist und woher sie stammt. Wenn man sie aber definieren will, schlägt man ein Lexikon auf und findet: „Milch, Absonderung der Brustdrüsen beim Menschen und den Säugetieren zur Ernährung der Säuglinge und Jungen. Milch ist eine weißlich-bläuliche oder weißlich-gelbliche, undurchsichtige, wäßrige Flüssigkeit, die Fette in emulgierter Form, das heißt, als feinste kleine Tröpfchen, Eiweiß vorwiegend in Schwebelösung, Zucker und Salze in echter Lösung enthält."

So wie in früheren Zeiten gehören auch heute noch verschiedene Milcharten, Quark (Topfen), Sauermilchprodukte und Käse zu unseren wichtigsten Grundnahrungsmitteln. Da die Milch ein außerordentlich empfindliches Nahrungsmittel ist, immer Bakterien (nützliche und nicht selten schädliche) enthält, leicht verschmutzt wird, auf Licht und Temperaturschwankungen reagiert, gehört immer eine funktionstüchtige Organisation und eine gute Zusammenarbeit von Hersteller (Bauer, Landwirt), Molkerei und Handel dazu, um die Bevölkerung regelmäßig mit Milch und Milchprodukten zu versorgen. Über die dabei auftretenden Probleme und Lösungen informieren die folgenden Abschnitte.

Nähr- und Wirkstoffe der Milch

Die Inhaltsstoffe der Milcharten (Frauenmilch, Tiermilch) sind mengenmäßig verschieden und abhängig von der Wachstumsgeschwindigkeit des Menschen und der jeweiligen Tierart. Je rascher das Wachstum des menschlichen oder tierischen Säuglings, um so höher ist der Eiweiß- und Salzgehalt. Die *Frauenmilch* weist den niedrigsten Eiweiß- und Salzgehalt auf, weil der menschliche Säugling am langsamsten wächst.

Für ihn ist die *Muttermilch* (Frauenmilch) unersetzbar. Das gilt auch trotz mancher Schadstoffbelastung durch Blei- und Cadmiumrückstände. Die Vorteile des Stillens für den Säugling wiegen mögliche Nachteile einer schlechteren Muttermilch mehrfach auf. Selbst die sogenannte schlechte Frauenmilch ist immer noch viel besser als Kuhmilch.

Auch die *Schafsmilch* eignet sich zur menschlichen Ernährung, vor allem dann, wenn sie als zeitweiliges Diätmittel eingesetzt wird. Zunächst besitzt sie einen höheren Eiweiß- und Fettgehalt als die Frauenmilch. Das bringt eine größere Verträglichkeit und bessere Verdaulichkeit mit sich und ist der Grund dafür, sie als Diätmittel bei Magen- und Lebererkrankungen einzusetzen.

Wichtiger noch ist der besonders hohe Orotsäuregehalt (siehe Tabelle). Da die Orotsäure, manchmal auch als Vitamin B_{13} bezeichnet, wachstumsfördernde Eigenschaften besitzt, läßt sich diese Wirkung gut in Form der Schafsmilch bei Leberzellschädigungen, nach schwerer Krankheit, in der Rekonvaleszenz und in der Diät der älteren Menschen verwenden.

Als tägliches Nahrungsmittel sollte man sich der Schafsmilch nur sparsam bedienen.

Gehalt an Orotsäure (pro l)	
Frauenmilch	63 mg
Kuhmilch	100 mg
Ziegenmilch	63 mg
Schafsmilch	350–450 mg

Ziegenmilch ähnelt in ihrem Nährstoffgehalt weitgehend der Kuhmilch. Der Vitamingehalt ist geringer im Vergleich zur Frauen- und zur Kuhmilch, und der Geschmack ist herb. Ziegenmilch wird daher oft abgelehnt. Bei manchen Menschen kann sie auch eine Blutarmut, die sogenannte Ziegenmilchanämie, hervorrufen.

Für die Ernährung mancher Bevölkerungsgruppen spielt die Schafs- oder Ziegenmilch eine große Rolle.

Vollmilch als Heilmittel

Die Milch ist nicht nur wegen ihrer natürlichen und harmonischen Mischung der Nähr- und Wirkstoffe das wertvollste Nahrungsmittel, sondern auch ein Heilmittel größten Umfangs.

Neben dem Eiweiß der grünen Blätter ist das Milcheiweiß allen anderen Eiweißarten überlegen. Bei allen Infektionskrankheiten und Krankheiten, die einen starken Eiweißverbrauch mit sich bringen, sowie in der Erholungsphase nach solchen Krankheiten und anderen ernsten Erkrankungen gewinnen Vollmilch und Quark den Wert eines einzigartigen Medikamentes. Bei allen Formen der *Gelbsucht* und allen *Lebererkrankungen* wird heute der Heilwert der Milch voll anerkannt. Milch und Quark sind aus der Heilkost der Leberkranken nicht mehr fortzudenken. In allen Diätvorschriften zur Abheilung von *Magen- und Zwölffingerdarmgeschwüren*, den sogenannten Ulcuskuren, bildet die Milch die Grundlage der Diät. Auch der günstige Einfluß der Milch auf die Haut, wahrscheinlich durch die im Milchfett enthaltenen lebenswichtigen ungesättigten Fettsäuren wird bestätigt. Der hohe Vitamin-, Mineral-, Ferment- und Spurenstoffgehalt läßt natürlich die Milch bei allen mehr oder weniger ausgeprägten *Mangelkrankheiten* geeignet erscheinen.

Als letztes typisches Beispiel für die Heilkraft der Milch mag noch die *Karell-Kur* gelten, die Herzkranken mit Wasseransammlungen schnelle Erleichterung und Hilfe bringt. Bei der Karell-Kur bekommt der Kranke als Nahrung lediglich 1 l Milch am Tag. Die Wirkung der ausschließlichen Milchnahrung ist fast die gleiche wie bei Saftfastentagen, nämlich Schonung des ganzen Organismus und plötzliche starke Einschränkung der Kochsalzzufuhr bei Anreicherung mit Kalzium. Die Kochsalzausscheidung geht weiter. Verliert aber der Körper seine Kochsalzspeicher, so verliert er auch die überflüssigen Wasseransammlungen, wodurch sich die Herzkraft rasch erhöht.

Die große Zahl und die überaus günstige Zusammensetzung der Nähr- und Wirkstoffe in der Milch geben ihr die notwendigen Eigenschaften, um sie in zahlreichen Krankheitsfällen als ausgesprochenes Heilmittel mit großem Wirkungskreis einsetzen zu können.

Milch in der Schwangerschaft und Stillzeit

Für jede werdende und für jede junge Mutter ist Milch von besonders großer Bedeutung. Der Organismus des werdenden Kindes holt sich rücksichtslos und auf Kosten der Mutter alle zum Aufbau benötigten Stoffe. Die Mutter muß, um nicht beträchtliche Einbußen an Kalziumsalzen aus ihren Knochen und Zähnen zu erleiden und um gleichzeitig dem Kinde ein gesundes Wachstum zu ermöglichen, auf eine vollständige Nahrung bedacht sein. Neben grünen Gemüsen, Obst, etwas Hefe oder Weizenkeimen benötigt sie eine regelmäßige Milchzulage von ungefähr ½–¾ l Milch. Der hohe Kalzium- und Phosphorsäuregehalt der Kuhmilch bildet u. a. den notwendigen Schutz zur Erhaltung der eigenen Zähne und der Ausbildung der kindlichen Zahnanlage.

Die Entscheidung über die Gesundheit und Widerstandsfähigkeit des Gebisses unserer Kinder fällt bereits lange vor der Geburt. Mütter, die nicht um eine gesteigerte Zufuhr von Kalzium und Vitamin D, am natürlichsten in der Milch, besorgt sind, erleiden Zahnschäden.

In schweren Fällen von Kalziumarmut der Knochen – meist durch schnell aufeinanderfolgende Schwangerschaften bei fehlerhafter und unvollständiger Ernährung – kann es zu hochgradigen Verkrümmungen der Gliedmaßen oder zu schweren Deformierungen der Beckenknochen kommen, wodurch eine Geburt auf natürlichem Wege nicht nur außerordentlich erschwert, sondern oftmals völlig unmöglich wird. Diese Krankheit war früher unter dem Namen *Knochenerweichung* oder Osteomalazie recht häufig.

Als „Milchfaktor" von hohem biologischen Wert hat man in den letzten Jahren die Orotsäure (Vitamin B_{13}, Uracil-4-Carbonsäure) erkannt. In 100 ccm frisch gemolkener Kuhmilch befinden sich 6–10,5 mg dieser Säure. In den ersten Wochen nach dem Abkalben beträgt der Gehalt der Kuhmilch an Orotsäure sogar 30–40 mg in 100 ccm. Durch eingehende Untersuchungen fand man, daß die Orotsäure wachstumsfördernd wirkt und enge Beziehungen zum Vitamin B_{12} besitzt, daß sie von verschiedenen vitaminbildenden Bakterien benötigt wird – vor allem von den Darmbakterien, die das Vitamin B_{12} aufbauen – und eine Schutzwirkung auf die Darmbakterien ausübt. Viele Untersuchungen, besonders von *Schwietzer*, weisen darauf hin, daß Orotsäure den Eiweißaufbau fördert. *Rogers* schließlich kam zu dem bedeutsamen Ergebnis, daß Orotsäure einen der wirksamsten Hemmstoffe für krebserzeugende Substanzen darstellt und eine wichtige Rolle im Leber- und Fermentstoffwechsel spielt.

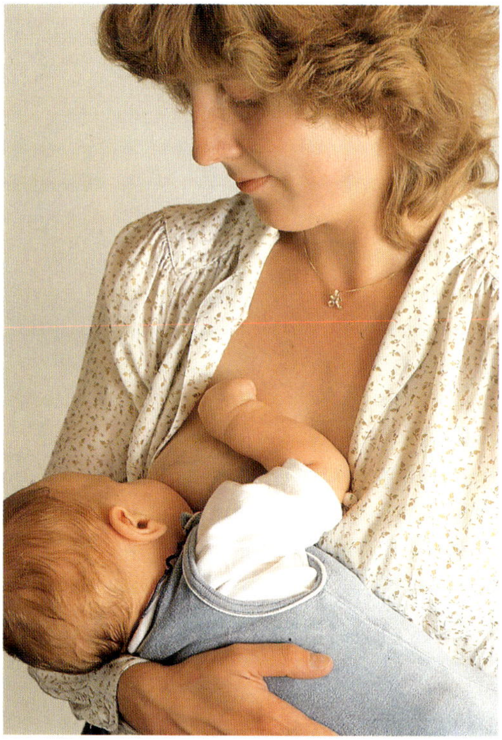

Trotz mancher Hinweise, daß auch die Muttermilch nicht frei von Schadstoffen ist, gilt sie nach einer Empfehlung der Kinderärzte immer noch als die beste und durch nichts zu ersetzende Säuglingsnahrung.

Für Schwangerschaft und Stillzeit also ist die Milch mit ihrem hohen Orotsäuregehalt wegen der wachstumsfördernden Wirkung, der Verbesserung des Eiweißaufbaus und der Nahrungsverwertung sehr zu empfehlen. Das gleiche gilt auch für die verschiedenen Sauermilcharten.

Milch für Kinder, Jugendliche und im Alter

Die entscheidende Bedeutung der Milch für die Säuglings- und Kleinkinderernährung braucht nicht besonders hervorgehoben zu werden. Für die Kindermilch gelten in erhöhtem Maße die Anforderungen, die eigentlich an jede Milch zu stellen sind, nämlich sauberste Gewinnung von tuberkulosefreien Tieren; Pasteurisierung der Milch entweder durch kurzzeitige Hoch- oder langzeitige Niedrigpasteurisierung, da beide Verfahren eine hinreichende Abtötung der Krankheitskeime ergeben; Homogenisierung (Zerkleinerung und gleichmäßige Verteilung der Fettkügelchen, indem man die Rohmilch unter Druck durch feine Düsen oder Spalten preßt); Einstellung auf einen Fettgehalt zwischen 3–3,5 %; Anreicherung mit Vitamin D_2, da der natürliche Vitamingehalt der Kuhmilch zur Verhütung der Rachitis nicht ausreicht.

Natürlich wird über diesen Forderungen nicht vergessen, daß jede hitzebehandelte Milch unliebsame Veränderungen, vor allem der hitzeempfindlichen Wirkstoffe wie auch der Eiweißkörper, erfährt. Eine einwandfreie Rohmilch ist wohl immer noch als Ideal anzusehen; sie ist aber schwer zu beschaffen und zu teuer. Manche Kinderärzte halten beim Säugling erhitzte Milch sogar für besser verdaulich als rohe.

Auch *Jugendliche* sind noch durch die Rachitis gefährdet, wie uns in eindrucksvoller Form die Jahre nach den letzten beiden Kriegen gelehrt haben. Um diese Spätrachitis zu verhindern, genügt täglicher Milchgenuß unter Zugabe von etwas Lebertran oder Weizenkeimöl.

Selbst im *Alter* können wir Milch nicht entbehren. Häufig findet man bei älteren Menschen im Röntgenbild entkalkte Knochen, die sogenannte Osteoporose. Die Stabilität des Skelettsystems ist dadurch stark vermindert, so daß es oft bei geringen Anlässen schon zu Knochenbrüchen kommt oder aber zu dem vielfach beobachteten Rundrücken. Auch sie sind die Folgen einer langjährigen Fehlernährung. Gerade der alternde und alte Mensch braucht fortlaufend genügend Vitamine und Mineralsalze, um die Festigkeit des Knochengelenksystems und die Funktion der Zellsysteme aufrechtzuerhalten. Ein halber Liter Milch täglich verleiht auch dem alternden Menschen hohen Schutz und bessere Widerstandskraft gegen die meisten Krankheiten.

Ein Kapitel Milchhygiene

Alle Milcharten enthalten sozusagen von Natur aus Bakterien, die die Milch sehr rasch – je nach Temperatur – in wenigen Stunden sauer werden lassen, so daß man sie nicht mehr als „süße" Frischmilch genießen kann. Für die Küche ist aber süße Milch fast unentbehrlich. Daher ist es notwendig, sie möglichst lange haltbar zu machen. Um das zu erreichen, müssen die Bakterien weitgehend oder völlig vernichtet werden. Dafür gibt es heute mehrere Möglichkeiten.

Abkochen der Milch

Das Abkochen der Roh- oder Frischmilch wurde früher im Haushalt regelmäßig geübt, wenn man Frischmilch direkt „vom Hof" erhielt. Das ist heute kaum noch möglich, da alle Milch von den Höfen gesammelt und an die Molkereien abgeliefert werden muß.

Außer der Vorzugsmilch ist alle Milch, die die Molkerei verläßt, durch eines der nachfolgend beschriebenen Verfahren haltbar gemacht.

Pasteurisieren

Rohmilch besitzt auch bei sauberster Gewinnung bei Temperaturen unter 10° C eine Haltbarkeit von höchstens drei Tagen.

Bei 20° C beträgt sie höchstens 20 Stunden. Auf den oft langen Transportwegen vom Erzeuger über den Kleinhandel (Milchgeschäft) bis zum Verbraucher (Haushalt) vergeht so viel Zeit, daß die normale Haltbarkeitsgrenze meist überschritten wird.

Um die Bakterienzahl in der Milch möglichst gering zu halten, ihre Vermehrung zu unterdrücken und etwa vorhandene Krankheitserreger abzuschwächen oder abzutöten, wird die Milch in der Molkerei erhitzt.

Das Milcherhitzungsverfahren zum Haltbarmachen der Milch wurde von dem französischen Chemiker und Biologen *Louis Pasteur* (1822–1895) entwickelt und nach ihm Pasteurisieren genannt. Drei Variationen des Erhitzungsverfahrens haben sich als wirksam erwiesen, und zwar die

- Kurzzeiterhitzung mit einer Dauer von 40 Sekunden bei 71–74° C,
- Langzeiterhitzung mit einer Dauer von 30 Minuten bei 62–65° C,
- Hocherhitzung, die mit mindestens 85° C erfolgt.

Von den Molkereien wird heute die *Kurzzeiterhitzung* am meisten durchgeführt. Auch nach dem Pasteurisieren bleibt die Milch nur für eine begrenzte Zeit haltbar. Für den Transport und die Verteilung reicht diese Zeit aber praktisch immer aus.

Sterilisieren zur Herstellung von Kondensmilch

Kondensmilch ist auf ein Drittel bis auf ein Viertel eingedickte (kondensierte) Milch.

Um Kondensmilch, Sterilmilch oder Dauermilch zu gewinnen, ist es außer der Eindickung erforderlich, alle Keime einschließlich ihrer Sporen (Dauerformen) abzutöten. Die vollständige Sterilisation gelingt aber nur durch Erhitzen auf 100° C bei einer Dauer von sechs Stunden, wobei eine gelbliche Verfärbung der Milch auftritt. Diese Milch steht allerdings, was ihren Gesundheitswert betrifft, an letzter Stelle. Oft führt man auch nur eine teilweise (partielle) Sterilisation durch mit einer Hitzeeinwirkung von 110° C bei einer Dauer von 30–60 Minuten. Die Zeit der Haltbarkeit ist dabei aber schon eingeschränkt.

Uperisation

Eine weitere Sterilisationsmöglichkeit besteht in der Ultrakurzzeiterhitzung, Uperisation genannt. Bei diesem Verfahren wird die vorgewärmte Milch in einem Düsensystem (UP-Kopf) durch Einblasen von Heißdampf erhitzt und sofort im Vakuum wieder entspannt. Dabei verdampft das durch den Dampf in die Milch gelangte Wasser. Durch die Wasserverdampfung wird die Milch im Augenblick wieder abgekühlt, so daß sie nur ½–⅕ Sekunde auf 130–150° C erhitzt wird. Die uperisierte Milch ist im Unterschied zur pasteurisierten vollkommen keimfrei. Sie behält auch annähernd den Geschmack und den Nährwert der Rohmilch, was bei der Sterilmilch nicht der Fall ist.

Alle Verfahren des Haltbarmachens und der Aufbereitung der Milch bringen neben den unbestreitbaren Vorteilen für die Aufbewahrung, den Versand und damit für die gesamte Versorgung vor allem der Großstädte auch Nachteile mit sich, wenn man an den geschmacklichen, aber vor allen Dingen an den gesundheitlichen Wert denkt.

Die modernen technischen Einrichtungen der Milchaufbereitungsbetriebe liefern hygienisch einwandfreie, aber sterile und im Gesundheitswert geminderte Produkte. Naturprodukte erfahren durch technische Eingriffe selten eine wirkliche Veredelung, sie verlieren vielmehr Vitamine und andere unverzichtbare Inhaltsstoffe. Das ist der Preis, den wir in einer hochtechnisierten und zivilisierten Gesellschaft zahlen müssen. Dabei ist das Bedürfnis nach gesunden und möglichst naturbelassenen Lebensmitteln – nicht nur Nahrungsmitteln – in der Bevölkerung heute sehr groß.

Da frische Milch ab Hof in der Regel nicht zur Verfügung steht, kann man sich durch den Kauf von Vorzugsmilch, wie sie für Säuglinge und Kleinkinder gebraucht wird, behelfen.

Homogenisierung

Eine weitere Maßnahme, um die Milch zu einem handelsfähigen Produkt zu machen und sie mehr der Frauenmilch anzugleichen, ist die Homogenisierung.

So bezeichnet man ein in der Molkerei durchgeführtes Verfahren, bei dem die Milch (Kuhmilch) unter hohem Druck (etwa 150 at) durch feine Düsen gepreßt wird. Hierbei verringert sich der Durchmesser der in der Milch vorhandenen Fettkügelchen ganz wesentlich (von 5–10 μm auf 2–3 μm) und wird dadurch den Größenverhältnissen der Frauenmilch (0,1–0,2 μm) angepaßt. Außerdem führt dieses Verfahren dazu, daß das Milcheiweiß (Kasein) bei der Gerinnung viel feinere und weichere Flöckchen aufweist und sich damit ebenfalls ähnlich der Frauenmilch verhält.

Diese zweifache Angleichung der Kuhmilch an die Frauenmilch führt zu einer vorteilhafteren und leichteren Verdaulichkeit der Kuhmilch im menschlichen Magen. Der Grund dafür wird in der feineren Verteilung und der dadurch erzielten Oberflächenvergrößerung der Fett- und Eiweißbestandteile gesehen, weil damit die Verdauungsenzyme besser wirken können. Homogenisierte Milch verläßt den Säuglingsmagen genauso schnell wie Frauenmilch.

Mit der besseren Fettverarbeitung kommt es auch zu einer vorteilhafteren Verwertung des in der Milch vorhandenen Vitamins A.

Manche Verbraucher sehen auch wesentliche Vorteile darin, daß homogenisierte Milch einen geringeren Kochgeschmack aufweist und nicht aufrahmt. Homogenisierte Milch hat aber auch den Nachteil, wegen der Zerreißung der Fettkügelchen chemisch labiler zu sein. Sie wird dadurch unter Lichteinfluß leicht ranzig und muß in dunkle Flaschen abgefüllt werden.

Vitaminisierung der Milch

Wenn die Milchkühe eine vorwiegend frische Kost und damit eine für sie vollwertige Ernährung erhalten, weist die Milch alle milchtypischen Vitamine in den notwendigen Mengen auf, wobei das antirachitisch wirkende Vitamin D eine besondere Rolle spielt.

Sobald aber die Kühe im Stall gehalten werden, vermindert sich der Vitamin-D-Gehalt so stark, daß die mit der Milch ernährten Säuglinge mit Vitamin D unterversorgt bleiben. Man versucht dann, die Milch durch Ultraviolettbestrahlung oder direkten Zusatz von Vitamin D anzureichern. Da diese Verfahren aber unerwünschte Veränderungen der Milch zur Folge haben, konnten sich diese Maßnahmen nicht durchsetzen. Man überläßt die Rachitis-Vorbeugung mit Vitamin D am besten dem Kinderarzt, der sie individuell und wirksam durchführt.

Der Kinderarzt Prof. Dr. med. *H. Mommsen* sagt klar und eindeutig: „Da die chemisch-physikalischen Analysen zur Charakterisierung eines Nahrungsmittels nicht ausreichen, ist für die aus der Brust getrunkene Frauenmilch nur die unveränderte Rohmilch eines Tieres (Kuh, Ziege, Schaf) ein angemessener Ersatz. Nur diese Form der Milch ist wirklich ‚adaptiert', das heißt, der Frauenmilch angeglichen."

Milchprodukte

In der Übersicht auf der folgenden Seite sind die wichtigsten Milchprodukte zusammengestellt.

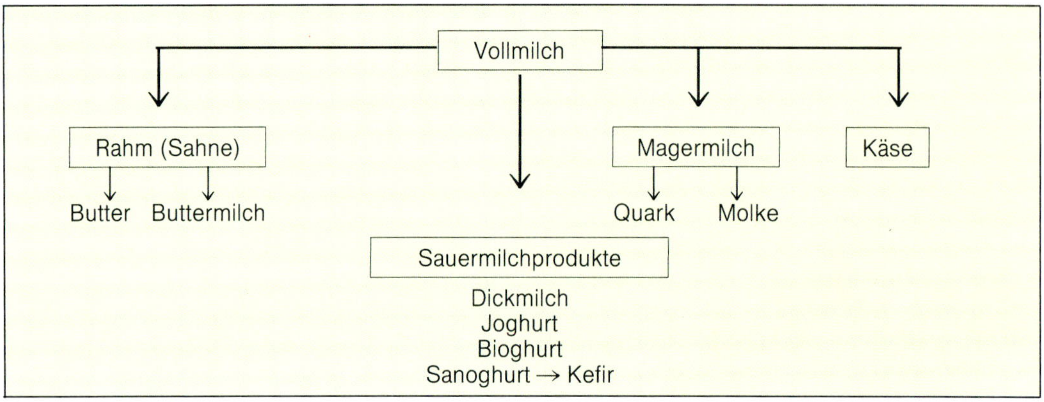

Man erkennt drei Bereiche. Zum ersten gehören die Produkte, die mit der Buttergewinnung zusammenhängen. Im zweiten finden sich Produkte, die mit der Quarkgewinnung zu tun haben, und der dritte Bereich umfaßt die speziellen Sauermilchprodukte.

Außer Vollmilch, Süßrahm, Süßrahmbutter und Magermilch sind alle Produkte entweder von Natur aus oder durch Beimpfung mit Milchsäure bildenden Bakterien gesäuert.

Vor- und Nachteile der einzelnen Milchprodukte sollen nun kurz besprochen werden.

Rahm (Sahne) – Butter – Buttermilch

Es besteht kein Zweifel, daß die Butter ein ernährungsphysiologisch hochwertiger Energiespender ist. Sie wird ohne künstliche Zusätze rein mechanisch in Molkereien oder Butterzentralen hergestellt. Aus 25 l Milch gewinnt man 1 kg Butter.

Mit Hilfe der Milchzentrifuge werden durch Ausnutzung der Fliehkraft die schwereren Fettbestandteile der Milch von allen anderen Bestandteilen getrennt. Die abgeschleuderte Fettmasse – nun Rahm genannt – wird anschließend pasteurisiert.

Damit hat man schon das erste Milchprodukt, den **Süßrahm,** gewonnen. Fügt man nun besondere Milchsäurebakterien hinzu, entsteht **saurer Rahm,** ein weiteres Produkt, das wie der Süßrahm in der Küche viel verwendet wird.

Der pasteurisierte und je nach der herzustellenden Butterart eventuell angesäuerte Rahm wird im sogenannten Butterfertiger geschlagen, bis sich die Fetteilchen zum sogenannten Butterkorn vereinigt und von der Flüssigkeit, der **Buttermilch,** getrennt haben.

Nach Ablassen der Buttermilch, die wiederum ein gesondertes Milchprodukt darstellt, werden die Butterkörner in eiskaltem Wasser ausgewaschen, vom Wasser getrennt und dann zur fertigen Butter zusammengeknetet.

Die Nähr- und Inhaltsstoffe der Butter sind in der Tabelle auf der nächsten Seite aufgeführt.

Die Butter enthält als wichtigsten Bestandteil das Milchfett, kleinste Mengen Eiweiß und Milchzucker, Phosphorverbindungen und freie Fettsäuren. Wichtig ist auch der Gehalt an den Vitaminen A und D.

An Fettsäuren enthält die Butter fast

- 60% gesättigte Fettsäuren,
- 20,1% Ölsäure als einfach ungesättigte,
- 1,8% Linolsäure als zweifach ungesättigte und
- 1,2% Linolensäure als dreifach ungesättigte Fettsäure.

Hauptwirkstoffe in 100 g Butter

Eiweiß	0,67 g
Fett	83,2 g
Kohlenhydrate	0,72 g
Natrium	5 mg
Kalium	16 mg
Kalzium	13 mg
Magnesium	3 mg
Phosphor	21 mg
Eisen	0,1 mg
Zink	0,23 mg
Vitamin A	0,59 mg
Vitamin B_1	5 µg
Vitamin B_2	0,02 mg
Vitamin B_6	5 µg
Niacin	0,03 mg
Pantothensäure	0,05 mg
Vitamin D	1,3 µg
Vitamin E	2,2 mg
Ölsäure	20,1 g
Linolsäure	1,8 g
Linolensäure	1,2 g
Cholesterin	240 mg
Lezithin	200 mg
Kalorien	736
Joule	3076

Magermilch – Quark – Molke – Käse

Wenn man durch Zentrifugieren von der Vollmilch das Fett abgetrennt hat, bleibt **Magermilch** übrig. Diese kann als trinkfertiges Milchprodukt zum Verkauf gebracht werden, wenn die Vollmilch pasteurisiert war.

In einem weiteren Arbeitsgang kann man aus der pasteurisierten Magermilch Weichkäse (Quark) zubereiten. Dazu wird sie zunächst mit speziellen Milchsäurebakterien geimpft und bei einer bestimmten Temperatur eine Zeitlang bebrütet, wobei die Milch gerinnt und sauer wird. Dabei sondert sich die Molke ab, die dann wieder ein fertiges Produkt darstellt. Sie hält sich einige Tage, wenn die Rohmilch vor der Entfettung pasteurisiert wurde.

Quark wird ohne Fettzugabe als mager, mit 10 % Fett als viertelfett, mit 20 % halbfett und mit 40 % als fett bezeichnet. Quark ist bei weitem das wichtigste Milchprodukt sowohl für die normale, vollwertige Ernährung als auch für die Verwendung als Heilmittel. Man verwendet ihn

- äußerlich als Kompresse bei Unterschenkelgeschwüren,
- in der Diät bei Magen- und Darmleiden,
- in der Reduktionskost (Schlankheitsdiät) ohne Fettgehalt (Magerquark),
- als Magerquark, der zudem cholesterinfrei ist, zur Aktivierung der Entgiftungsfunktionen der Leber.

Cotton Cheese, eine spezielle krümelige Quarkzubereitung, ist meist halbfett.

Molke, die bei der Quarkzubereitung übrigbleibt, ist lange Zeit in ihrem Nähr- und Heilwert verkannt worden. Molke ist aber ein sehr altes Heilmittel. Sie wurde im Volk sogar das „heilende Wasser" der Milch genannt. Heute wird die Molke als Heilmittel wieder hoch geschätzt. Von ihren Nähr- und Heilkräften soll hier die Rede sein.

Molke, der fachliche Name ist „Serum der Milch" *(Serum lactis)*, scheidet sich von der Milch als grünlich-gelbliche Flüssigkeit ab, wenn das Milcheiweiß (Kasein) „ausfällt", d. h. wenn die Milch sauer wird und gerinnt. Die frisch entstandene Molke hat einen leicht säuerlichen, aber angenehm erfrischenden Geschmack. Er rührt von der durch Milchsäurebakterien bewirkten Spaltung des Milchzuckers her, bei der die *Milchsäure* entsteht. Diese Milchsäure ist der erste wichtige, heilend wirkende Inhaltsstoff der Molke.

Bei der Durchsicht der Analysenwerte muß man feststellen, daß die Molke

- eine gute Eiweißquelle darstellt,

- reichlich Milchzucker und Milchsäure enthält,
- reich an Vitaminen und Mineralstoffen ist,
- Orotsäure aufweist, die zum Eiweißaufbau benötigt wird,
- einen hohen Kalium- und niedrigen Natriumgehalt hat,
- dazu cholesterinfrei, fast fettfrei und kalorienarm ist.

Das heißt aber, daß die Molke ein ideales Heilmittel zur Wasserausscheidung bei Stauungen, Bluthochdruck, Nierenerkrankungen und Darmstörungen darstellt.

Hauptwirkstoffe in 100 g Frischmolke

Eiweiß (Molkeprotein)	0,8 g
Fett	0,2 g
Kohlenhydrate (Milchzucker)	4,6 g
Kalium	129 mg
Kalzium	68 mg
Magnesium	1 mg
Phosphor	43 mg
Vitamin A	3 µg
Vitamin B_2	1,5 µg
Vitamin B_{12}	0,2 µg
Vitamin C	0,89 mg
Vitamin E	24 µg
Kalorien	240
Joule	1003

Regelrechte *Molkenkuren* sind heute wieder aktuell. Ihre Nützlichkeit wurde schon im klassischen Altertum erkannt zur Gewebsentschlackung und zu Entgiftungskuren.

Das Schweizer Bauerndorf Gais im Appenzeller Land erlangte internationalen Ruf durch seine Molkenkuren. Sie wurden durchgeführt bei rheumatischen und gichtischen Erkrankungen, bei Bluthochdruck und Arteriosklerose, bei unzureichender Blutzuckerverwertung (leichtem Diabetes) und bei Übergewicht.

Es gibt heute, vor allem in Reformhäusern, so gute Molkezubereitungen, daß Molkenkuren jederzeit zu Hause durchgeführt werden können. *Molketrinkkuren* eignen sich – wie auch die anderen Sauermilchpräparate – zur Gesundheitsvorsorge und zur Basisbehandlung vieler Krankheiten einschließlich des Krebses.

Käse: Er sei, so sagt man, die Krönung jeder Mahlzeit. In der Tat gibt es in den europäischen Ländern außerordentlich viele Käsesorten, milde und würzige, weiche und feste, alte und junge. Sicher ist, daß Käse zu den ältesten Nahrungsmitteln der Menschheit zählt und als Brotbelag, zum Kochen und Backen oder auch ohne Zutat am Schluß einer Mahlzeit ein Genuß sein kann.

Wie entsteht der **Hartkäse?** Zunächst setzt man frischer, pasteurisierter, entrahmter und dann wieder mit einer vorgeschriebenen Rahmmenge versetzter Kuhmilch eine Reinkultur bestimmter Milchsäurebakterien zu. Dann erwärmt man die Milch auf 30° C und läßt sie eine halbe Stunde stehen. In dieser Zeit hat sich Quark, auch „Bruch“ genannt, entwickelt. Das ist bereits die rohe Käsemasse. Nach Ablassen der entstandenen Flüssigkeit (Molke) und Zerschneiden des „Bruchs“ oder Quarks in Stücke werden diese durch Erwärmen getrocknet. Je kleiner die Stücke geschnitten werden, um so fester wird der Käse. Nach einer bestimmten Trockenzeit, auch Reifezeit genannt, kann man dem Käse die gewünschte Form und Größe geben, indem man ihn in entsprechende Formen aus Holz, Stahl oder Kunststoff füllt. In diesen Formen wird der ursprüngliche Quark zum jungen Käse. Er wird aber noch häufig gewendet und gepreßt, um noch Flüssigkeit (Molke) zu entfernen. Durch die Bakterientätigkeit kommt es in der nun folgenden Ruhezeit zur Lochbildung. Sie

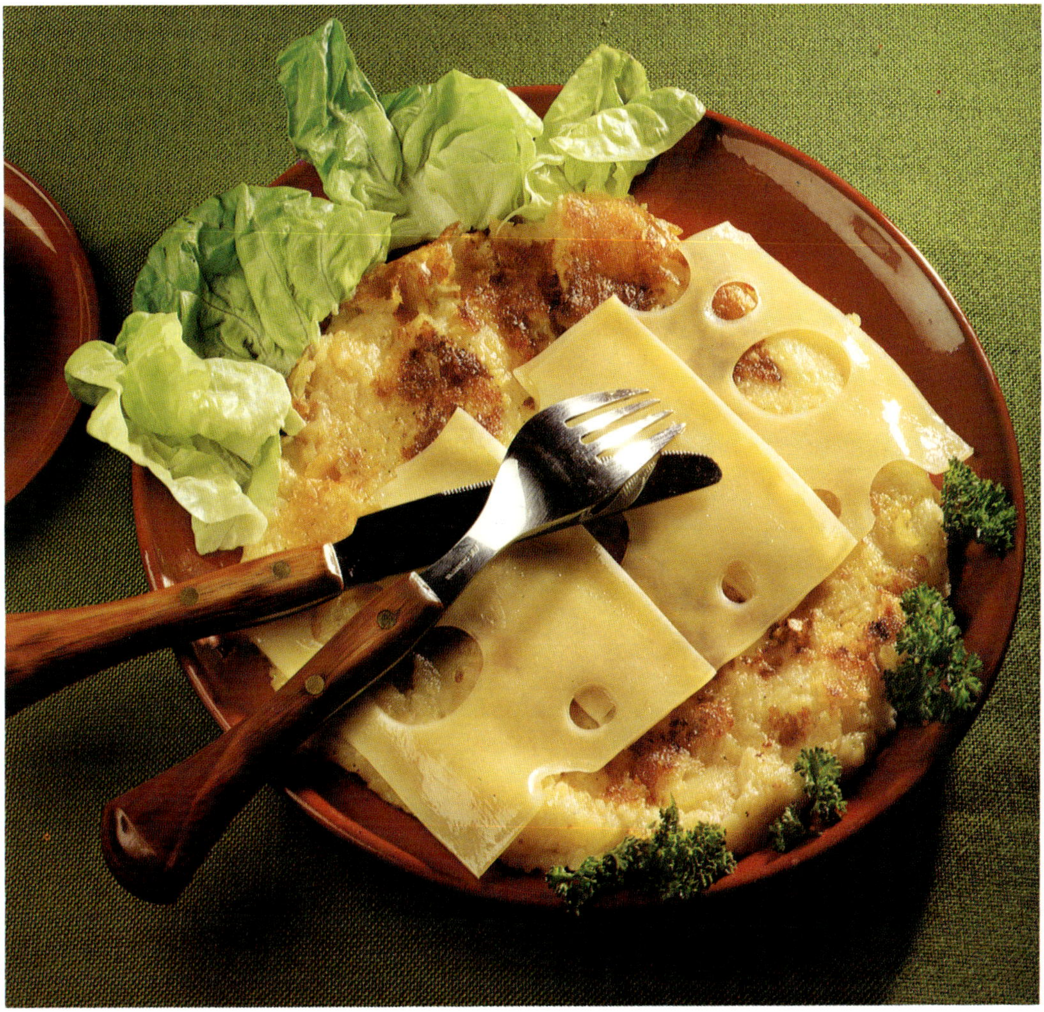

Schweizer Käserösti

1 kg Kartoffeln · 40 g Sonnenblumenöl · 80 g geriebener fettarmer Käse · 2 EL Wasser · 8 Scheiben Schnittkäse (100 g) · Meersalz

Pellkartoffeln kochen, pellen und über Nacht stehenlassen. Am nächsten Tag die Kartoffeln grob raffeln. Sonnenblumenöl in einer Stielpfanne erhitzen, die Kartoffeln hineingeben und unter vorsichtigem Wenden goldgelb rösten. Wasser und Meersalz hinzufügen, einen Deckel auf die Pfanne legen und etwa 3 Minuten zugedeckt dünsten. Nun den geriebenen Käse untermischen, den Pfanneninhalt zu einem flachen Kuchen zusammendrücken und von unten knusprig braun rösten. Auf einen Teller stürzen und mit Käsescheiben belegt anrichten. Dazu Salat geben.

72 g Eiweiß, 74 g Fett, 156 g Kohlenhydrate; Kalorien: 1608 (6721 Joule)

Nähr- und Wirkstoffübersicht bei einigen Käsesorten

100 g eßbarer Substanz enthalten im Durchschnitt		Hartkäse vollfett 45% Fett i.Tr.	Doppelrahm-frischkäse 60% Fett i.Tr.	Camembert 45% Fett i.Tr.	Magerkäse unter 10% Fett i.Tr.
Eiweiß	in Gramm	25	15	19	37
Fett		27	31	23	3
Kohlenhydrate		3	2	2	4
Kalorien		372	355	300	192
Joule		1557	1486	1256	804
Natrium	in Milli-gramm	650	340	1150	—
Kalzium		830	65	380	1200
Eisen		0,6	—	0,5	1
Vitamin A	(in µg)	240	320	600	30
Vitamin B_1	in Milli-gramm	0,05	0,05	0,05	0,05
Vitamin B_2		0,35	0,3	0,45	0,05
Niacin		0,2	0,1	1,5	+

entsteht durch die sich bildende Kohlensäure, deren Intensität die Anzahl und Größe der Lochbildung bestimmt. Es folgt dann die Phase des Setzens und Reifens.

Zum Salzen legt man den Käse für eine bestimmte Zeit in ein Salzbad. Hierdurch gewinnt er seinen typischen Geschmack und eine größere Haltbarkeit. Außerdem wird dadurch der Reifeprozeß beeinflußt, der aber erst – je nach gewünschter Sorte – nach Tagen, Wochen oder Monaten im Ruheraum zum Abschluß kommt.

Wie es um den Gehalt an Nähr- und Wirkstoffen des Käses bestellt ist, darüber gibt die Tabelle oben einige Beispiele.

Die Übersicht zeigt auf den ersten Blick, daß alle Käsearten hohe Eiweißträger und abgesehen von den Magermilchzubereitungen auch hohe Fettspender sind. Wichtig ist auch ihr beträchtlicher Kalziumgehalt. Der gleichzeitig recht hohe Natriumanteil macht die Hartkäse allerdings für diätetische Zwecke, z. B. natriumarme Kost bei Bluthochdruck und Nierenerkrankungen, nicht geeignet. Als Vitaminquelle kommen sie nur für Vitamin A in Frage.

Dickmilch – Joghurt – Bioghurt – Kefir

Das Ausgangsprodukt für alle Sauermilchprodukte, soweit sie in Großbetrieben – vor allem in Molkereien – hergestellt werden, ist die in der Molkerei pasteurisierte Milch, die nach dem Pasteurisieren auf den gewünschten Fett- und Milchsäuregehalt eingestellt wird.

Dickmilch: Wenn man Milch (unbehandelte Rohmilch) warm stellt, vermehren sich sehr schnell die in jeder Rohmilch vorhandenen Milchsäure bildenden Bakterien. Sie bauen den Milchzucker unter

Milchsäurebildung ab, wobei die Milch sauer wird und gerinnt (Selbstsäuerung). Die Selbstsäuerung der Milch kann man beschleunigen, wenn man der süßen Milch eine kleine Menge Sauermilch zusetzt, da diese schon reichlich Milchsäure bildende Bakterien enthält. Das Aufstellen von Milch zum Sauerwerden und damit zur Dickmilchbereitung ist in jedem Haushalt bekannt. Dickmilch ist die natürlichste und damit auch wertvollste Sauermilchart, die wir haben können. Sie enthält anfänglich überwiegend rechtsdrehende Milchsäure, deren Bedeutung bei der Joghurtgewinnung erläutert wird.

Die im Handel erhältliche Dickmilch wird, um sie haltbarer zu machen, zunächst pasteurisiert und anschließend mit besonderen Milchsäurebakterienstämmen geimpft, damit ein hoher Anteil an rechtsdrehender Milchsäure entsteht.

Selbstzubereitete Dickmilch aus unbehandelter und von gesundem Milchvieh stammender Rohmilch ist natürlich vorzuziehen.

Joghurt: Die Herstellung des Joghurts ist etwas schwieriger als die der Dickmilch. Man erhitzt einen Liter Voll-, Trink- oder Magermilch bis zum Kochen und kühlt sie dann in kaltem Wasser bis auf 45° C ab. Dann rührt man eine Packung Joghurtbazillenkultur (im Reformhaus erhältlich) hinein, füllt die Milch anschließend in kleine Glas- oder Porzellangefäße ab und läßt diese dann in einem Brutschrank mit einer Temperatur von 42–45° C stehen. In einigen Stunden ist der Joghurt fertig. Er muß nun bis zum Verzehr in den Kühlschrank, damit er nicht zu sauer wird. Man kann mit

Nicht Butter, sondern Quark ist das bei weitem wichtigste Milchprodukt sowohl für die menschliche Ernährung als auch für die Heilkost. Es sollte immer Magerquark bevorzugt werden.

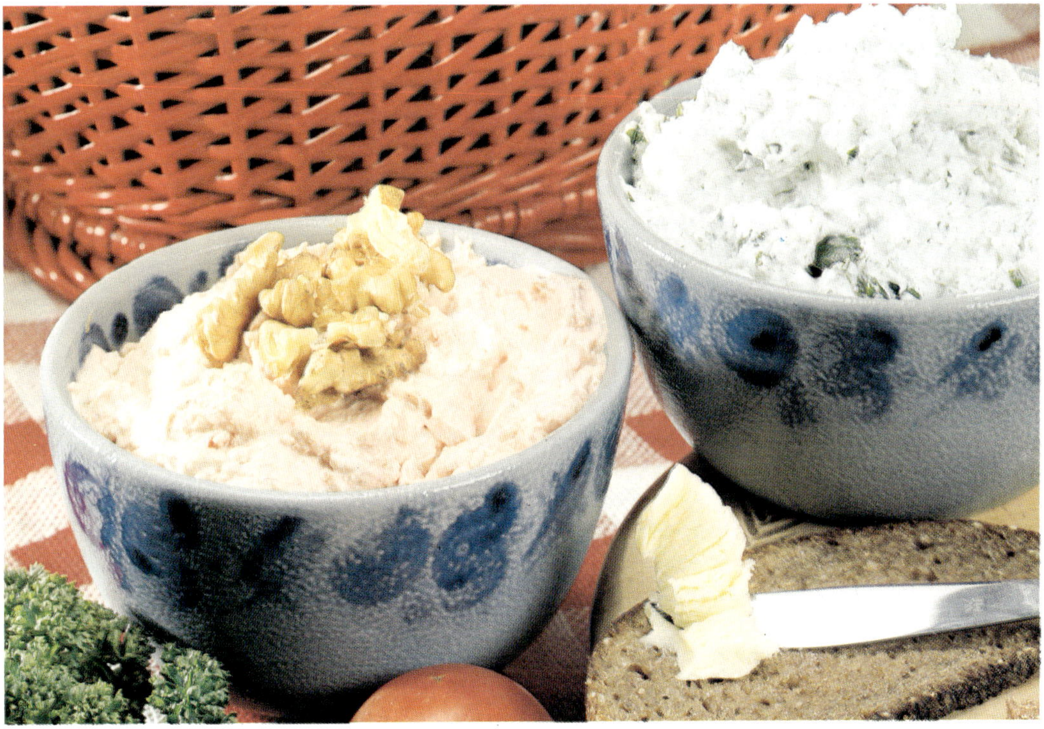

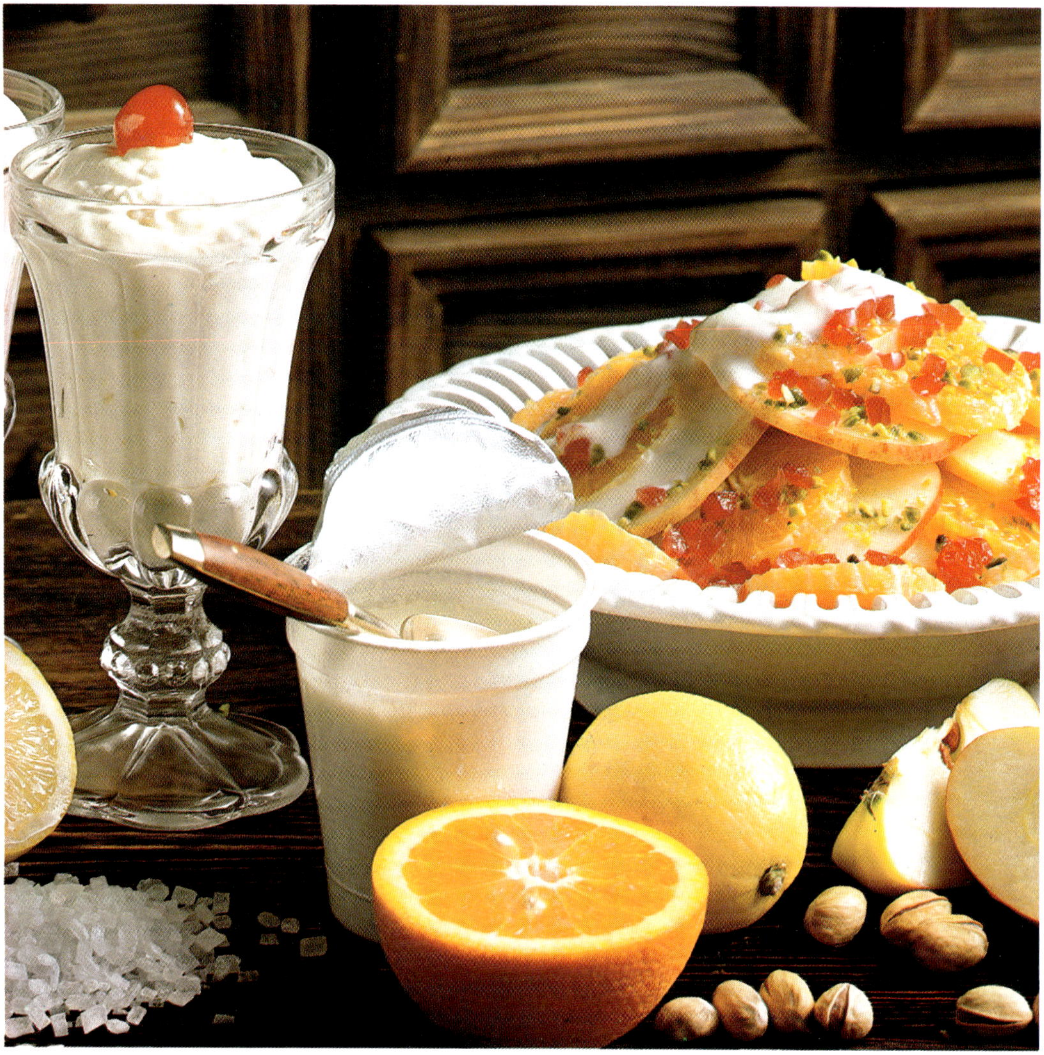

diesem Joghurt vier Wochen lang die nächsten Milchportionen impfen. Dann kauft man eine neue Joghurtbazillenkultur. Zur Einhaltung der notwendigen Temperatur von 42–45° C gibt es Joghurtbereiter zu mäßigen Preisen.

Die Rolle der Milchsäure: Die einzelnen Sauermilcharten unterscheiden sich zwar in der Herstellungsweise durch Verwendung verschiedener Milchsäure produzierender Bazillen und Fermente, ihr Nähr- und Wirkstoffgehalt ist aber sehr ähnlich. Recht unterschiedlich ist jedoch ihr *Milchsäuregehalt.* Er schwankt je nach Herstellungsart und Alter der Milch. Auch die Eigenschaften der Milchsäure sind abhängig von den verwendeten Milchsäurebazillen. Ein normaler Joghurt (hergestellt durch den Lactobazillus bulgaricus) enthält etwa 3–10 g pro Liter linksdrehende Milchsäure, das sind 25–70 % der Gesamtsäuremenge; der Rest ist jeweils rechtsdrehend.

Bei der Verwendung von Joghurt sollte man darauf achten, nur Joghurt mit der für den menschlichen Stoffwechsel nützlichen und heilsamen rechtsdrehenden Milchsäure zu verwenden.
Bioghurt enhält immer rechtsdrehende Milchsäure.

Was versteht man unter rechts- und linksdrehender Milchsäure? Bringt man Milchsäure unter ein sogenanntes Polarimeter, unter Licht also, das nur in einer Ebene schwingt, dreht sich das Licht entweder nach links oder nach rechts, oder es bleibt unverändert. Wird die Schwingungsebene nach rechts gedreht, so weiß man, daß die zu prüfende Lösung überwiegend rechtsdrehende Milchsäure enthält (Schreibweise: L [+]), und zwar um so mehr, je stärker die im Polarimeter sichtbare Rechtsdrehung erfolgt. Wird die Schwingungsebene aber nach links gedreht, so enthält sie mehr oder weniger überwiegend linksdrehende Milchsäure (Schreibweise: D [−]). Bleibt das Licht unverändert, so ist gleich viel rechts- und linksdrehende Milchsäure vorhanden. Eine solche Mischung wird Racemat genannt (Schreibweise: DL).

Im normal verlaufenden menschlichen Stoffwechsel entsteht immer nur rechtsdrehende Milchsäure. Sie ist daher für uns die naturgegebene Form. Der Ernährungsspezialist Dr. *Anemüller* macht aber darauf aufmerksam, daß nur in entarteten und stoffwechselgestörten Krebszellen statt rechtsdrehender Milchsäure die linksdrehende Milchsäure entsteht. Ihr Auftreten im Organismus muß daher als Stoffwechselstörung gelten.

Man wird also immer bestrebt sein müssen, Sauermilchprodukte herzustellen, die vorwiegend oder sogar fast ausschließlich die für den menschlichen Stoffwechsel brauchbare, nützliche und heilsame rechtsdrehende Milchsäure enthält. Es gibt heute Joghurtprodukte, die dieser Forderung durchaus entsprechen.

Bioghurt enthält meist zwei körpereigene Bakterienarten, die günstig auf die Darmfunktion wirken und für eine ständige Entgiftung sorgen. Die bei der Joghurtherstellung verwendeten Bakterien können sich auf die Dauer nachteilig auf die körpereigenen Colibakterien des Darmes auswirken.

Kefir ist eine Sauermilchart aus der Türkei. Er wird im Gegensatz zu allen Sauermilcharten durch Zusatz von Hefepilzen hergestellt. Es ist zweckmäßig, alle 2−3 Monate Joghurt durch Kefir zu ersetzen, weil dieser leichter und neutraler ist und nicht die stark saure Wirkung der Joghurtpräparate hat. Die Abwechslung ist für die Schleimhäute der Verdauungsorgane günstiger.

Trockenmilch — Milchpulver

Trockenmilch kommt heute als Vollmilchpulver mit etwa 25 % Eiweiß und etwa 26 % Fett sowie als Magermilchpulver mit etwa 35 % Eiweiß und 1 % Fett auf den Markt. Sie nimmt immer mehr den Platz ein, den früher die Kondensmilch innehatte.

Es gibt drei Herstellungsverfahren: 1. die Trommeltrocknung mit und ohne Vakuum, 2. das Zerstäubungsverfahren und 3. die Kombination der beiden genannten Verfahren. Alle diese Verfahren haben ihre Vor- und Nachteile. Am häufigsten wird wohl der amerikanische Vakuum-Sprühtrommeltrockner eingesetzt, der es erlaubt, die Trocknung bei einer Temperatur nicht über 40° C durchzuführen. Die niedrige Temperatur ist notwendig, um eine Denaturierung des Eiweißes und eine physikalische oder chemische Veränderung des Milchfettes zu verhindern.

Der Wassergehalt der Trockenmilch darf 6% nicht übersteigen, und bei Vollmilchpulver muß ein Mindestfettgehalt von 15% vorhanden sein. Mit einer entsprechenden Menge Wasser verrührt, muß sich eine Flüssigkeit ergeben, die der Milch möglichst nahekommt.

Die typischen *Enzyme der Vollmilch* werden bei den Trocknungsverfahren stark herabgesetzt oder auch völlig vernichtet. Über die Vitaminverluste durch die Trocknungsverfahren besteht noch keine Einhelligkeit. Sie werden von verschiedenen Untersuchern als gering bis sehr stark angegeben. Eindeutig ist nur: Je höher die Temperatur, je länger diese einwirkt und je stärker die Luft auf den Trocknungsvorgang einwirken kann, desto größer ist der Vitaminverlust. Die Verwendung von Trokkenmilch in der Säuglings- und Kinderernährung sollte möglichst vermieden werden.

Die Frage, ob durch die Milchtrocknung krankmachende *Bakterien* vernichtet werden, läßt sich durchweg mit ja beantworten. Bei trockener Lagerung des Milchpulvers ist mit einer Keimentwicklung kaum zu rechnen. Ob Milchpulver verdorben ist, kann man im allgemeinen am Geschmack, Geruch und an der Löslichkeit erkennen. Wenn frische, nicht säuernde und keimarme Milch zur Herstellung des Milchpulvers verwendet wurde, kann man mit einer Haltbarkeit von wenigstens sechs Monaten rechnen.

Die Trockenmilch wird in steigendem Umfang als Ersatz für Frischmilch verwendet, weil sie praktisch immer zur Verfügung steht, einige Zeit vorrätig gehalten werden kann und einfach in der Handhabung ist. Die steigende Verwendung trifft vor allem für England, Amerika, die subtropischen und tropischen Länder zu. Besonders häufig wird sie auch von der Nahrungsmittel- und Süßwarenindustrie verwendet.

Zweifellos ist Trockenmilch ein hochwertiges Nährmittel mit hohem Eiweiß- und Fettgehalt, reichlich Mineralien und – bei schonender Herstellung – auch mit den notwendigen Vitaminen. Eine genaue Übersicht über die hauptsächlichsten Nähr- und Wirkstoffe der Trockenvollmilch im Vergleich mit Magermilch-, Buttermilch- und Molkenpulver vermittelt die Tabelle auf der nächsten Seite.

Bemerkungen zu den Sauermilchprodukten

Alle Sauermilchprodukte enthalten in Form der rechtsdrehenden Milchsäure einen der wichtigsten biologischen Faktoren, die wir heute kennen. Milchsäure ist für alle Organismen lebenswichtig. Sie trägt bei Pflanze, Tier und Mensch zu der Aufrechterhaltung des schwach sauren Milieus in den Körpersäften bei, das für die lebenden Zellen notwendig ist, damit sie ihre Aufgaben am besten erfüllen können.

Die Milchsäure sorgt auch für den notwendigen Säureschutzmantel der Haut und der Schleimhäute vom Mund bis zum Enddarm und in den weiblichen Geschlechtsorganen. Er schützt vor Infektionen durch Bakterien und Viren.

Im Stoffwechselgeschehen regt die Milchsäure die Funktion der Nebennieren und der Schilddrüse an und bildet zugleich eine Energiequelle für die Herzmuskelzellen.

Damit sind ihre Aufgaben noch nicht erschöpft. Sie

- reguliert das Öffnen und Schließen des Magenschließmuskels,
- ersetzt die teilweise fehlende Magensäure,

Nähr- und Wirkstoffübersicht der Trockenmilcharten

100 g eßbarer Substanz enthalten im Durchschnitt		Vollmilch-pulver Trocken-vollmilch	Magermilch-pulver Trocken-magermilch	Buttermilch-pulver Trocken-buttermilch	Molkenpulver Trockenmolke
Eiweiß	in Gramm	25	35	33,4	12
Fett		26	1	2,28	1,2
Kohlenhydrate		38	52	54,7	71,5
Kalorien		485	358	374	338
Joule		2027	1496	1563	1413
Natrium	in Milligramm	370	560	354	1290
Kalium		1160	1580	1300	1860
Kalzium		920	1300	894	890
Magnesium		110	110	110	180
Phosphor		710	1000	915	576
Eisen		0,7	0,8	0,3	0,9
Zink		1,5	4,1	4	2,1
Vitamin A	in Milligramm	0,23	0,012	0,066	0,015
Vitamin B_1		0,25	0,34	0,35	0,49
Vitamin B_2		1,3	2,18	1,5	2,5
Niacin		0,7	1,1	1	0,8
Vitamin B_6		0,2	0,28	0,34	0,6
Vitamin B_{12} (in µg)		3,5	2,2	4	2,4
Pantothensäure (in mg)		2,7	3,45	3,2	11,5
Vitamin D (in µg)		3,8	0,025	—	—
Vitamin E (in mg)		0,75	0,04	0,4	0,06

- wirkt gegen Darmträgheit und Verstopfung,
- erhält und regeneriert die natürliche Colibakterien-Besiedelung des Darmes,
- verhindert Fäulnisprozesse im Darm durch ihre desinfizierende Wirkung und
- erleichtert so die Ausheilung von Leberschäden.

Milchsäure oder Milchsäureprodukte gehören unbedingt zur Diät bei bösartigen Erkrankungen, weil die rechtsdrehende Milchsäure die Zellatmung der entarteten Zellen um 100–110% erhöht. Dadurch werden sie einer Therapie, insbesondere Strahlentherapie, leichter zugänglich.

Man darf auch nicht übersehen, daß Milchsäure in Form der Sauermilchprodukte im Rahmen einer vollwertigen Ernährung eine echte Vorbeugung gegen Krankheiten bedeutet, wenn man sie regelmäßig verzehrt. Sauermilchprodukte gehören zu den unverzichtbaren Naturheilmitteln.

Nähr- und Wirkstoffübersicht der Milchprodukte

100 g eßbarer Substanz enthalten im Durchschnitt		Vollmilch Kuhmilch 3,5% Fett	Rahm (Sahne) 30% Fett	Butter	Buttermilch	Magermilch	(Speise-) Quark 20%	(Speise-) Quark mager
Eiweiß	in Gramm	3,2	2,4	0,67	4	3,5	12,6	17,2
Fett		3,5	31,7	83,2	1	0,1	4,9	0,6
Kohlenhydrate		4,7	3,4	0,72	4	4,8	+	+
Wasser		87,7	62	15,3	90,5	90,9	75,7	79,4
Kalorien		64	309	754	41	34	118	81
Joule		269	1298	3167	172	143	496	340
Natrium	in Milligramm	48	34	5	55	53	33	36
Kalium		157	112	16	145	150	120	95
Kalzium		120	80	13	110	123	76	71
Magnesium		12	10	3	16	14	—	—
Phosphor		92	63	21	90	97	200	189
Eisen		0,1	+	0,1	0,1	—	0,4	0,5
Chlor		105	—	—	100	100	—	150
Mangan		0,002	—	—	—	—	—	—
Kupfer		0,01	—	—	0,02	0,003	—	—
Schwefel		29	—	—	30	—	—	—
Vitamin A	in µg	30	275	653	12	—	—	11
Vitamin B_1	in Milligramm	0,04	0,03	0,005	0,03	0,04	0,05	0,04
Vitamin B_2		0,18	0,15	0,02	0,15	0,17	0,3	0,31
Niacin		0,1	0,1	0,03	0,1	—	0,1	0,1
Vitamin B_6		0,05	0,035	0,005	0,04	0,05	—	0,01
Pantothensäure		0,33	—	0,05	0,36	0,28	—	0,1
Vitamin C		2	1	+	1	—	+	1
Vitamin E		0,1	0,8	2,2	0,1	+	—	—
Vitamin K		—	—	—	—	—	—	—

Die nordrheinischen Zahnärzte haben einen „Leitfaden zur Patientenberatung" zusammengestellt, in dem sie die nichtbehandelten und behandelten Milchprodukte nach ihrem gesundheitlichen Nutzen in folgende Rangordnung brachten, auf die auch Prof. *Mommsen* zurückgreift:

1. Milch melkfrisch
2. Milch roh (Vorzugsmilch)
3. Milch gefriergetrocknet
4. Milch tiefgefroren
5. Milch pasteurisiert
6. Milch uperisiert
7. Milch gekocht
8. Milch getrocknet
9. Milch sterilisiert
10. Milch kondensiert

Dazu sagt Prof. *Mommsen* wörtlich: „Alle Manipulationen, denen die Milch unterworfen wird, sind bis zu einem gewissen Grade mit der alten Ernährungslehre und mit der einseitigen Einschätzung der Bakterien als Krankheitserreger vereinbar. Die neue erweiterte Ernährungslehre fordert

Molke (süß)	Kondens-milch 10 % Fett	Dick-milch	Bioghurt Joghurt (Vollmilch)	Kefir	Vollmilch-pulver	Mager-milch-pulver	Käse (45 %) (Hartkäse) Emmentaler
0,8	8,8	3,5	3,9	3,2	25	35	27,4
0,2	10,1	3,5	3,8	3,5	26	1	30,5
4,6	12,5	4,5	4,6	4,6	38	51,9	0,9
93,8	67,2	87,7	87	87,7	3,5	4,3	34,9
23	176	63	68	63	485	358	398
97	739	265	286	265	2027	1496	1672
45	128	48	48	48	370	560	620
129	420	157	157	157	1160	1580	100
68	315	120	120	120	920	1300	1180
1	35	12	12	12	110	110	55
43	246	92	92	92	710	1000	860
0,1	0,1	0,1	0,1	0,1	0,7	0,8	0,9
—	—	105	—	105	784	1130	1210
—	—	0,002	—	0,002	—	—	—
—	—	0,01	—	0,01	0,16	—	0,13
—	—	29	—	29	234	300	—
3	72	30	32	32	230	12	388
0,04	0,09	0,04	0,04	0,04	0,25	0,34	0,05
0,15	0,48	0,18	0,18	0,18	1,26	2,18	0,33
0,2	0,2	0,1	0,1	0,1	0,7	—	0,1
0,02	0,03	0,05	0,05	0,05	0,2	0,4	0,09
0,35	0,85	0,33	—	—	2,7	3,5	—
1	3	2	1	1	2	2	+
+	0,2	0,1	0,1	0,1	0,75	0,04	0,3
—	—	—	—	—	—	—	—

die Rückkehr zu dem naturbelassenen Produkt ‚Milch'. Im Interesse der Gesundheit sollte unseren Kindern wieder mehr möglichst melkfrische Milch zur Verfügung gestellt werden."

Ganz allgemein gesagt haben Milch und Milchprodukte den großen Vorteil, für die meisten Menschen leicht verdaulich und selbst für einen schwachen Magen bekömmlich zu sein. Sie führen ein hochwertiges Eiweiß zu, das für alle Stoffwechselvorgänge notwendig ist. Mit dem Milchzucker wird ein Doppelzucker aufgenommen, der nach der Aufspaltung durch das Enzym Laktase leicht aufnehmbar (resorbierbar) ist. Mit den Mineralien, Spurenstoffen und Vitaminen werden die meist in den sonstigen Nahrungsmitteln dargebotenen Wirkstoffe zuverlässig ergänzt.

Milch ist daher ein natürliches Nahrungsmittel, das sich nur schwer ersetzen läßt.

Honig – die „süße Medizin"

Bei einem Aufenthalt auf dem Lande im Hohen Westerwald sah ich, wie bei Menschen und Tieren eiternde Wunden mit Honig verbunden wurden. Ich stand der Sache zunächst mißtrauisch gegenüber, eingedenk der vielen modernen Wunddesinfektionsmittel. Doch ich mußte mich davon überzeugen lassen, daß Honig in der Wundbehandlung ein beachtliches Heilmittel ist.

Eine Bäuerin verband die eitrige Kniewunde ihres Kindes mit Honig. Ich fragte sie, warum sie kein modernes, sicherwirkendes Mittel aus der Apotheke verwende. Sie lächelte nachsichtig und meinte, die Bienen seien bessere Chemiker als die Menschen, wenn sie auch unbewußt die vielen Stoffe zusammentrügen, die den Honig ausmachen. Sie fragte mich, ob ich noch niemals bemerkt hätte, daß der Honig von krankmachenden Bazillen völlig frei sei. Sie war sich so sicher, daß ich beschloß, der Sache auf den Grund zu gehen.

Bei weiteren Untersuchungen stellte ich fest, daß die altgermanische Medizin längst wußte, daß Wunden unter Honigverbänden schneller heilen als ohne Honig. Heute wissen wir durch Versuche, daß die bakterientötende und wundreinigende Kraft des Honigs vor allem von seinem Inhibingehalt abhängt.

Alle Honigarten, aus so verschiedenen Blüten sie auch stammen mögen, besitzen diese Eigenschaft. Es ist deshalb anzunehmen, daß der keimtötende Stoff nicht aus den Blüten, sondern aus den Drüsen der Bienen stammt und schon in geringer Menge wirkt. Unsere Insektenforscher können uns schildern, wie der Nektar in Honig umgewandelt wird. Wir wissen auch, daß der Honig hochkonzentrierte Zuckerstoffe enthält, begleitet von wichtigen Ergänzungsstoffen, nämlich Kalium, Natrium, Kalzium, Magnesium, Eisen, Kupfer, Mangan, Phosphat, Vitaminen (B_1, B_2, Nikotinsäure, C) und Fermenten (Diastase, Invertase u. a.).

Der Hausfrau sollte bekannt sein, daß heute erwiesen ist, daß Honig nicht nur eine Leckerei für Kinder, sondern die reinste aller Speisen darstellt, die Gesunde und Kranke in gleicher Weise verwenden können. Es ist erstaunlich, daß Kinder durch die Wirkung des Honigs das Kalzium aus der Nahrung besser verwerten und gesündere Knochen erhalten.

Der Honig besteht aus verschiedenen Zuckerarten, vor allem aus Fruchtzucker (Lävulose), ferner aus Traubenzucker (Dextrose) und etwas Rohrzucker. Bis ins 17. Jahrhundert hinein war Honig der ausschließliche Süßstoff unserer Küche. Erst seit Einführung des Rohrzuckers und des Rübenzuckers wurde der Bienenhonig aus seiner Stellung als „Süßstoff" verdrängt. *Zuckerkranke* vertragen Bienenhonig dann viel besser als reinen Zucker, wenn er einen ungewöhnlich hohen Gehalt an Fruchtzukker (Lävulose) besitzt.

Gesundheitliche Vorteile hat die Verdrängung des Honigs aus der Küche nicht mit sich gebracht. Im Gegenteil! Die steigende Verwendung von Weißzucker, der vitaminlos und äußerst mineralsalzarm ist, wird von einigen einsichtigen Ernährungsforschern für eine ganze Reihe ernsthafter

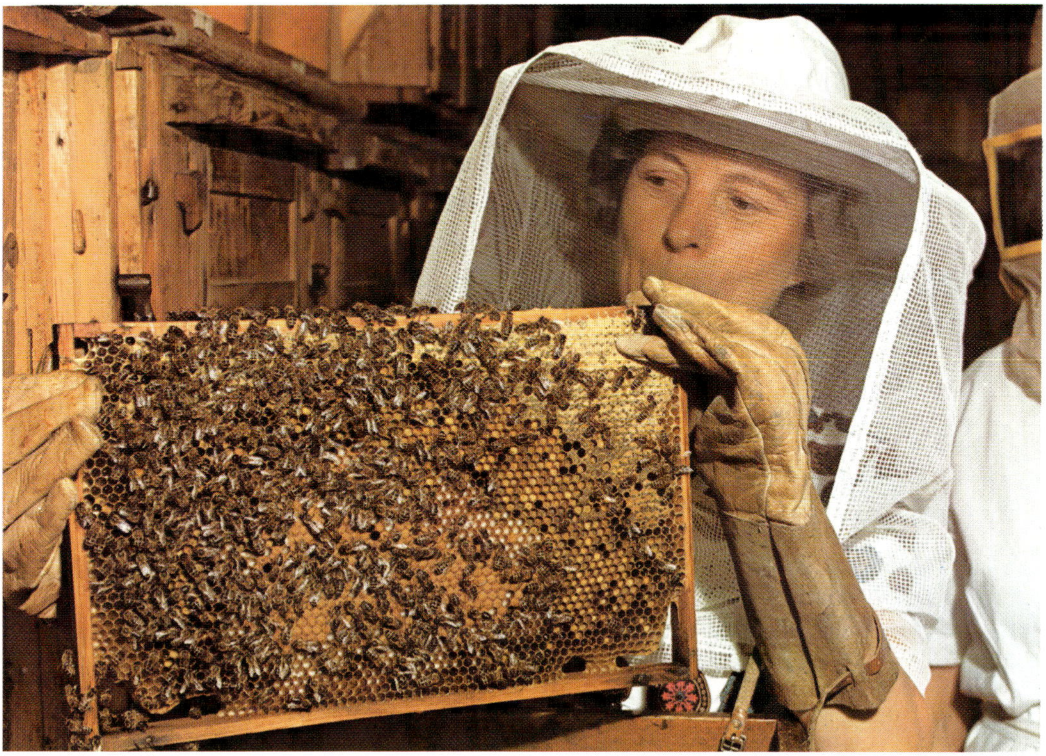

Honig ist süße Medizin

Imker am Bienenstand

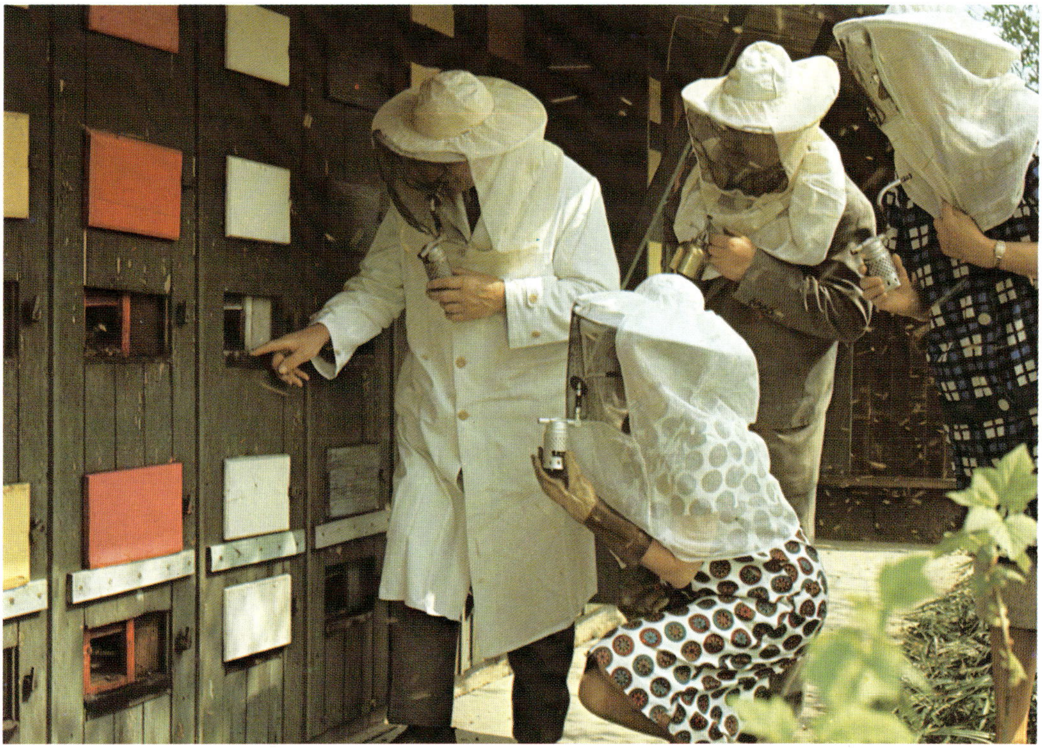

Stoffwechselstörungen, insbesondere aber für die Zahnfäule, verantwortlich gemacht. Der Weißzucker benötigt nämlich zu seiner eigenen Verbrennung erhebliche Mengen Vitamin B_1 und Mineralien wie Kalzium und Phosphor.

Darüber hinaus ist der weiße Industriezucker kein Naturprodukt mehr. Er ist vielmehr durch eine Reihe chemischer Prozesse „gereinigt" und „raffiniert" („verfeinert") worden. Man sollte möglichst nur Fruchtzucker oder noch besser Honig zum Süßen verwenden.

In Kliniken kommt Honig bei der *Behandlung der Leberkranken* wieder zu Ehren, da man gefunden hat, daß die Verabreichung von Honig (etwa 35 bis 40 % Fruchtzuckergehalt) überzeugendere Heilwirkungen ergab als der Genuß von Traubenzucker. Diese Wirkung findet ihre Erklärung darin, daß bei Fruchtzucker die Verbrennungsprozesse zehnmal so schnell ablaufen wie bei Traubenzucker, wobei gleichzeitig die Ausnutzung der anderen Zuckerarten gesteigert und die Speicherform des Zuckers in der Leber, das Glykogen, weniger benötigt wird, was wiederum die kranke Leber schont.

Die Zuckerstoffe, von denen Fruchtzukker und damit Honig die wirksamste Form darstellt, nehmen seit jeher einen besonderen Platz in der Diätbehandlung der Leberkrankheiten ein. Wir müssen allerdings gleichzeitig eine reichliche Vitaminversorgung und die Zufuhr hochwertiger Eiweißträger (z. B. Quark) fordern.

Wenn eine geschädigte Leber schon nicht mehr in der Lage ist, aus Traubenzukker die Speicherform Glykogen aufzubauen, so kann sie es aus Fruchtzucker immer noch. Fruchtzucker wird bis zu 29 % im Leberstoffwechsel zu Glykogen aufgebaut und festgehalten.

Bei der modernen Behandlung von *Kreislauferkrankungen* spielen Honiglösungen eine große Rolle. Aber auch bei Nervosität, Überarbeitung, ferner bei Erkältungen (hier in *warmer* Milch), schlechter Verdauung und Schlaflosigkeit erzielt er gute Wirkungen, wie er auch Genesenden zur schnelleren Wiederherstellung ihrer Kräfte verhilft.

Eine besonders erstaunliche Kraft entfaltet der naturreine Honig gegenüber *Diphtheriebazillen.* Prof. *K. Stolte* beobachtete, daß durch Honig in kürzester Zeit jeder Nasen- und Rachenabstrich bei Diphtheriebazillenträgern negativ, das heißt also frei von Diphtheriebazillen, wurde, auch wenn vorher wochenlang Diphtheriebazillen nachweisbar waren. Er bestrich dazu dreimal am Tage beide Gaumenmandeln kräftig mit Honig und gab außerdem noch flüssigen Honig, ebenfalls dreimal täglich, in beide Nasenlöcher. Der volle Erfolg war in der Regel nach ungefähr zwei Wochen erreicht.

Diese Beobachtung wurde von Hygienikern nachgeprüft und gefunden, daß der naturreine Honig eine experimentell nachweisbare, starke Hemmwirkung besonders auf Eitererreger, Milzbranderreger und Diphtheriebakterien ausübt.

Verwandte man jedoch erhitzten Honig (kurz aufgekocht), so wurde die antibakterielle Wirkung stark vermindert oder gar völlig vernichtet. Kühl und lichtgeschützt aufbewahrter Naturhonig behielt seine bakterienhemmende Wirkung auf lange Zeit, jedoch nur im unverdünnten Zustand. Honig*lösungen* verloren dagegen schon nach wenigen Tagen ihre Hemmkraft gegen Bakterien. Tageslicht beeinträchtigt die Wirkung des unverdünnten Honigs kaum, während sie bei Lösungen schnell abnahm.

Wir stehen also vor der wahrhaft erstaunlichen Tatsache, daß uns die Natur hier ein Produkt in die Hand gegeben hat, das in keiner Weise einem chemischen Desinfektionsmittel oder einem modernen Keimhemmungsstoff, wie Penicillin, nachsteht. Es hat vielmehr den unschätzbaren Vorteil, völlig unschädlich zu sein.

Pollen

Das Wort „Pollen" stammt aus dem Lateinischen und bedeutet Staubmehl. Dahinter verbergen sich die männlichen Keimzellen der Blütenpflanzen. Wenn man den Blütenstaub unter dem Mikroskop betrachtet, erschließt sich dem Auge eine seltsame Wunderwelt hauchzarter natürlicher Gebilde – die Welt und der Formenreichtum des Pollens. Er enthält das befruchtende, arterhaltende und die Vermehrung sichernde Element.

Bedeutung der Pollennährstoffe

Eine genauere Analyse der chemischen Bestandteile und Wirkstoffe kennen wir erst seit dem Jahre 1954, in dem der französische Forscher *Rémy Chauvin* eine Analyse des biologischen Aufbaues des Blütenpollens veröffentlichte. Heute wissen wir, daß der Pollen ein breites Spektrum von lebenswichtigen Stoffen enthält, nämlich Eiweißstoffe (wichtige Aminosäuren), Fette, Zukker, Mineral- und Spurenstoffe, Vitamine, Hormone, Fermente, Antibiotika und Duftstoffe. Pollen ist aber nicht gleich Pollen. Die Zusammensetzung der Wirkstoffe und ihr Mengenverhältnis wechselt von Pflanze zu Pflanze.

Was den *Nährwert* betrifft, so bildet der Pollen ein Pflanzenprodukt, das den Bedarf an Kalorien und damit an energiespendenden Substanzen allein nicht zu decken vermag. Er stellt aber eine äußerst wertvolle Ergänzung dar. Das zeigt sich besonders an der Zusammensetzung der Eiweißstoffe.

Der tägliche Eiweiß-Mindestbedarf des Menschen beträgt 25–30 g. In 100 g Pollen kann man mit 7–35 g (durchschnittlich ca. 20 g) Eiweiß rechnen. Da man in der Regel mit der Nahrung genügend Eiweiß auch aus anderen Quellen (Milch, Nüsse, Hülsenfrüchte, Getreide) zu sich nimmt, genügt die zu Heilzwecken übliche Dosis von anfangs 30–35 g, bei längerem Gebrauch etwa 20 g Pollen für eine zusätzliche vollwertige Eiweißversorgung.

Es kommt aber nicht nur auf die Menge, sondern auch auf die Qualität des aufgenommenen Eiweißes an. Um die notwendige Qualität zu gewährleisten, muß man dem Körper eine Anzahl von Eiweißbausteinen zuführen, die der menschliche Körper nicht selbst aufbauen kann. Beim Erwachsenen sind das acht, beim Kind neun besondere Aminosäuren. Sie werden deshalb als unentbehrlich und lebensnotwendig (= essentiell) bezeichnet. Diese „essentiellen" Aminosäuren finden sich vollständig im Pollen, und zwar in einer Menge, daß der Tagesbedarf mit 30 g Pollen ohne jede andere Zufuhr ohne weiteres gedeckt werden kann. Aus der Tabelle auf Seite 538 sind die Mengenverhältnisse leicht zu sehen.

Vegetarier können ohne weiteres mit etwa 25–30 g Pollen ihren Eiweißhaushalt ins Gleichgewicht bringen. Kinder im Alter von 3–5 Jahren benötigen etwa 12 g, von 6–12 Jahren 16 g essentielle Aminosäuren. Erwachsene können sich nach einer anfänglichen Gabe von 30–35 g Pollen langfristig mit 20 g täglich begnügen.

Um ohne Waage auskommen zu können, kann man sagen:

1 TL, glatt gestrichen	=	5 g
1 TL, gehäuft	=	8–10 g
1 EL, glatt gestrichen	=	15 g

Der *Fettgehalt* des Pollens ist je nach Herkunft des Blütenstaubes sehr unterschiedlich. Die Analysenwerte schwanken zwischen 2,71 und 14,44%. Die Pollenfette selbst bestehen wiederum zu 43% aus den wichtigen, stoffwechselaktiven ungesättigten Fettsäuren: Linolsäure, Linolensäure und Arachidonsäure.

Wenn man von einem Durchschnittsfettgehalt des Pollens von 6% ausgeht, kommt

Gehalt an essentiellen Aminosäuren

100 g eßbarer Substanz enthalten im Durchschnitt (in g)	Essentielle Aminosäuren							
	Isoleucin	Leucin	Lysin	Methionin	Phenylalanin	Threonin	Tryptophan	Valin
Rindfleisch	0,93	1,28	1,45	0,42	0,66	0,81	0,20	0,91
Eier	0,85	1,17	0,93	0,39	0,69	0,67	0,20	0,90
Käse	1,74	2,83	2,34	0,80	1,43	1,38	0,34	2,05
Mischpollen	4,50	6,70	5,70	1,80	3,90	4,00	1,30	5,70
Empfohlene Zufuhr (g/Tag)	0,70	0,98	0,84	0,91	0,98	0,49	0,24	0,70

In 100 g Pollen sind soviel lebensnotwendige (essentielle) Aminosäuren enthalten wie in 500 g Rindfleisch oder 7 Eiern. Etwa 20 g Pollen decken den Tagesbedarf.

man bei einer täglichen Pollenzufuhr von 20–30 g auf einen Betrag von 1,2–1,8 g Pollenfett und davon wieder etwa die Hälfte als ungesättigte Fettsäuren.

Die sich im Pollen vorfindenden *Kohlenhydrate* (28–48%) stellen mengenmäßig im Vergleich zum sonstigen Kohlenhydratverzehr mit der Nahrung nur einen unbedeutenden Teil dar, so daß sich eine Besprechung erübrigt.

Bedeutung der Pollenwirkstoffe

Der Pollen ist nicht nur ein Energielieferant, sondern durch die Gesamtheit seiner Inhaltsstoffe ein hervorragender Biostimulator.

An der Aufklärung der Wirkstoffe und Wirkungen des Gesamtpollens auf Mensch und Tier haben Ärzte aus den Balkanländern, aus Polen, der Tschechoslowakei, der Sowjetunion und aus den USA gearbeitet. Durch diese Arbeiten ist weitgehend geklärt, welche Wirkungen die natürliche Wirkstoffkombination des Pollens zu entfalten vermag. Betrachten wir daher zunächst noch den Wirkstoffgehalt, soweit er bis heute bekannt ist, um die sich daraus ergebenden Heilanzeigen verstehen zu können.

Wie der Nährstoffgehalt, so unterliegt auch der Wirkstoffgehalt des Pollens großen Unterschieden in Menge und Qualität je nach Herkunft des Pollens. Soweit mengenmäßige Angaben vorliegen, muß betont werden, daß es sich stets um Durchschnittswerte mit großen Schwankungsbreiten handelt.

Der Mineral- und Spurenstoffgehalt des Pollens liegt nicht über dem Durchschnitt vieler anderer Nahrungsmittel. Aber im Verband der anderen Wirkstoffe spielen sie eine unentbehrliche Rolle für den Stoffwechsel in den Körperzellen.

Die Übersicht über den Vitamingehalt des Pollens zeigt, daß es nicht möglich ist, den Vitaminbedarf des Menschen allein aus dem Pollen zu decken, dazu ist der Gehalt zu niedrig. Trotzdem ist der vielseitige Vitamingehalt eine sehr wertvolle Ergänzung im Rahmen einer normalen Ernährung, bei der nicht selten erhebliche Defizite auftreten (Tabelle auf Seite 540).

Der Pollen enthält auch einige Enzyme, nämlich Phosphatase, Amylase, Saccharаse, Diastase, Invertase, Katalase, Cocymase und Deshydrogenase. Wir wissen, daß sie eine wichtige Rolle im Zellstoffwechsel beim Abbau, Umbau und Aufbau zahlreicher Nährstoffe und Immunkörper spielen.

Schon im Jahre 1952 stellten französische Forscher *(Chauvin* und *Louvaux)* bakterienfeindliche Eigenschaften des Pollens fest. Sie fanden in Tierversuchen eine gute Wirkung des Pollens vor allem gegen Darmbakterien.

Wirkungen und Heilanzeigen

Nach allen Erfahrungen in der Praxis und in zahlreichen klinischen Untersuchungen kann man zusammenfassend folgende Pollen*wirkungen* festhalten:

- Regulierende Wirkung auf die Darmtätigkeit bei Durchfällen wie bei Verstopfung
- Vermehrung des roten Blutfarbstoffs (Hämoglobin) bei Blutarmut besonders der Kinder mit verbessertem Allgemeinbefinden
- Gewichtszunahme und Besserung des Gesamtzustandes nach schwerer Krankheit, Operationen (also Abkürzung der Genesungszeit) und im Alter
- Wachstumsförderung bei Kindern
- Verbesserte Nahrungsverwertung

Mineral- und Spurenstoffgehalt des Pollens (pro 100 g)

Kalium	20,00–40,00 mg
Magnesium	1,00–12,00 mg
Kalzium	1,00–15,00 mg
Kupfer	0,05– 0,08 mg
Eisen	1,00–12,00 mg
Mangan	1,40 mg
Chlor	0,80 mg
Phosphor	1,00–20,00 mg
Silizium	2,00–10,00 mg
Schwefel	1,00 mg

- Appetitsteigerung bei Inappetenz (Appetitlosigkeit)
- Hebung der Allgemeinstimmung (man kann hierbei von antidepressiver Wirkung sprechen)
- Verbesserung der Hirndurchblutung
- Steigerung der geistigen Leistung
- Verbesserung der Sehkraft

Es ist erstaunlich, welch ein breites Wirkungsspektrum der Pollen zu entfalten vermag. Es wird aber verständlich, wenn man die außerordentliche Vielfalt an Wirkstoffen sieht.

Als *Heilanzeigen* kommen die folgenden Funktionsstörungen, Krankheiten, Schwächezustände und Entwicklungsstörungen in Frage:

- Männliche und weibliche Unfruchtbarkeit
- Verspäteter Eintritt der Menstruation
- Klimakterische Beschwerden
- Stark schmerzhafte Menstruation
- Unterentwickelte Gebärmutter
- Allgemeine Körperschwäche (Asthenie) junger Mädchen

Einige besondere Heilanzeigen

Vorzeitige Alterserscheinungen: Diese werden im günstigen Sinne durch die Einnahme mikronisierter Pollenpräparate beeinflußt, indem sie die im Alter meist verminderte Resistenz gegen Infektionen und chemische Schadstoffe verbessern und die oxydativen Stoffwechselvorgänge aktivieren.

Strahlenkrankheit und Zytostatika-Schäden: Die Belebung des Zellstoffwechsels ist der Grund, weshalb der Pollen auch bei diesen Zuständen sinnvoll ist, um durch regelmäßige Einnahme vor, während und nach der Behandlung mit Strahlen und Medikamenten größere Nebenwirkungen und Schäden zu verhindern.

Urologische Leiden: Die Blasenentzündung, Blasen-Nierenbeckenentzündung

Vitamingehalt des Pollens

Wasserlösliche Vitamine (in 100 g Pollen, in Mikrogramm = µg)		Tagesbedarf des Menschen
Vitamin B_1	9,2	1500
Vitamin B_2	18,5	1000–4000
Vitamin B_6	5	(1500)
Vitamin B_{12}	–	1
Pantothensäure	50,0	(10 000)
Vitamin C	7000	75 000

Fettlösliche Vitamine (in 100 g Pollen, in Mikrogramm = µg)		Tagesbedarf des Menschen
Vitamin A als Provitamin A (Carotine)	5000–9000	600 (als Beta-Carotin)
Vitamin D	+	25
Vitamin E	+	(500)
Vitamin K	–	1

Die Übersicht über den Vitamingehalt des Pollens zeigt, daß es nicht möglich ist, den Vitaminbedarf des Menschen allein aus dem Pollen zu decken, dazu ist der Gehalt zu niedrig. Trotzdem ist der vielseitige Vitamingehalt eine sehr wertvolle Ergänzung im Rahmen einer normalen Ernährung, bei der nicht selten Defizite auftreten.

und das beginnende Prostata-Adenom (sogenannte Prostatahypertrophie) sind häufig vorkommende Leiden. Durch ein mikronisiertes Pollenpräparat konnten bei diesen Leiden in einem hohen Prozentsatz der untersuchten Kranken sehr gute Therapieergebnisse erzielt werden. Der Berichterstatter Dr. *Barom* (Urologe) erklärt die Wirkung durch eine Aktivierung der Stoffwechselvorgänge, durch Vermehrung der roten Blutkörperchen, Verbesserung der Blutzirkulation und Verbesserung der Zellatmung sowie durch eine Erhöhung der Widerstandskräfte gegen Infektionen verschiedener Art.

Anwendungsweise und Dosierung

Der Pollen ist käuflich zu erwerben

- in der natürlichen Bällchenform (getrocknet),
- in Pulverform (mikrofein zermahlen),
- in Kapseln oder
- in Granulatform.

Pollen muß in kleinen Gefäßen hermetisch verschlossen und trocken aufbewahrt werden. Feuchtigkeit würde Schimmelbildung hervorrufen, was in jedem Falle schädlich ist. Eine Temperatur von 14° C ist für die Aufbewahrung am günstigsten.

Man gibt mit einem Teelöffel, der völlig trocken und sauber sein muß, die notwendige Menge in ein Trinkglas, gießt dann etwas Wasser hinzu, rührt mit dem Löffel um, fügt nochmals Wasser hinzu und rührt so lange um, bis eine weitgehende Auflösung eingetreten ist. Es ist auch zweckmäßig, etwas Honig beizumischen und die Lösung dann sofort zu trinken.

Dosierungsschema: Erwachsene erstmals 30 bis 40 g, dann täglich 15–20 g.

Kinder nach ärztlicher Beratung:
3– 5 Jahre: täglich 3– 5 g
6–12 Jahre: täglich 10–15 g

Kurdauer: 6 Wochen, in der Regel viermal im Jahr.

Nebenwirkungen: Pollen ist völlig ungiftig, Nebenwirkungen sind daher kaum zu erwarten. Hochallergische Personen sollten mit Kleinstdosen beginnen.

Ergebnisse: Die neueren Forschungen und Erfahrungen lassen den Schluß zu, daß die tägliche oder kurmäßige Einnahme von Pollen im Rahmen einer vernünftigen Ernährung das Angebot aller lebenswichtigen Stoffe vervollständigt und zahlreiche Heilvorgänge bewirkt, sind doch in diesen Blütenpollen über 50 wichtige Vitalstoffe enthalten.

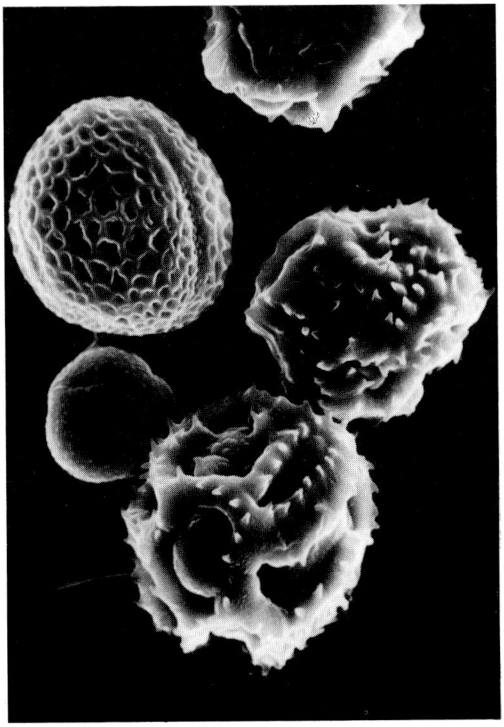

Pollenkörner im Elektronenraster-Mikroskop in 3000facher Vergrößerung.

Propolis

Der Begriff *Propolis* kommt aus dem Griechischen (pro = vor, polis = Gemeinde, Stadt) und bedeutet „die Feinde oder Krankheiten bleiben vor der Stadt oder dem Bienenstaat". Es handelt sich um eine Substanz, die verhindert, daß – auf die Bienen bezogen – unerwünschte Feinde, Zugluft, Feuchtigkeit oder Krankheitserreger in den Stock eindringen und Infektionen auslösen, die für den Bienenstaat tödlich wären.

Die Propolis ist eine kittähnliche Substanz an den Eingängen der Bienenstöcke. Die Bienen kleiden damit ihren Stock oder ihre Baumhöhle aus und verkitten damit Risse. Eingedrungene Fremdkörper (Maus, Schlange) werden damit quasi wie eine Mumie einbalsamiert und unschädlich gemacht, so daß keine Infektionsgefahr für den Stock besteht.

Die Bienen sammeln Propolis von verschiedenen Bäumen, Knospen und Rinden. Propolis hat einen hohen Anteil von Harzen, Wachsen und Ölen sowie unlöslichen Bestandteilen. Für die Bienen ist Propolis Bau-, Reparatur-, Isolations- und Schutzmaterial.

Die chemische Analyse ergab eine große Anzahl von chemisch interessanten Stoffen mit den verschiedensten Heilwirkungen wie Vitamine, Fettsäuren, Zimtsäure, Zimtalkohol, zahlreiche andere Säuren, Mineralien, sehr viele Spurenelemente, Harze und Balsame (50–55 %), Wachs (etwa 30 %) und ätherische Öle (10 %), Enzyme und Flavone.

Wie wirkt Propolis auf den Menschen?

Propolis ist nicht nur für die Bienen, sondern auch für den Menschen nützlich, und zwar als Heilmittel. Diese Verwendung ist nicht neu. Die Heilkraft der Propolis war vielen Gelehrten des Altertums (z. B. Aristoteles, Plinius, Galen, Avicenna), des Mittelalters und der Neuzeit bekannt. Auch die Inkas kannten die Verwendung der Propolis gegen fiebrige Infektionen. Propolis wurde in unserer Zeit sozusagen „neu" entdeckt.

Nach aller bisherigen Erfahrung ist Propolis beim Menschen ungiftig. Nebenwirkungen sind praktisch unbekannt. Die der Propolis zugeschriebenen positiven Wirkungen sind

- eine starke antibiotische Wirkung auf zahlreiche Bakterien, z. B. Staphylokokken, Streptokokken, Salmonellen, Bacillus subtilis, Colibakterien,
- pilzhemmende Wirkungen auf eine Reihe von Pilzen, also auch bei den entsprechenden Hautkrankheiten (Mykosen),
- eine anästhesierende Wirkung ähnlich der des Novocains,
- eine starke entzündungshemmende Wirkung,
- eine Förderung der Gewebsregeneration und Narbenbildung.

Besonders untersucht werden noch die

- antirheumatischen Eigenschaften und
- eine stimulierende Wirkung auf die Immunisierungsvorgänge.

Heilanzeigen

Nach aller Erfahrung sind heute folgende Heilanzeigen zu nennen:

1. Antibiotische Wirkung auf Bakterien und Pilze. Auf manche Bakterien unterschiedliche Wirkung, keine Gewöhnung (Resistenz), keine Darmschädigungen oder andere Nebenwirkungen
2. Wirkung gegen Virusinfektionen wie Grippe, Schnupfen, Herpes zoster (Gürtelrose), Lippenherpes und andere Herpeskrankheiten
3. Akne vulgaris (Propolis-Salbe oder -Tinktur)
4. Nervenentzündungen (Ischias, Armnervenneuralgien u. a.)
5. Sehnenscheidenentzündungen und Schleimbeutelentzündungen
6. Magengeschwüre
7. Muskel- und Skeletterkrankungen: Halswirbelsäulen- und Brustwirbelsäulen-Syndrom, Muskelschmerzen, Lumbago, Arthritis
8. Mundschleimhautentzündungen
9. Bindehaut-, Lidrandentzündungen
10. Hauterkrankungen, Schuppenflechte (Psoriasis)
11. Frauenkrankheiten: Dysmenorrhoe, Amenorrhoe

Die Propolis hat sicher noch weitere hochinteressante Wirkungen, zumal Rückbildungen von Krebs und Leukämien beim Menschen nach Verabreichung von Propolis beobachtet und mitgeteilt wurden.

Propolis-Zubereitungen werden in verschiedener Form angeboten, und zwar

- im natürlichen Zustand als Kaumasse, als Granulat oder als Pulver (meist in Kapseln), als alkoholische Extrakte und als Salbe für die äußerliche Anwendung;
- als Mischpräparat mit verschiedenen Medikamenten, die die Propoliswirkung noch verstärken sollen;
- als Diätmittel, mit Honig, Gelée royale oder Blütenpollen gemischt.

Die Dosierung bei der Anwendung der einzelnen Präparate ist der Anweisung auf dem jeweiligen Präparat zu entnehmen.

Gelée Royale

Gelée Royale, von Imkern auch Weiselfuttersaft genannt, ist neben Honig und Pollen ein weiteres Bienenprodukt, von dem man einen Einfluß auf die menschliche Gesundheit beobachtet und beschrieben hat. Der Überschwang der anfänglichen Begeisterung, in der man Gelée Royale als eine Art Wundermittel ansah, wahrscheinlich auch angeheizt durch eine geschäftstüchtige Werbung, ist längst vorbei. Gefragt sind nur noch eingehende Analysen, soweit das bei einem solch komplizierten Naturprodukt überhaupt machbar ist, und möglichst zahlreiche Beobachtungen und Nachprüfungen der Gelée-Royale-Wirkungen auf den gesunden und kranken Menschen. Diese Bemühungen sind noch im Gange. Für eine abschließende, objektive Beurteilung ist es daher noch zu früh.

Dennoch möchte ich aus den heute vorliegenden Ergebnissen mit dem Vorbehalt möglicher Einschränkungen oder auch Erweiterungen einige Hinweise geben.

Was ist Gelée Royale?

Gelée Royale ist ein weißliches, gallertartiges Produkt, das die Arbeitsbienen zwischen dem 5. und 14. Tag ihres Lebens (Lebensdauer 30 bis 35 Tage) aus ihren Schlunddrüsen absondern. Es schmeckt säuerlich-süßlich und bildet die einzige Nahrung für alle *Larven des Bienenstocks* vom Augenblick des Ausschlüpfens bis zum dritten Lebenstag, für die *Königinnenlarven* bis zum fünften Lebenstag, für die *Königin* während ihres ganzen Lebens. Sie lebt drei bis vier Jahre, ist größer und schwerer als eine Arbeitsbiene und hat nur die Funktion der Fortpflanzung. Sie legt täglich ungefähr 2000 befruchtete Eier.

Gelée Royale hat für das Leben der Biene also eine entscheidende Bedeutung und erzeugt ein phantastisches Wachstum und bei der Königin eine ungeheure Produktivität.

Selbstverständlich kann man die Beobachtungen und wissenschaftlichen Ergebnisse, die man an Bienen gemacht hat, nicht auf den Menschen übertragen. Es ist aber durchaus berechtigt, darüber nachzudenken, ob dieser „Wundersaft" auch beim Menschen eine besondere Wirksamkeit entfaltet. Um das zu erkennen, fragt man natürlich zunächst einmal nach den nachweisbaren Inhalts- und Wirkstoffen des Königinnen-Futtersaftes.

Was enthält Gelée Royale?

Im Grunde genommen weist Gelée Royale die gleichen Inhaltsstoffe auf wie die Blüttenpollen (siehe Seite 538ff.). Hinzu kommt nur noch ein Stoff, dessen chemische Struktur bisher nicht bekannt ist. Er hat aber die erstaunliche Eigenschaft, eine Arbeiterlarve, aus der normalerweise eine Arbeitsbiene wird, auf die Entwicklung zur Königin umzustellen.

Bisher ist die Gewinnung des Futtersaftes schwierig und die Wirksamkeit ungleichmäßig. Daran mag es auch liegen, daß die Analysenergebnisse bei den verschiedenen Untersuchern noch stark schwanken. Die vorsichtigsten Angaben über die Inhaltsstoffe von Gelée Royale hat meines Erachtens Dr. med. *Yves Donadieu* vorgelegt, dem ich in der nachfolgenden Aufzählung der Inhaltsstoffe weitgehend folge:

- Wasser etwa 66%
- Eiweißstoffe etwa 12%, darunter 6 von 8 lebensnotwendigen (essentiellen) Aminosäuren
- Fette (Lipide) etwa 6%

- Vitamine (alle B-Vitamine, in geringen Mengen A, C, D, E)
- Mineralstoffe und Spurenelemente (darunter Kalium, Kalzium, Kupfer, Eisen, Phosphor und Silizium)
- Antibiotische (keimhemmende) Faktoren, die sich vor allem auf Colibakterien (Darmbakterien) auswirken
- Unbekannte Substanzen, denen man aber noch einen großen Wert beimißt

Gelée Royale enthält also eine große Anzahl hochwirksamer Stoffe, die nicht nur für den tierischen, sondern auch für den menschlichen Organismus – gerade in ihrer natürlichen und harmonischen Zusammensetzung – wichtig sind.

Wie wirkt Gelée Royale auf den Menschen?

Auf die Klärung dieser Frage ist schon viel Arbeit verwendet worden. Forscher, Chemiker und Ärzte verschiedener Länder sind daran beteiligt. Die Beobachtungen und Therapieversuche sind noch in vollem Gange. Zahlreiche Ärzte berichten über gute Wirkungen in Einzelfällen.

Aus zahlreichen Tests und experimentellen Untersuchungen an Tieren und Menschen läßt sich – noch mit allem Vorbehalt – erkennen, daß Gelée Royale

- eine nährkräftige und Energie liefernde Substanz ist,
- die Vitalität erhöht,
- die Sauerstoffaufnahme der Gewebe und den Stoffumsatz im Gewebe steigert,
- eine übermäßige vegetative Erregung normalisiert,
- den psychischen Zustand stimuliert,
- die Abwehrfähigkeit gegen Infektionen aller Art erhöht (bakterizide, antibiotische und antivirale Wirkungen),
- die Widerstandskraft gegen Belastungen und Kälte steigert.

Bei einer Auswertung der bisherigen Berichte und Untersuchungsbefunde kommt man zu folgenden Feststellungen: Die Analysenwerte sind sicher noch unvollständig, und es ist auch noch nicht zu entscheiden, ob bestimmte Einzelfaktoren oder die Gesamtheit der Wirkstoffe für die Wirkungen auf den gesunden und kranken Menschen entscheidend sind. Es ist jedoch weitgehend geklärt, daß Gelée Royale beim Menschen eine *anregende, vitalisierende, körperlich stärkende* und *seelisch-geistig stimulierende* und damit das *allgemeine Wohlbefinden erhöhende Wirkung* entfaltet.

Man kann erwarten, daß nach weiteren Erfahrungen noch eine ganze Reihe von speziellen Heilanzeigen in Krankheitsfällen dazu kommt.

Gelée Royale befindet sich im Handel als *reines Gelée Royale.* Dieses muß unbedingt im Kühlschrank bei einer Temperatur von 0–5° C aufbewahrt werden. Man kann auch *Gelée Royale mit Honig vermischt* kaufen. Dieses Präparat läßt sich bei einer Temperatur bis zu 10° C aufbewahren.

Die täglich einzunehmende Menge (Kapseln oder Pulver) sollte durchschnittlich 200–300 mg betragen. Morgens nüchtern unter der Zunge zergehen lassen. Dauer der Kur: 2 Monate.

Hefe als Vitaminschatzkammer

Als Hefe bezeichnen wir Mikroorganismen, die zu den Sproßpilzen gehören. Es sind Einzelzellen, die sich durch Knospung (Knospenbildung) vermehren. Bei der Knospung entstehen neue Einzelzellen, die zuweilen auch kurze, unverzweigte Ketten bilden. Im Gegensatz dazu neigen alle übrigen Pilzarten zur Gespinstbildung (Myzelbildung), bei der die Zellen zu vielfältig verzweigten Zellfäden auswachsen.

Eigenschaften, Nähr- und Wirkstoffe

Die Hefen weisen einen sehr interessanten und typischen Stoffwechsel auf. Sie besitzen die wunderbare Fähigkeit, durch ihre Enzyme (Fermente) bei Abwesenheit von Sauerstoff zuckerhaltige Lösungen zu Alkohol und Kohlensäuregas zu „vergären". Diese Eigenschaft der Hefezellen wird zur Herstellung von Alkohol für technische Zwecke und für alkoholische Getränke genutzt. Wir sprechen dann von *Gärhefe.*

Verwendet man die Hefe zur Teiglockerung, zum Beispiel beim Brotteig, so bezeichnet man sie als *Backhefe.* Sowohl die „Gärhefe" als auch die „Backhefe" stellen nur unterschiedliche Rassen der Bierhefe *(Saccharomyces cerevisiae)* dar, allerdings mit unterschiedlichen spezifischen Leistungen.

Hefezellen benötigen für ihren eigenen Stoffwechsel bestimmte Zuckermengen oder andere Nährstoffquellen, um leben und sich vermehren zu können. Sie liefern aber bei der Energiegewinnung durch Gärprozesse durchaus erwünschte Aromastoffe (z. B. Ketone und Aldehyde), außerdem eine ganze Reihe von Vitaminen. Sie stellen sozusagen „Vitaminfabriken" dar, die durch ihren Stoffwechsel den biologischen Wert der Gärprodukte, wie Getränke und Mehlteige, wesentlich steigern.

Wenn man den Hefezellen durch Belüftung Sauerstoff zuführt, bleibt zwar die Vitaminbildung erhalten, aber es kommt nicht mehr zur Gärung, dafür jedoch zu einer starken Vermehrung der Hefezellen, was zu der Bezeichnung „Wuchshefe" führte. Nach dem Reinigen und Trocknen der Wuchshefe hat man ein sehr wertvolles Nahrungs- und zugleich Heilmittel gewonnen: die *Nährhefe,* die nicht mehr gärfähig ist.

Wie die Gär- und die Backhefe ist auch die Nährhefe im Grunde genommen Bierhefe, bei der man die Zellen lediglich durch Wachsen aufgeschlossen und anschließend getrocknet hat.

Die Wuchshefe, als Grundlage der Nährhefe, gedeiht sehr gut auf Melasse, Molke, Holzzucker und Sulfitabauge und bildet bei ihrem Wachstum nicht nur viel Eiweiß, sondern auch Vitamine, Biotin, Enzyme und Phosphorverbindungen.

In der Tabelle der Hauptwirkstoffe ist der *Nähr- und Wirkstoffgehalt* der Bierhefe leicht ablesbar. Vergleicht man die Bierhefewerte mit denen für Vollsojamehl, Haselnuß und Erdnuß, die auch hochwertige Eiweißlieferanten und Wirkstoffbildner sind, so erkennt man den außerordentlich hohen Wert der Bierhefe.

Nähr- und Wirkstoffübersicht der Bierhefe im Vergleich mit Sojamehl, Haselnuß und Erdnuß

100 g eßbarer Substanz enthalten im Durchschnitt		Bierhefe getrocknet	Sojamehl	Haselnuß	Erdnuß geröstet
Eiweiß	in Gramm	48	37,3	13	26
Fett		1,3	20,6	61	49
Kohlenhydrate		38	26,4	13,7	21
Kalorien		355	440	656	629
Joule		1491	1848	2755	2642
Natrium	in Milligramm	120	4	2	3
Kalium		1500	1870	630	740
Kalzium		210	195	225	75
Magnesium		230	235	150	180
Phosphor		1800	553	330	410
Eisen		17,5	12,1	3,8	2,3
Kupfer		3,32	—	1,35	0,55
Mangan		0,53	4	4,2	1,13
Zink		8	4,9	1,9	3,07
Molybdän		—	1,18	—	0,025
Jodid		4	0,8	1,5	0,013
Vitamin B_1	in Milligramm	14	0,77	0,4	0,32
Vitamin B_2		4	0,28	0,2	0,13
Niacin		4	2,2	1,4	14,3
Vitamin B_6		4,41	0,8–9,5	0,64	0,4
Vitamin B_{12}		0,02	—	—	—
Pantothensäure		7,21	1,8	1,15	2,14
Folsäure		3,17	0,19	0,07	—
Vitamin C		+	0	3	—
Vitamin E		—	21	21	8,7

Die Nährhefe als hochwertige Eiweiß- und Vitaminquelle

Für unseren Hauptnährstoff Eiweiß bildet die Hefe mit fast 50% ihres Trockengewichtes eine außerordentlich reiche Quelle. Das Eiweiß selbst ist von hoher Qualität und zu 90% ausnutzbar. Die Ausnutzbarkeit übertrifft damit das tierische Muskeleiweiß (Ausnutzbarkeitsquote 76%) und das am höchsten ausnutzbare pflanzliche Eiweiß der Sojabohne (72%).

Vergleicht man jedoch die biologische Wertigkeit des Hefeeiweißes mit der des Fleisches und der Sojabohne, dann rückt das Hefeeiweiß an die dritte Stelle, weil im

Hefeeiweiß eine wichtige und unbedingt notwendige (essentielle) Aminosäure, nämlich Methionin, in zu geringer Menge vorkommt. Dieser Mangel läßt sich aber durch Zugabe von einem Drittel Milcheiweiß völlig ausgleichen. So bleibt die Hefe also dennoch ein höchst wertvoller Eiweißlieferant.

Die Hefe bildet aber auch eine sehr interessante Vitaminquelle. Das gilt ganz besonders für das Vitamin B_1, das man auch als Nervenvitamin bezeichnet. Das ist vor allem für sich vegetarisch ernährende Menschen wissenswert. Hefe enthält 12 mg Vitamin B_1; auch ihr Gehalt an Niacin (Nikotinsäureamid), Kalium, Eisen und Zink ist von Bedeutung.

Verwendung der Hefe in der Ernährung

Für den gesunden Menschen bildet die Bierhefe, wie die Tabelle zeigt, eine reichhaltige Quelle, um den Bedarf an lebenswichtigen Vitaminen, Mineralien und Spurenelementen zu decken. Dazu trägt auch der außerordentlich hohe Eiweißgehalt mit den unbedingt notwendigen essentiellen Aminosäuren bei. Die gesamten Wirk- oder Vitalstoffe sind wichtig

- für den Energiestoffwechsel (Eiweiß-, Fett- und Kohlenhydratumsatz),
- für das Wachstum und die Muskelfunktionen,
- für den Aufbau der die Erbinformationen tragenden Zellkerneiweiße,
- für alle Nervenzellen,
- für die Bildung der roten Blutkörperchen und
- für Haut, Haare und Nägel.

Um eine spürbare Wirkung zu erzielen, benötigt man täglich 3mal 4 Tabletten für die Dauer von 3–4 Wochen. Von flüssiger Bierhefe braucht man täglich 1–3mal 1 Eßlöffel sofort nach dem Essen. In Flocken- oder Pulverform setzt man Hefe teelöffelweise Bratensoßen, Suppen und Gemüsen zu.

Als Nähr- und Wirkstoffkonzentrat ist Hefe eine vorzügliche Nahrungsergänzung mit gesundheitsfördernder Wirkung und besonders geeignet bei

- Menschen mit anstrengender körperlicher oder geistiger Tätigkeit, weil Hefe die körperliche Leistung fördert und geistige Leistungen steigert,
- Schülern und jungen Menschen in der Ausbildung oder im Studium, weil Entwicklungshemmungen beseitigt werden und geistige Prozesse sich schneller vollziehen, was sich positiv auf die Schulleistungen auswirkt,
- älteren Menschen, bei denen eine Aktivierung der Stoffwechselvorgänge zu größerem Wohlbefinden und besserer Leistungsfähigkeit führt,
- Leistungssportlern, die durch größere Energiegewinnung und besseren Abbau der Stoffwechselschlacken in der Leber zu höheren Leistungen gelangen.

Anwendung der Hefe als Medizin

Neben den gesundheitsfördernden Eigenschaften besitzt die Hefe heilende und damit medizinisch interessante Wirkungen, die schon dem „Vater der modernen Heilkunde“, *Hippokrates,* bekannt waren.

Im europäischen Raum wurde die Hefe schon immer gegen „Hautunreinheiten“, insbesondere gegen die Knötchenflechte (Akne vulgaris) und Furunkulose, angewendet. Man sprach dann von einer Hefekur.

Sowohl die Erfahrungsheilkunde als auch wissenschaftliche Untersuchungen bestätigen, daß Hefekuren auch heute noch aktuell sind, wie die folgenden Ergebnisse zeigen.

In der Anwendung der Hefe zu Heilzwecken wird neuerdings neben verschiedenen Trockenpräparaten besonders auf die lebende Bierhefe aufmerksam gemacht, die man infolge ihrer schlechten Haltbarkeit mit Vitamin-C-Trägern konserviert.

Bei den Tierversuchen zeigte sich, daß nach Verabreichung der *lebenden* Hefearten in den Darmausscheidungen nur selten noch unverdaute, wieder entwicklungsfähige Hefen vorhanden waren. Gab man die gleichen, durch Hitze abgetöteten Hefearten, so fand man im Stuhl weitaus mehr gut erhaltene Hefezellen. Die lebenden Hefezellen wurden also besser verdaut. Verfütterte man jedoch Candida-Hefearten (Soorpilz), so wurden die lebenden fast gar nicht von den Verdauungssäften angegriffen, während sie nach Abtötung besser verdaut wurden.

Daraus ergibt sich, daß die Hefearten nicht gleichmäßig gut im Darm verdaut werden, die uns hier besonders interessierende Bierhefe jedoch besser im lebenden als im abgetöteten Zustand.

In besonderer Weise ging man dem Einfluß der Bierhefe auf die *Zuckerkrankheit* nach und erkannte ihre wohltuende, insulinsparende Wirkung. Sie scheint unter anderem darauf zu beruhen, daß ein größerer Schutz vor Eiweißfäulnis gegeben ist und die körpereigene Insulinproduktion durch die B-Vitamine belebt wird, da diese Vitamine an Schwefel gebundene Aktivatoren der Zellatmung darstellen. Von anderer Seite wird das Vitamin B_2 für die insulinähnliche Wirkung der Hefe verantwortlich gemacht, denn intravenöse Injektionen von Lactoflavin (B_2) senken beim Diabetiker den Blutzuckerspiegel.

Bei *Zinkmangel* in der Nahrung könnte die Hefe mit ihrem relativ hohen Zinkgehalt (8 mg) einen Ausgleich schaffen und auch das für die Insulinbildung notwendige Zink (Insulin enthält 0,5% Zink) bereitstellen.

Vielleicht trägt aber auch die glückliche Kombination von B-Vitaminen, Zink und hohem Kaliumgehalt (1700 mg) zur Hefewirkung bei der Zuckerkrankheit bei, da wir heute wissen, daß das Kalium für die Einschleusung des Insulin-Traubenzucker-Komplexes in die Zelle und damit zur Ausnutzung der Zuckerenergie erforderlich ist.

Auch über die Einwirkung der Hefe auf die *Akne vulgaris* liegen sehr positive Berichte vor. Dr. *Halla* (Wien) erzielte mit einem Hefepräparat (Levurinetten) bei längerer Zeit mit anderen Mitteln vorbehandelten, aber bislang unbeeinflußten schweren Fällen von *Akne vulgaris* und *Furunkulose* eindrucksvolle Besserungen. Auch Dr. *Bieler* und Dr. *Zenschik* (Wien) berichteten über einen größeren Reihenversuch mit 100 weiblichen und männlichen Jugendlichen (14–18 Jahre), bei denen ein fast hundertprozentiger Erfolg in der Behandlung der jugendlichen Akne mit einem Hefepräparat erzielt wurde.

Interessant ist, daß die Hefe in erster Linie als *Heilmittel* der – bei uns allerdings sehr selten vorkommenden – *Pellagra* genannten Erkrankung gilt, bei der Erscheinungen seitens des Magen-Darm-Kanals, der Haut, des Nervensystems und der Psyche auftreten. Die Heilkraft der Hefe wird bei vielen Krankheitsbildern, insbesondere aus dem Bereich des Stoffwechsels, hoch geschätzt, so bei Verdauungsstörungen, Magen-Darm-Krankheiten und -Entzündungen, Hormondrüsenstörungen, Herz- und Kreislaufschäden, Wachstums- und Entwicklungsstörungen, Diabetes, Fettsucht, Vitaminmangelzuständen, Anämien, Neuralgien, Migräne, Erkältungen, Funktionsstörungen der lymphatischen Organe und Infektionen.

Hefepräparate können auf Grund ihrer wichtigen Wirkstoffe als vorzügliche, naturgemäße Stoffwechselregulatoren gelten. Wenn man jeweils *nach* dem Essen 1 Eßlöffel Bierhefe zu sich nimmt, wird sie gut und ohne Beschwerden vertragen. Die bald einsetzende größere Frische und vermehrtes Wohlbefinden lassen den schlechten Geschmack der Hefe überwinden oder sogar angenehm und würzig erscheinen.

Eier sparsam verwenden!

Hühnereier leben bis zum vierzehnten Tag. Solange die Keimanlage nicht abgestorben ist, so betont Prof. *Kollath,* können Eier noch als Lebensmittel angesprochen werden. Während das Eigelb fast alle Vitamine enthält, findet man im Eiklar nur einige Faktoren der B-Gruppe, nämlich B_1, B_2 und Pantothensäure. Der Mineralgehalt beträgt im Eiklar 0,3–0,8 %, im Eigelb 0,5–1,6 %. Der Eiweißgehalt des ganzen Eies wird mit 13,3 % angegeben. Die Fette sind im Vollei mit 11 %, im Eiklar mit 0,3 % und im Eigelb mit 31,7 % vertreten. Der Wassergehalt beträgt rund 75 %. Eier zählen daher zu den teuersten Eiweißlieferanten. Der Nährwert eines Hühnereies entspricht etwa 40 g fetten Fleisches oder 150 g Vollmilch. Das Eiweiß ist vollwertig wie das der Milch, auch gleicht das Ei im Lezithingehalt der Milch, es fehlen aber die Zuckerstoffe und der Basenüberschuß. Da also die Eier *keine* vollwertige Nahrung darstellen, ist reichlicher Genuß unzweckmäßig.

Man sollte nur frische Eier in Verbindung mit Salat, Kartoffeln und Gemüsen genießen. Bei Kindern übe man, schon wegen der reizenden Wirkung auf den Geschlechtstrieb, größte Zurückhaltung. Milch ist ihnen bekömmlicher. Kinder mit der sogenannten „exsudativen Diathese", d. h. mit starker Entzündungsneigung, müssen Eier völlig meiden. Die Verwendung der Eier in der Küche als Binde- und Lockerungsmittel wird oft stark übertrieben. Bei blutarmen und schwachen Menschen kann allerdings ein *rohes,* mit Fruchtsaft geschlagenes Eigelb zur Kräftigung beitragen.

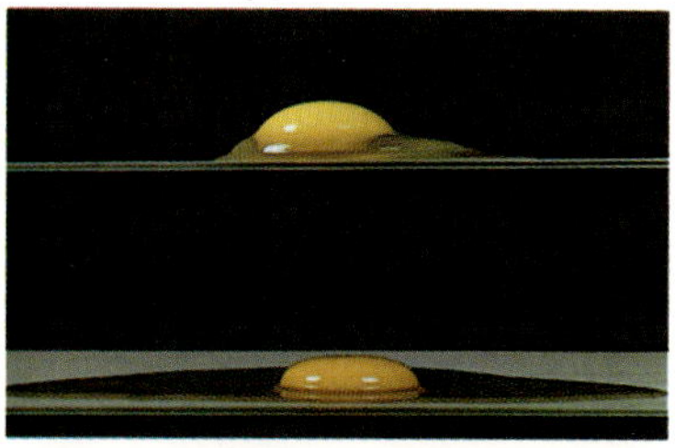

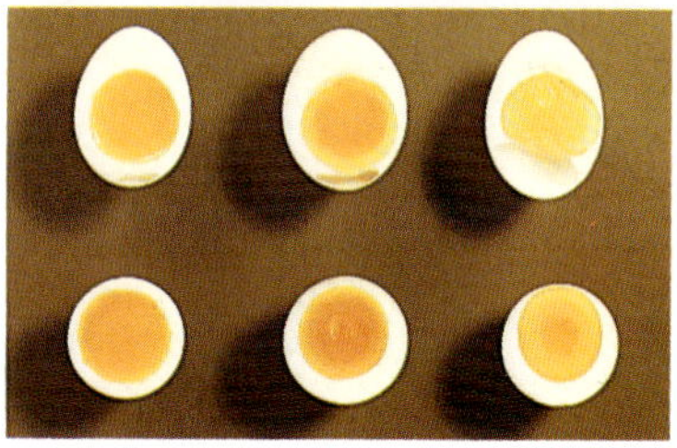

Frisches Ei-Dotter hochgewölbt, Eiklar umgibt den Dotter zähflüssig. Darunter alter Ei-Dotter abgeflacht. Unten: Links frisches Koch-Ei. Je älter das Koch-Ei ist, um so stärker ist der Dotter zur Eischale hin verlagert.

Wesentlich für die diätetische Beurteilung des Hühnereies ist auch der hohe Gehalt an dem fettartigen Stoff *Cholesterin* oder Gallentalg, jenem Stoff, der eine wesentliche Rolle bei der Entstehung von Arterienverkalkung, hohem Blutdruck und Hautkrankheiten spielt. Hohe Zufuhr von Cholesterin in der Nahrung bedeutet immer Verkalkungsgefahr oder Gefährdung der Hautfunktionen. Die Hauptquelle des Cholesterins bilden die tierischen Nahrungsmittel, darunter vor allem auch das Ei.

Wir dürfen nun in dem Bestreben, eine Verkalkung der Blutgefäße zu verhüten oder der bereits bestehenden heilend entgegenzuwirken, nicht so weit gehen, alle tierischen Fette oder sogar alle tierische Nahrung ausschließen zu wollen. Etwas tierisches Fett und mäßiger Genuß anderer cholesterinhaltiger Nahrungsmittel lassen den Cholesteringehalt des Blutes nicht ansteigen, weil kleinere Mengen die Regulationsmöglichkeiten nicht übersteigen. Cholesterin ist ja für die normale Zell- und Gewebsfunktion erforderlich, weil es ein Baustein der Gallensäuren, einiger Hormone (Nebennierenrinden- und Geschlechtshormon) und des Vitamins D_3 ist. Darüber hinaus ist es für jede Körperzelle unentbehrlich. Der normale Bedarf muß jedoch nicht von außen mit der Nahrung zugeführt werden, weil der Körper imstande ist, diesen Stoff in den Darmschleimhäuten und in der Leber aufzubauen. Ebenso vermag der Körper Cholesterin abzubauen und auszuscheiden. Aufbau, Abbau und Ausscheidung werden ähnlich wie der Blutzucker zentral reguliert und im Gleichgewicht gehalten. Wir sprechen daher nicht nur vom „Blutzuckerspiegel", sondern auch vom „Cholesterinspiegel" im Blut, der sich normalerweise in den Grenzen von 140–240 mg% hält. Wird nun viel Cholesterin mit der Nahrung zugeführt, so sinkt die Cholesterinproduktion des Körpers in Leber und Darmwand so stark, daß das Gleichgewicht aufrechterhalten bleibt. Wird jedoch die beim Menschen im Gegensatz zu fleischfressenden Tieren nur beschränkte Regulationsmöglichkeit dauernd überbeansprucht, so versagt sie. Der Körper hilft sich bei dem dann ansteigenden „Cholesterinspiegel" anscheinend durch Einlagerung des Cholesterins in die Gefäßwandungen, wodurch natürlich der Blutdurchfluß beeinträchtigt werden kann und die Verkalkung vorbereitet ist.

Menschen mit Neigung zu hohem Blutdruck, zu Hauterkrankungen oder zur Verkalkung müssen auf den Genuß von Eiern weitgehend verzichten. Zuckerkranke sollten nur ganz wenig Eier essen, Darmkranke können ein in Milch verquirltes Ei, ein Rührei, ein wachsweich gekochtes Ei oder auch ein weiches Omelett versuchen. Gallenkranke meiden am besten den Genuß von Eiern. Magenkranke müssen auf hartgekochte und Spiegeleier verzichten, und Herzkranken serviert man Eier und Eierspeisen nur in Ausnahmefällen.

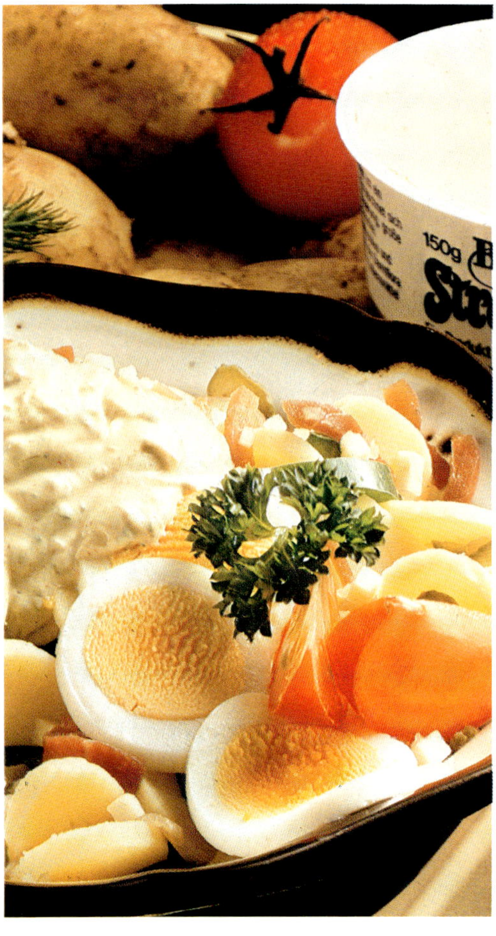

Frische Eier, in mäßigen Mengen gegessen, sind eine Bereicherung des Küchenzettels.

Fische sind nahrhaft!

Im alten Rom gehörten zu den Villen vornehmer Bürger häufig eigene Fischteiche, da Fischgerichte zu besonderen Leckerbissen zählten. Aber auch lange vorher stand der Fisch bei den meisten Völkern als Nahrungsmittel in hohem Ansehen. Das moderne Fischereiwesen, das Transport- und Verkaufssystem haben es ermöglicht, daß Fischgerichte nicht mehr nur Vorzugsgerichte für einen begrenzten Verbraucherkreis darstellen.

Was begründet ihren Nährwert? Fischfleisch besteht in der Hauptsache aus Eiweiß, das mengenmäßig und in seiner biologischen Wertigkeit dem Fleisch der Schlachttiere nicht nachsteht. Einige Fischarten weisen neben dem Eiweiß- einen erheblichen Fettgehalt auf, so z. B. der Hering, dem als Massenfisch eine besondere Bedeutung zukommt. Er ist der Hauptvertreter der von der deutschen Hochseefischerei eingebrachten Fettfische. Nicht nur das Fett macht ihn wertvoll, sondern auch sein Gehalt an Vitamin A und D. Es sind dies gerade die Faktoren, die das Wachstum fördern und Widerstandsfähigkeit gegen ansteckende Krankheiten verleihen, die englische Krankheit und Knochenbrüchigkeit verhüten und bei der Tuberkulose einen heilenden und bewahrenden Einfluß ausüben.

Die Mineralstoffe Kalk, Phosphor, Jod und Eisen gehören weiterhin zu den *Wirkstoffen* des Fisches, die wir bei der Beurteilung seines Nährwertes nicht vernachlässigen dürfen, da diese im normalen Stoffwechselgeschehen unseres Organismus eine entscheidende Rolle spielen. Die gegenüber anderem Fleisch leichtere Verdaulichkeit des Fischfleisches beruht auf der lockeren Struktur und seinem hohen Wassergehalt. Es verläßt deshalb auch schneller den Magen, wodurch allerdings der Sättigungswert geringer ist.

Leider kann die Hausfrau nicht zu jeder Zeit jeden Fisch verlangen. Wie die Landwirtschaft ist auch die Fischerei an den Ablauf der Jahreszeiten und damit an das Walten der Natur, an das Wetter und speziell an die biologischen Zusammenhänge im Lebensraum des Meeres gebunden. Nur zu den Zeiten, wenn sich die Fische zum Laichen sammeln und in großen Schwärmen ihren Laichplätzen zuwandern, lassen sich ergiebige Fänge erzielen. Die Fischdampfer müssen Fischarten wie Rotbarsch, Kabeljau, Seelachs und Schellfisch in weitgelegenen Jagdgründen, wie Barentssee, Island, Bäreninsel oder der Nordwestküste Norwegens, nach langer, oft nicht ungefährlicher Reise fangen. Das Seefischfleisch ist von hervorragender Qualität, denn im Sommer findet der Seefisch im Meer eine reichhaltige „Futterweide" vor. Zahllose pflanzliche und tierische Kleinlebewesen schwimmen ihm sozusagen ins offengehaltene Maul. Das Fischfleisch ist qualitativ dem Rindfleisch ebenbürtig.

Auch als „Brotaufstrich" findet der Fisch vielseitige Verwendung und leistet auf diese Weise wertvolle Dienste. Bei der Zubereitung der Fische werden folgende *Gewürze* mit Vorteil verwandt: Basilikum, Ingwer, Kümmel, Nelken, Paprika, Pfeffer, Salbei, Sellerie, Senf, Thymian, Tomaten, Wermut, Zimt, Zitrone und Zwiebel.

Fleisch – eine Zusatzkost

Bis um die Mitte des neunzehnten Jahrhunderts war der Fleischverbrauch in Europa ziemlich niedrig. Er betrug zum Beispiel im Jahre 1810 nur 18 kg je Kopf der Bevölkerung. Unter dem Einfluß der Anschauung, daß die Leistungsfähigkeit des Menschen durch starken Eiweißgenuß, insbesondere Fleischgenuß, gesteigert werden könne, erhöhte sich jedoch der Bedarf bis zur Jahrhundertwende auf 56 kg je Kopf und Jahr. Die gleichzeitige sprunghafte industrielle Entwicklung, bei zunehmendem Zeitmangel, mag dazu beigetragen haben, daß die rasch herzustellenden und schnell sättigenden Fleischgerichte immer mehr bevorzugt wurden. Von einem echten Bedürfnis kann jedenfalls keine Rede sein.

Im Bundesgebiet steigt der Fleischverbrauch stetig an. Wurden 1954 noch 48,5 kg je Kopf der Bevölkerung verbraucht, so waren es 1987 schon fast 100 kg.

Es geht auch ohne Fleisch. Zu der Frage, ob eine Ernährung gänzlich ohne Schlachtfleisch möglich ist und ob diese vollwertig genannt werden kann, braucht hier nur noch einmal zusammenfassend gesagt zu werden, daß sie nicht nur möglich, sondern auch immer vollwertig ist, wenn die Nahrungsmittel nicht bereits vor dem Verzehr entwertet werden und dadurch ihre natürliche Nähr- und Heilkraft einbüßen. Selbst einer der gründlichsten Kenner des menschlichen Stoffwechsels, der berühmte Münchner Kliniker *Friedrich von Müller* (1858–1941), kam zu der Erkenntnis, daß „die bei unserer Kost meist übliche Menge an Fleisch und an Eiweißstoffen im allgemeinen das wirkliche Bedürfnis übersteigt. Es wäre von nicht geringer volkswirtschaftlicher Bedeutung, wenn auch bei uns die Tatsache allgemeiner bekannt würde, daß die Fleischkost *ohne Schaden für die Gesundheit* selbst von dem schwer arbeitenden Manne entbehrt werden kann."

Fleisch wird als Nahrungsmittel überschätzt

Die heute noch fast allgemeine Wertschätzung des Fleisches (Fleischeiweißes) wird unverständlich, wenn man in einem Forschungsbericht des Max-Planck-Instituts für Ernährungsphysiologie liest: „Über die biologische Wertigkeit des Proteins (Eiweißes) von Muskelfleisch für den Menschen wissen wir wenig."

Aber das, was man heute mit ziemlicher Sicherheit weiß, wird nicht einmal in der gesunden Ernährung und Heilkost (Diät) genügend berücksichtigt. So zum Beispiel die Tatsache, daß die biologische Wertigkeit gar nicht, wie man bisher meinte, davon abhängig ist, ob das Eiweiß alle lebenswichtigen (essentiellen) Bausteine (Aminosäuren) in genügender Menge enthält oder nicht. Es ist längst gesichert, daß eine Minderzufuhr von essentiellen Aminosäuren durch ein Mehr von nicht essentiellen Aminosäuren voll ausgeglichen werden kann. Darüber hinaus ist nachgewiesen, daß Eiweißmischungen zu einer besseren Verwertung der zugeführten Eiweißmenge führen und man auf diese Weise mit viel geringeren Eiweißmengen auskommt, nämlich mit 25–35 g bei einem Körper-

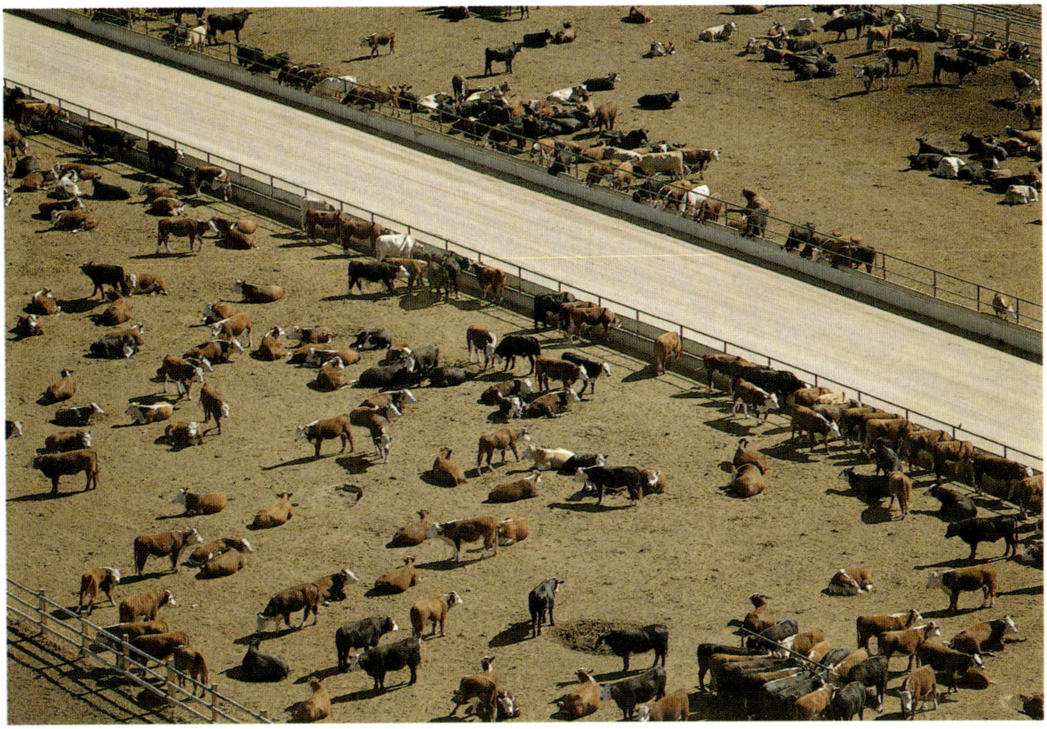

Wieviel Fleisch braucht der Mensch? Sehr viel weniger, als die immer stärker ausgeweitete Viehwirtschaft vermuten läßt.

gewicht von 70 kg. Die Deutsche Gesellschaft für Ernährung empfiehlt seit kurzem 0,9 g Eiweiß je kg Körpergewicht bei Erwachsenen. Dieser Wert enthält bereits einen Sicherheitszuschlag. Ein Drittel bis etwa zur Hälfte des Bedarfs sollte aus tierischen Quellen gedeckt werden.

Praktisch wichtig ist aber, daß bei einer Verminderung der zugeführten Eiweißmenge auch die Gesamtmenge an Kalorien abnimmt, also auch die Menge an Fett und Kohlenhydraten. Das liegt daran, daß speziell das Fleischeiweiß durch seine anreizenden (stimulierenden) Eigenschaften zu einem Überkonsum führt, der ernährungsphysiologisch weder gerechtfertigt noch gesundheitlich zuträglich ist.

Immer noch wird eine fleisch- und eiweißreiche Nahrung zu Schlankheitskuren propagiert. Amerikanische Forscher haben aber unbefriedigende Erfahrungen damit gemacht und erkannt, daß mit eiweißknappen Schlankheitskuren (35 g/70 kg Körpergewicht) die besten und dauerhaftesten Ergebnisse zu erzielen sind. Dafür spricht auch das von *Kirkeby* ermittelte Forschungsergebnis, daß sich Nichtfleischesser durchschnittlich weniger Kalorien zuführen als Gemischtesser, daß also ohne Fleisch viel leichter eine Gewichtsreduktion herbeizuführen und das Normalgewicht einzuhalten ist.

Ist Fleischkost schädlich?

Zu der oft gestellten Frage aber, ob die Fleischkost *schädlich* sei, läßt sich bis heute nur sagen, daß dies, wie bei jedem Nahrungs- und Heilmittel, eine reine Dosierungs- und Qualitätsfrage ist. Ich sehe eine geringe, lediglich als Zukost gebrauchte Menge einwandfreien Frischfleisches als unschädlich an. Bei bestimmten Formen von Blutarmut kann der Preßsaft frischen Muskelfleisches sogar heilkräftig sein.

Wird eine bestimmte, individuell sicher sehr verschiedene Menge Fleisch durch häufigen, ja täglichen Genuß überschritten, so stellen sich Schädigungen ein, insbesondere dann, wenn Fleisch Hauptnahrungs- oder sogar ausschließliches Nahrungsmittel ist. Zur Illustration dieser Frage sei hier der hochinteressante Bericht von *W. Rudolph* über das Auftreten von Skorbutsymptomen bei längerer einseitiger Ernährung mit Fleisch wörtlich angeführt:

„Das unfreiwillige Versuchsobjekt war ein deutscher Farmer, der über Zeitspannen von 1 bis 1½ Jahren in unfruchtbaren Gebieten des Betschuanalandes (Südafrika) mit Ausnahme eines für kurze Frist bemessenen C-vitaminhaltigen Proviants (rohe Zwiebeln) lediglich vom Fleisch erlegter Tiere lebte. Für die erste Zeit bestand seine tägliche Nahrung aus etwa 1 kg Fleisch und einer rohen Zwiebel im Gewicht von etwa 200–250 g. Da die Zwiebeln nur eine beschränkte Zeit haltbar waren, blieb alsbald nur noch die reine Fleischnahrung auf dem täglichen Kostzettel. Über die Erfahrungen mit einer solchen Nahrung wurden mir folgende Angaben gemacht:

Die ersten Monate ließen keinerlei Anzeichen einer Ernährungsstörung erkennen. Nach etwa drei bis vier Monaten, als der Zwiebelproviant längst aufgebraucht war, machte sich ein zunehmendes Mattigkeitsgefühl bemerkbar; gleichzeitig wurden Zahnfleischblutungen beobachtet und ein zunehmendes Schrumpfen des Zahnfleisches. Diese Erscheinungen äußerten sich in der Folgezeit in zunehmendem Maße, und nach etwa einem Jahre wurde eine starke Lockerung der Zähne beobachtet, was als typisches Skorbutsymptom erkannt wurde. Die daran anschließende normale Versorgung mit Nahrungsmitteln, eine normale Ernährung mit wenig Gemüse, aber reichlichen Mengen frischen Obstes, ließ schon nach wenigen Tagen den kranken Zustand schwinden; es wurde immer stärker das Gefühl körperlichen Wohlseins konstatiert, und nach etwa drei Wochen waren alle C-hypovitaminotischen Erscheinungen verschwunden."

Die Skorbuterkrankung dieses Farmers ist um so bemerkenswerter, da er nach Wegfall der an Vitamin C reichen Zwiebeln nicht einmal ausschließlich von Muskelfleisch lebte, sondern auch die an sich vitamin- und spurenstoffreichen inneren Organe (Leber, Herz, Nieren, Knochenmark) von Antilopen verzehrte. Dieser Bericht ist ein Beispiel dafür, daß einseitige Fleischkost zu Mangelkrankheiten führt.

Die gleiche Lehre erteilt uns auch das gar nicht genügend bekannte Experiment von Prof. *Gänsslen*. Er verabreichte Studenten täglich 1500 g Fleisch, 30 g Weißbrot und Zitronenwasser als ausschließliche Kost. Schon nach zehn Tagen ließen sich durch das Kapillarmikroskop an den feinen Blutgefäßen (Haargefäßen oder Kapillaren) schwere Veränderungen und Schädigungen feststellen. Die normalerweise feinen, schlanken, haarnadelförmigen Gefäße waren verdickt, korkzieherartig verdreht, ausgedehnt und zum Teil geplatzt, so daß es zu Blutaustritten in das umgebende Gewebe gekommen war. Äußerlich sah die Haut gerötet aus (nicht frischrot, sondern mit einem Ton ins Bläuliche), während das Zahnfleisch angeschwollen war und blutete. Es bedurfte einer längeren strengen Enthaltung von Fleisch, bis sich die Gefäßveränderungen wieder zurückgebildet hatten.

Schon vor mehr als 40 Jahren wies Dr. *Bircher-Benner* darauf hin, daß das, was hier experimentell mit übertriebener Fleischkost in zehn Tagen geschah, sich millionenfach bei der üblichen Fleischkost in zehn Jahren abspielt.

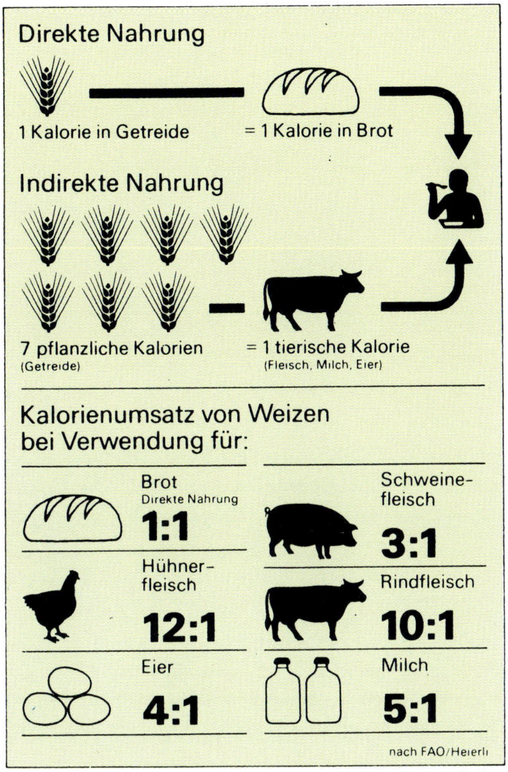

Getreideverschwendung durch Fleischproduktion

Die Rolle des Fleisches bei der Entstehung von Organkrankheiten

Prof. *Gänsslen* beobachtete bei gesunden Studenten nach Fleischkost Blutdruckanstieg, ein Befund, der auch von anderen Forschern bei Überernährung, insbesondere mit Fleisch, bestätigt wird. Wir wissen, daß bei den von Gemischtkost lebenden Benediktinern und Franziskanern der Blutdruck ab drittem Lebensjahrzehnt ansteigt und mit 60 Jahren ca. 160 mmHg beträgt, während bei den vegetarisch lebenden Karmelitern, Kartäusern und Trappisten in allen Lebensaltern nur ein Blutdruck von 120 mmHg gemessen wird. Bekannt ist auch, daß die Tätigkeit der Schilddrüse durch fleischreiche Kost angeregt wird. Personen, die bereits an einer Überfunktion der Schilddrüse leiden – man nennt die entsprechende Krankheit Hyperthyreose oder Thyreotoxikose –, können durch starke Fleischkost eine ausgesprochene Verschlechterung ihres Krankheitsbildes oder ein mangelhaftes Ansprechen der verordneten Heilmittel erleben.

Überernährung, vor allem mit Fleisch, ist von wesentlicher Bedeutung bei Entstehung der Verkalkung (Arteriosklerose), bei krankhafter Vermehrung der Blutmenge und der roten Blutkörperchen (Polyzythämie), bei Thrombose und Embolie, bei der Bildung von Gallensteinen, der Ausbildung der Schuppenflechte, der Vorsteherdrüsenvergrößerung (Prostatahypertrophie) und bei der Entwicklung von Gebärmuttermyomen sowie wahrscheinlich auch beim Krebs. Eine nicht zu unterschätzende Rolle spielt die überwiegende Fleischnahrung auch bei der Entstehung der Gicht, der Nierensteine (besonders Uratsteine), beim Zustandekommen von allergischen Reaktionen. Dagegen hemmt oder beseitigt die vegetarische Diät die meisten allergischen Zustände. Während bei Völkern, die viel Fleisch essen, Blinddarmentzündungen nicht gerade selten sind, kommen sie bei Völkern mit vorwiegend lacto-vegetabiler Kost nur vereinzelt vor.

Tiereiweißreiche und vor allem fleischreiche Kost weist einen hohen Anteil an dem als unentbehrlich angesehenen Eiweißbaustein *Tryptophan* auf. Die Aminosäure Tryptophan wird mit Fleisch, Fisch, Eiern und Käse in mehrfach höheren Anteilen aufgenommen als aus der Pflanzennahrung. Die Aminosäure Tryptophan ist sicher notwendig und lebenswichtig. Überschüssige Mengen, wie sie durch eine tiereiweißreiche Nahrung auftreten, sind aber ebenso sicher schädlich, da sie das Wachstum bösartiger Zellen begünstigen können. Tryptophan wird im Stoffwechsel nämlich zu Anthranilsäure und Hydroxyanthranilsäure abgebaut. Beide Substanzen sind krebserregend. Das heißt mit anderen Worten: Tiereiweißreiche, vor allem fleischreiche Nahrung kann zur Krebsentstehung beitragen.

Auch Milch und mehrere Vegetabilien wie Kartoffeln und Spinat enthalten Tryptophan, aber nur in notwendigen Mengen, die der Organismus auch abbauen und verarbeiten kann. Dabei entsteht auch nicht der durch Indol und Skatol bedingte Fäkalgeruch. Führt man die reine Aminosäure Tryptophan in größeren Mengen (1–5 g) zu, so wirkt sie einschläfernd. Vielleicht hängt damit die Müdigkeit zusammen, die sich bei vielen Menschen oftmals nach üppigen Mahlzeiten einstellt. Die mit der normalen Nahrung aufgenommene Menge beträgt etwa 1 g. Mengen über 5 g verändern die Hirnstromkurve (EEG).

Bei einer krankhaft veränderten Bakterienbesiedelung des Darmes wird die Darmschleimhaut geschädigt, ja, sie kann sogar entarten. Dabei treten nicht nur Stuhlunregelmäßigkeiten (Verstopfung oder Durchfall) auf, es zersetzen sich auch die Eiweißbestandteile der Nahrung, besonders bei reichlichem Fleischgenuß. Hierbei werden giftige Stoffe, nämlich *Indol* und *Skatol,* gebildet. Bei einer häufig bestehenden Verstopfung führen diese Stoffe zu einer Selbstvergiftung des Körpers, die sich in schneller Ermüdbarkeit, in Kopfschmerzen, Schwindel, Nervosität, Arbeitsunlust und Konzentrationsschwäche äußert.

Um diese Vergiftung mit ihren verhängnisvollen Folgen zu vermeiden, bedarf es einer fleischfreien und rohkostreichen Vollwertkost, wobei auch milchsäurehaltige Nahrungsmittel (milchsaure Gemüse wie Sauerkraut, aber auch Buttermilch und Bioghurt) eine wesentliche Rolle spielen müssen.

Einen praktisch wie theoretisch außerordentlich wichtigen Beitrag zur krankmachenden Wirkung einer Eiweißüberernährung durch die übermäßige Zufuhr von Fleischeiweiß hat Prof. Dr. *L. Wendt* geliefert. Er trat entschieden der Auffassung vieler Wissenschaftler entgegen, die irgendwelche Schäden durch eine Eiweißernährung oder Eiweißüberernährung striktweg verneinen. Prof. *Wendt* war der Meinung, daß die Vertreter der derzeitigen Ernährungslehre, in der die eiweißreiche Ernährung für „gesund" erklärt wird, von falschen Voraussetzungen ausgehen.

Prof. *Wendts* Lehre, daß sich bei Überernährten die Basalmembran (die äußere Gewebsschicht) der Haargefäße (Kapillaren) durch Eiweißabscheidungen bis zum Zehnfachen des Normalen verdickt, konnte durch Untersuchungen mit dem Elektronenmikroskop bestätigt werden. Die Basalmembran funktioniert dann als *Eiweißspeicher*. Die Annahme eines Eiweißspeichers wurde bis dahin abgelehnt. Eine Eiweißspeicherung, die nicht durch Hungern, Fasten oder eine vegetarische Kost wieder aufgelöst wird, zieht aber eine Reihe übler Folgen nach sich: Da die Poren der Basalmembran durch die starke Verdickung vermindert durchlässig werden und die Nährstoffe des Blutes nicht mehr wie beim Gesunden die Poren der Membran durchdringen können, um an die Gewebszellen zu gelangen, stauen sich die Moleküle z. B. des Insulins, des Zuckers und der Fettsäuren im Blut. Dadurch steigt die Konzentration aller rückgestauten Moleküle im Blut. Das ist praktisch erkennbar am erhöhten Blutdruck, an der Zuckerkrankheit, der Gicht und einer Erhöhung des Cholesterins im Blut, also an den Risikofaktoren, die wir auch als Vorbedingung für den Herzinfarkt ansehen. Logischerweise gehen alle diese Stauungsfolgen wieder zurück, wenn es gelingt, die Eiweißspeicherung in den Basalmembranen abzubauen, die Membranen auf das normale Maß zu verdünnen und damit ihre Poren wieder zu öffnen.

Wenn die Speicherung noch nicht zu lange besteht, gelingt es durch Hungern oder bewußtes Fasten, durch eine rein vegetarische Kost und – in akuten Fällen –

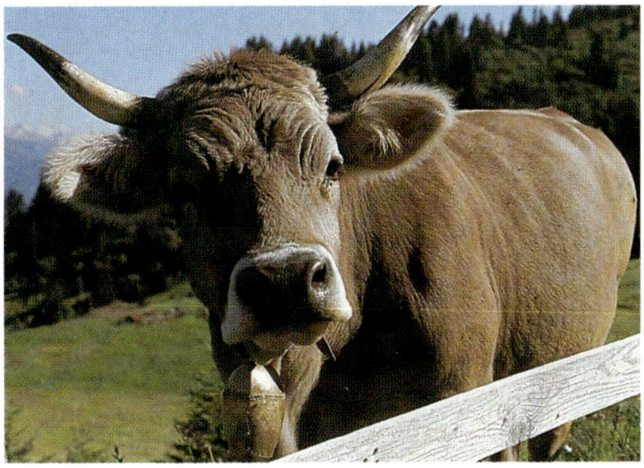

Ein geradezu absurdes Fördersystem der Europäischen Behörden in Brüssel hat uns ein Übermaß an Milchkühen beschert. Der Butterberg wächst. Wir produzieren mehr, als wir verbrauchen können.

durch Aderlässe, die Basalmembran zu normalisieren und damit einer ganzen Reihe von ernährungsabhängigen Krankheiten vorzubeugen. Es ist hier daran zu erinnern, daß die ganzen Stoffwechselkrankheiten in den Hungerjahren nach dem ersten und zweiten Weltkrieg verschwanden, um erst in den Jahren, in denen alle Nahrungsmittel wieder in großen Mengen zur Verfügung standen, erneut aufzutauchen. Hier wird erkennbar, welche ungeheure Heilkraft im Fasten und in der vegetarischen Kost steckt. Voraussetzung ist natürlich eine sinnvolle Durchführung, wie sie in den anderen Kapiteln dieses Buches gezeigt wird.

Natürlich hören wir gelegentlich den Einwand, daß es doch zahlreiche Menschen in hohem Alter gibt, die ihr Leben lang viel Fleisch gegessen haben und dennoch gesund geblieben sind. Hierzu ist zu sagen, daß etwa ein Viertel der Menschen eine hohe Eiweißabbaufähigkeit besitzt, so daß sie wesentlich größere, überschüssige Eiweißmengen abzubauen vermögen und eine Eiweißspeicherung daher entfällt. Die Reaktion der einzelnen Menschen auf Menge und Qualität des Eiweißes ist verschieden.

Schweinefleischgenuß ist schädlich

Bekannte Ärzte plädieren für eine drastische Einschränkung des Schweinefleischkonsums oder sogar für eine völlig schweinefleischfreie Ernährung (Prof. Dr. med. *H. Mommsen*, Dr. med. *H.-H. Reckeweg*). Der Verbrauch liegt in der Bundesrepublik bei 50 kg pro Person und damit wesentlich höher als in anderen europäischen Ländern.

Während bei alten Kulturvölkern (Ägypter, Juden) und bei den Mohammedanern der Schweinefleischverzehr verpönt war und das Verbot des Genusses von Schweinefleisch als religiöses Gebot galt, kennen wir heute wissenschaftlich begründete Fakten, die für eine besondere Belastung des Stoffwechsels durch den Schweinefleischgenuß sprechen.

Bei jeder Nahrungsaufnahme ist der Organismus gezwungen, für Abbau, Umbau und Entgiftung die benötigte Energie zu gewinnen und zahlreiche körpereigene Stoffe aufzubauen. Diese Vorgänge, vor allem auch die Giftabwehr, Giftbindung und Giftausscheidung, funktionieren so lange störungsfrei, wie keine übermäßige Inanspruchnahme stattfindet. Die Fähigkeit der Energiegewinnung und gleichzeitigen Giftabwehr – ob ein Stoff nützlich oder belastend, giftig oder heilend wirkt, ist zunächst einmal eine Mengenfrage – ist jedoch begrenzt. Unnötige Belastungen sollten daher hinsichtlich der Menge wie auch der Qualität der Stoffe auf jeden Fall unterbleiben.

Eine besondere Belastung stellt aber nach *Reckeweg* und *Mommsen* das Schweinefleisch und Schweinefett dar, und zwar aus folgenden Gründen:

1. Schweinefleisch enthält viel Histamin, einen Stoff, der normalerweise eine Erweiterung der Haargefäße (Kapillaren), eine Blutdrucksenkung und die Erregung der Magensaftabsonderung bewirkt, in

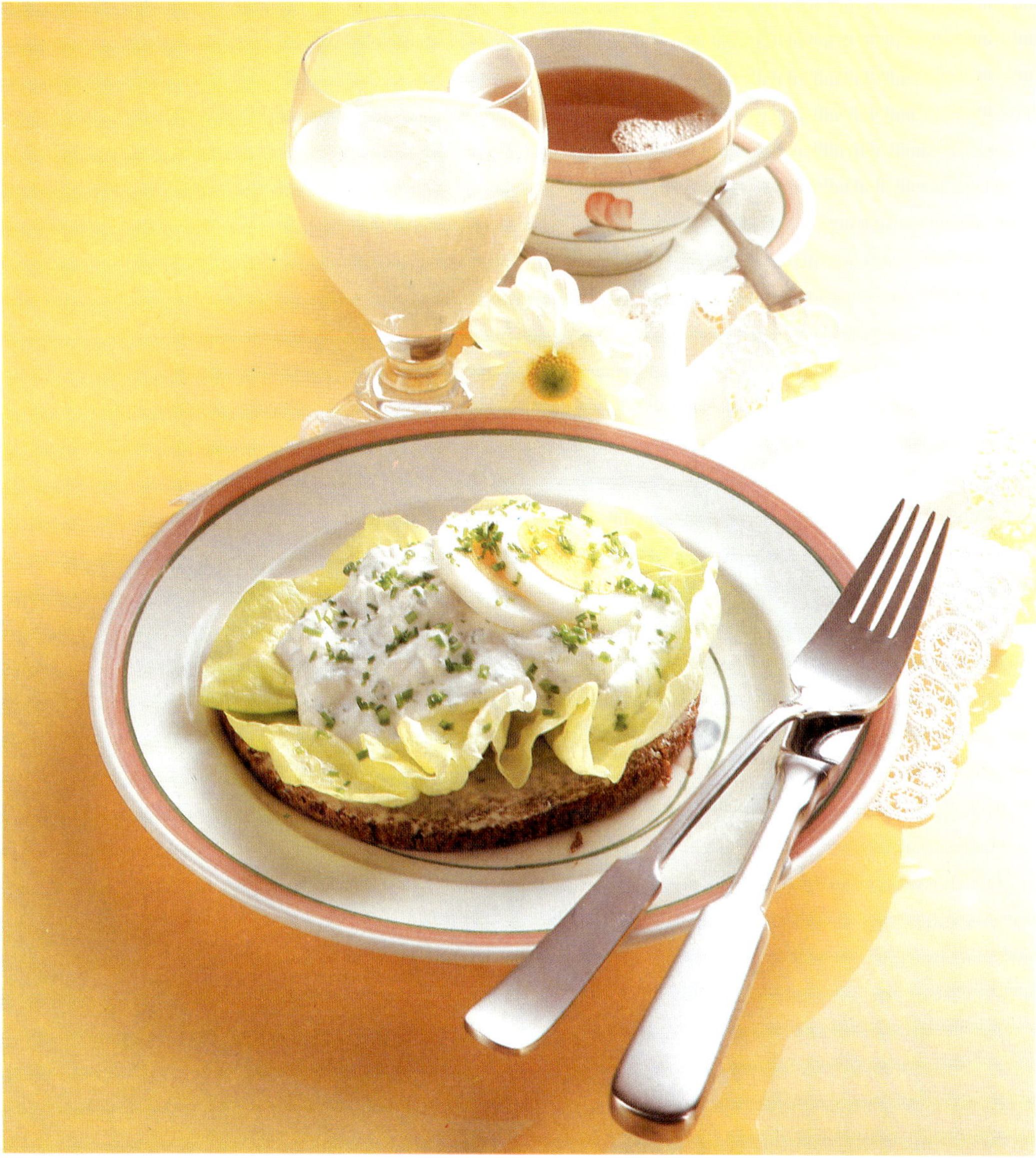

Vollkornbrot mit Kräuterquark

1 Scheibe Vollkornbrot (50 g) · 10 g Pflanzenmargarine · 4 kleine Salatblätter · 2 EL Magerquark (60 g) · 1 EL gehackte frische Kräuter · 2 hartgekochte Eischeiben · 1 TL Schnittlauch · Meersalz

Das Brot mit der Pflanzenmargarine bestreichen, die gewaschenen und getrockneten Salatblätter darauflegen und mit einigen Tropfen Zitronensaft beträufeln. Den Quark mit den Kräutern und 1 Messerspitze Meersalz verrühren. Auf die Salatblätter geben, mit den Eischeiben und mit dem Schittlauch garnieren. Dazu ein Glas Magermilch und eine Tasse Tee ohne Zucker.

Ein vorzügliches kalorienreduziertes Frühstück für eine Person.

größerer Menge aber bei allen entzündlichen Reaktionen und allergischen Krankheiten (Bronchialasthma, Heuschnupfen, Nesselsucht) eine wesentliche Rolle spielt. Verzögerter Histaminabbau und mangelhafte Entgiftung im Stoffwechsel führen zu langwierigen entzündlichen und eitrigen Prozessen wie Furunkel, Schweißdrüsenabszessen, Gesichtspickeln und Hautausschlägen. Nur wenn Schweinefleisch und Schweinefett völlig gemieden werden (auch alle Wurstsorten, weil sie überwiegend Schweinefett enthalten), kann eine Heilung erfolgen.

2. Nach Ausführungen von Prof. *Mommsen* enthält das Bindegewebe, das alle anderen Gewebe durchzieht, beim Schwein viel Schwefel in Form von Macoitin- und Chondroitin-Schwefelsäure, die es nach seiner Darstellung weicher, schleimiger und biologisch minderwertiger macht. Der Genuß von Schweinefleisch führe zu einem Umbau der derben menschlichen Bindegewebssubstanzen im Sinne einer erhöhten Krankheitsanfälligkeit für Rheuma, Bandscheibenschäden und vorzeitige Abnutzungserscheinungen der Gelenkknorpel.

3. In den Lungen der Schweine entwikkeln sich und „übersommern" die Erreger der epidemischen Grippe. Schweinelunge wird auch in der Wurst verarbeitet. Es ist bemerkenswert, daß bei den großen weltweiten Grippeepidemien die mohammedanischen Länder, in denen kein Schweinefleisch verzehrt wird, weitgehend verschont bleiben. Man sollte das Schwein daher als Nahrungsquelle ausschalten, zumal Schweinefleisch für diätetische Zwecke völlig abzulehnen ist.

Fleisch wirkt auch auf Seele und Geist

Daß der übermäßige Fleischgenuß bei so zahlreichen Entwicklungen auf körperliche Zustände auch die nervösen Funktionen, die seelischen Reaktionen und die psychischen Leistungen nicht unbeeinflußt läßt, liegt sehr nahe. Prof. Dr. *Widukind Lenz* wies nach, daß Fett- und Fleischreichtum in der Ernährung die Schilddrüsentätigkeit anregt und die Erregbarkeit des sympathischen Nervensystems erhöht.

So wie *übermäßige* Zufuhr, besonders tierischen Eiweißes, eine Reihe von Gefahren in sich birgt, muß auch vor *Mangel* an Eiweiß sowie vor einem anhaltenden Hungerzustand gewarnt werden, da dieser auf die Dauer nicht nur zu körperlicher Kraftlosigkeit, sondern auch seelisch zu Teilnahmslosigkeit, Hoffnungslosigkeit, zu Gemütsverstimmungen und in der Regel auch zu verminderten geistigen Leistungen führt. Die Eiweißzufuhr kann aber genausogut durch pflanzliches Eiweiß und durch Milcheiweiß gesichert werden.

Lacto-vegetabile Kost ist überlegen

Obwohl in der Fachwelt noch weitgehend die Meinung vorherrscht, daß es für eine Überlegenheit der fleischlosen Kost keine wissenschaftliche Begründung gebe, sondern vielmehr die tägliche Fleischportion für die Erhaltung der Gesundheit und Leistungsfähigkeit erforderlich sei, so muß man heute Dr. *Ralph Bircher* als den Mann erkennen, der nach jahrelangen heftigen Diskussionen über diese Frage mit wissenschaftlicher Gründlichkeit und größter Geduld alle gegenwärtig bekannten Tatsachen zu diesem Problem zusammengetragen hat, die eindeutig für eine Überlegenheit der fleischlosen Kost sprechen. Das gilt für eine normale, gesunde Ernährung wie auch für jede Form der Heilkost.

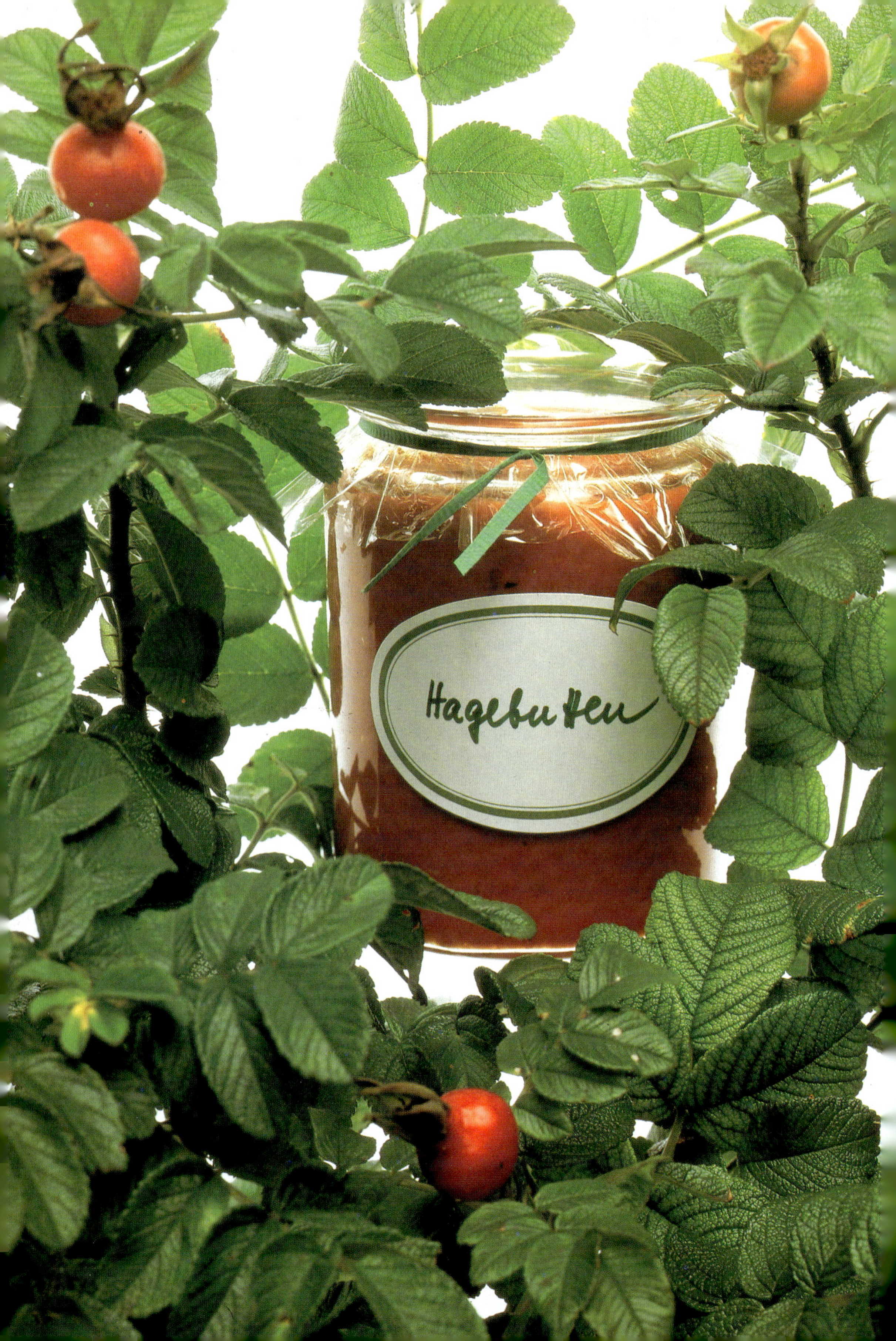
Hagebutten

Bearbeitung und Umwelteinflüsse verändern unsere Lebensmittel

„Gegenüber eindrucksvollen Verbesserungen der Ernährungssituation ist nicht zu verkennen, daß technischer Fortschritt gewöhnlich erkauft wird mit Einbuße an Sicherheit und Stabilität menschlicher Existenz.“ Prof. Dr. F. Eichholtz

Eingriffe in unsere Lebensmittel als Verbesserung oder Gefahr

Vielen Menschen ist längst bewußt geworden, daß eine richtige, das heißt aber im allgemeinen eine natürliche oder naturgegebene Nahrung die wichtigste Voraussetzung ist für Gesundheit und Leistungsfähigkeit. Wird das aber heute nicht in immer schnelleren Schritten zu einer Utopie? Kommen nicht über die Medien immer neue Hiobsbotschaften von giftig wirkenden oder vergifteten Lebensmitteln? Spielen die feineren Unterscheidungen zwischen Nahrungs- und Lebensmitteln bald keine Rolle mehr? Wird nicht vieles sogar wissentlich (zum Beispiel Weißmehl statt Vollmehl, Weißzucker statt Zuckerrohrvollextrakt, Honig oder Ursüße) und noch mehr unwissentlich (gehärtete Fette statt ungehärteter Öle und Fette) falsch gemacht?

Industrialisierung und Überbevölkerung der Großstädte haben zu erheblichen Veränderungen unserer Lebensweise geführt, wovon vor allem unsere Arbeits- und Eßgewohnheiten betroffen sind. Die Veränderungen haben aber auch Herstellung, Qualität und Vertrieb unserer Nahrungsmittel stark beeinflußt.

Die Landwirtschaft sieht sich, um hohe Ernten zu erzielen, gezwungen, die Böden in ausgedehntem Maße künstlich zu düngen, wobei es nicht selten zur Überdüngung kommt. Auch die Schädlingsbekämpfung erfolgt mit Substanzen, die in die Lebensmittel übergehen können. Die langen Transportwege schon im eigenen Land, viel mehr noch bei den umfangreichen Importen aus entlegenen Ländern erfordern modernste Methoden des Haltbarmachens von Lebensmitteln, um starke Verluste zu vermeiden. Die Verteilerorganisationen drängen auf eine gute und möglichst lange Lagerfähigkeit der Produkte. Schließlich möchte auch der Konsument, daß die Waren aus dem Supermarkt lange genug haltbar bleiben, damit der tägliche Einkauf entfallen kann.

Unter den gegebenen Umständen ist eine fabrikmäßige Herstellung von Nahrungsmitteln genausowenig zu umgehen wie die dabei notwendige Anwendung von Hilfsmitteln zur Konservierung, von Chemikalien zum Schutz vor chemischen und physikalischen Veränderungen der Lebensmittel und von Farbstoffen zur Schönung. Außerdem werden Emulgatoren, Stabilisatoren und die Oxydation verhindernde Mittel (Antioxydantien) eingesetzt. Leider sind auch nicht selten Umweltchemikalien, Antibiotika, Hormone und Pflanzenschutzmittel in Nahrungsmitteln zu finden.

Natürlich ist man geneigt zu fragen: „Ist

IN DIESEM KAPITEL:

- Haltbarmachen (Konservieren) von Lebensmitteln
- Sind Nahrungsmittelzusätze gesundheitsschädlich?
- Umwelteinflüsse auf unsere Nahrungsmittel
- Unverträglichkeit von Nahrungsmitteln (Nahrungsmittelintoleranz)

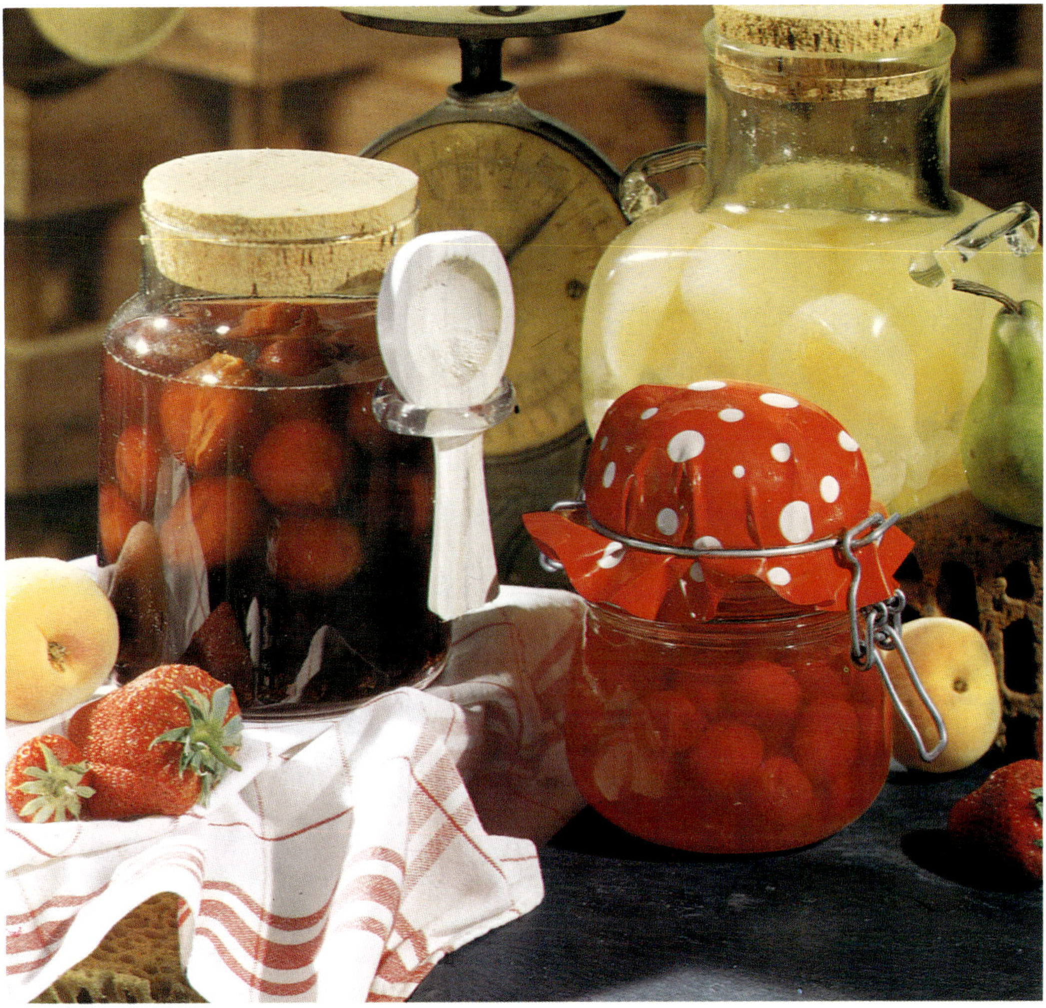

denn nichts mehr ohne Gift?" Die Chemikalien in der Nahrung werfen eine Fülle von Fragen auf. Unsere Kenntnisse über deren Wirkung auf den Menschen sind vielfach noch völlig unzureichend. Die Einschätzung der Qualität unserer Nahrungsmittel ist demzufolge in hohem Maße unbefriedigend. Unter „Qualität" verstehen Erzeuger, Händler, Wissenschaftler und Verbraucher jeweils etwas völlig Verschiedenes.

Meines Erachtens kommt es entscheidend nicht auf die Handelsqualität, die Qualität an Inhaltsstoffen oder die technologische Qualität an, sondern auf die *Lebensqualität,* die aus den Wachstumsbedingungen von Pflanze, Boden und Umwelt entsteht und die Nahrungsmittel mit jenen Wirkkräften ausstattet, die sie für den Menschen zum Lebensmittel machen. Das sind sie freilich nur dann, wenn man Prof. *Kollaths* Auffassung ernst nimmt: „Laßt die Nahrungsmittel so natürlich wie möglich!" Wir werden in den folgenden Kapiteln sehen, wie es damit steht. Sind unsere Nahrungsmittel so natürlich wie möglich?

Haltbarmachen (Konservieren) von Lebensmitteln

Die Menschen haben zu allen Zeiten versucht, ihre Lebensmittel vor Verderb und Zersetzung zu schützen und sie für eine gewisse Zeit haltbar zu machen. Jede Methode des Haltbarmachens führt zu einer Erleichterung der Vorratswirtschaft und damit auch zu einer regelmäßigeren und gesünderen Ernährung. Bei allen Arten der Haltbarmachung muß man allerdings genau nach Vorschrift und mit größter Sauberkeit vorgehen, um keine Gärungs- und Fäulniserreger oder krankmachenden Bakterien in die Nahrungsmittel einzubringen, die sonst ihr Zerstörungswerk sogleich beginnen. Ich möchte daher die einzelnen Konservierungsmethoden kurz beschreiben und zu bewerten versuchen.

Trocknen

Eine uralte, aber zugleich auch sehr aktuelle Methode zur Haltbarmachung ist das Trocknen, das heißt das Konservieren durch Wasserentzug (Dehydration).

Zum Trocknen von Lebensmitteln benötigt man einen Platz, an dem eine Temperatur von 35–40° C möglichst konstant aufrechterhalten werden kann. Meist findet man eine geeignete Stelle in der Wohnung, zum Beispiel in der Nähe eines Heizkörpers oder einer Wärmeleitung, am Herd oder Kamin, über oder unter einem Warmwasserboiler.

In unserer Familie benutzen wir bei größeren Mengen zu trocknender Früchte und Gemüse aus dem Garten ganz einfach die Sauna. Die nötige Temperatur kann bei einem elektrischen Saunaofen sehr leicht und völlig konstant eingestellt und kontrolliert werden. Man muß aber für eine ständige Erneuerung der Raumluft sorgen, indem man die Tür oder die Lüftungsklappe etwas geöffnet läßt. Licht ist während der Trocknungszeit nicht notwendig. Für Gewürze und Heilkräuter ist Dunkelheit sogar zweckmäßiger.

Jeder Bastler kann sich ein Trockengestell aus Holz oder Maschendraht selbst herstellen und an der Wand an einer entsprechend warmen Stelle aufhängen. In jedem Fall muß für folgende Voraussetzungen gesorgt werden:

- Möglichst gleichbleibende Temperatur von 35–40° C
- Temperaturkontrolle mit Thermometer
- Luftzirkulation

Wenn man nur kleinere Mengen, zum Beispiel Würz- oder Heilkräuter, zu trocknen hat, ist auch ein kleines Dörrgerät sehr zu empfehlen. Es ist mit einem langsam laufenden, elektrisch betriebenen Ventilator ausgestattet, trägt mehrere Siebe übereinander und hält konstant die nötige Temperatur. Geeignet zum Trocknen sind: Früchte, Gemüse, Beeren, Kräuter (Würz- und Heilkräuter), Fisch und Fleisch.

Vorteile des Trocknens sind:

- Bei richtig durchgeführter Trocknung wird eine sehr gute Haltbarkeit erzielt.
- Eiweiß, Faserstoffe, Vitamine, Aromastoffe, Mineralien und Spurenstoffe bleiben weitgehend erhalten.
- Das Trockengut benötigt nur wenig Lagerraum.

- Die Kosten sind gering.
- Das Nahrungsmittel bleibt als Ganzes erhalten (abgesehen vom Wasserentzug, der beim späteren Einweichen rückgängig gemacht wird).
- Farbe, Geruch und Geschmack bleiben erhalten oder werden sogar noch konzentriert.

Verpackung und Lagerung des Trockengutes

Sofort nach Beendigung des Trockenvorgangs muß das Trockengut vor Feuchtigkeit und Luftzutritt, meist auch vor Licht, vor Insektenbefall und Verschmutzung geschützt werden. Am einfachsten gibt man das Material in luftdicht schließende Behälter aus Weißblech, Glas oder Kunststoff. Auf alle Packungen gehört ein Etikett mit Inhaltsangabe und Abpackdatum. Etikettieren lohnt sich immer zur sicheren Orientierung und zur Kontrolle der Lagerzeit.

Ein besonders schonendes und werterhaltendes Trocknungsverfahren stellt die *Gefriertrocknung* dar. Dieses leider sehr teure Verfahren beruht auf folgendem Prinzip: Das feste oder flüssige Material wird zur Erhaltung seiner Strukturen und biologischen Eigenschaften zunächst auf eine Temperatur von − 25 bis − 70° C heruntergekühlt. Im Vakuum (luftleeren Raum) wird ihm dann bis auf 2−4% das Wasser entzogen. Anschließend werden die Produkte luftdicht verpackt. Da bei diesem Prozeß das Trockengut nicht schrumpft, läßt es sich durch Wiederzugabe von Wasser ausgezeichnet in den ursprünglichen Zustand zurückversetzen.

Wegen der hohen Kosten wendet man dieses Verfahren nur zur Herstellung weniger Nahrungsmittel, zur Konservierung von Reinkulturen, wichtigen Mikroorganismen und anderen hochwertigen organischen Substanzen (zum Beispiel Blutpulver und Blutseren) an.

Kaltlagern, Gefrieren (Tiefkühlen)

Unter **Kaltlagern** versteht man das Einlagern bei Temperaturen von 2 bis 6° C. Bei diesen Temperaturen (normale Kühlschranktemperatur) wird die Aktivität von Mikroorganismen und Enzymen bereits gehemmt, so daß eine größere Lagerfähigkeit erreicht wird. Da der Kühlschrank abgestufte Temperaturzonen aufweist, können die verschiedenen Lebensmittel und Getränke ganz nach Bedarf verschieden kühl gehalten werden, was besonders für Getränke wichtig ist, die „mundgerecht" gekühlt werden sollen.

Außer für Getränke eignet sich der Kühlschrank für das Kaltlagern von Obst und Gemüse (Gemüsefach), Milch und Milchprodukten sowie Eiern. Natürlich ist die Haltbarkeit begrenzt, und zwar durchschnittlich auf 3−7 Tage. Außerdem dürfen nicht alle Gemüsesorten im Kühlschrank aufbewahrt werden; Tomaten erleiden zum Beispiel Kälteschäden.

Das **Tiefkühlen** − es wird auch Gefrieren, Einfrieren oder Frosten genannt − geschieht bei Temperaturen von −20 bis −30° C im Tiefkühlfach des Kühlschranks, in einer Tiefkühltruhe oder einem Gefrierschrank. Bei diesen Temperaturen werden Mikroorganismen und Enzyme unwirksam gemacht.

Zum Tiefkühlen eignen sich fast alle Lebensmittel, die vor dem Verzehr gekocht oder gebraten werden. Wichtig ist die Tiefkühlung auch für eine Anzahl von Fertiggerichten sowie für Obst, Backwaren und manche Milchprodukte. Buttermilch, Dickmilch, Joghurt, Kefir und saure Sahne sollten allerdings *nicht* eingefroren werden.

Um gute Tiefkühlprodukte zu erhalten, müssen folgende Regeln unbedingt beachtet werden:

- Die Ausgangsprodukte müssen von guter Qualität sein.
- Die Verarbeitung muß sorgfältig und sauber durchgeführt werden.

Zum Einkochen können die üblichen Küchengeräte verwendet werden, die jedoch in einwandfreiem Zustand sein müssen. Sehr hilfreich ist ein mechanischer Kirschenentsteiner. Eventuell werden zusätzlich Durchschlag, Trichter, Kellen benötigt. Gläser, Deckel, Marmeladengläser, Flaschen dürfen keine abgeschlagenen Stellen haben, die Gummiringe nicht spröde sein.

- Die vorbereiteten Lebensmittel müssen schnell eingefroren werden (Schockfrosten bei −30 bis −50° C).
- Die Verpackung soll vorschriftsmäßig erfolgen (nach den Anweisungen, die jedem Tiefkühlgerät vom Hersteller beigegeben sind). Ungenügend und nicht luftdicht verpackte Tiefkühlprodukte trocknen aus; sie erleiden durch Einwirkung von Sauerstoff, Geruchsstoffen und Licht unerwünschte Veränderungen.
- Die Tiefkühllagerung darf nicht unterbrochen werden (Tiefkühlkette). Einmal an- bzw. aufgetaute Lebensmittel nicht wieder einfrieren!
- Die Empfehlungen der Tiefkühlgerätehersteller zum Auftauen und zur Zubereitung des Tiefkühlgutes sind unbedingt zu beachten.

Die moderne Ernährung bedarf einer möglichst schonenden Frischhaltemethode, wie sie durch die Tiefkühlung gegeben ist. Dazu sollte man die vielfältigen Möglichkeiten kennen, die uns die modernen Tiefkühlgeräte bieten. Anweisungen und Tips für die Handhabung von Kühlgeräten erübrigen sich, da sie vom Hersteller jedem Gerät beigelegt werden. Auch die stets beiliegenden Ratschläge für die Vorbereitung einzufrierender Lebensmittel, für die Verpackung und für die Behandlung nach der Entnahme aus dem Tiefkühlschrank bis zum Servieren sind zu beachten. Die Tiefkühltruhe ist besonders für größere Familien zu einem wichtigen Instrument einer biologisch einwandfreien Vorratshaltung geworden.

Hitzekonservierung

Mit **Pasteurisieren** bezeichnet man eine Hitzekonservierung, bei der das zu konservierende Nahrungsmittel für 10−30 Minuten einer Temperatur von 60−80° C ausgesetzt wird. Dadurch werden Mikroorganismen in begrenztem, aber ausreichendem Umfang abgetötet. Im allgemeinen wird nur Milch pasteurisiert und damit kurzfristig haltbar gemacht.

Sterilisieren verlangt ein Erhitzen auf Temperaturen von über 100° C (110−140° C). Dabei werden alle Mikroorganismen unter Luftabschluß abgetötet. Diese Methode kommt für die Konservierung von Gemüse, Obst, Fleisch und Fisch in Frage und gewährleistet bei sachgerechtem und sorgfältigem Vorgehen eine lange Haltbarkeit.

Uperisation (Ultrakurzzeiterhitzung) ist eine Hitzeanwendung von 150° C für etwa 2,4 Sekunden (Dampfinjektion). Die Methode eignet sich für die Konservierung von Milch, die dadurch mehrere Wochen haltbar bleibt (H-Milch).

Beim **Homogenisieren** wird Milch unter hohem Druck durch feinste Düsen gepreßt. Dabei zerplatzen die Fettkügelchen, so daß die Milch nicht mehr von selbst aufrahmen kann. Das Fett bleibt vielmehr gleichmäßig in der Milch verteilt. Homogenisieren heißt ja lediglich gleichartig machen, innig vermischen, hat also mit der Hitzekonservierung an sich nichts zu tun.

Nähere Ausführungen zur Hitzekonservierung und zur Homogenisierung finden sich in dem Kapitel „Milch − ein hochwer-

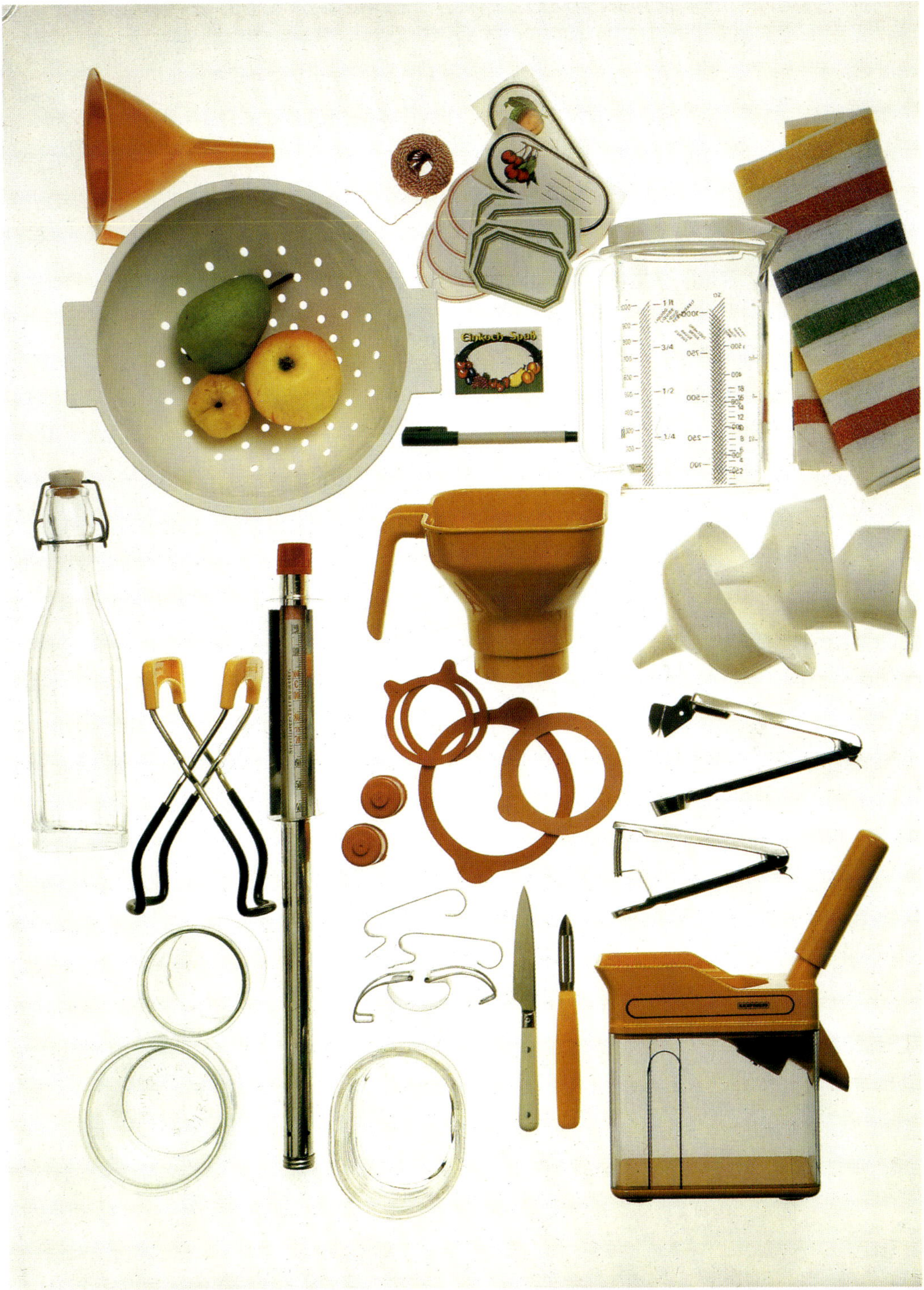
Einkoch-Spaß

tiges Grundnahrungsmittel" im ersten Band dieses Buches.

Filtration

Durch **Filtration** können unerwünschte Mikroorganismen (Bakterien) aus Flüssigkeiten entfernt werden. Man benötigt dazu bakterienfeindliche Filter (Zsigmondy-Filter = bakterienundurchlässiges Membranfilter aus Zellulose oder Nitrozellulose). Die Filtration ist ein ausgezeichnetes, natürliches und werterhaltendes Verfahren. Nähere Ausführungen sind zu dieser speziellen, vor allem für Obstsäfte geeigneten Methode nicht erforderlich.

Bestrahlung (Strahlenkonservierung)

Die Lebensmittelbestrahlung als Konservierungsmethode hat bis heute keine große Rolle gespielt. Die Diskussion über Nutzen und Risiko ist auch noch nicht abgeschlossen. Vertreter der Nahrungsmittelindustrie äußerten sich zu den bisher vorliegenden Untersuchungsergebnissen, diese ließen keinen Zweifel daran, daß die in Frage kommenden Dosierungen kein gesundheitliches Risiko für den Verbraucher darstellten. Dennoch wird die generelle Bestrahlung von Nahrungsmitteln von der Mehrheit der Bevölkerung bis heute strikt abgelehnt.

In der Tat haben viele Verbraucher Angst, durch Schadstoffe in der Nahrung gesundheitlich gefährdet zu werden. Diese Angst ist wahrscheinlich nicht unberechtigt. Zur Strahlenkonservierung werden nämlich meist Gammastrahlen eingesetzt. Prof. *Sindel* schreibt dazu: „Als Gammastrahlenquelle stehen... ausgebrannte Brennstäbe aus Kernreaktoren zur Verfügung." Und Prof. *Schormüller* ergänzt: „Schließlich soll damit der Verwertung und der Energienutzung radioaktiver Abfallprodukte aus Atomreaktoren ein neuer Weg gewiesen werden."

In wenigen Ländern erst werden bestimmte landwirtschaftliche Produkte mit ionisierenden Strahlen behandelt, um aus Exportgründen ihre Lagerfähigkeit zu erhöhen und sie vor frühzeitigem Verderb zu schützen. Zu den bestrahlten Nahrungsmitteln gehören vor allem Kartoffeln, Zwiebeln, Erdbeeren, Paprika, Trockengemüse, Mangos, Papayas und Hähnchen. Neben einigen osteuropäischen Ländern machen in erster Linie Holland, Belgien, Südafrika und Israel von der Möglichkeit der Strahlenkonservierung Gebrauch.

Gegenwärtig verbietet das bundesdeutsche Lebensmittelrecht sowohl die Strahlenkonservierung als auch das Inverkehrbringen bestrahlter Lebensmittel. Doch wie lange wird der Damm noch halten? Anträge der Industrie liegen auf dem Tisch, für Gewürze Sonderregelungen zu gestatten. Der Bundesgesundheitsrat hat bereits seine Zustimmung bekundet – wie es heißt „nach Abwägen aller Argumente" für und gegen eine Bestrahlung.

Dabei gibt es inzwischen so viele Beobachtungs- und Untersuchungsergebnisse über Strahlenschäden an Pflanzen, Tieren und Menschen, daß es unverständlich wäre, wenn diese Konservierungsmethode behördlich zugelassen würde.

Räuchern

Räuchern ist eine sehr alte Konservierungsmethode. Die konservierende Wirkung beruht zum Teil auf Trocknung und zum Teil auf den antiseptisch wirkenden Rauchprodukten Formaldehyd, Acetaldehyd, Phenol und Ameisensäure. Die keimtötende Wirkung des Rauches wird außerdem durch Einsalzen unterstützt. Die zu räuchernden Lebensmittel – es handelt sich meist um Fleisch- oder Fischwaren – hängen je nach Größe bis zu mehreren

Wochen oder Monaten im kalten Rauch. Die sich dabei bildende schwarze Schicht hat zu dem Namen „Schwarzgeräuchertes" geführt. Man kann das Räuchern auch im heißen Rauch ausführen. Das dauert dann nur wenige Stunden. Durch Räuchern wird ein guter Geschmack, eine besondere Farbe und gute Haltbarkeit erzielt.

Leider kann es beim Räuchern aber auch zur Aufnahme von Benzpyren, einem krebserregenden Stoff, aus dem Rauch kommen. So fand man in hellgeräucherten Würsten bereits bis zu 0,6 ppb (parts per billion; 1 ppb entspricht 0,000001 Gramm pro Kilogramm) Benzpyren. In Schwarzgeräuchertem konnte man sogar bis zu 55 ppb nachweisen, besonders wenn das Produkt stark ruß- und teerhaltigem Rauch ausgesetzt war. Benzpyren ist nur einer von vielen polizyklischen aromatischen Kohlenwasserstoffen, die zu den gefährlichsten heute bekannten Umweltgiften zählen.

Da Räucherprodukte solche Gifte enthalten können, tragen sie natürlich nicht zur Gesundung bei und scheiden daher in einer Heilkost völlig aus.

Einmachen

Unter diesem Begriff lassen sich einige altbewährte, einfache, natürliche und dennoch chemische Verfahren zusammenfassen: Salzen, Pökeln, Zuckern und Säuern. Die dabei gebrauchten Stoffe wirken sowohl schädigend auf Mikroorganismen als auch wasserentziehend.

Salzen: Durch Einsalzen wird Wasser entzogen, und Keime werden abgetötet. Es wird hauptsächlich zur Fleisch- und Fischkonservierung eingesetzt. Der hohe Salzgehalt der Nahrungsmittel macht sie für eine Gesund- und Heilkost ungeeignet.

Einpökeln: Zum Einpökeln verwendet man Kochsalz und Natriumnitrat bzw. fertige Nitritpökelsalze in wäßriger, 15 bis 20prozentiger Lösung. Schon vor 1400 soll das Verfahren von dem Holländer *Willem Benkelsz* durchgeführt worden sein. Der Prozeß des Einpökelns führt zum teilweisen Wasserentzug. Beim Schnellpökeln wird die Salzlake mit Hilfe einer Hohlnadel direkt in das zu konservierende Nahrungsmittel injiziert. Da diese Methode nur für Fleisch gebraucht wird, kommt sie für eine lacto-vegetabile Kost nicht in Frage.

Zuckern: Auch Zuckern führt zum Wasserentzug. Bei einem Zusatz von mehr als 5 % Zucker werden viele Bakterien unwirksam gemacht.

Säuern: Grundsätzlich kann man durch Säuern das Wachstum von Mikroorganismen beeinflussen. Es gibt eine natürliche Säuerung, meist Gärung, die eigentlich einen natürlichen Zersetzungsprozeß darstellt. Dabei treten verschiedene Mikroorganismen auf. Die meisten sind schädlich oder giftig. Es gibt aber auch gesundheitlich sehr wertvolle Mikroorganismen, nämlich die Milchsäurebakterien. Fördert man bei der Säuerung die Entwicklung der Milchsäurebakterien, so unterdrücken diese alle anderen Bakterien einschließlich der „wilden", aus der Luft stammenden Erreger.

Durch „gesteuerte" Milchsäurebakterienentwicklung läßt sich eine Milchsäuregärung erreichen, die nicht nur alle unerwünschten Erreger ausschaltet, sondern auch zum Beispiel Gemüse weicher, aromatisch duftend und würzig sauer macht. Auf diese Weise entsteht ein gesundes Produkt, das man oft genießen sollte. Einsäuern von Gemüse ist eine gute, biologische Konservierungsmethode.

Das bekannteste Säuerungsprodukt ist das Sauerkraut, das aus Weißkohl hergestellt wird. Als weitere wertvolle milchsaure Gemüse kennen wir milchsaure Gurken, Bohnen, rote Bete, Sellerie und viele andere.

Außer durch Milchsäure kann die Bildung eines sauren Milieus zur Keimhemmung auch durch andere organische Säuren, zum Beispiel den meist gebrauchten Essig, erreicht werden. Dauergemüse des Handels sind überwiegend in Essig eingelegt. Sehr bekannt sind Essiggurken, Silberzwiebeln und „Mixed Pickles".

Essig verhindert, daß sich Bakterien entwickeln, und zwar leider auch Milchsäurebakterien. Deshalb kommt es nicht zur Bildung von Milchsäure, und das ist von Nachteil. Der starken Essigsäure wird meist Zucker zugegeben, um sie abzuschwächen. Milchsauer vergorene Gemüse sind Essiggemüsen in jedem Fall vorzuziehen, obwohl den im Handel erhältlichen Produkten meist noch etwas Salz zugesetzt ist, um Fäulnisprozesse zu unterbinden.

Bei der „hohen Kunst des Einmachens" kommt es im Grunde genommen nur auf peinliche Sauberkeit und eine genaue Beachtung der Arbeitsanweisungen an, wenn gute Ergebnisse erzielt werden sollen.

Chemische Konservierung

Den Einsatz chemischer Konservierungsstoffe regelt eine Konservierungsstoffverordnung, in der die zugelassenen Konservierungsmittel aufgeführt sind. Sie bestimmt, bei welchen Lebensmitteln und in welchen Mengen sie zugesetzt werden dürfen.

Die chemischen Konservierungsmittel wirken in den festgelegten Mengen keimhemmend oder keimtötend und werden daher vor allem bei Obst- und Gemüsekonserven, Margarine und Fischwaren eingesetzt.

Folgende chemische Zusätze sind nach dem deutschen Gesetz als Konservierungsstoffe zugelassen: Sorbinsäure, Ameisensäure, Benzoesäure, PHB-Ester (Parahydroxybenzoesäure-Ester), Propionsäure. Diese Stoffe können bei vorgeschriebener Dosierung den durch Mikroorganismen hervorgerufenen Verderb verhindern und dadurch eine wesentlich längere Haltbarkeit gewährleisten. Sie vermögen auch längere Zeit die Bildung von Schimmelpilzen zu verhüten, die teilweise gefährliche Gifte absondern.

Zum deutschen Lebensmittelgesetz gehört die „Verordnung über die Zulassung von Zusatzstoffen zu Lebensmitteln". In § 5 der Verordnung werden die 5 zugelassenen Konservierungsstoffe aufgeführt:

Sorbinsäure	=	Kennummer 1
Benzoesäure	=	Kennummer 2
PHB-Ester	=	Kennummer 3
Ameisensäure	=	Kennummer 4
Propionsäure	=	Kennummer 5

Vor der Zulassung ist jeder Stoff geprüft worden, ob er nicht gesundheitsschädlich ist. Darüber hinaus wird er nur für bestimmte Lebensmittel zugelassen.
Der volle Name oder die Kennummer des Zusatzstoffes muß auf der Speisekarte bzw. auf der Lebensmittelverpackung angegeben sein.

Die *Sorbinsäure* ist von den erlaubten Konservierungsstoffen der unbedenklichste, weil sie zu den ungesättigten Fettsäuren zählt. Sorbinsäure macht dem Stoffwechsel keinerlei Schwierigkeiten, da sie fast völlig verbrannt wird.

Sie tötet Mikroorganismen ab oder hemmt sie durch Blockierung lebenswichtiger Enzymsysteme in ihrem Wachstum. Es ist aber nicht ausgeschlossen, daß sie die Zellatmung nicht nur in den Kleinlebewesen, sondern auch im Menschen hemmt und dadurch einen negativen Einfluß auf den Zellverband ausübt. Natürlich hängt ihre Wirkung ganz wesentlich von der Dosierung ab.

Sorbinsäure wirkt auf 16 verschiedene Pilzarten, die sich auf Fleisch oder Käse ansiedeln können. Auf Schimmelpilze übt sie eine selektive Wirkung aus. Das macht sie als Konservierungsmittel für Käse besonders geeignet. Das Wachstum der für die Käsereifung notwendigen Mikroorga-

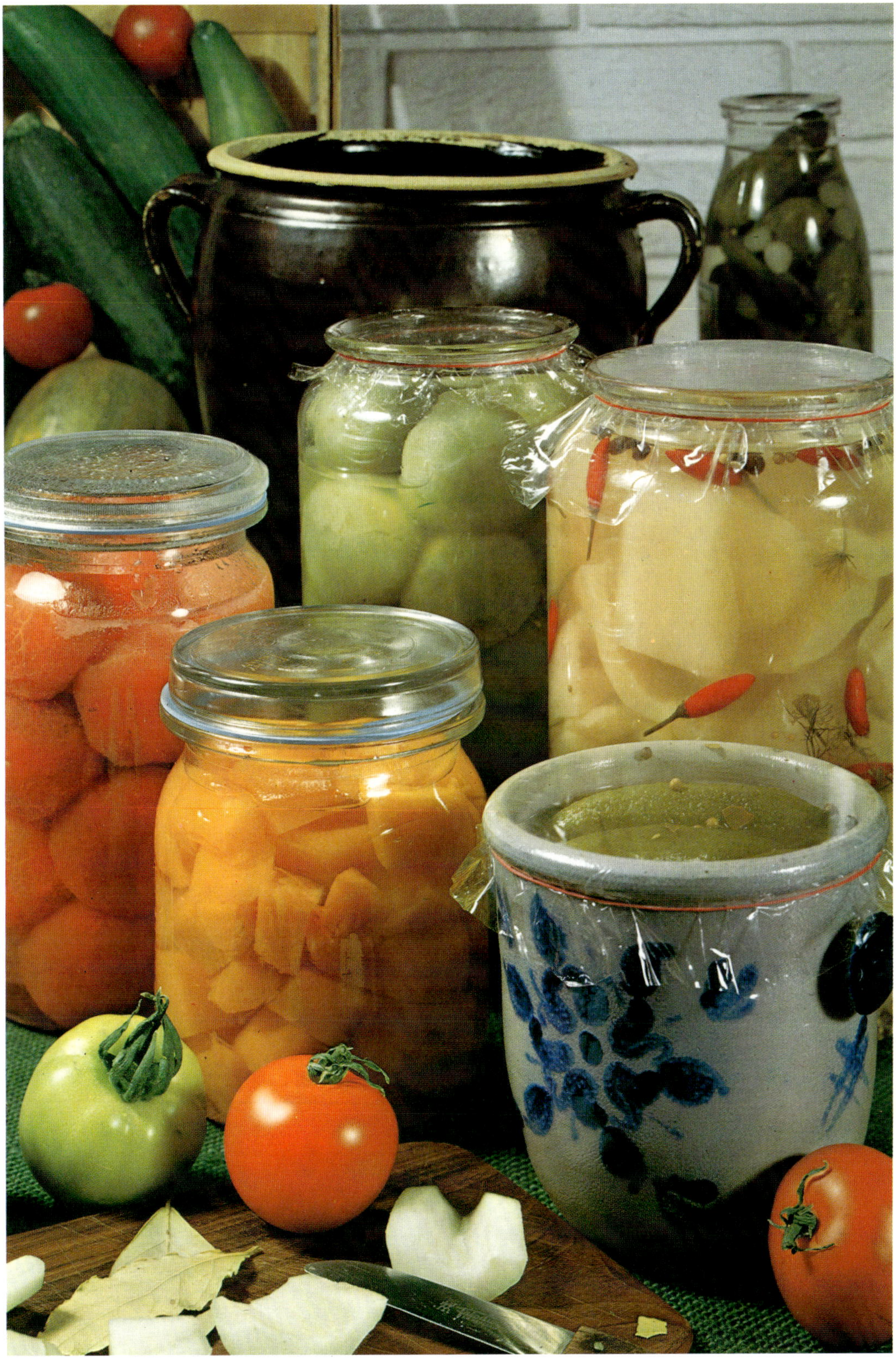

nismen bleibt unbeeinflußt, während es bei allen anderen unterdrückt wird. Sorbinsäure ist doppelt so wirksam wie Benzoesäure und zur Konservierung von Margarine besser geeignet. Sie muß – wie alle Konservierungsstoffe – als Lebensmittelzusatz auf der Packung deklariert werden.

Von der FAO (Organisation für Ernährung, Landwirtschaft, Forsten und Fischerei der Vereinten Nationen) und der WHO (Weltgesundheitsorganisation) wurde eine Tageshöchstmenge von 25 mg pro Kilogramm Körpergewicht für den Menschen empfohlen. Die Anwendungskonzentration liegt in der Praxis zwischen 0,1 und 0,25%. Wenn man täglich 1 kg Lebensmittel verzehrt, die mit 0,2% Sorbinsäure konserviert wurden, nimmt man damit erst 2 mg Sorbinsäure zu sich. Die Tageshöchstmenge wird also bei weitem nicht erreicht. Dennoch weiß man noch nicht, ob, wann und welche Langzeiteffekte auftreten.

Die *Ameisensäure* ist ein in Pflanze, Tier und Mensch natürlich vorkommendes Stoffwechselprodukt. Ihre Anwendung als Konservierungsmittel wird durch ihre starke örtliche Reizwirkung eingeschränkt. Die reine Säure ruft beim Kontakt mit der Haut sogar Verätzungen und Blasenbildung hervor. In Nahrungsmitteln bilden sich jedoch Neutralsalze der Ameisensäure, die völlig reizlos sind und gut vertragen werden. Ein Teil der Ameisensäure wird schon im Verdauungskanal abgebaut, der Rest im Stoffwechsel fast völlig verbrannt.

Die Anwendung der Ameisensäure oder ihres Natriumsalzes (Natriumformiat) hat sich in der Tierzucht zur Konservierung von Futtermitteln bewährt. Die Salze der Ameisensäure haben nämlich die Eigenschaft, die Gärungserreger im Futtermittelsilo zu begünstigen und alle anderen Mikroorganismen zu hemmen, so daß es zu einer fast reinen Milchsäurebakterienkultur im Silofutter kommt. Man benötigt dazu eine 2–4prozentige Lösung von Natriumformiat. Die Anwendung von Ameisensäure in der Futtermittelproduktion ist berechtigt und ein gutes biologisches Verfahren.

FAO und WHO haben für den Menschen vorerst nur die verhältnismäßig niedrige Tageshöchstmenge von 5 mg pro Kilogramm Körpergewicht festgelegt. Diese Höchstmenge kann aber leicht überschritten werden, weil die Zahl der Lebensmittel, die man mit Ameisensäure konserviert, recht groß ist. Die Anwendung muß sich daher auf die notwendigsten Fälle beschränken.

Die *Benzoesäure* kommt in der Natur in Heidel-, Preisel- und Brombeeren (0,1 bis 0,2%) vor, aber auch in anderen Gemüsen und Früchten. Sie wirkt in saurer Umgebung pilzhemmend und desinfizierend. Auch im menschlichen Zwischenstoffwechsel kann sie entstehen und wird mit dem Harn ausgeschieden. Bis zu einem bestimmten Schwellenwert treten keine Reizerscheinungen auf; bei Überschreiten dieses Wertes ist aber mit schweren Vergiftungserscheinungen zu rechnen.

Die von FAO und WHO empfohlene Tageshöchstmenge beträgt 10 mg pro Kilogramm Körpergewicht. In der Praxis werden Konzentrationen von 0,1–0,4% angewendet. Mit Benzoesäure konservierte Lebensmittel können in einer Menge von fast 500 g ohne Bedenken verzehrt werden. Da diese Menge nicht sehr groß ist, sollte man so weit wie möglich statt der Benzoesäure besser Sorbinsäure verwenden. Zudem wird immer wieder darauf hingewiesen, daß Benzoesäure nicht nur das Enzymsystem der Kleinlebewesen (Mikroorganismen), sondern auch das des Menschen blockieren kann. Jedenfalls läßt sich die Benzoesäure auch in kleinen Dosierungen nicht als völlig unschädlich bezeichnen.

Die *PHB-Ester* und ihre Salze haben den Vorteil, daß sie chemisch wenig reaktionsfähig sind und deshalb Farbe, Geschmack und Geruch der damit behandelten Lebensmittel nicht oder kaum verändern.

FAO und WHO haben für PHB-Ester eine Tageshöchstmenge von 7 mg pro Kilogramm Körpergewicht empfohlen. Die in der Praxis verwendeten Konzentrationen reichen von 0,06–0,2%. Das erlaubt einen täglichen Verzehr von 250 g an Lebensmitteln, die mit PHB-Estern konserviert sind. Man muß sich aber immer wieder vor Augen halten, daß die Benzoesäure und ihre Abkömmlinge Fermentgifte sind. Man sollte sie nur zurückhaltend gebrauchen.

Diese kurzen Ausführungen über die chemischen Konservierungsmittel legen nahe, diese Mittel möglichst zu meiden, besonders, wenn es uns um Gesundungs- und Heilmaßnahmen geht. Lediglich die Sorbinsäure bleibt akzeptabel, weil sie im menschlichen Stoffwechsel zu Kohlendioxid und Wasser abgebaut und ausgeschieden wird.

Es bedarf also einer sehr sorgfältigen Überlegung, ob eine Konservierung notwendig ist, welche Art der Konservierung und welches Mittel im Einzelfall zweckmäßig und für die Gesundheit zuträglich ist.

*

Wenn man die Konservierungsmethoden kritisch betrachtet, muß man zu der Feststellung kommen, daß sie – bis auf einige Ausnahmen – den Wert der Lebensmittel mindern. Dadurch sind die Lebensmittel (Mittel zum Leben!) nicht mehr vollwertig. Sie sind zwar noch als Nahrungsmittel, also meist reine und auch noch unschädliche Energielieferanten anzusehen; an Heilwert haben sie aber eine Einbuße erfahren.

Selbstverständlich ist eine Haltbarmachung aus wirtschaftlichen Erwägungen unbedingt erforderlich. Viele Lebensmittel wären sonst nicht transport- und lagerfähig. Zugleich wäre auch eine Vorratswirtschaft unmöglich. Man muß sich aber über diese Verhältnisse klar sein und danach trachten, neben unumgänglich notwendigen Konserven auch möglichst oft frische, unbehandelte Produkte auf den Tisch zu bringen. Es bleibt uns heute leider nicht erspart, ganz konsequent unser besonderes Augenmerk auf eine qualitativ hochwertige Nahrung zu richten.

Die günstigsten, aber in ihrer Wirkung zeitlich begrenzten Konservierungsmethoden sind: Trocknen, Gefrieren, Gefriertrocknen und Säuern mit Milchsäure. Praktische Anweisungen enthält der zweite Band dieses Buches.

Bei der „hohen Kunst des Einmachens" kommt es im Grunde genommen nur auf peinliche Sauberkeit und eine genaue Beachtung der Arbeitsanweisungen an. Im Haushalt spielt die Hitzekonservierung die größte Rolle.

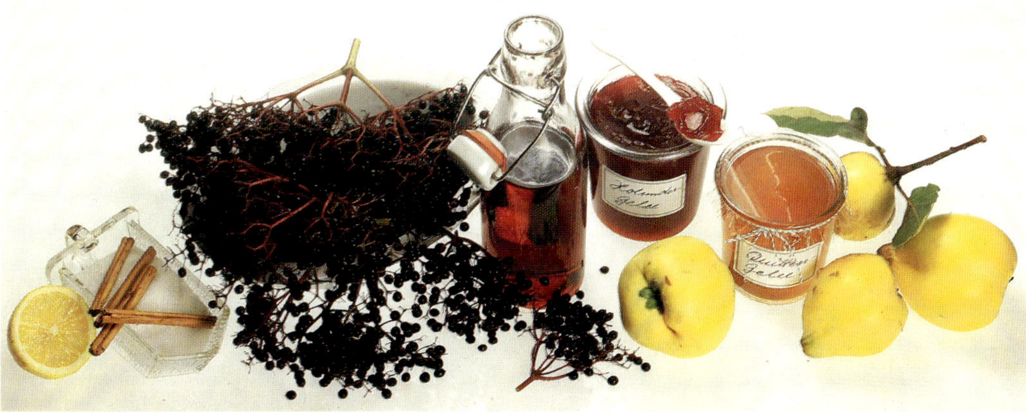

Sind Nahrungsmittelzusätze gesundheitsschädlich?

Viele unserer Lebensmittel enthalten Zusatzstoffe, ohne die sie nicht herstellbar wären. Bei der heute so „modernen" Verteufelung der Nahrungsmittelzusätze ist es angebracht, sie möglichst nüchtern und sachlich zu besprechen. Bessere Kenntnisse über die Zusatzstoffe und die verwendeten Konzentrationen sind notwendig. Es muß auch festgestellt werden können, ob sie eine Gesundheitsgefährdung darstellen und inwieweit gesundheitliche, technische und wirtschaftliche Belange miteinander vereinbar sind.

Die Tabelle auf der folgenden Seite ermöglicht eine Übersicht über die heute meistverwendeten Zusatzstoffe.

Warum werden so viele Zusatzmittel erlaubt und gebraucht? Kann das nicht eingeschränkt werden? Der Einsatz von Zusatzstoffen hat seine mehr oder minder berechtigten Gründe.

Unter den Konservierungsstoffen zählen die meisten zu den bakterienhemmenden oder sogar -vernichtenden Mitteln; diese wirken aber weniger oder gar nicht auf Schimmelpilze. Andere hemmen vornehmlich die Schimmelpilzbildung. Manche Konservierungsmittel sind nur fett- oder nur wasserlöslich, andere wirken nur in saurem, alkalischem oder chemisch neutralem Milieu. Hinzu kommt das Problem der Dosierung. Einzelstoffe müssen relativ hoch dosiert werden, um den beabsichtigten Zweck zu erfüllen, was die Gefahr mehr oder minder großer Nebenwirkungen mit sich bringt. Kombiniert man dagegen mehrere Konservierungsstoffe in jeweils wesentlich kleineren Mengen, so ergibt sich meist eine viel stärkere Wirkung bei viel geringeren oder sogar fehlenden Nebenwirkungen. Insgesamt erzielt man also mit weniger Zusatz einen größeren Effekt.

Ein gutes Beispiel dafür sind die künstlichen Süßstoffe. Süßstoffmischungen, wie zum Beispiel Saccharin mit Cyclamat, besitzen eine viel größere Süßkraft als die einzelnen Süßstoffe; man benötigt daher von der Mischung sehr viel weniger.

Ein weiterer Vorteil liegt darin, daß die einzelnen Zusatzstoffe vom menschlichen Organismus meist auf verschiedenen Wegen im Stoffwechsel verarbeitet und ausgeschieden werden. Da die Einzelstoffe in der Mischung viel geringer dosiert werden können, belasten sie auch die Stoffwechsel- und Ausscheidungsorgane viel weniger, so daß es nicht zu Störungen oder Schädigungen kommt. Diese Form der Anwendung wird auch von FAO und WHO unterstützt.

Die bisherige Darlegung läßt den Schluß zu, daß Zusatzstoffe doch weitgehend akzeptabel sind. Es gehört aber wohl zu einer nüchternen Besprechung, auch auf folgende Aussage von Professor Dr. *Eichholtz* hinzuweisen: „Drohend stehen vor uns jene Stoffe, von denen wir wissen, daß sie irgendwie im Organismus hängen bleiben; man spricht dann von kumulativen Wirkungen. Kumulation heißt Anhäufung. Die Zahl solcher Stoffe ist Legion ... Die große Masse der Lebensmittelzusätze ist im Hinblick auf kumulative Wirkungen nicht untersucht. Es gibt gewöhnlich nicht einmal Bestimmungsmethoden, die den Nachweis dieser Stoffe im Blut, im Harn und in den Geweben erlauben."

Tabelle der meistverwendeten Zusatzmittel

Konservierungsmittel	Sorbinsäure Ameisensäure Benzoesäure PHB-Ester Propionsäure
Farbstoffe	Naturfarbstoffe Synthetische Farbstoffe
Dickungsmittel, Bindemittel, Geliermittel, Stabilisatoren	Stärke Gelatine Pektine Alginsäure Agar-Agar Carrageen Guarkernmehl Zelluloseäther
Emulgatoren	Lezithin Fettsäure-Mono- und -Diglyceride Acylierte Mono- und Diglyceride Fettsäureverbindungen
Aromastoffe	Natürliche Aromastoffe Naturidentische Aromastoffe Künstliche Aromastoffe
Süßstoffe	Saccharin Cyclamat
Antioxydantien	Vitamin E (Tocopherol) Vitamin C (Ascorbinsäure) Gallate
Antiverdichtungsmittel, Rieselhilfsmittel, Fließmittel	Kolloidale Kieselsäure Benzoeharz Silikate Stearate
Säuren und ihre Salze (Schmelzsalze)	Phosphorsäure und ihre Salze (Phosphate) Zitronensäure und ihre Salze (Citrate)

Obwohl es inzwischen möglich ist, mit Hilfe radioaktiver Substanzen (Isotope) diese Fragen zu klären, sollte der Verbraucher vorerst trotzdem dazu beitragen, zum Beispiel die übermäßige Farbstoffverwendung in Lebensmitteln zu verhindern, indem er diese Waren einfach nicht kauft. Das gilt besonders für die meisten Süßwaren, die ohnehin ausgesprochener Luxus, aber keine wirklichen Lebensmittel sind.

Die in der Tabelle aufgeführten *Konservierungsmittel* können hier übergangen werden, weil sie im vorangegangenen Kapitel bereits besprochen wurden.

Farbstoffe

Die *Farbstoffe* sollen die Nahrungsmittel optisch verschönern und dadurch den Appetit anregen. Fast fünfzig verschiedene Farbstoffe sind erlaubt. Der Gebrauch von Farbstoffen muß aber auf der Verpackung der einzelnen Lebensmittel durch den Aufdruck „mit Farbstoff" angezeigt werden. Die genaue Bezeichnung des Farbstoffs wird nicht gefordert. Obwohl fast alle erlaubten Farbstoffe (90 %) synthetisch hergestellt werden, kann man sie nach heutiger Kenntnis nicht als schädlich ansehen. Nach der Entdeckung des Japaners *Kinosita,* daß der Farbstoff „Buttergelb" Leberkrebs erzeugt, wurde dieser Farbstoff für Lebensmittel verboten. Außerdem ließ man alle übrigen Farbstoffe wissenschaftlich testen und stellte die für unbedenklich befundenen in einer „Farbstoffverordnung" zusammen. Die Europäische Gemeinschaft empfiehlt dieselben Farbstoffe, die in der deutschen Verordnung erlaubt sind.

Alle heute zugelassenen synthetischen Farbstoffe haben sich bei der toxikologischen Prüfung als unbedenklich erwiesen. Völlig unbedenklich sind auch die in den meistgebrauchten Lebensmitteln von Natur aus vorhandenen Farbstoffe. Der Nachweis dafür wurde sozusagen durch den Gebrauch über viele Jahrhunderte erbracht. Diese Farbstoffe sollte man möglichst vorrangig verwenden.

Wenn bei den zugelassenen Farbstoffen die Anforderungen an Reinheit und Identität genau erfüllt werden, dürfte das eine befriedigende Lösung in der Frage der Farbstoffzusätze sein. Dennoch ist zu raten, ihre Anwendung auf das Nötigste zu beschränken.

Dickungsmittel, Bindemittel, Geliermittel, Stabilisatoren

Die für die Herstellung von Lebensmitteln verwendeten Dickungsmittel und Stabilisatoren sind überwiegend natürliche Substanzen, zum Beispiel *Stärke,* die als wichtigstes Kohlenhydrat aus unseren Lebensmitteln gewonnen wird. Ihre Abwandlungsprodukte haben oft günstigere technologische Eigenschaften. Sie sind aber, wie die Stärke selbst, vollverdauliche Kohlenhydrate und daher unbedenklich.

Die als Dickungsmittel zu verwendende *Gelatine* wird aus Rinder- und Kalbsknochen sowie Häuten gewonnen und besteht aus Eiweißbausteinen. Gegen ihre Verwendung als Nahrungsmittelzusatz ist nichts einzuwenden, wenn die Konzentration nicht zu hoch gewählt wird. Sie sollte nicht mehr als ein Viertel des täglichen Eiweißbedarfs decken. Gelatine ist farb- und geschmacklos und wird auch von Magenkranken gut vertragen. Sie löst sich in heißem Wasser und bildet in einprozentiger Lösung ein elastisches Gel mit 99 % Wassergehalt. Erwärmt man diese puddingartige Masse, so wird aus dem Gel wieder eine Lösung. Der biologische Wert dieses Eiweißpräparates ist gering, da wichtige essentielle (lebenswichtige) Aminosäuren fehlen.

Pektine sind im Pflanzenreich häufig vorkommende Quellsubstanzen (chemisch aus Polysacchariden und Polygalakturonsäuren aufgebaut), zum Beispiel in Zitronen- und Orangenschalen, Äpfeln, Sonnenblumenfruchtständen. Sie verursachen keine Verdauungsprobleme, sondern erleichtern vielmehr die Dickdarmentleerung. Die Anwendungskonzentration liegt bei 1–5 g/kg Lebensmittel.

Auch *Alginsäure* ist als Dickungsmittel und Stabilisator wichtig. Sie wird aus Braunalgen gewonnen und stellt chemisch aus Säuren kettenförmig aufgebaute Kohlenhydrate dar. Die Abwandlungsprodukte der Alginsäure sind ebenso wie die Alginsäure selbst gesundheitlich unbedenklich.

Agar-Agar ist als pflanzliches Dickungsmittel den meisten Hausfrauen als Austauschmittel zur tierischen Gelatine bekannt. Es ist ähnlich wie die Alginsäure aus Kohlenhydraten aufgebaut und wird aus verschiedenen Rotalgen gewonnen. Agar-Agar bildet wie die Alginsäure unter bestimmten Voraussetzungen eine Gallerte, die sich beim Erwärmen auf etwa 85° C wieder auflöst.

Carrageen (Irländisches Moos) besteht aus getrockneten und gebleichten Rotalgen der Nordseeküste. Die Anwendungskonzentration reicht bis zu 5 g/kg Lebensmittel. Gesundheitsgefährdungen bestehen keine.

Guarkernmehl wird aus der Samenhaut der Guarbohne gewonnen. Es gehört wie Alginsäure und Agar-Agar chemisch zu den Vielfachzuckern (Polysacchariden) pflanzlichen Ursprungs, die für den menschlichen Darm nicht verwertbar sind.

Man kann zu dieser Gruppe auch noch *Johannisbrotkernmehl, Traganth* und *Gummi arabikum* zählen.

Die ganze Gruppe der im Darm nicht resorbierbaren Polysaccharide wirkt nicht nur als Dickungsmittel. Durch ihre Fähigkeit zur starken Wasseraufnahme (Quellfähigkeit) und wegen ihres Verbleibs im Darm bilden sie auch ein gutes Austauschmittel für Stärke und dienen als Ballaststoff. Da sie keine Energie liefern, verwendet man sie sowohl zur Herstellung kalorienverminderter Lebensmittel als auch zur Anregung der Dickdarmfunktion bei Darmträgheit. Erst in jüngster Zeit hat sich herausgestellt, daß insbesondere Guarkernmehl die Kohlenhydratresorption im Darm so stark verzögert, daß der Blutzuckerspiegel beim Zuckerkranken wesentlich niedriger gehalten wird. Das erleichtert die Diät für Zuckerkranke ganz erheblich. Wir haben also hier einen Lebensmittel-Zusatzstoff, der nicht nur unschädlich, sondern sogar *heilsam* und *diätetisch wertvoll* ist.

Es mag noch erwähnt sein, daß es auch synthetische Dickungsmittel gibt, nämlich die *Zelluloseäther*. Diese Stoffe haben gegenüber den natürlich vorkommenden Dickungsmitteln den Vorteil, daß sie gegen Verderb durch Kleinlebewesen widerstandsfähiger, unabhängiger von Säureschwankungen der zu dickenden Substanzen und sehr genau dosierbar sind. Da auch die Zelluloseäther nicht vom Körper aufgenommen (resorbiert) werden und die Verdauungsorgane selbst nicht angreifen, stuft man sie als gesundheitlich unbedenklich ein. Die FAO/WHO-Empfehlung lautet: Anwendungskonzentration 1–15 g/kg Lebensmittel und Tageshöchstmenge 30 mg/kg Körpergewicht.

Emulgatoren

Unter Emulgatoren versteht man Mittel, die verhindern, daß ein Gemisch aus Substanzen, die sich normalerweise nicht mischen lassen (zum Beispiel Öl und Wasser), wieder in seine Bestandteile zerfällt. Solche Mischungen werden in der Lebensmittelindustrie laufend hergestellt und gelingen nur unter Zuhilfenahme von Emulgatoren.

So besteht bei der Herstellung von Margarine zum Beispiel das Problem, Fettanteile mit Wasseranteilen dauerhaft zu verbinden. Das geht nur mit Hilfe eines Emulgators. Margarine ohne Emulgator gibt es nicht.

Lezithin ist als Emulgator und körpereigener Wirkstoff nicht nur bekömmlich, sondern auch als Nervenmittel wirksam, also unbedenklich und sogar *gesundheitsfördernd*. Es gibt nun fettfreundliche (lipophile) und wasserliebende (hydrophile) Emulgatoren. Die fettfreundlichen sind zum Beispiel besonders geeignet für die Margarineherstellung, weil Margarine eine Wasser-in-Öl-Emulsion darstellt, während die wasserliebenden besonders gut Öl-in-Wasser-Emulsionen entstehen lassen. In der Lebensmittelindustrie werden oft beide Arten von Emulgatoren gleichzeitig verwendet.

Die wichtigsten synthetischen Emulgatoren sind *Fettsäureverbindungen*, die in den erforderlichen Mengen als gesundheitlich unbedenklich gelten. Wie sich im folgenden zeigen wird, müssen sie dennoch gewisse Einschränkungen erfahren.

Diese Fettsäureverbindungen sind chemisch „Mono- oder Diglyceride“. Von den in den USA verwendeten Emulgatoren gehören 80 % zu dieser Gruppe chemischer Verbindungen. Mono- und Diglyceride kommen zwar auch im menschlichen Organismus vor, werden aber aus wirtschaftlichen Gründen ausschließlich synthetisch hergestellt. Das Vorkommen in unseren Nahrungsfetten spricht schon dafür, daß sie im menschlichen Organismus verwertet werden, und deshalb hat sich auch ihre gesundheitliche Unbedenklichkeit erwiesen. Als Tageshöchstmenge haben FAO und WHO 125 mg/kg Körpergewicht empfohlen.

Man verwendet auch Fettsäureverbindungen mit Zitronen-, Essig-, Milch- oder Weinsäure, die ebenfalls rasch abgebaut werden und deshalb gesundheitlich unbedenklich sind. Sie werden als acylierte Mono- und Diglyceride bezeichnet. Die Tageshöchstmengen-Empfehlung von FAO und WHO lautet: 100 mg/kg Körpergewicht.

Es führte viel zu weit, wollte man noch die große Anzahl von weiteren Fettsäureverbindungen, Alkalisalzen von Fettsäuren und Phosphaten anführen. Diese Stoffe dienen alle als Emulgatoren und Stabilisatoren, gegen die bis heute keine wesentlichen Bedenken gesundheitlicher Art angemeldet worden sind.

Aromastoffe

Den Duft und das Aroma eines Lebensmittels oder einer fertigen Speise nehmen wir mit unseren Sinnesorganen wahr, vornehmlich mit den Geruchs- und Geschmacksorganen, also Nase, Zunge und Gaumen. Dabei spielen auch Farbe und Form der Darreichung eine wesentliche Rolle.

Die Erforschung der Lebensmittelaromen steht im physiologischen, chemischen und biochemischen Bereich noch am Anfang. Der Gesamteindruck, den sowohl die flüchtigen als auch die nichtflüchtigen Geruchs- und Geschmacksstoffe hervorrufen, wird von Prof. Dr. *Heimann* und Prof. Dr. *Rapp* insgesamt als Aroma bezeichnet und manchmal auch mit dem Namen Essenz belegt. Aroma bezeichnet nach heutigem Verständnis eine Vielzahl von chemisch definierbaren Einzelkomponenten, die man auch Aromastoffe nennt. Unter den vielen Komponenten unterscheidet man grundsätzlich nichtflüchtige und flüchtige Aromastoffe, wobei die ersteren Geschmacksstoffe und die letzteren Geruchsstoffe genannt werden.

Die bis heute nachweisbaren Aromakomponenten sind im allgemeinen in sehr geringen Mengen in den Lebensmitteln vorhanden. Sie liegen im Bereich von Mikro- bis Milligramm.

Man nennt die ursprünglichen, natürlichen Aromastoffe wissenschaftlich nüchtern auch *primäre Aromastoffe*. Durch Bearbeitung der natürlichen Lebensmittel (zum

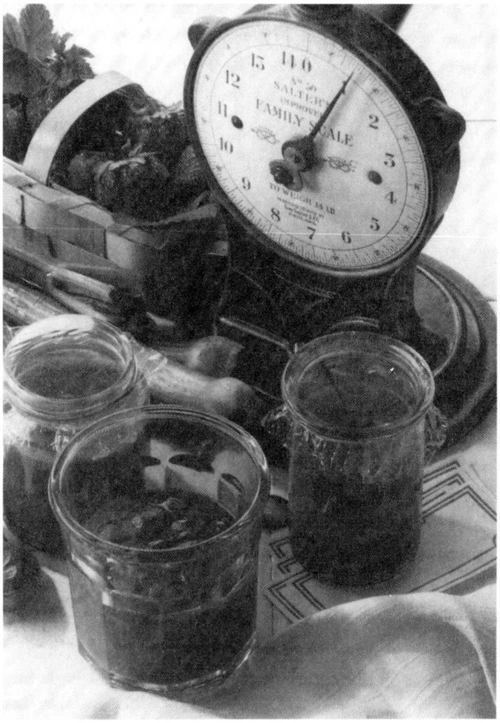

In der Regel sind die angegebenen Zuckermengen bei den Einkoch- und Marmeladenrezepten viel zu hoch. Man kann die Zuckermenge erheblich reduzieren oder statt dessen Süßstoff verwenden. Er hat zudem null Kalorien.

Beispiel Zerkleinern, Kochen, Backen, Braten, Rösten, chemische und enzymatische Einflüsse) entstehen weitere Aromastoffe, die dann als *sekundäre Aromastoffe* bezeichnet werden. Man kann diese auch durch Zusatz von Enzympräparaten oder Mikroorganismen (Hefen, Schimmelpilze, Bakterien) hervorrufen. Dies geschieht in großem Umfang bei der Herstellung von Milch-, Soja- und Gärungsprodukten, zum Beispiel bei Sauermilch, Joghurt und milchsauren Gemüsen.

In physiologischer und damit auch gesundheitlicher Beziehung haben die Aromastoffe in unserer Nahrung wichtige Aufgaben zu erfüllen:

- Sie vermitteln den Genuß, ohne den eine Nahrung auf die Dauer nicht akzeptiert wird; sie muß schmecken!
- Sie regen sämtliche Verdauungsdrüsen an (Speicheldrüsen, Magensaftdrüsen, Gallenabsonderung der Leber, Bauchspeicheldrüsen und alle Darmschleimhautdrüsen).

Es ist aber leider kaum möglich, die Aromakomponenten zu erhalten (zu konservieren), da die Lebensmittel, insbesondere zur Versorgung einer Großstadtbevölkerung, nach der Ernte bearbeitet, oft über lange Strecken transportiert, gelagert und auf die Geschäfte verteilt werden müssen. Bis die Konsumenten sie gekauft und zu Hause zubereitet haben, ist oft ein Aromaschwund eingetreten. Die moderne Lebensmitteltechnologie sah sich daher gezwungen,

- aromaschonende Verfahren zu entwickeln (Fruchtsaft-Konzentrate),
- natürliche Aromen (zum Beispiel ätherische Öle) zu gewinnen,
- nach Aufklärung ihrer chemischen Struktur naturidentische Aromastoffe herzustellen,
- künstliche Aromastoffe zu synthetisieren.

Es gibt heute eine ganze Industrie, die für ein breitgefächertes Angebot von natürlichen, naturidentischen und künstlichen Aromastoffen sorgt.

Für die Lebensmittelaromatisierung mit natürlichen wie mit naturidentischen und künstlichen Aromastoffen haben aber nationale und internationale Gremien bereits Richtlinien und Empfehlungen ausgearbeitet, die auf Unbedenklichkeit und Gesunderhaltung ausgerichtet sind. In der Bundesrepublik Deutschland ist ihre Verwendung durch das „Lebensmittel- und Bedarfsgegenständegesetz“ (LMBG) und die „Verordnung über Essenzen und Grundstoffe“ (vom 29. 12. 1979) geregelt.

Wegen der zahlreichen noch offenen Fragen sollte man nach Möglichkeit auf natürliche Aromastoffe zurückgreifen, wo sie notwendig sind.

Süßstoffe

Ohne Süßstoffe gäbe es keine zuckerfreien Süßwaren für Diabetiker, die verständlicherweise auch einmal „süß" schmecken möchten, besonders wenn in ihrer Umgebung unentwegt Süßigkeiten konsumiert werden.

Wir wissen, daß Zucker und zuckerreiche Speisen bei Diabetikern weitgehend ausgeschaltet werden müssen. Das gilt aber auch bei Übergewicht und Zahnfäule (Karies). Zur Befriedigung des manchmal unabweisbaren Bedürfnisses nach Zucker oder Süßigkeiten stehen uns zwei Ersatzmittel zur Verfügung: Saccharin und Cyclamat.

Die Süßkraft des *Saccharins* ist 500mal stärker als die des Rohr- oder Rübenzukkers. Zum Kochen und Backen ist es nicht gut geeignet, da es nur bedingt hitzebeständig ist. Die WHO empfiehlt 20 Tabletten als höchste Tagesdosis.

Cyclamat besitzt eine 30mal stärkere Süßkraft als Rohr- oder Rübenzucker und ist vor allem hitzebeständig; es läßt sich also zum Kochen verwenden. Die Weltgesundheitsorganisation (WHO) empfiehlt eine Tageshöchstdosis von vier Tabletten.

Diese Zuckeraustauschstoffe gibt es unter verschiedenen Handelsnamen in Mischungen.

Die seit vielen Jahren diskutierte Frage, ob diese Stoffe eventuell Krebs erzeugen oder begünstigen, ist insoweit geklärt, daß sie nicht mehr als krebserregend gelten. Zahlreiche Untersuchungen sprechen für ihre Unschädlichkeit, vor allem, wenn man sich an die empfohlenen Dosierungen hält.

Da diese Süßstoffe keine Kalorien enthalten, werden sie nicht nur in der Diät für Zuckerkranke, sondern auch in der Reduktionskost bei Übergewicht und Fettsucht verwendet. Bei Säuglingen und Kleinkindern muß man Süßstoff auf jeden Fall meiden.

Antioxydantien

Öle, Fette und fetthaltige Lebensmittel werden bekanntlich leicht ranzig, das heißt, sie verbinden sich mit dem Sauerstoff der Luft. Ranzig gewordene Lebensmittel riechen unangenehm und haben einen kratzigen, bitteren, oft Übelkeit erregenden Geschmack.

Das Ranzigwerden zerstört wertvolle Wirkstoffe wie die Vitamine A, D, E und K, ferner die Carotine (Provitamin A) und die essentiellen Fettsäuren. Außerdem treten giftige Zersetzungsprodukte auf, zum Beispiel Peroxyde. Das alles läßt sich durch Zusatz von sauerstoffabweisenden Stoffen, sogenannten Antioxydantien, verhindern.

Die natürlichen Fette enthalten schon von Natur aus Antioxydantien, zum Beispiel das *Vitamin E* (Tocopherol). Da es sich dabei um einen hochwertigen natürlichen Wirkstoff handelt, ist er als Zusatz zur längeren Haltbarmachung durchaus zu befürworten.

Antioxydantien werden nicht nur für Fette, Öle und fetthaltige Lebensmittel, sondern auch für Früchte und Gemüse verwendet. In diesem Fall benutzt man aber *Vitamin C* (Ascorbinsäure), das ebenfalls antioxydativ wirkt und zu den völlig unschädlichen Naturstoffen zählt.

Außer den natürlichen gibt es auch künstliche Antioxydantien, hauptsächlich die chemischen Abkömmlinge der Gallussäure, Gallate genannt, die ursprünglich aus Galläpfeln gewonnen wurden. Galläpfel oder Gallen nennt man Gewebewucherungen, die Gallwespen, Gallmücken und Gallmilben bei der Eiablage an Knospen und Blättern vor allem von Eichen hervorrufen. Ob Gallerte unschädlich oder gar nützlich sind, konnte noch nicht endgültig ermittelt werden. Nach *Stoya* haben Tierversuche mit Mäusen ergeben, daß sie lebensverlängernd wirken. Ob das Ergebnis auf den Menschen übertragen werden kann, ist noch nicht bekannt.

Die natürlichen Antioxydantien Vitamin E (α-Tocopherol) und Vitamin C bedürfen keiner gesetzlichen Zulassung, es besteht daher auch keine Höchstmengenbegrenzung. Es ist jedoch zu bedenken, daß zuviel Vitamin C eine Störung im Vitamin-B_{12}-Haushalt bewirkt und zuviel Vitamin E den Vitamin-C-Haushalt beeinträchtigt. Solange man allerdings bei den natürlichen Antioxydantien und bei den in der Medizin üblichen Dosierungen bleibt, sind keine schädlichen, sondern eher gesundheitlich positive Wirkungen zu erwarten.

Antioxydantien werden verwendet bei Eiscreme, Fisch-, Fleisch- und Wurstwaren, Konditoreiwaren, Puddings, Cremespeisen, Süßigkeiten, Senf und Mayonnaise.

Antiverdichtungsmittel, Rieselhilfsmittel, Fließmittel

Manche Lebensmittel stellen sowohl den Lebensmittelhersteller als auch den Verbraucher vor das Problem, daß sie leicht zusammenkleben und dadurch ihre Schüttel- oder Rieselfähigkeit verlieren. Durch Zusatz kleiner Mengen *kolloidaler Kieselsäure* kann hier Abhilfe geschaffen werden.

Leicht verklebende, nicht einzeln verpackte Zuckerwaren werden vor dem Zusammenkleben bewahrt, wenn sie mit einem Überzug, zum Beispiel aus *Benzoeharz*, versehen werden. Kochsalz, das in den Streugefäßen feucht wird und dadurch seine Streufähigkeit verliert, wird ein Mittel zur Erhaltung der Rieselfähigkeit zugesetzt (ein paar Körner Reis tun übrigens den gleichen Dienst).

In größerem Umfang tritt dieses Problem bei automatischen Fütterungsanlagen zur Tierfütterung auf. Wenn pulverförmige Futtermittel verklumpen, verstopfen sie die Rohrleitungen der Anlagen. Man mischt deshalb den Futtermitteln Antiklumpmittel bei, die aus *Silikaten, Kieselgur* und *Stearaten* bestehen.

Ob der Mensch diese Verbindungen mit den entsprechenden tierischen Nahrungsmitteln aufnimmt und durch sie geschädigt wird, ist noch nicht bekannt.

Säuren und ihre Salze

Schmelzkäse lassen sich ohne Zugabe von Schmelzsalzen (Citrate, Phosphate) nicht herstellen. Phosphate oder Citrate werden auch zur Brühwurstherstellung gebraucht. Dank ihrer Quellfähigkeit vermögen Phosphate größere Wassermengen zu binden, wodurch natürlich der Wassergehalt der Wurst ansteigt und an der eigentlichen Substanz – Fleisch – gespart werden kann. Gleichzeitig werden aber auch Farbe und Konsistenz der Produkte „positiv" beeinflußt. Zitronen- und Phosphorsäure sowie ihre Salze dienen ferner zur Verstärkung oder Abschwächung von saurem Geschmack. Sie sind aber auch zur Bindung von Metallspuren geeignet.

Phosphate (phosphorsaure Salze) braucht der menschliche Körper, aber nicht in Mengen, die den Kalziumstoffwechsel bzw. das Kalzium-Phosphat-Gleichgewicht stören. Es stellt sich die Frage, ob in der Lebensmittelindustrie nicht überhaupt zuviel Phosphat verwendet wird.

Da Phosphate aus Phosphorit- und Apatitvorkommen gewonnen werden, sind sie relativ stark mit Schwermetallen und anderen toxischen Stoffen verunreinigt. Diese Stoffe gelangen mit dem Phosphatzusatz in die Lebensmittel. Kinder reagieren aber besonders empfindlich auf zu stark phosphathaltige Lebensmittel, und zwar mit großer Nervosität bis hin zur Aggressivität.

Kapfelsberger und *Pollmer* weisen besonders darauf hin: „Erwiesenermaßen können Lebensmittelzusatzstoffe innerhalb der zugelassenen Konzentrationen bei empfindlichen Kindern stark auf ihre Psyche wirken."

Zitronensäure kommt im Pflanzenreich sehr häufig vor. Sie ist die vorherrschende Säure in vielen Früchten, wie Ananas, Erdbeeren, Heidelbeeren, Himbeeren, Johannisbeeren, Limetten, Orangen und Zitronen. Zitronensaft enthält 3–7% Zitronensäure. Auch im menschlichen und tierischen Organismus ist von Natur aus Zitronensäure enthalten. Sie wird in jedem lebendigen Organismus aufgebaut. In unserer Ernährung dient sie zur Bereitung erfrischender Getränke, bildet aber auch häufig den sauren Anteil von Heilmitteln. Im gesamten Stoffwechsel spielt die Zitronensäure eine große Rolle. Etwa 70% der Zitronensäure und ihrer Salze (Citrate) befinden sich in den Knochen und Zähnen, sie sind aber auch in allen Gewebssäften enthalten. In besonders hoher Menge ist Zitronensäure im Sekret der Vorsteherdrüse (Prostata) festzustellen.

Wenn zu dem normalen Zitronensäureverzehr mit unseren Lebensmitteln (vor allem Zitrusfrüchten) auch noch eine stärkere Belastung durch citrathaltige Lebensmittel aller Art hinzukommt, kann insbesondere bei Kindern und Jugendlichen die Kalziumaufnahme gestört und damit die Knochenbildung verzögert werden. Außerdem beeinträchtigt eine erhöhte Citrataufnahme die Blutbildung, weil Citrate das zum Blutkörperchenaufbau nötige Eisen binden.

Citrate spielen eine große Rolle als gerinnungshemmende Mittel. Sie werden deshalb zu 0,2% regelmäßig den Blutkonserven zugesetzt, wodurch die Gerinnung für 48 Stunden gehemmt wird. Höhere Mengen (z. B. 0,9%) wirken zwar länger, schädigen aber die roten Blutkörperchen.

Zitronensäure und ihre Salze verhindern auch die großflockige Zusammenballung (Koagulation) der Milch und wirken zugleich keimhemmend.

Der Hinweis von Prof. Dr. *Eichholtz*, daß Zitronensäure zwar die reizloseste aller Säuren darstellt, aber trotzdem nicht ganz unschädlich ist, sollte beachtet werden. Überdosierungen sind zu vermeiden. Ernährt man Frühgeborene mit Zitronensäure-Milch, so kommt es zu Soorinfektionen, Durchfällen und anderen Reizerscheinungen. Bei voll ausgetragenen Kindern wurden diese Erscheinungen seltener beobachtet.

In der kinderärztlichen Praxis verwendet man am besten frisch ausgepreßten Zitronensaft (1–2 Teelöffel auf 100 ml Milch), vermeidet also sowohl die reine Zitronensäure als auch das Natriumcitrat.

Säuren und ihre Salze werden zahlreichen Lebensmitteln, wie Brot, Milch, Butter, Margarine, Gemüse-Konserven und Zucker, zugesetzt. Seit mehreren Jahrzehnten haben die Regierungen zahlreicher Staaten Lebensmittelzusätze zugelassen, über deren Unbedenklichkeit noch nicht endgültig entschieden ist. Alle diese Stoffe sollten eigentlich nur verwendet werden, wenn sie erwiesenermaßen aus gesundheitlichen, technischen oder wirtschaftlichen Gründen notwendig sind.

Die Einflüsse der Umwelt auf unsere Nahrungsmittel

Die stürmische Entwicklung der Technik und die Industrialisierung haben stärkste Veränderungen unserer Umwelt sowie der Innenwelt des Menschen mit sich gebracht. Veränderungen, von denen wir heute wissen, daß sie zu Krankheitsursachen geworden sind, die teilweise schwerer wiegen als der an sich so begrüßenswerte technische Fortschritt mit seinen Erleichterungen der Lebens- und Arbeitsbedingungen.

Wir wissen, daß sich die schädlichen Veränderungen inzwischen auf die gesamte Umwelt erstrecken. Vor allem betroffen sind die *Luft*, die wir atmen, das *Wasser*, ohne das wir nicht leben können, und der *Boden*, der uns die Nahrung liefert. Die Veränderung der Nahrung scheint dabei die folgenschwerste zu sein.

Die schleichende Bleivergiftung

Alljährlich werden weltweit etwa 4 Millionen Tonnen Blei aus den natürlichen Bleierzvorkommen gewonnen und industriell verwertet. Der Weltvorrat soll noch etwa 136 Millionen Tonnen betragen.

Obwohl schon seit Jahren der Bleigehalt des Benzins durch gesetzliche Verordnungen kontinuierlich gesenkt worden ist und verbleites Normalbenzin inzwischen verboten wurde, fahren immer noch zu viele Autos mit verbleitem Superbenzin. Nach den neuen EG-Richtlinien wird es bis in die neunziger Jahre dauern, bis das verbleite Benzin endgültig aus den Zapfsäulen der Tankstellen verschwunden sein wird.

Obwohl auch die Industrie im Zuge ihrer Reinhaltungsmaßnahmen viele Millionen investiert hat, um den Bleiausstoß zu begrenzen, ist die Bleibelastung vor allem in besonders dicht besiedelten Industrierevieren noch viel zu hoch.

Wir nehmen Blei allerdings nicht nur über die Atemluft auf, sondern auch über die Nahrung (Kuhmilch, Gemüse, Salate und Früchte). Der Bleigehalt unserer Speisen ist heute oft schon bedeutend höher als zum Beispiel in den Abgasen der Autos. Mit Nahrung und Getränken nehmen wir täglich etwa 0,35 mg Blei auf.

Es ist noch nicht klar entschieden, inwieweit das in Knochen und Gewebe akkumulierte (angesammelte) Blei „inaktive Depots" bildet und inwieweit es biologisch aktiv wird. Es kann nach unserem heutigen Wissen

- die Erythrozyten (rote Blutkörperchen) zerstören, und zwar durch Hemmung der Biosynthese des Blutfarbstoffs (Hämoglobin),
- die Makrophagentätigkeit* hemmen,
- das Kalzium im Skelettsystem mobilisieren.

Da Blei im Körper akkumuliert, lassen sich keine Höchstmengen ermitteln, die mit Sicherheit harmlos bleiben. Man weiß vielmehr, daß es keinen „physiologischen Bleispiegel" gibt, der die Enzymaktivität nicht beeinträchtigt. Über Langzeitwirkungen – besonders bei Kindern – ist noch viel zuwenig bekannt.

* Makrophagen sind Freßzellen, die der Infektionsabwehr dienen, indem sie Fremdkörper, Mikroben und abgestorbene Zellen in sich aufnehmen und „verdauen".

Experten versichern uns, daß ein Teil der Bevölkerung der Industrienationen bereits unter schleichender Bleivergiftung leidet. Die Zahlen über die Verbreitung der chronischen Bleivergiftung sind noch lückenhaft. Großangelegte Untersuchungen in Chicago und New York haben aber eindeutig gezeigt, daß 5–10 % der Kinder eine symptomlose Bleiintoxikation aufweisen und 1–2 % an ausgesprochenen Symptomen leiden. Eine sich ständig vermehrende Bleiaufnahme aus der Umwelt (Luft, Wasser, Nahrung) kann bei Erwachsenen als Ursache für die bereits aufgezählten Erkrankungen in Frage kommen.

Die Diagnose ist bei unterschwelligen Konzentrationen schwierig, zumal anscheinend auch relativ unbedeutende Bleimengen in Verbindung mit anderen Faktoren Schädigungen auslösen können.

Quecksilber schädigt Pflanze, Tier und Mensch

Quecksilber, das einzige bei Normaltemperatur flüssige Metall – sein Schmelzpunkt liegt bei −38,87° C –, wird bei zahlreichen industriellen Prozessen in die Umwelt abgegeben. Leider wird es nicht in einem Vorgang der Selbstreinigung zerstört. Es belastet vielmehr die Gewässer, wo es zwar verdünnt, aber durch Mikroorganismen zur organischen Verbindung Methylquecksilber umgewandelt wird. Dadurch wasserlöslich geworden, gelangt es in die Meerestiere, vor allem also in die Fische, in deren Körpergewebe es sich anreichert.

Gehäufte Erkrankungsfälle, die auf den Genuß von quecksilberhaltigen Muscheln und Fischen zurückgeführt werden, sind bereits aus verschiedenen Teilen der Erde, vor allem aus Japan (Minamata–Krankheit), gemeldet worden. Die Krankheit greift hauptsächlich das zentrale und periphere Nervensystem an und führt zur Zelldegeneration an Großhirn, Kleinhirn und peripheren Nerven.

Untersuchungen über den Quecksilbergehalt von Fischen wurden vor allem in Schweden, Finnland und den USA durchgeführt. Sie führten im US-Bundesstaat Michigan zu einem Verbot des gewerbsmäßi-

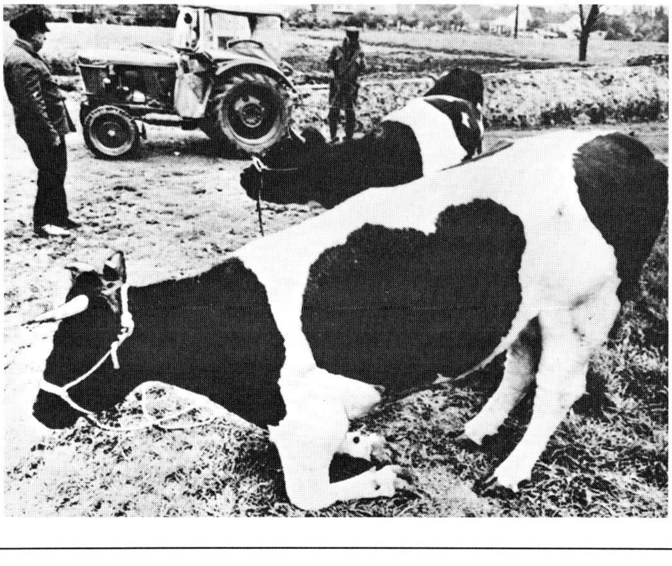

Vor einigen Jahren verendeten auf den Weiden von Nordenham (Ostfriesland) über 100 Kühe an den Folgen einer Bleivergiftung. Ursache: Ein schadhafter Filter in einem nahe gelegenen Hüttenwerk.

gen Fischens in einer Reihe von Seen und Flüssen.

Die Höchstwerte wurden in den USA mit 0,5 ppm und in Schweden mit 1 ppm festgesetzt, weil diese Mengen nach den bisherigen Erfahrungen anscheinend noch nicht klinische Erkrankungen hervorrufen sollen. Sie führen aber schon zu einer Belastung der Gehirnzellen und möglicherweise zu Keimdrüsenschäden. In neueren Untersuchungen wurde festgestellt, daß es nach dem Verzehr von mit Methylquecksilber verunreinigtem Fisch in verstärktem Maße zu Chromosomenabbrüchen kam. Die Chromosomen sind die im Zellkern gelegenen Träger der Erbfaktoren.

Quecksilber sammelt sich nicht nur – vor allem durch die Industrieabwässer – in den Meeren; es ist ja auch ein Bestandteil von Insektiziden, Herbiziden, Saatgut-Beizmitteln und Mitteln gegen Pilz- und Bakterienbefall von Obstbäumen. (Es findet sich also auch im Obst!) Wir wissen nichts über die Gesamtbelastung mit Quecksilber in unseren Gewässern, in unseren landwirtschaftlichen Produkten und in Meeres- und Süßwassertieren.

Das metallische Quecksilber sowie seine anorganischen und organischen Verbindungen sind sämtlich für den tierischen und menschlichen Organismus giftig, ganz gleich auf welchem Weg – über die Haut, die Atmung oder die Nahrung – sie aufgenommen werden. Im Blut, in den Geweben und im zentralen Nervensystem verbindet sich das Quecksilber mit körpereigenen Substanzen. Das führt zu schweren Gesundheitsschäden oder sogar zum Tod. Ebenso wie Blei wird Quecksilber im Körper gespeichert. Die Folge ist eine schleichende Vergiftung.

Da die Beizmittel für Getreide- und Rübensaat ebenfalls Quecksilber enthalten, sterben immer mehr saatfressende Vögel den Gifttod. In verendeten Fasanen und Rebhühnern fand man 28–140 mg Quecksilber pro kg Körpergewicht.

Nitritvergiftung trifft Nerven und Gehirn

Der israelische Wissenschaftler Dr. *Shuval* von der Hebräischen Universität in Jerusalem kam nach eingehenden Experimenten mit Ratten, denen er Natriumnitrat ins Futter gemischt hatte, zu sehr beunruhigenden Resultaten. Die Tiere erlitten durch diese Diät irreversible, also nicht mehr rückgängig zu machende Hirnschäden, die sich vor allem in epileptischen Anfällen äußerten.

Weiterhin ist längst bekannt, daß Nitrite im Körper in Nitrosamine umgewandelt werden, die stark krebserregend sind. Dazu muß man wissen, daß heute noch Nahrungsmitteln zur Konservierung und Färbung Nitrite (z. B. Nitritpökelsalz) beigemengt werden und daß Nitrate, die zum Schönen von Fleisch und in der Käsereimilch Verwendung finden, von Bakterien in Nitrite umgewandelt werden. Wenn wir darüber hinaus erfahren, daß die Düngung der Felder mit Stickstoff- und Nitratdüngern in zunehmendem Maße unser Grundwasser verseucht, können wir die Besorgnis des israelischen Wissenschaftlers verstehen. Fremdstofffreies Trinkwasser gibt es bei uns nicht mehr, und selbst wenn man auf in Flaschen abgefülltes Mineralwasser ausweicht, kann man vor einem unzulässig hohen Bakterien-, Sulfat- und Nitratgehalt nicht sicher sein.

Futtermittelzusätze bahnen Krankheitserregern den Weg

Seit zwei Jahrzehnten setzt man in den hochzivilisierten Ländern dem Futter gesunder Masttiere (Geflügel, Schweine, Kälber) antibakterielle Mittel zu, die auch in der Humanmedizin verwendet werden. Am liebsten nimmt der Züchter Tetracycline (Breitbandantibiotika). In der Schweiz sind praktisch alle Tetracycline zugelassen. Die Bewilligung wird von der Agrikultur-chemischen Forschungsanstalt Liebefeld erteilt, ohne daß Ärzte oder Sanitätsbehörden darauf Einfluß haben.

Die im Futter verwendeten Mengen betragen 1/30 – 1/4 der in der Veterinärmedizin als Heilmittel üblichen Dosen. Was bezweckt man mit diesen Zusätzen? Zweierlei: Zum einen eine Beschleunigung der Gewichtszunahme der Tiere und zum anderen eine Verbesserung der Futtermittelverwertung um einige Prozent. Außerdem dienen Antibiotikagaben als Vorbeugungsmittel gegen verschiedene Infektionskrankheiten.

Das Ausmaß der Antibiotika-Verwendung in der Landwirtschaft ist schwer zu überblicken. Von den Tierärzten sagt man, daß ein erheblicher Teil von ihnen längst zu Vegetariern geworden sei. Die ausgedehnte fahrlässige Verwendung antibiotischer Mittel in der Tierhaltung ist wegen des bakteriellen Resistenzproblems höchst bedenklich. Nach allen bisherigen Untersuchungen und Erfahrungen müssen wir damit rechnen, daß die Verwendung von Antibiotika als Futterzusatz im Tierdarm eine bakterienhemmende Wirkung entfaltet. Zugleich werden aber widerstandsfähige Keime herangezüchtet, das heißt, es entstehen Krankheitserreger, die auf Antibiotika gar nicht mehr reagieren, wenn sie der Tierarzt als Heilmittel einzusetzen versucht.

Da der Mensch die Antibiotikarückstände mit der tierischen Nahrung in sich aufnimmt, geschieht bei ihm das gleiche: Gefährliche Krankheitserreger, die sich sonst gut mit Antibiotika bekämpfen ließen, entwickeln eine immer stärkere Widerstandskraft und werden schließlich resistent; die medizinische „Wunderwaffe" wird stumpf. Dadurch ist die Praxis, Tiere vorbeugend mit hochwirksamen Medikamenten zu „füttern", zu einer ernsten Gefahr für den Menschen geworden – nicht nur durch Resistenzbildung, sondern auch durch die toxische (giftige) und mitunter auch allergieauslösende Wirkung der Antibiotika.

Aber nicht allein der Zusatz von antibakteriellen Mitteln zum Tierfutter hat schwerwiegende Probleme mit sich gebracht, sondern auch die industrielle Fleisch- und Eierproduktion: die Massen-Dunkelmästereien und Legebatterien. Diese Art der Fleisch- und Eierproduktion beherrscht das Feld und drängt die herkömmliche Landwirtschaft zurück. Obwohl immer wieder darauf hingewiesen wird, daß die landwirtschaftlichen Produkte so besser und wesentlich billiger erzeugt werden können, steigen die Fleisch- und Eierpreise beängstigend, und die Weltversorgung wird immer unzureichender. Darüber hinaus muß man bedenken, daß die Fleischpreise vermutlich noch weiter steigen würden, wenn die Metzger die „Abfälle" (Reste) nicht in den Wurstwaren unterbringen und durch mancherlei Zusätze schönen könnten.

Wir müssen außerdem zur Kenntnis nehmen, daß diese industriell erzeugten Fleischprodukte und „Fabrikeier" obendrein noch gefärbt und aromatisiert werden. Dabei wissen wir von Prof. *Kempski,* daß künstliche Aromen und Farben die Durchlässigkeit der Darmschleimhaut für Viren und andere Krankheitserreger erhöhen und damit entsprechende Erkrankungen fördern.

Ergänzen möchte ich diese Ausführungen noch durch folgende Aussage des Direktors der Eidgenössischen Anstalt für Wasserversorgung, Abwässerreinigung und Gewässerschutz: „Die industriellen Legehühnerbatterien sind durch die Unmengen von Blut und Abfällen, die von ihnen ausgehen, sozial völlig untragbar, weil sie die gewaltigen Kosten, die sie dem Staat und der Gesamtbevölkerung auferlegen, nicht selbst tragen müssen . . . 40 000 Batteriehühner belasten die Umwelt stärker als 30 000 Menschen."

Wenn sich der Phosphatgehalt unserer

Gewässer alle vier bis sechs Jahre verdoppelt, so liegt das vor allem an der industriellen Fleisch- und Eierproduktion sowie an den im Haushalt verwendeten Wasch- und Spülmitteln. Überdies verseuchen auch die zahllosen Chemikalien und Medikamente, die dazu aufgewendet werden, die Produktivität zu steigern und die Tiere lange genug am Leben zu erhalten, unsere Umwelt.

Doch selbst wenn sich über die Nahrungskette keine Pestizide im Fleisch anreicherten und wenn bei der Fleischproduktion keine Chemikalien und Medikamente eingesetzt würden, wenn uns also völlig unverseuchtes Fleisch von gesund lebenden Tieren zur Verfügung stände, so gäbe es noch Grund genug, vor überreichlichem Fleischgenuß zu warnen.

Biozide beeinträchtigen Nahrungsqualität

Zu einem beträchtlichen Problem für unsere Nahrungsmittel und damit für die menschliche Gesundheit sind die Pflanzenschutz- und allgemeinen Schädlingsbekämpfungsmittel geworden. Noch immer warten wir in Europa auf länderübergreifende EG-einheitliche Richtlinien für deren Gebrauch. Die oftmals verhängnisvollen Folgen ihrer Anwendung werden nicht in allen Ländern gesehen und ernstgenommen.

In den USA z. B. werden über 60000 Pflanzenschutzmittel mit über 600 verschiedenen chemischen Wirkstoffen angeboten. In der Bundesrepublik führt das Pflanzenschutzmittelverzeichnis der Biologischen Bundesanstalt in Braunschweig, die für die Prüfung und Anerkennung der Pflanzenschutzmittel zuständig ist, über 1600 verschiedene anerkannte Mittel mit etwa 300 verschiedenen Wirkstoffen auf. Hergestellt werden sie von den großen Chemie- und Pharmaziekonzernen. Zu den schlimmsten Stoffen dieser Art gehören die chlorierten Kohlenwasserstoffe.

Eines der bekanntesten und zugleich gefährlichsten Mittel dieser Art ist das DDT. Es ist praktisch weltweit verbreitet. Durch den hemmungslosen Gebrauch von DDT über Jahrzehnte hinweg werden wir mit den Rückständen noch lange zu leben haben.

Am 7. 11. 1972 trat in der Bundesrepublik Deutschland das sogenannte DDT-Gesetz in Kraft, wonach es verboten ist, DDT und Erzeugnisse, die DDT als Wirkstoff enthalten, herzustellen, einzuführen, auszuführen, in den Verkehr zu bringen, zu erwerben oder anzuwenden. Bestimmte Ausnahmen waren allerdings noch einige Jahre zugelassen.

Inzwischen dürfen auch andere Schädlingsbekämpfungsmittel wie Dieldrin und Aldrin nicht mehr in den Handel gebracht werden.

Doch welch verheerende Wirkung haben diese Mittel inzwischen angerichtet! Über 100 Arten von Schadinsekten haben bereits eine Resistenz gegen DDT und andere chlorierte Kohlenwasserstoffe entwickelt; ihnen können diese Gifte nichts mehr anhaben. Ihre natürlichen Feinde dagegen sind teilweise ausgerottet worden. Eine biologische Schädlingsbekämpfung ist dadurch unmöglich geworden.

Ein typisches Beispiel bietet die Bekämpfung der Möhrenfliege mit Dieldrin. Die Möhrenfliege entwickelte resistente Stämme, ihre natürlichen Feinde vermochten das nicht. Sie starben aus, während die Möhrenfliege überlebte und weiterhin gewaltigen Schaden anrichtete. Außerdem wanderten die Gifte Aldrin und Dieldrin in die Möhren selbst ein. Schon ein ganz geringer Giftgehalt aber macht sie für den Menschen, vor allem für Säuglinge und Kleinkinder, gesundheitsgefährlich.

Hinzu kommt, daß zum Beispiel DDT, Dieldrin, Aldrin, Heptachlor und Chlordan lange im Boden bleiben. Sie werden nicht

Die industriell betriebene Landwirtschaft kann ohne Kunstdünger und ohne Schädlingsbekämpfungsmittel nicht mehr auskommen. Geschmack und Qualität der Nahrungsmittel sind dadurch freilich nur bedingt besser geworden. Es heißt Maß zu halten bei der Verwendung der chemischen Helfer, damit wir eines Tages wieder biologisch einwandfreie Nahrungsmittel bekommen.

abgebaut, sondern von den Pflanzen aufgenommen, dort direkt oder als noch giftigeres Umwandlungsprodukt gespeichert und gelangen so in unsere Nahrung. Wir selbst wiederum speichern diese Gifte in den Fettdepots unseres Körpers.

Tierische Nahrungsmittel wie Milch, Butter, Käse, Eier, Fleisch und Geflügel – aus den Futtermitteln bereits mit toxischen Wirkstoffen belastet – laden noch mehr dieser Stoffe in Fettgewebe und Organen des Menschen ab, der sie verzehrt.

Das jahrelang von den Flüssen ins Meer geschwemmte DDT hat nach Aussagen von Prof. *Schuphan* (Geisenheim) und Dr. *Briejèr* (Holland) über die biologische Kette von Flußschlamm, Plankton, Krebstierchen, über kleine, mittlere und große Fische bis zu fischfressenden Vögeln nachgewiesenermaßen eine zehnmillionenfache Anreicherung erfahren. Wir verzehren diese Fische, und an unsere Nutztiere verfüttern wir die Fischmehlprodukte.

Unsere Mütter geben die giftigen, im Körper gespeicherten Biozide an den Blutkreislauf der Föten ab. Das Fettgewebe von Neugeborenen enthält bereits die Nervengifte DDT und Dieldrin. Über die Muttermilch werden ihnen weitere Mengen dieser Gifte zugeführt. Den Nachweis dafür erbrachten entsprechende Untersuchungen in den USA, in England, in Neuseeland, in der DDR und in der Tschechoslowakei.

Es ist aber nicht etwa so, daß sich diese alarmierenden Zustände nur in den Industrienationen finden. Gerade in den Entwicklungsländern wurden und werden hochgiftige Pestizide in großem Umfang eingesetzt, in vielen Fällen auch dann noch, wenn sie bei uns längst verboten sind. So kommt es, daß die Paviane des afrikanischen Dschungels wie die Pinguine in der Antarktis bereits DDT in ihren Körpern speichern. Bei Einwohnern Kenias wurden Rückstände von DDT und Dieldrin gefunden, durchschnittlich 4,6 ppm (parts per million), und damit sogar mehr als bei den Eskimos Alaskas, die einen Durchschnitt von 3 ppm aufwiesen.

Mitschuldig an der Pestizidmisere ist der Zwang zur Steigerung der landwirtschaftlichen Flächenerträge. Um dieses Ziel zu erreichen, werden Mineral- und Stickstoffdünger in großen Mengen eingesetzt. Das führt aber nach Feststellung von Prof. *Schuphan* zu Geschmacksbeeinträchtigung, Qualitätseinbußen, Verarmung an Vitaminen, Mineralstoffen und Spurenelementen, verringerter Haltbarkeit und erhöhter Krankheitsanfälligkeit.

Letzteres macht wiederum einen erhöhten Einsatz von Pestiziden erforderlich. Die Folge sind ständig steigende Rückstände an toxischen Stoffen in Nahrungs- und Futterpflanzen. In diesem Teufelskreis liegt eine ernstzunehmende Gefahr für Mensch und Tier, vor allem für Klein- und Kleinstkinder.

Hinzu kommen andere Umweltkontaminationen, wie Industrieabgase und zahllose Wasserverunreinigungen. Über Luft und Boden sowie Gieß- und Sprengwasser gelangen unzählige Gifte in Nahrungs- und Futterpflanzen.

Zu den Bioziden gehören auch die in steigendem Maße verwendeten Unkraut-

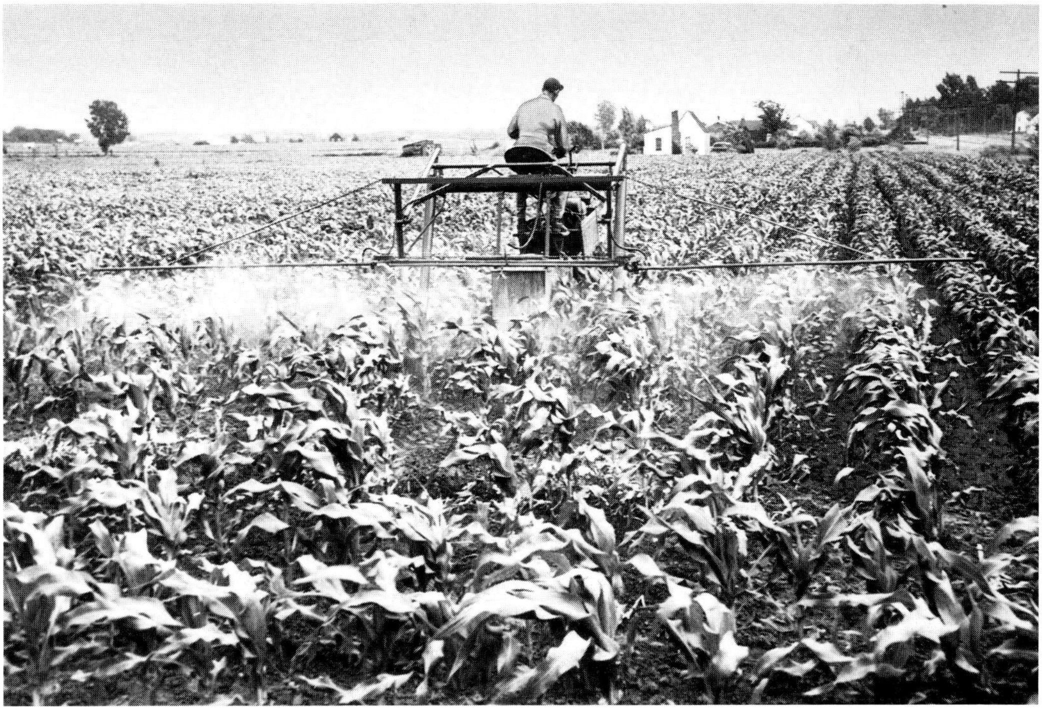

vernichtungsmittel (Herbizide). Diese Herbizide wandern über die Nahrungspflanzen in den Körper ein und stehen im Verdacht, Veränderungen in der Erbmasse (genetische Defekte) hervorrufen zu können. Diese Mittel werden bei uns in Landwirtschaft und Gärtnerei angewendet.

Diese wenigen Beispiele von Umweltschäden im Bereich unserer Ernährung ließen sich in großer Zahl ergänzen. Ich glaube aber, hiermit schon hinreichend auf die Gefahren für unsere Gesundheit und die unserer Kinder hingewiesen zu haben.

Es wird in Zukunft nicht mehr genügen, die Land- und Forstwirtschaft nur durch die „ökonomische Brille" zu betrachten, also nur nach der Wirtschaftlichkeit zu fragen. Es ist vielmehr dringend notwendig, die natürlichen Lebensgrundlagen – Luft, Wasser und Boden – nach ökologischen Gesichtspunkten zu nutzen, nach Gesichtspunkten also, die die Beziehung der Lebensweise zur Umwelt berücksichtigen.

Notwendige Maßnahmen zur Eindämmung der Umweltschäden als Krankheitsursache

- Gesundheitswert vor Wirtschaftlichkeit und Profit an die erste Stelle setzen
- Konsumdenken und Überkonsum abbauen
- Nach biologisch gezogenen und hergestellten Nahrungsmitteln fragen
- Ungespritztes Obst verlangen
- Eigenanbau von Obst und Gemüse im Garten fördern
- Mischkulturen statt Monokulturen anlegen
- Konzentrierte Raffinadeprodukte meiden (z. B. Weißmehl, Weißzucker, Kochsalz)
- Vollkornprodukte bevorzugen
- Vermehrt auf Sauermilchprodukte zurückgreifen
- Fleisch weitgehend durch Soja ersetzen
- In allem maßhalten

Unverträglichkeit von Nahrungsmitteln (Nahrungsmittelintoleranz)

Abgesehen davon, daß durch die regelmäßige Zufuhr verschiedener Nahrungsmittel zu einer Mahlzeit der Genuß an jedem einzelnen gesteigert und die Gefahr des Überessens vermieden wird, spielt die Kombination von Nahrungsmitteln für ihre Bekömmlichkeit eine erhebliche Rolle. Wenn man nicht zu viel Verschiedenes zu einer Mahlzeit ißt, dann werden Unverträglichkeiten am ehesten vermieden. Die nötige Abwechslung wird dadurch geschaffen, daß man nicht jeden Tag dasselbe bietet, sondern unter der Vielzahl von Nahrungsmitteln eine gute Auswahl trifft. Übrigens war schon Goethe der Meinung: „Ernähre dich von ungemischter Speise." Das kann im Einzelfall unbedingt richtig sein.

Unverträglichkeiten durch Fremdstoffe

Es wächst die Gefahr, unsere Nahrungsmittel mit Fremdstoffen zu überlasten. Die Folge sind Nahrungsintoleranzen (Unverträglichkeiten), die zunehmend eine klinisch-praktische Bedeutung gewinnen. Zahlreiche Stoffe kommen als Auslöser von Nahrungsintoleranzen in Frage, vor allem die Konservierungsmittel (zum Beispiel Benzoesäureabkömmlinge), die Nahrungsmittelzusätze (zum Beispiel Farbstoffe wie Tartracin und Erythrosin) und Umweltgifte, die in den vorhergehenden Kapiteln bereits beschrieben wurden. Hinzu kommen zahlreiche Medikamente (zum Beispiel Indometacin) und sicher noch andere, unbekannte Stoffe.

Die durch die erwähnten Fremdstoffe ausgelösten Reaktionen werden klinisch als scheinbar allergische (pseudo-allergische) Reaktionen gewertet. Sie treten unter folgenden Krankheitsbildern auf:

- Nasenschleimhautentzündung (Rhinitis)
- Bindehautentzündung
- Polypenartige Nasen- und Nasennebenhöhlenentzündung
- Nasen-Rachenraum- und Luftröhrenentzündung
- Speiseröhrenentzündung
- Magen- und Darmschleimhautentzündung
- Urtikaria (Nesselausschlag)
- Rachenödem (Quincke-Ödem)
- Asthma bronchiale
- Schockreaktionen

Bei diesen Krankheiten ist es wichtig zu wissen, daß nicht selten auch natürlicherweise in Nahrungsmitteln vorkommende Salicylsäureverbindungen (Salicylate) als krankheitsauslösende Stoffe in Frage kommen. Eine Heilung ist dann nur möglich, wenn die fraglichen Nahrungsmittel über längere Zeit (1–2 Jahre) gemieden werden.

Die folgende Tabelle gibt eine Übersicht über die wichtigsten salicylsäurehaltigen Nahrungsmittel.

Es dürfte selten vorkommen, daß die geringe Salicylatzufuhr durch ein einzelnes Nahrungsmittel krankheitsauslösend wirkt. Vielmehr trägt die Anhäufung (Kumulation) durch langandauernde und häufige Aufnahme des Nahrungsmittels die Schuld. Das gilt besonders für die langsam entstehende Nesselsucht (Urtikaria) und das Asthma.

Tabelle der salicylsäurehaltigen Nahrungsmittel

Obst	Gemüse	Nüsse	Getränke
Äpfel	Erbsen	Mandeln	Aperitifs
Aprikosen	Gurken		Apfelwein
Brombeeren	Kartoffeln		Bier
Erdbeeren	Peperoni		Cola
Heidelbeeren	Tomaten		Kognak
Himbeeren			Limonade
Johannisbeeren			Obstsäfte
Kirschen			Sirup
Nektarinen			Süßwasser
Orangen			Tee (diverse)
Pflaumen			Wein
Pfirsiche			Weinessig
Preiselbeeren			
Rhabarber			
Stachelbeeren			
Weintrauben			
Zitronen			
Zwetschen			

Die Tabelle wurde mit einigen Abänderungen der Zeitschrift „Der niedergelassene Arzt", Nr. 21/1984, S. 41, entnommen.

Wenn tatsächlich eine Salicylsäure-Unverträglichkeit (besonders gegen Acetylsalicylsäure) vorliegt, ist damit noch nicht gesagt, daß auch die natürlichen Salicylsäureverbindungen nicht vertragen werden. Läßt sich aber eine Unverträglichkeit gegen bestimmte Fremdstoffe nachweisen, dann kann durch Ausschaltung dieser Substanz bzw. der diese Substanz enthaltenden Lebensmittel langsam, aber sicher eine Heilung erzielt werden. Auch eine Diät, bei der die als Ursache festgestellten oder verdächtigen Lebensmittel gemieden werden, ist wirksam. Häufig ist sie allerdings schwer einzuhalten. Es kommt dann sehr auf den eigenen Willen und die Motivation an.

Wenn alles nicht hilft, ist man schließlich gezwungen, eine rein symptomatische Behandlung mit Antihistamin-Präparaten oder in schweren Fällen sogar mit Corticoid-Präparaten einzuleiten, wobei man sich aber der möglichen Nebenwirkungen bewußt sein muß.

Unverträglichkeiten durch natürliche Nahrungsmittel

Auch ohne Fremdstoffbelastung kann es unter bestimmten Umständen zu erheblichen Unverträglichkeiten (Intoleranzen) gegen ganz natürliche Nahrungsmittel kommen.

Viele Nahrungsmittel enthalten Eiweiß, das für den menschlichen Organismus zunächst einmal Fremdeiweiß darstellt. Es wird zu „menschlichem" Eiweiß, wenn es in seine Bausteine, die Aminosäuren, zerlegt und nach einem ganz persönlichen „Strickmuster" zu körpereigenem Eiweiß aufgebaut wird. Das Nahrungsmittel ist dann „einverleibt". Trotzdem passieren auch nicht oder nur wenig abgebaute Fremdeiweiße (tierische wie pflanzliche) die Darmschleimhaut des Menschen. Normalerweise führt das nicht zu krankhaften Erscheinungen. Dafür sorgt die phantastisch anmutende Strategie der gesunden menschlichen Abwehr. Das beim normalen Verdauungsvorgang im Magen nicht oder nicht vollständig abgebaute und damit „fremd" gebliebene Eiweiß gerät in die Fänge des hochentwickelten Immunapparates. Eine überschießende – allergische – Reaktion wäre die Folge, wenn nicht Suppressor-T-Lymphozyten (weiße Blutkörperchen) diese Abwehrreaktion bremsten und damit „verträglich" machten. Eine natürliche Abwehrkraft (Immunität) wird uns bei der Geburt mitgegeben. Diese „Mitgift" schützt uns normalerweise vor einer Reihe von Krankheiten. Außer dieser *angeborenen* Immunität, die ein wahres Geburtstagsgeschenk darstellt, gibt es noch eine *erworbene* Immunität. Wenn der Mensch mit bestimmten Krankheiten in Berührung gekommen ist, entwickeln sich seine Abwehrmöglichkeiten dagegen so stark, daß er nun sein Leben lang oder für bestimmte Zeit gegen diese Krankheiten (zum Beispiel Masern, Scharlach, Windpocken, Pocken) gefeit ist.

Falls aber erblich (genetisch) bedingte Lücken oder Defekte im Abwehrsystem bestehen und bestimmte Nahrungseiweiße „fremd" bleiben, also Antigene (Allergene) darstellen, dann kommt es zu einer verstärkten Abwehr mit Hilfe von Mastzellen, die bei Kontakt mit dem Allergen verschiedene gefäßaktive, entzündungserregende Substanzen absondern (zum Beispiel Histamin, Prostaglandin). Dadurch wird eine begrenzte oder umfangreiche entzündliche Reaktion ausgelöst, die allergische Reaktion. Diese kann die gleichen Krankheitsformen annehmen wie bei den durch chemische Fremdstoffe in Nahrungsmitteln ausgelösten pseudo-allergischen Reaktionen, die im vorhergehenden Abschnitt beschrieben wurden.

Wenn keine ererbte (genetische) Disposition zur Allergie vorhanden ist, kommt es auch nicht zur allergischen Reaktion. Nach Prof. Dr. *H. Fahrländer* tritt sie selbst dann nicht auf, wenn zwei wichtige Voraussetzungen gegeben sind, wie es zum Beispiel beim Säugling der Fall ist, nämlich

- erhöhte Durchlässigkeit der noch unreifen Dünndarmschleimhaut für Fremdeiweiß und
- noch fehlende Ausbildung der normalen Immun-Abwehr im Darm.

Allergien gegen mehrere Nahrungsmittel

Eiklar ist neben Kuhmilch das häufigste Allergen. Je nach Eßgewohnheiten kommen andere hinzu.

So sind in den Vereinigten Staaten Erdnußallergien häufig, in Norwegen Fischallergien. In Frage kommen auch Schokolade, Nüsse, Tomaten und Zitrusfrüchte. Häufig finden sich Allergien gegen mehrere Nahrungsmittel und, angesichts der genetischen Disposition nicht unerwartet, auch Inhalations- und Kontaktallergien.

Zusätzliche Nahrungsmittelallergien bei 150 Kindern, die gegen Kuhmilch allergisch waren:

Sojamehlprodukte	27
Hühnerei	11
Weizen	10
Reis	8
Gerste	8
Rindfleisch	7
Hühnerfleisch	4

Entnommen aus einem Pressegespräch mit Herrn Prof. D. H. J. Fahrländer (Basel), veröffentlicht in Medica Nr. 8/1982.

Daraus ergibt sich nach Prof. *Fahrländer* für die Praxis: „Nahrungsmittelallergien werden ... ganz überwiegend bei Säuglingen bei Allergikerfamilien beobachtet, die nicht mit Brustmilch, sondern ganz oder teilweise mit Kuhmilch-, Soja- und anderen Nährpräparaten ernährt werden."

Die beim Säugling hauptsächlich auftretenden Krankheitserscheinungen sind Durchfälle, Bauchschmerzen und Erbrechen, Nesselsucht (Urtikaria), Schnupfen (Rhinitis) und Asthma, Gesichts- und Rachenraumschwellungen (Larynxödem) und Neurodermitis. Beim Säugling heilen die Nahrungsmittelallergien oft im Laufe des ersten Lebensjahres von selbst, sie können aber auch bis ins Erwachsenenalter erhalten bleiben.

Wie eine Nahrungsmittelallergie im Erwachsenenalter entsteht, ist noch weitgehend ungeklärt. Wahrscheinlich ist auch hier eine angeborene (genetische) Disposition die erste Voraussetzung; dazu muß aber auch eine erworbene erhöhte Darmdurchlässigkeit für Fremdeiweiß, wie sie von Bakterien- und Virusinfektionen bekannt ist, hinzukommen. Wahrscheinlich sind Schädigungen des Immunsystems nach Virusinfektionen ebenfalls beteiligt.

Unverträgliche Nahrungsmittel-Kombinationen

Die Kombination von Nahrungsmitteln spielt für ihre Bekömmlichkeit und Verträglichkeit eine große Rolle. Natürlich ist es notwendig, Nahrung aufzunehmen, und es muß auch darauf geachtet werden, daß alle zur Erhaltung des Körpers notwendigen Stoffe in der Kost enthalten sind; aber die Freude an einem schön gedeckten Tisch und das Genießen der Mahlzeiten sind ebenso notwendig. Sie tragen dazu bei, daß uns eine Mahlzeit wohl bekommt und gut verträglich ist. Die seelischen Momente sind also nicht zu unterschätzen.

Es gibt Zubereitungsarten und Kombinationen von Nahrungsmitteln, die erfahrungsgemäß unbekömmlich sind. Oft läßt sich dafür nur schwer eine Erklärung finden.

Ein einfaches Beispiel ist die immer wieder zu beobachtende Tatsache, daß *Melonen* ihre stuhlfördernde Wirkung verlieren, wenn man sie mit viel Zucker zu sich nimmt. Ist dafür die Bindung des Wassers durch den Zucker oder die schädigende Wirkung einer stärkeren Zuckerkonzentration auf die Darmflora verantwortlich?

Unverträglich ist es zumeist auch, *auf Frischobstgenuß Wasser zu trinken*. Wird der Magensaft zu sehr verdünnt, der Magen zu stark gefüllt? Das ist noch offen.

Gurkensalat löst bei vielen Menschen Durchfälle aus. Eine kleine Senfzugabe macht ihn meist auch für sie verträglich. Vielleicht liegt das daran, daß Senf die Verdauungssaftproduktion fördert?

Größere Fettmengen, allein genossen, sind sehr häufig unbekömmlich. Mit Gemüse und Kartoffeln zusammen bereiten sie keine Schwierigkeiten.

Größere Mengen des Saftes von stark säurehaltigen Früchten (Zitronen, Limetten) können auf die Dauer unangenehme Reizzustände in Speiseröhre, Magen und Darm hervorrufen, also unverträglich sein. Hier helfen Mischungen mit anderen Fruchtsäften oder Mineralwasser. Saure Kost begünstigt den Verbrennungsvorgang, alkalische bremst ihn. Eine lacto-vegetabile Kost wird praktisch immer das Säure-Basen-Gleichgewicht erhalten und damit die Bekömmlichkeit sichern.

Es wird immer wieder behauptet, daß eine *Kombination von Milch und Zucker* ungünstig sei. Ich bin dieser Frage nachgegangen und fand in dem Buch „Counsels on Health" von *Ellen G. White* aus dem Jahr 1890 folgende Aussage: „Manche geben Milch und eine größere Menge Zucker in ihren Brei, weil sie meinen, dadurch Lebensreform zu betreiben. Aber Zucker und

Milch vergären im Magen-Darm-Bereich, und das ist schädlich." – „Große Mengen von Milch und Zucker, zusammen gegessen, sind schädlich." An einer dritten Stelle ist zu lesen: „Wenn wir wüßten, daß die Tiere gesund sind, würde ich empfehlen, eher Fleisch zu essen als größere Mengen von Milch und Zucker."

Es ist äußerst interessant festzustellen, daß diese Frau schon vor fast 100 Jahren den „Pudding-Vegetarismus" als schädlich verurteilte.

Wir finden dazu eine moderne Parallele in der *Hayschen Trennkost.* In den Faustregeln zu dieser Kostform heißt es: „In der Trennung von Eiweiß und Kohlenhydraten liegt der Kernpunkt dieser neuen Ernährung." In einer Übersicht der Nahrungsmittel, die gemischt bzw. nicht gemischt werden dürfen, wird daher von Mischungen aus Milch aller Art mit Zucker oder viel Zucker enthaltenden Lebensmitteln mit der Begründung abgeraten, daß bei einer Kost, in der Eiweiß (Milch) und Kohlenhydrate (Zucker) zusammen gegessen werden, die Kohlenhydrate stets ungenügend verdaut würden. Sie würden dann im Darm vergären und damit Blähungen hervorrufen.

Wer dies an sich selbst beobachtet, sollte Mischungen von Eiweiß und Kohlenhydraten meiden. Meine eigenen Erfahrungen, besonders bei allergischen Patienten, bestätigen dies.

*

Die Bekömmlichkeit, Verträglichkeit oder Unverträglichkeit von Nahrungsmitteln ist, wie die Ausführungen gezeigt haben, rein wissenschaftlich nicht zu erklären. Seelische Faktoren spielen eine große Rolle, ebenso Reaktionen auf Wetter- und Klimaschwankungen. Wir beobachten immer wieder eine verstärkte Ekzem- und Tetaniebereitschaft sowie eine Häufung von Zwölffingerdarmgeschwüren im Frühjahr. Wie oft kommt es vor, daß Menschen in ihrem häuslichen Milieu über Speise-Unverträglichkeiten klagen, die im Urlaub oder auf Reisen wie weggeblasen sind. Ererbte Körperverfassung (Konstitution) und Gewöhnung an bestimmte Eßweisen und Speisen von Kindheit an sind kaum zu beeinflussen.

Was verträglich und bekömmlich ist, läßt sich oft nur für den Einzelfall feststellen und nicht verallgemeinern. Dafür sind die Erkenntnisse noch zu gering und die Menschen zu verschieden.

Literaturnachweis

Abderhalden, E., Die Grundlagen unserer Ernährung und unseres Stoffwechsels, Verlag Julius Springer, Berlin, 1939

Balzli, H., Kunst und Wissenschaft des Essens, Verlag der Hahnemannia, Stuttgart, 1928

Bindewald, H., Rohkonservierung der Frauenmilch mit Streptomycin oder Zitronensäure, Münchener Medizinische Wochenschrift, 77. Jahrgang

Bircher-Benner, M., Vom Wesen und der Organisation der Nahrungsenergie, Hippokrates Verlag, Stuttgart, 1936

– Kranke Menschen in diätetischer Heilbehandlung, Wendepunkt-Verlag, Zürich, 1938

– Eine neue Ernährungslehre, Wendepunkt-Verlag, Zürich, 1940

– Die Verhütung des Unheilbaren, Wendepunkt-Verlag, Zürich, 1934

– Frischgemüse im Haushalt, Wendepunkt-Verlag, Zürich

– Ernährungskrankheiten, Wendepunkt-Verlag, Zürich, 1940

Bircher, R., Ein Wendepunkt in der Ernährungsforschung, Schriftenreihe: Neues Leben

Brauchle, A., Die Geschichte der Naturheilkunde in Lebensbildern, Reclam Verlag, Stuttgart, 1951

– Handbuch der Naturheilkunde auf wissenschaftlicher Grundlage, Reclam Verlag, Stuttgart, 1952

– Naturgemäße Lebensweise, Reclam Verlag, Stuttgart

Cremer, H.-D. u. a., Die große GU Nährwert-Tabelle, 3. verbesserte Auflage, Gräfe und Unzer, München, 1985

Deutsche Gesellschaft für Ernährung, Empfehlungen für die Nährstoffzufuhr, 4. erweiterte Überarbeitung, Umschau Verlag, Frankfurt, 1985

Eichholtz, F., Die toxische Gesamtsituation auf dem Gebiet der menschlichen Ernährung, Springer-Verlag, Berlin/Heidelberg, 1952

– Lehrbuch der Pharmakologie, Springer-Verlag, Berlin/Heidelberg, 1947

– Vom Streit der Gelehrten, Verlag G. Braun, Karlsruhe, 1958

Ernährungsbericht 1984, Hrsg.: Deutsche Gesellschaft für Ernährung, Frankfurt, 1984

Fahrländer, H., Nahrungsmittelallergien im Kindesalter und beim Erwachsenen, Fortschritte der Medizin 10, 1984

Garland, S., Das Große BLV-Buch der Kräuter und Gewürze, BLV Verlagsgesellschaft, München

Garnweidner, E., GU Naturführer Pilze, Gräfe und Unzer, München, 1985

Glanzmann, E., Einführung in die Kinderheilkunde, Springer-Verlag, Wien, 1949

Glatzel, H., Die Ernährung in der technischen Welt, Hippokrates Verlag, Stuttgart, 1970

– Wege und Irrwege moderner Ernährung, Hippokrates Verlag, Stuttgart, 1982

Grüninger, U., Gemüse aus Europas Gärten, Walter Hädecke Verlag, Stuttgart-Weil der Stadt, 1968

Hafer, H., Nahrungsphosphat als Ursache für Verhaltensstörungen und Jugendkriminalität, 2. überarbeitete Auflage, Heidelberg, 1979

Halden, W., Wähle selbst aus der Fülle der Sonnenwerte unserer Nahrung, Schweizer Druck- und Verlagshaus A. G., Zürich, 1954

Haller, A. von, Die Küche unterm Mikroskop, Econ-Verlag, Düsseldorf, 1959

Hardinge, M. G., Bausteine einer gesunden Lebensweise, Saatkorn-Verlag, Hamburg, 1988

Heilmeyer, L./Holtmeier, H.-J., Ernährungswissenschaften, Georg Thieme Verlag, Stuttgart, 1968

Heimann, W., Ernährungslehre und Diätetik, I, Georg Thieme Verlag, Stuttgart, 1980

Heisler, A., Aus meinen Krankenblättern, Verlag der Ärztlichen Rundschau – Otto Gmehlin, München, 1936

Herrmann, K., Exotische Lebensmittel. Inhaltsstoffe und Verwendung, Springer-Verlag, Berlin/Heidelberg/New York, 1983

Heun, E., Die Rohsäftekur, Hippokrates Verlag, Stuttgart, 1951

Heupke, W./Weitzel, W., Deutsches Obst und Gemüse in Ernährung und Heilkunde, Hippokrates Verlag, Stuttgart, 1950

Hindhede, M., Gesundheit durch richtige und einfache Ernährung, Joh. A. Barth Verlag, Leipzig

Hoesslin, H. von, Verdaulichkeit, Bekömmlichkeit und Wirksamkeit unserer Nahrung, 2. Auflage, Verlag Urban & Schwarzenberg, Berlin/München, 1984

Holtmeier, H.-J./Heilmeyer, L., Rezepttaschenbuch der Diätetik, Gustav Fischer Verlag, Stuttgart, 1967
Kapfelsperger, E./Pollmer, U., Iß und stirb. Chemie in unserer Nahrung, Verlag Kiepenheuer & Witsch, Köln, 1983
Katase, A., Einfluß der Ernährung auf die Konstitution des Menschen. Ergebnisse experimenteller Forschung, Verlag Urban & Schwarzenberg, Wien, 1934
Kluthe, R./Quirin, H., Diätbuch für Nierenkranke, Georg Thieme Verlag, Stuttgart, 1978
Kofranyi, E., Einführung in die Ernährungslehre, Umschau Verlag, Frankfurt, 1977
Kollath, W., Zur Einheit in der Heilkunde, Hippokrates Verlag, Stuttgart, 1942
– Die Ordnung unserer Nahrung, Verlag K. F. Haug, Heidelberg, 1983
– Der Vollwert der Nahrung und seine Bedeutung für Wachstum und Zellersatz, Wissenschaftliche Verlagsgesellschaft, Stuttgart, 1950
– Regulatoren des Lebens – Vom Wesen der Redox-Systeme, Verlag K. F. Haug, Heidelberg, 1968
– Zivilisationsbedingte Krankheiten und Todesursachen, Ulm, 1958
Kötschau, K., Gesundheitsprobleme unserer Zeit, Hanns Georg Müller Verlag KG, Krailling, 1955
Kranz, B., Das große Buch der Früchte. Exotische und einheimische Arten, Südwest Verlag, München, 1981
Kranz, H., Der Honig in der Therapie, Die Heilkunst 7, 1971
Kraut, H./Reichardt, F., Ernähren wir uns richtig? Interessengemeinschaft für Ernährung, Umschau Verlag, Frankfurt
Kröner, W./Völksen, W., Die Kartoffel, Verlag Joh. A. Barth, Leipzig, 1950
Lang, K. (Hrsg.), Ernährungsprobleme in der modernen Industriegesellschaft, Supplementum 4 der Zeitschrift für Ernährungswissenschaft, Dietrich Steinkopff-Verlag, Darmstadt, 1965
– Biochemie in der Ernährung, 4. neubearbeitete Auflage, Dietrich Steinkopff-Verlag, Darmstadt
Lenzner, C., Gift in der Nahrung, Hyperion-Verlag, Freiburg im Breisgau
Margarine-Institut für gesunde Ernährung, Fett in der Ernährung, Hamburg, 1983
McCollum, E. V., Who discovered vitamins?, Science 118, 1953
– A History of Nutrition, Boston, 1957
Mendelsohn, O. A., Lob der Zwiebel, Mosaik-Verlag, Hamburg, 1965
Metzler, A., Weltproblem Gesundheit, Imhausen International Company mbH, Lahr, 1961
Mitscherlich, A., Vom Ursprung der Sucht, Ernst Klett Verlag, Stuttgart, 1947
Nolfi, K., Meine Erfahrungen mit Rohkost, Medizinalpolitischer Verlag, Hilchenbach, 1952
Rapp, A., Ernährungslehre und Diätetik I, Georg Thieme Verlag, Stuttgart, 1980
Rohrlich, M./Brückner, G., Das Getreide, Verlag A. W. Hayn's Erben, Berlin, 1966
Römpp, H., Spurenelemente, Franckh'sche Verlagshandlung, Stuttgart, 1954
Scala, F. J., Handbuch der Diätetik, Sensen-Verlag, Wien, 1968
Schenck, E. G./Naundorf, G., Lexikon der tropischen, subtropischen und mediterranen Nahrungs- und Genußmittel, Nicolaische Verlagsbuchhandlung, Herford, 1966
Schiermann, J., Selbst Brotbacken, Falken-Verlag Erich Sicker KG, Wiesbaden, 1975
Schlayer, C. R./Prüfer, J., Lehrbuch der Krankenernährung, Verlag Urban & Schwarzenberg, München, 1951
Schlettwein-Gsell, D./Mommsen-Straub, S., Spurenelemente in Lebensmitteln, Int. Z. Vitm. Ernährungsforschung, Beiheft 13, 1973
Schormüller, T., Lehrbuch der Lebensmittelchemie, 2. Auflage, Springer Verlag, Berlin, 1974
Schütte, K. H., Biologie der Spurenelemente, BLV Verlagsgesellschaft, München/Basel/Wien, 1965
Schuphan, W., Zur Qualität der Nahrungspflanzen, BLV Verlagsgesellschaft, München/Basel/Wien, 1961
Steinbachs Naturführer Pilze, Mosaik-Verlag, München 1984
Souci, S. W./Bosch, H., Lebensmittel-Tabellen für die Nährwertberechnung, 3. völlig neubearbeitete Auflage, Wissenschaftliche Verlagsgesellschaft, Stuttgart, 1982
Speransky, A. D., Grundlagen der Theorie der Medizin, Verlag Dr. W. Saenger, Berlin, 1950
Stepp, W., ABC der Gesundheit, Verlag Carl Gerber, München
– Ernährungslehre. Grundlagen und Anwendung, Julius Springer Verlag, Berlin, 1939
Stoya, W., Chemie in unserer Nahrung... ein Skandal? Markus-Verlag, München, 1975
Vollemann-Richter, Lehrbuch der organischen Chemie, Verlag Walter de Gruyter, Berlin
Walb, L., Die Haysche Trennkost, Verlag Karl F. Haug, Heidelberg
Weiss, H., Den Zucker nicht verharmlosen, Selecta 51, 1983
Werner, M., Allergosen des Magen-Darm-Kanals durch Nahrungsmittel, Monatskurse für ärztliche Fortbildung 9, 1951
White, E. G., Counsels on Health, Pacific Press Publishing Association, Mountain View, California
– Counsels on Diet and Foods, Review & Herald Publishing Association, Washington D. C.

Fremdwörter erklärt:

Abszeß: Eiteransammlung in einer durch krankhafte Vorgänge entstandenen, abgeschlossenen Höhle im Gewebe.

Aceton: Ketonkörper, farblose Flüssigkeit von obstartigem Geruch. Diätfehler (Kohlenhydratmangel) führen zum Ausscheiden von Aceton im Urin und mit der Atemluft.

Adenom: meist gutartige Drüsengeschwulst, tritt allerdings auch in einer bösartigen Form auf, die einer gutartigen äußerlich gleicht.

adstringierend: zusammenziehend.

Akne: Hautausschlag, Hautentzündung, Pickelbildung, speziell als Gesichtsakne infolge der Hormonveränderungen in der Pubertät, aber auch in zahlreichen anderen Formen.

Aldehyd: chemische Verbindung; Oxydationsprodukt der primären Alkohole.

Alkali: Bezeichnung für die Hydroxide der Alkalimetalle, das sind die Elemente der ersten Hauptreihe des chemischen Periodensystems: Lithium, Natrium, Kalium, Francium, Rubidium, Caesium.

alkalisch: basisch; pH-Wert über 7,1.

Alkaloide: stickstoffhaltige organische Verbindungen alkalischen Charakters. Sie bilden mit Pflanzensäuren wasserlösliche Salze, gehören zu den stärksten Pflanzenwirkstoffen überhaupt und sind tödliche Gifte, in entsprechender Dosierung aber auch „Heilgifte".

Amenorrhoe: Ausbleiben der monatlichen Regelblutung.

Aminosäuren: Eiweißbausteine.

Amöben: tierische Einzeller ohne feste Gestalt.

Amylasen: kohlenhydratspaltende Fermente.

analysieren: ein Ganzes in seine Teile zergliedern, die Einzelheiten genau untersuchen.

Anämie: Blutarmut.

Angina pectoris: anfallartig auftretende Schmerzen hinter dem Brustbein infolge Erkrankung der Herzkranzgefäße.

antianämisch: gegen Blutarmut wirkend, einer Blutarmut vorbeugend.

antiseptisch: Wundinfektionserreger hemmend bzw. vernichtend.

antiviral: gegen Viren gerichtet.

Arteriosklerose, Atherosklerose: Verfettung oder Verkalkung oder Bindegewebswucherungen in den Arterien bzw. in der Wand der Arteriolen (kleinste Arterien, die sich in die Kapillaren verzweigen); allgemein Arterienverkalkung genannt.

Arthritis: Gelenkentzündung.

Asthma: anfallsweise auftretende schwere Atemnot.

Atropin: Glykosid, kommt besonders in Nachtschattengewächsen (Tollkirsche) vor.

Bakterien: einzellige Kleinstlebewesen, Spaltpilze.

Benzpyren: stark krebserregender Stoff, Bestandteil des Steinkohlenteers; entsteht auch beim Verbrennen von Benzin, Tabak, Papier.

Beriberi: Vitaminmangelkrankheit (Vitamin B_1).

Betaine: biogene Amine; Stoffe, die durch Kohlendioxidabspaltung von Aminosäuren (Eiweißbausteine) entstehen; teilweise Coenzyme oder Vorstufen von Hormonen.

Beta-Sitosterol (β-Sitosterol): ein Phytosterin (pflanzliches Sterin); zu den Sterinen gehören auch Cholesterin (tierisch) und Ergosterin (Provitamin D).

Biosynthese: Aufbau von chemischen Verbindungen in lebenden Zellen.

bizyklisch: aus zwei Ringen bestehend.

Carboxylasen: Fermente, mit deren Hilfe Kohlendioxid in organische Verbindungen eingebaut wird.

Cholera: akute Infektionskrankheit, die vorwiegend den Dünndarm befällt. Die Symptome sind heftige Durchfälle, hoher Flüssigkeits- und Elektrolytverlust; führt in bis zu 70 Prozent aller Fälle zum Tode.

Cholesterin: fettähnlicher, lebensnotwendiger Stoff im Blutserum. Stammt größtenteils aus der Nahrung, kann aber auch im Körper aufgebaut werden. Über 90 Prozent werden in Leber und Darm erzeugt, jedoch sind alle Zellen zur Synthese von Cholesterin befähigt. Die Speicherung erfolgt in der Nebennierenrinde. Der Mensch besitzt nur eine begrenzte Abbau- und Ausscheidungsfähigkeit für Cholesterin. Zufuhr übergroßer Mengen ist ein Risikofaktor für Herz- und Gefäßerkrankungen.

Cholin: Gewebshormon, Baustein des Lezithins.

chronisch: sich langsam, schleichend entwikkelnd. Gegensatz: akut.

Cocymasen: veralteter Begriff für Coenzyme.

Coenzyme: Substanzen, die an vielen Fermentreaktionen beteiligt sind.

Colibakterien: gehören zur normalen Darmbesiedelung.

Colitis: Dickdarmentzündung.

Coxsackie-Viren: Gruppe von Viren, die bei Menschen und Tieren zahlreiche verschiedene Krankheiten erregen können.

Cumarine: gerinnungshemmende Substanzen, z. B. im Waldmeister enthalten.

degenerativ: durch natürliche Beanspruchung, durch Nichtgebrauch, Altern oder Krankheit rückbildend oder verschleißend.

Depression: a) seelische Verstimmung, Niedergeschlagenheit; b) grubenförmige Einsenkung, Vertiefung (z. B. in Knochen). Eigenschaftswort: depressiv.

Dermatitis: Hautentzündung.

Dermatosen: allgemeine Bezeichnung für Hautkrankheiten.

Dehydrogenese: Abgabe oder Entzug von Wasserstoff.

desinfizierend: Krankheitserreger durch physikalische oder chemische Mittel abtötend.

Diabetes: Kurzbezeichnung für Diabetes mellitus, Zuckerkrankheit, eine meist konstitutionell bedingte Erkrankung der Inselzellen der Bauchspeicheldrüse (Langerhanssche Inseln), aber zuweilen auch anderer Hormondrüsen, was eine mangelhafte Verwertung der Kohlenhydrate zur Folge hat.

Diarrhoe: Durchfall.

Diathese: auf Gleichgewichtsstörungen des Stoffwechsels beruhende Veranlagung zu bestimmten Krankheiten.

Diphtherie: epidemische, durch Bakterien hervorgerufene Infektionskrankheit, löst Atemnot bis hin zu schwersten Erstickungsanfällen, Lymphknotenschwellungen und Kreislaufschäden aus. Die maligne (bösartige) Diphtherie führt häufig zum Tode.

Divertikulose: Auftreten zahlreicher Divertikel (Aussackungen) im Dickdarm.

Dysmenorrhoe: schmerzhafte Regelblutung.

ECHO-Viren: Enteric Cytopathogenic Human Orphan Viruses, darmzellschädigende Viren, verursachen unspezifische grippale Infekte, Atemwegserkrankungen, Durchfälle u. a.

Ekzem: Hautausschlag; nicht ansteckende, vielgestaltige, juckende Entzündung der Haut.

Elektrolyte: Säuren, Basen und Salze, die in wäßriger Lösung in Ionen (elektrisch geladene Teilchen) zerfallen.

Embolie: Verstopfung von Blutgefäßen durch körpereigene oder körperfremde Substanzen, die sich mit dem Blutplasma nicht homogen mischen (meist Blutgerinnsel oder auch eingeschlossene Luftblasen).

Embryo: Bezeichnung der Leibesfrucht bis zum vierten Monat.

Emulsion: gleichmäßige Verteilung einer Flüssigkeit in einer anderen, in der sie nicht löslich ist (z. B. Öl-in-Wasser-Emulsion).

Enzyme: siehe Fermente.

Epidemie: Massenerkrankung, Seuche, zeitlich und örtlich gehäuftes Auftreten einer Infektionskrankheit.

Epidemiologie: Wissenschaft von der Entstehung und Verbreitung übertragbarer Krankheiten; Eigenschaftswort: epidemiologisch.

epidemisch: seuchenhaft.

Epilepsie: Bezeichnung für erblich, traumatisch oder durch organische Schädigungen bedingte Erkrankungen. Charakteristisch sind die krampfhaften Anfälle mit Bewußtlosigkeit, Zuckungen, Schaum vor dem Mund, Zungenbiß.

extrahieren: ausziehen, herausziehen.

Fermente, Enzyme: organische Stoffe, die biologische Vorgänge in Gang setzen oder beschleunigen, ohne in den Endprodukten aufzutreten. Es sind hochspezialisierte Stoffe für den Abbau der Kohlenhydrate (Zucker, Stärke), der Fette (Lipide) und der Eiweißstoffe (Proteine). Die kohlenhydratspaltenden Fermente heißen Amylasen, die fettspaltenden Fermente Lipasen, und die eiweißspaltenden Fermente heißen Proteasen. Nur der gesunde Organismus vermag genügend Eigenfermente zu bilden.

Fetus: siehe Fötus.

fixieren: befestigen, festlegen, festsetzen.

Fluor: ein Spurenelement, das bakterienhemmend wirkt und zur Vorbeugung gegen Zahnfäule verwendet wird.

Folsäure: Vitamin, wurde früher zum Vitamin-B-Komplex gezählt (siehe „Übersicht der für den Menschen wichtigen Vitamine", Seite 90).

Fötus, Fetus: Bezeichnung der Leibesfrucht nach dem vierten Monat.

Fructose: Fruchtzucker.

Furunkel: umschriebene, akut-eitrige Entzündung eines Haarbalgs und seiner Talgdrüse. Dazu Furunkulose: Auftreten zahlreicher Furunkel an verschiedenen Körperteilen.

Gärungsdyspepsie: Störung der Kohlenhydratverdauung mit Magenbeschwerden, Blähungen, Erbrechen und Durchfall.

genetisch: erblich bedingt, die Vererbung betreffend.

Glykoside: chemische Verbindungen aus einem Zuckeranteil (Glukose) und einem Nicht-Zuckeranteil, dem sogenannten Aglykon oder Genin. Die Wirkung wird durch das Aglykon bestimmt und ist daher sehr unterschiedlich. Die Glykoside zählen zu den „Heilgiften" (z. B. die stark herzwirksamen Digitalis-Glykoside).

Herbizide: Unkrautvernichtungsmittel.

Herpes simplex: akute Viruserkrankung mit Hautbläschen an den Schleimhäuten von Lippen, Nase oder Genitalien.

Herzinfarkt: Absterben eines Bezirks des Herzmuskels infolge Sauerstoffmangels. Dazu kann es kommen, wenn ein Herzgefäß durch Blutgerinnsel verschlossen wird, die entweder an Ort und Stelle entstanden sein können (Thrombose) oder mit dem Blutstrom eingeschleppt werden (Embolie).

Herzinsuffizienz: Herzmuskelschwäche oder unzureichende Leistung des Herzens, in der Regel als Begleit- oder Folgeerscheinung von Herzkrankheiten, insbesondere Herzklappenfehlern.

hippokratisch: nach Art des griechischen Arztes Hippokrates (460–377 v. Chr.), auf ihn zurückgehend.

Histamin: Gewebshormon, wirkt gefäßerweiternd und regt die Magensekretion an.

homogen: gleichartig, gleichmäßig verteilt.

homogenisieren: gleichmäßig verteilen, homogen machen, vermischen.

homöopathisch: nach einer von S. Hahnemann entwickelten Heilmethode (Homöopathie), die nach dem Grundsatz „Similia similibus" – Ähnliches mit Ähnlichem (kurieren) – davon ausgeht, daß winzige Mengen einer Substanz, die eine bestimmte Krankheit bzw. bestimmte Krankheitssymptome auslöst, diese auch wieder vertreiben können. Dem Kranken werden also in hoher Verdünnung solche Mittel gegeben, die in größerer Menge bei Gesunden ähnliche Erscheinungen hervorrufen wie die Krankheit, die bekämpft werden soll.

Hormone: körpereigene Wirkstoffe, die ganz gezielt auf bestimmte Organe einwirken und deren Funktionen regulieren. Hormone werden von Drüsen in innerer Sekretion produziert und den Organen mit den Körpersäften zugeführt.

Hyperthyreose: Steigerung der innersekretorischen Tätigkeit der Schilddrüse, Schilddrüsenüberfunktion.

Hypertonie: Steigerung des Blutdrucks über 140/80 (160/80) mmHg bei Menschen zwischen 20 und 50 Jahren.

Hypertrophie: übermäßige Vergrößerung einzelner Organe oder Gewebselemente; Überernährung.

Immunität: Widerstandsfähigkeit, Unempfindlichkeit gegen Krankheitserreger oder bestimmte Gifte.

Individualität: Eigenart des einzelnen.

Infarktnekrose: infolge eines Infarkts (z. B. Herzinfarkt) abgestorbenes Gewebe.

Infektion: Ansteckung, Störung des Organismus durch Krankheitserreger, die von außen eindringen und auf andere übertragen werden können; dazu: infizieren: Krankheitserreger übertragen.

infektiös: ansteckend.

Inosit: sechswertiger Alkohol, gehört zum Vitamin-B_2-Komplex. Kommt in allen pflanzlichen und tierischen Geweben vor (besonders in Früchten und Getreide).

Insulin: blutzuckersenkendes Hormon.

intravenös: in eine Vene hinein (z. B. intravenöse Injektion).

intuitiv: ohne Überlegung und ohne einen vernünftigen Grund angeben zu können, aus innerer Überzeugung heraus oder durch Eingebung handelnd.

Inulin: Mehrfachzucker, pflanzliches Speicherkohlenhydrat.

Invalidität: Arbeitsunfähigkeit.

isolieren: absondern, abkapseln, getrennt halten.

Karminativum: Mittel gegen Blähungen.

Katalase: Ferment, das an der Zerlegung von Wasserstoffsuperoxid (H_2O_2) in Wasser und Sauerstoff beteiligt ist.

Katarrh: Entzündung.

Kathepsine: eiweißspaltende Fermente.

Koagulation: Ausflockung, Gerinnung, Zusammenballung.

Kohlendioxid: nicht brennbare, gasförmige Verbindung von Kohlenstoff und Sauerstoff (CO_2), kommt in der Luft zu 0,03 Prozent vor.

Kohlenhydrate: zucker- oder stärkeartige chemische Verbindungen.

Kohlenmonoxid: brennbare, hochgiftige, gasförmige Verbindung von Kohlenstoff und Sauerstoff (CO), entsteht bei unvollkommenen Verbrennungsprozessen (unter Sauerstoffmangel).

Kohlenwasserstoffe: chemische Verbindungen, die nur aus Kohlenstoff und Wasserstoff bestehen.

Kolik: anfallsweise auftretender, krampfartiger Schmerz im Leib und in seinen Organen.

kolloidal: in feinster Verteilung vorliegend.

Konstitution: (ererbte) Körperverfassung.

koronar: die Herzkranzgefäße betreffend.

Kosmetikum: Schönheitsmittel.

kumulativ: anhäufend, sich ständig vergrößernd.

lacto-vegetabil: Ernährung mit pflanzlichen Nahrungsmitteln sowie Milch und Milchprodukten.

Laktasen: milchzuckerspaltende Fermente.

Leukämie: Blutkrebs, krankhafte Vermehrung der weißen Blutkörperchen (Leukozyten).

Leukozytose: Vermehrung der weißen Blutkörperchen (über 9 .000/ml Blut).

Lezithin: fett- bzw. wachsähnliche, bräunliche Masse in Tier- und Pflanzenzellen, hauptsächlich in Herz, Niere, Leber, Eidotter, Samen und in der Nervensubstanz. Es wird mit der Nahrung aufgenommen und stellt esterartige Verbindungen der Glyzerinphosphorsäure mit Fettsäuren einerseits und mit Cholin andererseits dar.

Lumbago: „Hexenschuß“.

lymphatisch: auf Lymphe oder Lymphknoten bezüglich.

Maltose: Malzzucker.

Mannit: sechswertiger Zuckeralkohol, wird als harntreibendes Mittel verwendet.

Methionin: Schwefellieferant für den Eiweißaufbau, regt die Leberzellen zu vermehrter Gallensäureproduktion an.

Migräne: anfallsweise, unterschiedlich häufig auftretende, Stunden oder Tage andauernde, halbseitige Kopfschmerzen, häufig begleitet von Übelkeit, Erbrechen, Licht- und Lärmempfindlichkeit.

Mikroorganismen: mikroskopisch kleine, pflanzliche und tierische Organismen.

Milieu: Umgebung, Umwelt.

molekular: in Form von Molekülen; die kleinsten Einheiten einer chemischen Verbindung betreffend.

Moleküle: kleinste zusammengesetzte Bestandteile eines Stoffes.

Monokultur: einseitiger Anbau einer bestimmten Kulturpflanze.

Multiple Sklerose (MS): Erkrankung des zentralen Nervensystems, führt zu Empfindungsstörungen, Taubheitsgefühl, Sprachstörungen und fortschreitenden Lähmungen.

Myom: gutartige Geschwulst aus Muskelgewebe.

Narkose: durch Zufuhr von narkotisierenden Mitteln hervorgerufener Zustand, in dem Bewußtsein und Schmerzempfindung ausgeschaltet sind.

neurologisch: die Lehre von den Nerven und Nervenkrankheiten betreffend.

Niacin: auch Nikotinsäure oder Nikotinsäureamid genannt, wird zu den Vitaminen gerechnet, obwohl es im Körper selbst synthetisiert werden kann.

Novocain: Mittel, das für örtliche Betäubung eingesetzt wird (Lokalanästhetikum).

Ödem: wassersüchtige Anschwellung.

Opium: Produkt des Schlafmohns; Opium und seine Zubereitungen werden gegen starke Schmerzzustände und zur Ruhigstellung des Darmes eingesetzt.

Orotsäure: Molkensäure.

Oxalsäure: Kleesäure, Nahrungsbestandteil, der mit Kalzium komplexe Salze bildet und die Kalziumaufnahme im Darm vermindert.

oxidieren: „verbrennen", sich mit Sauerstoff verbinden.

Oxydation: „Verbrennung", Vereinigung eines Elementes oder einer Verbindung mit Sauerstoff.

Pantothensäure: Vitamin, wurde früher dem Vitamin-B-Komplex zugerechnet (siehe „Übersicht der für den Menschen wichtigen Vitamine", Seite 88).

Paratyphus: durch Salmonellen hervorgerufene, typhusähnliche Infektionskrankheit.

Parodontose: Zahnfleischschwund.

pasteurisieren: hitzeempfindliche Flüssigkeiten schonend erhitzen (auf 62–85°), um Bakterien abzutöten.

pathologisch: krankhaft.

Pektine: in Pflanzen (Äpfel z. B.) vorkommendes Gemisch aus Mehrfachzuckern, hat gelierende Eigenschaften.

Pellagra: Vitaminmangelkrankheit (Vitamin B_2, Niacin).

Penicilline: Antibiotika mit antibakterieller Wirkung, werden aus einem Schimmelpilz gewonnen.

peripher: am Rande befindlich.

perniziös: bösartig.

Pharmakologie: Arzneimittelkunde.

pharmazeutisch: arzneistofflich.

Phosphatasen: phosphorsäureesterspaltende Fermente.

Photophobie: Lichtscheu, übergroße Lichtempfindlichkeit.

Physiologie: Lehre von den Lebensvorgängen. Eigenschaftswort: physiologisch.

Plankton: die in Gewässern schwebenden Kleintiere und -pflanzen.

Polio: Kurzwort für Poliomyelitis, Kinderlähmung.

Polypen: Geschwülste der Schleimhaut.

polyzyklisch: aus mehreren Ringen bestehend.

postdysenterisch: Zustand nach einer Ruhrerkrankung.

prophylaktisch: vorbeugend.

Prostata: Vorsteherdrüse.

Proteine: allgemeine Bezeichnung für Eiweißkörper.

Pruritus: Hautjucken.

Psoriasis: Schuppenflechte.

psychisch: seelisch; die Seele betreffend.

Rachitis: Vitaminmangelkrankheit (Vitamin D).

Reduktion: Abnahme, Verringerung.

Reduktionskost: Verminderung der Nahrungszufuhr; ein Kostschema, das bei Übergewicht und Fettleibigkeit zur Verminderung des Körpergewichts angewandt wird.

Reflexe: unwillkürlich und regelhaft ablaufende Vorgänge als Antwort auf einen Reiz.

Regeneration: Wiederherstellung.

regenerieren: wiederherstellen.

regulieren: regeln, ordnen, einstellen.

Rekonvaleszenz: Zeit der Genesung und Erholung von einer Erkrankung.

Remission: vorübergehendes Zurückgehen von Krankheitserscheinungen.

renal: die Nieren betreffend.

Resorption: Aufnahme von Stoffen in die Blut- oder Lymphbahnen.

Rheumatismus: entzündliche oder degenerative Bindegewebserkrankung mit vielfältigen Symptomen.

roborierend: kräftigend, aufbauend.

Ruhr: 1. Bakterienruhr, Infektionskrankheit, die hauptsächlich den Dickdarm befällt. Die Symptome sind Dickdarmschleimhautentzündungen, Dickdarmgeschwüre, Kreislaufschwäche. 2. Amöbenruhr, chronische Infektionskrankheit des Darmes mit Dickdarmschleimhautentzündungen, glasig-schleimigen Durchfällen und Darmblutungen. Kann unbehandelt zum Tode führen.

Saccharose: Rohrzucker, Rübenzucker, Haushaltszucker.

Saponine: Glykoside, die in wäßriger Lösung stark schäumen. Einige Saponine, die besonders gut über den Magen-Darm-Trakt aufgenommen werden, sind starke Blutgifte, die meisten werden aber nur wenig resorbiert. Sie wirken schleimlösend, drüsensekretionsanregend, wassertreibend und brechreizerregend. Außerdem steigern sie die Resorption anderer Wirkstoffe, so daß diese geringer dosiert werden können.

Sekret: Drüsenausscheidung, die bestimmten körperlichen Zwecken dient, z. B. Speichel, Magensaft, Galle.

selektiv: auswählend.

Skrofeln, Skrofulose: (allergisch bedingte) Haut- und Lymphknotenerkrankung im Kindesalter, begleitet von Schleimhautentzündungen.

Spektrum: Bandbreite, Vielfalt, Buntheit.

Stenokardie: akute Leistungsschwäche der Herzkranzgefäße mit plötzlich einsetzenden Schmerzen im Brustbein (siehe Angina pectoris).

Sterine: im Tier- und Pflanzenreich vorkommende stickstofffreie, polyzyklische Kohlenwasserstoffe (Alkohole), z. B. Cholesterin (tierischer Herkunft), Phytosterin (pflanzlicher Herkunft).

stimulieren: anregen, reizen. Hauptwort: Stimulans.

Stomachikum: allgemeiner Begriff für appetit- und verdauungsfördernde Mittel, Magenmittel.

Sulfonamide: bakterienhemmende Chemotherapeutika (chemische Arzneimittel).

Sycosis: Bartflechte.

Symptom: Krankheitszeichen.

Syndrom: Krankheitsbild mit mehreren charakteristischen Symptomen.

Synthese: künstliche Herstellung; Zusammenfügung einzelner Teile zu einem Ganzen.

synthetisch: künstlich.

Tannin: Gerbsäure, wird aus Galläpfeln gewonnen.

Terpene: große Gruppe von Naturstoffen, die aus Einheiten ungesättigter Kohlenwasserstoffe aufgebaut sind (z. B. Carotinoide).

Tetaniebereitschaft: Anfälligkeit für Muskelkrämpfe infolge einer krankhaften neuromuskulären Übererregbarkeit.

tetanisch: Beschreibung einer Krampfform.

Thrombose: durch einen Blutpfropf hervorgerufene Verengung oder Verschließung von Blutgefäßen.

Thyreotoxikose: siehe Hyperthyreose.

tonisieren: stärken, die Spannkraft heben.

toxikologisch: auf der Lehre von den Giften und Vergiftungen bzw. von den schädlichen Wirkungen chemischer Substanzen auf lebende Organismen beruhend.

Stichwortverzeichnis

Halbfett gedruckte Seitenzahlen bedeuten, daß dort die Hauptinformation über das Stichwort zu finden ist.
(f. = folgende Seite, ff. = folgende Seiten)

Verzeichnis der Rezepte mit Bild

Bildnachweis

Farbbilder

American Soybean Institute, Hamburg: 312 (2)
Anthony-Verlag, Starnberg: 212, 223, 260, 320, 324, 399, 419, 518
J. Apel, Baden-Baden: 280
Assugrin, Köln: 474, 491
Atlanta Handelsgesellschaft, Hamburg: 240, 249
H. Baensch, Hamburg: 73, 74, 106, 111, 116, 135, 152, 154, 178, 203, 205, 206, 210 u. l., 228, 246, 261, 263, 265, 269, 273, 277, 290/291, 296, 297, 328, 355, 357, 362, 373, 412 o. l., 421, 433 u. l., 437, 452, 462, 475
Bavaria Verlag, Gauting: 21, 36, 46, 47, 102, 107, 153, 180, 194, 221, 322, 436, 442, 535, 553
Bayer AG, Leverkusen: 55 r. (2), 56 o. (2), 299
Bioghurt Gesellschaft, München: 193, 385, 528, 550
C. F. Boehringer & Söhne, Mannheim: 55 l. (2)
BUNTE/E. Mörk, München: 28, 29
CMA (Centrale Marketinggesellschaft der Deutschen Agrarwirtschaft), Bonn: 254, 359, 361, 567, 573
CMB (Citrus Marketing Board of Israel), Hamburg: 159, 162
Contactpress, Hamburg: 310, 443, 458, 493
H. und J. de Cuveland, Norderstedt: 121, 129, 130, 142, 147, 156, 187, 202, 224 u., 239, 241 o. l., 243, 295, 337
DE-VAU-GE, Lüneburg: 227, 229, 313, 350/351, 368, 378 r.
Donath-Kelterei, Unterföhring/München: 100
Fa. Fink, Herrenberg: 140, 335
Fruchthof Bremen: 110, 127, 134, 143, 144, 150, 168
FRÜCO (Früchtehandels-Compagnie), Hamburg: 222, 230, 232, 234, 241 u. r., 242
Für Sie, Hamburg: 182
H. Goersch, Stuttgart: 285, 288, 377
Gruner + Jahr, Hamburg: 500
Henselwerk, Magstadt: 316
R. Holder, Bad Urach: 366
Informationsstelle Oblaten-Lebkuchen (ARGE), München: 169 u. l.
Institut für Kleintierzucht, Braunschweig: 549
Internationaler Früchte-Import Weichert & Co, Hamburg: 115, 480
Jahreszeiten-Verlag, Hamburg: 571
E. Kempfe, Hamburg: 125, 167, 400, 557
D. Klees-Jorde, Hainburg: 210 o.
F. Köhnen, Sprockhövel: 61, 262, 284, 388, 401, 467, 525, 527, 563
Kommunikation & Marketing, V. Stoltz, Bonn: 560, 567, 573
Komplett-Büro, München: 34, 75, 105, 112, 113, 114, 117, 122, 123, 131, 132, 138, 146, 213, 214, 279, 336, 352, 456/457, 482, 484, 488/489
Kontar, Offenbach: 272, 275, 426/427
Kraft Küchenservice, Eschborn: 170/171
Dr. G. A. Küppers-Sonnenberg, Müden/Oertze: 364 (2)
Langnese-Iglo, Hamburg: 52 (2), 286, 305, 306
F. Lazi, Stuttgart: 486 u.
Leipziger & Partner, Frankfurt: 403
Lünebest, Lüneburg: 478
Margarine-Institut für gesunde Ernährung, Hamburg: 43, 226, 227 o. und u. l., 231, 232, 244, 245 u., 247, 248 o. l., 311, 314 l., 417 (2)
Mauritius Bildagentur, Mittenwald: 196
E. Merck, Darmstadt: 56 u. (2)
Molkerei Alois Müller, Aretsried: 197, 397
E. Naenny, Bern: 332/333
natreen Informationsdienst, Ambach: 163, 185, 186, 281, 375, 487
neuform Kurier, Bad Homburg: 289, 346, 381, 413, 414, 415, 425
Orbis Press, Hamburg: 446, 499
Photo-Center, Braunschweig: 119, 124, 136, 148, 149, 192, 194, 238, 300, 304 (2), 323, 334, 376, 378 o. l., 382, 383, 398, 433 o. r., 449, 466, 468 (2), 472
O. Poss, Siegsdorf: 137, 248 o. r.

W. Schacht, Frasdorf: 208
S. Schapowalow, Hamburg: 23, 224 o., 319, 326, 408/409
W. Schmidt, Berlin: 329
Scholz' Photo-Atelier, Hamburg: 157, 245 o., 298, 330, 387
F. Schreiber, Salzburg: 169 o. r.
H. Schrempp, Breisach: 184, 189, 204, 264, 266, 267, 270, 278, 341, 347, 356, 360, 363, 369, 379, 380, 384, 391, 392, 396, 404, 412 o. r. und u. (2), 450, 454, 457 r., 459, 469, 470, 471, 473, 476 r., 479, 483, 485, 502 (3), 503 (3), 504 (3), 505 (3), 506 (3), 507 (3), 508 (3), 509 (3), 510 (3), 511 (3)
Silvestris Fotoservice, Kastl: 31, 70, 96, 99, 108, 190, 268, 282, 309, 348, 453, 455, 461 u. r., 476 l., 486 o.
sionon Informationsdienst, Ambach: 200, 207, 354
Sirius Bildarchiv/Döbbelin, Künzelsau: 451
W. Stuhler, Hergensweiler: 515
Techniker-Krankenkasse, Hamburg: 464/465, 477, 481
Terveys, Tampere/Finnland: 271
Chr. Teubner, Füssen: 51, 81, 199, 283 (2), 317, 343, 386, 406, 429, 449, 460, 496, 512, 558
A. Tölle, Rötenbach: 423
Verlagsarchiv: 314 o.
E. Vetter, Meerbusch: 39, 177, 198, 395
A. Wesselow, Hamburg: 321
ZEFA, Düsseldorf: 461 l.

Schwarzweißbilder

AID Verbraucherdienst, Bonn: 410
Anthony-Verlag, Starnberg: 101
Assugrin, Köln: 579
Bio-Naturkraft, Neufarn: 541
Contactpress, Hamburg: 370
dpa, Frankfurt: 584
DE-VAU-GE, Lüneburg: 237
FAO, Rom: 555
Globus-Kartendienst, Hamburg: 27
Verlag Karl F. Haug, Heidelberg: 28
Komplett-Büro, München: 103, 104, 133, 139, 141, 303
Kontar, Offenbach: 250/251
Krupp GmbH, Essen: 25 r.
Dr. G. A. Küppers-Sonnenberg, Müden/Oertze: 365
Margarine-Institut für gesunde Ernährung, Hamburg: 231
OVS (Olivenöl Verbraucher Service), Hamburg: 44/45, 45 r.
Chr. Petri, Regensburg: 257
O. Poss, Siegsdorf: 77
Chr. Teubner, Füssen: 344
USIS, Bad Godesberg: 589
Verlagsarchiv: 118
E. Vetter, Meerbusch: 195
Wedo-Press, Oberursel: 24/25

Wir danken dem neuform Kurier, Bad Homburg, und dem Fruchthof Bremen für die Überlassung zahlreicher Dias.

Außerdem danken wir Herrn Dieter Fels und der FRÜCO Früchtehandels-Compagnie Hegewisch & Co., Hamburg, für das zur Verfügung gestellte Bildmaterial.

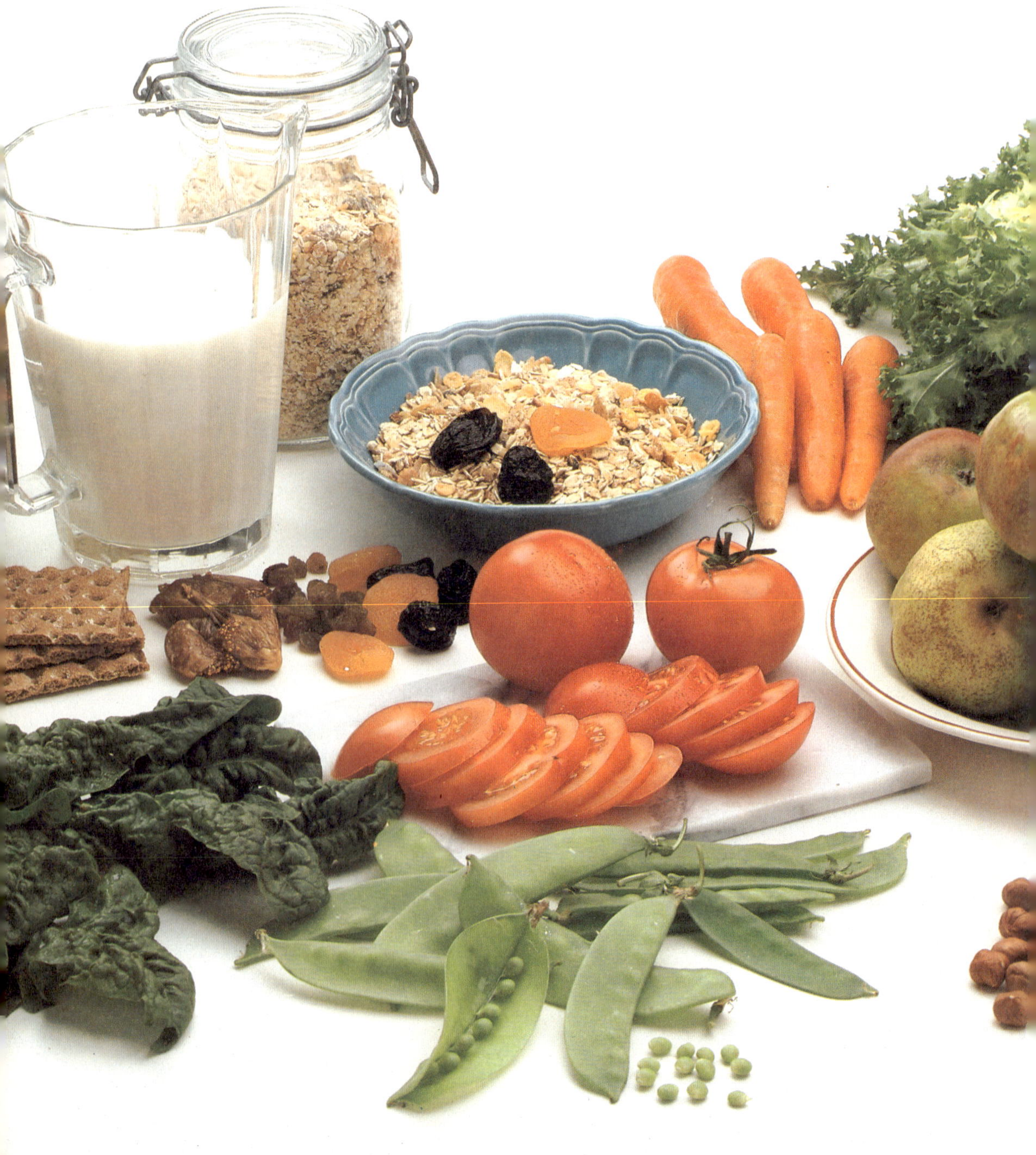